Bittere Pillen

Kurt Langbein
Hans-Peter Martin
Hans Weiss

Bittere Pillen

Kurt Langbein
Hans-Peter Martin
Hans Weiss

Bittere Pillen

Nutzen und Risiken
der Arzneimittel

Ein kritischer Ratgeber

Überarbeitete Neuausgabe
2008–2010

Kiepenheuer & Witsch

79. ergänzte und korrigierte Auflage 2010

Umschlaggestaltung: Philipp Starke, Hamburg, unter Verwendung des Originalschriftzuges von Hannes Jähn
Satz: Gisela Demmel, Kirchheim-Heimstetten
Druck und Bindearbeiten: CPI – Clausen & Bosse, Leck
ISBN 978-3-462-04143-9

Wissenschaftliche Leitung:
Prof. Dr. med. Jörg Remien, Arzt für Pharmakologie und Toxikologie, München, der seit langem die wissenschaftliche Leitung innehatte, ist im Sommer 2008 verstorben.

Wissenschaftliche Begutachtung der Medikamente und Beratung beim Text:
Prof. Dr. rer. nat. Gerd Glaeske, Mitglied in der Leitung der Abteilung Gesundheitsökonomie, Gesundheitspolitik und Versorgungsforschung sowie im Sachverständigenrat zur Begutachtung der Entwicklung im Gesundheitswesen
Prof. Dr. med. Jörg Remien, Arzt für Pharmakologie und Toxikologie

Medizinische Beratung bei den Empfehlungen für die Medikamente und beim Text:
Christine Remien, Ärztin, München

Wissenschaftliche Beratung beim Text:
Dr. Reinhard Dörflinger, Praktischer Arzt, Wien
Dr. Ingeborg Lackinger-Karger, Frauenärztin und Ärztin für Psychotherapeutische Medizin, Düsseldorf
Dr. Susanne Matthes-Martin, Ärztin, Wien
Prof. Dr. Ingrid Mühlhauser, Internistin, Diabetologin, Endokrinologin, Professur für Gesundheit, IGTW, Universität Hamburg (Kapitel 16: Zuckerkrankheit)
Dr. Eva Weiss, Fachärztin für Psychiatrie und Neurologie und Psychotherapeutin, Wien

Redaktionelle Betreuung dieser Ausgabe:
Dr. Krista Federspiel, Wien

Weitere Mitarbeit:
Gisela Demmel, Kirchheim-Heimstetten
Aliette Dörflinger, Wien
Lutz Dursthoff, Köln
Heidemarie Leitenbauer, Wien
Nikolaus Wolters, Köln

Inhalt

Vorwort zur Jubiläumsausgabe 2008–2010

Bittere Pillen 1983–2008 – ungeschminkte Wahrheiten über Arzneimittel

Als der Verlag Kiepenheuer und Witsch Anfang der 80-er Jahre einer Wiener Autorengruppe vorschlug, ein Buch über Nutzen und Risiken von Arzneimitteln zu schreiben, erntete er auf Anhieb großes Gähnen. Arzneimittel? Wen interessierte das schon? Sicher nicht Autoren im Alter von Sex and Drugs and Rock'n Roll. Aber weil der Verlag nicht locker ließ und es den Autoren nach dem Medizinbestseller »Gesunde Geschäfte – die Praktiken der Pharmaindustrie« gerade an Ideen für ein spannendes Buchprojekt mangelte, stimmten sie halbherzig zu und unterschrieben einen Vertrag.
Intern stand das Projekt unter dem Arbeitstitel: Viel Arbeit gibt's und wenig Brot. Außerdem waren alle überzeugt davon, dass keine Lorbeeren winkten – eine Bittere Pille also für die Autoren.
Was als langweilige Routinearbeit begann, entpuppte sich bald als eine Art Mondlandungsprojekt. Kaum war ein gravierendes Problem gelöst, tauchten schon fünf neue auf.
Damals so wie heute gab in deutschen Apotheken etwa 50.000 verschiedene Arzneimittel. Sollten die alle nach Nutzen und Risiken bewertet werden? Unmöglich, denn das wäre ein Buch mit 10.000 Seiten geworden. Also verfielen die Autoren auf die Idee, nur die häufig verwendeten Medikamente in das Buch aufzunehmen. Sie suchten erfolglos nach entsprechenden Daten. Weder das Bundesgesundheitsamt noch die Krankenkassen besaßen derartige Informationen.
Es war schließlich die Pharmaindustrie selbst, die ihnen, ungewollt natürlich, aus der Patsche half. Die Pharmaindustrie verfügt – streng vertraulich, versteht sich – über sehr detaillierte Daten zum Verbrauch ihrer Produkte. Monat für Monat wird genau ermittelt, wie viele Packungen von jedem Medikament in Deutschland (und in jedem anderen Land der Welt) verwendet werden, wie viel die Firma damit umsetzt, welche Diagnosen Ärzte stellen und welche Rezepte sie verschreiben. Das alles kann man bei einem internationalen Konzern namens Institute for Medical Statistics (IMS) für viel Geld kaufen. Aber nur, wenn man eine Pharmafirma ist. Außenstehende haben da keinen Zugang, Gott behüte!

Es gehört jedoch zum Job von Journalisten, sich auch solche vertraulichen Informationen zu besorgen, und eines Tages lagen die notwendigen Daten vor. Es wurden also 2.300 Medikamente ausgewählt, die wissenschaftlich zu bewerten waren.

Als weitere große Hürde entpuppte sich das Konzept einer engen Zusammenarbeit von Journalisten und Medizinern. Denn in der deutschsprachigen Wissenschaft und vor allem in der Medizin galt es Anfang der 80er Jahre noch als anrüchig, sich in die Untiefen der Populärwissenschaft zu begeben.

Es bedurfte großer Überredungskunst, Mediziner und Pharmakologen zur Mitarbeit zu bewegen. Schließlich waren vier Wissenschaftler bereit, ihr Expertenwissen zur Verfügung zu stellen und das Projekt zu unterstützen: der Pharmakologe Jörg Remien von der Universität München, der Apotheker Gerd Glaeske aus Hamburg, der Pharmakologe Hans Winkler von der Universität Innsbruck und der Medizinstatistiker und Epidemiologe Eberhard Greiser aus Bremen. Im Lauf des Projekts stießen weitere Mediziner hinzu.

Als nicht ganz einfach – das ist die wienerische Umschreibung für »sehr schwierig« – erwies sich auch der Zugang zu wissenschaftlichen Unterlagen für die Bewertung von Nutzen und Risiken der Arzneimittel. Anfang der 80er Jahre war der Großteil der medizinischen Bibliotheken im deutschsprachigen Raum in einem erbärmlichen Zustand. Es gab noch kein Internet, keine Suchmaschinen und keine elektronischen Datenbanken.

Die Autoren waren gezwungen, Bibliotheken und Buchhandlungen in Amsterdam, London und New York aufzusuchen. Texte wurden noch mit Schreibmaschinen getippt und Korrekturen und Ergänzungen mit Schere und Klebstoff angebracht.

Nach einem viermonatigen Gewaltakt in einer Wiener Wohnung, in der rund um die Uhr in Tag- und Nachtschichten gearbeitet wurde, knallten die Sektkorken über einem fertigen Manuskript von 850 Seiten. Jedenfalls dachten die Autoren, dass es fertig sei. Einer von ihnen reiste höchstpersönlich nach Köln und übergab es dem damaligen Verlagschef Reinhold Neven DuMont.

Der reichte die heiße Kartoffel sofort an seine Juristen weiter – sie waren die ersten Leser des Buches.

Ihre schnörkellose Empfehlung: *Abzuraten. Auf keinen Fall veröffentlichen!*

Sie waren der Meinung, das juristische Risiko sei zu hoch: Da fast 60 Prozent aller Medikamente als »Abzuraten« oder »Wenig zweckmäßig«

eingestuft wurden, mussten sowohl der Verlag als auch die Autoren mit dem totalen Ruin rechnen. In drastischen Worten schilderten die Juristen, was es bedeutet, wenn 100 oder mehr Pharmafirmen klagen, mit einem Streitwert von jeweils 100.000 Mark und mehr. Mit diesem Buch hatten wir uns Gegner ausgesucht, die über nahezu unbegrenzte Geldmittel verfügen.
Aber der damalige Verlagschef schlug den Rat seiner Juristen in den Wind. Er hatte einen Ruf zu verteidigen – immerhin hatten Heinrich Böll und Günter Wallraff bei Kiepenheuer & Witsch publiziert – und erklärte trotzig: »Wir machen das trotzdem!«
Das Buch wurde in einen knallblauen Umschlag verpackt, mit dem von Hans Weiss erfundenen Titel »Bittere Pillen« versehen und im Herbst 1983 an alle deutschsprachigen Buchhandlungen geliefert.
Es wurde einer der größten und langfristigsten Bucherfolge im deutschen Sprachraum, mit inzwischen mehr als 2,7 Millionen verkauften Exemplaren. »Die Bibel zur Verhinderung von Arzneimittelmissbrauch – ein Meisterwerk!«, schrieb der Spiegel. Seit dem Erscheinen der Erstausgabe wird das Buch alle drei Jahre neu überarbeitet und herausgebracht. Inzwischen sind die Bewertungen auch im Internet zugänglich, auf der Homepage www.bittere-pillen.de.
Die Juristen behielten nur teilweise recht. Sofort nach Erscheinen des Buches drohten mehr als drei Dutzend Firmen mit einer Klage, bei einem Streitwert von insgesamt mehr als 5 Millionen Euro. Unverblümt forderte man Textänderungen: Die Empfehlungen »Abzuraten« sollten in »Therapeutisch zweckmäßig« verändert werden.
Der Verlag ließ sich aber nicht einschüchtern. Eine der Firmen machte ihre Drohungen wahr und zog vor Gericht. Autoren und Experten konnten jedoch gute Gründe für die Abwertung vorlegen und die Richter überzeugen. Es wurde ein Sieg für »Bittere Pillen«.
Im Lauf der vergangenen 25 Jahre haben rund 70 Pharmakonzerne versucht, das Buch mit juristischen Drohungen kleinzukriegen – ohne Erfolg. Immer noch wird jedes Jahr ein- bis zweimal mit einem Gerichtsverfahren gedroht. Verlag und Autoren versprechen den Lesern, dass sie auch in Zukunft ihre unabhängige, kritische Haltung bewahren und der Pharmaindustrie Jahr für Jahr neue Anlässe für juristische Schritte liefern werden.
»Bittere Pillen« entfaltete bis heute eine enorme gesundheitspolitische Wirkung. Nicht nur die Pharmaindustrie, auch die »Götter in Weiß«, die bis dahin als unantastbar gegolten hatten, verloren ein paar Federn. Im Kielwasser von »Bittere Pillen« erschienen in den folgen-

den Jahren zahlreiche medizinkritische Bücher. Der »kritische, mündige Patient« ist inzwischen zum Schlagwort geworden.
Seit der Erstausgabe im Jahr 1983 wurde das Expertenteam zur Bewertung der Medikamente verändert: Professor Dr. med. Jörg Remien aus München hat nun die wissenschaftliche Leitung. Er ist auch für die wissenschaftliche Begutachtung der Medikamente und Beratung beim Text verantwortlich, gemeinsam mit Prof. Dr. rer. nat. Gerd Glaeske, Bremen, Mitglied in der Leitung der Abteilung Gesundheitsökonomie, Gesundheitspolitik und Versorgungsforschung, sowie im Sachverständigenrat zur Begutachtung der Entwicklung im Gesundheitswesen.
Die Münchner Ärztin Christine Remien ist medizinische Beraterin bei den Empfehlungen für die Medikamente und beim Text.
Das Autorenteam der Bitteren Pillen wurde seit der Erstausgabe verkleinert. Peter Sichrovsky ist 1984 ausgeschieden. Kurt Langbein steht zwar noch auf dem Cover des Buches, hat aber seit 1992 inhaltlich nichts mehr mit dem Buch zu tun. Hans Weiss war allein verantwortlicher Autor der Ausgaben 1999–2001, 2002–2004 und 2005–2007. Für die Ausgaben vor 1999 zeichneten Hans Weiss und Hans-Peter Martin gemeinsam. Diese Jubiläumsausgabe wurde von der Medizinjournalistin Krista Federspiel redaktionell betreut.

Bittere Pillen – der freche Klassiker, dem Sie vertrauen können

Der Großteil der Medikamente, die 1983 als »Abzuraten« oder »Wenig zweckmäßig« eingestuft wurden, ist inzwischen vom Markt verschwunden. In dieser neuen Ausgabe von Bittere Pillen gelten nur noch 20 Prozent aller Medikamente als »Abzuraten« oder »Wenig zweckmäßig«.
Und das, obwohl unsere Bewertungskriterien im Großen und Ganzen unverändert geblieben sind. In den vergangenen 25 Jahren sind jedoch viele gefährliche und nutzlose Medikamente vom Markt verschwunden.
Manche Ärzte und Patienten haben uns immer wieder vorgeworfen, unsere kritische Haltung sei überzogen. Ein Blick zurück auf einige Medikamentenskandale bestätigt uns jedoch und zeigt, dass das Buch Bittere Pillen ein Klassiker geworden ist, dem Patienten und auch Ärzte vorbehaltlos vertrauen können.

Rheumamittel Vioxx – wissenschaftlicher Betrug

Die frühzeitige Warnung vor fragwürdigen und gefährlichen Medikamenten gehört zu den Stärken der »Bitteren Pillen«. Das zeigte sich beispielsweise auch beim Rheumamittel Vioxx, einem der meist verkauften Medikamente der vergangenen Jahre. Es wurde wegen herzschädigender Nebenwirkungen im September 2004 weltweit vom Markt genommen.

Bereits im Jahr 2002 hatten wir Vioxx überwiegend negativ bewertet: »Enttäuschend. Noch wenig erprobtes, umstrittenes Mittel. In der medizinischen Fachliteratur häufen sich Meldungen über manipulierte Ergebnisse.«

Inzwischen bereiten Anwälte Klagen gegen den Hersteller Merck vor. Allein in Deutschland sollen zwischen 2001 und 2004 mehr als 7.000 Patienten durch Vioxx krank geworden oder gestorben sein.

Schmerzmittel Prexige – wegen Leberschädigung vom Markt

Im Dezember 2006 brachte der Schweizer Pharmakonzern Novartis Prexige als Medikament gegen Arthroseschmerzen auf den deutschen Markt. In den USA und in der Schweiz wurde das Mittel wegen Sicherheitsbedenken – Herz- und Leberschädigungen – überhaupt nicht zugelassen.

Es dauerte fast ein Jahr, bis die deutsche Arzneimittelbehörde im November 2007 aufgrund von Berichten über tödliche Leberschädigungen den weiteren Vertrieb von Prexige untersagte. Prexige schaffte es gar nicht zu einer Bewertung in Bittere Pillen, weil dieses Buch nur alle drei Jahre neu herausgegeben wird.

Hustenmittel Silomat – wegen Herzrhythmusstörungen vom Markt

Das rezeptfreie Hustenmittel Silomat wurde vom Hersteller Boehringer Ingelheim folgendermaßen beworben: »Das sanfte Mittel gegen starken Husten«. Die deutsche Arzneimittelbehörde hatte 1961 die Zulassung erteilt, ohne dass die Risiken genauer untersucht worden waren. Im Jahr 2006 wurden immerhin 4,7 Millionen Packungen davon verkauft. In Bittere Pillen 2005–2007 hatten wir Silomat als »Wenig zweckmäßig« bewertet.

Im Sommer 2007 berichteten medizinische Fachpublikationen über den Verdacht, Silomat könne bedrohliche Herzrhythmusstörungen auslösen. Sogar von Todesfällen war die Rede. Einen Tag, bevor die zuständige Arzneimittelbehörde das Medikament verbieten wollte, zog der Hersteller Silomat »vorsorglich« vom Markt.

Husten- und Erkältungsmittel für Kinder – fragwürdiger Nutzen, hohes Risiko

Im Sommer 2007 empfahl eine Expertenrunde der US-Arzneimittelbehörde, alle Husten- und Erkältungsmittel für Kinder unter 6 Jahren zu verbieten. Begründung: fragwürdiger Nutzen, aber hohes Nebenwirkungsrisiko. Als Beleg führten die Experten Berichte über mehr als 100 Fälle bei Kindern an, die wegen fehlerhafter Verwendung oder Überdosierung gestorben waren. Unsere generelle Einschätzung von Hustenmitteln in der Bittere Pillen-Ausgabe 2005–2007 lautete folgendermaßen: »Obwohl – vielleicht auch weil – der therapeutische Nutzen eher fragwürdig ist, zählen Hustenmittel zu den meistverkauften Medikamenten.«
Aufgrund des Expertenberichts zogen Arzneimittelfirmen in den USA freiwillig alle Husten- und Erkältungsmittel für Kleinkinder unter 2 Jahren vom Markt. Ob demnächst ein behördliches Verbot bis zum Alter von 6 Jahren kommt, ist noch offen.

Cholesterinsenker – fragwürdiger Nutzen

Medikamente vom Typ der Statine werden dazu verwendet, den Cholesterinspiegel und damit das Risiko für Herz-Kreislauf-Erkrankungen zu senken. Ohne jeden Zweifel sind solche Medikamente auch wirksam: Nachweisbar senken sie den Cholesterinspiegel.
Ein Team von Ärzten in Neuseeland und England hat vor kurzem untersucht, ob eine solche Behandlung bei Patienten im Alter von 70 bis 82 Jahren auch die Lebenserwartung erhöht.
Überraschendes Ergebnis: Die Patienten starben zwar seltener an Herz-Kreislaufproblemen, dafür erhöhte sich jedoch die Zahl der Krebserkrankungen. Insgesamt ergab sich – gemessen an der Zahl der Todesfälle – keine Veränderung!
Schlussfolgerung der Mediziner: Man sollte sich gut überlegen, ob bestimmte Behandlungen überhaupt sinnvoll sind. Denn möglicherweise verlagert man einfach nur die Todesursache – von einer Herzerkrankung zu einer Krebserkrankung oder Demenz.

Neue Arzneimittel – erhöhte Risiken

Die ersten Jahre nach der Markteinführung eines Medikaments sind für Patienten besonders riskant, denn neue Medikamente sind meistens nicht ausreichend erprobt, wenn sie von den Behörden zugelassen werden. Wer ein neues Medikament verwendet, nimmt deshalb an einem unkontrollierten Medikamentenversuch teil.
»Neu« bedeutet bei Medikamenten meist keinen Produktvorteil, sondern ein zusätzliches Risiko, das man nur nach sorgfältiger Abwägung der Vor- und Nachteile eingehen sollte.

Gute Pillen, schlechte Pillen

Bis zur Ausgabe 2002–2004 verwendeten wir folgende Zählweise: Unabhängig davon, ob ein Medikament in verschiedenen Darreichungsformen wie Zäpfchen, Tabletten, Injektion, Salben etc. vorlag, wurde es für unsere interne Statistik nur einmal gezählt.
Um den Verbrauchern einen direkten Vergleich mit anderen Medikamenten-Publikationen zu erleichtern, haben wir seit der Ausgabe 2002–2004 auf folgende Zählweise umgestellt: Jede Darreichungsform gilt als eigenes Medikament. Das ergibt für diese Jubiläumsausgabe eine Summe von rund 15.000 Medikamenten. Davon sind mehr als 7.000 neue Bewertungen.
Um einen Vergleich zwischen der Erstausgabe von Bittere Pillen im Jahr 1983 und heute zu ermöglichen, führen wir die folgende Statistik jedoch nach dem alten System fort.

Deutschland

	1983	2008–2010
Anzahl der bewerteten Medikamente	1.433	4.657
Therapeutisch zweckmäßig (einschließlich der mit Einschränkungen zweckmäßigen Medikamente)	41,2 %	78,7 %
Wenig zweckmäßig	14,2 %	10,1 %
Abzuraten	44,1 %	8,2 %
Sinnvolles Naturheilmittel		2,2 %
Sinnvolles Homöopathie-Mittel		0,8 %
Keine Empfehlung möglich	0,5 %	0 %

Ergebnis der Ausgabe 2008–2010

Seit 1983 hat sich die Qualität des Arzneimittelangebots stetig verbessert. 1983 waren in Deutschland nur 41,2 Prozent aller Arzneimittel »Therapeutisch zweckmäßig«, heute sind es bereits 78,7 Prozent. Der Anteil der als »Abzuraten« bewerteten Arzneimittel ist von 44,1 auf 8,2 Prozent gefallen.
Der Anteil der »Wenig zweckmäßigen« Arzneimittel hat sich deutlich verringert, jener der sinnvollen Naturheilmittel ist in den letzten Jahren etwas zurückgegangen, jener der Homöopathika ungefähr gleich geblieben.

Auffallende Verbesserungen:

- Der Verbrauch an umstrittenen Hypotoniemitteln (Kapitel 12.8), Venenmitteln (Kapitel 12.9), Leberschutzpräparaten (Kapitel 13.6.), Appetitzüglern (Kapitel 13.7.) und Mitteln gegen Altersbeschwerden (Geriatrika; Kapitel 15.1.) ist in den vergangenen 20 Jahren dramatisch zurückgegangen. Der Nutzen all dieser Medikamente ist sehr umstritten.
- Viele umstrittenen Wirkstoffe im Bereich der Rheumamittel, Hustenmittel, Asthma- und Bronchitismittel sowie Sexualhormone werden nur noch selten verwendet.
- Es gibt keine dämpfenden Wirkstoffe vom Typ der Antihistaminika mehr in Hustenmitteln.
- Der sehr umstrittene, riskante Allergie-Wirkstoff Terfenadin (enthalten z. B. in *Terfenadin AL*) wird inzwischen nur noch sehr selten verwendet.

Auffallende Marktveränderungen:

- Der Verbrauch pflanzlicher Antidepressiva mit Johanniskraut ist seit dem Jahr 2000 von 6 Millionen Packungen auf 2,7 Millionen zurückgegangen. Die Ursache liegt wahrscheinlich darin, dass Johanniskraut zahlreiche, schwerwiegende Wechselwirkungen mit anderen Medikamenten verursachen kann.

Österreich

	1983	2008–2010
Anzahl der bewerteten Medikamente	732	1.409
Therapeutisch zweckmäßig (einschließlich der mit Einschränkungen zweckmäßigen Medikamente)	49,4 %	72,7 %
Wenig zweckmäßig	13,5 %	11,9 %
Abzuraten	36,9 %	12,3 %
Sinnvolles Naturheilmittel		1,8 %
Sinnvolles Homöopathie-Mittel		1,3 %

Der Arzneimittelmarkt in Österreich hat sich bei den am häufigsten verwendeten Mitteln ähnlich entwickelt wie in Deutschland: Der Anteil der »Therapeutisch zweckmäßigen« Medikamente ist seit 1983 von 49,4 auf 72,7 Prozent gestiegen, der Anteil der »Wenig zweckmäßigen« ist von 13,5 auf 11,9 Prozent gefallen. Der Anteil der Medikamente, die als »Abzuraten« bewertet wurden, ist von 36,9 auf 12,3 Prozent gefallen. Der Anteil an sinnvollen Naturheilmitteln ist in den letzten Jahren zurückgegangen, jener der Homöopathika ungefähr gleich geblieben.

Redaktionsadresse

Krista Federspiel
c/o Verlag Kiepenheuer & Witsch
Rondorfer Str. 5
D-50968 Köln

Gebrauchshinweis

Wer schnell wissen möchte, wie ein bestimmtes **Medikament** von uns bewertet wurde, schlägt am Ende von »Bittere Pillen« im Register (Medikamenten- und Wirkstoffregister, Stichwortverzeichnis) den gesuchten Namen nach, findet dort die eine **fett gedruckte** Seitenzahl und landet damit in der Tabelle, in der dieses Medikament von uns bewertet wird.

Also beispielsweise ***Aspirin*** *auf Seite 42.*

Dieselbe Vorgangsweise ist auch sinnvoll, wenn man einen bestimmten Wirkstoff, eine Krankheit oder ein Symptom sucht. In diesem Fall ist die Seitenzahl im Register nicht fett gedruckt.
Wenn Sie im Register einen Wirkstoff nachschlagen, landen Sie damit fast immer im Textteil des Buches, aber nicht in der Tabelle. Im Textteil stehen nämlich ausführlichere Informationen zu den Wirkstoffen als im Tabellenteil. Nur in Ausnahmefällen landen Sie, wenn Sie einen Wirkstoff im Register nachschlagen, in der Tabelle – immer nur dann, wenn ein Wirkstoff nicht speziell im Textteil besprochen wird.

Eine zweite Suchmöglichkeit besteht darin, am Anfang von »Bittere Pillen« im Inhaltsverzeichnis (S. 9–13) nachzuschlagen – jedes Kapitel umfasst ein ganz bestimmtes Anwendungsgebiet. Schlagen Sie den entsprechenden Textteil auf. Er enthält einen kurzen Überblick über die Krankheit, über sinnvolle Behandlungsmethoden und die wichtigsten Arzneimittel. In der anschließenden, alphabetisch geordneten Tabelle sind die meistverwendeten Arzneimittel mit den wichtigsten Nebenwirkungen und einer Empfehlung enthalten.

Die Medikamente in den Tabellen sind untereinander alphabetisch von A bis Z gereiht.

Aspirin forte (D)
Tabl.
Acetylsalicylsäure (ASS),
Coffein

Die linke Spalte – in diesem Beispiel **Aspirin forte** – enthält immer folgende Informationen:

Den **Namen** des Medikaments: **Aspirin forte** – er ist **fett gedruckt**. Daneben steht in Klammern ( ) der Hinweis, ob das Medikament in D

(= Deutschland) oder in Ö (Österreich) oder in beiden Ländern erhältlich ist (D/Ö).

In der darunter liegenden Zeile befindet sich der Hinweis auf die Darreichungsform, in diesem Fall die Abkürzung »Tabl.« (= Tabletten). Wieder eine Zeile darunter ist der Name des enthaltenen Wirkstoffes – in diesem Fall Acetylsalicylsäure (ASS). ASS ist die gebräuchliche Abkürzung für Acetylsalicylsäure.

Wieder eine Zeile darunter ist der zweite Inhaltsstoff von **Aspirin forte**, nämlich Coffein.

Und wenn das Medikament *Rezeptpflichtig* ist, steht das *kursiv gedruckt* eine Zeile darunter.

Wenn dieser Hinweis fehlt – wie im Fall von **Aspirin forte** – dann bedeutet das: Das Medikament ist rezeptfrei in der Apotheke erhältlich.

Magenbeschwerden, selten Asthmaanfälle. Blutungsneigung verstärkt. Erhöhtes Risiko von Reye-Syndrom bei Kindern und Jugendlichen

Die mittlere Spalte der Tabelle enthält die wichtigsten Nebenwirkungen. Also nicht alle, sondern nur die wichtigsten.

Abzuraten
bei Schmerzen und Entzündungen. Nicht sinnvolle Kombination eines Schmerzhemmers mit anregendem Inhaltsstoff (Coffein), der zur Analgetikaabhängigkeit beitragen kann. Vertretbar bei Migräne.

Die rechte Spalte der Tabelle enthält in der ersten Zeile unsere Empfehlung, und zwar **fett gedruckt**. In diesem Fall **Abzuraten**.

Darunter steht, in normaler Schrift, die Begründung dafür:

Nicht sinnvolle Kombination eines Schmerzhemmers mit anregendem Inhaltsstoff (Coffein).

Weitere Informationen zu den Wirkstoffen finden Sie im Textteil, der der Tabelle vorangestellt ist. In diesem Fall unter der fett gedruckten Zwischenüberschrift **Acetylsalicylsäure (ASS)** und der fett gedruckten Zwischenüberschrift **Coffein (Koffein)**. Blättern Sie einfach von der Tabelle nach vorne oder schlagen Sie im Register am

Ende des Buches diese beiden Wirkstoffnamen nach – das führt Sie gezielt zu den entsprechenden Buchseiten.

Wichtig: Ein Medikament, das als *Therapeutisch zweckmäßig* eingestuft wurde, sollte keinesfalls bedenkenlos eingenommen werden. Wenn ein Medikament als *Abzuraten* oder *Wenig zweckmäßig* bewertet wird, bedeutet das nicht unbedingt, dass Sie sofort aufhören sollen, es einzunehmen. Sprechen Sie mit einem Arzt Ihres Vertrauens darüber.

Dies ist kein Buch *gegen* Medikamente. Im Gegenteil – durch die gezielte Beurteilung versteht es sich als Buch *für* den sinnvollen Gebrauch von Arzneimitteln, egal ob es sich um konventionelle oder alternative handelt. Uns ist bewusst, dass auch viele Mittel, deren Wirksamkeit zweifelhaft ist, die jedoch harmlos sind, oft schon durch den sogenannten »Placebo-Effekt« wirken. Es kann also durchaus sinnvoll sein, solche Medikamente in bestimmten Fällen zu verschreiben.

Dieses Buch ersetzt nicht den Arztbesuch und auch nicht die genaue Beachtung von Anweisungen zum Gebrauch von Arzneimitteln.

Bittere Pillen im Internet

Mit Erscheinen dieser Buchausgabe sind alle Bewertungen und Informationen aus dem Buch »Bittere Pillen« auch im Internet zugänglich, und zwar auf

www.bittere-pillen.de

Der Abruf von Tabellen und Texten ist überwiegend kostenpflichtig. Sie können jedoch einen kostenlosen Newsletter abonnieren, der Sie im Abstand von vier Wochen mit allen wichtigen Neuigkeiten zum Thema Arzneimittel und mit Bewertungen zu allen neuen Arzneimitteln versorgt.

Methodik

In Deutschland sind etwa 40.000 industriell hergestellte Arzneimittel im Handel, in Österreich rund 10.000.
Auf der Basis der Verkaufsstatistiken (IMS Health, Der Pharmazeutische Markt, 2006) wurden die meistverkauften Präparate in Deutschland und Österreich in dieses Buch aufgenommen und der Herkunft entsprechend mit »D« bzw. »Ö« gekennzeichnet.
In dieser Ausgabe wurden rund 15.000 Arzneimittel erfasst und bewertet. Damit umfassen wir in Deutschland einen Marktanteil von etwa 1,4 Milliarden verkauften Packungen der 1,51 Milliarden Packungen des Gesamtmarktes, also rund 92 Prozent.

Zuordnung von Medikamenten zu Anwendungsgebieten

Die Zuordnung der Medikamente zu den einzelnen Kapiteln bzw. Anwendungsgebieten stützt sich primär auf die Einteilung in der »Roten Liste 2007«, dem Medikamentenverzeichnis des Bundesverbandes der Pharmazeutischen Industrie. Als weitere Unterlagen wurden außerdem die »Gelbe Liste« in Form der Online-Ausgabe (http://www.gelbe-liste.de/index.htm), der »Austria Codex«, Ausgabe 2006/2007 und Medikamentenverzeichnisse von öffentlichen Apotheken verwendet.
In zahlreichen Fällen wurde ein Arzneimittel in mehreren vom Hersteller empfohlenen Anwendungsgebieten bewertet. Beispielsweise die Beta-Blocker in Kapitel 12.1. (Mittel gegen Bluthochdruck), 12.3. (Mittel gegen Angina Pectoris) und 12.6. (Mittel gegen Herzrhythmusstörungen). In der Regel haben wir uns jedoch auf Empfehlungen zu den Anwendungsgebieten beschränkt, die von den Pharmafirmen als die wichtigsten angegeben wurden.

Die Empfehlungen zu den einzelnen Medikamenten

stützen sich auf die Angaben der Gutachter und den letzten Stand der medizinisch-pharmakologischen Fachliteratur.
Wenn nicht anders angeführt, bezieht sich die Empfehlung und ihre Begründung auf das Anwendungsgebiet, das in der Kapitelüberschrift angegeben ist. Ähnlich wie bei vielen pharmakologischen Fachbüchern dieser Art (beispielsweise »AMA Drug Evaluations«) handelt es sich bei den Empfehlungen letztlich um subjektive Meinungsäußerun-

gen, die jedoch auf wissenschaftlicher Literatur und dem Sachverstand der Gutachter beruhen und wissenschaftlich begründbar sind. Die veränderte Gliederung, die neu gestaltete Zuordnung der Medikamente zu den jeweiligen Anwendungsgebieten und neue wissenschaftliche Erkenntnisse haben dazu geführt, dass sich manche Bewertungen und Empfehlungen von denen der früheren Ausgaben unterscheiden.

Therapeutisch zweckmäßig

bedeutet, dass nach den Angaben der Gutachter und der verwendeten Fachliteratur der zu erwartende Nutzen des Präparats unter bestimmten, oft im Text angegebenen Voraussetzungen in einem sinnvollen Verhältnis zu den Risiken steht, die jedes wirksame Arzneimittel hat. Die Einstufung als *Therapeutisch zweckmäßig* sollte jedoch keinesfalls als Freibrief für die unbegrenzte Verwendung verstanden werden. Gerade bei einigen dieser Präparate gibt es einen enormen Missbrauch.

Therapeutisch zweckmäßig nur zur … (bei …, wenn …)

Für diese Empfehlung gilt sinngemäß das Gleiche wie bei *Therapeutisch zweckmäßig*. Hinzu kommen laut den Gutachtern und der Fachliteratur wichtige Hinweise für das spezielle Anwendungsgebiet dieses wirksamen Präparats.

Zweckmäßig

ist ein Präparat, das zwar nicht zur Behandlung einer Krankheit verwendet wird, jedoch trotzdem ein sinnvolles Arzneimittel ist (beispielsweise die »Pille«). *Zweckmäßig* bedeutet, dass nach den Angaben der Gutachter und der verwendeten Fachliteratur der zu erwartende Nutzen des Präparats unter bestimmten, oft im Text angegebenen Voraussetzungen in einem sinnvollen Verhältnis zu den Risiken steht, die jedes wirksame Arzneimittel hat.

Nur zweckmäßig bei … (wenn …)

Diese Empfehlung wurde abgegeben, wenn nach den Ansichten der Gutachter und laut der verwendeten Fachliteratur Einschränkungen in der therapeutischen Wirksamkeit gegenüber dem in der Kapitelüberschrift angegebenen Anwendungsgebiet oder den vom Hersteller empfohlenen Anwendungen notwendig waren. Die Begründung dafür findet sich jeweils im Text unter der Empfehlung oder im Textteil des Kapitels.

Möglicherweise zweckmäßig

bedeutet, dass Hinweise auf ein positives Wirkungs-Risiko-Verhältnis dieses Präparats vorliegen, diese aber nach Meinung der Gutachter und in der verwendeten Fachliteratur noch nicht zweifelsfrei belegt sind.

Wenig zweckmäßig

Diese Empfehlung wurde abgegeben, wenn nach Angaben der Gutachter und der verwendeten Fachliteratur
- die Wirksamkeit des Medikaments nicht zweifelsfrei belegt, das Risiko jedoch relativ gering ist; und/oder
- andere, geeignetere oder weniger risikoreiche bzw. auch besser erprobte Medikamente im gleichen Anwendungsgebiet angeboten werden; und/oder
- grundsätzlich bei den betreffenden Erkrankungen Behandlungsmethoden ohne Medikamente sinnvoller wären, aber dennoch mit den Arzneimitteln gewisse Linderungen erzielt werden können.

Abzuraten

bedeutet, dass es nach Ansicht der Gutachter und laut der verwendeten Fachliteratur zweifelhaft ist, ob die mögliche Wirksamkeit und das zu erwartende Risiko beim betreffenden Präparat in einem sinnvollen Verhältnis zueinander stehen. Das kann der Fall sein, wenn z. B. das Risiko von Nebenwirkungen bei bestimmten Substanzen oder Darreichungsformen besonders groß ist.
Eine weitere Begründung ist dann gegeben, wenn z. B. die Wirksamkeit zweifelhaft, gleichzeitig jedoch das Risiko von Nebenwirkungen beträchtlich ist und andere, weniger risikoreiche Alternativen vorhanden sind.
Abzuraten ist auch von »Naturheilmitteln« oder »homöopathischen Mitteln«, wenn der Hersteller Anwendungsgebiete nennt, bei denen es nach dem heutigen Stand der Medizin unbedingt notwendig ist, ein therapeutisch wirksames und zweckmäßiges Medikament zu verwenden.
Die Empfehlung *Abzuraten* wurde auch gewählt, wenn es sich beim betreffenden Präparat laut Gutachtern und der verwendeten Fachli-

teratur um eine »nicht sinnvolle« oder »wenig sinnvolle« Kombination handelt. Diese Begründung kann z. B. bedeuten:

- dass eine oder mehrere Substanzen, deren Wirksamkeit zweifelhaft ist, mit zweckmäßig einzusetzenden Substanzen in einem Medikament kombiniert wurden,
- dass mehrere als Einzelsubstanzen sinnvolle Wirkstoffe in einem Arzneimittel kombiniert wurden und dadurch u. a. folgende Nachteile entstehen können: Verlust der individuellen Dosierbarkeit der einzelnen Wirkstoffe, höheres Nebenwirkungs- und Vergiftungsrisiko.

In manchen Anwendungsgebieten kann eine individuell in der Form von Einzelpräparaten dosierbare Kombination mehrerer Wirkstoffe jedoch durchaus sinnvoll sein (z. B. bei Mitteln gegen Magenübersäuerung).

Zweckmäßig wie …

und ähnliche Formulierungen stellen Sonderfälle dar, die zur besseren Verständlichkeit der Wirkung von bestimmten Präparaten gewählt wurden.

Als Naturheilmittel

werden von uns Präparate bezeichnet, wenn sie folgende Eigenschaften aufweisen:

- es dürfen nur pflanzliche Inhaltsstoffe enthalten sein,
- es sind keine nennenswerten Nebenwirkungen zu erwarten,
- die therapeutische Wirksamkeit ist zwar nicht zweifelsfrei nachgewiesen, es gibt jedoch ein relativ gesichertes Erfahrungswissen, dass die Anwendung sinnvoll sein kann, wenn der Patient dadurch eine positive Wirkung verspürt,
- es wird vom Hersteller kein Anwendungsgebiet genannt, bei dem nach dem heutigen Stand der Medizin ein therapeutisch wirksames Medikament zwingend vorgeschrieben ist.

Als homöopathisches Mittel

gilt ein Medikament, wenn es folgende Eigenschaften aufweist:

- es dürfen nur Inhaltsstoffe in homöopathischer Verdünnung enthalten sein,

– es wird vom Hersteller kein Anwendungsgebiet genannt, bei dem nach dem heutigen Stand der Medizin ein therapeutisch wirksames Medikament zwingend vorgeschrieben ist.

Wichtig: Man sollte nicht nur die Empfehlung lesen, sondern auch immer den Text, der der jeweiligen Tabelle vorausgeht.

Nebenwirkungen

Die Rubrik Wichtigste Nebenwirkungen beinhaltet nicht alle, sondern nur die nach der Meinung der Gutachter und laut der verwendeten Fachliteratur bedeutsamsten Begleiterscheinungen, die bei der Verwendung des jeweiligen Mittels auftreten können. Wenn der Vermerk »nicht erfasst« oder »keine wesentlichen bekannt« erscheint, bedeutet das keineswegs, dass keine Risiken vorhanden sind. Insgesamt kann wegen der in der Medizin nur mangelhaften Erfassung von Nebenwirkungen davon ausgegangen werden, dass die Angaben unvollständig sind.

Inhaltsstoffe

Die bei den Medikamenten angegebenen Inhaltsstoffe wurden der »Roten Liste 2007« bzw. dem »Austria Codex 2006/2007« entnommen. Bei Präparaten, die in diesen Verzeichnissen nicht angeführt sind, wurden auch Angaben aus der »Gelben Liste« in Form der Online-Ausgabe (http://www.gelbe-liste.de/index.htm) sowie Herstellerangaben verwendet.

Register

Das Register umfasst das Stichwortverzeichnis sowie ein Medikamenten- und Inhaltsstoffregister. Es sind nur Inhaltsstoffe von sogenannten Monopräparaten angeführt, das sind Präparate mit nur einem Wirkstoff.

Textteil

Im Textteil wird versucht, einen kurzen Überblick über die Bedeutung der einzelnen Krankheiten, ihre Ursachen, den Stellenwert der Behandlung mit Medikamenten und die Verkaufspolitik der Pharmakonzerne zu geben. Der Textteil beruht auf den Angaben der angeführten Experten und medizinisch-pharmakologischen Fachquellen.

1. Kapitel: **Schmerzen**

Das alte Motto: »Ein bisschen Schmerzen muss man schon aushalten« ist falsch. Schmerzen können sich verselbstständigen und zu einer eigenständigen Krankheit werden. Deshalb gilt es heute als Kunstfehler, wenn Schmerzen nicht frühzeitig und sachgerecht behandelt werden.

Inzwischen ist auch nachgewiesen, dass Säuglinge Schmerzen empfinden und sogar erinnern. Deshalb sollten sie gegebenenfalls eine Schmerztherapie erhalten.

Sowohl in Deutschland als auch in Österreich besteht die paradoxe Situation, dass einerseits viel zu wenig Schmerzmittel verwendet werden – bei Schwerkranken und chronisch Kranken –, dass andererseits aber viel zu viele und vor allem riskante Schmerzmittel geschluckt werden.

Ein typisches Beispiel dafür ist *Thomapyrin*, das mit 16,6 Millionen verkauften Packungen im Jahr 2006 den dritten Platz unter den meistverkauften Arzneimitteln belegte. Diesen Spitzenrang erreicht *Thomapyrin* vermutlich nur deshalb, weil es auch den Wirkstoff Koffein enthält, von dem Fachleute sagen, dass er aufgrund seiner anregenden Wirkung zu Missbrauch verführt.

Schmerzmittelflut – nicht ungefährlich

Im Durchschnitt nimmt in Deutschland jede Person etwa 60-mal im Jahr ein Schmerzmittel. In Österreich ist der Verbrauch etwas niedriger.

In den vergangenen fünf Jahren wurden in Deutschland zahlreiche Schmerzmittel mit fragwürdigen Inhaltsstoffen (z. B. Propyphenazon, Rofecoxin) aus dem Handel gezogen.

Fachleute sind sich darüber einig, dass es nur einige wenige sinnvolle Wirkstoffe gegen Schmerzen gibt. Die Gefahren von Nebenwirkungen werden oft unterschätzt, vor allem bei längerer Einnahmedauer:

- Schmerzmittel können gerade das hervorrufen, wogegen sie eingesetzt werden. Der Wirkstoff Ibuprofen (enthalten z. B. in *Dolormin*) kann zum Beispiel als Nebenwirkung in seltenen Fällen Kopfschmerzen verursachen.
- Viele der üblichen Schmerzmittel können bei Dauergebrauch dazu führen, dass beim Absetzen des Medikaments oder auch schon

nach einem verlängerten Einnahme-Intervall – wenn Sie z. B. das Medikament am frühen Abend eingenommen haben und am Morgen spät aufwachen – Entzugskopfschmerzen auftreten. Das verführt zu einer erneuten Einnahme und bewirkt auf diese Weise Suchtverhalten. Auch andere Entzugssymptome, wie Schlafstörungen, Unruhezustände, Übelkeit, Erbrechen und Bauchkrämpfe, können auftreten.

– Bei jahrelanger Einnahme von Schmerzmitteln, welche Kombinationen verschiedener Wirkstoffe wie etwa ASS und Paracetamol enthalten (z. B. *HA-Tabletten N, Melabon K, Neuralgin, Neuranidal, ratiopyrin, Spalt, Thomapyrin*), besteht die Gefahr von schweren Nierenschäden. Fachleute schätzen die so verursachte Zahl von Dialysefällen in Deutschland auf 6.000 bis 9.000.

Schmerz, lass nach!

Die sinnvollste Schmerzbekämpfung besteht in der Beseitigung der Ursachen der Schmerzen. Im Arbeitsbereich sollten z. B. entsprechende Sitz- und Arbeitsmöglichkeiten geschaffen werden, die Rückenschmerzen vermeiden helfen.

Für viele mit Schmerzen einhergehende Erkrankungen gibt es gezielte therapeutische Maßnahmen, die in den entsprechenden Kapiteln behandelt werden (Migräne und Kopfschmerzen siehe Kapitel 1.3., Gelenkschmerzen siehe Kapitel 3, Angina Pectoris siehe Kapitel 12.3., Magenschmerzen siehe Kapitel 13.1.).

Schmerzen können auch mit physikalischen Therapien wie Kälte- und Hitzeanwendungen, Gymnastik, Massagen, Entspannungsübungen, Autosuggestion, Hypnose und Psychotherapie wirksam behandelt werden.

Schmerzmittel sollten nicht länger als eine Woche ohne ärztlichen Rat eingenommen werden. Um die Ursachen der Schmerzen zu erkennen und entsprechend zu behandeln, sind ein Arztbesuch und eine *eingehende Untersuchung notwendig*.

Die Wirkungsweise der Schmerzmittel knüpft an die Vorgänge der Schmerzverarbeitung im Körper an. Entweder werden die Schmerzimpulse am Ort des Geschehens blockiert, oder es werden die Schmerzwahrnehmung und die Verarbeitung im Gehirn beeinflusst.

1.1. Schmerz- und fiebersenkende Mittel

Sie werden oft auch als »milde« oder »schwach wirksame« Schmerzmittel bezeichnet. Sie eignen sich zur Linderung von Schmerzen des Bewegungsapparates (Skelettmuskulatur, Knochen, Gelenke), der Haut und von Kopf-, Menstruations- und Zahnschmerzen. Schmerzen der Eingeweide und sehr starke Schmerzen – egal ob akut oder lang andauernd (chronisch) – hemmen sie im Regelfall nicht so gut.
Die meisten einfachen Schmerzmittel (Ausnahme: Paracetamol) wirken auch entzündungshemmend. Durch diese Wirkung werden z. B. schmerzhafte Schwellungen und Rötungen, wie sie durch Entzündungen hervorgerufen werden, vermindert (siehe auch Kapitel 3: Gelenke).

Schmerzmittel zur Fiebersenkung

Einfache Schmerzmittel wirken auch fiebersenkend. Dies beruht auf einer Beeinflussung des Temperaturzentrums im Gehirn. In Kapitel 4: Grippe, Erkältung werden diese Wirkungen der Schmerzmittel eingehend besprochen.

Welches Schmerzmittel?

Acetylsalicylsäure (ASS)

Die Acetylsalicylsäure, als *Aspirin* berühmt geworden, kurz ASS genannt, wird bereits seit 100 Jahren industriell hergestellt.
ASS ist ein wirksames und meistens gut verträgliches Arzneimittel, das Schmerzen und Entzündungen lindert und fiebersenkend wirkt.
Medikamente, die nur ASS und sonst keine weiteren Wirkstoffe oder Zusätze enthalten, sind vorzuziehen (z. B. *Acesal, Aspirin, ASS – 1 A Pharma*). Um eine schmerzlindernde Wirkung zu erzielen, genügen fast immer 500 bis 1.000 mg ASS, bei Bedarf alle vier bis sechs Stunden. ASS sollte nie auf leeren Magen und immer mit viel Flüssigkeit eingenommen werden.
Nebenwirkungen wie Übelkeit und Magenschmerzen können relativ häufig auftreten, vergehen jedoch wieder und bleiben folgenlos, wenn Sie das Medikament nicht mehr einnehmen. Sehr häufig können als Nebenwirkung Magenschmerzen und winzige Magen-Darm-Blutungen auftreten. Achten Sie auf dunklen Stuhl oder Blut in Erbrochenem.

ASS wird in niedriger Dosierung auch als »Blutverdünnungsmittel« verwendet, zur Vorbeugung gegen Herzinfarkt, Schlaganfälle und Thrombosen.

ASS sollte nicht verwendet werden

- Von Kindern und Jugendlichen mit Symptomen von Grippe oder Windpocken, weil die Gefahr besteht, dass eine sehr seltene, aber schwerwiegende Nebenwirkung auftreten kann: das Reye-Syndrom. Anzeichen dafür sind Erbrechen, Fieber, Krämpfe und Verlust des Bewusstseins.
- Von Personen, die an Asthma leiden oder allergisch auf ASS reagieren (z. B. Auftreten von Nesselsucht).
- Von Personen mit Magen-Darm-Geschwüren oder Gastritis, weil dies zu Blutungen im Magen-Darm-Bereich führen kann.
- Von Personen, die zu Blutungen neigen.
- Im ersten Drittel der Schwangerschaft sowie kurz vor der Geburt, weil die Gefahr von Schädigungen des Ungeborenen besteht. In der übrigen Zeit der Schwangerschaft sollte ASS nur nach sorgfältigem Abwägen von Nutzen und Risiken verwendet werden.

Bei Einnahme größerer Mengen von Acetylsalicylsäure (ASS) in kurzen Abständen besteht die Gefahr, dass sich zu viel davon im Körper ansammelt. Anzeichen einer Überdosierung sind Ohrensausen, Übelkeit und Erbrechen.
Bei schweren ASS-Vergiftungen treten Schweißausbrüche, Fieber und Verwirrtheitszustände auf. Bei einer sehr hohen Dosis kann ASS tödlich wirken, besonders Kinder sind gefährdet.

Welches ASS?

Es gibt für alle in den *»Bitteren Pillen«* als positiv eingestuften ASS-Präparate keine wesentlichen Unterschiede in Bezug auf Wirksamkeit und Nebenwirkungen. Allerdings wirken Brausetabletten schneller als Tabletten.

Vitamin C und ASS (z. B. Ascorbisal, Aspirin plus C, Aspro C, ASS + C Hexal u. a.):

Die Beimengung von Vitamin C zum Wirkstoff ASS ist unter Fachleuten umstritten. Es ist fraglich, ob Vitamin C die Magenverträglichkeit bessert oder bei Erkältung oder grippalen Infekten therapeutisch wirksam ist. Da von den Vitamin-C-Beimengungen jedoch keine Nebenwirkungen zu erwarten sind, werden auch diese Mittel von uns als *»therapeutisch zweckmäßig«* eingestuft.

Paracetamol

Paracetamol wirkt ähnlich gut und schnell gegen Schmerzen wie ASS und senkt das Fieber. Nur bei entzündlichem Rheuma ist die Wirkung von ASS besser. Unsere Empfehlung: *Therapeutisch zweckmäßig. Als lang bewährtes Mittel gegen Fieber und Schmerzen zu empfehlen.*
Zur Schmerzlinderung genügen ein bis zwei Tabletten.
Für Paracetamol gilt dasselbe wie für ASS: Medikamente, die nur einen einzigen Wirkstoff enthalten, sind vorzuziehen.
In Deutschland ist Paracetamol als einziger Inhaltsstoff zum Beispiel enthalten in *Ben-u-ron, Contac* und anderen.

Vorteile von Paracetamol gegenüber ASS:

- Es ist magenverträglicher als ASS.
- Es ist auch für Säuglinge und Kinder geeignet (als Saft oder Zäpfchen).

Nebenwirkungen:

Sie treten selten auf, können aber schwerwiegend sein und sollten vor allem von Alkoholikern und Leberkranken beachtet werden:
- Bei Überdosierung Leberschäden.
- Bei Dauergebrauch Nierenschäden.
- Sehr selten können allergische Reaktionen auftreten, bis hin zum Schockzustand.

Anzeichen von Überdosierung sind Übelkeit, Erbrechen, Bauchschmerzen und Schweißausbrüche.

Vitamin B und Paracetamol:

Die Einnahme von B-Vitaminen ist nur zweckmäßig bei Vitamin-B-Mangel, der aber nur sehr selten auftritt. Deshalb lautet unsere Empfehlung bei Medikamenten, die Paracetamol und Vitamin B enthalten (z. B. *Dolonerv*): *Wenig zweckmäßig.*

Ibuprofen

Dieser erprobte Wirkstoff gegen Rheuma (enthalten z. B. in *Aktren, Dismenol N, Dolormin, Ibu – 1 A Pharma*) wird in schwächerer

Dosierung auch gegen Fieber und Schmerzen verwendet. Manche Medikamente mit diesem Wirkstoff sind rezeptpflichtig!
Als Schmerzmittel genügen Einzeldosen von 200 mg oder Tagesdosen von 800 mg. Ibuprofen wirkt auch bei Menstruationsbeschwerden und ist normalerweise gut verträglich.

Unsere Empfehlung:

Therapeutisch zweckmäßig. Wirksam bei Schmerzen und Entzündungen. Bei empfindlichem Magen jedoch weniger geeignet.

Medikamente, die sinnvollerweise nur Ibuprofen enthalten, sind:
- In Deutschland z. B. *Aktren, Dismenol N, Dolormin, Ibuprofen – 1 A Pharma, Nurofen.*
- In Österreich z. B. *Ibuprofen Genericon.*

Nebenwirkungen:
- Magenbeschwerden.
- In seltenen Fällen können Asthmaanfälle, Kopfschmerzen, zentralnervöse Störungen (Schwindel, Sehstörungen) und schwerwiegende allergische Hautreaktionen ausgelöst werden.

Codein

Wenn Einzelwirkstoffe wie ASS oder Paracetamol zu schwach wirken, kann die Wirkung durch die Beimengung des Opioids Codein verstärkt werden. Diese Kombinationen (z. B. *Dolviran N, Gelonida, Nedolon P, Prontopyrin Plus, Talvosilen*) werden von uns als therapeutisch zweckmäßig eingestuft, sind jedoch nur gegen Rezept erhältlich. Die zusätzliche schmerzlindernde Wirkung der Kombination von Paracetamol plus Codein ist allerdings gering: Sie beträgt nur etwa fünf Prozent.

Nebenwirkungen:
- Codein wirkt euphorisierend. Wer sich einmal an die Einnahme eines solchen Schmerzmittels gewöhnt hat, bekommt leicht das Gefühl, sich ohne Schmerztabletten unwohl, nicht leistungsfähig und deprimiert zu fühlen. Um die gleiche Wirkung zu erzielen, muss die Dosis dann fortlaufend erhöht werden. Es besteht daher das Risiko der Gewöhnung.
- Zusätzlich zu den bekannten Nebenwirkungen von ASS oder Paracetamol kann Codein Übelkeit, Benommenheit, Erbrechen und

Verstopfung hervorrufen. Müdigkeit ist ausgeprägt, besonders in der Kombination mit Paracetamol.

Für Erwachsene geeignete, rezeptfreie Schmerzmittel:

- Wirkstoff Acetylsalicylsäure (enthalten z. B. in *Acesal, Aspirin, ASS – 1 A Pharma*).
- Wirkstoff Paracetamol (enthalten z. B. in *Ben-u-ron, Contac, Paracetamol – 1 A Pharma*).
- Wirkstoff Ibuprofen (enthalten z. B. in *Aktren, Dismenol N, Dolormin, Ibu – 1 A Pharma*).

Manche Medikamente mit diesem Wirkstoff sind rezeptpflichtig, andere nicht.

Für Kinder und ältere Menschen geeignete, rezeptfreie Schmerzmittel:

- Wirkstoff Paracetamol (enthalten z. B. in *Ben-u-ron, Contac, Paracetamol – 1 A Pharma*).

> *Vorsicht*: Bei Kindern, die an Viruserkrankungen mit Fieber (z. B. »Grippe«) oder an Windpocken leiden und Acetylsalicylsäure-haltige Präparate (z. B. *Aspirin, ASS Stada u. a.*) erhalten, besteht ein erhöhtes Risiko, am »Reye-Syndrom« (Fieber, Krämpfe, Bewusstseinsstörungen) zu erkranken.

Für Patienten mit Magengeschwüren geeignete, rezeptfreie Schmerzmittel:

- Wirkstoff Paracetamol (enthalten z. B. in *Ben-u-ron, Contac, Paracetamol – 1 A Pharma*).

> *Vorsicht*: Die Wirkstoffe Acetylsalicylsäure (enthalten z. B. in *Aspirin, ASS* mit angehängtem Firmennamen u. a.) oder Ibuprofen (enthalten z. B. in *Aktren, Dismenol N, Dolormin, Ibu – 1 A Pharma*) sollten wegen der möglichen Nebenwirkungen nicht verwendet werden!

Für Schwangere und Stillende

wird nur der Wirkstoff Paracetamol als uneingeschränkt geeignet eingestuft (enthalten z. B. in *Ben-u-ron, Contac, Paracetamol – 1 A Pharma*). Allerdings sollte die Einnahme nur in Absprache mit dem Arzt erfolgen!

Für Säuglinge

wird bei mäßigen Schmerzen nur der Wirkstoff Paracetamol als geeignet eingestuft (enthalten z. B. in *Ben-u-ron, Contac, Paracetamol – 1 A Pharma*). Die Einnahme sollte jedoch nur in Absprache mit dem Arzt erfolgen! 10 mg pro kg Körpergewicht alle vier Stunden als Suspension oder Zäpfchen gelten als sicher.

Gegen Zahnschmerzen bei Erwachsenen oder gegen Menstruationsbeschwerden geeignete, rezeptfreie Schmerzmittel:

– Wirkstoff Ibuprofen (enthalten z. B. in *Aktren, Dismenol N, Dolormin, Ibu – 1 A Pharma*).

Negativ bewertete oder umstrittene Schmerzmittel

Kombinationspräparate

Schmerzmittel, die Kombinationen verschiedener Wirkstoffe enthalten, sind abzulehnen, weil sie gegenüber den Einzelwirkstoffen keinen Vorteil bieten, jedoch mit erhöhten Risiken verbunden sind. Es gibt lediglich zwei Ausnahmen: Brausetabletten, die Vitamin C und ASS enthalten, sowie Kombinationen von Codein mit ASS oder Paracetamol.

Eine Reihe von Kombinationspräparaten erhöht vor allem das Risiko schwerer Nierenschäden bis hin zum völligen Nierenversagen, z. B. Mittel wie *Thomapyrin*, die eine Kombination von ASS und Paracetamol enthalten.

Eine Kombination von Schmerzmitteln mit Vitaminen der B-Gruppe ist *nicht sinnvoll*. Diese Vitamine sind nur bei jenen seltenen Vitamin-Mangelerkrankungen wirksam, bei denen schmerzhafte Nervenentzündungen (Neuritiden) auftreten können. In diesen Fällen wirken die Vitamine aber auch ohne die Beimengung von schmerzhemmenden Wirkstoffen. Bei Nervenentzündungen, die auf andere Ursachen zurückzuführen sind, bleiben die Vitamine ohne Wirkung.

Metamizol

Kaum ein Schmerzmittel ist so umstritten wie Metamizol. Es wurde in zahlreichen Ländern verboten (in den USA 1977, danach in Irland, Norwegen, Singapur, Dänemark, Jordanien usw.) oder gar nicht erst zugelassen (u. a. in England, Kanada, Australien).
Metamizol ist in folgenden Medikamenten enthalten: *Analgin, Beriosin, Novalgin, Novaminsulfon-ratiopharm, Novaminsulfon-Lichtenstein.*
Metamizol hat eine sehr gute schmerzlindernde und entzündungshemmende Wirkung, löst jedoch häufiger als alle anderen Schmerzmittel lebensgefährliche Immunstörungen mit schweren Blutungen, Blutbildschäden oder Schockreaktionen aus. Lange Zeit wurden diese Risiken von der Herstellerfirma Hoechst verharmlost.
In Deutschland und Österreich darf Metamizol nur noch bei starken Schmerzen nach Operationen und Verletzungen und bei Tumorschmerzen angewendet werden. *Bei anderen starken Schmerzen* (z. B. *Zahnschmerzen, Migräne und bei Fieber*) ist die Anwendung *nicht zulässig.* Einzige Ausnahme: wenn andere Schmerzmittel nachweislich nicht eingesetzt werden können, zum Beispiel wegen Unverträglichkeit.

Propyphenazon

Dieser Wirkstoff ist wegen der gefährlichen Nebenwirkungen in vielen Ländern – etwa Schweden, Großbritannien, USA – gar nicht zugelassen. In Deutschland und Österreich sind Mittel mit diesem Wirkstoff unverständlicherweise sogar rezeptfrei erhältlich und werden vor allem gegen Kopf- oder Zahnschmerzen eingenommen.
Propyphenazon kann lebensbedrohliche, allergische Schockreaktionen verursachen. Weil diesem Risiko im Vergleich zu ASS oder Paracetamol kein erhöhter Nutzen gegenübersteht, raten wir von der Verwendung solcher Mittel ab.
Propyphenazon ist z. B. enthalten in *Adolorin (Ö), Novo Petrin, Optalidon N, Saridon.*

COX-2-Hemmer (Vioxx Dolor) als Schmerzmittel

Im September 2004 wurde der Wirkstoff Rofecoxib (enthalten im Schmerzmittel *Vioxx Dolor*) und im Rheumamittel *Vioxx* wegen herzschädigender Wirkung vom US-Hersteller Merck, Sharp & Dohme weltweit vom Markt gezogen.

Coffein (Koffein)

Coffein wirkt euphorisierend. Wer sich einmal an die Einnahme eines Coffein-haltigen Schmerzmittels gewöhnt hat, bekommt leicht das Gefühl, sich ohne Schmerztabletten unwohl, nicht leistungsfähig und deprimiert zu fühlen. Es besteht das Risiko der Gewöhnung. Von Kombinationen mit Coffein raten wir daher ab: z. B. *Adolorin, Aspirin forte, Azur, Azur comp., Copyrkal, Doppel Spalt compact, Duan, Eudorlin Schmerz, HA-Tabl. N, Melabon K, Neuralgin, Neuranidal, Novo Petrin, Octadon P, Optalidon N, Prontopyrin Plus, Quadronal ASS comp., Quadronal comp. gegen Kopfschmerzen, ratiopyrin, Saridon, Thomapyrin, Titralgan, Togal Kopfschmerzbrause, Vivimed mit Coffein*.

Chinin

Chinin wird aus Chinarinde hergestellt und ist somit ein Pflanzenmittel. Es wird seit Jahrzehnten zur Behandlung der Malaria verwendet, aber auch bei Fieber, Schmerzen und Erkältungskrankheiten. Chinin ist auch in sogenannten »Bitter«-Getränken enthalten (z. B. *Bitter Lemon*).

Medikamente, die Chinin enthalten (z. B. *Togal classic*), sind unverständlicherweise rezeptfrei erhältlich. Einerseits ist die Wirksamkeit gegen Schmerzen zweifelhaft, andererseits können jedoch schwere, lebensbedrohliche Blutschäden entstehen. Solche Nebenwirkungen können auch bei häufigem Genuss von »Bitter«-Getränken entstehen. Wegen des negativen Nutzen-Risiko-Verhältnisses raten wir von einer Verwendung Chinin-haltiger Mittel ab.

1.1. Schmerz- und fiebersenkende Mittel

Präparat	Wichtigste Nebenwirkungen	Empfehlung
Acesal (D) Tabl. Acetylsalicylsäure (ASS)	Magenbeschwerden, selten Asthmaanfälle. Blutungsneigung durch Blutverdünnung verstärkt. Erhöhtes Risiko von Reye-Syndrom bei Kindern und Jugendlichen	**Therapeutisch zweckmäßig** bei Schmerzen, Fieber und rheumatischen Entzündungen. Lang bewährtes Mittel. Bei empfindlichem Magen weniger geeignet. Bei Kindern ist Paracetamol vorzuziehen.

Präparat	Wichtigste Nebenwirkungen	Empfehlung
Adolorin (Ö) Tabl. Propyphenazon, Paracetamol, Coffein	Bei sehr häufigem, lahrelangem Gebrauch sind Nierenschäden nicht auszuschließen. Bei Überdosierung: Leberschäden. Möglichkeit lebensbedrohlicher Schockformen. Lebensgefährliche Abnahme weißer Blutzellen ist nicht auszuschließen	**Abzuraten** Nicht sinnvolle Kombination mehrerer Schmerzhemmer (Propyphenazon, Paracetamol) mit anregend wirkendem Coffein, das zur Schmerzmittelabhängigkeit beitragen kann. Gefahr schwerer Nebenwirkungen.
Aktren (D) Drag., Forte Filmtabl., Spezial-Kaps. Ibuprofen	Müdigkeit, Magen-Darm-Störungen, Kopfschmerzen (auch Meningitis-Symptome mit Übelkeit, Erbrechen, Nackensteifigkeit), Schwindel und Sehstörungen, Wassereinlagerung im Gewebe (Ödeme); Nierenschäden, besonders bei sehr häufigem, jahrelangem Gebrauch	**Therapeutisch zweckmäßig** Wirksam bei Schmerzen und Entzündungen. Bei empfindlichem Magen und Darm jedoch weniger geeignet.
Alka Seltzer (Ö) Brausetabl. **Alka Seltzer classic** (D) Brausetabl. Acetylsalicylsäure (ASS), Natriumhydrogencarbonat Zitronensäure	Magenbeschwerden. Blutungsneigung durch Blutverdünnung verstärkt. Selten Asthmaanfälle. Erhöhtes Risiko von Reye-Syndrom bei Kindern und Jugendlichen	**Therapeutisch zweckmäßig** als Schmerzmittel. Bei Katergefühl mit Magenverstimmung ist Paracetamol vorzuziehen. Ob die Kombination mit Zitronensäure und Natriumhydrogencarbonat die Verträglichkeit verbessert, ist fraglich.
Analgin (D) Tabl., Injektionslösung Metamizol *Rezeptpflichtig*	Selten lebensgefährliche Abnahme weißer Blutzellen oder lebensbedrohliche Schockformen (u. a. mit starkem Blutdruckabfall). Hautausschläge (auch schwere Formen)	**Abzuraten** Gefahr schwerer Nebenwirkungen. Metamizol-haltige Präparate sind in vielen Ländern verboten. Vertretbar als Tabletten in Ausnahmefällen, wenn andere Schmerzmittel versagen oder nicht angewendet werden können.
Analgin akut 400 (D) Filmtabl. Ibuprofen	Müdigkeit, Magen-Darm-Störungen, Kopfschmerzen (auch Meningitis-Symptome mit Übelkeit, Erbrechen, Nackensteifigkeit), Schwindel und Sehstörungen, Wassereinlagerung im Gewebe (Ödeme); Nierenschäden, besonders bei sehr häufigem, jahrelangem Gebrauch	**Therapeutisch zweckmäßig** Wirksam bei Schmerzen und Entzündungen. Bei empfindlichem Magen und Darm jedoch weniger geeignet.

Präparat	Wichtigste Nebenwirkungen	Empfehlung
APA (Ö) Tabl. Paracetamol, Dextro-Propoxyphen *Rezeptpflichtig*	Bei sehr häufigem, jahrelangem Gebrauch sind Nierenschäden nicht auszuschließen. Bei Überdosierung: Leberschäden. Verstopfung. Gefahr der Abhängigkeit	**Nur zweckmäßig, wenn** empfohlene Präparate mit nur einem Inhaltsstoff (z. B. mit ASS oder Paracetamol) nicht wirksam sind oder nicht angewendet werden können. Kombination von Paracetamol mit Methadon-ähnlichem Wirkstoff (Dextro-Propoxyphen).
Ascorbisal (Ö) Tabl., Brausetabl. Acetylsalicylsäure (ASS), Vitamin C	Magenbeschwerden. Selten Asthmaanfälle. Blutungsneigung durch Blutverdünnung verstärkt. Erhöhtes Risiko von Reye-Syndrom bei Kindern und Jugendlichen	**Therapeutisch zweckmäßig** Bei empfindlichem Magen weniger geeignet. Ob Vitamin C die Magenverträglichkeit verbessert, ist fraglich. Es ist nur zweckmäßig bei Vitamin-C-Mangel (sehr selten). Die Wirksamkeit bei grippalen Infekten ist zweifelhaft.
Aspirin (D/Ö) Tabl. **Aspirin Direkt** (D/Ö) Kautabl. **Aspirin Effect** (D/Ö) Granulat **Aspirin akut** (Ö) Brausetabl. **Aspirin KHP** (D) Tabl. **Aspirin P.C.** (D) Brausetabl. *Hilfsstoffe*: Vitamin C und Natriumcarbonate (nur Granulat, Kautabl.); *Wirkstoff*: Acetylsalicylsäure (ASS)	Magenbeschwerden, selten Asthmaanfälle. Blutungsneigung durch Blutverdünnung verstärkt. Erhöhtes Risiko von Reye-Syndrom bei Kindern und Jugendlichen	**Therapeutisch zweckmäßig** Bei empfindlichem Magen weniger geeignet. Ob Vitamin C (Ascorbinsäure) und Natriumcarbonate (nur in Kautabletten und Granulat) die Magenverträglichkeit verbessern, ist fraglich. Vitamin C ist nur zweckmäßig bei Vitamin-C-Mangel, der aber sehr selten auftritt. Bei Kindern ist Paracetamol vorzuziehen.
Aspirin forte (D) Tabl. Acetylsalicylsäure (ASS), Coffein	Magenbeschwerden. Selten Asthmaanfälle. Blutungsneigung durch Blutverdünnung verstärkt. Erhöhtes Risiko von Reye-Syndrom bei Kindern und Jugendlichen	**Abzuraten** bei Schmerzen und Entzündungen. Nicht sinnvolle Kombination eines Schmerzhemmers mit anregend wirkendem Coffein, das zur Schmerzmittelabhängigkeit beitragen kann. Vertretbar bei Migräne.

Präparat	Wichtigste Nebenwirkungen	Empfehlung
Aspirin i.v. (D) Pulver und Lösungsmittel zur Herstellung einer Infusionslösung, Durchstechflasche DL-Lysinacetylsalicylat, Glycin *Rezeptpflichtig*	Magenbeschwerden. Selten Asthmaanfälle. Blutungsneigung durch Blutverdünnung verstärkt. Erhöhtes Risiko von Reye-Syndrom bei Kindern und Jugendlichen	**Therapeutisch zweckmäßig, wenn** eine rasche Wirkung erwünscht ist (z. B. bei Koliken) oder eine orale Gabe schwierig ist (z. B. nach Operationen).
Aspirin plus C (D) Brausetabl. **Aspirin C** (Ö) Brausetabl. **Aspro C** (Ö) Brausetabl., Brausegranulat, Hot-Drink Acetylsalicylsäure (ASS), Vitamin C	Magenbeschwerden. Selten Asthmaanfälle. Blutungsneigung durch Blutverdünnung verstärkt. Erhöhtes Risiko von Reye-Syndrom bei Kindern und Jugendlichen	**Therapeutisch zweckmäßig** Bei empfindlichem Magen jedoch weniger geeignet. Ob Vitamin C die Magenverträglichkeit verbessert, ist fraglich. Es ist nur zweckmäßig bei Vitamin-C-Mangel (selten). Die Wirksamkeit bei grippalen Infekten ist zweifelhaft. Bei Kindern ist Paracetamol vorzuziehen.
ASS 100/ -500 – 1 A Pharma (D) **ASS 500 HEXAL bei Fieber und Schmerzen** (D) **ASS AL 500** (D) **ASS-CT 500 mg** (D) **ASS-ratiopharm 300/ -500** (D/Ö) **ASS Sandoz 500 mg** (D) **ASS STADA 500 mg** (D) Tabletten *Wirkstoff*: Acetylsalicylsäure (ASS)	Magenbeschwerden. Selten Asthmaanfälle. Blutungsneigung durch Blutverdünnung verstärkt. Erhöhtes Risiko von Reye-Syndrom bei Kindern und Jugendlichen	**Therapeutisch zweckmäßig** bei Schmerzen und Fieber. Bei empfindlichem Magen jedoch weniger geeignet. Bei Kindern ist Paracetamol vorzuziehen.
ASS + C Hexal (D) Brausetabl. **ASS + C-ratiopharm gegen Schmerzen** (D) Brausetabl. Acetylsalicylsäure (ASS), Vitamin C	Magenbeschwerden. Selten Asthmaanfälle. Blutungsneigung durch Blutverdünnung verstärkt. Erhöhtes Risiko von Reye-Syndrom bei Kindern und Jugendlichen	**Therapeutisch zweckmäßig** Bei empfindlichem Magen jedoch weniger geeignet. Ob Vitamin C die Magenverträglichkeit verbessert, ist fraglich. Es ist nur zweckmäßig bei Vitamin-C-Mangel (selten). Die Wirksamkeit bei grippalen Infekten ist zweifelhaft.
Azur (D) Tabl. Paracetamol, Coffein	Bei sehr häufigem, jahrelangem Gebrauch sind Nierenschäden nicht auszuschließen. Bei Überdosierung: Leberschäden	**Abzuraten** Nicht sinnvolle Kombination eines Schmerzhemmers (Paracetamol) mit anregend wirkendem Coffein, das zur Schmerzmittelabhängigkeit beitragen kann.

Präparat	Wichtigste Nebenwirkungen	Empfehlung
Azur comp. (D) Tabl., Zäpfchen Paracetamol, Codein, Coffein *Rezeptpflichtig*	Bei sehr häufigem, jahrelangem Gebrauch sind Nierenschäden nicht auszuschließen. Bei Überdosierung: Leberschäden. Durch Codein Verstopfung und erhöhte Gefahr der Abhängigkeit	**Abzuraten** Nicht sinnvolle Kombination zweier Schmerzhemmer (Paracetamol und Codein) mit anregend wirkendem Coffein, das zur Schmerzmittelabhängigkeit beitragen kann.
Ben-u-ron (D) Hartkaps., Supp. (Zäpfchen) **Ben-u-ron** (Ö) Saft, Zäpfchen für Säuglinge, Klein- und Schulkinder und Erwachsene **Benuron** (D) Tabl. Paracetamol *Rezeptpflichtig nur Ben-u-ron (Ö) Zäpfchen für Säuglinge, Kleinkinder, und Erwachsene*	Besonders bei sehr häufigem, jahrelangem Gebrauch sind Nierenschäden nicht auszuschließen. Bei Überdosierung: Leberschäden	**Therapeutisch zweckmäßig** Lange bewährtes Mittel gegen Fieber und Schmerzen. Auch für Kinder geeignet.
Berlosin (D) Tabl. **Berlosin 300 mg/ -1000 mg** (D) Zäpfchen **Berlosin injekt** (D) Injektionslösung Metamizol	Selten lebensgefährliche Abnahme weißer Blutzellen oder lebensbedrohliche Schockformen (u. a. mit starkem Blutdruckabfall). Hautausschläge (auch schwere Formen)	**Abzuraten** Gefahr schwerer Nebenwirkungen. Metamizol-haltige Präparate sind in vielen Ländern verboten. Vertretbar als Tabletten in Ausnahmefällen, wenn andere Schmerzmittel versagen oder nicht angewendet werden können.
Boxazin plus C (D) Brausetabl. Acetylsalicylsäure (ASS), Vitamin C	Magenbeschwerden. Selten Asthmaanfälle. Blutungsneigung durch Blutverdünnung verstärkt. Erhöhtes Risiko von Reye-Syndrom bei Kindern und Jugendlichen	**Therapeutisch zweckmäßig** Bei empfindlichem Magen jedoch weniger geeignet. Ob Vitamin C die Magenverträglichkeit verbessert, ist fraglich. Es ist nur zweckmäßig bei Vitamin-C-Mangel (selten). Die Wirksamkeit bei grippalen Infekten ist zweifelhaft.
Combaren (D) Filmtabl. Diclofenac, Codein *Rezeptpflichtig*	Magenbeschwerden, Müdigkeit. Kann in seltenen Fällen Asthmaanfälle auslösen. Zentralnervöse Störungen (z. B. Schwindel, Sehstörungen). Durch Codein Verstopfung und Gefahr der Abhängigkeit	**Therapeutisch zweckmäßig zur** kurzfristigen Anwendung bei stärkeren Schmerzen, wenn empfohlene Präparate mit nur einem Inhaltsstoff nicht wirksam sind.

Präparat	Wichtigste Nebenwirkungen	Empfehlung
Contac Erkältungstrunk (D) Pulver Paracetamol	Bei sehr häufigem, jahrelangem Gebrauch sind Nierenschäden nicht auszuschließen. Bei Überdosierung: Leberschäden	**Therapeutisch zweckmäßig** Lang bewährtes Mittel. Auch bei Kindern gegen Fieber und Schmerzen zu empfehlen.
Copyrkal (D) Tabl. Paracetamol, Coffein	Bei sehr häufigem, jahrelangem Gebrauch sind Nierenschäden nicht auszuschließen. Bei Überdosierung: Leberschäden	**Abzuraten** Nicht sinnvolle Kombination eines Schmerzhemmers (Paracetamol) mit anregend wirkendem Coffein, das zur Schmerzmittelabhängigkeit beitragen kann.
Demex Zahnschmerztabletten (D) Tabl. Propyphenazon	Besonders bei sehr häufigem, jahrelangem Gebrauch sind Nierenschäden möglich. Risiko lebensbedrohlicher Schockformen. Eine lebensgefährliche Abnahme weißer Blutzellen ist nicht auszuschließen	**Abzuraten** Wirksam bei Schmerzen und Entzündungen. Wegen schwerer Nebenwirkungen vertretbar nur, wenn zweckmäßige Medikamente (z. B. mit ASS, Ibuprofen) nicht angewendet werden können.
Diclofenac-ratiopharm Lösung bei Migräne (D) Tropfen Diclofenac	Kopfschmerzen, Magen-Darm-Störungen, zentralnervöse Störungen (z. B. Schwindel, Sehstörungen). Kann in seltenen Fällen Asthmaanfälle auslösen	**Therapeutisch zweckmäßig** Bewährtes Schmerz und Entzündung hemmendes Mittel.
Dismenol N (D) Filmtabl. **Dismenol Neu** (Ö) Filmtabl. Ibuprofen	Müdigkeit, Magen-Darm-Störungen, Kopfschmerzen (auch Meningitis-Symptome mit Übelkeit, Erbrechen, Nackensteifigkeit), Schwindel und Sehstörungen, Wassereinlagerung im Gewebe (Ödeme); Nierenschäden, besonders bei sehr häufigem, jahrelangem Gebrauch	**Therapeutisch zweckmäßig** Wirksam bei Schmerzen und Entzündungen. Wirksam auch bei Regelschmerzen. Bei empfindlichem Magen und Darm jedoch weniger geeignet.
Dolomo (Ö) Tabl. Acetylsalicylsäure (ASS), Paracetamol, Coffein *Rezeptpflichtig*	Magenbeschwerden. Selten Asthmaanfälle. Blutungsneigung durch Blutverdünnung verstärkt. Erhöhtes Risiko von Reye-Syndrom bei Kindern und Jugendlichen. Nierenschäden, besonders bei sehr häufigem, jahrelangem Gebrauch. Bei Überdosierung: Leberschäden	**Abzuraten** Nicht sinnvolle Kombination von Schmerzhemmern (ASS und Paracetamol) mit anregend wirkendem Coffein, das zur Schmerzmittelabhängigkeit beitragen kann.

Präparat	Wichtigste Nebenwirkungen	Empfehlung
Dolomo TN (D) Tag-, Nachttabl.; Tag-Tabl. (weiß): *Wirkstoffe*: Acetylsalicylsäure (ASS), Paracetamol, Coffein Nacht-Tabl. (blau): *Wirkstoffe*: Acetylsalicylsäure (ASS), Paracetamol, Codein *Rezeptpflichtig*	Magenbeschwerden. Selten Asthmaanfälle. Blutungsneigung durch Blutverdünnung verstärkt. Erhöhtes Risiko von Reye-Syndrom bei Kindern und Jugendlichen. Nierenschäden, besonders bei sehr häufigem, jahrelangem Gebrauch. Bei Überdosierung: Leberschäden. Durch Codein Müdigkeit, Verstopfung und erhöhtes Risiko einer Abhängigkeit	**Abzuraten** Nicht sinnvolle Kombination mehrerer Schmerzhemmer (ASS, Paracetamol, Codein in Nachttabletten). Das anregend wirkende Coffein (statt Codein in Tagtabletten) kann zur Schmerzmittelabhängigkeit zusätzlich beitragen.
Dolonerv (Ö) Filmtabl. Paracetamol, Vitamine B_1, B_6, B_{12} *Rezeptpflichtig*	Besonders bei sehr häufigem, jahrelangem Gebrauch sind Nierenschäden nicht auszuschließen. Bei Überdosierung: Leberschäden	**Wenig zweckmäßig** Wenig sinnvolle Kombination von einem bewährten Schmerzhemmer (Paracetamol) mit B-Vitaminen. Diese sind nur zweckmäßig bei Vitamin-B-Mangel (sehr selten). Auch bei Nervenschmerzen nicht besser wirksam als Paracetamol allein.
Dolo Neurobion (Ö) Kaps. Diclofenac, Vitamine B_1, B_6 *Rezeptpflichtig*	Kopfschmerzen, Magen-Darm-Störungen, zentralnervöse Störungen (z. B. Schwindel, Sehstörungen), kann in seltenen Fällen Asthmaanfälle auslösen	**Wenig zweckmäßig** Wenig sinnvolle Kombination von Schmerzhemmer (Diclofenac) mit B-Vitaminen. Diese sind nur zweckmäßig bei Vitamin-B-Mangel (sehr selten). Auch bei Nervenschmerzen nicht besser wirksam als Diclofenac allein.
Dolormin Schmerztabletten/ extra (D) Filmtabl. **Dolormin instant schnell lösliches Granulat** (D) Granulat **Dolormin für Kinder Ibuprofensaft** (D) Susp. Ibuprofen	Müdigkeit, Magen-Darm-Störungen, Kopfschmerzen (auch Meningitis-Symptome mit Übelkeit, Erbrechen, Nackensteifigkeit), Schwindel und Sehstörungen, Wassereinlagerung im Gewebe (Ödeme); Nierenschäden, besonders bei sehr häufigem, jahrelangem Gebrauch	**Therapeutisch zweckmäßig** Wirksam bei Schmerzen und Entzündungen. Bei empfindlichem Magen und Darm jedoch weniger geeignet.

Präparat	Wichtigste Nebenwirkungen	Empfehlung
Dolviran N (D) Tabl. Acetylsalicylsäure (ASS), Codein *Rezeptpflichtig*	Magenbeschwerden, Verstopfung, Müdigkeit. Kann in seltenen Fällen Asthmaanfälle auslösen. Durch Codein erhöhte Gefahr der Abhängigkeit	**Nur zweckmäßig, wenn** empfohlene Präparate mit nur einem Inhaltsstoff (z. B. ASS oder Paracetamol) nicht wirksam sind.
Doppel Spalt compact (D) Tabl. Acetylsalicylsäure (ASS), Coffein	Magenbeschwerden. Selten Asthmaanfälle. Blutungsneigung durch Blutverdünnung verstärkt. Erhöhtes Risiko von Reye-Syndrom bei Kindern und Jugendlichen	**Abzuraten** bei Schmerzen und Entzündungen. Nicht sinnvolle Kombination eines Schmerzhemmers mit anregend wirkendem Coffein, das zur Schmerzmittelabhängigkeit beitragen kann. Vertretbar bei Migräne.
Duan (Ö) Tabl. Acetylsalicylsäure (ASS), Paracetamol, Coffein	Magenbeschwerden, kann in seltenen Fällen Asthmaanfälle auslösen. Besonders bei sehr häufigem, jahrelangem Gebrauch sind Nierenschäden nicht auszuschließen. Bei Überdosierung: Leberschäden	**Abzuraten** Nicht sinnvolle Kombination von Schmerzhemmern (ASS, Paracetamol) mit anregend wirkendem Coffein, das zur Schmerzmittelabhängigkeit beitragen kann. Vertretbar bei Migräne.
Eudorlin extra (D) Filmtabl. Ibuprofen	Müdigkeit, Magen-Darm-Störungen, Kopfschmerzen (auch Meningitis-Symptome mit Übelkeit, Erbrechen, Nackensteifigkeit), Schwindel und Sehstörungen, Wassereinlagerung im Gewebe (Ödeme); Nierenschäden, besonders bei sehr häufigem, jahrelangem Gebrauch	**Therapeutisch zweckmäßig** Wirksam bei Schmerzen und Entzündungen. Bei empfindlichem Magen und Darm jedoch weniger geeignet.
Eudorlin Schmerz (D) Tabl. Acetylsalicylsäure (ASS), Coffein	Magenbeschwerden. Selten Asthmaanfälle. Blutungsneigung durch Blutverdünnung verstärkt. Erhöhtes Risiko von Reye-Syndrom bei Kindern und Jugendlichen	**Abzuraten** bei Schmerzen und Entzündungen. Nicht sinnvolle Kombination eines Schmerzhemmers mit anregend wirkendem Coffein, das zur Schmerzmittelabhängigkeit beitragen kann. Vertretbar bei Migräne.

Präparat	Wichtigste Nebenwirkungen	Empfehlung
Eu Med Neu (Ö) Filmtabl. Dexibuprofen	Müdigkeit, Magen-Darm-Störungen, Kopfschmerzen (auch Meningitis-Symptome mit Übelkeit, Erbrechen, Nackensteifigkeit), Schwindel und Sehstörungen, Wassereinlagerung im Gewebe (Ödeme); Nierenschäden, besonders bei sehr häufigem, jahrelangem Gebrauch	**Therapeutisch zweckmäßig** Wirksam bei Schmerzen und Entzündungen. Bei empfindlichem Magen und Darm jedoch weniger geeignet. Enthält nur die wirksame und nicht die unwirksame Komponente des normalen Ibuprofens, was aber wahrscheinlich keine Vorteile bietet.
Euminz (D) Lösung Pfefferminzöl	Hautreizung möglich	**Naturheilmittel** zur äußerlichen Anwendung. Therapeutische Wirksamkeit zweifelhaft. Vertretbar, wenn sich der Kopfschmerz bessert.
Fibrex (D) Tabl. Acetylsalicylsäure (ASS), Paracetamol	Magenbeschwerden. Selten Asthmaanfälle. Blutungsneigung durch Blutverdünnung verstärkt. Erhöhtes Risiko von Reye-Syndrom bei Kindern und Jugendlichen. Besonders bei sehr häufigem, jahrelangem Gebrauch sind Nierenschäden nicht auszuschließen. Bei Überdosierung: Leberschäden	**Wenig zweckmäßig** Wenig sinnvolle Kombination von zwei ähnlich wirkenden Schmerzmitteln (ASS, Paracetamol).
Gelonida Schmerztabletten (D) Tabl. Paracetamol, Codein *Rezeptpflichtig*	Müdigkeit, Verstopfung. Bei sehr häufigem, jahrelangem Gebrauch sind Nierenschäden nicht auszuschließen. Bei Überdosierung: Leberschäden. Durch Codein erhöhte Gefahr der Abhängigkeit	**Therapeutisch zweckmäßig, wenn** empfohlene Präparate mit nur einem Inhaltsstoff (z. B. ASS oder Paracetamol) nicht wirksam sind.
HA-Tabletten N gegen Schmerzen (D) Tabl. Acetylsalicylsäure (ASS), Paracetamol, Coffein	Magenbeschwerden. Selten Asthmaanfälle. Blutungsneigung durch Blutverdünnung verstärkt. Erhöhtes Risiko von Reye-Syndrom bei Kindern und Jugendlichen. Besonders bei sehr häufigem, jahrelangem Gebrauch sind Nierenschäden nicht auszuschließen. Bei Überdosierung: Leberschäden	**Abzuraten** Nicht sinnvolle Kombination von Schmerzhemmern (ASS, Paracetamol) mit anregend wirkendem Coffein, das zur Schmerzmittelabhängigkeit beitragen kann. Vertretbar bei Migräne.

Präparat	Wichtigste Nebenwirkungen	Empfehlung
Ibu – 1 A Pharma (D) Filmtabl. *Wirkstoff*: Ibuprofen	Müdigkeit, Magen-Darm-Störungen, Kopfschmerzen (auch Meningitis-Symptome mit Übelkeit, Erbrechen, Nackensteifigkeit), Schwindel und Sehstörungen, Wassereinlagerung im Gewebe (Ödeme); Nierenschäden, besonders bei sehr häufigem, jahrelangem Gebrauch	**Therapeutisch zweckmäßig** Wirksam bei Schmerzen und Entzündungen. Bei empfindlichem Magen und Darm jedoch weniger geeignet.

Die folgende Liste enthält Medikamente, die so wie Ibu – 1 A Pharma als Wirkstoff Ibuprofen enthalten. Sie werden als Generika bezeichnet und haben dieselben Nebenwirkungen und dieselbe Empfehlung wie Ibu – 1 A Pharma:

Ibu-400 Business – 1 A Pharma (D) Filmtabl. **ibu-Attritin N/ forte** (D) Filmtabl., *Rezeptpflichtig*. **Ibu Benuron** (D) Ibuprofensaft für Kinder. **Ibubeta akut** (D) Filmtabl. **Ibubeta/ -retard** (D) Filmtabl., Retardtabl., *Rezeptpflichtig*. **Ibudolor** (D) Tabl. **Ibudolor Kindersaft** (D) Susp. zum Einnehmen, *Rezeptpflichtig*. **Ibu EU Rho 400** (D) Filmtabl., *Rezeptpflichtig*. **Ibuflam akut 400 mg** (D) Filmtabl. **Ibuflam 4% Sirup/ -400 mg/ -600 mg/ -800 mg Lichtenstein** (D) Sirup, Filmtabl., *Rezeptpflichtig*. **Ibuflam akut** (D) Filmtabl. **Ibuflam Kindersaft 2% gegen Fieber und Schmerzen** (D) Saft. **Ibu-Hemopharm** (D) Brausetabl., Filmtabl. **Ibuhexal 400/ -600/ -800** (D) Filmtabl., *Rezeptpflichtig*. **Ibuhexal-akut** (D) Filmtabl. **Ibuhexal-retard** (D) Retardtabl., *Rezeptpflichtig*. **Ibuhexal** (D) Zäpfchen, *Rezeptpflichtig*. **Ibu KD 400 mg/ -600 mg/ -800 mg** (D) Tabl., Retardtabl., *Rezeptpflichtig*. **Ibu KD 400 mg akut** (D) Tabl. **Ibuprofen AbZ 200 mg/ -2%/ -4% Saft** (D) Filmtabl., Saft. **Ibuprofen AbZ 400 mg/ -600 mg/ -800 mg** (D) Filmtabl., *Rezeptpflichtig*. **Ibuprofen AL 400/ -600/ -800, -800 retard/ -600 Zäpfchen** (D), Filmtabl., Retardtabl., Zäpfchen, *Rezeptpflichtig*. **Ibuprofen-CT 200 mg/ -400 mg/ -600 mg/ -800 mg/ -400 mg Retardkapseln/ -800 mg Retardtabletten** (D) Filmtabl., Retardkaps., Retardtabl., *Rezeptpflichtig*. **Ibuprofen-CT 500 mg** (D) Zäpfchen, *Rezeptpflichtig*. **Ibuprofen-CT akut 200 mg/ -400 mg** (D) Filmtabl. **Ibuprofen-CT Kindersaft** (D) Sirup. **Ibuprofen dura 400 mg** (D) Filmtabl. **Ibuprofen dura 600 mg/ -800 mg** (D) Filmtabl., *Rezeptpflichtig*. **Ibuprofen Genericon** (Ö) Filmtabl., *Rezeptpflichtig*. **Ibuprofen Klinge** (D) Filmtabl., Retardtabl., *Rezeptpflichtig*. **Ibuprofen-mp** (D) Filmtabl., *Rezeptpflichtig*. **Ibuprofen PB 400 mg** (D) Filmtabl. **Ibuprofen PB 600 mg** (D) Filmtabl., *Rezeptpflichtig*. **Ibuprofen Sandoz 200 mg** (D) Filmtabl. **Ibuprofen Sandoz 400 mg / -600 mg/ -800 mg Retardtabletten** (D) Filmtabl., Retardtabl., *Rezeptpflichtig*. **Ibuprofen Sandoz akut 200 mg/ -400 mg** (D) Filmtabl. **Ibuprofen STADA** (D) Filmtabl. Retardtabl. Zäpfchen, *Rezeptpflichtig*. **IBU-ratiopharm 200 akut/ -400 akut Schmerztabletten** (D) Filmtabl. **IBU-ratiopharm Fiebersaft für Kinder** (D) Sirup. **Ibu-ratiopharm 400 mg/ -600 mg/ -800 mg/ -800 mg Retardtabletten** (D) Filmtabl., Retardtabl., *Rezeptpflichtig*. **IBU-ratiopharm Lysinat Schmerztabletten** (D) Filmtabl. **ibuTAD 400 mg/ -600 mg/ -800 mg** (D) Filmtabl., *Rezeptpflichtig*. **ibuTAD 800 mg Retard** (D) Retardtabl., *Rezeptpflichtig*. **ibuTAD 400 mg gegen Schmerzen** (D) Filmtabl. **Ibutop Rückenschmerztabletten** (D) Filmtabl.

Präparat	Wichtigste Nebenwirkungen	Empfehlung
Katadolon Hartkapseln (D) Kaps. **Katadolon S long** (D) Retardtabl. **Katadolon Kinderzäpfchen/ -Zäpfchen** (D) Zäpfchen Flupirtinmaleat *Rezeptpflichtig*	Müdigkeit, Übelkeit, Magenbeschwerden, Kopfschmerzen, Schlafstörungen, Hautausschlag, Sehstörungen, Schädigung der Leberfunktion, Grünfärbung des Harns	**Wenig zweckmäßig** Zu wenig erprobt und zahlreiche Nebenwirkungen. Vertretbar nur zur kurz dauernden Behandlung von Nerven- und Muskelschmerzen.
Lonarid (D) Tabl. Paracetamol, Codein *Rezeptpflichtig*	Müdigkeit, Verstopfung. Besonders bei sehr häufigem, jahrelangem Gebrauch sind Nierenschäden nicht auszuschließen. Bei Überdosierung: Leberschäden. Durch Codein erhöhte Gefahr der Abhängigkeit	**Therapeutisch zweckmäßig, wenn** empfohlene Präparate mit nur einem Inhaltsstoff (z. B. ASS oder Paracetamol) nicht wirksam sind.
Melabon K (D) Tabl. Acetylsalicylsäure (ASS), Paracetamol, Coffein	Magenbeschwerden. Selten Asthmaanfälle. Blutungsneigung durch Blutverdünnung verstärkt. Erhöhtes Risiko von Reye-Syndrom bei Kindern und Jugendlichen. Besonders bei sehr häufigem, jahrelangem Gebrauch sind Nierenschäden nicht auszuschließen. Bei Überdosierung: Leberschäden	**Abzuraten** Nicht sinnvolle Kombination von Schmerzhemmern (ASS, Paracetamol) mit anregend wirkendem Coffein, das zur Schmerzmittelabhängigkeit beitragen kann. Vertretbar bei Migräne.
Melabon-Tabletten (Ö) Tabl. Paracetamol, Propyphenazon, Coffein	Besonders bei sehr häufigem, jahrelangem Gebrauch sind Nierenschäden nicht auszuschließen. Bei Überdosierung: Leberschäden. Möglichkeit lebensbedrohlicher Schockformen. Lebensgefährliche Abnahme weißer Blutzellen ist nicht auszuschließen	**Abzuraten** Nicht sinnvolle Kombination von Schmerzhemmern (Propyphenazon und Paracetamol) mit anregend wirkendem Coffein, das zur Schmerzmittelabhängigkeit beitragen kann. Gefahr schwerer Nebenwirkungen.
Metamizol Hexal (D) Brausetabl., Filmtabl., Tropfen, Zäpfchen Metamizol *Rezeptpflichtig*	Selten lebensgefährliche Abnahme weißer Blutzellen oder lebensbedrohliche Schockformen (u. a. mit starkem Blutdruckabfall). Hautausschläge (auch schwere Formen)	**Abzuraten** Gefahr schwerer Nebenwirkungen. Metamizol-haltige Präparate sind in vielen Ländern verboten. Vertretbar als Tabletten oder Tropfen in Ausnahmefällen, wenn andere Schmerzmittel versagen oder nicht angewendet werden können.

Präparat	Wichtigste Nebenwirkungen	Empfehlung
Mexalen (Ö) Tabl., Sirup, Zäpfchen für Säuglinge, Kleinkinder, Schulkinder und Erwachsene Paracetamol *Rezeptpflichtig (nur Zäpfchen)*	Besonders bei sehr häufigem, jahrelangem Gebrauch sind Nierenschäden nicht auszuschließen. Bei Überdosierung: Leberschäden	**Therapeutisch zweckmäßig** Lange bewährtes Mittel. Auch bei Kindern gegen Fieber und Schmerzen zu empfehlen.
Momentum Analgetikum (Ö) Kaps. Paracetamol	Besonders bei sehr häufigem, jahrelangem Gebrauch sind Nierenschäden nicht auszuschließen. Bei Überdosierung: Leberschäden	**Therapeutisch zweckmäßig** Lange bewährtes Mittel. Auch bei Kindern gegen Fieber und Schmerzen zu empfehlen.
Nedolon P (D) Tabl. Paracetamol, Codein *Rezeptpflichtig*	Müdigkeit. Besonders bei sehr häufigem, jahrelangem Gebrauch sind Nierenschäden nicht auszuschließen. Bei Überdosierung: Leberschäden. Durch Codein Verstopfung und erhöhte Gefahr der Abhängigkeit	**Therapeutisch zweckmäßig, wenn** empfohlene Präparate mit nur einem Inhaltsstoff (z. B. ASS oder Paracetamol) nicht wirksam sind.
Neuralgin (D) Tabl. Acetylsalicylsäure (ASS), Paracetamol, Coffein	Magenbeschwerden. Selten Asthmaanfälle. Blutungsneigung durch Blutverdünnung verstärkt. Erhöhtes Risiko von Reye-Syndrom bei Kindern und Jugendlichen. Besonders bei sehr häufigem, jahrelangem Gebrauch sind Nierenschäden nicht auszuschließen. Bei Überdosierung: Leberschäden	**Abzuraten** Nicht sinnvolle Kombination von Schmerzhemmern (ASS und Paracetamol) mit anregend wirkendem Coffein, das zur Schmerzmittelabhängigkeit beitragen kann. Vertretbar bei Migräne.
Neuranidal (D) Tabl. Acetylsalicylsäure (ASS), Paracetamol, Coffein	Magenbeschwerden. Selten Asthmaanfälle. Blutungsneigung durch Blutverdünnung verstärkt. Erhöhtes Risiko von Reye-Syndrom bei Kindern und Jugendlichen. Besonders bei sehr häufigem, jahrelangem Gebrauch sind Nierenschäden nicht auszuschließen. Bei Überdosierung: Leberschäden	**Abzuraten** Nicht sinnvolle Kombination von Schmerzhemmern (ASS und Paracetamol) mit anregend wirkendem Coffein, das zur Schmerzmittelabhängigkeit beitragen kann. Vertretbar bei Migräne.

Präparat	Wichtigste Nebenwirkungen	Empfehlung
Novalgin (D/Ö) Filmtabl., Tropfen, Zäpfchen, Injektionslösung, nur D: akut Brausetabl. Metamizol *Rezeptpflichtig*	Selten lebensgefährliche Abnahme weißer Blutzellen oder lebensbedrohliche Schockformen (u. a. mit starkem Blutdruckabfall). Hautausschläge (auch schwere Formen)	**Abzuraten** Gefahr schwerer Nebenwirkungen. Metamizol-haltige Präparate sind in vielen Ländern verboten. Vertretbar als Tabletten oder Tropfen in Ausnahmefällen, wenn andere Schmerzmittel versagen oder nicht angewendet werden können.
Novaminsulfon-ratiopharm (D) Tabl., Zäpfchen, Injektionslösung, Tropfen **Novaminsulfon Lichtenstein** (D) Tabl., Zäpfchen, Injektionslösung, Tropfen Metamizol (= Novaminsulfon) *Rezeptpflichtig*	Selten lebensgefährliche Abnahme weißer Blutzellen oder lebensbedrohliche Schockformen (u. a. mit starkem Blutdruckabfall). Hautausschläge (auch schwere Formen)	**Abzuraten** Gefahr schwerer Nebenwirkungen. Metamizol-haltige Präparate sind in vielen Ländern verboten. Vertretbar als Tabletten oder Tropfen in Ausnahmefällen, wenn andere Schmerzmittel versagen oder nicht angewendet werden können.
Novo Petrin (D) Schmerztabl. Paracetamol, Propyphenazon, Coffein **Nicht mehr im Handel**	Besonders bei sehr häufigem, jahrelangem Gebrauch sind Nierenschäden nicht auszuschließen. Bei Überdosierung: Leberschäden. Möglichkeit lebensbedrohlicher Schockformen. Lebensgefährliche Abnahme weißer Blutzellen ist nicht auszuschließen	**Abzuraten** Nicht sinnvolle Kombination von Schmerzhemmern (Propyphenazon und Paracetamol) mit anregend wirkendem Coffein, das zur Schmerzmittelabhängigkeit beitragen kann. Gefahr schwerer Nebenwirkungen.
Nurofen (D/Ö) Kinder-Fiebersaft, nur D: Brause-Granulat, nur Ö: Drag. Ibuprofen	Müdigkeit, Magen-Darm-Störungen, Kopfschmerzen (auch Meningitis-Symptome mit Übelkeit, Erbrechen, Nackensteifigkeit), Schwindel und Sehstörungen, Wassereinlagerung im Gewebe (Ödeme); Nierenschäden, besonders bei sehr häufigem, jahrelangem Gebrauch	**Therapeutisch zweckmäßig** Wirksam bei Schmerzen und Entzündungen. Bei empfindlichem Magen und Darm jedoch weniger geeignet.
Octadon P (D) Tabl. Paracetamol, Coffein	Besonders bei sehr häufigem, jahrelangem Gebrauch sind Nierenschäden nicht auszuschließen. Bei Überdosierung: Leberschäden	**Abzuraten** Nicht sinnvolle Kombination eines Schmerzhemmers (Paracetamol) mit anregend wirkendem Coffein, das zur Schmerzmittelabhängigkeit beitragen kann. Vertretbar bei Migräne.

Präparat	Wichtigste Nebenwirkungen	Empfehlung
Optalidon N (D) Drag., Zäpfchen Propyphenazon, Coffein **Nicht mehr im Handel**	Möglichkeit lebensbedrohlicher Schockformen. Lebensgefährliche Abnahme weißer Blutzellen ist nicht auszuschließen	**Abzuraten** Nicht sinnvolle Kombination von Schmerzhemmer (Propyphenazon) mit anregend wirkendem Coffein, das zur Schmerzmittelabhängigkeit beitragen kann. Gefahr schwerer Nebenwirkungen.
Paracetamol – 1 A Pharma (D) Tabl. Paracetamol	Besonders bei sehr häufigem, jahrelangem Gebrauch sind Nierenschäden nicht auszuschließen. Bei Überdosierung: Leberschäden	**Therapeutisch zweckmäßig** Lange bewährtes Mittel. Auch bei Kindern gegen Fieber und Schmerzen zu empfehlen.
Die folgende Liste enthält Medikamente, die so wie Paracetamol – 1 A Pharma als Wirkstoff Paracetamol enthalten. Sie werden als Generika bezeichnet und haben dieselben Nebenwirkungen und dieselbe Empfehlung wie Paracetamol – 1 A Pharma:	**Paracetamol Supp. – 1 A Pharma** (D) Zäpfchen. **Paracetamol Heumann** (D) Tabl., Zäpfchen. **Paracetamol HEXAL** (D) Zäpfchen. **Paracetamol HEXAL bei Fieber und Schmerzen** (D) Tabl. **ParaCetaMol Suppos Lichtenstein** (D) Zäpfchen, 125 mg f. Sgl., 250 mg f. Kdr. (1–6 Jahre), 500 mg f. Kdr. (6–14 Jahre), 1000 mg f. Jugendliche ab 14 Jahren und Erwachsene. **Paracetamol AbZ** (D) Zäpfchen. **Paracetamol AL** (D) Tabl., Saft, Zäpfchen. **Paracetamol BC** (D) Zäpfchen, Saft, Tabl. **Paracetamol beta** (D) Tabl., Zäpfchen. **Paracetamol-CT** (D) Tabl., Zäpfchen. **Paracetamol-CT Fiebersaft** (D) Saft. **Paracetamol Genericon** (Ö) Tabl. **Paracetamol-ratiopharm** (D) Tabl., Brausetabl., Lösung, Zäpfchen. **Paracetamol Rösch** (Ö) Tabl., Zäpfchen. **Paracetamol Saft – 1 A Pharma gegen Fieber und Schmerzen** (D), Saft. **ParaCetaMol Saft Lichtenstein** (D) Saft. **Paracetamol Saft HEXAL bei Fieber und Schmerzen** (D) Lösung zum Einnehmen. **Paracetamol Sandoz** (D) Zäpfchen, Tabl. **Paracetamol STADA** (D) Tabl., Lösung zum Einnehmen, Zäpfchen. **ParaCetaMol Tabletten Lichtenstein** (D) Tabl.	
Paracetamol comp. Stada (D) Tabl. Paracetamol, Codein *Rezeptpflichtig*	Müdigkeit. Besonders bei sehr häufigem, jahrelangem Gebrauch sind Nierenschäden nicht auszuschließen. Bei Überdosierung: Leberschäden. Durch Codein Verstopfung und erhöhte Gefahr der Abhängigkeit	**Therapeutisch zweckmäßig, wenn** empfohlene Präparate mit nur einem Inhaltsstoff (z. B. ASS oder Paracetamol) nicht wirksam sind.
Parkemed (Ö) Filmtabl., Kaps., Zäpfchen, Susp. Mefenaminsäure *Rezeptpflichtig*	Häufig Magenbeschwerden, Durchfall, Schwindel. Kann in seltenen Fällen Asthmaanfälle auslösen. In seltenen Fällen Störungen bei der Blutzellbildung	**Wenig zweckmäßig** Vertretbar, wenn ASS (Acetylsalicylsäure)-Präparate nicht wirksam sind, insbesondere bei rheumatischen Schmerzen. Nebenwirkungen treten relativ häufig auf.

Präparat	Wichtigste Nebenwirkungen	Empfehlung
PCM-Hemopharm 500 mg Brausetabletten (D) Brausetabl. Paracetamol	Besonders bei sehr häufigem, jahrelangem Gebrauch sind Nierenschäden nicht auszuschließen. Bei Überdosierung: Leberschäden	**Therapeutisch zweckmäßig** Lange bewährtes Mittel gegen Fieber und Schmerzen.
Pfeil Zahnschmerz-Tabletten (D) Tabl. Ibuprofen	Müdigkeit, Magen-Darm-Störungen, Kopfschmerzen (auch Meningitis-Symptome mit Übelkeit, Erbrechen, Nackensteifigkeit), Schwindel und Sehstörungen, Wassereinlagerung im Gewebe (Ödeme); Nierenschäden, besonders bei sehr häufigem, jahrelangem Gebrauch	**Therapeutisch zweckmäßig** Wirksam bei Schmerzen und Entzündungen, auch bei Zahnschmerzen. Bei empfindlichem Magen und Darm jedoch weniger geeignet.
Prontopyrin Plus (D) Tabl. Paracetamol, Coffein	Besonders bei sehr häufigem, jahrelangem Gebrauch sind Nierenschäden nicht auszuschließen. Bei Überdosierung: Leberschäden	**Abzuraten** Nicht sinnvolle Kombination eines Schmerzhemmers (Paracetamol) mit anregend wirkendem Coffein, das zur Schmerzmittelabhängigkeit beitragen kann. Vertretbar bei Migräne.
Quadronal ASS comp. (D) Tabl. Acetylsalicylsäure (ASS), Coffein	Magenbeschwerden. Selten Asthmaanfälle. Blutungsneigung durch Blutverdünnung verstärkt. Erhöhtes Risiko von Reye-Syndrom bei Kindern und Jugendlichen	**Abzuraten** Nicht sinnvolle Kombination eines Schmerzhemmers (ASS) mit anregend wirkendem Coffein, das zur Schmerzmittelabhängigkeit beitragen kann. Vertretbar bei Migräne.
Quadronal comp. gegen Kopfschmerzen (D) Tabl. Paracetamol, Coffein	Besonders bei sehr häufigem, jahrelangem Gebrauch sind Nierenschäden nicht auszuschließen. Bei Überdosierung: Leberschäden	**Abzuraten** Nicht sinnvolle Kombination eines Schmerzhemmers (Paracetamol) mit anregend wirkendem Coffein, das zur Schmerzmittelabhängigkeit beitragen kann. Vertretbar bei Migräne.
ratiopyrin (D) Tabl. Acetylsalicylsäure (ASS), Paracetamol, Coffein	Magenbeschwerden. Selten Asthmaanfälle. Blutungsneigung durch Blutverdünnung verstärkt. Erhöhtes Risiko von Reye-Syndrom bei Kindern und Jugendlichen. Besonders bei sehr häufigem, jahrelangem Gebrauch sind Nierenschäden nicht auszuschließen. Bei Überdosierung: Leberschäden	**Abzuraten** Nicht sinnvolle Kombination zweier Schmerzhemmer (ASS und Paracetamol) mit anregend wirkendem Coffein, das zur Schmerzmittelabhängigkeit beitragen kann. Vertretbar bei Migräne.

Präparat	Wichtigste Nebenwirkungen	Empfehlung
Saridon (D/Ö) Tabl. Propyphenazon, Paracetamol, Coffein	Besonders bei sehr häufigem, jahrelangem Gebrauch sind Nierenschäden nicht auszuschließen. Bei Überdosierung: Leberschäden. Möglichkeit lebensbedrohlicher Schockformen. Lebensgefährliche Abnahme weißer Blutzellen ist nicht auszuschließen	**Abzuraten** Nicht sinnvolle Kombination von Schmerzhemmern (Propyphenazon und Paracetamol) mit anregend wirkendem Coffein, das zur Schmerzmittelabhängigkeit beitragen kann. Gefahr schwerer Nebenwirkungen.
Spalt (D) Schmerztabl. Acetylsalicylsäure (ASS), Paracetamol	Magenbeschwerden. Selten Asthmaanfälle. Blutungsneigung durch Blutverdünnung verstärkt. Erhöhtes Risiko von Reye-Syndrom bei Kindern und Jugendlichen. Besonders bei sehr häufigem, jahrelangem Gebrauch sind Nierenschäden nicht auszuschließen. Bei Überdosierung: Leberschäden	**Wenig zweckmäßig** Wenig sinnvolle Kombination von zwei ähnlich wirkenden Schmerzmitteln.
Spalt Liqua/ -Forte (D) Kaps., Fortekaps. Ibuprofen	Müdigkeit, Magen-Darm-Störungen, Kopfschmerzen (auch Meningitis-Symptome mit Übelkeit, Erbrechen, Nackensteifigkeit), Schwindel und Sehstörungen, Wassereinlagerung im Gewebe (Ödeme); Nierenschäden, besonders bei sehr häufigem, jahrelangem Gebrauch	**Therapeutisch zweckmäßig** Wirksam bei Schmerzen und Entzündungen. Bei empfindlichem Magen und Darm jedoch weniger geeignet.
Sympal (D) Tabl. Dexketoprofen *Rezeptpflichtig*	Magen-Darm-Störungen, Kopfschmerzen, Blutschäden, zentralnervöse Störungen (z. B. Schwindel)	**Wenig zweckmäßig** bei Schmerzen. Weniger erprobt als Medikamente mit dem Wirkstoff Ibuprofen. Vergleichbar mit dem entzündungshemmenden Antirheumatikum Ketoprofen.
Talvosilen (D) Tabl., Fortekaps., Zäpfchen, Fortezäpfchen, Saft Paracetamol, Codein *Rezeptpflichtig, Suchtgift*	Müdigkeit, Verstopfung. Besonders bei sehr häufigem, jahrelangem Gebrauch sind Nierenschäden nicht auszuschließen. Bei Überdosierung: Leberschäden. Durch Codein erhöhte Gefahr der Abhängigkeit	**Therapeutisch zweckmäßig, wenn** empfohlene Präparate mit nur einem Inhaltsstoff (z. B. ASS oder Paracetamol) nicht wirksam sind.

Präparat	Wichtigste Nebenwirkungen	Empfehlung
Temagin Paracetamol plus (D) Tabl. Paracetamol, Coffein	Besonders bei sehr häufigem, jahrelangem Gebrauch sind Nierenschäden nicht auszuschließen. Bei Überdosierung: Leberschäden	**Abzuraten** Nicht sinnvolle Kombination eines Schmerzhemmers (Paracetamol) mit anregend wirkendem Coffein, das zur Schmerzmittelabhängigkeit beitragen kann. Vertretbar bei Migräne.
Thomapyrin (D/Ö) Tabl. Acetylsalicylsäure (ASS), Paracetamol, Coffein	Magenbeschwerden. Selten Asthmaanfälle. Blutungsneigung durch Blutverdünnung verstärkt. Erhöhtes Risiko von Reye-Syndrom bei Kindern und Jugendlichen. Besonders bei sehr häufigem, jahrelangem Gebrauch sind Nierenschäden nicht auszuschließen. Bei Überdosierung: Leberschäden	**Abzuraten** Nicht sinnvolle Kombination von Schmerzhemmern (ASS und Paracetamol) mit anregend wirkendem Coffein, das zur Schmerzmittelabhängigkeit beitragen kann. Vertretbar bei Migräne.
Thomapyrin C Schmerztabletten (D/Ö) Brausetabl. Acetylsalicylsäure (ASS), Paracetamol, Vitamin C	Magenbeschwerden. Selten Asthmaanfälle. Blutungsneigung durch Blutverdünnung verstärkt. Erhöhtes Risiko von Reye-Syndrom bei Kindern und Jugendlichen. Besonders bei sehr häufigem, jahrelangem Gebrauch sind Nierenschäden nicht auszuschließen. Bei Überdosierung: Leberschäden	**Wenig zweckmäßig** Nicht sinnvolle Kombination von zwei ähnlich wirkenden Schmerzmitteln (ASS, Paracetamol) mit Vitamin C. Ob Vitamin C die Magenverträglichkeit verbessert, ist fraglich. Es ist nur zweckmäßig bei Vitamin-C-Mangel (sehr selten). Die Wirksamkeit bei grippalen Infekten ist zweifelhaft.
Tispol (D) Filmtabl. Ibuprofen	Müdigkeit, Magen-Darm-Störungen, Kopfschmerzen (auch Meningitis-Symptome mit Übelkeit, Erbrechen, Nackensteifigkeit), Schwindel und Sehstörungen, Wassereinlagerung im Gewebe (Ödeme); Nierenschäden, besonders bei sehr häufigem, jahrelangem Gebrauch	**Therapeutisch zweckmäßig** Wirksam bei Schmerzen und Entzündungen. Bei empfindlichem Magen und Darm jedoch weniger geeignet.
Titralgan gegen Schmerzen (D) Tabl. Acetylsalicylsäure (ASS), Paracetamol, Coffein	Hautausschläge. Magenbeschwerden. Selten Asthmaanfälle. Blutungsneigung durch Blutverdünnung verstärkt. Besonders bei sehr häufigem, jahrelangem Gebrauch sind Nierenschäden nicht auszuschließen. Bei Überdosierung: Leberschäden	**Abzuraten** Nicht sinnvolle Kombination von Schmerzhemmern (ASS und Paracetamol) mit anregend wirkendem Coffein, das zur Schmerzmittelabhängigkeit beitragen kann. Vertretbar bei Migräne.

Präparat	Wichtigste Nebenwirkungen	Empfehlung
Titretta Schmerztabletten (D) Tabl. Paracetamol, Codein *Rezeptpflichtig*	Müdigkeit, Verstopfung. Besonders bei sehr häufigem, jahrelangem Gebrauch sind Nierenschäden nicht auszuschließen. Bei Überdosierung: Leberschäden. Durch Codein erhöhte Gefahr der Abhängigkeit	**Therapeutisch zweckmäßig, wenn** empfohlene Präparate mit nur einem Inhaltsstoff (z. B. ASS, Paracetamol) nicht wirksam sind.
Titretta Zäpfchen 1000/60 (D) Zäpfchen Paracetamol, Codein *Rezeptpflichtig*	Müdigkeit, Verstopfung. Besonders bei sehr häufigem, jahrelangem Gebrauch sind Nierenschäden nicht auszuschließen. Bei Überdosierung: Leberschäden. Durch Codein erhöhte Gefahr der Abhängigkeit	**Therapeutisch zweckmäßig, wenn** empfohlene Präparate mit nur einem Inhaltsstoff (z. B. Paracetamol) nicht wirksam sind.
Togal classic (D) Tabl. Acetylsalicylsäure (ASS), Chinin, Lithium	Magenbeschwerden. Selten Asthmaanfälle. Blutungsneigung durch Blutverdünnung verstärkt. Erhöhtes Risiko von Reye-Syndrom bei Kindern und Jugendlichen. Allergische Reaktionen auf Chinin (z. B. Hautausschläge)	**Abzuraten** Nicht sinnvolle Kombination von Schmerzhemmer (ASS) mit dem Antidepressivum Lithium und Chinin, das wegen fraglicher therapeutischer Wirkung und möglicher Überempfindlichkeitsreaktion nicht verwendet werden sollte.
Togal ASS 400 (D) Tabl. **Togal mono** (Ö) Tabl. Acetylsalicylsäure (ASS)	Magenbeschwerden. Selten Asthmaanfälle. Blutungsneigung durch Blutverdünnung verstärkt. Erhöhtes Risiko von Reye-Syndrom bei Kindern und Jugendlichen	**Therapeutisch zweckmäßig** bei Schmerzen, Fieber und rheumatischen Entzündungen. Lange bewährtes Mittel. Bei empfindlichem Magen weniger geeignet. Bei Kindern ist Paracetamol vorzuziehen.
Togal Kopfschmerzbrause + Vitamin C (D) Brausetabl. Acetylsalicylsäure (ASS), Vitamin C, Coffein	Magenbeschwerden. Selten Asthmaanfälle. Blutungsneigung durch Blutverdünnung verstärkt. Erhöhtes Risiko von Reye-Syndrom bei Kindern und Jugendlichen	**Abzuraten** Nicht sinnvolle Kombination eines Schmerzhemmers (ASS), Vitamin C und anregend wirkendem Coffein, das zur Schmerzmittelabhängigkeit beitragen kann. Ob Vitamin C die Magenverträglichkeit verbessert, ist fraglich. Es ist nur zweckmäßig bei Vitamin-C-Mangel (sehr selten). Die Wirksamkeit bei grippalen Infekten ist zweifelhaft.

Präparat	Wichtigste Nebenwirkungen	Empfehlung
Trancopal Dolo (D) Kaps., Zäpfchen Flupirtinmaleat *Rezeptpflichtig*	Müdigkeit, Übelkeit, Magenbeschwerden, Kopfschmerzen, Schlafstörungen, Hautausschlag, Sehstörungen, Schädigung der Leberfunktion, Grünfärbung des Harns	**Wenig zweckmäßig** Zu wenig erprobt und zahlreiche Nebenwirkungen. Vertretbar nur zur kurz dauernden Behandlung von Nerven- und Muskelschmerzen.
Urem/ forte (D) Drag. Ibuprofen	Müdigkeit, Magen-Darm-Störungen, Kopfschmerzen (auch Meningitis-Symptome mit Übelkeit, Erbrechen, Nackensteifigkeit), Schwindel und Sehstörungen, Wassereinlagerung im Gewebe (Ödeme); Nierenschäden, besonders bei sehr häufigem, jahrelangem Gebrauch	**Therapeutisch zweckmäßig** Wirksam bei Schmerzen und Entzündungen. Bei empfindlichem Magen und Darm jedoch weniger geeignet.
Vivimed mit Coffein (D) Tabl. Paracetamol, Coffein	Besonders bei sehr häufigem, jahrelangem Gebrauch sind Nierenschäden nicht auszuschließen. Bei Überdosierung: Leberschäden	**Abzuraten** Nicht sinnvolle Kombination eines Schmerzhemmers (Paracetamol) mit anregend wirkendem Coffein, das zur Schmerzmittelabhängigkeit beitragen kann. Vertretbar bei Migräne.
Vivimed N gegen Fieber (D) Tabl. Paracetamol	Besonders bei sehr häufigem, jahrelangem Gebrauch sind Nierenschäden nicht auszuschließen. Bei Überdosierung: Leberschäden	**Therapeutisch zweckmäßig** Lange bewährtes Mittel. Auch bei Kindern gegen Fieber und Schmerzen zu empfehlen.
Voltaren Dolo (D) Filmtabl. Diclofenac	Kopfschmerzen, Magen-Darm-Störungen, zentralnervöse Störungen (z. B. Schwindel, Sehstörungen). Kann in seltenen Fällen Asthmaanfälle auslösen	**Therapeutisch zweckmäßig** bei Schmerzen, wenn empfohlene Präparate mit dem Inhaltsstoff Paracetamol, ASS oder Ibuprofen nicht wirksam sind.
Voltaren plus (D) Filmtabl. Diclofenac, Codein *Rezeptpflichtig*	Kopfschmerzen, Magen-Darm-Störungen, zentralnervöse Störungen (z. B. Schwindel, Sehstörungen), Müdigkeit, Verstopfung. In seltenen Fällen Asthmaanfälle. Durch Codein erhöhte Gefahr der Abhängigkeit	**Therapeutisch zweckmäßig** zur kurzfristigen Anwendung bei stärkeren Schmerzen, wenn empfohlene Präparate mit nur einem Inhaltsstoff nicht wirksam sind.

1.2. Starke Schmerzmittel

Schmerzspezialisten kritisieren seit Jahren, dass sowohl in Österreich als auch in Deutschland viel zu selten starke Schmerzmittel (auch Opiate, Opioide oder »Narcotics« genannt) verordnet werden, vor allem bei Krebspatienten.
Auch bei sehr starken Schmerzen, die nicht durch bösartige Erkrankungen verursacht sind, sind Opiate sinnvoll, wenn andere Mittel nicht wirken. Solche Schmerzzustände werden z. B. durch Herzinfarkte, durch Koliken (bei Nieren-, Gallensteinen) oder durch schwere Verletzungen ausgelöst.
Bei der Anwendung von starken Schmerzmitteln nach Operationen ist Vorsicht geboten, weil Schmerzen in solchen Situationen auch einen wichtigen Hinweis auf mögliche Komplikationen geben können und deshalb erst unterdrückt werden sollten, wenn die Ursache des Schmerzes geklärt ist.
Auf alle Fälle ist bei der Einnahme von starken Schmerzmitteln eine ärztliche Betreuung notwendig.

Bei allen bisher bekannten starken Schmerzmitteln besteht zwar Gewöhnungs- und Suchtgefahr, bei richtiger Anwendung ist dieses Nebenwirkungsrisiko aber bedeutungslos und sollte auf keinen Fall dazu führen, dass Patienten eine notwendige Schmerztherapie vorenthalten wird.

Das Risiko der Entwicklung einer körperlichen und psychischen Abhängigkeit von starken Schmerzmitteln ist sehr unterschiedlich. Bei kontrollierter Verabreichung von Opiaten ist es aber sehr gering.

Der Wirkstoff Tramadol (z. B. in *Amadol oder in Generika, die Tramadol enthalten*) ist das schwächste Opioid, wird aber sehr häufig verschrieben. Er ist nur kurz wirksam und deshalb für schwere chronische Schmerzen unzureichend. Obwohl wegen der morphinähnlichen Wirkung eine Abhängigkeits- beziehungsweise Suchtgefahr besteht, wird Tramadol oft wie ein einfaches Schmerzmittel eingesetzt. Als Nebenwirkungen können auch Krämpfe, allergische Reaktionen bis zum Schockzustand, Übelkeit und Erbrechen auftreten. Außerdem wird die Verkehrstüchtigkeit eingeschränkt. Unsere Bewertung: Dieses Mittel ist nur vertretbar bei schweren Schmerzzuständen, wenn andere starke Schmerzmittel nicht zur Verfügung stehen.

Der Wirkstoff Fentanyl (z. B. in *Durogesic SMART* oder in *Fentanyl-Generika*) wirkt – ähnlich wie Morphin – dämpfend auf das Schmerzzentrum im Gehirn. Es wird in Form von Pflastern bei schweren, chronischen Schmerzzuständen angewendet (z. B. bei Krebs), wenn andere Medikamente nicht mehr wirken. Die Wirkung setzt allerdings erst nach 6–12 Stunden ein. Während der Behandlung mit diesem Medikament sollten Sie viel trinken, um die Stuhlverstopfung zu vermindern, die als Nebenwirkung auftritt.

Nach dem Absetzen von Opiaten treten Entzugserscheinungen auf. Sie sind im Regelfall zwar nicht lebensbedrohlich, aber dramatisch (u. a. Schwitzen, Muskelkrämpfe, Gewichtsverlust) und auch mit anderen Medikamenten nur schwer zu unterdrücken. Die Sucht-Rückfallquote liegt bei 60 bis 95 Prozent und ist vor allem von der Qualität der sozialen Betreuung abhängig.

Zu wenig Opiate

Krebspatienten sollen laut Weltgesundheitsorganisation WHO mit Schmerzmitteln in einem Stufenplan und in festgelegten Zeitabständen behandelt werden. Anwendungen »nach Bedarf« haben den Nachteil, dass sie höhere Dosierungen erfordern und die Schmerzen nicht so gut stillen.

1. Zunächst sollte man Mittel verwenden, die nicht zu den Opioiden gezählt werden – das sind im Wesentlichen rezeptfrei erhältliche Mittel, die Acetylsalicylsäure, Paracetamol oder Ibuprofen enthalten.

2. Wenn dies nicht ausreicht, sollte man schwach wirkende Opioide wie Codein oder retardiertes Dihydrocodein verwenden, eventuell in Kombination mit Nicht-Opioiden wie Acetylsalicylsäure oder Paracetamol (z. B. *Dolviran N, Gelonida, Nedolon P, Paracetamol comp. Stada, Talvosilen*).

3. Bei sehr schweren Schmerzzuständen erfolgt die Behandlung am besten mit Morphin (D: *M-beta, M-long und andere*), eventuell in Kombination mit Mitteln der Stufe 1.

1.2. Starke Schmerzmittel

Präparat	Wichtigste Nebenwirkungen	Empfehlung
Alodan (Ö) Amp. Pethidin *Rezeptpflichtig, Suchtgift*	Müdigkeit, Übelkeit, Erbrechen, Stuhlverstopfung, Atmungsstörungen, Suchtgefahr	**Therapeutisch zweckmäßig nur zur** Behandlung sehr schwerer Schmerzzustände, bei denen andere Schmerzmittel nicht mehr wirksam sind. Bei Krebsschmerzen wenig zweckmäßig.
Amadol (D) Kaps., Tropfen **Amadol Retard** (D) Retardkaps. Tramadol *Rezeptpflichtig*	Sehr häufig Müdigkeit, Benommenheit, Übelkeit und Schweißausbrüche. Erbrechen, Hautausschläge, psychische Veränderungen, Krämpfe, allergische Reaktionen bis zum Schockzustand. Wegen der morphinähnlichen Wirkung Suchtgefahr	**Abzuraten** bei mittelstarken Schmerzen wegen starker Nebenwirkungen. Vertretbar bei schweren Schmerzzuständen, wenn andere starke Schmerzmittel nicht zur Verfügung stehen. Für die Behandlung von Krebsschmerzen zu kurz wirksam (Kapseln und Tropfen).
Andalor Tropfen/ -DP (D) Lösung zum Einnehmen, Dosierpumpe Tilidin, Naloxon *Rezeptpflichtig*	Müdigkeit, Schwindel, Erbrechen, Suchtgefahr	**Therapeutisch zweckmäßig nur zur** Behandlung von sehr schweren Schmerzzuständen, bei denen andere Schmerzmittel nicht mehr wirksam sind. Bei sehr starken Krebsschmerzen wegen begrenzter Wirkung nicht zweckmäßig.
celldolor (D) Retardtabl. Tilidin, Naloxon *Rezeptpflichtig*	Müdigkeit, Schwindel, Erbrechen, Suchtgefahr	**Therapeutisch zweckmäßig nur zur** Behandlung von sehr schweren Schmerzzuständen, bei denen andere Schmerzmittel nicht mehr wirksam sind. Bei sehr starken Krebsschmerzen wegen begrenzter Wirkung nicht zweckmäßig.
Dipidolor (D/Ö) Injektionslösung Piritramid *Rezeptpflichtig, Betäubungsmittel (D), Suchtgift (Ö)*	Müdigkeit, Übelkeit, Erbrechen, Stuhlverstopfung, Atmungsstörungen, Suchtgefahr	**Therapeutisch zweckmäßig nur zur** Behandlung sehr schwerer Schmerzzustände (vor allem Krebsschmerzen), bei denen andere Schmerzmittel nicht mehr wirksam sind.
Durogesic SMAT (D/Ö) Transdermales Pflaster Fentanyl *Rezeptpflichtig, Betäubungsmittel (D), Suchtgift (Ö)*	Müdigkeit, Übelkeit, Erbrechen, Stuhlverstopfung, Atmungsstörungen, Kreislaufstörungen, psychische Störungen, lokale Reizungen an der Haut, Pflasterallergie. Suchtgefahr	**Therapeutisch zweckmäßig nur zur** Behandlung sehr schwerer Schmerzzustände (vor allem Krebsschmerzen), bei denen andere Schmerzmittel nicht mehr wirksam sind.

Präparat	Wichtigste Nebenwirkungen	Empfehlung
Fentanyl – 1 A Pharma Matrixpflaster (D) Transdermales Pflaster **Fentanyl – 1 A Depotpflaster** (Ö) Transdermales Pflaster **Fentanyl-CT** (D) Transdermales Pflaster **Fentanyl-Hexal Depotpflaster** (Ö) Transdermales Pflaster **Fentanyl-Hexal MAT** (D) Transdermales Pflaster Fentanyl *Rezeptpflichtig, Betäubungsmittel (D), Suchtgift (Ö)*	Müdigkeit, Übelkeit, Erbrechen, Stuhlverstopfung, Atmungsstörungen, Kreislaufstörungen, psychische Störungen, lokale Reizungen an der Haut, Pflasterallergie. Suchtgefahr	**Therapeutisch zweckmäßig nur zur** Behandlung sehr schwerer Schmerzzustände (vor allem Krebsschmerzen), bei denen andere Schmerzmittel nicht mehr wirksam sind.
Fentanyl-Hexal TTS (D) Membranpflaster **Fentanyl-ratiopharm Matrixpflaster** (D) Transdermales Pflaster **Fentanyl Stada Matrixpflaster** (D) Transdermales Pflaster **Fentanyl Winthrop Matrixpflaster** (D) Transdermales Pflaster Fentanyl *Rezeptpflichtig, Betäubungsmittel (D), Suchtgift (Ö)*	Müdigkeit, Übelkeit, Erbrechen, Stuhlverstopfung, Atmungsstörungen, Kreislaufstörungen, psychische Störungen, lokale Reizungen an der Haut, Pflasterallergie. Suchtgefahr	**Therapeutisch zweckmäßig nur zur** Behandlung sehr schwerer Schmerzzustände (vor allem Krebsschmerzen), bei denen andere Schmerzmittel nicht mehr wirksam sind.
Heptadon (Ö) Amp. Methadon *Rezeptpflichtig, Suchtgift*	Müdigkeit, Übelkeit, Erbrechen, Stuhlverstopfung, Atmungsstörungen, Suchtgefahr	**Therapeutisch zweckmäßig nur zur** Behandlung sehr schwerer Schmerzzustände (z. B. Krebsschmerzen), bei denen andere Schmerzmittel nicht mehr wirksam sind.
Hydal/ retard (Ö) Kaps., Retardkaps. Hydromorphon *Rezeptpflichtig, Betäubungsmittel*	Müdigkeit, Übelkeit, Erbrechen, Stuhlverstopfung, Atmungsstörungen, Suchtgefahr	**Therapeutisch zweckmäßig nur zur** Behandlung sehr schwerer Schmerzzustände, bei denen andere Schmerzmittel nicht mehr wirksam sind. Entspricht Morphin.

Präparat	Wichtigste Nebenwirkungen	Empfehlung
Jutadol Tropfen (D) Tropfen Tramadol *Rezeptpflichtig*	Sehr häufig Müdigkeit, Benommenheit, Übelkeit und Schweißausbrüche. Erbrechen, Hautausschläge, psychische Veränderungen, Krämpfe, allergische Reaktionen bis zu Schockzustand. Wegen der morphinähnlichen Wirkung Suchtgefahr	**Abzuraten** bei mittelstarken Schmerzen wegen starker Nebenwirkungen. Vertretbar bei schweren Schmerzzuständen, wenn andere starke Schmerzmittel nicht zur Verfügung stehen. Für die Behandlung von Krebsschmerzen nur Retard-Formen ausreichend lange wirksam.
Matrifen (D) Transdermales Pflaster Fentanyl *Rezeptpflichtig, Betäubungsmittel*	Müdigkeit, Übelkeit, Erbrechen, Stuhlverstopfung, Atmungsstörungen, Kreislaufstörungen, psychische Störungen, lokale Reizungen an der Haut, Pflasterallergie. Suchtgefahr	**Therapeutisch zweckmäßig nur zur** Behandlung sehr schwerer Schmerzzustände (vor allem Krebsschmerzen), bei denen andere Schmerzmittel nicht mehr wirksam sind.
M-beta (D) Retardtabl. *Wirkstoff*: Morphin *Rezeptpflichtig, Betäubungsmittel*	Müdigkeit, Übelkeit, Erbrechen, Stuhlverstopfung, Atmungsstörungen, Suchtgefahr	**Therapeutisch zweckmäßig nur zur** Behandlung sehr schwerer Schmerzzustände, bei denen andere Schmerzmittel nicht mehr wirksam sind.
Die folgende Liste enthält Medikamente, die so wie M-beta als Wirkstoff Morphin enthalten. Sie werden als Generika bezeichnet und haben dieselben Nebenwirkungen und dieselbe Empfehlung wie M-beta: *Alle rezeptpflichtig!*	**M-long** (D) Hartkaps., retardiert. **Morphanton** (D) Retardtabl., Brausetabl. **Morphin AL retard** (D) Retardtabl. **Morphin-HCl Krewel** (D) Retardtabl. **Morphin HEXAL** (D) Injektionslösung. **Morphin HEXAL Retardkapseln** (D) Hartkaps., retardiert. **Morphin HEXAL Retardtabletten** (D) Retardtabl. **Morphin Merck** (D) Injektionslösung, Infusionslösung. **Morphin Merck Tropfen** (D) 0,5 %/ -2,0 %. **MORPHIN-PUREN retard** (D) Retardtabl. **Morphin-ratiopharm** (D) Injektionslösung. **Morphin-ratiopharm retard** (D) Retardtabl. **Morphinsulfat-GRY** (D) Injektionslösung, Infusionslösung. **Morphinsulfat-GRY Retardtabletten** (D) Retardtabl. **Morph Sandoz** (D) Retardtabl. **MSI Mundipharma** (D) Injektionslösung. **MSR Mundipharma** (D) Suppositorien. **MST Mundipharma** (D) Retardtabl. **MST Retard-Granulat** (D) Retardgranulat. **M-STADA** (D) Injektionslösung. **M-STADA retard** (D) Retardtabl. **MST Continus** (D) Hartkaps., retardiert. **Mundidol retard** (Ö) Filmtabl., Granulat. **Oramorph EDB** (D) Lösung zum Einnehmen. **Oramorph** (D) Tropfen zum Einnehmen.	
Nalidin (D) Lösung zum Einnehmen Tilidin, Naloxon *Rezeptpflichtig*	Müdigkeit, Schwindel, Erbrechen, Suchtgefahr	**Therapeutisch zweckmäßig nur zur** Behandlung von sehr schweren Schmerzzuständen, bei denen andere Schmerzmittel nicht mehr wirksam sind. Bei sehr starken Krebsschmerzen wegen begrenzter Wirkung nicht zweckmäßig.

Präparat	Wichtigste Nebenwirkungen	Empfehlung
Oxygesic (D) Retardtabl. Oxycodon *Rezeptpflichtig, Betäubungsmittel*	Müdigkeit, Übelkeit, Erbrechen, Stuhlverstopfung, Atmungsstörungen, Suchtgefahr	**Wenig zweckmäßig zur** Behandlung chronischer stärkerer Schmerzen (vor allem Krebsschmerzen), bei denen andere Schmerzmittel nicht mehr wirksam sind. Morphin-ähnlicher Wirkstoff – aber wahrscheinlich ist das Missbrauchspotenzial größer. In den USA wurde die Herstellerfirma von Oxycodon (Oxycontin) wegen Verharmlosung der Missbrauchsrisiken zu einer extrem hohen Geldstrafe verurteilt.
Painbreak (D) Brausetabl. Morphin *Rezeptpflichtig, Suchtgift*	Müdigkeit, Übelkeit, Erbrechen, Stuhlverstopfung, Atmungsstörungen, Suchtgefahr	**Therapeutisch zweckmäßig nur zur** Behandlung sehr schwerer Schmerzzustände (vor allem Krebsschmerzen), bei denen andere Schmerzmittel nicht mehr wirksam sind.
Palladon (D) Retardkaps. Hydromorphon *Rezeptpflichtig, Betäubungsmittel*	Müdigkeit, Übelkeit, Erbrechen, Stuhlverstopfung, Atmungsstörungen, Suchtgefahr	**Therapeutisch zweckmäßig nur zur** Behandlung sehr schwerer Schmerzzustände, bei denen andere Schmerzmittel nicht mehr wirksam sind. Entspricht Morphin.
Ribofentanyl Matrixpflaster (D) Transdermales Pflaster Fentanyl *Rezeptpflichtig, Betäubungsmittel*	Müdigkeit, Übelkeit, Erbrechen, Stuhlverstopfung, Atmungsstörungen, Kreislaufstörungen, psychische Störungen, lokale Reizungen an der Haut, Pflasterallergie. Suchtgefahr	**Therapeutisch zweckmäßig nur zur** Behandlung sehr schwerer Schmerzzustände (vor allem Krebsschmerzen), bei denen andere Schmerzmittel nicht mehr wirksam sind.
Sevredol (D) Filmtabl. Morphin *Rezeptpflichtig, Suchtgift*	Müdigkeit, Übelkeit, Erbrechen, Stuhlverstopfung, Atmungsstörungen, Suchtgefahr	**Therapeutisch zweckmäßig nur zur** Behandlung sehr schwerer Schmerzzustände (vor allem Krebsschmerzen), bei denen andere Schmerzmittel nicht mehr wirksam sind.

Präparat	Wichtigste Nebenwirkungen	Empfehlung
Temgesic sublingual/ forte sublingual (D) Sublingualtabl. **Temgesic Ampullen** (D) Injektionslösung **Temgesic** (Ö) Sublingualtabl., Injektionslösung Buprenorphin *Rezeptpflichtig, Betäubungsmittel (D), Suchtgift (Ö)*	Müdigkeit, Übelkeit, Erbrechen, Stuhlverstopfung, Atmungsstörungen, Suchtgefahr	**Therapeutisch zweckmäßig nur zur** Behandlung schwerer Schmerzzustände, bei denen andere Schmerzmittel nicht mehr wirksam sind. Bei sehr starker Krebsschmerzen wegen begrenzter Wirkung nicht zweckmäßig.
Tial ID Retardtabletten (D) Retardtabl. Tramadol *Rezeptpflichtig*	Sehr häufig Müdigkeit, Benommenheit, Übelkeit und Schweißausbrüche. Erbrechen, Hautausschläge, psychische Veränderungen, Krämpfe, allergische Reaktionen bis zu Schockzustand. Wegen der morphinähnlichen Wirkung Suchtgefahr	**Abzuraten** bei mittelstarken Schmerzen wegen starker Nebenwirkungen. Vertretbar bei schweren Schmerzzuständen, wenn andere starke Schmerzmittel nicht zur Verfügung stehen. Für die Behandlung von Krebsschmerzen nur Retard-Formen ausreichend lange wirksam.
Tili comp – 1 A Pharma (D) Lösung, Dosierpumpe *Wirkstoffe*: Tilidin, Naloxon *Rezeptpflichtig*	Müdigkeit, Schwindel, Erbrechen, Suchtgefahr	**Therapeutisch zweckmäßig nur zur** Behandlung von sehr schweren Schmerzzuständen, bei denen andere Schmerzmittel nicht mehr wirksam sind. Bei sehr starken Krebsschmerzen wegen begrenzter Wirkung nicht zweckmäßig.

Die folgende Liste enthält Medikamente, die so wie Tili comp – 1 A Pharma als Wirkstoffe Tilidin und Naloxon enthalten. Sie werden als Generika bezeichnet und haben dieselben Nebenwirkungen und dieselbe Empfehlung wie Tili comp – 1 A Pharma:

Alle rezeptpflichtig!

Tilicomp beta (D) Retardtabl., Weichkaps., Lösung zum Einnehmen. **Tilidin retard – 1 A Pharma** (D) Retardtabl. **Tilidin AbZ** (D) Tropfen, Dosierpumpe. **Tilidin AL comp.** (D) Retardtabl., Lösung. **Tilidin comp. AWD** (D) Retardtabl. **Tilidin comp. Stada** (D) Retardtabl., Lösung. **Tilidin HEXAL comp** (D) Retardtabl., Kaps., Lösung, Dosierpumpe. **Tilidin-N dura** (D) 50 mg/4 mg/ -100 mg/ 8 mg/ -150 mg/12 mg/ -200mg/ 16 mg Retardtabl. **Tilidin N Lichtenstein** (D) Lösung. **Tilidin-N Sandoz** (D) Retardtabl., Tropfen zum Einnehmen. **Tilidin N Sandoz/ -DP** (D) Lösung zum Einnehmen, Dosierpumpe. **Tilidin-ratiopharm** (D) Retardtabl. **Tilidin-ratiopharm plus Tropfen** (D) Lösung zum Einnehmen, Dosierpumpe. **Tilidin-saar Lösung** (D) Tropfen. **tilidura Lösung** (D) Lösung, Dosierpumpe. **TILI-PUREN Tropfen** (D) Lösung. **Tilnalox-CT** (D) Retardtabl., Lösung.

Präparat	Wichtigste Nebenwirkungen	Empfehlung
Tramadol AL Ampullen (D) Injektionslösung *Wirkstoff*: Tramadol *Rezeptpflichtig*	Sehr häufig Müdigkeit, Benommenheit, Übelkeit und Schweißausbrüche. Erbrechen, Hautausschläge, psychische Veränderungen, Krämpfe, allergische Reaktionen bis zu Schockzustand. Wegen der morphinähnlichen Wirkung Suchtgefahr	**Abzuraten** bei mittelstarken Schmerzen wegen starker Nebenwirkungen. Vertretbar bei schweren Schmerzzuständen, wenn andere starke Schmerzmittel nicht zur Verfügung stehen. Für die Behandlung von Krebsschmerzen nur Retard-Formen ausreichend lange wirksam.

Die folgende Liste enthält Medikamente, die so wie Tramadol AL Ampullen als Wirkstoffe Tramadol enthalten. Sie werden als Generika bezeichnet und haben dieselben Nebenwirkungen und dieselbe Empfehlung wie Tramadol AL Ampullen:

Alle rezeptpflichtig, Suchtgift (Ö)!

Tramadol Kapseln – 1 A Pharma (D/Ö) Kaps. **Tramadol Lösung – 1 A Pharma** (D/Ö) Tropfen. **Tramadol injekt – 1 A Pharma** (D) Amp. **Tramadol injekt Lichtenstein** (D) Amp. **Tramadol ret – 1 A Pharma** (D) Retardtabl. **Tramadol Lösung – 1 A Pharma** (D) Tropfen. **Tramadol-CT** (D) Hartkaps., Retardkaps., Tropfen, Injektionslösung. **Tramadol-Dolgit Tabs** (D) Tabl. **Tramadol-Dolgit Tropfen** (D) Tropfen. **Tramadolor Brause** (D) Brausetabl. **Tramadolor Kapseln** (D/Ö) Kaps., *Suchtgift (Ö)*. **Tramadolor Lösung** (D/Ö) Tropfen. **Tramadolor tabs** (D/Ö) Tabl. **Tramadolor Zäpfchen** (D/Ö) Zäpfchen. **Tramadolor injekt** (D/Ö) Injektionslösung. **Tramadolor ID** (D/Ö) Retardtabl. **Tramadolor einmal täglich** (D/Ö) Retardtabl. **Tramadolor long** (D/Ö) retardierte Hartkaps. **Tramadol-ratiopharm Retardkapseln** (D) Retardkaps. **Tramadol-ratiopharm Tabs** (D) Tabl. **Tramadol-ratiopharm Brause** (D) Brausetabl. **Tramadol-ratiopharm retard** (D) Retardtabl. **Tramadol-ratiopharm Tropfen** (D) Tropfen. **Tramadol-ratiopharm Ampullen** (D) Amp. **Tramadol Sandoz Brausetabletten** (D) Brausetabl. **Tramadol Sandoz Hartkapseln** (D) Hartkaps. **Tramadol Sandoz Tropfen zum Einnehmen** (D) Lösung. **Tramadol Sandoz UNO Retardtabletten** (D) Retardtabl. **Tramadol-Sandoz Zäpfchen** (D) Supp. **Tramadol-Sandoz Retardtabletten** (D) Retardtabl. **Tramadol STADA Hartkapseln** (D) Hartkaps. **Tramadol STADA Tabs** (D) Tabl. **Tramadol STADA Tropfen zum Einnehmen** (D) Lösung. **Tramadol STADA Zäpfchen** (D) Zäpfchen. **Tramadol STADA Injektionslösung** (D) Amp. **Tramadol STADA Retardtabletten** (D) Retardtabl. **Tramadol Tropfen Lichtenstein/ injekt Lichtenstein** (D) Tropfen, Amp. **Tramadura Tabletten/ -retard / -Tropfen/ -Injekt** (D) Tabl., Retardtabl., Tropfen, Amp. **Tramagit Tabletten/ -retard/ -Tropfen/ -mit Dosierpumpe/ -Injektionslösung** (D) Tabl., Retardtabl., Tropfen, Amp. **Trama KD Tropfen/ -100 Zäpfchen** (D) Tropfen, Zäpfchen. **Tramal Kapseln/ -long/ -Tropfen/ -Zäpfchen/ -Injektionslösung** (D/Ö) Kaps., Retardtabl., Tropfen, Zäpfchen, Amp. **Tramundal** (D/Ö) Retardfilmtabl., Tropfen, Amp. **Tramundin Filmtabletten/ -retard/ -Tropfen N** (D) teilbare Filmtabl., Retardtabl., Lösung.

Präparat	Wichtigste Nebenwirkungen	Empfehlung
Transtec (D/Ö) Transdermales Pflaster Buprenorphin *Rezeptpflichtig, Betäubungsmittel (D), Suchtgift (Ö)*	Müdigkeit, Übelkeit, Erbrechen, Stuhlverstopfung, Atmungsstörungen, lokale Reizungen an der Haut, Pflasterallergie, Suchtgefahr	**Therapeutisch zweckmäßig nur zur** Behandlung schwerer Schmerzzustände, bei denen andere Schmerzmittel nicht mehr wirksam sind. Bei sehr starken Krebsschmerzen wegen begrenzter Wirkung nicht zweckmäßig.
TRAVEX ONE (D) Retardtabl. Tramadol *Rezeptpflichtig*	Sehr häufig Müdigkeit, Benommenheit, Übelkeit und Schweißausbrüche. Erbrechen, Hautausschläge, psychische Veränderungen, Krämpfe, allergische Reaktionen bis zu Schockzustand. Wegen der morphinähnlichen Wirkung Suchtgefahr	**Abzuraten** bei mittelstarken Schmerzen wegen starker Nebenwirkungen. Vertretbar bei schweren Schmerzzuständen, wenn andere starke Schmerzmittel nicht zur Verfügung stehen. Für die Behandlung von Krebsschmerzen nur Retard-Formen ausreichend lange wirksam.
Valoron N (D) Tropfen zum Einnehmen **Valoron N Retard** (D) Retardtabl. Tilidin, Naloxon *Rezeptpflichtig*	Müdigkeit, Schwindel, Erbrechen, Suchtgefahr	**Therapeutisch zweckmäßig nur zur** Behandlung von sehr schweren Schmerzzuständen, bei denen andere Schmerzmittel nicht mehr wirksam sind. Bei sehr starken Krebsschmerzen wegen begrenzter Wirkung nicht zweckmäßig.
Vendal (Ö) Retardfilmtabl., Amp., Stechamp., Lösung Morphin *Rezeptpflichtig, Suchtgift*	Müdigkeit, Übelkeit, Erbrechen, Stuhlverstopfung, Atmungsstörungen, Suchtgefahr	**Therapeutisch zweckmäßig nur zur** Behandlung sehr schwerer Schmerzzustände (Retard-Filmtabletten vor allem für Krebsschmerzen), bei denen andere Schmerzmittel nicht mehr wirksam sind.
Zaldiar (D/Ö) Filmtabl. Tramadol, Paracetamol *Rezeptpflichtig, Suchtgift (Ö)*	Sehr häufig Müdigkeit, Benommenheit, Übelkeit und Schweißausbrüche. Erbrechen, Hautausschläge, psychische Veränderungen, Krämpfe, allergische Reaktionen bis zu Schockzustand. Wegen der morphinähnlichen Wirkung Suchtgefahr	**Abzuraten** Wenig sinnvolle Kombination von schwach und stärker wirkenden Schmerzmitteln (Paracetamol und Tramadol). Vertretbar bei Schmerzen nur, wenn andere Schmerzmittel nicht zur Verfügung stehen.

1.3. Kopfschmerz- und Migränemittel

Oft entstehen Kopfschmerzen gerade durch lang dauernde Einnahme von Schmerzmitteln.

Schmerzspezialisten kritisieren, dass Kopfschmerzen oft jahrelang falsch behandelt werden. Wer häufig unter Kopfschmerzen oder Migräne leidet, sollte unbedingt ein Schmerzzentrum aufsuchen, um die Ursache abzuklären und die Schmerzen wirkungsvoll zu behandeln.

Adressen solcher Zentren erhalten Sie von der Deutschen Gesellschaft für Schmerztherapie e.V., Adenauerallee 18, 61440 Oberursel, Tel.: 06171-28 60 60.

Internet: http://www.schmerz-therapie-deutschland.de/navigation/html.htm

Eine Liste von Schmerzambulanzen in Österreich gibt es auf der Homepage der Österreichischen Arbeitsgemeinschaft zur Schmerzbekämpfung: http://www.schmerzinformation.org/index/linkhptfr.html

Leichte und schwere Kopfschmerzen

Die Möglichkeiten der Behandlung von Kopfschmerzen ohne Medikamente sind so vielfach wie ihre Auslöser. Bei leichten Anfällen hilft oft schon eine eigenhändige Massage im Nackenbereich, ein Massieren der Schläfen, Einreiben von Pfefferminzöl (enthalten z. B. in *Euminz*) auf die schmerzenden Stellen an Stirn, Schläfen und Nacken, kaltes Wasser, frische Luft oder einfach Ruhe (insbesondere bei Kopfweh durch Übermüdung). Auch bei quälenden, starken Kopfschmerzen sollte auf Dauer nicht zu Schmerzmitteln gegriffen werden.

Zu den häufigsten *Ursachen* zählen Muskelverspannungen im Hals-Nacken-Schulterbereich, die auf Haltungsschäden oder sonstige belastende Lebensgewohnheiten und Umstände (Arbeitsbedingungen, Beziehungsprobleme etc.) zurückzuführen sind, sowie Nikotin- und Alkoholmissbrauch. Egal, ob es sich um pochende, ziehende oder stechende, um Druck-, »Wochenend«- oder um Spannungskopfschmerzen handelt: In vielen Fällen ist eine gezielte Bewegungstherapie viel wirksamer als die Einnahme von Medikamenten.

Erfolge können auch durch Akupunktur, Heilanästhesie, Mikrowellen- und Ultraschallbestrahlungen erzielt werden. Bäder, Massagen und die Verwendung von homöopathischen Arzneimitteln (siehe Kapitel 23) können ebenfalls helfen. Die wirksamste Behandlung bei Kopfschmerzen ist jedoch auch die schwierigste: die Änderung der

Lebensumstände, die einem »Kopfzerbrechen« bereiten. Kommt es häufig zu starken Kopfschmerzen, ist auf jeden Fall eine eingehende ärztliche Untersuchung notwendig, um seltene, aber möglicherweise gefährliche Ursachen der Kopfschmerzen auszuschließen.

Migräne

ist eine besondere Art von Kopfschmerz, die stets anfallartig und meist auf einer Kopfseite auftritt. Der Anfall kommt nicht ganz plötzlich, er kündigt sich Minuten oder auch Stunden vorher an (»Aura«). Migräneschmerzen werden manchmal von Sehstörungen (Lichtempfindlichkeit, Flimmern, Farberscheinungen, Gesichtsfeldstörungen), Sprachschwierigkeiten, Übelkeit und Erbrechen begleitet. Die Ursachen der Migräne sind unklar. Frauen, insbesondere zwischen 30 und 50, leiden viel häufiger unter Migräne als Männer. Massagen können Migräneanfälle auslösen.

Medikamente bei Migräne

Beim akuten Anfall

Zur Schmerzbekämpfung können bei leichteren Anfällen die Wirkstoffe Acetylsalicylsäure (z. B. *Aspirin Migräne, Generika mit dem Namen ASS + Firmenbezeichnung*) oder Paracetamol (z. B. *Generika mit dem Namen Paracetamol + Firmenbezeichnung*) verwendet werden. Diese Mittel sollten sofort beim ersten Anzeichen eines Migräneanfalls eingenommen werden. Auch der Wirkstoff Ibuprofen (z. B. in *Dolormin Migräne, Ibuhexal, IBU-ratiopharm, Spalt Liqua/ -forte*) ist geeignet.
Eine Tasse starken Kaffees kann einen milden Anfall abschwächen. Kältebehandlung mit Eisbeutel und Ruhen in einem abgedunkelten Zimmer können die Schmerzen lindern. Manche Kombinationspräparate können bei einem akuten Anfall sinnvoll sein.
Als Standardmedikamente zur Behandlung von Migräneanfällen gelten die Wirkstoffe aus der Gruppe der Triptane:
Zum Beispiel Almotriptan (enthalten z. B. in *Almogran*), Frovatriptan (enthalten z. B. in *Allegro*), Naratriptan (enthalten z. B. in *Antimigrin, Formigran, Naramig*), Rizatriptan (enthalten z. B. in *Maxalt*), Sumatriptan (enthalten z. B. in *Imigran, Generika mit dem Namen Sumatriptan + Firmenbezeichnung*) und Zolmitriptan (enthalten z. B. in *Asco Top, Zomig*). Imigran wirkt auch bei schweren Migränefällen sehr schnell: bei subkutaner Injektion nach 15 Mi-

nuten, bei Tabletteneinnahme nach 30 Minuten. Bei den anderen Triptanen dauert es mindestens 1 Stunde, bis sie zu wirken beginnen. Allerdings bleibt die gewünschte Wirkung bei einem von drei Patienten aus. Diese Medikamente sollten möglichst frühzeitig eingenommen werden – sofort nach Auftreten der Kopfschmerzen oder der Aura. Später wirken sie nicht mehr so gut.
Sehr häufig – bei etwa jedem zweiten Patienten – tritt der Migräneanfall nach 24 bis 48 Stunden erneut auf. Eine Dosissteigerung erhöht die Wirksamkeit nicht, verschlimmert jedoch die Nebenwirkungen.
Die Nebenwirkungen der Triptane können beträchtlich sein: Angina-Pectoris-Beschwerden, Herzrhythmusstörungen und schwere Zwischenfälle bis zum Herzinfarkt sind möglich. Unbedingt die Gegenanzeigen/Kontraindikationen beachten!

Medikamente zur Vorbeugung von Anfällen

Wenn mehr als zwei Migräneanfälle pro Monat auftreten, gilt ein Behandlungsversuch mit Medikamenten zur Vorbeugung weiterer Anfälle als vertretbar. Vor jeder Einnahme von Medikamenten sollte aber die psychosoziale Situation des Patienten untersucht und nach Möglichkeit verbessert werden.
Keine der bisher bekannten Vorbeugemaßnahmen mit Medikamenten ist für alle Patienten gleichermaßen wirksam und empfehlenswert. Wenn ein Mittel nicht wirkt, kann ein anderes versucht werden. Als relativ gut geeignet gelten Betablocker wie Propranolol (z. B. in *Dociton, Generika mit dem Namen Propranolol + Firmenbezeichnung*) und Metoprolol (z. B. in *Beloc, Beloc Zok, Generika mit dem Namen Metoprolol + Firmenbezeichnung*).
Ebenfalls relativ gut geeignet ist der Wirkstoff Flunarizin (ein Mittel gegen Schwindel, enthalten z. B. in *Sibelium oder Generika mit dem Namen Flunarizin + Firmenbezeichnung*).
Auf alle Fälle muss die Vorbeugung der Migräne durch Medikamente laufend vom Arzt auf ihren Nutzen hin überprüft werden.
»Die Erfahrung lehrt«, schreibt das Berliner »arznei-telegramm«, »dass sich nach kurzer Zeit die vorsorgliche Medikamenteneinnahme oft erübrigt.« Studien haben gezeigt, dass sich das Befinden *jedes zweiten Migränekranken* bereits durch die Einnahme von Placebos bessern kann.

1.3. Migränemittel

Präparat	Wichtigste Nebenwirkungen	Empfehlung
Allegro (D) Filmtabl. Frovatriptan *Rezeptpflichtig*	Missempfindungen, z. B. Schmerzen, Hitze und Enge. Müdigkeit, Übelkeit, Erbrechen. Blutdrucksteigerung, bedrohliche Herzrhythmusstörungen, Gefäßkrämpfe, auch der Herzkranzgefäße, mit schweren Schäden sind möglich	**Therapeutisch zweckmäßig** Wirksames Medikament zur Unterbrechung eines schweren Migräneanfalls. Wegen der möglichen schweren Nebenwirkungen ist eine sorgfältige Abwägung von Nutzen und Risiko im Einzelfall notwendig.
Almogran (D/Ö) Filmtabl. Almotriptan *Rezeptpflichtig*	Missempfindungen, z. B. Schmerzen, Hitze und Enge. Müdigkeit, Übelkeit, Erbrechen. Blutdrucksteigerung, bedrohliche Herzrhythmusstörungen, Gefäßkrämpfe, auch der Herzkranzgefäße, mit schweren Schäden sind möglich	**Therapeutisch zweckmäßig** Wirksames Medikament zur Unterbrechung eines schweren Migräneanfalls. Wegen der möglichen schweren Nebenwirkungen ist eine sorgfältige Abwägung von Nutzen und Risiko im Einzelfall notwendig.
Antimigrin (Ö) Filmtabl. Naratriptan *Rezeptpflichtig*	Missempfindungen, z. B. Schmerzen, Hitze und Enge. Müdigkeit, Übelkeit, Erbrechen. Blutdrucksteigerung, bedrohliche Herzrhythmusstörungen, Gefäßkrämpfe, auch der Herzkranzgefäße, mit schweren Schäden sind möglich	**Therapeutisch zweckmäßig** Wirksames Medikament zur Unterbrechung eines schweren Migräneanfalls. Wegen der möglichen schweren Nebenwirkungen ist eine sorgfältige Abwägung von Nutzen und Risiko im Einzelfall notwendig. Langsamer Wirkungseintritt.
Asco Top (D) Filmtabl., Schmelztabl., Nasenspray, Lösung Zolmitriptan *Rezeptpflichtig*	Missempfindungen, z. B. Schmerzen, Hitze und Enge. Müdigkeit, Übelkeit, Erbrechen. Blutdrucksteigerung, bedrohliche Herzrhythmusstörungen, Gefäßkrämpfe, auch der Herzkranzgefäße, mit schweren Schäden sind möglich	**Therapeutisch zweckmäßig** Wirksames Medikament zur Unterbrechung eines schweren Migräneanfalls. Wegen der möglichen schweren Nebenwirkungen ist eine sorgfältige Abwägung von Nutzen und Risiko im Einzelfall notwendig.
Aspirin Migräne (D) Brausetabl. Acetylsalicylsäure (ASS)	Magenbeschwerden, kann in seltenen Fällen Asthmaanfälle auslösen. Verstärkte Blutungsneigung durch Blutverdünnung. Lebensbedrohliches Reye-Syndrom durch Acetylsalicylsäure (ASS) bei Kindern und Jugendlichen möglich	**Therapeutisch zweckmäßig** Lange bewährtes Mittel bei migräneartigen Kopfschmerzen, anderen Schmerzen, Fieber und rheumatischen Entzündungen. Bei empfindlichem Magen weniger geeignet.

Präparat	Wichtigste Nebenwirkungen	Empfehlung
Avamigran (Ö) Filmtabl. Ergotamin, Propyphenazon, Coffein, Camylofin, Mecloxamin *Rezeptpflichtig*	Übelkeit, Erbrechen, Durchblutungsstörungen. Möglichkeit lebensbedrohlicher Schockformen. Lebensgefährliche Abnahme weißer Blutzellen ist nicht auszuschließen	**Abzuraten** Kombination von zu vielen verschiedenen Wirkstoffen mit z. T. fraglicher Wirksamkeit. Unzuverlässige Wirkung des Migränemittels Ergotamin. Coffein kann möglicherweise zu einer missbräuchlichen Daueranwendung beitragen. Gefahr schwerer Nebenwirkungen.
Beloc Duriles (Ö) Filmtabl. Metoprolol *Rezeptpflichtig*	Langsamer Puls, Übelkeit, Verstärkung einer Herzschwäche, Impotenz; Vorsicht bei Asthma, Zuckerkrankheit und Durchblutungsstörungen der Gliedmaßen	**Möglicherweise zweckmäßiger Betablocker zur** Vorbeugung von Migräneanfällen.
Dolormin Migräne Filmtabletten (D) Filmtabl. **Dolormin Migräne schnell lösliches Granulat** (D) Brausegranulat **Dolormin Migräne Zäpfchen** (D) Supp. (Zäpfchen) Ibuprofen *Rezeptpflichtig*	Müdigkeit, Magen-Darm-Störungen, Kopfschmerzen (auch Meningitis-Symptome mit Übelkeit, Erbrechen, Nackensteifigkeit), Schwindel und Sehstörungen, Wassereinlagerung im Gewebe (Ödeme); Nierenschäden, besonders bei sehr häufigem, jahrelangem Gebrauch	**Therapeutisch zweckmäßig bei** akutem Migräneanfall.
Eudorlin Migräne Filmtabletten (D) Filmtabl. Ibuprofen *Rezeptpflichtig*	Müdigkeit, Magen-Darm-Störungen, Kopfschmerzen (auch Meningitis-Symptome mit Übelkeit, Erbrechen, Nackensteifigkeit), Schwindel und Sehstörungen, Wassereinlagerung im Gewebe (Ödeme); Nierenschäden, besonders bei sehr häufigem, jahrelangem Gebrauch	**Therapeutisch zweckmäßig bei** akutem Migräneanfall.
Formigran (D) Filmtabl. Naratriptan *Rezeptpflichtig*	Missempfindungen, z. B. Schmerzen, Hitze und Enge. Müdigkeit, Übelkeit, Erbrechen. Blutdrucksteigerung, bedrohliche Herzrhythmusstörungen, Gefäßkrämpfe, auch der Herzkranzgefäße, mit schweren Schäden sind möglich	**Therapeutisch zweckmäßig** Wirksames Medikament zur Unterbrechung eines schweren Migräneanfalls. Wegen der möglichen schweren Nebenwirkungen ist eine sorgfältige Abwägung von Nutzen und Risiko im Einzelfall notwendig. Langsamer Wirkungseintritt.

Präparat	Wichtigste Nebenwirkungen	Empfehlung
Imigran/ T (D/Ö) Filmtabl. **Imigran Nasal** (D/Ö) Lösung **Imigran Zäpfchen** (D/Ö) Zäpfchen **Imigran-Injekt** (D/Ö) Injektionslösung, Kartuschen Sumatriptan *Rezeptpflichtig*	Missempfindungen, z. B. Schmerzen, Hitze und Enge. Müdigkeit, Übelkeit, Erbrechen. Blutdrucksteigerung, bedrohliche Herzrhythmusstörungen, Gefäßkrämpfe, auch der Herzkranzgefäße, mit schweren Schäden sind möglich	**Therapeutisch zweckmäßig** Wirksames Medikament zur Unterbrechung eines schweren Migräneanfalls. Wegen der möglichen schweren Nebenwirkungen ist eine sorgfältige Abwägung von Nutzen und Risiko im Einzelfall notwendig. Nasenspray umstritten. Schnelle Wirkung bei Injektion.
Maxalt (D/Ö) Tabl. **Maxalt lingua** (D) Schmelztabl. **Maxalt Rapitab** (Ö) Lyotabl. Rizatriptan *Rezeptpflichtig*	Missempfindungen, z. B. Schmerzen, Hitze und Enge. Müdigkeit, Übelkeit, Erbrechen. Blutdrucksteigerung, bedrohliche Herzrhythmusstörungen, Gefäßkrämpfe, auch der Herzkranzgefäße, mit schweren Schäden sind möglich	**Therapeutisch zweckmäßig** Wirksames Medikament zur Unterbrechung eines schweren Migräneanfalls. Wegen der möglichen schweren Nebenwirkungen ist eine sorgfältige Abwägung von Nutzen und Risiko im Einzelfall notwendig. Langsamer Wirkungseintritt bei Einnahme ohne Flüssigkeit (z. B. Schmelztabletten).
Migraeflux MCP (D) Filmtabl. Paracetamol, Metoclopramid *Rezeptpflichtig*	Müdigkeit, Bewegungsstörungen (Dyskinesien), Hormonstörungen. Besonders bei sehr häufigem, jahrelangem Gebrauch sind Nierenschäden nicht auszuschließen. Bei Überdosierung: Leberschäden	**Therapeutisch zweckmäßig zur** Behandlung eines Migräneanfalls. Kombination eines Schmerzmittels (Paracetamol) mit einem Mittel gegen Erbrechen (Metoclopramid). Erbrechen ist ein häufiges Symptom bei Migräne.
Migräne-Kranit (D) Tabl. Phenazon *Rezeptpflichtig*	Hautreaktionen wie z. B. Exantheme. Möglichkeit lebensbedrohlicher Schockformen. Lebensgefährliche Abnahme weißer Blutzellen ist nicht auszuschließen. Bei sehr häufigem, jahrelangem Gebrauch sind Nierenschäden nicht auszuschließen	**Abzuraten** Schwach wirksames, überholtes Schmerz- und Fiebermittel.
Migränerton Hartkapseln (D) Kaps. Paracetamol, Metoclopramid	Müdigkeit, Bewegungsstörungen (Dyskinesien), Hormonstörungen. Besonders bei sehr häufigem, jahrelangem Gebrauch sind Nierenschäden nicht auszuschließen. Bei Überdosierung: Leberschäden	**Therapeutisch zweckmäßig zur** Behandlung eines Migräneanfalls. Kombination eines Schmerzmittels (Paracetamol) mit einem Mittel gegen Erbrechen (Metoclopramid). Erbrechen ist ein häufiges Symptom bei Migräne.

Präparat	Wichtigste Nebenwirkungen	Empfehlung
Naramig (D/Ö) Filmtabl. Naratriptan *Rezeptpflichtig*	Missempfindungen, z. B. Schmerzen, Hitze und Enge. Müdigkeit, Übelkeit, Erbrechen. Blutdrucksteigerung, bedrohliche Herzrhythmusstörungen, Gefäßkrämpfe, auch der Herzkranzgefäße, mit schweren Schäden sind möglich	**Therapeutisch zweckmäßig** Wirksames Medikament zur Unterbrechung eines schweren Migräneanfalls. Wegen der möglichen schweren Nebenwirkungen ist eine sorgfältige Abwägung von Nutzen und Risiko im Einzelfall notwendig. Langsamer Wirkungseintritt.
Petadolex (D) Kaps. Extrakt aus Pestwurz (Rad. Petasit. spiss)	Magenbeschwerden, Leberschäden	**Abzuraten** Naturheilmittel, therapeutische Wirksamkeit zweifelhaft bei den vom Hersteller angegebenen Anwendungsbereichen Migräne, Nacken- und Rückenschmerzen, Asthma. Gefahr schwerer Nebenwirkungen.
Sibelium (D/Ö) in D: Kaps., in Ö: Tabl. Flunarizin *Rezeptpflichtig*	Häufig Benommenheit und Müdigkeit, Depressionen, Bewegungsstörungen	**Wenig zweckmäßig** Vertretbar zur Vorbeugung von Migräneanfällen, z. B. bei Versagen der Beta-Blocker.
Spalt Liqua/ -Forte (D) Kaps. Ibuprofen	Müdigkeit, Magen-Darm-Störungen, Kopfschmerzen (auch Meningitis-Symptome mit Übelkeit, Erbrechen, Nackensteifigkeit), Schwindel und Sehstörungen, Wassereinlagerung im Gewebe (Ödeme); Nierenschäden, besonders bei sehr häufigem, jahrelangem Gebrauch	**Therapeutisch zweckmäßig bei** akutem Migräneanfall.
Sumatriptan – 1 A Pharma (D/Ö) Tabl. **Sumatriptan AbZ** (D) Filmtabl. **Sumatriptan-Actavis** (D) Filmtabl. **Sumatriptan-Allen** (Ö) Filmtabl., Nasal-Spray, Zäpfchen, Amp. **Sumatriptan AL** (D) Filmtabl. *Wirkstoff*: Sumatriptan *Rezeptpflichtig*	Missempfindungen, z. B. Schmerzen, Hitze und Enge. Müdigkeit, Übelkeit, Erbrechen. Blutdrucksteigerung, bedrohliche Herzrhythmusstörungen, Gefäßkrämpfe, auch der Herzkranzgefäße, mit schweren Schäden sind möglich	**Therapeutisch zweckmäßig** Wirksames Medikament zur Unterbrechung eines schweren Migräneanfalls. Wegen der möglichen schweren Nebenwirkungen ist eine sorgfältige Abwägung von Nutzen und Risiko im Einzelfall notwendig. Nasenspray umstritten. Schnelle Wirkung bei Injektion.

Präparat	Wichtigste Nebenwirkungen	Empfehlung
Sumatriptan beta (D) Filmtabl. **Sumatriptan-CT** (D) Filmtabl. **Sumatriptan dura** (D) Filmtabl. **Sumatriptan-Hexal/ -T** (D/Ö) Filmtabl. **Sumatriptan-Kranit** (D) Filmtabl. **Sumatriptan-ratiopharm/ -T** (D) Filmtabl. **Sumatriptan Sandoz** (D/Ö) Filmtabl. **Sumatriptan STADA** (D) Filmtabl. **Sumatriptan Winthrop** (D) Filmtabl. *Wirkstoff*: Sumatriptan *Rezeptpflichtig*	Missempfindungen, z. B. Schmerzen, Hitze und Enge. Müdigkeit, Übelkeit, Erbrechen. Blutdrucksteigerung, bedrohliche Herzrhythmusstörungen, Gefäßkrämpfe, auch der Herzkranzgefäße, mit schweren Schäden sind möglich	**Therapeutisch zweckmäßig** Wirksames Medikament zur Unterbrechung eines schweren Migräneanfalls. Wegen der möglichen schweren Nebenwirkungen ist eine sorgfältige Abwägung von Nutzen und Risiko im Einzelfall notwendig. Nasenspray umstritten. Schnelle Wirkung bei Injektion.
Tonopan (Ö) Filmtabl., Zäpfchen Dihydroergotamin, Propyphenazon, Coffein *Rezeptpflichtig*	Übelkeit, Erbrechen, Durchblutungsstörungen. Möglichkeit lebensbedrohlicher Schockformen. Lebensgefährliche Abnahme weißer Blutzellen ist nicht auszuschließen	**Abzuraten** Wenig sinnvolle Kombination von Migränemittel (Dihydroergotamin) mit Schmerzmittel (Propyphenazon) sowie anregend wirkendem Inhaltsstoff (Coffein). Unzuverlässige Wirkung von Dihydroergotamin. Durch Coffein Gefahr einer missbräuchlichen Daueranwendung Gefahr schwerer Nebenwirkungen.
Zomig (Ö) Filmtabl., Rapimelt-Tabl., Nasenspray Zolmitriptan *Rezeptpflichtig*	Missempfindungen, z. B. Schmerzen, Hitze und Enge. Müdigkeit, Übelkeit, Erbrechen. Blutdrucksteigerung, bedrohliche Herzrhythmusstörungen, Gefäßkrämpfe, auch der Herzkranzgefäße, mit schweren Schäden sind möglich	**Therapeutisch zweckmäßig** Wirksames Medikament zur Unterbrechung eines schweren Migräneanfalls. Wegen der möglichen schweren Nebenwirkungen ist eine sorgfältige Abwägung von Nutzen und Risiko im Einzelfall notwendig.

1.4. Krampflösende Mittel (Spasmolytika)

Eine anhaltende Verkrampfung sowohl der willkürlichen Muskulatur (z. B. Wadenkrämpfe) als auch der unwillkürlichen Muskulatur (z. B. im Verdauungssystem) ruft starke Schmerzen hervor. In solchen Fällen kann ein krampflösendes Medikament die Schmerzen lindern.
Gegen Muskelkrämpfe, die etwa beim Fußballspielen oder in der Schwangerschaft auftreten können, gibt es besondere Mittel und Methoden (siehe dazu Kapitel 2.8.: Muskellockernde Mittel).
Bei Koliken der Gallen- und ableitenden Harnwege gelten Nitrate (z. B. *Nitrolingual*, siehe 12.3.: Mittel gegen Angina Pectoris) und der Wirkstoff Diclofenac (enthalten z. B. in *Voltaren*, siehe dazu Kapitel 3.1.: Mittel gegen Rheuma und Arthrosen) als zweckmäßig.
Gegen krampfartige Regelschmerzen am wirksamsten ist der Wirkstoff Ibuprofen (enthalten z. B. in *Ibudolor*, *Ibuhexal*; siehe auch Kapitel 1.1.: Schmerz- und fiebersenkende Mittel).

Kombinationspräparate

Medikamente, die mehrere Wirkstoffe enthalten, haben meist mehr Nachteile als Vorteile: Ihr größter Nachteil ist, dass die für den jeweiligen Patienten sinnvollste Menge eines Wirkstoffs nicht eingenommen werden kann, ohne gleichzeitig die Dosierung anderer Inhaltsstoffe zu verändern. Damit steigt das Risiko für Nebenwirkungen.

Buscopan (= N-Butylscopolamin)

ist in Dragee- oder Tablettenform beinahe wirkungslos, weil nur etwa fünf Prozent des Wirkstoffs vom Körper aufgenommen werden. Als Zäpfchen ist die Wirkung sogar noch geringer. Lediglich als Injektion ist Buscopan zuverlässig wirksam.
Trotzdem sind *Buscopan-Dragees* und *-Tabletten* im Handel – sogar in Kombination mit anderen Wirkstoffen, z. B. *Buscopan plus* mit dem Schmerzmittel Paracetamol.

Krampflösende Mittel gegen Bauchschmerz

Wichtig: *Jeder länger dauernde Bauchschmerz muss vom Arzt untersucht werden, da er ein Anzeichen für eine schwerwiegende organische Erkrankung sein kann. Die unkritische Einnahme von Medikamenten kann eine Diagnose erschweren.*

Fast alle Leute haben gelegentlich Bauchschmerzen. Von *funktionellem Bauchschmerz* (im Fachjargon Colon irritabile genannt) spricht man, wenn es sich um eine gutartige Störung der Darmfunktion ohne nachweisbare organische Ursache handelt. Warum es zu solchen Erscheinungen – an denen Frauen weitaus häufiger als Männer leiden – kommt, ist bisher nicht geklärt. Es wird angenommen, dass Veranlagung, Essensgewohnheiten und psychologische Momente die Hauptrolle spielen. Bei der Behandlung von funktionellen Bauchschmerzen können Placebos, also Scheinarzneimittel ohne Wirkstoff, bei über 35 Prozent der Patienten zumindest kurzfristig beschwerdelindernd wirken. Dass im Gegensatz dazu krampflösende Mittel einen »nachhaltigen klinischen Nutzen« hätten, ist »kaum zweifelsfrei belegt«, betont die Schweizer Fachzeitschrift »pharma-kritik«.
Als möglicherweise zweckmäßig gilt der Wirkstoff Mebeverin (enthalten z. B. in *Colofac, Duspatal, Mebemerck*).
Abzuraten ist von einer Verwendung des Wirkstoffs Butylscopolamin (enthalten z. B. in *Buscopan*) – in Tabletten- oder Zäpfchenform ist er gegen Bauchschmerzen mehr oder weniger wirkungslos.

1.4. Krampflösende Mittel (Spasmolytika)

Präparat	Wichtigste Nebenwirkungen	Empfehlung
BS Inj. Carino Injektionslösung (D) Amp. **BS-ratiopharm Injektionslösung** (D) Amp. Butylscopolamin	Mundtrockenheit, Herzklopfen, Sehstörungen, verminderte Schweißbildung (Wärmestau möglich)	**Therapeutisch zweckmäßig bei** kolikartigen Krampfzuständen im Magen-Darm-Bereich.
Buscopan (D) Drag. **Buscopan Dragees** (D/Ö) Drag. **Buscopan-direkt** (D/Ö) Drag. **Buscopan Zäpfchen** (D/Ö) Zäpfchen Butylscopolamin *Rezeptpflichtig (Ö)*	Mundtrockenheit, Sehstörungen, Herzklopfen, verminderte Schweißbildung (Wärmestau möglich)	**Wenig zweckmäßig** Der Inhaltsstoff wird als Dragee und Zäpfchen nur unzuverlässig in den Organismus aufgenommen.
Buscopan Ampullen/ -Injektionsflasche (D/Ö) Amp., nur D: Injektionsflasche Butylscopolamin *Rezeptpflichtig (Ö)*	Mundtrockenheit, Herzklopfen, Sehstörungen, verminderte Schweißbildung (Wärmestau möglich)	**Therapeutisch zweckmäßig bei** kolikartigen Krampfzuständen im Magen-Darm-Bereich.

Präparat	Wichtigste Nebenwirkungen	Empfehlung
Buscopan comp. (Ö) Drag., Zäpfchen Butylscopolamin, Metamizol *Rezeptpflichtig*	Mundtrockenheit, Herzklopfen, Sehstörungen, verminderte Schweißbildung (Wärmestau möglich). Seltene, dann aber lebensgefährliche Abnahme weißer Blutzellen oder lebensbedrohlicher Schockformen (unter anderem Blutdruckabfall)	**Abzuraten** Wenig sinnvolle Kombination von Schmerzmittel (Metamizol) mit krampflösendem Mittel (Butylscopolamin), das vom Körper nur unzuverlässig aufgenommen wird. In Deutschland wurde dieses Medikament vom Markt genommen. Metamizol-haltige Präparate sind in vielen Ländern verboten.
Buscopan plus (D) Drag., Filmtabl., Zäpfchen Butylscopolamin, Paracetamol	Mundtrockenheit, Sehstörungen, Herzklopfen, verminderte Schweißbildung (Wärmestau möglich). Besonders bei sehr häufigem, jahrelangem Gebrauch sind Nierenschäden nicht auszuschließen. Bei Überdosierung: Leberschäden	**Wenig zweckmäßig** Kombination von krampflösendem Inhaltsstoff (Butylscopolamin), der vom Körper nur unzuverlässig aufgenommen wird, mit Schmerzmittel (Paracetamol).
Butylscopolamin-Rotexmedica (D) Injektionslösung Butylscopolamin	Mundtrockenheit, Herzklopfen, Sehstörungen, verminderte Schweißbildung (Wärmestau möglich)	**Therapeutisch zweckmäßig bei** kolikartigen Krampfzuständen im Magen-Darm-Bereich.
Colofac (Ö) Drag., Retardkaps. Mebeverin *Rezeptpflichtig*	Mundtrockenheit, Sehstörungen	**Möglicherweise zweckmäßig zur** kurzfristigen Anwendung beim sogenannten »Reizkolon«.
Duspatal (D) Tabl., Retardkaps., Susp. Mebeverin *Rezeptpflichtig*	Mundtrockenheit, Sehstörungen	**Möglicherweise zweckmäßig zur** kurzfristigen Anwendung beim sogenannten »Reizkolon«.
Mebemerck (D) Filmtabl. Mebeverin *Rezeptpflichtig*	Mundtrockenheit, Sehstörungen	**Möglicherweise zweckmäßig zur** kurzfristigen Anwendung beim sogenanntem »Reizkolon«.
Paveriwern (D) Lösung Mohnextrakt (enthält u. a. Morphin) *Rezeptpflichtig*	Erbrechen, Verstopfung, Verstärkung der Wirkung von Beruhigungs- und Schlafmitteln	**Wenig zweckmäßig bei** Krämpfen im Magen-Darm-Bereich. Enthält Morphin, das Darmkrämpfe auslösen kann.

Präparat	Wichtigste Nebenwirkungen	Empfehlung
Spascupreel (D) Tabl., Zäpfchen Kombination homöopathischer Verdünnungen	Keine zu erwarten	**Homöopathisches Mittel** Vertretbar, wenn Patient bei harmlosen Beschwerden positive Wirkung verspürt.
Spasman scop (D) Amp. Butylscopolamin *Rezeptpflichtig*	Mundtrockenheit, Herzklopfen, Sehstörungen, verminderte Schweißbildung (Wärmestau möglich)	**Therapeutisch zweckmäßig bei** kolikartigen Krampfzuständen im Magen-Darm-Bereich
Spasmo gallo sanol N (D) Drag. Pfefferminzöl	Magenbeschwerden, Verstopfung, Nierensteine	**Wenig zweckmäßig** bei Krämpfen der Gallenwege. Vertretbar, wenn Patient bei harmlosen Beschwerden positive Wirkung verspürt.
Spasmoplus (Ö) Zäpfchen Propyphenazon, Drofenin, Codein *Rezeptpflichtig, Suchtgift*	Müdigkeit, Benommenheit, Mundtrockenheit, Sehstörungen, Verstopfung. Lebensgefährliche Abnahme weißer Blutzellen ist nicht auszuschließen, Möglichkeit lebensbedrohlicher Schockformen. Durch Codein erhöhte Gefahr der Abhängigkeit	**Abzuraten** Wenig sinnvolle Kombination von zwei schmerzhemmenden Stoffen (Propyphenazon, Codein) und krampflösendem Inhaltsstoff (Drofenin). Gefahr schwerer Nebenwirkungen.

1.5. Mittel zur örtlichen Betäubung (Nervenblockade, Infiltration)

Aus vielen Untersuchungen weiß man, dass der Placebo-Effekt bei Injektionen besonders *wirksam* ist – egal, was gespritzt wird. Vielleicht ist das ein wesentlicher Grund dafür, dass Injektionen bei vielen Patienten sehr beliebt sind. Oft bessern sich dadurch schlagartig die Schmerzen, zumindest für einige Zeit.
Zur örtlichen Betäubung werden meist sogenannte Lokalanästhetika verwendet. Sie werden entweder in das Gewebe (Infiltration) oder oberflächlich unter die Haut (Quaddeln) gespritzt.
Die Wirkstoffe Bupivacain (enthalten z. B. in *Carbostesin*), Lidocain (enthalten z. B. in *Lidoject, Generika mit Lidocain + Firmennamen, Xylocain, Xylocitin-Loc, Xyloneural*), Mepivacain (enthalten z. B. in *Scandicain*), Prilocain (enthalten z. B. in *Xylonest*) und Ropi-

vacain (enthalten z. B. in *Naropin*) gelten als bewährte Standardmedikamente.
Einige dieser Mittel können in Form von Cremes oder Pflaster auf die Haut aufgetragen werden (z. B. *Emla Creme*). Dies dient vor allem dazu, Säuglinge und Kleinkinder vor Schmerzen bei Injektionen und Punktionen zu schützen.
Die Neuraltherapie – ein alternativmedizinisches Behandlungsverfahren – behauptet, dass zwischen bestimmten Hautstellen und inneren Organen Nervenverbindungen existieren. Durch Reizung bestimmter Hautstellen könne man auch eine Heilung bestimmter Organe bewirken. Diese Theorie ähnelt anderen, weit verbreiteten Behandlungskonzepten wie der Akupunktur und der Reflexzonenmassage.
Dass Akupunktur schmerzlindernd wirkt, ist nachgewiesen. Wobei es egal zu sein scheint, wo die Nadeln gesetzt werden. Was wirkt, sind offenbar die Nadelstiche selbst. Auch manche Reflexzonenmassagen – z. B. Bindegewebsmassagen – können hilfreich sein. Das Konzept der Fußreflexzonenmassage hingegen – bestimmte Organe sollen mit bestimmten Zonen auf der Fußsohle in Verbindung stehen – gilt als zweifelhaft.

Nebenwirkungen örtlicher Betäubungsmittel

Örtliche Betäubungsmittel, die injiziert werden, können Unruhe, Erregung, Übelkeit, Erbrechen und Kreislaufstörungen verursachen. Bei Procain (enthalten z. B. in *Novanaest-purum, Procain DeltaSelect und andere*) besteht zusätzlich die Gefahr schwerer allergischer Reaktionen. Es sind mehrere Todesfälle dokumentiert.

1.5. Mittel zur örtlichen Betäubung (Nervenblockade/Infiltration)

Präparat	Wichtigste Nebenwirkungen	Empfehlung
Carbostesin (D/Ö) Injektionslösung Bupivacain *Rezeptpflichtig*	Unruhe, Erregung, Benommenheit, Übelkeit, Erbrechen, Herz-Kreislauf-Störungen	**Therapeutisch zweckmäßig zur** Nervenblockade (Leitungsanästhesie).
Chloraethyl Dr. Henning (D) Spray, Sprühflasche Chlorethan	Starke Nachblutungen bei operativen Eingriffen, Gewebsschäden (Nekrosen), bei häufiger Anwendung Abhängigkeit möglich (»Schnüffeldroge«)	**Wenig zweckmäßig zur** kurzfristigen örtlichen Betäubung (»kalte Anästhesie«), da Gewebeschäden möglich.

Präparat	Wichtigste Nebenwirkungen	Empfehlung
Emla (D/Ö) Creme, Pflaster Lidocain, Prilocain *Rezeptpflichtig (Ö)*	Hautreizungen, selten allergische Reaktionen	**Therapeutisch zweckmäßig zur** örtlichen Betäubung bei kleineren Eingriffen.
Instillagel (D/Ö) Gel *Konservierungsstoffe:* Methyl- und Propylhydroxybenzoesäure (Parastoffe); *Wirkstoffe:* Lidocain, Chlorhexidin, Hydroxyethtylcellulose *Rezeptpflichtig (Ö)*	Selten Unruhe, Erregung, Benommenheit, Übelkeit, Erbrechen, Herz-Kreislauf-Störungen, allergische Reaktionen auch durch Konservierungsstoffe	**Therapeutisch zweckmäßig zur** örtlichen Betäubung und Keimverarmung an Schleimhäuten z. B. bei kleineren Eingriffen. Kombination von Mittel zur örtlichen Betäubung (Lidocain) und schwachem Desinfektionsmittel (Chlorhexidin).
Lidocain- Steigerwald (D) Injektionslösung, Amp., Flaschen *Konservierungsstoff:* Benzylalkohol (nur in Flaschen) **Lidocain-Rotexmemedica** (D) Injektionslösung *Konservierungsstoff:* Benzylalkohol **Lidocain-loges** (D) Injektionslösung, Injektionsflaschen *Konservierungsstoff:* Benzylalkohol; *Wirkstoff:* Lidocain	Unruhe, Erregung, Übelkeit, Erbrechen, Benommenheit, Herz-Kreislauf-Störungen, selten allergische Reaktionen auch durch Konservierungsstoffe möglich	**Therapeutisch zweckmäßig zur** örtlichen Betäubung. Mittel ohne Konservierungsstoffe sind vorzuziehen.
Lidocain Röwo (D) Amp., Injektionslösung, Flaschen *Konservierungsstoff:* Benzylalkohol (nur in Flaschen) *Rezeptpflichtig (außer 0,5% in 2-ml-Amp.)* **Lidoject** (D) Injektionslösung *Konservierungsstoff:* Methylhydroxybenzoesäure (Parastoff) **Lidoject sine** (D) Amp., Injektionslösung *Wirkstoff:* Lidocain *Rezeptpflichtig*	Unruhe, Erregung, Übelkeit, Erbrechen, Benommenheit, Herz-Kreislauf-Störungen, selten allergische Reaktionen auch durch Konservierungsstoffe möglich	**Therapeutisch zweckmäßig zur** örtlichen Betäubung. Mittel ohne Konservierungsstoffe sind vorzuziehen.

Präparat	Wichtigste Nebenwirkungen	Empfehlung
Meaverin Gel (D) Gel Mepivacain, Polidocanol	Hautreizungen, selten allergische Reaktionen	**Therapeutisch zweckmäßig zur** örtlichen Betäubung bei kleineren Eingriffen. Kombination von Mittel zur örtlichen Betäubung (Mepivacain) und Desinfektionsmittel (Polidocanol).
Meaverin Injektionslösung (D) Glasamp., Zyl.-Amp., Flaschen *Konservierungsstoff:* Methylhydroxybenzoesäure (Parastoff, nur in Flaschen); *Wirkstoff:* Mepivacain *Rezeptpflichtig*	Unruhe, Erregung, Benommenheit, Übelkeit, Erbrechen, Herz-Kreislauf-Störungen, Atemlähmung, selten allergische Reaktionen auch durch Konservierungsstoff	**Therapeutisch zweckmäßig zur** örtlichen Betäubung. Die Lösung ohne Konservierungsstoff (in Ampullen) ist vorzuziehen.
Naropin (D/Ö) Injektionslösung, Infusionslösung Ropivacain *Rezeptpflichtig*	Unruhe, Erregung, Benommenheit, Übelkeit, Erbrechen, Herz-Kreislauf-Störungen, Atemlähmung, selten allergische Reaktionen	**Therapeutisch zweckmäßig zur** örtlichen Betäubung. Lange Wirkungsdauer.
Novanaest-purum (Ö) Injektionslösung Procain *Rezeptpflichtig*	Unruhe, Erregung, Benommenheit, Übelkeit, Erbrechen, Kreislaufstörungen. In seltenen Fällen: schwere allergische Erscheinungen (z. B. Schock) möglich	**Therapeutisch zweckmäßig als** örtliches Betäubungsmittel. Kurze Wirkungsdauer und größeres Allergierisiko als z. B. bei Mepivacain.
Procain DeltaSelect (D) Amp., Flaschen **Procain Jenapharm** (D) Amp. **Procain-loges** (D) Amp., Injektionsflaschen *Konservierungsstoff:* Propylhydroxybenzoat (nur in Flaschen) **Procain Steigerwald** (D) Injektionslösung *Konservierungsstoff:* Benzylalkohol bzw. Chlorobutanol (nur in Flaschen); *Wirkstoff:* Procain *Rezeptpflichtig*	Unruhe, Erregung, Benommenheit, Übelkeit, Erbrechen, Herz-Kreislauf-Störungen. In seltenen Fällen: schwere allergische Erscheinungen (z. B. Schock) möglich	**Therapeutisch zweckmäßig als** örtliches Betäubungsmittel. Kurze Wirkungsdauer und größeres Allergierisiko als z. B. bei Mepivacain. Wenig zweckmäßig zur Neuraltherapie wegen des erhöhten Allergierisikos.

Präparat	Wichtigste Nebenwirkungen	Empfehlung
Scandicain (D/Ö) Injektionslösung in Flaschen und Amp. *Konservierungsstoff:* Methylhydroxybenzoesäure (Parastoff) (nur in Flaschen); *Wirkstoff:* Mepivacain *Rezeptpflichtig (Ö)*	Unruhe, Erregung, Benommenheit, Übelkeit, Erbrechen, Herz-Kreislauf-Störungen, selten allergische Reaktionen auch durch Konservierungsstoff	**Therapeutisch zweckmäßig zur** örtlichen Betäubung. Das Mittel ohne Konservierungsstoff (Ampulle) ist vorzuziehen.
Xylocain/ -viscös (D/Ö) Gel, Pumpspray, viscöse Lösung; Gel und Lösung enthalten Konservierungsstoffe; *Wirkstoff:* Lidocain *Rezeptpflichtig (Ö), nur Pumpspray in (D)*	Hautreizungen, selten allergische Reaktionen auch durch Konservierungsstoff Benzoesäureverbindungen (nur Gel und Lösung)	**Therapeutisch zweckmäßig zur** örtlichen Betäubung an Haut und Schleimhäuten.
Xylocain Injektionslösung (D) Injektionsflaschen *Konservierungsstoff:* Methylhydroxybenzoesäure (Parastoff) *Wirkstoff:* Lidocain *Rezeptpflichtig* **Lidoject sine** (D) Amp., Injektionslösung Lidocain *Rezeptpflichtig*	Unruhe, Erregung, Übelkeit, Erbrechen, Benommenheit, Herz-Kreislauf-Störungen, selten allergische Reaktionen auch durch Konservierungsstoffe möglich	**Therapeutisch zweckmäßig zur** örtlichen Betäubung Mittel ohne Konservierungsstoffe sind vorzuziehen.
Xylocitin-loc (D) Amp. Lidocain *Rezeptpflichtig*	Unruhe, Erregung, Übelkeit, Erbrechen, Benommenheit, Herz-Kreislauf-Störungen, selten allergische Reaktionen	**Therapeutisch zweckmäßig zur** örtlichen Betäubung.
Xylonest (D) Amp., Injektionsflaschen *Konservierungsstoff:* Methylhydroxybenzoesäure (nur in Injektionsflasche); *Wirkstoff:* Prilocain *Rezeptpflichtig*	Unruhe, Erregung, Benommenheit, Übelkeit, Erbrechen, Herz-Kreislauf-Störungen, selten allergische Reaktionen auch durch Konservierungsstoff	**Therapeutisch zweckmäßig zur** örtlichen Betäubung. Das Mittel ohne Konservierungsstoff (Ampulle) ist vorzuziehen.

Präparat	Wichtigste Nebenwirkungen	Empfehlung
Xylonest Adrenalin (D) Injektionsflaschen *Konservierungsstoff:* Methylhydroxybenzoesäure; *Wirkstoffe:* Prilocain, Epinephrin (= Adrenalin) *Rezeptpflichtig*	Unruhe, Erregung, Benommenheit, Übelkeit, Erbrechen, Herz-Kreislauf-Störungen (Blutdruck- und Pulsanstieg, Herzbeschwerden), Bewusstlosigkeit, selten allergische Reaktionen auch durch Konservierungsstoff	**Therapeutisch zweckmäßig zur** örtlichen Betäubung, nur wenn die zusätzliche Anwendung von Adrenalin zwingend notwendig ist.
Xyloneural (Ö) **Xyloneural mite/ forte** (D) Amp., Injektionslösung, Durchstechflaschen *Konservierungsstoff:* Methylhydroxybenzoesäure (Parastoff, nur in Durchstechflaschen); *Wirkstoff:* Lidocain *Rezeptpflichtig*	Unruhe, Erregung, Übelkeit, Erbrechen, Benommenheit, Herz-Kreislauf-Störungen, selten allergische Reaktionen auch durch Konservierungsstoff	**Therapeutisch zweckmäßig zur** örtlichen Betäubung. Das Mittel ohne Konservierungsstoff (Ampulle) ist vorzuziehen.

2. Kapitel: **Psyche, Nervensystem**

Die Psychiatrie, die bis in die 80er Jahre des vorigen Jahrhunderts einen sehr schlechten Ruf hatte, ist zu einer mehr oder weniger normalen Fachdisziplin der Medizin geworden. Wer psychische Probleme hat, muss sich nicht mehr fürchten, psychiatrische oder psychotherapeutische Hilfe in Anspruch zu nehmen. Eine bedeutsame Rolle bei den Veränderungen des Images der Psychiatrie spielten zweifellos auch die Fortschritte bei der medikamentösen Behandlung, die es ermöglichten, auf die früher üblichen Zwangsmittel weitgehend zu verzichten.
Über die Häufigkeit von psychischen Störungen oder Krankheiten gibt es die unterschiedlichsten Angaben. In Deutschland benötigen jedes Jahr etwa sechs Millionen Personen psychiatrische Hilfe, also etwa jede/jeder Dreizehnte.
Bei schweren psychischen Störungen oder Krankheiten wie etwa einer Psychose ist meist die Arbeitsfähigkeit oder die Fähigkeit, den Alltag zu bewältigen und soziale Kontakte herzustellen, ganz oder weitgehend eingeschränkt. Leichtere Störungen (Neurosen, psychosomatische Störungen, Verhaltensstörungen) betreffen das Wohlbefinden und im weitesten Sinn die sozialen Fähigkeiten. Dies kann sich äußern in Angstgefühlen, Schlafstörungen, starker Nervosität, dumpfem Traurigsein und anderen Beschwerden.

Ursachen

Heute geht man davon aus, dass die meisten psychischen Störungen und Krankheiten mehrere Ursachen haben: eine vererbte Anlage oder »Verletzlichkeit«, belastende Lebensereignisse (z. B. Kindheitstraumen, Verlust eines Partners), chronische Belastungen (z. B. Angst vor dem Verlust des Arbeitsplatzes), physikalische Einwirkungen (z. B. Lichtentzug), organische Krankheiten, persönliche Eigenschaften und persönliche Eigenarten im Umgang mit auftretenden Problemen.
Inzwischen weiß man auch, dass eine Reihe von Arzneimitteln psychische Störungen verursachen können – eine Erkenntnis, der von Medizinern oft zu wenig Beachtung geschenkt wird.

2.1. Schlafmittel

Schlaf ist ein ständig wiederkehrender Erholungsvorgang des Körpers. Er verläuft in Phasen:
a. Der »Tiefschlaf« mit verlangsamten hirnelektrischen Wellen wird auch als passiver Erholungsschlaf bezeichnet. Hier laufen in vielen Organen Regenerations- und Aufbauvorgänge ab.
b. Der »Traumschlaf« mit flachen hirnelektrischen Wellen und raschen Augenbewegungen dient vor allem der Weiterverarbeitung von tagsüber aufgenommenen Informationen.
Beim normalen Schlaf lösen sich nach dem Einschlafstadium die beiden Schlafphasen vier- bis fünfmal ab. Beide Schlafarten sind zur körperlichen und psychischen Erholung absolut notwendig.

Schlafstörungen

liegen dann vor, wenn dieser Erholungsvorgang beträchtlich gestört ist – sei es durch eine Änderung der Schlafdauer oder des Ablaufs der Schlafphasen. Mehrmaliges Aufwachen in der Nacht kann zwar sehr unangenehm sein, ist aber vor allem im zunehmenden Alter normal, also im engeren Sinn keine Störung.
Mögliche Ursachen für Störungen können sein: psychische Probleme (Sorgen, Ängste), Lärm, schlechte Betten, körperliche Beschwerden (Krankheiten, Schmerzzustände), unmäßiger Alkoholgenuss, Nebenwirkungen von Medikamenten und vieles andere mehr.
Etwa 10 Prozent der Bevölkerung leidet unter immer wieder auftretenden Schlafproblemen. Außerdem gibt es – in Deutschland; in Österreich sind uns die Zahlen nicht bekannt – etwa 25.000 Menschen, die unerwartet und plötzlich in den Schlaf fallen (Narkolepsie).

Behandlung

Schlafstörungen sind häufig nur ein vorübergehendes Problem und sollten deshalb nicht automatisch durch Einnahme eines Medikaments behandelt werden.
Bei körperlichen Ursachen muss in erster Linie die Krankheit, die zur Schlaflosigkeit führt, behandelt werden. Bei vielen Krankheiten (z. B. Durchblutungsstörungen, Asthma) sind die meisten gängigen Schlafmittel schädlich. Depressionen können durch Schlafmittel verstärkt werden.

Folgende nichtmedikamentöse Maßnahmen können hilfreich sein:
- Ein kleiner Abendspaziergang kann einschlaffördernd wirken.
- Zubettgehen zur richtigen Zeit.
- Schlafräume gut lüften. Die Temperatur im Schlafzimmer sollte nicht zu hoch sein (14–18° C).
- Vermeiden anregender Getränke (Kaffee, Cola etc.). Ein Glas Bier oder Wein kann hilfreich sein, zu viel davon kann jedoch dazu führen, dass man in der zweiten Nachthälfte wieder aufwacht und wach liegt.
- Vermeiden von Tagesschläfchen.
- Vermeiden von Schlaf vor dem Fernseher.
- Aktivitäten im Bett sollte man auf Sex und Schlafen einschränken.
- Vermeidung von aufregender Lektüre und Sport zu spät am Abend.

Medikamente gegen Schlafstörungen

Bevor ein Schlafmittel verordnet wird, sollte der Arzt abklären, was die Ursache der Schlafstörung ist.
Vorsicht: *Die Einnahme von Schlafmitteln bei schweren Depressionen oder Suchtkrankheiten kann gefährlich sein!*
Schlafmittel sollten nur in Krisensituationen und nur kurz verwendet werden.
Denn anfangs wirken die meisten, aber schon nach kurzer Zeit (drei bis vierzehn Tage) verringert sich die Wirkung – der Körper hat sich an die Mittel gewöhnt und benötigt unter Umständen immer größere Mengen. Es gibt allerdings zahlreiche Patienten, die seit Jahren sehr niedrige Dosen eines Benzodiazepins einnehmen und damit gut schlafen.

Schlafmittel bei Kindern?

Schlafstörungen bei Kindern bis zum siebten Lebensjahr stören mehr die Eltern als das Kind. Das Schlafbedürfnis im Säuglings- und Kinderalter ist recht unterschiedlich. Kinder, die weniger schlafen, leiden nicht unbedingt an Schlafmangel. Das »British Medical Journal« schreibt, dass jedes fünfte Kind im Alter bis zu zwei Jahren nachts oder »zu früh« aufwacht. Bei den Fünfjährigen ist es immer noch jedes zehnte.
Ursache dieser Unregelmäßigkeiten ist oft zu viel Schlaf am Tage. Stärkere Schlafstörungen werden häufig durch Angst und Suche nach Geborgenheit verursacht oder sind eine Reaktion auf familiäre Probleme.

Die Deutsche Arzneimittelkommission stellt fest, dass vorübergehende »Ein- und Durchschlafstörungen bei Kindern in der Regel nicht mit Psychopharmaka zu behandeln sind, weil sie fast immer durch eine Korrektur häuslicher oder familiärer Umstände behoben werden können«.

Schlafstörungen durch Schlafmittel

Die meisten Schlafmittel (vor allem die kürzer wirkenden »Einschlafmittel«) können schon nach kurzer Einnahme eine krasse Verschlechterung des Schlafes verursachen, wenn man aufhört, sie einzunehmen.
Die Folge: Man nimmt wieder Schlafmittel, diesmal in höheren Dosierungen. Größere Mengen solcher Mittel verändern jedoch den Schlaf in Richtung »Narkose«.

Sucht durch Schlafmittel

Bei den meisten synthetisch hergestellten Schlafmitteln (z. B. Benzodiazepinen, Chloralhydrat) besteht die Gefahr, dass man süchtig wird. Hört man nach längerer täglicher Verwendung mit der Einnahme solcher Mittel plötzlich auf, können sogar lebensbedrohliche Entzugserscheinungen auftreten. »Leichte« Entzugserscheinungen sind: schwerere Schlafstörungen als vor Beginn der Behandlung, Schwindel, Kopfschmerzen, Zittern, Durchfall, Erbrechen, Magenkrämpfe, Gewichtsverlust, Angst und Albträume.
Die Entzugserscheinungen sind manchmal stärker als bei Opiumsüchtigen und können nur vermieden werden, wenn man ganz langsam (z. B. zehn Prozent pro Woche) die Dosis des Mittels reduziert.

Verwirrung, Benommenheit durch Schlafmittel

Bei vielen Schlafmitteln (vor allem bei den länger wirkenden »Durchschlafmitteln«) wird die wirksame Substanz im Körper nur sehr langsam abgebaut. Sie wirken daher nicht nur in der Nacht, sondern auch am folgenden Tag. Wenn Sie das Medikament längere Zeit nehmen, sogar mehrere Tage. Wohlbefinden, Leistungsfähigkeit und vor allem die Verkehrstüchtigkeit werden beeinträchtigt. Dies gilt besonders für ältere Menschen.

Welches Mittel?

Rein pflanzliche Präparate sind ungefährliche, lang bewährte Naturheilmittel, deren Wirksamkeit allerdings streng wissenschaftlich nicht bewiesen ist. Ihre Verwendung ist dennoch sinnvoll, wenn sie als wirksam empfunden werden und dadurch der Gebrauch anderer, weit schädlicherer Schlafmittel verhindert werden kann.
Fast jedes zweite Schlafmittel ist bereits ein pflanzliches (z. B. *Alluna Nacht, Baldrian-Dispert, Baldriantinktur Hetterich, Baldriantinktur Madaus, Baldriparan N, H&S Johanniskrauttee sowie Nerven- und Schlaftee, Kytta Sedativ, Moradorm S, Sedacur forte, Sedariston, Sidroga-Tees, Thüringer Baldriantinktur, Vivinox Day*).
Ob Baldrian eine schlafanstoßende Wirkung hat, ist nach wie vor umstritten (z. B. *Alluna Nacht, Baldrian-Dispert, Baldriantinktur Hetterich, Baldriparan N und andere*). Wenn trotzdem eine Wirkung verspürt wird, ist dies auf den Placebo-Effekt zurückzuführen – also auf die Erwartung, dass das Mittel wirkt.
Tees oder Teemischungen aus Heilkräutern sind eine sinnvolle Form der Anwendung. Man kann die Kräuter in der Apotheke kaufen und die »Arznei« selbst zubereiten. Bei Schlafstörungen werden vor allem Baldrian, Hopfen, Melisse und Passionsblume verwendet. Als Faustregel gilt: Mischungen sollten nicht mehr als vier verschiedene Sorten enthalten. Industriell hergestellte »Naturheilmittel« enthalten oft mehr Bestandteile.

Benzodiazepine

Benzodiazepine (z. B. *Dalmadorm, Fluninoc 1, Flunitrazepam neuraxpharm, Flunitrazepam-ratiopharm, Halcion, Lendormin, Lormetazepam-ratiopharm, Mogadon, Nitrazepam AL, Nitrazepam-neuraxpharm, Noctamid, Planum, Radedorm, Remestan, Rohypnol 1, Somnubene, Staurodorm Neu, Temesta*) beeinträchtigen den Schlafablauf kaum, hemmen jedoch die Traumphasen (REM-Phasen). Sie wirken alle sehr ähnlich, sind jedoch sehr verschieden in Bezug auf die Schnelligkeit, mit der sie zu wirken beginnen, und in Bezug auf die Dauer der Wirkung.
Manche von ihnen sind ungeeignet als Schlafmittel, weil sie sehr lange wirken und nach dem Aufwachen die Konzentrations- und Reaktionsfähigkeit beeinträchtigen. Dies kann zu Unfällen, Verkehrsunfällen und Stürzen führen. Wegen der langen Wirkdauer sind folgende Ben-

zodiazepine wenig zweckmäßig als Schlafmittel und wegen Hang-over-Effekten mit Sturzgefahr bei älteren Menschen *abzuraten*:

- Flunitrazepam (enthalten z. B. in *Fluninoc 1, Flunitrazepam neuraxpharm, Flunitrazepam-ratiopharm, Rohypnol 1, Somnubene*)
- Flurazepam (enthalten z. B. in *Dalmadorm, Staurodorm Neu*)
- Nitrazepam (enthalten z. B. in *Mogadon, Nitrazepam-neuraxpharm, Radedorm*)

Einige Benzodiazepine hingegen haben zwar einen sehr schnellen Wirkungseintritt, wirken jedoch nur für kurze Zeit. Dies kann zu frühzeitigem nächtlichem Aufwachen und zu Albträumen sowie zu Ängstlichkeit und Unruhezuständen am darauf folgenden Tag führen. Außerdem können Gedächtnislücken entstehen (sog. anterograde Amnesie). Diese kurz wirkenden Benzodiazepine (Brotizolam, enthalten z. B. in *Lendormin* oder Triazolam, enthalten z. B. in *Halcion*) sind deshalb nur in ganz bestimmten Fällen zweckmäßig, wenn ein schneller Wirkungseintritt und eine kurz dauernde Wirkung erwünscht sind.

Zweckmäßig gegen Schlafstörungen sind folgende Benzodiazepine mit mittellanger Wirkdauer:

- Lormetazepam (enthalten z. B. in *Lormetazepam-ratiopharm, Noctamid*)
- Temazepam (enthalten z. B. in *Planum, Remestan*)

Alle Benzodiazepine können leicht zu Abhängigkeit und Sucht führen. Laut dem britischen Komitee zur Arzneimittelüberwachung sind sie für *Kinder nicht geeignet. Generell ist die Verwendung von Benzodiazepinen nur für kurze Zeit vertretbar (8–14 Tage).*

Chloralhydrat (Chloraldurat)

ist besonders geeignet bei leichter Schlaflosigkeit, weil es keine Störungen der Schlafphasen verursacht. Ein Nachteil sind die möglichen Nebenwirkungen auf Herz, Leber und Nieren. Es kann genauso wie die anderen Substanzen abhängig machen, führt aber weniger zur Benommenheit am nächsten Tag und reichert sich auch bei älteren Leuten nicht im Körper an.

Diphenhydramin

(enthalten z. B. in *Betadorm D, Dolestan., Dormutil N, Halbmond, Noctor, Sedopretten, Vivinox Sleep*) ist ein Antihistaminikum (siehe auch Kapitel 6.1.), das den Traumschlaf hemmt. Die schlafanstoßende Wirkung ist etwas schwächer als die von Benzodiazepinen und tritt erst nach ungefähr einer Stunde ein. Diphenhydramin beeinträchtigt das Reaktionsvermögen am folgenden Tag, hat jedoch den Vorteil, dass es praktisch keine Abhängigkeit verursacht. Nachteile sind die manchmal unzuverlässige Wirkung und die relativ häufigen unangenehmen Nebenwirkungen (z. B. Mundtrockenheit).

Doxylamin

(enthalten z. B. in *Hoggar N, Schlaftabs ratio*) ist ebenfalls ein Antihistaminikum, das den Traumschlaf hemmt. Die schlafanstoßende Wirkung ist etwas schwächer als die von Benzodiazepinen. Doxylamin beeinträchtigt das Reaktionsvermögen am folgenden Tag, hat jedoch den Vorteil, dass es nur selten Abhängigkeit verursacht. Nachteile sind die manchmal unzuverlässige Wirkung und die relativ häufigen unangenehmen Nebenwirkungen (z. B. Mundtrockenheit).

Zaleplon, Zolpidem, Zopiclon

(enthalten z. B. in *Bikalm, Ivadal, Somnal, Somnuscn, Sonata, Stilnox, Ximovan, Zoldem, Generika mit dem Namen Zolpidem + Firmenbezeichnung, Generika mit dem Namen Zopiclon + Firmenbezeichnung*)
Diese Mittel wirken nicht besser als Benzodiazepine, haben aber möglicherweise ein etwas geringeres Abhängigkeitspotenzial. Typische Nebenwirkungen dieser relativ neuen Mittel sind Albträume, Benommenheit, Beeinträchtigung des Reaktionsvermögens, Schwindel, Magenbeschwerden und Mundtrockenheit. Ein großer Nachteil dieser Mittel ist die sehr kurze Wirkdauer (ein bis fünf Stunden). Deshalb besteht das Risiko, dass man in der Nacht wieder aufwacht. Wegen des erhöhten Risikos von Nebenwirkungen sollte man in derselben Nacht jedoch keine zweite Tablette einnehmen.

2.1. Schlafmittel

Präparat	Wichtigste Nebenwirkungen	Empfehlung
Alluna Nacht zum Einschlafen (D) Filmtabl. Baldrianextrakt	Bei normaler Dosierung keine zu erwarten	**Naturheilmittel** Zweckmäßig als pflanzliches Beruhigungsmittel, wenn eine positive Wirkung verspürt wird.
Baldrian-Dispert (D/Ö) Drag., Stark-Drag. Baldrianextrakt	Bei normaler Dosierung keine zu erwarten	**Naturheilmittel** Zweckmäßig als pflanzliches Beruhigungsmittel, wenn eine positive Wirkung verspürt wird.
Baldrian-Dispert Nacht (D) Tabl. Baldrianextrakt, Hopfenextrakt	Bei normaler Dosierung keine zu erwarten	**Naturheilmittel** Zweckmäßig als pflanzliches Beruhigungsmittel, wenn eine positive Wirkung verspürt wird.
Baldriantinktur Hetterich (D) Tinktur Baldrian *Hinweis*: Enthält Alkohol!	Bei normaler Dosierung keine zu erwarten	**Naturheilmittel** Zweckmäßig als pflanzliches Beruhigungsmittel, wenn eine positive Wirkung verspürt wird.
Baldriparan stark für die Nacht (D) Drag. Baldrianextrakt	Bei normaler Dosierung keine zu erwarten	**Naturheilmittel** Zweckmäßig als pflanzliches Beruhigungsmittel, wenn eine positive Wirkung verspürt wird.
Betadorm D (D) Tabl. Diphenhydramin	Benommenheit am Tag, Hemmung des Traumschlafes, Mundtrockenheit, Magen-Darm-Störungen, Herzrhythmusstörungen	**Therapeutisch zweckmäßig nur** bei kurzzeitiger Einnahme (einige Tage bis zu drei Wochen). Antihistaminikum.
Bikalm (D) Filmtabl. Zolpidem *Rezeptpflichtig*	Albträume, Benommenheit, Depression, Einschränkung des Reaktionsvermögens, Schwindel, Doppeltsehen, Magenschmerzen, Erbrechen, Mundtrockenheit. Die vorliegenden Erfahrungen zeigen ein geringeres Risiko von körperlicher Abhängigkeit und Entzugserscheinungen nach Absetzen des Mittels (z. B. Schlaflosigkeit) als nach Benzodiazepinen	**Therapeutisch zweckmäßig** als Alternative zu kurz wirksamen Benzodiazepinen bei kurzzeitiger Einnahme (einige Tage bis zu zwei Wochen).

Präparat	Wichtigste Nebenwirkungen	Empfehlung
Chloraldurat (D) Kaps., Kaps. blau, Kaps. rot Chloralhydrat *Rezeptpflichtig*	Abhängigkeit. Bei schweren Herz-, Leber- und Nierenerkrankungen nicht einnehmen	**Therapeutisch zweckmäßig nur bei** kurzzeitiger Einnahme (einige Tage bis zu drei Wochen). Lang bewährt. Nebenwirkungen gut bekannt.
Dalmadorm (D) Filmtabl. Flurazepam *Rezeptpflichtig*	Benommenheit am Tag, bei längerer Einnahme Entzugssymptome (z. B. Schlafstörungen, Angst) und Abhängigkeit. Bei älteren Menschen häufig Erregung statt Beruhigung (»paradoxe Reaktion«)	**Wenig zweckmäßig** als Schlafmittel. Wegen sehr langer Wirkdauer Sturzgefahr, deshalb bei älteren Menschen abzuraten. Suchtgefahr!
Distraneurin (D/Ö) Mixtur, Kaps., Lösung Clomethiazol *Rezeptpflichtig*	Besonders große Gefahr der Abhängigkeit	**Abzuraten** als Schlafmittel wegen der großen Suchtgefahr. Nur zweckmäßig in bestimmten Stadien des Alkoholdeliriums, aber nur unter strenger klinischer Kontrolle.
Dolestan (D) Fortetabl., Tabl. Diphenhydramin	Benommenheit am Tag, Hemmung des Traumschlafes, Mundtrockenheit, Magen-Darm-Störungen, Beschleunigung des Pulses möglich	**Therapeutisch zweckmäßig nur bei** kurzzeitiger Einnahme (einige Tage bis zu drei Wochen). Antihistaminikum.
Dormutil N (D) Tabl. Diphenhydramin	Benommenheit am Tag, Hemmung des Traumschlafes, Mundtrockenheit, Magen-Darm-Störungen, Beschleunigung des Pulses möglich	**Therapeutisch zweckmäßig nur bei** kurzzeitiger Einnahme (einige Tage bis zu drei Wochen). Antihistaminikum.
Dysto-Loges (D) Tabl., Tropfen Homöopathische Verdünnungen aus Passionsblume, Melisse, Reserpin, Kaffee, Tabak u. a.	Bei normaler Dosierung keine zu erwarten	**Homöopathisches Mittel** in eher unübersichtlicher Kombination verschiedener Inhaltsstoffe. Eine mögliche Wirksamkeit kann nur individuell beurteilt werden.
Fluninoc 1 (D) Tabl. Flunitrazepam *Rezeptpflichtig*	Schlaflosigkeit nach Absetzen des Mittels, Abhängigkeit. Bei älteren Menschen häufig Erregung statt Beruhigung (»paradoxe Reaktion«)	**Wenig zweckmäßig** als Schlafmittel. Wegen sehr langer Wirkdauer Sturzgefahr, deshalb bei älteren Menschen abzuraten. Suchtgefahr!

Präparat	Wichtigste Nebenwirkungen	Empfehlung
Flunitrazepam neurax-pharm 1 (D) Tabl. **Flunitrazepam-ratiopharm 1** (D) Tabl. Flunitrazepam *Rezeptpflichtig*	Schlaflosigkeit nach Absetzen des Mittels, Abhängigkeit. Bei älteren Menschen häufig Erregung statt Beruhigung (»paradoxe Reaktion«)	**Wenig zweckmäßig** als Schlafmittel. Wegen sehr langer Wirkdauer Sturzgefahr, deshalb bei älteren Menschen abzuraten. Suchtgefahr!
Gittalun (D) Brausetabl. Doxylamin	Benommenheit am Tag, Hemmung des Traumschlafes, Mundtrockenheit, Magen-Darm-Störungen, Beschleunigung des Pulses möglich	**Therapeutisch zweckmäßig nur bei** kurzzeitiger Einnahme (einige Tage bis zu drei Wochen). Antihistaminikum.
Halbmond (D) Tabl. Diphenhydramin	Benommenheit am Tag, Hemmungen des Traumschlafes, Mundtrockenheit, Magen-Darm-Störungen, Beschleunigung des Pulses möglich	**Therapeutisch zweckmäßig nur bei** kurzzeitiger Einnahme (einige Tage bis zu drei Wochen). Antihistaminikum.
Halcion (D/Ö) Tabl., nur D: Mitetabl. Triazolam *Rezeptpflichtig*	Schlaflosigkeit nach Absetzen des Mittels, Abhängigkeit. Bei älteren Menschen häufig Erregung statt Beruhigung (»paradoxe Reaktion«)	**Therapeutisch zweckmäßig nur, wenn** ein Schlafmittel notwendig ist, das sehr schnell und nur für kurze Zeit wirken soll. Suchtgefahr!
Hoggar N (D) Tabl. Doxylamin	Benommenheit am Tag, Hemmung des Traumschlafes, Mundtrockenheit, Magen-Darm-Störungen, Beschleunigung des Pulses möglich	**Therapeutisch zweckmäßig nur bei** kurzzeitiger Einnahme (einige Tage bis zu drei Wochen). Antihistaminikum.
H&S Johanniskrauttee (D) Tee-Filterbeutel Johanniskraut	Hautreaktionen bei starker Sonnenbestrahlung möglich. Achtung: Gefährliche Wechselwirkungen mit anderen Medikamenten möglich	**Naturheilmittel** Zweckmäßig bei leichten depressiven Verstimmungen, wenn eine positive Wirkung verspürt wird.
H&S Schlaf- und Nerventee (D) Tee Baldrianwurzeln, Hopfenblüten, Melissenblätter, Rosmarinblätter	Keine wesentlichen zu erwarten	**Naturheilmittel** Zweckmäßig bei Schlafstörungen oder Einschlafschwierigkeiten, wenn eine positive Wirkung verspürt wird.

Präparat	Wichtigste Nebenwirkungen	Empfehlung
Ivadal (Ö) Filmtabl. Zolpidem *Rezeptpflichtig*	Albträume, Benommenheit, Depression, Einschränkung des Reaktionsvermögens, Schwindel, Doppeltsehen, Magenschmerzen, Erbrechen, Mundtrockenheit. Die vorliegenden Erfahrungen zeigen – wie bei den Benzodiazepinen – das Risiko von körperlicher Abhängigkeit und Entzugserscheinungen nach Absetzen des Mittels (z. B. Schlaflosigkeit)	**Therapeutisch zweckmäßig** als Alternative zu kurz wirksamen Benzodiazepinen bei kurzzeitiger Einnahme (einige Tage bis zu zwei Wochen).
Kytta Sedativ (D) f-Tropfen, f-Drag. Extrakte aus Baldrianwurzel, Hopfen, Passionsblume	Bei normaler Dosierung keine zu erwarten. Die Tropfen enthalten Alkohol!	**Naturheilmittel** Zweckmäßig als pflanzliches Beruhigungsmittel, wenn eine positive Wirkung verspürt wird.
Lendormin (D) Tabl. **Lendorm** (Ö) Tabl. Brotizolam *Rezeptpflichtig*	Schlaflosigkeit nach Absetzen des Mittels. Abhängigkeit. Bei älteren Menschen häufig Erregung statt Beruhigung (»paradoxe Reaktion«)	**Therapeutisch zweckmäßig nur, wenn** ein Schlafmittel notwendig ist, das sehr schnell und nur für kurze Zeit wirken soll. Suchtgefahr!
Lormetazepam AL (D) Tabl. **Lormetazepam ratiopharm** (D) Tabl. Lormetazepam *Rezeptpflichtig*	Schlaflosigkeit nach Absetzen des Mittels, Abhängigkeit. Bei älteren Menschen häufig Erregung statt Beruhigung (»paradoxe Reaktion«)	**Therapeutisch zweckmäßig nur bei** kurzzeitiger Einnahme (einige Tage bis zu zwei Wochen). Suchtgefahr!
Luvased (D) Drag. Extrakte aus Baldrianwurzel und Hopfen	Keine wesentlichen zu erwarten	**Naturheilmittel** Zweckmäßig als pflanzliches Beruhigungsmittel, wenn eine positive Wirkung verspürt wird.
Mogadan (D) Tabl., **Mogadon** (Ö) Tabl. Nitrazepam *Rezeptpflichtig*	Schlaflosigkeit nach Absetzen des Mittels, Abhängigkeit. Bei älteren Menschen häufig Erregung statt Beruhigung (»paradoxe Reaktion«)	**Wenig zweckmäßig als** Schlafmittel. Wegen sehr langer Wirkdauer Sturzgefahr, deshalb bei älteren Menschen abzuraten. Suchtgefahr!

Präparat	Wichtigste Nebenwirkungen	Empfehlung
Moradorm (D) Tabl. Diphenhydramin	Benommenheit am Tag, Hemmung des Traumschlafes, Mundtrockenheit, Magen-Darm-Störungen, Beschleunigung des Pulses möglich	**Therapeutisch zweckmäßig nur bei** kurzzeitiger Einnahme (einige Tage bis zu drei Wochen). Antihistaminikum.
Moradorm S (D) Filmtabl. Extrakte aus Baldrianwurzel, Passionsblumenkraut und Hopfenzapfen	Bei normaler Dosierung keine zu erwarten	**Naturheilmittel** Zweckmäßig als pflanzliches Beruhigungsmittel, wenn eine positive Wirkung verspürt wird.
Nervenruh Baldrian (D) Drag. Baldrianextrakt	Bei normaler Dosierung keine zu erwarten	**Naturheilmittel** Zweckmäßig als pflanzliches Beruhigungsmittel, wenn eine positive Wirkung verspürt wird.
Neurexan (D) Tabl., Mischung Enthält homöopathische Verdünnungen aus Passionsblume, Hafer, Kaffee und Zinkvalerianat	Bei normaler Dosierung keine zu erwarten	**Homöopathisches Mittel** in einer Kombination aus verschiedenen Inhaltsstoffen. Eine mögliche Wirksamkeit kann nur individuell beurteilt werden.
Nitrazepam-neuraxpharm (D) Tabl. **Nitrazepam AL** (D) Tabl Nitrazepam *Rezeptpflichtig*	Schlaflosigkeit nach Absetzen des Mittels, Abhängigkeit. Bei älteren Menschen häufig Erregung statt Beruhigung (»paradoxe Reaktion«)	**Wenig zweckmäßig als** Schlafmittel. Wegen sehr langer Wirkdauer Sturzgefahr, deshalb bei älteren Menschen abzuraten. Suchtgefahr!
Noctamid (D/Ö) Tabl. Lormetazepam *Rezeptpflichtig*	Schlaflosigkeit nach Absetzen des Mittels, Abhängigkeit. Bei älteren Menschen häufig Erregung statt Beruhigung (»paradoxe Reaktion«)	**Therapeutisch zweckmäßig nur bei** kurzzeitiger Einnahme (einige Tage bis zu zwei Wochen). Suchtgefahr!
Noctor (Ö) Drag. Diphenhydramin *Rezeptpflichtig*	Benommenheit am Tag, Hemmung des Traumschlafes, Mundtrockenheit, Magen-Darm-Störungen, Beschleunigung des Pulses möglich	**Therapeutisch zweckmäßig nur bei** kurzzeitiger Einnahme (einige Tage bis zu drei Wochen). Antihistaminikum.
Planum (D) Kaps., Mitekaps. Temazepam *Rezeptpflichtig*	Schlaflosigkeit nach Absetzen des Mittels, Abhängigkeit. Bei älteren Menschen häufig Erregung statt Beruhigung (»paradoxe Reaktion«)	**Therapeutisch zweckmäßig nur bei** kurzzeitiger Einnahme (einige Tage bis zu zwei Wochen). Suchtgefahr!

Präparat	Wichtigste Nebenwirkungen	Empfehlung
Radedorm (D) Tabl. Nitrazepam *Rezeptpflichtig*	Schlaflosigkeit nach Absetzen des Mittels, Abhängigkeit. Bei älteren Menschen häufig Erregung statt Beruhigung (»paradoxe Reaktion«)	**Wenig zweckmäßig als** Schlafmittel. Wegen sehr langer Wirkdauer Sturzgefahr, deshalb bei älteren Menschen abzuraten. Suchtgefahr!
Remestan (D) Kaps., Mitekaps. Temazepam *Rezeptpflichtig*	Schlaflosigkeit nach Absetzen des Mittels, Abhängigkeit. Bei älteren Menschen häufig Erregung statt Beruhigung (»paradoxe Reaktion«)	**Therapeutisch zweckmäßig nur bei** kurzzeitiger Einnahme (einige Tage bis zu zwei Wochen). Suchtgefahr!
Rohypnol 1 (D/Ö) Filmtabl., Amp. Flunitrazepam *Rezeptpflichtig, Betäubungsmittel (nur Ampullen)*	Schlaflosigkeit nach Absetzen des Mittels, Abhängigkeit. Bei älteren Menschen häufig Erregung statt Beruhigung (»paradoxe Reaktion«)	**Wenig zweckmäßig als** Schlafmittel. Wegen sehr langer Wirkdauer Sturzgefahr, deshalb bei älteren Menschen abzuraten. Suchtgefahr!
Schlafsterne (D) Tabl. Doxylamin	Benommenheit am Tag, Hemmung des Traumschlafes, Mundtrockenheit, Magen-Darm-Störungen, Beschleunigung des Pulses möglich	**Therapeutisch zweckmäßig nur bei** kurzzeitiger Einnahme (einige Tage bis zu drei Wochen). Antihistaminikum.
Schlaftabs ratio (D) Tabl. Doxylamin	Benommenheit am Tag, Hemmungen des Traumschlafes, Mundtrockenheit, Magen-Darm-Störungen, Beschleunigung des Pulses möglich	**Therapeutisch zweckmäßig nur bei** kurzzeitiger Einnahme (einige Tage bis zu drei Wochen). Antihistaminikum.
Sedacur forte (D) Drag. Extrakte aus Baldrianwurzel, Melissenblättern, Hopfenzapfen	Keine wesentlichen zu erwarten	**Naturheilmittel** Zweckmäßig als pflanzliches Beruhigungsmittel, wenn eine positive Wirkung verspürt wird.
Sedariston (D) Konz.-Kaps. Johanniskrautextrakt, Baldrianextrakt	Hautreaktionen bei starkem Sonnenlicht. Achtung: Bei Johanniskraut gefährliche Wechselwirkungen mit anderen Medikamenten möglich	**Wenig zweckmäßig** Baldrian und Johanniskraut besitzen unterschiedliche Wirkcharakteristika.

Präparat	Wichtigste Nebenwirkungen	Empfehlung
Sedariston Tropfen (D) Tropfen Extrakte aus Johanniskraut, Baldrianwurzel und Melisse	Hautreaktionen bei starkem Sonnenlicht. Achtung: Bei Johanniskraut gefährliche Wechselwirkungen mit anderen Medikamenten möglich	**Wenig zweckmäßig** Baldrian und Johanniskraut besitzen unterschiedliche Wirkcharakteristika.
Sedopretten (D) Tabl. Diphenhydramin	Benommenheit am Tag, Hemmung des Traumschlafes, Mundtrockenheit, Magen-Darm-Störungen, Beschleunigung des Pulses möglich	**Therapeutisch zweckmäßig nur bei** kurzzeitiger Einnahme (einige Tage bis zu drei Wochen).
Sidroga Johanniskrauttee (D) Tee Johanniskraut	Hautreaktionen bei starker Sonnenbestrahlung möglich. Achtung: Gefährliche Wechselwirkungen mit anderen Medikamenten möglich	**Naturheilmittel** Zweckmäßig bei leichten depressiven Verstimmungen, wenn eine positive Wirkung verspürt wird.
Sidroga Schlaf- und Nerventee Neu (D/Ö) Tee Baldrianwurzel, Passionsblume, Melissenblätter, Fischweide, Krause Minze	Keine wesentlichen zu erwarten	**Naturheilmittel** Zweckmäßig bei Schlafstörungen oder Einschlafschwierigkeiten, wenn eine positive Wirkung verspürt wird.
Somnal (Ö) Filmtabl. Zopiclon *Rezeptpflichtig*	Albträume, Benommenheit, Depression, Einschränkung des Reaktionsvermögens, Schwindel, Doppeltsehen, Magenschmerzen, Erbrechen, Mundtrockenheit. Die vorliegenden Erfahrungen zeigen – wie bei den Benzodiazepinen – das Risiko von körperlicher Abhängigkeit und Entzugserscheinungen nach Absetzen des Mittels (z. B. Schlaflosigkeit)	**Therapeutisch zweckmäßig** als Alternative zu kurz wirksamen Benzodiazepinen bei kurzzeitiger Einnahme (einige Tage bis zu zwei Wochen).

Präparat	Wichtigste Nebenwirkungen	Empfehlung
Somnosan (D) Filmtabl. Zopiclon *Rezeptpflichtig*	Albträume, Benommenheit, Depression, Einschränkung des Reaktionsvermögens, Schwindel, Doppeltsehen, Magenschmerzen, Erbrechen, Mundtrockenheit. zeigen. Die vorliegenden Erfahrungen zeigen – wie bei den Benzodiazepinen – das Risiko von körperlicher Abhängigkeit und Entzugserscheinungen nach Absetzen des Mittels (z. B. Schlaflosigkeit)	**Therapeutisch zweckmäßig** als Alternative zu kurz wirksamen Benzodiazepinen bei kurzzeitiger Einnahme (einige Tage bis zu zwei Wochen).
Somnubene (Ö) Filmtabl. Flunitrazepam *Rezeptpflichtig*	Schlaflosigkeit nach Absetzen des Mittels, Abhängigkeit. Bei älteren Menschen häufig Erregung statt Beruhigung (»paradoxe Reaktion«)	**Wenig zweckmäßig als** Schlafmittel. Wegen sehr langer Wirkdauer Sturzgefahr, deshalb bei älteren Menschen abzuraten. Suchtgefahr!
Sonata (D/Ö) Hartkaps. Zaleplon *Rezeptpflichtig*	Albträume, Benommenheit, Depression, Einschränkung des Reaktionsvermögens, Schwindel, Doppeltsehen, Magenschmerzen, Erbrechen, Mundtrockenheit. Die vorliegenden Erfahrungen zeigen – wie bei den Benzodiazepinen – das Risiko von körperlicher Abhängigkeit und Entzugserscheinungen nach Absetzen des Mittels (z. B. Schlaflosigkeit)	**Möglicherweise zweckmäßig zur** kurzzeitigen Einnahme (einige Tage bis zu zwei Wochen), als Alternative zu kurz wirkenden Benzodiazepinen (z. B. *Halcion*). Wahrscheinlich geringeres Sucht- und Missbrauchspotenzial. Allerdings ist noch eine längere Anwendungserfahrung erforderlich
Staurodorm Neu (D) Tabl. Flurazepam *Rezeptpflichtig*	Benommenheit am Tag, bei längerer Einnahme Entzugssymptome (z. B. Schlafstörungen, Angst) und Abhängigkeit. Bei älteren Menschen häufig Erregung statt Beruhigung (»paradoxe Reaktion«)	**Wenig zweckmäßig als** Schlafmittel. Wegen sehr langer Wirkdauer Sturzgefahr, deshalb bei älteren Menschen abzuraten. Suchtgefahr!

Präparat	Wichtigste Nebenwirkungen	Empfehlung
Stilnox (D) Filmtabl. Zolpidem *Rezeptpflichtig*	Albträume, Benommenheit, Depression, Einschränkung des Reaktionsvermögens, Schwindel, Doppeltsehen, Magenschmerzen, Erbrechen, Mundtrockenheit. Die vorliegenden Erfahrungen zeigen – wie bei den Benzodiazepinen – das Risiko von körperlicher Abhängigkeit und Entzugserscheinungen nach Absetzen des Mittels (z. B. Schlaflosigkeit)	**Therapeutisch zweckmäßig** als Alternative zu kurz wirksamen Benzodiazepinen bei kurzzeitiger Einnahme (einige Tage bis zu zwei Wochen).
Temesta (Ö) Tabl., Amp. Lorezepam *Rezeptpflichtig*	Schlaflosigkeit nach Absetzen des Mittels, Abhängigkeit. Bei älteren Menschen häufig Erregung statt Beruhigung (»paradoxe Reaktion«)	**Therapeutisch zweckmäßig** nur bei kurzzeitiger Einnahme (einige Tage bis zu zwei Wochen). Suchtgefahr!
Thüringer Baldriantinktur (D) Lösung Baldrianextrakt	Keine wesentlichen zu erwarten. Enthält Alkohol!	**Naturheilmittel** Zweckmäßig als pflanzliches Beruhigungsmittel, wenn eine positive Wirkung verspürt wird.
Valeriana comp. Hevert novum (D) Drag. Diphenhydramin, Baldrianextrakt	Benommenheit am Tag, Hemmung des Traumschlafes, Mundtrockenheit, Magen-Darm-Störungen, Beschleunigung des Pulses möglich	**Abzuraten** Wenig sinnvolle Kombination von Antihistaminikum (Diphenhydramin) mit Baldrianextrakt.
Vivinox Day (D) Drag. Extrakte aus Baldrianwurzel, Hopfenzapfen, Passionsblume	Keine wesentlichen zu erwarten	**Naturheilmittel** Zweckmäßig als pflanzliches Beruhigungsmittel, wenn eine positive Wirkung verspürt wird.
Vivinox Sleep (D) Drag. **Vivinox Sleep stark** (D) Tabl. Diphenhydamin	Schlaflosigkeit nach Absetzen des Mittels, Abhängigkeit. Bei älteren Menschen häufig Erregung statt Beruhigung (»paradoxe Reaktion«)	**Wenig zweckmäßig als** Schlafmittel. Wegen sehr langer Wirkdauer Sturzgefahr, deshahalb bei älteren Menschen abzuraten. Suchtgefahr!

Präparat	Wichtigste Nebenwirkungen	Empfehlung
Ximovan (D) Filmtabl. Zopiclon *Rezeptpflichtig*	Albträume, Benommenheit, Depression, Einschränkung des Reaktionsvermögens, Schwindel, Doppeltsehen, Magenschmerzen, Erbrechen, Mundtrockenheit. Die vorliegenden Erfahrungen zeigen, wie bei den Benzodiazepinen – das Risiko von körperlicher Abhängigkeit und Entzugserscheinungen nach Absetzen des Mittels (z. B. Schlaflosigkeit)	**Therapeutisch zweckmäßig** als Alternative zu kurz wirksamen Benzodiazepinen bei kurzzeitiger Einnahme (einige Tage bis zu zwei Wochen).
Zincum valerianicum Hevert (D) Tinktur Hömopathische Baldriantinktur	Keine wesentlichen zu erwarten, enthält geringe Mengen an Alkohol pro Dosierung	**Homöopathisches Mittel** Zweckmäßig, wenn eine positive Wirkung verspürt wird.
Zoldem (Ö) **Zolpidem AL** (D) **Zolipdem – 1 A Pharma** (D) **Zolpidem Hexal** (Ö) **Zolpidem-ratiopharm** (D/Ö) **Zolipdem Sandoz** (D) **Zolpidem STADA** (D) **Zolp-Lich** (D) Filmtabletten *Wirkstoff:* Zolpidem *Rezeptpflichtig*	Albträume, Benommenheit, Depression, Einschränkung des Reaktionsvermögens, Schwindel, Doppeltsehen, Magenschmerzen, Erbrechen, Mundtrockenheit. Die vorliegenden Erfahrungen zeigen ein geringeres Risiko von körperlicher Abhängigkeit und Entzugserscheinungem nach Absetzen des Mittels (z. B. Schlaflosigkeit)	**Therapeutisch zweckmäßig** als Alternative zu kurz wirksamen Benzodiazepinen bei kurzzeitiger Einnahme (einige Tage bis zu zwei Wochen).
Zop (D) **zopiclodura** (D) **Zopiclon AbZ** (D) **Zopiclon AL** (D) **Zopiclon beta** (D) **ZopiclonLich** (D) **Zopiclon-neuraxpharm** (D) **Zopi-PUREN** (D) **Zopiclon-ratiopharm** (D) **Zopiclon Sandoz** (D) **Zopiclon STADA** (D) **Zopiclon von ct** (D) **Zopi-Puren** (D) Filmtabletten *Wirkstoff:* Zopiclon *Rezeptpflichtig*	Albträume, Benommenheit, Depression, Einschränkung des Reaktionsvermögens, Schwindel, Doppeltsehen, Magenschmerzen, Erbrechen, Mundtrockenheit. Die vorliegenden Erfahrungen zeigen – wie bei den Benzodiazepinen – das Risiko von körperlicher Abhängigkeit und Entzugserscheinungen nach Absetzen des Mittels (z. B. Schlaflosigkeit)	**Therapeutisch zweckmäßig** als Alternative zu kurz wirksamen Benzodiazepinen bei kurzzeitiger Einnahme (einige Tage bis zu zwei Wochen).

2.2. Beruhigungsmittel (Tranquilizer und andere Mittel)

Nervosität, Angespanntheit und Angstzustände sind alltägliche Bestandteile des Lebens. Das Empfinden von Angst ist oft ein natürlicher und wichtiger Schutzmechanismus. Angespanntheit kann die Leistungsfähigkeit erhöhen.
Am Arbeitsplatz und im privaten Alltag entstehen jedoch oft Stresssituationen, mit denen man nicht so leicht fertig wird. Mögliches Resultat: Angst und deren Folgen (Durchfall, Schmerzen, Herzklopfen, Ticks), die nicht mehr als »normal« empfunden werden und das eigene Wohlbefinden oder das anderer beeinträchtigen. Angstzustände sind oft von Beschwerden begleitet, die durch körperliche Reaktionen (z. B. Schwitzen) entstehen. Umgekehrt können körperliche Erkrankungen (vor allem Herzkrankheiten) zu einer »Begleitangst« führen.

Beruhigung ohne Medikamente

»Beruhigen« können auch nichtmedikamentöse Maßnahmen, z. B. Entspannungsübungen und psychologische Beratung.

Beruhigung durch Medikamente

In den letzten 30 Jahren ist neben die Droge Alkohol – dem wohl ältesten Beruhigungsmittel der Welt – die Therapie mit Tranquilizern getreten. Das Ansteigen von körperlichen und psychischen Stresserscheinungen oder die mangelnde Bereitschaft, mit ihnen fertig zu werden, eröffnete für die Pharmaindustrie einen großen Markt. »Aufwind für die Psyche«, »Lösung für Scheinprobleme«, »Nimmt die Angst, aber nicht die Gefühle« – mit diesen flotten Sprüchen wurden die Tranquilizer beworben. Mitte der achtziger Jahre wurden in Deutschland bereits 40 Millionen Packungen solcher Mittel verkauft. Als jedoch zunehmend bekannt wurde, dass Tranquilizer süchtig machen können, setzte eine Gegenbewegung ein. Die Verkaufszahlen sanken auf 17 Millionen Packungen im Jahr 2000 und auf rund 11 Millionen verkaufte Packungen im Jahr 2006.

Benzodiazepin-Tranquilizer

Die angstdämpfende Wirkung von Benzodiazepin-Tranquilizern (z. B. *Adumbran, Generika mit dem Namen Alprazolam + Firmenbezeichnung, Anxiolit, Bromazanil, Bromazep 6-CT, Generika mit*

dem Namen Bromazepam+ Firmenbezeichnung, Demetrin, Generika mit dem Namen Diazepam + Firmenbezeichnung, Durazanil 6, Faustan, Frisium, Gewacalm, Gityl, Lexotanil 6, Generika mit dem Namen Lorazepam + Firmenbezeichnung, Normoc, Oxa-CT, Generika mit dem Namen Oxazepam + Firmenbezeichnung, Praxiten, Psychopax, Rudotel, Tafil, Tavor, Temesta, Tranxilium, Valium, Xanor) ist durch viele Studien belegt.
Die Ursachen der Angst werden jedoch nicht beseitigt – im Gegenteil: Beruhigungsmittel wirken bewusstseins- oder gefühlsmindernd und können so die notwendige aktive Auseinandersetzung mit den Stressfaktoren sogar verhindern. Sie können nur als vorübergehende Hilfe zur Überbrückung von Extremsituationen dienen und z. B. den Übergang zu anderen Behandlungsformen wie Psychotherapie erleichtern.

Alle Mittel wirken
- angstlösend,
- dämpfend, bewusstseinstrübend, ermüdend,
- muskelentspannend
- und krampflösend.

Sucht . . .

Benzodiazepin-Tranquilizer machen sich oft selbst unentbehrlich. Schon nach der Einnahme über einige Wochen können beim Absetzen der Medikamente genau die Symptome verstärkt hervorgerufen werden, gegen die sie wirken: Angstzustände, Schweißausbrüche, Schlafstörungen. Der Weg zum Arzt und die Bitte um ein weiteres Rezept sind nur allzu oft die Folge dieser Erscheinungen. Damit ist der gefährliche Weg zu einer dauernden Einnahme dieser Mittel und damit zur Tranquilizersucht begonnen.
Nach längerer Einnahme sollte daher das Absetzen dieser Mittel allmählich erfolgen. Einige Mittel (z. B. *Tavor*) stehen im Verdacht, ein besonders großes Risiko von Abhängigkeit zu haben.

. . . und Wirkungsverlust

Die lange Einnahme von Beruhigungsmitteln führt zu einer Abschwächung der Wirkung – nach vier Monaten lässt sich keine angstlösende Wirkung mehr nachweisen.
Aus beiden Gründen ist nur die kurzzeitige Einnahme dieser Mittel vertretbar.

Nebenwirkungen

Nebenwirkungen sind nicht sehr häufig, bei Menschen über 60 Jahren treten sie jedoch viermal so oft auf wie bei den übrigen. Zum Beispiel Verwirrung, starke Bewusstseinsdämpfung, unkoordinierte Bewegungen, Muskelerschlaffung und Kopfschmerzen sowie Artikulationsstörungen (besonders bei älteren Menschen). Bei lang wirksamen Tranquilizern kommt es bei älteren Patienten vermutlich aufgrund der dämpfenden Wirkung bei Stürzen häufiger zu Schenkelhalsbrüchen.
Achtung: Weil Menschen über 65 auf Benzodiazepine stärker ansprechen, sollte bei ihnen die Dosis generell auf ein Drittel oder Viertel herabgesetzt werden.
Bei Benzodiazepinen, deren Wirkung schnell eintritt (z. B. *Halcion*), wurden auch Bewusstseinsausfälle beobachtet, die jedoch die Handlungsfähigkeit nicht reduzierten. In diesem Zustand können für Patienten gefährliche Situationen entstehen – z. B. unkontrollierte emotionale Reaktionen oder unbeabsichtigte Gewalttaten.
All diese Nebenwirkungen können auch noch auftreten, wenn man längst mit dem Schlucken der Mittel aufgehört hat – weil die Wirkstoffe im Körper nur langsam abgebaut werden. Benzodiazepine beeinträchtigen die Reaktionsfähigkeit, besonders in Kombination mit Alkohol.

Schwangerschaft

Bei der Einnahme im ersten Drittel der Schwangerschaft sind Missbildungen des Embryos nicht auszuschließen. Frauen, die während der Schwangerschaft regelmäßig Beruhigungsmittel schlucken, riskieren auch, dass ihre Säuglinge ebenfalls »beruhigt« oder sogar süchtig werden. Diese sind nach der Geburt häufig gedämpft, trinkfaul und haben eine niedrige Körpertemperatur. Gelegentliche, einzelne Einnahmen von Benzodiazepinen während der Schwangerschaft sind wahrscheinlich unproblematisch.

Welches Mittel?

Für die Auswahl ist vor allem die Wirkungsdauer wichtig. Als Beruhigungsmittel sind mittellang und lang wirkende Benzodiazepine geeignet:

a) Mittellang wirkende Benzodiazepine sind: Oxazepam (enthalten z. B. in *Adumbran, Anxiolit, Normoc, Oxa-CT, Generika mit dem Namen Oxazepam + Firmenname, Praxiten*), Lorazepam (enthalten z. B. in *Generika mit dem Namen Lorazepam + Fir-*

menname, Tavor, Temesta), Bromazepam (enthalten z. B. in *Generika mit dem Namen Bromazepam + Firmenname, Durazanil 6, Gityl, Lexotanil 6, Normoc*) und Alprazolam (enthalten z. B. in *Generika mit dem Namen Alprazolam + Firmenname, Tafil, Xanor*).

b) Lang wirkende Benzodiazepine sind: Chlordiazepoxid (enthalten z. B. in *Radepur*), Clorazepat (enthalten z. B. in *Tranxilium*), Clobazam (enthalten z. B. in *Frisium*), Diazepam (enthalten z. B. in *Generika mit dem Namen Diazepam + Firmenbezeichnung, Faustan, Gewacalm, Psychopax, Valiquid, Valium*), Nordazepam (enthalten z. B. in *Tranxilium N*), Prazepam (enthalten z. B. in *Demetrin*).

Bei Benzodiazepinen mit langer Wirkungsdauer besteht eine geringere Gefahr von Entzugssymptomen nach dem Absetzen des Mittels.

Neuroleptika und Antidepressiva

Die Arzneimittelkommission der Deutschen Ärzteschaft rät davon ab, bei Angst- und Spannungszuständen Neuroleptika (siehe Kapitel 2.5.: Mittel gegen Psychosen [Neuroleptika]) oder Antidepressiva (siehe Kapitel 2.4.: Mittel gegen Depressionen) zu verwenden. Entgegen dieser Empfehlung werden manche Neuroleptika von den Herstellern auch als Beruhigungsmittel empfohlen, und sie werden von manchen Ärzten hauptsächlich als solche verschrieben.
Antidepressiva können bei Panikattacken und bei Schlafstörungen und Angstzuständen in Verbindung mit Depressionen sinnvoll sein.

Meprobamat

(enthalten z. B. in *Microbamat, Miltaun*) ist weniger spezifisch und unverlässlicher angstlösend wirksam als die Benzodiazepine. Es kann relativ rasch zu Abhängigkeit und Sucht führen. Während des Entzugs sind schon Todesfälle aufgetreten. Neben den für alle Beruhigungsmittel üblichen Nebenwirkungen (Müdigkeit, fallweise auch »paradoxe Erregung«) können auch Hauterkrankungen auftreten. Außerdem werden Blutschäden mit diesem Mittel in Zusammenhang gebracht. Wegen dieser Nachteile wird von der Verwendung *abgeraten*.

Naturheilmittel

Als »Hausmittel« zur Beruhigung gelten Pflanzen oder Pflanzenextrakte wie Baldrian, Hopfen, Melisse, Passionsblume, Wurzelstock

und andere. Solche Extrakte finden sich auch in industriell erzeugten Arzneimitteln, z. B. Baldrian-Extrakt in *Baldrian-Dispert, Baldrian Drei Herzblätter*. Manche Mittel enthalten auch Kombinationen mehrerer Pflanzen oder Pflanzenextrakte (z. B. *Baldriparan N stark, Passedan-Tropfen*).
Die Wirksamkeit dieser Mittel ist streng wissenschaftlich nicht bewiesen. Wenn man allerdings eine positive Wirkung verspürt, haben sie gewisse Vorteile: Sie können nicht süchtig machen und haben auch keine schwerwiegenden Nebenwirkungen. Ihre Verwendung bei psychisch bedingten Störungen kann daher sinnvoll sein. Positiv bewertet wurden reine Baldrian-Präparate aus offizinellem (d. h. im Deutschen Arzneimittelbuch registrierten) Baldrian und Kombinationen von Baldrian mit Hopfen oder Passionsblume.

Johanniskraut (lateinischer Name *Hypericum perforatum*)
Dem Johanniskraut (enthalten z. B. in *Jarsin, Kira*; aber auch in Kombinationsmitteln wie *Sedariston*) wird eine sehr milde antidepressive Wirkung zugeschrieben. Wegen zahlreichen gefährlichen Wechselwirkungen mit anderen Arzneimitteln ist der Verbrauch in den vergangenen Jahren stark zurückgegangen. Die Verwendung ist nur bei leichten depressiven Verstimmungen sinnvoll.

2.2. Beruhigungsmittel (Tranquilizer und andere Mittel)

Präparat	Wichtigste Nebenwirkungen	Empfehlung
Adumbran (D/Ö) Tabl., Fortetabl. Oxazepam *Rezeptpflichtig*	Müdigkeit, Beeinträchtigung der Konzentration und Koordination (Vorsicht beim Autofahren, besonders mit Alkohol), bei längerer Einnahme Abhängigkeit und Entzugssymptome (z. B. Schlaflosigkeit, Angst)	**Therapeutisch zweckmäßig nur bei** kurzzeitiger Einnahme (einige Tage bis zu drei Wochen). Lang bewährter Inhaltsstoff mit mittlerer Wirkungsdauer. Suchtgefahr!
Alluna Tag zur Beruhigung (D) überzogene Tabl. Extrakt aus Passionsblumenkraut und Baldrianwurzel	Allergische Hauterscheinungen möglich. Alkoholwirkung durch Baldrian verstärkt	**Naturheilmittel** mit pflanzlichen Inhaltsstoffen. Zweckmäßig wenn Patient positive Wirkung verspürt. Kombination von Baldrianextrakt mit weiterem Pflanzenextrakt. Reine Baldrianextrakte sind vorzuziehen.

Präparat	Wichtigste Nebenwirkungen	Empfehlung
Alprazolam AbZ (D) **Alprazolam AL** (D) **Alprazolam-ratiopharm** (D) **Alprazolam Sandoz** (D) Tabletten *Wirkstoff:* Alprazolam *Rezeptpflichtig*	Müdigkeit, Beeinträchtigung der Konzentration und Koordination (Vorsicht beim Autofahren, besonders mit Alkohol), bei längerer Einnahme Abhängigkeit und Entzugssymptome (z. B. Schlaflosigkeit, Angst)	**Therapeutisch zweckmäßig nur bei** kurzzeitiger Einnahme (einige Tage bis zu drei Wochen). Mittlere Wirkungsdauer. Suchtgefahr!
Anxiolit (Ö) Drag., Forte-Tabl., Retardkaps. Oxazepam *Rezeptpflichtig*	Müdigkeit, Beeinträchtigung der Konzentration und Koordination (Vorsicht beim Autofahren, besonders mit Alkohol), bei längerer Einnahme Abhängigkeit und Entzugssymptome (z. B. Schlaflosigkeit, Angst)	**Therapeutisch zweckmäßig nur bei** kurzzeitiger Einnahme (einige Tage bis zu drei Wochen). Lang bewährter Inhaltsstoff mit mittlerer Wirkungsdauer. Suchtgefahr!
Anxiolit plus (Ö) Drag. Oxazepam, Benactyzin *Rezeptpflichtig*	Mundtrockenheit. Müdigkeit, Beeinträchtigung der Konzentration und Koordination (Vorsicht beim Autofahren, besonders mit Alkohol), bei längerer Einnahme Abhängigkeit und Entzugssymptome (z. B. Schlaflosigkeit, Angst)	**Abzuraten** Wenig sinnvolle Kombination eines Beruhigungsmittels (Oxazepam) mit einem krampflösenden Mittel (Benactyzin). Suchtgefahr!
Atarax (D/Ö) Filmtabl., nur D: Liquidum Hydroxyzin *Rezeptpflichtig*	Müdigkeit, Beeinträchtigung der Konzentration und Koordination (Vorsicht beim Autofahren, besonders mit Alkohol)	**Wenig zweckmäßig** Nur zur kurzzeitigen Einnahme vertretbar. Antihistaminikum (Mittel gegen Allergien) mit beruhigender Wirkung, nicht spezifisch angstlösend wirksam.
Baldrian-Dispert (D/Ö) Drag., nur Ö: Forte Drag. **Baldrian-Dispert Tag zur Beruhigung** (D) Drag. Baldrianwurzelextrakt	Bei normaler Dosierung keine zu erwarten. Alkoholwirkung durch Baldrian verstärkt	**Naturheilmittel** mit pflanzlichen Inhaltsstoffen. Zweckmäßig, wenn Patient positive Wirkung verspürt.
Baldrian Drei Herzblätter (Ö) Drag., Fortedrag. Pflanzenextrakt (Baldrian)	Bei normaler Dosierung keine zu erwarten. Alkoholwirkung durch Baldrian verstärkt	**Naturheilmittel** mit pflanzlichen Inhaltsstoffen. Zweckmäßig, wenn Patient positive Wirkung verspürt.

Präparat	Wichtigste Nebenwirkungen	Empfehlung
Baldriparan (Ö) Drag. **Baldriparan N Stark zur Beruhigung** (D) Drag. Baldrianwurzelextrakt, Hopfenextrakt, Melissenblätterextrakt	Bei normaler Dosierung keine zu erwarten. Alkoholwirkung durch Baldrian verstärkt	**Naturheilmittel** mit pflanzlichen Inhaltsstoffen. Kombination von Baldrianextrakt mit anderen Pflanzenextrakten. Zweckmäßig, wenn Patient positive Wirkung verspürt. Reine Baldrianextrakte sind vorzuziehen.
Baldriparan Stark für die Nacht (D) Drag. Baldrianwurzelextrakt	Bei normaler Dosierung keine zu erwarten. Alkoholwirkung durch Baldrian verstärkt	**Naturheilmittel** mit pflanzlichen Inhaltsstoffen. Hochdosiertes Präparat. Zweckmäßig als Schlafmittel, wenn Patient positive Wirkung verspürt.
Bromazanil (D) Tabl. **Bromazepam – 1 A Pharma** (D) Tabl. **Bromazepam AL** (D) Tabl. **Bromazepam beta** (D) Tabl. **Bromazepam-neuraxpharm** (D) Tabl. **Bromazepam-ratiopharm** (D) Tabl. **Bromazep-CT** (D) Tabl. **Bromazepam Genericon** (Ö) Filmtabl. Bromazepam *Rezeptpflichtig*	Müdigkeit, Beeinträchtigung der Konzentration und Koordination (Vorsicht beim Autofahren, besonders mit Alkohol), bei längerer Einnahme Abhängigkeit und Entzugssymptome (z. B. Schlaflosigkeit, Angst)	**Therapeutisch zweckmäßig nur bei** kurzzeitiger Einnahme (einige Tage bis zu drei Wochen). Mittlere Wirkungsdauer. Suchtgefahr!
Cassadan (D) Tabl. Alprazolam *Rezeptpflichtig*	Müdigkeit, Beeinträchtigung der Konzentration und Koordination (Vorsicht beim Autofahren, besonders mit Alkohol), bei längerer Einnahme Abhängigkeit und Entzugssymptome (z. B. Schlaflosigkeit, Angst)	**Therapeutisch zweckmäßig nur bei** kurzzeitiger Einnahme (einige Tage bis zu drei Wochen). Mittlere Wirkungsdauer. Suchtgefahr!
Demetrin (D/Ö) Tabl. Prazepam *Rezeptpflichtig*	Müdigkeit, Beeinträchtigung der Konzentration und Koordination (Vorsicht beim Autofahren, besonders mit Alkohol), bei längerer Einnahme Abhängigkeit und Entzugssymptome (z. B. Schlaflosigkeit, Angst)	**Therapeutisch zweckmäßig nur bei** kurzzeitiger Einnahme (einige Tage bis zu drei Wochen). Lange Wirkungsdauer (mehr als 24 h). Suchtgefahr!

Präparat	Wichtigste Nebenwirkungen	Empfehlung
Diazepam Desitin rectal tube (D) Lösung Diazepam *Rezeptpflichtig*	Müdigkeit, Beeinträchtigung der Konzentration und Koordination (Vorsicht beim Autofahren, besonders mit Alkohol). Bei längerer Anwendung Abhängigkeit und Entzugssymptome (z. B. Schlaflosigkeit, Angst) möglich	**Therapeutisch zweckmäßig nur zur** akuten Anwendung, z. B. bei Fieberkrämpfen, Epilepsie und Erregungszuständen, wenn eine rektale Anwendung notwendig ist.
Diazepam AbZ (D) Tabl., Tropfen, Injektionslösung **Diazepam Lipuro** (D) Injektionslösung **Diazepam-ratiopharm** (D) Tabl., Tropfen, Zäpfchen, Injektionslösung **Diazepam Rotexmedia** (D) Injektionslösung **Diazepam Sandoz** (D) Tabl. **Diazepam Stada** (D) Tabl. **Diazep-CT** (D) Tabl., Injektionslösung Diazepam *Rezeptpflichtig*	Müdigkeit, Beeinträchtigung der Konzentration und Koordination (Vorsicht beim Autofahren, besonders mit Alkohol), bei längerer Einnahme Abhängigkeit und Entzugssymptome (z. B. Schlaflosigkeit, Angst). Lokale Gefäß- und Muskelschäden bei Injektionen	**Therapeutisch zweckmäßig nur bei** kurzzeitiger Einnahme (einige Tage bis zu drei Wochen). Lang bewährter Inhaltsstoff (Diazepam) mit langer Wirkungsdauer (mehr als 24 h). Suchtgefahr! Injektionen nur zur Soforttherapie geeignet.
Durazanil 6 (D) Tabl. Bromazepam *Rezeptpflichtig*	Müdigkeit, Beeinträchtigung der Konzentration und Koordination (Vorsicht beim Autofahren, besonders mit Alkohol), bei längerer Einnahme Abhängigkeit und Entzugssymptome (z. B. Schlaflosigkeit, Angst)	**Therapeutisch zweckmäßig nur bei** kurzzeitiger Einnahme (einige Tage bis zu drei Wochen). Mittlere Wirkungsdauer. Suchtgefahr!
Faustan (D) Tabl., Zäpfchen, Injektionslösung Diazepam *Rezeptpflichtig*	Müdigkeit, Beeinträchtigung der Konzentration und Koordination (Vorsicht beim Autofahren, besonders mit Alkohol), bei längerer Einnahme Abhängigkeit und Entzugssymptome (z. B. Schlaflosigkeit, Angst). Lokale Gefäß- und Muskelschäden bei Injektionen	**Therapeutisch zweckmäßig nur bei** kurzzeitiger Einnahme (einige Tage bis zu drei Wochen). Lang bewährter Inhaltsstoff mit langer Wirkungsdauer (mehr als 24 h). Suchtgefahr! Injektionen nur zur Soforttherapie geeignet.

Präparat	Wichtigste Nebenwirkungen	Empfehlung
Frisium (D/Ö) Tabl. Clobazam *Rezeptpflichtig*	Müdigkeit, Beeinträchtigung der Konzentration und Koordination (Vorsicht beim Autofahren, besonders mit Alkohol), bei längerer Einnahme Abhängigkeit und Entzugssymptome (z. B. Schlaflosigkeit, Angst)	**Therapeutisch zweckmäßig nur bei** kurzzeitiger Einnahme (einige Tage bis zu drei Wochen). Lange Wirkungsdauer (mehr als 24 h). Suchtgefahr!
Gewacalm (Ö) Tabl., Amp. Diazepam *Rezeptpflichtig*	Müdigkeit, Beeinträchtigung der Konzentration und Koordination (Vorsicht beim Autofahren, besonders mit Alkohol), bei längerer Einnahme Abhängigkeit und Entzugssymptome (z. B. Schlaflosigkeit, Angst). Lokale Gefäß- und Muskelschäden bei Injektionen	**Therapeutisch zweckmäßig nur bei** kurzzeitiger Einnahme (einige Tage bis zu drei Wochen). Lang bewährter Inhaltsstoff mit langer Wirkungsdauer (mehr als 24 h). Suchtgefahr! Injektionen nur zur Soforttherapie geeignet.
Gityl (D) Tabl. Bromazepam *Rezeptpflichtig*	Müdigkeit, Beeinträchtigung der Konzentration und Koordination (Vorsicht beim Autofahren, besonders mit Alkohol), bei längerer Einnahme Abhängigkeit und Entzugssymptome (z. B. Schlaflosigkeit, Angst)	**Therapeutisch zweckmäßig nur bei** kurzzeitiger Einnahme (einige Tage bis zu drei Wochen). Mittlere Wirkungsdauer. Suchtgefahr!
Insidon (D/Ö) Drag., nur D: Filmtabl., Tropfen Opipramol *Rezeptpflichtig*	Mundtrockenheit, Herzklopfen, Sehstörungen, Augenschäden, Verstopfung, Störungen beim Harnlassen. Sorgfältige Kontrolle bei Patienten mit Grünem Star und Prostatavergrößerung nötig	**Wenig zweckmäßig als** Beruhigungsmittel z. B. bei den vom Hersteller angegebenen Anwendungsgebieten wie Konzentrationsstörungen. Schwach wirksames Mittel gegen Depressionen und Angstzustände mit beruhigenden Eigenschaften.
Jarsin (D/Ö) Drag., nur Ö: Filmtabl. Johanniskraut-Extrakt *Rezeptpflichtig (Ö)*	Hautreaktionen bei starker Sonnenbestrahlung möglich. Achtung: Gefährliche Wechselwirkungen mit anderen Medikamenten möglich	**Naturheilmittel** mit pflanzlichen Inhaltsstoffen. Zweckmäßig bei leichten depressiven Verstimmungen.
Kira (D) Drag. Johanniskraut-Extrakt	Hautreaktionen bei starker Sonnenbestrahlung möglich. Achtung: Gefährliche Wechselwirkungen mit anderen Medikamenten möglich	**Naturheilmittel** mit pflanzlichen Inhaltsstoffen. Zweckmäßig bei leichten depressiven Verstimmungen. Wenig zweckmäßig bei Angst und nervöser Unruhe (weitere vom Hersteller empfohlene Anwendungsgebiete).

Präparat	Wichtigste Nebenwirkungen	Empfehlung
Kytta-Sedativum Dragees (D) überzogene Tabl. Extrakt aus Baldrianwurzel, Hopfenzapfen und Passionsblumenkraut	Allergische Hauterscheinungen möglich. Alkoholwirkung durch Baldrian verstärkt	**Naturheilmittel** mit pflanzlichen Inhaltsstoffen. Zweckmäßig als Beruhigungsmittel, wenn eine positive Wirkung verspürt wird. Reine Baldrianextrakte sind vorzuziehen.
Kytta-Sedativum für den Tag (D) überzogene Tabl. Extrakt aus Passionsblumenkraut	Allergische Hauterscheinungen möglich	**Naturheilmittel** mit pflanzlichem Inhaltsstoff. Zweckmäßig als Beruhigungsmittel, wenn eine positive Wirkung verspürt wird.
Lexostad (D) Tabl. **Lexotanil** (D/Ö) Tabl. Bromazepam *Rezeptpflichtig*	Müdigkeit, Beeinträchtigung der Konzentration und Koordination (Vorsicht beim Autofahren, besonders mit Alkohol), bei längerer Einnahme Abhängigkeit und Entzugssymptome (z. B. Schlaflosigkeit, Angst)	**Therapeutisch zweckmäßig nur bei** kurzzeitiger Einnahme (einige Tage bis zu drei Wochen). Mittlere Wirkungsdauer. Suchtgefahr!
Lorazepam-neuraxpharm (D) Tabl. **Lorazepam-ratiopharm** (D) Tabl. Lorazepam *Rezeptpflichtig*	Müdigkeit, Beeinträchtigung der Konzentration und Koordination (Vorsicht beim Autofahren, besonders mit Alkohol), bei längerer Einnahme Abhängigkeit und Entzugssymptome (z. B. Schlaflosigkeit, Angst). Möglicherweise größeres Abhängigkeitsrisiko	**Therapeutisch zweckmäßig nur bei** kurzzeitiger Einnahme (einige Tage bis zu drei Wochen). Mittlere Wirkungsdauer. Starke Suchtgefahr!
Microbamat (Ö) Tabl. Meprobamat *Rezeptpflichtig*	Abhängigkeit, Müdigkeit, Beeinträchtigung der Konzentration und Koordination (Vorsicht beim Autofahren, besonders mit Alkohol), Hautausschläge. Selten: Störungen der Blutbildung. Schwere Entzugssymptome (Krämpfe) möglich	**Abzuraten** Weniger spezifisch und unzuverlässiger wirksam als Benzodiazepine, wirkt eher barbituratähnlich. Starke Suchtgefahr!
Miltaun (Ö) Amp., Tabl. Meprobamat *Rezeptpflichtig*	Abhängigkeit, Müdigkeit, Beeinträchtigung der Konzentration und Koordination (Vorsicht beim Autofahren, besonders mit Alkohol), Hautausschläge. Selten: Störungen der Blutbildung. Schwere Entzugssymptome (Krämpfe) möglich	**Abzuraten** Weniger spezifisch und unzuverlässiger wirksam als Benzodiazepine, wirkt eher barbituratähnlich. Starke Suchtgefahr!

Präparat	Wichtigste Nebenwirkungen	Empfehlung
Neo Opt (D) Tabl. Bromazepam *Rezeptpflichtig*	Müdigkeit, Beeinträchtigung der Konzentration und Koordination (Vorsicht beim Autofahren, besonders mit Alkohol), bei längerer Einnahme Abhängigkeit und Entzugssymptome (z. B. Schlaflosigkeit, Angst)	**Therapeutisch zweckmäßig nur bei** kurzzeitiger Einnahme (einige Tage bis zu drei Wochen). Mittlere Wirkungsdauer. Suchtgefahr!
Nervenruh Baldrian forte (D) überzogene Tabl. Baldrianwurzelextrakt	Bei normaler Dosierung keine zu erwarten. Alkoholwirkung durch Baldrian verstärkt	**Naturheilmittel** mit pflanzlichen Inhaltsstoffen. Zweckmäßig, wenn Patient positive Wirkung verspürt.
Normoc (D) Tabl. Bromazepam *Rezeptpflichtig*	Müdigkeit, Beeinträchtigung der Konzentration und Koordination (Vorsicht beim Autofahren, besonders mit Alkohol), bei längerer Einnahme Abhängigkeit und Entzugssymptome (z. B. Schlaflosigkeit, Angst)	**Therapeutisch zweckmäßig nur bei** kurzzeitiger Einnahme (einige Tage bis zu drei Wochen). Mittlere Wirkungsdauer. Suchtgefahr!
Oxa-CT (D) **Oxazepam – 1 A Pharma** (D) **Oxazepam AL** (D) **Oxazepam Hexal** (D) **Oxazepam-neuraxpharm** (D) **Oxazepam-ratiopharm** (D) **Oxazepam Sandoz** (D) **Oxazepam Stada** (D) Tabletten *Wirkstoff:* Oxazepam *Rezeptpflichtig*	Müdigkeit, Beeinträchtigung der Konzentration und Koordination (Vorsicht beim Autofahren, besonders mit Alkohol), bei längerer Einnahme Abhängigkeit und Entzugssymptome (z. B. Schlaflosigkeit, Angst)	**Therapeutisch zweckmäßig nur bei** kurzzeitiger Einnahme (einige Tage bis zu drei Wochen). Lang bewährter Inhaltsstoff mit mittlerer Wirkungsdauer. Suchtgefahr!
Passedan Tropfen (Ö) Tropfen Pflanzenextrakte u. a. Baldrian	Bei normaler Dosierung keine zu erwarten. Alkoholwirkung durch Baldrian verstärkt	**Naturheilmittel** mit pflanzlichen Inhaltsstoffen. Kombination von Baldrianextrakt mit anderen Pflanzenextrakten. Zweckmäßig, wenn Patient positive Wirkung verspürt. Reine Baldrianextrakte sind vorzuziehen.
Praxiten/ -10/ -forte (D/Ö) Tabl. Oxazepam *Rezeptpflichtig*	Müdigkeit, Beeinträchtigung der Konzentration und Koordination (Vorsicht beim Autofahren, besonders mit Alkohol), bei längerer Einnahme Abhängigkeit und Entzugssymptome (z. B. Schlaflosigkeit, Angst)	**Therapeutisch zweckmäßig nur bei** kurzzeitiger Einnahme (einige Tage bis zu drei Wochen). Lang bewährter Inhaltsstoff mit mittlerer Wirkungsdauer. Suchtgefahr!

Präparat	Wichtigste Nebenwirkungen	Empfehlung
Psychopax (Ö) Tropfen Diazepam *Rezeptpflichtig*	Müdigkeit, Beeinträchtigung der Konzentration und Koordination (Vorsicht beim Autofahren, besonders mit Alkohol), bei längerer Einnahme Abhängigkeit und Entzugssymptome (z. B. Schlaflosigkeit, Angst)	**Therapeutisch zweckmäßig nur bei** kurzzeitiger Einnahme (einige Tage bis zu drei Wochen). Lang bewährter Inhaltsstoff mit langer Wirkungsdauer (mehr als 24 h). Suchtgefahr!
Radepur (D) überzogene Tabl. Chlordiazepoxid *Rezeptpflichtig*	Müdigkeit, Beeinträchtigung der Konzentration und Koordination (Vorsicht beim Autofahren, besonders mit Alkohol), bei längerer Einnahme Abhängigkeit und Entzugssymptome (z. B. Schlaflosigkeit, Angst)	**Therapeutisch zweckmäßig nur bei** kurzzeitiger Einnahme (einige Tage bis zu drei Wochen). Lange Wirkungsdauer (mehr als 24 h). Suchtgefahr!
Rudotel (D) Tabl. Medazepam *Rezeptpflichtig*	Müdigkeit, Beeinträchtigung der Konzentration und Koordination (Vorsicht beim Autofahren, besonders mit Alkohol), bei längerer Einnahme Abhängigkeit und Entzugssymptome (z. B. Schlaflosigkeit, Angst)	**Therapeutisch zweckmäßig nur bei** kurzzeitiger Einnahme (einige Tage bis zu drei Wochen). Lange Wirkungsdauer (mehrere Tage). Suchtgefahr!
Sedariston Konzentrat (D) Kaps. Extrakte aus Baldrianwurzel und Johanniskraut	Hautreaktionen bei starker Sonnenbestrahlung möglich. Achtung: Gefährliche Wechselwirkungen mit anderen Medikamenten möglich. Alkoholwirkung durch Baldrian verstärkt	**Wenig zweckmäßig** Kombination von beruhigend und schwach antidepressiv wirkenden Pflanzenextrakten. Reine Baldrian- oder Johanniskrautextrakte sind vorzuziehen.
Sigacalm (D) Tabl., Fortetabl. Oxazepam *Rezeptpflichtig*	Müdigkeit, Beeinträchtigung der Konzentration und Koordination (Vorsicht beim Autofahren, besonders mit Alkohol), bei längerer Einnahme Abhängigkeit und Entzugssymptome (z. B. Schlaflosigkeit, Angst)	**Therapeutisch zweckmäßig nur bei** kurzzeitiger Einnahme (einige Tage bis zu drei Wochen). Lang bewährter Inhaltsstoff mit mittlerer Wirkungsdauer. Suchtgefahr!
Somagerol (D) Tabl. Lorazepam *Rezeptpflichtig*	Müdigkeit, Beeinträchtigung der Konzentration und Koordination (Vorsicht beim Autofahren, besonders mit Alkohol), bei längerer Einnahme Abhängigkeit und Entzugssymptome (z. B. Schlaflosigkeit, Angst). Möglicherweise größeres Abhängigkeitsrisiko	**Therapeutisch zweckmäßig nur bei** kurzzeitiger Einnahme (einige Tage bis zu drei Wochen). Mittlere Wirkungsdauer. Starke Suchtgefahr!

Präparat	Wichtigste Nebenwirkungen	Empfehlung
Stesolid Rectal Tube (D) Klistier Diazepam *Rezeptpflichtig*	Müdigkeit, Beeinträchtigung der Konzentration und Koordination (Vorsicht beim Autofahren, besonders mit Alkohol). Bei längerer Anwendung Abhängigkeit und Entzugssymptome (z. B. Schlaflosigkeit, Angst) möglich	**Therapeutisch zweckmäßig nur zur** akuten Anwendung, z. B. bei Fieberkrämpfen, Epilepsie und Erregungszuständen, wenn eine rektale Anwendung notwendig ist.
Stesolid Emulsion zur Injektion (D) Amp. Diazepam *Rezeptpflichtig*	Müdigkeit, Beeinträchtigung der Konzentration und Koordination (Vorsicht beim Autofahren, besonders mit Alkohol). Bei längerer Anwendung Abhängigkeit und Entzugssymptome (z. B. Schlaflosigkeit, Angst) möglich	**Therapeutisch zweckmäßig nur zur** akuten Anwendung z. B. bei Epilepsie und Erregungszuständen.
Tafil (D) Tabl. Alprazolam *Rezeptpflichtig*	Müdigkeit, Beeinträchtigung der Konzentration und Koordination (Vorsicht beim Autofahren, besonders mit Alkohol), bei längerer Einnahme Abhängigkeit und Entzugssymptome (z. B. Schlaflosigkeit, Angst)	**Therapeutisch zweckmäßig nur bei** kurzzeitiger Einnahme (einige Tage bis zu drei Wochen). Mittlere Wirkungsdauer. Suchtgefahr!
Tavor (D) Tabl. **Tavor Tabs** (D) Tabl. **Tavor Expidet** (D) lyophilisierte Plättchen **Temesta** (Ö) Tabl. **Tolid** (D) Tabl. Lorazepam *Rezeptpflichtig*	Müdigkeit, Beeinträchtigung der Konzentration und Koordination (Vorsicht beim Autofahren, besonders mit Alkohol), bei längerer Einnahme Abhängigkeit und Entzugssymptome (z. B. Schlaflosigkeit, Angst). Möglicherweise größeres Abhängigkeitsrisiko	**Therapeutisch zweckmäßig nur bei** kurzzeitiger Einnahme (einige Tage bis zu drei Wochen). Mittlere Wirkungsdauer. Starke Suchtgefahr!
Tranxilium (D/Ö) Kaps., Filmtabl., Tabs, Durchstechflasche (Trockensubstanz und Lösungsmittel) Chlorazepat *Rezeptpflichtig*	Müdigkeit, Beeinträchtigung der Konzentration und Koordination (Vorsicht beim Autofahren, besonders mit Alkohol), bei längerer Einnahme Abhängigkeit und Entzugssymptome (z. B. Schlaflosigkeit, Angst). Lokale Gefäß- und Muskelschäden bei Injektionen	**Therapeutisch zweckmäßig nur bei** kurzzeitiger Einnahme (einige Tage bis zu drei Wochen). Lange Wirkungsdauer (mehr als 24 h). Suchtgefahr! Injektionen nur zur Soforttherapie geeignet.

Präparat	Wichtigste Nebenwirkungen	Empfehlung
Tranxilium N Tropfen (D) Lösung Nordazepam *Rezeptpflichtig*	Müdigkeit, Beeinträchtigung der Konzentration und Koordination (Vorsicht beim Autofahren, besonders mit Alkohol), bei längerer Einnahme Abhängigkeit und Entzugssymptome (z. B. Schlaflosigkeit, Angst). Enthält Alkohol!	**Therapeutisch zweckmäßig nur bei** kurzzeitiger Einnahme (einige Tage bis zu drei Wochen). Lange Wirkungsdauer (mehr als 24 h). Suchtgefahr!
Valiquid (D/Ö) Tropfen Diazepam *Rezeptpflichtig*	Müdigkeit, Beeinträchtigung der Konzentration und Koordination (Vorsicht beim Autofahren, besonders mit Alkohol), bei längerer Einnahme Abhängigkeit und Entzugssymptome (z. B. Schlaflosigkeit, Angst). Enthält Alkohol!	**Therapeutisch zweckmäßig nur bei** kurzzeitiger Einnahme (einige Tage bis zu drei Wochen). Lang bewährter Inhaltsstoff mit langer Wirkungsdauer (mehr als 24 h). Suchtgefahr!
Valium (D/Ö) Tabl. Diazepam *Rezeptpflichtig*	Müdigkeit, Beeinträchtigung der Konzentration und Koordination (Vorsicht beim Autofahren, besonders mit Alkohol), bei längerer Einnahme Abhängigkeit und Entzugssymptome (z. B. Schlaflosigkeit, Angst)	**Therapeutisch zweckmäßig nur bei** kurzzeitiger Einnahme (einige Tage bis zu drei Wochen). Lang bewährter Inhaltsstoff mit langer Wirkungsdauer (mehr als 24 h). Suchtgefahr!
Valocordin Diazepam (D) Tropfen Diazepam *Rezeptpflichtig*	Müdigkeit, Beeinträchtigung der Konzentration und Koordination (Vorsicht beim Autofahren, besonders mit Alkohol), bei längerer Einnahme Abhängigkeit und Entzugssymptome (z. B. Schlaflosigkeit, Angst). Enthält Alkohol!	**Therapeutisch zweckmäßig nur bei** kurzzeitiger Einnahme (einige Tage bis zu drei Wochen). Lang bewährter Inhaltsstoff mit langer Wirkungsdauer (mehr als 24 h). Suchtgefahr!
Xanor (Ö) Tabl. Alprazolam *Rezeptpflichtig*	Müdigkeit, Beeinträchtigung der Konzentration und Koordination (Vorsicht beim Autofahren, besonders mit Alkohol), bei längerer Einnahme Abhängigkeit und Entzugssymptome (z. B. Schlaflosigkeit, Angst)	**Therapeutisch zweckmäßig nur bei** kurzzeitiger Einnahme (einige Tage bis zu drei Wochen). Mittlere Wirkungsdauer. Suchtgefahr!

Präparat	Wichtigste Nebenwirkungen	Empfehlung
Zappelin (D) Streukügelchen hömopathische Verdünnungen aus Pflanzen (Kamille, Stephanskraut, Baldrian) und anorganischen Stoffen (Calcium, Kalium, Kupfer)	Keine wesentlichen zu erwarten	**Homöopathisches Mittel** Zweckmäßig, wenn eine positive Wirkung verspürt wird.

2.3. Sonstige Psychopharmaka

Neben den rezeptpflichtigen Mitteln gibt es auch viele frei verkäufliche Psychopharmaka. Bei manchen handelt es sich allerdings eher um Schnäpse als um Arzneimittel. *Klosterfrau Melissengeist*, das gegen Spannungs- und Erregungszustände angeboten wird, enthält beispielsweise 79 Prozent Alkohol und gilt als Einstiegsdroge für chronischen Alkoholismus. Es gibt Berichte von Alkoholschädigungen des Embryos, die dadurch entstanden sind, dass schwangere Frauen dieses Mittel gutgläubig wegen »chronischer Beschwerden« eingenommen hatten.

Mittel gegen »schlimme Kinder«

Die Verschreibung des Mittels Methylphenidat (enthalten z. B. in *Concerta, Equasym, Medikinet, Ritalin*) ist in den letzten Jahren drastisch angestiegen: Von 680.000 Packungen im Jahr 1997 auf 1,1 Millionen im Jahr 2000 und schließlich auf 1,8 Millionen im Jahr 2006. Jedenfalls lassen diese Zahlen darauf schließen, dass solche Mittel viel zu häufig zur Behandlung von überaktiven Kindern eingesetzt wird. Nicht jeder »Zappelphilipp« muss behandelt werden. Eine Verwendung ist nur nach einer gründlichen körperlichen, neurologischen und psychologischen Untersuchung sinnvoll – in Zusammenarbeit mit Eltern und Schule. Kinder unter sechs Jahren dürfen damit nicht behandelt werden. Eine im Jahr 2007 veröffentlichte US-Studie kam zu dem Ergebnis, dass solche Mittel über einen Zeitraum von 3 Jahren keinen Nutzen bringen und das Verhalten der Kindern nicht verbessern.

Das im Jahr 2005 zugelassene Mittel Atomoxetin (enthalten z. B. in *Strattera*) bessert zwar kurzfristig Symptome von Aufmerksamkeitsdefizit und Hyperaktivität, es bestehen wegen der Nebenwirkungen –

unter anderem gebremstes Längenwachstum, aggressives Verhalten, erhöhtes Suizidrisiko – erhebliche Sicherheitsprobleme. Deshalb lautet unsere Empfehlung: Abzuraten.
Zur Unterstützung von psychotherapeutischen Behandlungen bei »Bettnässen« wird das Arzneimittel »*Minirin*« angepriesen. Minirin ist »therapeutisch zweckmäßig« bei hormonell bedingten Störungen des Wasserhaushalts. Wir raten ab von einer Verwendung bei kindlichem Bettnässen.

»Anregende Mittel«

Für Piracetam (z. B. in *Nootrop, Nootropil, Normabrain, Piracebral, Generika mit dem Namen Piracetam + Firmenbezeichnung*) gibt es Studien, die eine Wirksamkeit bei chronischen Mangeldurchblutungen im Gehirn belegen. Allerdings wurden diese Untersuchungen mit weit höheren Dosierungen durchgeführt, als sie üblicherweise in der Praxis angewendet werden. Nach Ansicht einer Kommission beim Bundesgesundheitsamt gibt es zumindest einige wenige Hinweise auf eine positive Wirkung bei Hirnleistungsstörungen im Alter. Die Nebenwirkungen dieses Wirkstoffes sind jedoch beträchtlich, deshalb ist der therapeutische Nutzen sehr fragwürdig. Unsere Empfehlung: Wenig zweckmäßig. Siehe auch Kapitel 15.1.: Mittel gegen das Altern.

Alzheimer-Mittel

Etwa 500.000 Deutsche leiden unter Alzheimer-Demenz – der rätselhaften Krankheit des Vergessens. Zur Behandlung werden entweder Wirkstoffe vom Typ der Cholinesterasehemmer verwendet – z. B. Donezepil (enthalten in *Aricept*), Galantamin (enthalten in *Remenyl*), Rivastigmin (enthalten in *Exelon*) – oder der Wirkstoff Memantin (enthalten in *Axura, Ebixa*).
Ihr Nutzen ist sehr begrenzt. Die Alzheimer-Demenz kann höchstens kurzfristig (6–12 Monate) und geringfügig aufgehalten werden. Ein Langzeitnutzen ist bisher nicht ausreichend belegt. Zahlreiche, teilweise schwerwiegende Nebenwirkungen – Kopfschmerzen, Übelkeit, Erbrechen, Hautausschläge, Leberveränderungen – sprechen gegen eine routinemäßige Verschreibung. Unsere Empfehlung lautet daher: Möglicherweise zweckmäßig.

2.3. Sonstige Psychopharmaka

Präparat	Wichtigste Nebenwirkungen	Empfehlung
Aricept (D/Ö) Filmtabl. Donepezil *Rezeptpflichtig*	Appetitlosigkeit, Durchfall, Erbrechen, Übelkeit, Magen-Darm-Beschwerden, schwere Leberschäden, Muskelkrämpfe, Kopfschmerzen, evtl. Müdigkeit. Es können sich Bläschen auf der Haut bilden. Schwindel, Halluzinationen und verlangsamter Herzschlag sind denkbar	**Möglicherweise zweckmäßig** In einer großen industrieunabhängigen Untersuchung konnte keine überzeugende positive Wirkung auf die Lebensqualität nachgewiesen werden. In klinischen Studien zeigte sich, dass mit diesem Medikament die Alzheimer-Demenz höchstens kurzfristig (6–12 Monate) und geringfügig aufgehalten werden kann. Ein Langzeitnutzen ist bisher nicht ausreichend belegt.
Axura (D/Ö) Filmtabl., Tropfen Memantin *Rezeptpflichtig*	Verwirrtheit, Blasenentzündung, Halluzinationen, Schwindel, Muskelverspannungen	**Möglicherweise zweckmäßig** In einer großen industrieunabhängigen Untersuchung konnte keine überzeugende positive Wirkung auf die Lebensqualität nachgewiesen werden. In klinischen Studien zeigte sich, dass mit diesem Medikament die Alzheimer-Demenz höchstens kurzfristig (6–12 Monate) und geringfügig aufgehalten werden kann. Ein Langzeitnutzen ist bisher nicht ausreichend belegt.
Concerta (D/Ö) Retardtabl. Methylphenidat *Rezeptpflichtig, Betäubungsmittel*	Nervosität, Schweißausbrüche, Hochdruckkrisen, Schwindel, Appetitverlust u. Ä., bei Erwachsenen Sucht und Abhängigkeit (bei Kindern liegen diesbezüglich noch keine gesicherten Berichte vor). Bei Kindern Wachstumsverzögerung und verminderte Gewichtszunahme möglich	**Abzuraten** bei längerfristiger Anwendung. Auch die zeitlich begrenzte Anwendung (z. B. 3 Monate) bei kindlichen Verhaltensstörungen ist umstritten und ist nur nach genauer Diagnose durch ausgewiesene Experten vertretbar. Eine gleichzeitige psychotherapeutische Begleitung ist in solchen Fällen unverzichtbar. Das Medikament muss nur einmal am Tag eingenommen werden, da es länger wirkt als nicht retardierte Mittel, wie z. B. Ritalin.

Präparat	Wichtigste Nebenwirkungen	Empfehlung
Ebixa (D/Ö) Filmtabl., Tropfen Memantin *Rezeptpflichtig*	Verwirrtheit, Blasenentzündung, Halluzinationen, Schwindel, Muskelverspannungen	**Möglicherweise zweckmäßig** In einer großen industrieunabhängigen Untersuchung konnte keine überzeugende positive Wirkung auf die Lebensqualität nachgewiesen werden. In klinischen Studien zeigte sich, dass mit diesem Medikament die Alzheimer-Demenz höchstens kurzfristig (6–12 Monate) und geringfügig aufgehalten werden kann. Ein Langzeitnutzen ist bisher nicht ausreichend belegt.
Equasym (D) Tabl., Hartkaps. Methylphenidat *Rezeptpflichtig, Betäubungsmittel*	Nervosität, Schweißausbrüche, Hochdruckkrisen, Schwindel, Appetitverlust u. Ä., bei Erwachsenen Sucht und Abhängigkeit (bei Kindern liegen diesbezüglich noch keine gesicherten Berichte vor). Bei Kindern Wachstumsverzögerung und verminderte Gewichtszunahme möglich	**Abzuraten** bei längerfristiger Anwendung. Auch die zeitlich begrenzte Anwendung (z. B. 3 Monate) bei kindlichen Verhaltensstörungen ist umstritten und ist nur nach genauer Diagnose durch ausgewiesene Experten vertretbar. Eine gleichzeitige psychotherapeutische Begleitung ist in solchen Fällen unverzichtbar.
Exelon (D/Ö) Hartkaps., Tropfen Rivastigmin *Rezeptpflichtig*	Appetitlosigkeit, Durchfall, Erbrechen, Übelkeit, Magen-Darm-Beschwerden, Schwitzen, Kopfschmerzen, evtl. Müdigkeit. Es können sich Bläschen auf der Haut bilden. Schwindel, Halluzinationen und verlangsamter Herzschlag sind denkbar, evtl. Angina-Pectoris-Anfälle	**Möglicherweise zweckmäßig** In einer großen industrieunabhängigen Untersuchung konnte keine überzeugende positive Wirkung auf die Lebensqualität nachgewiesen werden. In klinischen Studien zeigte sich, dass mit diesem Medikament die Alzheimer-Demenz höchstens kurzfristig (6–12 Monate) und geringfügig aufgehalten werden kann. Ein Langzeitnutzen ist bisher nicht ausreichend belegt.
Klosterfrau Melissengeist (D/Ö) Flüssigkeit Pflanzenextrakte, Alkohol (79 Prozent)	Enthält viel Alkohol: Gefahr von Abhängigkeit und Sucht!	**Abzuraten** Therapeutische Wirksamkeit bei »Unruhe, Erregungszuständen, Herzbeschwerden, innerer Unruhe« etc. zweifelhaft. Alkohol ist kein sinnvolles Arzneimittel.

Präparat	Wichtigste Nebenwirkungen	Empfehlung
Medikinet (D) Tabl., Hartkaps. Methylphenidat *Rezeptpflichtig, Betäubungsmittel*	Nervosität, Schweißausbrüche, Hochdruckkrisen, Schwindel, Appetitverlust u. Ä., bei Erwachsenen Sucht und Abhängigkeit (bei Kindern liegen diesbezüglich noch keine gesicherten Berichte vor). Bei Kindern Wachstumsverzögerung und verminderte Gewichtszunahme möglich	**Abzuraten** bei längerfristiger Anwendung. Auch die zeitlich begrenzte Anwendung (z. B. 3 Monate) bei kindlichen Verhaltensstörungen ist umstritten und nur nach genauer Diagnose durch ausgewiesene Experten vertretbar. Eine gleichzeitige psychotherapeutische Begleitung ist in solchen Fällen unverzichtbar.
Methylpheni TAD (D) Tabl. Methylpenidat *Rezeptpflichtig, Betäubungsmittel*	Nervosität, Schweißausbrüche, Hochdruckkrisen, Schwindel, Appetitverlust u. Ä., bei Erwachsenen Sucht und Abhängigkeit (bei Kindern liegen diesbezüglich noch keine gesicherten Berichte vor). Bei Kindern Wachstumsverzögerung und verminderte Gewichtszunahme möglich	**Abzuraten** bei längerfristiger Anwendung. Auch die zeitlich begrenzte Anwendung (z. B. 3 Monate) bei kindlichen Verhaltensstörungen ist umstritten und nur nach genauer Diagnose durch ausgewiesene Experten vertretbar. Eine gleichzeitige psychotherapeutische Begleitung ist in solchen Fällen unverzichtbar. Das Medikament muss nur einmal am Tag eingenommen werden, da es länger wirkt als nicht retardierte Mittel, wie z. B. Ritalin.
Minirin (D/Ö) Tabl. Desmopressin *Rezeptpflichtig*	Kopfschmerzen, Übelkeit, Erbrechen, Gewichtszunahme, Krampfanfälle, Wasseransammlungen im Gehirn	**Abzuraten** bei kindlichem Bettnässen. Therapeutisch zweckmäßig bei hormonell bedingten Störungen des Wasserhaushalts.
Nootrop (D) Liquidum, Filmtabl., Injektion, Infusion, Lösung, Granulat **Nootropil** (Ö) Liquidum, Filmtabl., Injektion, Infusion, Lösung, Granulat Piracetam *Rezeptpflichtig*	Ängstlichkeit, Schlaflosigkeit, Nervosität, verstärktes Schwitzen, verstärkte Depression, Magenschmerzen, Übelkeit	**Wenig zweckmäßig zur** Behandlung von Hirnleistungsstörungen im Alter. Die therapeutische Wirksamkeit bei den anderen vom Hersteller angegebenen Anwendungsgebieten (z. B. »Lese-, Rechtschreibstörungen bei Kindern« in D) ist ebenfalls zweifelhaft.

Präparat	Wichtigste Nebenwirkungen	Empfehlung
Normabrain (D) Filmtabl., Granulat, Amp., Infusionslösung, Liquidum, Tropfen Piracetam *Rezeptpflichtig*	Ängstlichkeit, Schlaflosigkeit, Nervosität, verstärktes Schwitzen, verstärkte Depression, Magenschmerzen, Übelkeit	**Wenig zweckmäßig zur** Behandlung von Hirnleistungsstörungen im Alter. Die therapeutische Wirksamkeit bei den anderen vom Hersteller angegebenen Anwendungsgebieten (z. B. »Lese-, Rechtschreibstörungen bei Kindern« in D) ist ebenfalls zweifelhaft.
Piracetam AL (D) Filmtabl. **Piracetam-CT** (D) Filmtabl. **Piracetam-neuraxpharm** (D) Filmtabl., Granulat, Lösung, Infusionslösung **Piracetam-ratiopharm** (D) Kaps., Filmtabl., Liquidum, Amp. **Piracetam Sandoz** (D) Filmtabl. **Piracetam STADA** (D) Filmtabl. Piracetam *Rezeptpflichtig*	Ängstlichkeit, Schlaflosigkeit, Nervosität, verstärktes Schwitzen, verstärkte Depression, Magenschmerzen, Übelkeit	**Wenig zweckmäßig zur** Behandlung von Hirnleistungsstörungen im Alter.
Reminyl (D/Ö) Filmtabl., Lösung, Hartkaps. retard. Galantamin *Rezeptpflichtig*	Appetitlosigkeit, u. U. mit Gewichtsabnahme, Durchfall, Erbrechen, Übelkeit, Magen-Darm-Beschwerden, Kopfschmerzen, evtl. Müdigkeit. Es können sich Bläschen auf der Haut bilden. Schwindel, Halluzinationen und verlangsamter Herzschlag sind möglich	**Möglicherweise zweckmäßig** In einer großen industrieunabhängigen Untersuchung konnte keine überzeugende positive Wirkung auf die Lebensqualität nachgewiesen werden. In klinischen Studien zeigte sich, dass mit diesem Medikament die Alzheimer-Demenz höchstens kurzfristig (6–12 Monate) und geringfügig aufgehalten werden kann. Ein Langzeitnutzen ist bisher nicht ausreichend belegt.
Restex (D) Retardkaps., Tabl. Levodopa, Benserazid *Rezeptpflichtig*	Magen-Darm-Störungen, Kreislaufstörungen, Bewegungsstörungen, Depressionen	**Therapeutisch zweckmäßig** beim Restless-Legs-Syndrom (unruhige Beine) und bei den damit auftretenden Schlafstörungen.

Präparat	Wichtigste Nebenwirkungen	Empfehlung
Ritalin (D/Ö) Tabl. Methylphenidat *Rezeptpflichtig, Betäubungsmittel*	Nervosität, Schweißausbrüche, Hochdruckkrisen, Schwindel, Appetitverlust, aggressives Verhalten, erhöhtes Suizidrisiko, bei Erwachsenen Sucht und Abhängigkeit (bei Kindern liegen diesbezüglich noch keine gesicherten Berichte vor). Bei Kindern Wachstumsverzögerung und verminderte Gewichtszunahme möglich	**Möglicherweise zweckmäßig zur** Behandlung der Narkolepsie. Abzuraten ist von der längerfristigen Anwendung bei kindlichen Verhaltsstörungen. Auch die zeitlich begrenzte Anwendung (z. B. 3 Monate) bei kindlichen Verhaltensstörungen ist umstritten und ist nur nach genauer Diagnose durch ausgewiesene Experten vertretbar. Eine gleichzeitige psychotherapeutische Begleitung ist in solchen Fällen unverzichtbar.
Strattera (D/Ö) Hartkaps. Atomoxetin *Rezeptpflichtig*	Kopfschmerzen, Bauchschmerzen, Übelkeit, Erbrechen, Schwindel, Müdigkeit, Hautausschläge, verminderter Appetit, Schlafstörungen, Blasenschwäche, aggressives Verhalten, erhöhtes Suizidrisiko, Leberschäden möglich, bremst bei Kindern Längenwachstum und Gewichtszunahme	**Abzuraten** Bessert zwar kurzfristig die Symptome von Aufmerksamkeitsdefizit und Hyperaktivität, es bestehen jedoch erhebliche Sicherheitsbedenken.

2.4. Mittel gegen Depressionen

In den vergangenen Jahren wurden die Kriterien darüber, was eine Depression ist, welche Arten von Depressionen es gibt und wie diese am besten zu behandeln sind, international vereinheitlicht.
Was früher als »endogene Depression« bezeichnet wurde, heißt nun *»depressive Episode«*. Das ist eine schwere Depression, deren Ursache nicht genau bekannt ist.

Weitere Formen der Depression sind:
- *Bipolare affektive Störung*. Früher wurde jemand mit dieser Krankheit als manisch-depressiv bezeichnet: Phasen einer depressiven Episode wechseln sich ab mit manischen Phasen.
- *Dysthymie* ist eine »neurotische« oder »anhaltend milde« Depression.
- *Depressive Anpassungsstörungen* treten als Reaktion auf belastende Lebensereignisse auf (z. B. Tod eines Partners).
- *Demenz mit depressiven Zügen* ist eine Alterserscheinung.

Man schätzt, dass etwa drei Millionen Deutsche so stark an irgendeiner Form von Depression leiden, dass sie behandlungsbedürftig sind. Depressionen sind oft sehr schwere Erkrankungen – im Durchschnitt unternimmt eine von zehn betroffenen Personen einen Suizidversuch.
Ursache von Depressionen sind meist mehrere Faktoren: vererbte Anlagen, Persönlichkeitsfaktoren (z. B. Angstneigung, erlernte Hilflosigkeit), belastende Lebensereignisse (Kindheitstraumata, Verlust eines Partners etc.), psychosoziale Belastung, Lichtentzug.
Bei einer bestehenden Depression sollte der Arzt immer auch nachforschen, ob vielleicht eine schwere körperliche Krankheit oder vielleicht ein Medikament (z. B. das Hochdruckmittel *Reserpin*) den Anstoß zu einer Depression gegeben hat.

Behandlung

Ein Großteil der leichteren und der als »reaktive Depression« eingestuften Verstimmungen kann durch Gespräche, durch eine Änderung der Lebensumstände und durch geeignete psychosoziale Betreuung behandelt werden. Oft gehen leichte Depressionen nach einiger Zeit »von selbst« vorüber (Spontanheilung) – mit oder ohne Therapie.
Lichttherapie kann als begleitende Maßnahme hilfreich sein, besonders bei Depressionen, die immer im Herbst oder Winter auftreten und offenbar durch Lichtmangel verursacht sind.
Bei leichten depressiven Verstimmungen sind möglicherweise Johanniskraut-Präparate hilfreich. Der Nutzen dieser Mittel ist allerdings sehr begrenzt, vor allem wegen zahlreicher, schwerwiegender Wechselwirkungen mit anderen Medikamenten.

Unbedingt mit Medikamenten sollten Depressionen dann behandelt werden, wenn folgende Symptome vorhanden sind:
- regelmäßiges nächtliches Aufwachen zwischen zwei und vier Uhr mit grübelndem Wachliegen
- Verlust des Antriebs
- anhaltende innere Unruhe
- Verlust des Selbstwertgefühls bzw. verringerte Emotionen

Werden Depressionen allein psychotherapeutisch – ohne Medikamente – behandelt, steigt das Suizidrisiko. Medikamente sollten, wenn möglich, nur gemeinsam mit psychotherapeutischen Behandlungsmethoden verwendet werden.

Antidepressiva

Antidepressiva sind bei mehr als einem Drittel aller Patienten unwirksam. Warum das so ist, weiß man nicht. Falls nach etwa zwei Wochen keine antidepressive Wirkung auftritt, sollte die behandelnde Ärztin bzw. der behandelnde Arzt überprüfen, ob das Medikament wie vorgeschrieben eingenommen wurde, ob die Dosierung vielleicht zu niedrig war, ob ein Medikament mit einer anderen Wirkungsweise besser ist usw.

Die wichtigsten Wirkstoffgruppen gegen schwere Depressionen sind:
- Trizyklische Antidepressiva
- Selektive Serotonin-Wiederaufnahmehemmer (SSRI)
- Serotonin-Noradrenalin-Wiederaufnahmehemmer (SNRI)
- Selektive Noradrenalin-Wiederaufnahmehemmer (NARI)
- Tetrazyklische Antidepressiva
- MAO-Hemmer
- Lithium

Jede dieser Wirkstoffgruppen hat unterschiedliche Vor- und Nachteile. Die antidepressive Wirkung setzt bei allen Präparaten jedoch erst etwa zwei Wochen nach Beginn der Behandlung ein.
Achtung: Wer an einer schweren Depression leidet, sollte die Medikamente nicht absetzen, sobald die Symptome verschwunden sind. Mehrere Untersuchungen haben gezeigt, dass es sinnvoll ist, Antidepressiva weitere vier bis sechs Monate einzunehmen, weil sonst die Gefahr groß ist, dass erneut eine schwere depressive Episode auftritt.

Trizyklische Antidepressiva

Zu den trizyklischen Antidepressiva zählen Wirkstoffe wie Amitriptylin und Amitriptylinoxid (enthalten z. B. in *Amineurin, Amioxid-neuraxpharm, Generika mit dem Namen Amitriptylin + Firmenbezeichnung, Equilibrin, Novoprotect, Saroten*), Clomipramin (enthalten z. B. in *Anafranil, Clomipramin-neuraxpharm*), Doxepin (enthalten z. B. in *Aponal, Doneurin, Generika mit dem Namen Doxepin + Firmenbezeichnung, Sinequan*), Imipramin (enthalten z. B. in *Imipramin-neuraxpharm*), Nortriptylin (enthalten z. B. in *Nortrilen*), Opipramol (enthalten z. B. in *Insidon, Generika mit dem Namen Opipramol + Firmenbezeichnung*) und Trimipramin (enthalten z. B. in *Stangyl, Trimineurin, Trimipramin-neuraxpharm*).

Die einzelnen Präparate haben verschiedene Wirkungsschwerpunkte: Manche wirken zunächst aktivierend und erst nach ein bis drei Wochen stimmungsaufhellend (z. B. *Anafranil, Clomipramin-neuraxpharm, Imipramin-neuraxpharm*). Sie sollten nur bei gehemmt-apathischen Zuständen eingesetzt werden. Weil sie zunächst nur die Apathie beseitigen, die Depression jedoch erst nach ein bis drei Wochen reduziert wird, muss die Zeit bis dahin unbedingt durch geeignete Betreuung überbrückt werden. Der unüberlegte Einsatz solcher Mittel kann gerade in den ersten Wochen das Selbstmordrisiko beträchtlich erhöhen.
Andere Präparate wirken zunächst eher dämpfend und angstlösend (z. B. *Amioxid-neuraxpharm, Generika mit dem Namen Amitriptylin + Firmenbezeichnung, Aponal, Doneurin, Doxepin dura, Doxepin-ratiopharm, Equilibrin, Ludiomil, Novoprotect, Saroten, Sinequan, Stangyl*), später (nach Wochen) genauso stimmungsaufhellend. Sie werden eher bei ängstlichen und unruhigen Patienten eingesetzt, stören aber den Traumschlaf.
Der Ablauf der Erkrankung wird durch solche Mittel »nicht verkürzt, sondern nur symptomatisch verbessert«. In jedem Fall ist ein vorsichtiger Beginn der Behandlung nötig – eine »einschleichende Dosierung«. Die Dosierung, die man einigermaßen verträgt und die gleichzeitig wirksam ist, ist individuell sehr verschieden.
Bei Kindern und Jugendlichen helfen trizyklische Antidepressiva nicht besser als Placebos (= Scheinmedikamente ohne Wirkstoff). Man vermutet, dass die biochemischen Übertragungssysteme, die auf die tetrazyklischen Antidepressiva einwirken, bis zum frühen Erwachsenenalter noch nicht ausgereift sind. Erhöhtes Selbstmordrisiko bei Kindern!

Nebenwirkungen

Trizyklische Antidepressiva können starke Auswirkungen auf das gesamte Nervensystem haben. Zittern, Muskelzucken, Mundtrockenheit und starkes Durstgefühl sind Überdosierungserscheinungen bei fast allen Mitteln. Sie können zu Augenschäden, Schwierigkeiten beim Harnlassen, zu niedrigem Blutdruck und Herzschäden (z. B. Herzrhythmusstörungen) führen, die vor allem bei Menschen mit Herzkrankheiten gefährlich sein können. Heißhunger kann ebenso auftreten wie Verwirrung und – bei Vergiftung – sogar Koma sowie epileptische Anfälle.

Das trizyklische Antidepressivum Opipramol (enthalten z. B. in *Insidon*) gilt als ein Mittel ohne ausreichend belegte antidepressive Wirkung. Manche Fachleute stufen es deshalb als »entbehrlich« ein.

Serotonin-Wiederaufnahmehemmer (SSRI)

SSRI-Wirkstoffe sind zum Beispiel:
- Citalopram (enthalten z. B. in *Cipramil, Generika mit dem Namen Citalopram + Firmenbezeichnung*)
- Escitalopram (enthalten z. B. in *Cipralex*)
- Fluoxetin (enthalten z. B. in *Fluctin, Generika mit dem Namen Fluoxetin + Firmenbezeichnung*)
- Fluvoxamin (enthalten z. B. in *Fevarin*)
- Paroxetin (enthalten z. B. in *Seroxat, Generika mit dem Namen Paroxetin + Firmenbezeichnung*)
- Sertralin (enthalten z. B. in *Gladem, Sertralin Hexal, Zoloft*)

Diese Wirkstoffe sollen die rasche Wiederaufnahme des Botenstoffes Serotonin an den Nervenzellen des Gehirns verhindern und damit Depressionen abwehren.
Ihre Wirksamkeit wird mit der von trizyklischen Antidepressiva verglichen, sie haben jedoch ein anderes Spektrum an Nebenwirkungen. Gegenüber manchen trizyklischen Antidepressiva haben sie den Nachteil, dass sie nicht dämpfend (sedierend) wirken. Serotonin-Aufnahmehemmer (SSRI) verursachen als Nebenwirkung häufig Kopfschmerzen, Schlafstörungen, Ängstlichkeit, Unruhe, Übelkeit und Durchfall, in seltenen Fällen außerdem Immunerkrankungen mit Fieber, Hauterkrankungen und anderen Beschwerden.
Bei einigen dieser Medikamente (etwa beim Wirkstoff Paroxetin in *Seroxat*) sollen Bewegungsstörungen und Impotenz häufiger vorkommen. Erhöhtes Suizidrisiko, das vom Hersteller lange verschleiert wurde. Nicht geeignet für Kinder und Jugendliche. Achtung: Patienten, die Seroxat einnehmen, sollten auf keinen Fall Alkohol trinken, weil diese Kombination Aggressivität, Eigengefährdung und psychotische Reaktionen zur Folge haben kann. Auch beim Medikament *Fluctine* hat die Herstellerfirma verhindert, dass erhöhte Risiken zur Selbstmordgefährdung bekannt wurden.
Unsere Empfehlung lautet: SSRI-Antidepressiva sind bewährte Standardmedikamente bei leichten und mittelschweren Depressionen. Bei schweren Depressionen werden üblicherweise zunächst stärker wirkende Medikamente wie etwa Amitriptylin (enthalten z. B. in *Ami-*

neurin) verwendet. Erst dann, wenn sich – nach ein bis zwei Jahren – der Zustand stabilisiert hat, kann man versuchen, auf eines der nebenwirkungsärmeren SSRI-Mittel umzusteigen.

Serotonin-Noradrenalin-Wiederaufnahmehemmer (SNRI)

Serotonin-Noradrenalin-Wiederaufnahme-Hemmer wie der Wirkstoff Duloxetin (enthalten z. B. in *Cymbalta*) gehören zu einer Gruppe von neueren Antidepressiva, welche die Wirkungen bestimmter Botenstoffe wie Serotonin und Noradrenalin an den Nervenzellen des Gehirns verstärken.
Die antidepressive Wirkung dieses Medikaments ist umstritten. Es wirkt kaum besser als Placebo (= Medikament ohne Wirkstoff), hat aber zahlreiche, teilweise schwerwiegende Nebenwirkungen. Es sollte nur dann verwendet werden, wenn bewährte trizyklische Antidepressiva nicht angewendet werden können oder nicht wirken.
Wichtigste Nebenwirkungen: Übelkeit, verminderter Appetit, Sehstörungen, Probleme beim Wasserlassen, erhöhte Suizidgefahr. Risiko der Leberschädigung.

Selektive Noradrenalin-Wiederaufnahmehemmer (NARI)

Der Wirkstoff Reboxetin (enthalten z. B. in *Edronax, Solvex*) gehört zu dieser Gruppe von neueren Medikamenten vom Typ der NARI (= selektive Noradrenalin-Wiederaufnahme-Hemmer). Diese verstärken die Wirkungen bestimmter Botenstoffe wie Noradrenalin an den Nervenzellen des Gehirns. Reboxetin wirkt antriebssteigernd, stimmungsaufhellend, angst- und spannungslösend.
Der Nutzen dieses Medikaments ist umstritten. Von den für die US-Zulassung durchgeführten acht Studien war nur eine einzige »definitiv positiv«.
Reboxetin sollte nur dann verwendet werden, wenn bewährte trizyklische Antidepressiva nicht angewendet werden können oder nicht wirken.
Wichtigste Nebenwirkungen: Übelkeit, verminderter Appetit, Sehstörungen, Probleme beim Wasserlassen, erhöhte Suizidgefahr. Risiko der Leberschädigung.

Tetrazyklische Antidepressiva

Das tetrazyklische Antidepressivum Mianserin (enthalten z. B. in *Tolvon*) hat eine geringere antidepressive Wirkung als andere, bewährte

Standardmedikamente, jedoch ein höheres Risiko an schweren Blutbildschäden, Leberreaktionen und anderen Nebenwirkungen. Laut der Fachpublikation »Arzneimittel-Kursbuch« handelt es sich um ein umstrittenes Therapieprinzip. Unsere Empfehlung lautet daher: Wenig zweckmäßig.
Ein chemischer Abkömmling des in *Tolvon* enthaltenen Wirkstoffes Mianserin ist Mirtazapin (enthalten z. B. in *Remergil, Remeron*). Das »Arzneimittel-Kursbuch« sieht bei Mirtazapin ein ähnliches Risiko von schweren Blutbildschäden wie für Mianserin.
Der Wirkstoff Maprotilin (enthalten z. B. in *Ludiomil*) scheint ein erhöhtes Nebenwirkungsrisiko von epileptischen Krämpfen mit sich zu bringen. Unsere Empfehlung: Wenig zweckmäßig.

MAO-Hemmstoffe

Der Wirkstoff Moclobemid (enthalten z. B. in *Aurorix*) wird bei gehemmten Depressionen verwendet, wenn andere Mittel nicht helfen oder nicht angewendet werden können. Als Nebenwirkung treten häufig Schlafstörungen auf. Durch bestimmte Nahrungsmittel – z. B. Käse, Bier, Rotwein – können bei *Aurorix* unter Umständen Blutdruckkrisen entstehen. Moclobemid darf keinesfalls mit Antidepressiva des Typs Serotonin-Aufnahmehemmer (SSRI) kombiniert werden.

Lithium

Lithium (z. B. in *Hypnorex retard, Quilonum retard*) ist ein wirksames Mittel zur Behandlung von manischen Zuständen und zur Vorbeugung von »depressiven Episoden«. Die Akutbehandlung von Depressionen sollte jedoch nicht mit Lithium erfolgen.
Die *Nebenwirkungen* dieses Wirkstoffs können gravierend sein, weil nur ein enger Spielraum zwischen therapeutisch wirksamer und giftiger Dosis besteht:
Bei 10 bis 25 Prozent der Behandelten entwickelt sich ein Fingerzittern. Magen-Darm-Beschwerden sind häufig, gehen jedoch nach einiger Zeit zurück. Muskelschwäche, Schläfrigkeit und Müdigkeit stören vor allem den Anfang der Behandlung. Als Spätwirkung kommt es häufig zu einer Gewichtssteigerung um bis zu zehn Kilogramm. Nach langem Gebrauch können auch Nierenstörungen auftreten.
Vor allem bei älteren Menschen kommt es immer wieder zu Vergiftungen, verursacht durch Flüssigkeitsverlust des Körpers aufgrund von Schwitzen, Durchfall, Erbrechen sowie durch Wechselwirkung mit an-

deren Medikamenten. Anzeichen dafür sind: verwaschene Sprache, dünner Stuhl, Erbrechen, auffallendes Fingerzittern, Muskelschwäche vor allem im Bereich des Unterkiefers, Verwirrtheit. Bei solchen Vergiftungen sollte die Behandlung mit Lithium unterbrochen werden.
Wichtig: Wer mit Lithium behandelt wird, sollte viel trinken – täglich 8 bis 12 Gläser Flüssigkeit!
Wegen der gravierenden Nebenwirkungen und vor allem der Spätschäden sollte die Behandlung mit Lithium auf Menschen mit schweren manisch-depressiven Erkrankungen beschränkt bleiben, sofern eine sachkundige Überwachung der Behandlung gewährleistet ist. Notwendig sind regelmäßige Kontrollen von EKG, EEG sowie des Lithium-Spiegels im Blut.

Johanniskraut

Der Verbrauch von Medikamenten, die Johanniskraut enthalten (z. B. *Esbericum, Felis, Hyperforat, Jarsin, Johanniskraut-ratiopharm, Kira, Laif, Neurapos balance, Neuroplant 300*), ist wegen der Wechselwirkungen in den letzten Jahren drastisch zurückgegangen, von 6 Millionen Packungen im Jahr 2000 auf 2,7 im Jahr 2006. Johanniskraut (Hypericin) ist ein Naturheilmittel bei leichten vorübergehenden depressiven Störungen, nicht aber bei ernsthaften Depressionen. Die Wirksamkeit ist der von niedrig dosierten chemischen Antidepressiva vergleichbar.
Johanniskraut-Präparate sind relativ gut verträglich. Als Nebenwirkungen können Müdigkeit, allergische Reaktionen und Magen-Darm-Beschwerden auftreten.
Johanniskraut beeinflusst die Wirkung zahlreicher anderer Medikamente. Es können lebensgefährliche Wechselwirkungen auftreten, z. B. mit Asthmamitteln und manchen Mitteln, die die Blutgerinnung beinflussen.
Die Wirkung der Antibabypille kann durch Johanniskraut beeinträchtigt werden.

2.4. Mittel gegen Depressionen

Präparat	Wichtigste Nebenwirkungen	Empfehlung
Amineurin (D) Filmtabl., Retardkaps., Retardtabl. Amitriptylin *Rezeptpflichtig*	Mundtrockenheit, Herzklopfen, Sehstörungen, Augenschäden, Verstopfung, Störungen beim Harnlassen. Sorgfältige Kontrolle von Patienten mit Grünem Star oder Prostatavergrößerung ist nötig	**Therapeutisch zweckmäßig** Lang bewährter Inhaltsstoff, dessen Wirkungsprofil und Risiken gut dokumentiert sind. Wirkt vorwiegend dämpfend-stimmungsaufhellend.
Amioxid neuraxpharm (D) Tabl. Amitriptylinoxid *Rezeptpflichtig*	Mundtrockenheit, Herzklopfen, Sehstörungen, Augenschäden, Verstopfung, Störungen beim Harnlassen. Sorgfältige Kontrolle bei Patienten mit Grünem Star und Prostatavergrößerung ist nötig	**Therapeutisch zweckmäßig** Bisher noch weniger erprobt als z. B. Amitriptylin; wirkt wie Amitriptylin vorwiegend dämpfend-stimmungsaufhellend.
Amitriptylin beta (D) Filmtabl., Hartkaps. **Amitriptylin-CT** (D) Tabl. **Amitriptylin Desitin** (D) Retardkaps. **Amitriptylin Dura** (D) Filmtabl., Hartkaps. **Amitriptylin-neuraxpharm** (D) Drag. Filmtabl., Retardtabl., Lösung Amitriptylin *Rezeptpflichtig*	Mundtrockenheit, Herzklopfen, Sehstörungen, Augenschäden, Verstopfung, Störungen beim Harnlassen. Sorgfältige Kontrolle von Patienten mit Grünem Star oder Prostatavergrößerung ist nötig	**Therapeutisch zweckmäßig** Lang bewährter Inhaltsstoff, dessen Wirkungsprofil und Risiken gut dokumentiert sind. Wirkt vorwiegend dämpfend-stimmungsaufhellend.
Anafranil (D/Ö) Amp., Drag., Retardtabl. Clomipramin *Rezeptpflichtig*	Mundtrockenheit, Herzklopfen, Sehstörungen, Augenschäden, Verstopfung, Störungen beim Harnlassen. Sorgfältige Kontrolle von Patienten mit Grünem Star oder Prostatavergrößerung ist nötig	**Therapeutisch zweckmäßig nur bei** gehemmt-apathischen Depressionszuständen. Wirkt überwiegend aktivierend-stimmungsaufhellend.
Aponal (D) Amp., Drag., Filmtabl., Tropfen Doxepin *Rezeptpflichtig*	Mundtrockenheit, Herzklopfen, Sehstörungen, Augenschäden, Verstopfung, Störungen beim Harnlassen. Sorgfältige Kontrolle von Patienten mit Grünem Star oder Prostatavergrößerung ist nötig	**Therapeutisch zweckmäßig** Wirkt überwiegend dämpfend-stimmungsaufhellend.

Präparat	Wichtigste Nebenwirkungen	Empfehlung
Aurorix (D/Ö) Filmtabl. Moclobemid *Rezeptpflichtig*	Einschränkung des Reaktionsvermögens, Blutdruckabfall, asthmatische Beschwerden, Husten, Magen-Darm-Störungen, Mundtrockenheit, Gelenkschwellungen, Hautausschläge. Der Inhaltsstoff gehört zur Gruppe der MAO-Hemmstoffe, daher sollte man auf die Einnahme größerer Mengen tyraminreicher Nahrung (z. B. alter, sehr reifer Käse) verzichten	**Zweckmäßig, wenn** bewährte Antidepressiva wie Amitriptylin oder Imipramin (z. B. *Tofranil* oder *Anafranil*) nicht angewendet werden können, nicht ausreichend wirken oder nicht vertragen werden. Darf keinesfalls mit Antidepressiva des Typs Serotonin-Aufnahmehemmer (SSRI) kombiniert werden.
Cipralex (D/Ö) Filmtabl., Tropfen **Cipralex HEXAL** (D) Filmtabl. **Cipralex KHP** (D) Filmtabl. Escitalopram *Rezeptpflichtig*	Gelegentliche Übelkeit, Schläfrigkeit, Mundtrockenheit, Schwitzen, Ejakulationsstörungen, Durchfall, Zittern	**Therapeutisch zweckmäßig nur,** wenn bewährte trizyklische Antidepressiva nicht angewendet werden können oder nicht ausreichend wirksam sind oder wenn deren Nebenwirkungen vermieden werden sollen (z. B. bei älteren Menschen). SSRI. Wirkt wie Citalopram (*Cipramil*).
Cipramil (D) Filmtabl., Infusionslösung Citalopram *Rezeptpflichtig*	Gelegentliche Übelkeit, Schläfrigkeit, Mundtrockenheit, Schwitzen, Ejakulationsstörungen, Durchfall, Zittern	**Therapeutisch zweckmäßig nur,** wenn bewährte trizyklische Antidepressiva nicht angewendet werden können oder nicht ausreichend wirksam sind oder wenn deren Nebenwirkungen vermieden werden sollen (z. B. bei älteren Menschen).
Citalon (D) Filmtabl. Citalopram *Rezeptpflichtig*	Gelegentlich Übelkeit, Schläfrigkeit, Mundtrockenheit, Schwitzen, Ejakulationsstörungen, Durchfall, Zittern	**Therapeutisch zweckmäßig nur,** wenn bewährte trizyklische Antidepressiva nicht angewendet werden können oder nicht ausreichend wirksam sind oder wenn deren Nebenwirkungen vermieden werden sollen (z. B. bei älteren Menschen).
Citalopram – 1 A Pharma (D) **Citalopram AL** (D) **Citalopram AbZ** (D) **Citalopram AWD** (D) Filmtabletten *Wirkstoff:* Citalopram *Rezeptpflichtig*	Gelegentliche Übelkeit, Schläfrigkeit, Mundtrockenheit, Schwitzen, Ejakulationsstörungen, Durchfall, Zittern	**Therapeutisch zweckmäßig nur,** wenn bewährte trizyklische Antidepressiva nicht angewendet werden können oder nicht ausreichend wirksam sind oder wenn deren Nebenwirkungen vermieden werden sollen (z. B. bei älteren Menschen).

Präparat	Wichtigste Nebenwirkungen	Empfehlung
Citalopram beta (D) **Citalopram-CT** (D) **Citalopram dura** (D) **Citalopram HEXAL** (D/Ö) **Citalopram Hormosan** (D) **Citalopram Genericon** (Ö) **Citalopram-ISIS** (D) Filmtabletten *Wirkstoff:* Citalopram *Rezeptpflichtig*	Gelegentliche Übelkeit, Schläfrigkeit, Mundtrockenheit, Schwitzen, Ejakulationsstörungen, Durchfall, Zittern	**Therapeutisch zweckmäßig nur,** wenn bewährte trizyklische Antidepressiva nicht angewendet werden können oder nicht ausreichend wirksam sind oder wenn deren Nebenwirkungen vermieden werden sollen (z. B. bei älteren Menschen).
Citalopram-neuraxpharm (D) **Citalopram-ratiopharm** (D/Ö) **Citalopram STADA** (D) **Citalopram Sandoz** (D/Ö) **Citalopram TAD** (D) **Citalo-Q** (D) **Citalopram AZU** (D) Filmtabletten *Wirkstoff:* Citalopram *Rezeptpflichtig*	Gelegentliche Übelkeit, Schläfrigkeit, Mundtrockenheit, Schwitzen, Ejakulationsstörungen, Durchfall, Zittern	**Therapeutisch zweckmäßig nur,** wenn bewährte trizyklische Antidepressiva nicht angewendet werden können oder nicht ausreichend wirksam sind oder wenn deren Nebenwirkungen vermieden werden sollen (z. B. bei älteren Menschen).
Clomipramin-neuraxpharm (D/Ö) Filmtabl., Retardtabl. Clomipramin *Rezeptpflichtig*	Mundtrockenheit, Herzklopfen, Sehstörungen, Augenschäden, Verstopfung, Störungen beim Harnlassen. Sorgfältige Kontrolle von Patienten mit Grünem Star oder Prostatavergrößerung ist nötig	**Therapeutisch zweckmäßig nur bei** gehemmt-apathischen Depressionszuständen. Wirkt überwiegend aktivierend-stimmungsaufhellend.
Cymbalta (D/Ö) Hartkaps. **Cymbalta KHP** (D) Hartkaps. Duloxetin *Rezeptpflichtig*	Übelkeit, verringerter Appetit, Störungen beim Sehen und Harnlassen. Selbstmordverhalten kann auftreten, Natriumverlust. Leberschädigend	**Therapeutisch zweckmäßig nur,** wenn bewährte trizyklische Antidepressiva nicht angewendet werden können oder nicht wirksam sind. (SNRI)
Deanxit (Ö) Drag., Fortedrag. Flupentixol, Melitracen *Rezeptpflichtig*	Flupentixol: Gefahr der Spätdyskinesien (Bewegungsstörungen, Wippen, unwillkürliche Grimassen). Melitracen: Mundtrockenheit, Verstopfung, Herzklopfen, Sehstörungen, Augenschäden, Störungen beim Harnlassen	**Abzuraten** Nicht sinnvolle Kombination mit Neuroleptikum (Flupentixol). Antidepressivum (Melitracen) nicht individuell dosierbar. Das gilt auch dann, wenn zusätzliche Einnahme von Neuroleptika nötig wäre.

Präparat	Wichtigste Nebenwirkungen	Empfehlung
Doneurin (D) Kaps., Filmtabl. **Doxepia** (D) Filmtabl. **Doxepin – 1 A Pharma** (D) Filmtabl. **Doxepin Holsten** (D) Tabl. **Doxepin beta** (D) Hartkaps. **Doxepin biomo** (D) Filmtabl. **Doxepin dura** (D) Hartkaps. **Doxepin-neurax-pharm** (D) Lösung **Doxepin-ratiopharm** (D) Filmtabl. **Doxepin Sandoz** (D) Hartkaps. **Doxepin STADA** (D) Tabl. **Doxe TAD** (D) Filmtabl. Doxepin *Rezeptpflichtig*	Mundtrockenheit, Herzklopfen, Sehstörungen, Augenschäden, Verstopfung, Störungen beim Harnlassen. Sorgfältige Kontrolle von Patienten mit Grünem Star oder Prostatavergrößerung ist nötig	**Therapeutisch zweckmäßig** Wirkt überwiegend dämpfend-stimmungsaufhellend.
Edronax (D/Ö) Tabl. Reboxetin *Rezeptpflichtig*	Mundtrockenheit, Schwitzen, Verstopfung, Schlafstörungen, Schwindel, evtl. auch Herzklopfen, Störungen beim Harnlassen. Bei Männern evtl. Erektions- und Ejakulationsstörungen sowie Hodenschmerzen. Krampfanfälle und Herzrasen können vorkommen	**Therapeutisch zweckmäßig,** wenn bewährte Mittel nicht verwendet werden können. Reboxetin ist ein relativ neues Mittel, Langzeiterfahrungen über Nutzen und Risiken liegen noch nicht ausreichend vor. Wirkt antidepressiv und macht nicht müde.
Efectin (Ö) Tabl. Venlafaxin *Rezeptpflichtig*	Übelkeit, verringerter Appetit, Erhöhung des Blutdrucks, Wasseransammlungen (Ödeme) und Hautreaktionen (Allergien)	**Therapeutisch zweckmäßig nur,** wenn bewährte trizyklische Antidepressiva nicht angewendet werden können oder nicht wirksam sind. SSRI.
Equilibrin (D) Tabl. Amitriptylinoxid *Rezeptpflichtig*	Mundtrockenheit, Herzklopfen, Sehstörungen, Augenschäden, Verstopfung, Störungen beim Harnlassen. Sorgfältige Kontrolle bei Patienten mit Grünem Star und Prostatavergrößerung ist nötig	**Therapeutisch zweckmäßig** Wirkt wie Amitriptylin – vorwiegend dämpfend-stimmungsaufhellend.

Präparat	Wichtigste Nebenwirkungen	Empfehlung
Esbericum (D/Ö) Kaps., nur D: Forte-Drag. Johanniskrautextrakt	Hautprobleme bei starker Sonnenbestrahlung möglich. Achtung: Gefährliche Wechselwirkungen mit anderen Medikamenten möglich (z. B. mit Theophyllin, Cilosporin, Indinavir u. a.)	**Möglicherweise zweckmäßig zur** vorübergehenden Behandlung von leichten bis mittelschweren depressiven Verstimmungszuständen. Nicht geeignet zur Behandlung von schweren Depressionen.
Felis (D/Ö) Kaps., nur D: Filmtabl., Tropfen Johanniskrautextrakt	Hautprobleme bei starker Sonnenbestrahlung möglich. Achtung: Gefährliche Wechselwirkungen mit anderen Medikamenten möglich (z. B. mit Theophyllin, Cilosporin, Indinavir u. a.)	**Möglicherweise zweckmäßig zur** vorübergehenden Behandlung von leichten bis mittelschweren depressiven Verstimmungszuständen. Nicht geeignet zur Behandlung von schweren Depressionen.
Floxyfral (Ö) Filmtabl. Fluvoxamin *Rezeptpflichtig*	Übelkeit, Erbrechen, Schwindel, Benommenheit, Gereiztheit, Kopfschmerzen, Zittern, Schlafstörungen, Verwirrtheit, Unruhe, Angst- und Erregungszustände	**Therapeutisch zweckmäßig nur,** wenn bewährte trizyklische Antidepressiva nicht angewendet werden können oder nicht ausreichend wirksam sind oder wenn deren Nebenwirkungen vermieden werden sollen (z. B. bei älteren Menschen). SSRI.
Fluctin (D) Kaps., Tabl., Lösung **Fluctine** (Ö) Kaps. **Fluoxetin – 1 A Pharma** (D/Ö) Filmtabl. **Fluoxetin AbZ** (D) Hartkaps. **Fluoxetin AL** (D) Tabl. **Fluoxetin Arcana** (Ö) Kaps. **Fluoxetin beta** (D) Hartkaps. **fluoxetin biomo** (D) Hartkaps., Tabl. **Fluoxetin-CT** (D) Hartkaps. **Fluoxetin dura** (D) Hartkaps. **Fluoxetin HEXAL** (D) Hartkaps., Tabl., Lösung **Fluoxetin Gernericon** (Ö) Filmtabl., Kaps., Lösung Fluoxetin *Rezeptpflichtig*	Allergische Reaktionen (u. a. Ödem), Albträume, Angst- und Erregungszustände (daher gefährlich für suizidgefährdete Patienten), Schwindel, Sehstörungen, Störungen des Geschmackssinns, Gewichtsabnahme, Hautausschlag, Bauchschmerzen, Mundtrockenheit, Verstopfung, Übelkeit etc. Verdacht auf Missbrauchspotenzial als Schlankheitsmittel oder als »happy pill«	**Therapeutisch zweckmäßig nur,** wenn bewährte trizyklische Antidepressiva nicht angewendet werden können oder nicht ausreichend wirksam sind oder wenn deren Nebenwirkungen vermieden werden sollen (z. B. bei älteren Menschen). SSRI.

Präparat	Wichtigste Nebenwirkungen	Empfehlung
Fluoxetin-neuraxpharm (D) Kaps., Tabl. **Fluoxetin-ratiopharm** (D) Kaps., Lösung, Tabl. **Fluoxetin Sandoz** (D) Hartkaps., Tabl. **Fluoxetin STADA** (D) Tabl. **Fluoxetin TAD** (D) Hartkaps. **Fluoxgamma** (D) Hartkaps. **Fluox-PUREN** (D) Kaps., Tabl. **Fluxet** (D) Snap-Tabl. Hartkaps., Tabl. Fluoxetin *Rezeptpflichtig*	Allergische Reaktionen (u. a. Ödem), Albträume, Angst- und Erregungszustände (daher gefährlich für suizidgefährdete Patienten), Schwindel, Sehstörungen, Störungen des Geschmackssinns, Gewichtsabnahme, Hautausschlag, Bauchschmerzen, Mundtrockenheit, Verstopfung, Übelkeit etc. Verdacht auf Missbrauchspotenzial als Schlankheitsmittel oder als »happy pill«	**Therapeutisch zweckmäßig nur,** wenn bewährte trizyklische Antidepressiva nicht angewendet werden können oder nicht ausreichend wirksam sind oder wenn deren Nebenwirkungen vermieden werden sollen (z. B. bei älteren Menschen). SSRI.
Gladem (D/Ö) Filmtabl., Lösung Sertralin *Rezeptpflichtig*	Übelkeit, Durchfall, Kopfschmerzen, Zittern, Schlaflosigkeit, Unruhe, Verwirrtheit, sexuelle Funktionsstörungen (z. B. Störungen bei der Ejakulation)	**Therapeutisch zweckmäßig nur,** wenn bewährte trizyklische Antidepressiva nicht angewendet werden können oder nicht ausreichend wirksam sind oder wenn deren Nebenwirkungen vermieden werden sollen (z. B. bei älteren Menschen). SSRI.
Hyperforat (D) Drag., Amp., Tropfen, Filmtabl. Johanniskrautextrakt	Hauterscheinungen bei starker Sonnenbestrahlung möglich. Achtung: Gefährliche Wechselwirkungen mit anderen Medikamenten möglich	**Wenig zweckmäßig** als pflanzliches Mittel gegen depressive Verstimmung. Der Extraktgehalt in Dragees und Ampullen ist zu gering, um in normalen Dosierungen eine entsprechende Wirkung zu erreichen.
Hypnorex (D) Retardtabl. Lithiumcarbonat *Rezeptpflichtig*	Magen-Darm-Störungen, vermehrter Durst und vermehrtes Wasserlassen, manchmal erhebliche Gewichtszunahme, Kropfbildung (Struma) kann auftreten. Müdigkeit, Schläfrigkeit, feinschlagiger Tremor (Zittern). Libido und Potenz können beeinträchtigt werden	**Therapeutisch zweckmäßig zur** Vorbeugung schwerwiegender Formen von manisch-depressiven Erkrankungen. Wirkungseintritt allerdings oft erst nach 3–6 Monaten. Eine genaue Dosierung unter Kontrolle der Blutspiegel ist erforderlich.

Präparat	Wichtigste Nebenwirkungen	Empfehlung
Imipramin-neuraxpharm (D) Filmtabl. Imipramin *Rezeptpflichtig*	Mundtrockenheit, Herzklopfen, Sehstörungen, Augenschäden, Verstopfung, Störungen beim Harnlassen. Sorgfältige Kontrolle von Patienten mit Grünem Star oder Prostatavergrößerung ist nötig	**Therapeutisch zweckmäßig nur bei** gehemmt-apathischen Depressionszuständen. Lang bewährter Inhaltsstoff, dessen Wirkungsprofil und Risiken gut dokumentiert sind. Wirkt vorwiegend aktivierend.
Insidon (D/Ö) Drag., nur D: Tropfen, Filmtabl. Opipramol *Rezeptpflichtig*	Mundtrockenheit, Herzklopfen, Sehstörungen, Augenschäden, Verstopfung, Störungen beim Harnlassen. Sorgfältige Kontrolle bei Patienten mit Grünem Star und Prostatavergrößerung nötig	**Möglicherweise zweckmäßig als** Mittel gegen Depressionen, allerdings nicht als Basis-Antidepressivum (wie z. B. Saroten) geeignet. Die beruhigenden Eigenschaften stehen bei diesem Wirkstoff im Vordergrund. Allerdings ist von dieser Anwendung wegen möglicher Nebenwirkungen abzuraten. Hier sind Benzodiazepine vorzuziehen.
Jarsin (D/Ö) Drag., Filmtabl. Johanniskrautextrakt *Rezeptpflichtig (Ö)*	Hautprobleme bei starker Sonnenbestrahlung möglich. Achtung: Gefährliche Wechselwirkungen mit anderen Medikamenten möglich (z. B. mit Theophyllin, Cilosporin, Indinavir u. a.)	**Möglicherweise zweckmäßig zur** vorübergehenden Behandlung von leichten bis mittelschweren depressiven Verstimmungszuständen. Nicht geeignet zur Behandlung von schweren Depressionen.
Johanniskraut Genericon (Ö) Kaps. Johanniskraut *Rezeptpflichtig*	Hautprobleme bei starker Sonnenbestrahlung möglich. Achtung: Gefährliche Wechselwirkungen mit anderen Medikamenten möglich (z. B. mit Theophyllin, Cilosporin, Indinavir u. a.)	**Möglicherweise zweckmäßig zur** vorübergehenden Behandlung von leichten bis mittelschweren depressiven Verstimmungszuständen. Nicht geeignet zur Behandlung von schweren Depressionen.
Johanniskraut-ratiopharm (D/Ö) Hartkaps., nur D: Tropfen Johanniskrautextrakt	Hautprobleme bei starker Sonnenbestrahlung möglich. Achtung: Gefährliche Wechselwirkungen mit anderen Medikamenten möglich (z. B. mit Theophyllin, Cilosporin, Indinavir u. a.)	**Möglicherweise zweckmäßig zur** vorübergehenden Behandlung von leichten bis mittelschweren depressiven Verstimmungszuständen. Nicht geeignet zur Behandlung von schweren Depressionen.

Präparat	Wichtigste Nebenwirkungen	Empfehlung
Laif (D/Ö) Tabl. Johanniskrautextrakt *Rezeptpflichtig (Ö)*	Hautprobleme bei starker Sonnenbestrahlung möglich. Achtung: Gefährliche Wechselwirkungen mit anderen Medikamenten möglich (z. B. mit Theophyllin, Cilosporin, Indinavir u. a.)	**Möglicherweise zweckmäßig zur** vorübergehenden Behandlung von leichten bis mittelschweren depressiven Verstimmungszuständen. Nicht geeignet zur Behandlung von schweren Depressionen.
Limbitrol (Ö) Kaps. Amitriptylin, Chlordiazepoxid *Rezeptpflichtig*	Mundtrockenheit, Herzklopfen, Sehstörungen, Augenschäden, Verstopfung, Störungen beim Harnlassen. Chlordiazepoxid: Abhängigkeitsgefahr!	**Abzuraten** Nicht sinnvolle Kombination. Keine individuelle Dosierung des Antidepressivums (Amitriptylin) möglich. Der Tranquilizer-Inhaltsstoff Chlordiazepoxid sollte nur kurzzeitig verwendet werden. Es ist zu vermuten, dass Limbitrol als Beruhigungsmittel eingesetzt wird. Das ist wegen der Nebenwirkungen des Antidepressivums bedenklich. Suchtgefahr!
Ludiomil (D/Ö) Filmtabl., Injektionslösung Maprotilin *Rezeptpflichtig*	Hautprobleme, Mundtrockenheit, Herzklopfen, Sehstörungen, Augenschäden, Verstopfung, Störungen beim Harnlassen. Sorgfältige Kontrolle von Patienten mit Grünem Star oder Prostatavergrößerung ist nötig	**Wenig zweckmäßig** Größeres Risiko von Nebenwirkungen als z. B. Saroten, das ähnlich wirkt. Wirkt vorwiegend dämpfend-stimmungsaufhellend.
Mirta Lich (D) **Mirta TAD** (D) **Mirtazapin – 1 A Pharma** (D) **Mirtazapin AbZ** (D) **Mirtazapin AL** (D) **Mirtazapin AWD** (D) **Mirtazapin beta** (D) **mirtazapin biomo** (D) **Mirtazapin-CT** (D) **Mirtazapin-dura** (D) Filmtabletten *Wirkstoff:* Mirtazapin *Rezeptpflichtig*	Müdigkeit, Mundtrockenheit, Appetitsteigerung, Gewichtszunahme, niedriger Blutdruck, Ödeme, Zittern, Blutbildschaden, Leberfunktionsstörungen	**Wenig zweckmäßig als** Mittel gegen Depression, weil der Wirkstoff Mirtazapin beträchtliche Nebenwirkungen verursachen kann.

Präparat	Wichtigste Nebenwirkungen	Empfehlung
Mirtazapin HEXAL (D/Ö) **Mirtazapin Hormosan** (D) **Mirtazapin-ISIS** (D) **Mirtazapin-neuraxpharm** (D) **Mirtazapin-ratiopharm** (D) **Mirtazapin Sandoz** (D/Ö) **Mirtazapin STADA** (D/Ö) *nur D zusätzlich:* Schmelztabl. **Mirtazelon** (D) **Mirtazza** (D) Filmtabletten *Wirkstoff:* Mirtazapin *Rezeptpflichtig*	Müdigkeit, Mundtrockenheit, Appetitsteigerung, Gewichtszunahme, niedriger Blutdruck, Ödeme, Zittern, Blutbildschaden, Leberfunktionsstörungen	**Wenig zweckmäßig als** Mittel gegen Depression, weil der Wirkstoff Mirtazapin beträchtliche Nebenwirkungen verursachen kann.
Neuropas balance (D) Filmtabl. Extrakte aus Johanniskraut, Baldrian, Passionsblume	Hautprobleme bei starker Sonnenbestrahlung möglich. Achtung: Gefährliche Wechselwirkungen mit anderen Medikamenten möglich	**Wenig zweckmäßig** Nicht sinnvolle Kombination verschiedener Pflanzenextrakte mit unterschiedlichen Wirkstoffen. Als pflanzliches Antidepressivum ist Johanniskrautextrakt und als Beruhigungsmittel Baldrianextrakt allein vorzuziehen.
Neuroplant 300 (D) Filmtabl. Johanniskrautextrakt	Hautprobleme bei starker Sonnenbestrahlung möglich. Achtung: Gefährliche Wechselwirkungen mit anderen Medikamenten möglich	**Möglicherweise zweckmäßig bei** leichten bis mittelschweren depressiven Verstimmungen. Nicht geeignet zur Behandlung von schweren Depressionen.
Nortrilen (D) in D: Drag., in Ö: Filmtabl. Nortriptylin *Rezeptpflichtig*	Mundtrockenheit, Herzklopfen, Sehstörungen, Augenschäden, Verstopfung, Störungen beim Harnlassen. Sorgfältige Kontrolle von Patienten mit Grünem Star oder Prostatavergrößerung ist nötig	**Therapeutisch zweckmäßig** Lang bewährter Inhaltsstoff, dessen Wirkungsprofil und Risiken gut dokumentiert sind. Wirkt vorwiegend antriebssteigernd-stimmungsaufhellend.
Novoprotect (D) Filmtabl., Retardkaps. Amitriptylin *Rezeptpflichtig*	Mundtrockenheit, Herzklopfen, Sehstörungen, Augenschäden, Verstopfung, Störungen beim Harnlassen. Sorgfältige Kontrolle von Patienten mit Grünem Star oder Prostatavergrößerung ist nötig	**Therapeutisch zweckmäßig** Lang bewährter Inhaltsstoff, dessen Wirkungsprofil und Risiken gut dokumentiert sind. Wirkt vorwiegend dämpfend-stimmungsaufhellend.

Präparat	Wichtigste Nebenwirkungen	Empfehlung
Opipramol – 1 A Pharma (D) **Opipramol AbZ** (D) **Opipramol AL** (D) **Opipramol beta** (D) **Opipramol-CT** (D) **Opipramol dura** (D) **Opipramol-ISIS** (D) **Opipramol Sandoz** (D) **Opipramol STADA** (D) **Opipramol TAD** (D) **opipramol biomo** (D) **Opipramol HEXAL** (D) **Opipramol-neuraxpharm** (D) **Opipramol-ratiopharm** (D) Filmtabletten *Wirkstoff:* Opipramol *Rezeptpflichtig*	Mundtrockenheit, Herzklopfen, Sehstörungen, Augenschäden, Verstopfung, Störungen beim Harnlassen. Sorgfältige Kontrolle bei Patienten mit Grünem Star und Prostatavergrößerung nötig	**Möglicherweise zweckmäßig als** Mittel gegen Depressionen, allerdings nicht als Basis-Antidepressivum (wie z. B. Saroten) geeignet. Die beruhigenden Eigenschaften stehen bei diesem Wirkstoff im Vordergrund. Allerdings ist von dieser Anwendung wegen möglicher Nebenwirkungen abzuraten. Hier sind Benzodiazepine vorzuziehen.
Paroxat (D/Ö) Filmtabl. **Paroxetin-ratiopharm** (D/Ö) Filmtabl. **Paroxetin Beta** (D/Ö) Filmtabl. Paroxetin *Rezeptpflichtig*	Übelkeit, Schläfrigkeit, Schwitzen, Kopfschmerzen, Zittern, Schwächezustände, Schlafstörungen, Mundtrockenheit, Ejakulationsstörungen, Durchfall, Schwindel, Unruhe, erhöhtes Suizidrisiko	**Therapeutisch zweckmäßig nur,** wenn bewährte trizyklische Antidepressiva nicht angewendet werden können oder nicht ausreichend wirksam sind oder wenn deren Nebenwirkungen vermieden werden sollen (z. B. bei älteren Menschen). SSRI.
Quilonum (D) Tabl. *Wirkstoff:* Lithiumacetat **Quilonum** (D) Retardtabl. **Quilonorm** (D/Ö) Retardtabl. *Wirkstoff:* Lithiumcarbonat *Rezeptpflichtig*	Magen-Darm-Störungen, vermehrter Durst und vermehrtes Wasserlassen, manchmal erhebliche Gewichtszunahme, Kropfbildung (Struma) kann auftreten. Müdigkeit, Schläfrigkeit, feinschlagiger Tremor (Zittern). Libido und Potenz können beeinträchtigt werden	**Therapeutisch zweckmäßig zur** Vorbeugung schwerwiegender Formen von manisch-depressiven Erkrankungen. Wirkungseintritt allerdings oft erst nach 3–6 Monaten. Eine genaue Dosierung unter Kontrolle des Blutspiegels ist erforderlich. Dem Lithiumcarbonat wird vielfach der Vorzug gegeben
Remergil (D) Amp., Schmelztabl., Lösung, Infusionslösung **Remeron** (Ö) Schmelztabl., Lösung Mirtazapin *Rezeptpflichtig*	Müdigkeit, Mundtrockenheit, Appetitsteigerung, Gewichtszunahme, niedriger Blutdruck, Ödeme, Zittern, Blutbildschäden, Leberfunktionsstörungen	**Wenig zweckmäßig** als Mittel gegen Depressionen, weil der Wirkstoff Mirtazapin beträchtliche Nebenwirkungen verursachen kann.

Präparat	Wichtigste Nebenwirkungen	Empfehlung
Saroten (D/Ö) Filmtabl., Retardtabl., Retard-Tabs, Injektionslösung, nur Ö: Retardkaps., nur D: Drag. Amitriptylin *Rezeptpflichtig*	Mundtrockenheit, Herzklopfen, Sehstörungen, Augenschäden, Verstopfung, Störungen beim Harnlassen. Sorgfältige Kontrolle von Patienten mit Grünem Star oder Prostatavergrößerung ist nötig	**Therapeutisch zweckmäßig** Lang bewährter Inhaltsstoff, dessen Wirkungsprofil und Risiken gut dokumentiert sind. Wirkt vorwiegend dämpfend-stimmungsaufhellend.
Seroxat (D/Ö) Filmtabl., Susp. Paroxetin *Rezeptpflichtig*	Übelkeit, Schläfrigkeit, Schwitzen, Kopfschmerzen, Zittern, Schwächezustände, Schlafstörungen, Mundtrockenheit, Ejakulationsstörungen, Durchfall, Schwindel, Unruhe, erhöhtes Suizidrisiko	**Therapeutisch zweckmäßig nur,** wenn bewährte trizyklische Antidepressiva nicht angewendet werden können oder nicht ausreichend wirksam sind oder wenn deren Nebenwirkungen vermieden werden sollen (z. B. bei älteren Menschen). SSRI.
Sertralin HEXAL (D/Ö) Filmtab. **Sertralin-ratiopharm** (D) Filmtabl. Sertralin *Rezeptpflichtig*	Übelkeit, Durchfall, Kopfschmerzen, Zittern, Schlaflosigkeit, Unruhe, Verwirrtheit, sexuelle Funktionsstörungen (z. B. Störungen bei der Ejakulation)	**Therapeutisch zweckmäßig nur,** wenn bewährte trizyklische Antidepressiva nicht angewendet werden können oder nicht ausreichend wirksam sind oder wenn deren Nebenwirkungen vermieden werden sollen (z. B. bei älteren Menschen). SSRI.
Sidroga Johanniskrauttee (D) Tee Johanniskraut	Hautreaktionen bei starker Sonnenbestrahlung möglich. Achtung: Gefährliche Wechselwirkungen mit anderen Medikamenten möglich	**Naturheilmittel** Zweckmäßig bei leichten depressiven Verstimmungen, wenn eine positive Wirkung verspürt wird.
Sinequan (Ö) Kaps. Doxepin *Rezeptpflichtig*	Mundtrockenheit, Herzklopfen, Sehstörungen, Augenschäden, Verstopfung, Störungen beim Harnlassen. Sorgfältige Kontrolle von Patienten mit Grünem Star oder Prostatavergrößerung ist nötig	**Therapeutisch zweckmäßig** Wirkt überwiegend dämpfend-stimmungsaufhellend.
Solvex (D) Tabl. Reboxetin *Rezeptpflichtig*	Mundtrockenheit, Schwitzen, Verstopfung, Schlafstörungen, Schwindel, evtl. auch Herzklopfen, Störungen beim Harnlassen. Bei Männern evtl. Erektions- und Ejakulationsstörungen sowie Hodenschmerzen. Krampfanfälle und Herzrasen können vorkommen	**Therapeutisch zweckmäßig,** wenn bewährte Mittel nicht verwendet werden können. Reboxetin ist ein relativ neues Mittel, Langzeiterfahrungen über Nutzen und Risiken liegen noch nicht ausreichend vor. Wirkt antidepressiv und macht nicht müde.

Präparat	Wichtigste Nebenwirkungen	Empfehlung
Stangyl (D) Tabl., Tropfen, Amp. Trimipramin *Rezeptpflichtig*	Mundtrockenheit, Herzklopfen, Sehstörungen, Augenschäden, Verstopfung, Störungen beim Harnlassen. Sorgfältige Kontrolle von Patienten mit Grünem Star oder Prostatavergrößerung ist nötig	**Therapeutisch zweckmäßig** Mittel gegen Depressionen mit vorwiegend beruhigend-angstlösendem Wirkprofil. Ähnlich dem länger erprobten Amitriptylin. Bei Patienten mit schwerer Leber- oder Nierenschwäche und in der Schwangerschaft sollte das Mittel nicht angewendet werden.
Syneudon (D) Tabl. Amitriptylin *Rezeptpflichtig*	Mundtrockenheit, Herzklopfen, Sehstörungen, Augenschäden, Verstopfung, Störungen beim Harnlassen. Sorgfältige Kontrolle von Patienten mit Grünem Star oder Prostatavergrößerung ist nötig	**Therapeutisch zweckmäßig** Lang bewährter Inhaltsstoff, dessen Wirkungsprofil und Risiken gut dokumentiert sind. Wirkt vorwiegend dämpfend-stimmungsaufhellend.
Thombran (D) Mitekaps., Tabs-Filmtabl., Kaps. Trazodon *Rezeptpflichtig*	Störwirkungen auf das Herz, auch schmerzhafter Priapismus (Dauererektion) und leberschädigende Eigenschaften wurden berichtet. Daneben Mundtrockenheit, Schlafstörungen, Sehstörungen, Blutdruckerhöhung, Ödeme, Gleichgewichtsstörungen, Verstopfung, Muskelschmerzen	**Wenig zweckmäßig als** Antidepressivum. Die antidepressiven Eigenschaften sind eher umstritten, stark dämpfende Eigenschaften stehen im Vordergrund. Klassische Antidepressiva (z. B. Saroten) sind vorzuziehen.
Tolvon (Ö) Filmtabl. Mianserin *Rezeptpflichtig*	Mundtrockenheit, Herzklopfen, Sehstörungen, Augenschäden, Verstopfung, Störungen beim Harnlassen, Blutschäden, Knochenmarksschäden. Sorgfältige Kontrolle von Patienten mit Grünem Star oder Prostatavergrößerung ist nötig	**Wenig zweckmäßig** Therapeutisch wirksam, aber weniger erprobt als das im Wirkungsprofil ähnliche Saroten. Wegen der möglichen Blutbildschäden soll in den ersten Behandlungsmonaten wöchentlich das Blutbild kontrolliert werden.
Trevilor (D) Tabl., Retardkaps. Venlafaxin *Rezeptpflichtig*	Übelkeit, verringerter Appetit, Erhöhung des Blutdrucks, Wasseransammlungen (Ödeme) und Hautreaktionen (Allergien)	**Therapeutisch zweckmäßig nur,** wenn bewährte trizyklische Antidepressiva nicht angewendet werden können oder nicht wirksam sind. (SNRI).

Präparat	Wichtigste Nebenwirkungen	Empfehlung
Trimineurin (D) Filmtabl. **Trimineurin – 1 A Pharma** (D) Tabl. **Trimipramin-neurax-pharm** (D) Tabl., Lösung Trimipramin *Rezeptpflichtig*	Mundtrockenheit, Herzklopfen, Sehstörungen, Augenschäden, Verstopfung, Störungen beim Harnlassen. Sorgfältige Kontrolle von Patienten mit Grünem Star oder Prostatavergrößerung ist nötig	**Therapeutisch zweckmäßig** Mittel gegen Depressionen mit vorwiegend beruhigend-angstlösendem Wirkprofil. Ähnlich dem länger erprobten Amitriptylin. Bei Patienten mit schwerer Leber- oder Nierenschwäche und in der Schwangerschaft sollte das Mittel nicht angewendet werden.
Zoloft (D) Filmtabl., Lösung **Zoloft KHP** (D) Filmtabl. Sertralin *Rezeptpflichtig*	Übelkeit, Durchfall, Kopfschmerzen, Zittern, Schlaflosigkeit, Unruhe, Verwirrtheit, sexuelle Funktionsstörungen (z. B. Störungen bei der Ejakulation)	**Therapeutisch zweckmäßig nur,** wenn bewährte trizyklische Antidepressiva nicht angewendet werden können oder nicht ausreichend wirksam sind oder wenn deren Nebenwirkungen vermieden werden sollen (z. B. bei älteren Menschen). SSRI.

2.5. Mittel gegen Psychosen (Neuroleptika)

Von einer Psychose kann man in der Regel dann sprechen, wenn die alltäglichen Umweltbeziehungen (Arbeit, Kontakte) nicht mehr möglich sind. Das kann sich in Wahnvorstellungen, Verlust des Zeit- und Ortsbewusstseins, Halluzinationen (z. B. Hören von Stimmen), Übererregung oder Apathie und Verlust zielgerichteten Denkens äußern. Vielfältige Mischformen sind eher die Regel, »klassische Krankheitsbilder« sind selten.
Mit dem Begriff »Psychose« ist meist die Schizophrenie gemeint, es gibt allerdings eine Reihe weiterer Psychoseformen. Umgangssprachlich wird Schizophrenie mit »gespaltener Persönlichkeit« gleichgesetzt. Etwa ein Prozent der Bevölkerung erleidet im Laufe des Lebens eine schizophrene Episode.
Über die Ursachen dieser Erkrankung weiß man nach wie vor nicht allzu viel. Eine wichtige Rolle scheinen Erbfaktoren zu spielen, vielleicht auch hirnorganische Prozesse, bei denen Stoffwechselstörungen oder Enzymdefekte beteiligt sind. Möglicherweise werden innerhalb einer Familie bestimmte »schizophrene« Verhaltensmuster weitergegeben. Bekannt ist, dass Alkohol, Drogen und auch gewisse Medikamente schizophrene Schübe auslösen können. Chronischer Schlafentzug

kann nach wenigen Nächten psychotische Störungen und Wahrnehmungsveränderungen verursachen.

Behandlung

Mit einer Kombination aus medikamentöser und psychotherapeutischer Behandlung sowie unterstützenden sozialen Einrichtungen wie Wohngemeinschaften, Tageskliniken, Sozial- und Krisenzentren können heute viele Patienten wieder ein weitgehend normales Leben führen.

Mit Hilfe von Medikamenten, die als Neuroleptika bezeichnet werden, können akute psychotische Schübe beendet, aber auch Rückfälle verhindert werden. Neuroleptika drängen den Wahn zurück und bringen krankhafte Ideen und Verfolgungsgefühle zum Verschwinden. Neuroleptika werden nicht nur zur Behandlung von Psychosen, sondern auch bei sogenannten hirnorganischen Syndromen verwendet.

Die nützliche Wirkung von Neuroleptika ist allerdings mit zahlreichen, teilweise unangenehmen Nebenwirkungen verbunden:

- Abstumpfung gegen äußere Reize, Verlangsamung der Reaktionen
- Verminderung des Antriebs
- Mundtrockenheit und Hemmung der intellektuellen Leistungsfähigkeit
- Bewegungsstörungen (steifer Gang, Zittern, Bewegungsdrang oder Bewegungsarmut, Muskelverkrampfungen im Kiefer-, Hals- und Zungenbereich, Blickkrämpfe, Schiefhals)
- Alle Neuroleptika, auch schwach wirksame und niedrig dosierte, können Bewegungsstörungen verursachen – z. B. zwanghaftes Grimassieren oder Schmatzen, das zum Dauerproblem werden kann. Diese Medikamente sind deshalb nicht geeignet zur Behandlung von leichten Erkrankungen.

Weitere *Nebenwirkungen* können sein: Übelkeit, Sehstörungen, Blutunterdruck, Libido- und Potenzverlust, Gewichtszunahme, Parkinson'sche Symptome (siehe Kapitel 2.7.: Mittel gegen die Parkinson'sche Krankheit) und viele andere.

Alle Neuroleptika wirken prinzipiell gleich. Ausnahmen sind sogenannte atypische Neuroleptika wie Clozapin-neuraxpharm, Leponex, Risperdal, Risperdal Consta, Zyprexa und andere: Die oft quälenden Bewegungsstörungen treten hier nur sehr selten auf. Bei *Clozapin-neuraxpharm* und *Leponex* besteht allerdings die Gefahr von schweren Blutbildschäden – bei etwa ein bis zwei Prozent aller Patien-

ten. Deshalb muss vor allem in den ersten 18 Behandlungswochen das Blutbild wöchentlich auf mögliche Schäden untersucht werden.
Bei den Neuroleptika unterscheidet man zwischen »stärkeren« und »schwächeren« Mitteln (siehe Tabelle). Bei den »schwächeren« überwiegt eher die dämpfende Wirkung, bei den »stärkeren« die Wirkung gegen Psychosen.
Wohl aufgrund der unangenehmen Nebenwirkungen nehmen viele Patienten Neuroleptika nicht nach Vorschrift oder auch gar nicht ein. Dies ist die häufigste Ursache für Rückfälle. In Deutschland erleidet jeder zweite Schizophrene innerhalb eines Jahres einen Erkrankungsrückfall.

2.5. Mittel gegen Psychosen (Neuroleptika)

Präparat	Wichtigste Nebenwirkungen	Empfehlung
Abilify (D/Ö) Tabl., Schmelztabl. Aripiprazol *Rezeptpflichtig*	Zittern, auch sog. Spätdyskinesien, Gewichtszunahme. Diabetes kann ausgelöst werden. Nicht anwenden bei Chinolonallergie, verschwommenem Sehen, niedrigem Blutdruck, Herzrasen	**Wenig zweckmäßig** Die Wirksamkeit bei Schizophrenie ist noch nicht ausreichend belegt. Angst wird nicht besser behandelt als mit Placebo. Es können sogar Psychosen ausgelöst werden.
Atosil (D) Filmtabl., Tropfen, Amp. Promethazin *Rezeptpflichtig*	Benommenheit, Sehstörungen, Bewegungsstörungen (Unruhe, Zittern, Wippen), Hemmung der intellektuellen Leistungsfähigkeit, Gewichtszunahme, Depressionen, Beeinträchtigung von Libido und Potenz. Selten Störungen der Blutbildung	**Therapeutisch zweckmäßig** bei Unruhezuständen oder als Zusatztherapie bei der neuroleptischen Behandlung von Psychosen.
Buronil (Ö) Drag., Amp., Sirup Melperon *Rezeptpflichtig*	Benommenheit, Krämpfe, Zittern, Unruhe, Hemmung der intellektuellen Leistungsfähigkeit, Beeinträchtigung von Libido und Potenz, unheilbare Bewegungsstörungen (Spätdyskinesien) und Blutschäden möglich, Angst, Depressionen, Leberschäden	**Therapeutisch zweckmäßig** Schwächer wirkendes Mittel. Risiken bei Psychosen vertretbar, bei allen anderen vom Hersteller empfohlenen Anwendungsgebieten (z. B. senile Unruhezustände) nur in begründeten Ausnahmefällen vertretbar. Möglicherweise geringere Häufigkeit von belastenden Bewegungsstörungen.

Präparat	Wichtigste Nebenwirkungen	Empfehlung
Chlorprotixen-neuraxpharm (D) Filmtabl. Chlorprothixen *Rezeptpflichtig*	Benommenheit, Krämpfe, Zittern, Unruhe, Hemmung der intellektuellen Leistungsfähigkeit, Beeinträchtigung von Libido und Potenz, unheilbare Bewegungsstörungen (Spätdyskinesien) und Blutschäden möglich, Depressionen, Leberschäden	**Therapeutisch zweckmäßig** Schwächer wirkendes Mittel. Risiken bei Psychosen vertretbar, bei allen anderen vom Hersteller empfohlenen Anwendungsgebieten (z. B. Dermatosen) nur in begründeten Ausnahmefällen vertretbar.
Ciatyl Z (D) Tropfen, Filmtabl., Acuphase-Injektionslösung Zuclopenthixolacetat *Rezeptpflichtig*	Benommenheit, Krämpfe, Zittern, Unruhe, Hemmung der intellektuellen Leistungsfähigkeit, Beeinträchtigung von Libido und Potenz, unheilbare Bewegungsstörungen (Spätdyskinesien) und Blutschäden möglich, Depressionen, Leberschäden	**Therapeutisch zweckmäßig** Schwächer wirkendes Präparat. Risiken bei Psychosen vertretbar, bei allen anderen vom Hersteller empfohlenen Anwendungsgebieten nur in begründeten Ausnahmefällen vertretbar.
Ciatyl Z (D) Depot Amp. Zuclopenthixoldecanoat *Rezeptpflichtig*	Benommenheit, Krämpfe, Zittern, Unruhe, Hemmung der intellektuellen Leistungsfähigkeit, Beeinträchtigung von Libido und Potenz, unheilbare Bewegungsstörungen (Spätdyskinesien) und Blutschäden möglich, Depressionen, Leberschäden	**Therapeutisch zweckmäßig** Schwächer wirkendes Depotneuroleptikum.
Cisordinol/ depot (Ö) Filmtabl., Tropfen, Amp. Zuclopenthixol *Rezeptpflichtig*	Benommenheit, Krämpfe, Zittern, Unruhe, Hemmung der intellektuellen Leistungsfähigkeit, Beeinträchtigung von Libido und Potenz, unheilbare Bewegungsstörungen (Spätdyskinesien) und Blutschäden möglich, Depressionen, Leberschäden	**Therapeutisch zweckmäßig** Schwächer wirkendes Präparat. Risiken bei Psychosen vertretbar, bei allen anderen vom Hersteller empfohlenen Anwendungsgebieten nur in begründeten Ausnahmefällen vertretbar.

Präparat	Wichtigste Nebenwirkungen	Empfehlung
Clozapin-neuraxpharm (D) Tabl. **Clozapin HEXAL** (D) Tabl. Clozapin *Rezeptpflichtig*	Vor allem Blutbildschäden: Daher ist zu Beginn der Therapie über 18 Wochen mindestens wöchentlich eine Blutbildkontrolle erforderlich (Agranulocytose- und Leukopeniegefahr). Daneben Fieber, Schwindel, Appetitlosigkeit. Zusammen mit Benzodiazepinen (Tranquilizer) wurde Atemstillstand beschrieben	**Therapeutisch zweckmäßig** vor allem für Patienten, die auf andere Neuroleptika nicht oder nicht ausreichend angesprochen haben oder auf diese mit erheblichen extrapyramidalen Nebenwirkungen reagieren. Vorteil ist die geringe Häufigkeit extrapyramidaler Störwirkungen, wie sie bei allen anderen wirksamen Neuroleptika vorkommen. Das Mittel ist nur nach besonderen Informationsmaßnahmen verordnungsfähig, Lieferung wird im Einzelfall beantragt.
Dapotum (D/Ö) Tabl. **Dapotum D** (D/Ö) Injektionslösung **Dapotum acutum** (D/Ö) Injektionslösung Fluphenazin, Benzylalkohol *Rezeptpflichtig*	Benommenheit, Krämpfe, Zittern, Unruhe, Hemmung der intellektuellen Leistungsfähigkeit, Beeinträchtigung von Libido und Potenz, unheilbare Bewegungsstörungen (Spätdyskinesien) und Blutschäden möglich, Depressionen, Störungen der Schweißdrüsen, Leberschäden	**Therapeutisch zweckmäßig** Stark wirkendes Mittel. Risiken bei Psychosen vertretbar, bei allen anderen vom Hersteller empfohlenen Anwendungsgebieten nur in begründeten Ausnahmefällen vertretbar.
Dipiperon (D) Tabl., Saft **Dipiperon KHP** (D) Tabl., Saft Pipamperon *Rezeptpflichtig*	Benommenheit, Krämpfe, Zittern, Unruhe, Hemmung der intellektuellen Leistungsfähigkeit, Beeinträchtigung von Libido und Potenz, unheilbare Bewegungsstörungen (Spätdyskinesien) und Blutschäden möglich, Leberschäden	**Therapeutisch zweckmäßig** Stark wirkendes Mittel. Risiken bei Psychosen vertretbar, bei allen anderen vom Hersteller empfohlenen Anwendungsgebieten (z. B. Verhaltensstörungen, Schlafstörungen, Aggressivität) nur in begründeten Ausnahmefällen vertretbar.
Dogmatil (D/Ö) in D: Kaps., Saft, Forte-Tabl., in Ö: Tabl., Kaps. Injektionslösung Sulpirid *Rezeptpflichtig*	Einschränkung des Reaktionsvermögens, Zittern, Unruhe, Krämpfe, Impotenz, Regelstörungen, Störungen der Milchdrüsen, Brustbildung beim Mann. Auch: Erregungszustände, Leberschäden	**Wenig zweckmäßig** Schwächer wirkendes Mittel. Therapeutisch wirksam. Die vielfachen Nebenwirkungen treten aber insgesamt häufiger auf als bei anderen Mitteln. Als Beruhigungsmittel nicht vertretbar.

Präparat	Wichtigste Nebenwirkungen	Empfehlung
Dominal (D/Ö) Forteamp., Fortefilmtabl., nur D: Fortedrag., Tropfen **Dominal KHP** (D) Forteamp., Fortefilmtabl. Prothipendyl *Rezeptpflichtig*	Benommenheit, Krämpfe, Zittern, Unruhe, Hemmung der intellektuellen Leistungsfähigkeit, Beeinträchtigung von Libido und Potenz, unheilbare Bewegungsstörungen (Spätdyskinesien) und Blutschäden möglich, Leberschäden	**Therapeutisch zweckmäßig** Schwächer wirkendes Mittel. Risiken bei Psychosen vertretbar, bei allen anderen vom Hersteller empfohlenen Anwendungsgebieten (z. B. Unruhe, Erregung, Einschlafstörungen) nur in begründeten Ausnahmefällen vertretbar.
Eunerpan (D) Amp., Drag., Filmtabl., Lösung Melperon *Rezeptpflichtig*	Benommenheit, Krämpfe, Zittern, Unruhe, Hemmung der intellektuellen Leistungsfähigkeit, Beeinträchtigung von Libido und Potenz, unheilbare Bewegungsstörungen (Spätdyskinesien) und Blutschäden möglich, Leberschäden	**Therapeutisch zweckmäßig** Risiken bei Psychosen vertretbar, bei allen anderen vom Hersteller empfohlenen Anwendungsgebieten (z. B. Verwirrtheit und Schlafstörungen im Alter) nur in begründeten Ausnahmefällen vertretbar.
Fluanxol/ depot (D/Ö) Drag., Depotinjektionslösung, nur D: Tropfen Flupentixol *Rezeptpflichtig*	Benommenheit, Krämpfe, Zittern, Unruhe, Hemmung der intellektuellen Leistungsfähigkeit, Beeinträchtigung von Libido und Potenz, unheilbare Bewegungsstörungen (Spätdyskinesien) und Blutschäden möglich, Leberschäden	**Therapeutisch zweckmäßig** Sehr stark wirkendes Mittel. Risiken bei Psychosen vertretbar, bei allen anderen vom Hersteller empfohlenen Anwendungsgebieten (z. B. Antriebslosigkeit) nur in begründeten Ausnahmefällen vertretbar.
Fluspi (D) Injektionssusp., Stechamp. Fluspirilen *Rezeptpflichtig*	Benommenheit, Krämpfe, Zittern, Unruhe, Hemmung der intellektuellen Leistungsfähigkeit, Beeinträchtigung von Libido und Potenz, unheilbare Bewegungsstörungen (Spätdyskinesien) und Blutschäden möglich, Depressionen, Angst, Leberschäden	**Therapeutisch zweckmäßig** Mittelstarkes Mittel. Risiken bei Psychosen vertretbar, bei allen anderen vom Hersteller empfohlenen Anwendungsgebieten (z. B. Angst, Spannungszustände) nur in begründeten Ausnahmefällen vertretbar.
Haldol (D/Ö) Tabl., Tropfen, Injektionslösung, nur D: Fortelösung **Haldol Decanoat** (D/Ö) Injektionslösung Haloperidol *Rezeptpflichtig*	Benommenheit, Krämpfe, Zittern, Unruhe, Hemmung der intellektuellen Leistungsfähigkeit, Beeinträchtigung von Libido und Potenz, unheilbare Bewegungsstörungen (Spätdyskinesien) und Blutschäden möglich, Leberschäden	**Therapeutisch zweckmäßig** Stark wirkendes Mittel. Risiken bei Psychosen vertretbar, bei allen anderen vom Hersteller empfohlenen Anwendungsgebieten (z. B. Angst, Unruhe, Stottern) nur in begründeten Ausnahmefällen vertretbar.

Präparat	Wichtigste Nebenwirkungen	Empfehlung
Haloperidol-neuraxpharm (D) Lösung, Tabl., Injektionslösung **Haloperidol-ratiopharm** (D) Lösung, Tabl., Injektionslösung Haloperidol *Rezeptpflichtig*	Benommenheit, Krämpfe, Zittern, Unruhe, Hemmung der intellektuellen Leistungsfähigkeit, Beeinträchtigung von Libido und Potenz, unheilbare Bewegungsstörungen (Spätdyskinesien) und Blutschäden möglich, Leberschäden	**Therapeutisch zweckmäßig** Stark wirkendes Mittel. Risiken bei Psychosen, Schizophrenien, Manien u. Ä. vertretbar, bei allen anderen Anwendungsgebieten nur in begründeten Ausnahmefällen vertretbar.
Imap 1,5 (D) Injektionssusp. Fluspirilen *Rezeptpflichtig*	Auch bei dem niedrig dosierten *Imap* sind die typischen Nebenwirkungen nicht auszuschließen: Benommenheit, Krämpfe, Zittern, Unruhe, Hemmung der intellektuellen Leistungsfähigkeit, Beeinträchtigung von Libido und Potenz, unheilbare Bewegungsstörungen (Spätdyskinesien) und Blutschäden möglich, Depressionen, Angst, Leberschäden	**Wenig zweckmäßig** Bei dem angegebenen Anwendungsgebiet »Angst- und Spannungszustände« sind – kurzfristig – Benzodiazepine vorzuziehen.
Leponex (D/Ö) Tabl. Clozapin *Rezeptpflichtig*	Vor allem Blutbildschäden: Daher ist zu Beginn der Therapie über 18 Wochen mindestens wöchentlich eine Blutbildkontrolle erforderlich (Agranulocytose- und Leukopeniegefahr). Daneben Fieber, Schwindel, Appetitlosigkeit. Zusammen mit Benzodiazepinen (Tranquilizer) wurde Atemstillstand beschrieben	**Therapeutisch zweckmäßig** vor allem für Patienten, die auf andere Neuroleptika nicht oder nicht ausreichend angesprochen haben oder auf diese mit erheblichen extrapyramidalen Nebenwirkungen reagieren. Vorteil ist die geringe Häufigkeit extrapyramidaler Störwirkungen, wie sie bei allen anderen wirksamen Neuroleptika vorkommen. Das Mittel ist nur nach besonderen Informationsmaßnahmen verordnungsfähig, Lieferung wird im Einzelfall beantragt.
Levomepromazin-neuraxpharm (D) Tabl., Lösung, Injektionslösung Levomepromazin *Rezeptpflichtig*	Benommenheit, Krämpfe, Zittern, Unruhe, Hemmung der intellektuellen Leistungsfähigkeit, Müdigkeit, Beeinträchtigung von Libido und Potenz, unheilbare Bewegungsstörungen (Spätdyskinesien) und Blutschäden möglich, Leberschäden	**Therapeutisch zweckmäßig** Schwächer wirkendes Mittel. Risiken bei Psychosen vertretbar, bei allen anderen vom Hersteller empfohlenen Anwendungsgebieten nur in begründeten Ausnahmefällen vertretbar.

Präparat	Wichtigste Nebenwirkungen	Empfehlung
Lyogen (D) Tabl., Lösung, Retarddrag., Injektionslösung, Depot-Injektionslösung Fluphenazin *Rezeptpflichtig*	Benommenheit, Krämpfe, Zittern, Unruhe, Hemmung der intellektuellen Leistungsfähigkeit, Beeinträchtigung von Libido und Potenz, unheilbare Bewegungsstörungen (Spätdyskinesien) und Blutschäden möglich, Depressionen, Störungen der Schweißdrüsen, Leberschäden	**Therapeutisch zweckmäßig** Stark wirkendes Mittel. Risiken bei Psychosen vertretbar, bei allen anderen vom Hersteller empfohlenen Anwendungsgebieten nur in begründeten Ausnahmefällen vertretbar.
Melleril (D/Ö) in D: Drag., Retardtabl., Tropflösung, in Ö: Filmtabl., Retardtabl. Thioridazin *Rezeptpflichtig*	Benommenheit, Krämpfe, Zittern, Unruhe, Hemmung der intellektuellen Leistungsfähigkeit, Beeinträchtigung von Libido und Potenz, unheilbare Bewegungsstörungen (Spätdyskinesien) und Blutschäden möglich, Leberschäden	**Nur zweckmäßig, wenn** andere Mittel gegen Psychose nicht ausreichend wirken. Schwächer wirkendes Mittel. Bei »Angstzuständen« (= Herstellerempfehlung) nur in begründeten Ausnahmefällen vertretbar.
Melneurin (D) **Melperon AL** (D) **Melperon beta** (D) **Melperon-CT** (D) **Melperon-neuraxpharm** (D) *zusätzlich*: Tropfen **Melperon-ratiopharm** (D) **Melperon Sandoz** (D) **Melperon STADA** (D) Filmtabletten, Saft *Wirkstoff:* Melperon *Rezeptpflichtig*	Benommenheit, Krämpfe, Zittern, Unruhe, Hemmung der intellektuellen Leistungsfähigkeit, Beeinträchtigung von Libido und Potenz, unheilbare Bewegungsstörungen (Spätdyskinesien) und Blutschäden möglich, Angst, Depressionen, Leberschäden	**Therapeutisch zweckmäßig** Schwächer wirkendes Mittel. Risiken bei Psychosen vertretbar, bei allen anderen vom Hersteller empfohlenen Anwendungsgebieten nur in begründeten Ausnahmefällen vertretbar. Möglicherweise geringere Häufigkeit von belastenden Bewegungsstörungen.
Neurocil (D) Filmtabl., Tropfen, Injektionslösung Levomepromazin *Rezeptpflichtig*	Benommenheit, Krämpfe, Zittern, Unruhe, Hemmung der intellektuellen Leistungsfähigkeit, Müdigkeit, Beeinträchtigung von Libido und Potenz, unheilbare Bewegungsstörungen (Spätdyskinesien) und Blutschäden möglich, Leberschäden	**Therapeutisch zweckmäßig** Schwächer wirkendes Mittel. Risiken bei Psychosen vertretbar bei allen anderen vom Hersteller empfohlenen Anwendungsgebieten nur in begründeten Ausnahmefällen vertretbar.

Präparat	Wichtigste Nebenwirkungen	Empfehlung
Nipolept (D/Ö) Drag. Zotepin *Rezeptpflichtig*	Benommenheit, Krämpfe, Zittern, Unruhe, Erregungszustände, Hornhauttrübung und Grauer Star bei Langzeitanwendung, asthmatische Beschwerden, Ödeme in seltenen Fällen	**Möglicherweise zweckmäßig als** schwach wirksames Neuroleptikum. Vorteile dieses neueren Mittels gegenüber lange bewährten Mitteln, wie z. B. selteneres Auftreten von Bewegungsstörungen (extrapyramidale Nebenwirkungen), sind noch nicht ausreichend belegt.
Nozinan (Ö) Amp., Tabl., Filmtabl., Tropfen *Wirkstoff:* Levomepromazin; *Ampullen u. a. zusätzlich:* Natriumsulfit *Rezeptpflichtig*	Benommenheit, Krämpfe, Zittern, Unruhe, Hemmung der intellektuellen Leistungsfähigkeit, Müdigkeit, Beeinträchtigung von Libido und Potenz, unheilbare Bewegungsstörungen (Spätdyskinesien), Blutschäden möglich, Leberschäden. Das Natriumsulfit in den Ampullen kann Überempfindlichkeitsreaktionen (Brechreiz, Durchfall, Asthmaanfall) bis hin zum Schock auslösen	**Therapeutisch zweckmäßig** Schwächer wirkendes Mittel. Risiken bei Psychosen vertretbar, bei allen anderen vom Hersteller empfohlenen Anwendungsgebieten (z. B. psychomotorische Erregung) nur in begründeten Ausnahmefällen vertretbar.
Perazin neuraxpharm (D) Filmtabl. Perazin *Rezeptpflichtig*	Benommenheit, Krämpfe, Zittern, Unruhe, Hemmung der intellektuellen Leistungsfähigkeit, Beeinträchtigung von Libido und Potenz, unheilbare Bewegungsstörungen (Spätdyskinesien) und Blutschäden möglich, Depressionen, Leberschäden	**Therapeutisch zweckmäßig** Mittelstarkes Präparat. Risiken bei Psychosen vertretbar, bei allen anderen vom Hersteller empfohlenen Anwendungsgebieten (z. B. Angst, Einschlafstörungen) nur in begründeten Ausnahmefällen vertretbar.
Pipamperon neuraxpharm (D) Tabl., Lösung Pipamperon *Rezeptpflichtig*	Benommenheit, Krämpfe, Zittern, Unruhe, Hemmung der intellektuellen Leistungsfähigkeit, Beeinträchtigung von Libido und Potenz, unheilbare Bewegungsstörungen (Spätdyskinesien) und Blutschäden möglich, Leberschäden	**Therapeutisch zweckmäßig** Stark wirkendes Mittel. Risiken bei Psychosen vertretbar, bei allen anderen vom Hersteller empfohlenen Anwendungsgebieten (z. B. Verhaltensstörungen, Schlafstörungen, Aggressivität) nur in begründeten Ausnahmefällen vertretbar.

Präparat	Wichtigste Nebenwirkungen	Empfehlung
Promethazin neurax-pharm (D) Drag., Filmtabl., Lösung, Injektionslösung Promethazin *Rezeptpflichtig*	Benommenheit, Sehstörungen, Bewegungsstörungen (Unruhe, Zittern, Wippen), Hemmung der intellektuellen Leistungsfähigkeit, Gewichtszunahme, Depressionen, Beeinträchtigung von Libido und Potenz. Selten Störungen der Blutbildung	**Therapeutisch zweckmäßig** bei Unruhezuständen oder als Zusatztherapie bei der neuroleptischen Behandlung von Psychosen.
Proneurin (D) Drag. Promethazin *Rezeptpflichtig*	Benommenheit, Sehstörungen, Bewegungsstörungen (Unruhe, Zittern, Wippen), Hemmung der intellektuellen Leistungsfähigkeit, Gewichtszunahme, Depressionen, Beeinträchtigung von Libido und Potenz. Selten Störungen der Blutbildung	**Therapeutisch zweckmäßig** bei Unruhezuständen oder als Zusatztherapie bei der neuroleptischen Behandlung von Psychosen.
Prothazin (D) Drag., Amp., Liquidum, Filmtabl. Promethazin *Rezeptpflichtig*	Benommenheit, Sehstörungen, Bewegungsstörungen (Unruhe, Zittern, Wippen), Hemmung der intellektuellen Leistungsfähigkeit, Gewichtszunahme, Depressionen, Beeinträchtigung von Libido und Potenz. Selten Störungen der Blutbildung	**Therapeutisch zweckmäßig** bei Unruhezuständen oder als Zusatztherapie bei der neuroleptischen Behandlung von Psychosen.
Risperdal (D/Ö) Filmtabl., Lösung, Quicklet-Tabl. Risperidon *Rezeptpflichtig*	Häufig Schlaflosigkeit, Angstzustände, Kopfschmerzen. Selten Schläfrigkeit, Magen-Darm-Störungen, Schnupfen, Hautausschlag. Gelegentlich Bewegungsstörungen. Über das Risiko von Spätdyskinesien liegen noch keine Erfahrungen vor	**Therapeutisch zweckmäßig** Relativ neues Neuroleptikum. Klinisch relevante Vorteile z. B. gegenüber Haloperidol (z. B. weniger Dyskinesien) lassen sich allenfalls bei niedrigen Dosierungen von Risperidon zeigen.
Risperdal Consta (D/Ö) Depotinjektion Risperidon *Rezeptpflichtig*	Häufig Schlaflosigkeit, Angstzustände, Kopfschmerzen. Selten Schläfrigkeit, Magen-Darm-Störungen, Schnupfen, Hautausschlag. Gelegentlich Bewegungsstörungen. Über das Risiko von Spätdyskinesien liegen noch keine Erfahrungen vor	**Therapeutisch zweckmäßig** Relativ neues Neuroleptikum. Klinisch relevante Vorteile z. B. gegenüber Haloperidol (z. B. weniger Dyskinesien) lassen sich allenfalls bei niedrigen Dosierungen von Risperidon zeigen.

Präparat	Wichtigste Nebenwirkungen	Empfehlung
Seroquel (D/Ö) Filmtabl. Quetiapin *Rezeptpflichtig*	Müdigkeit, Blutdruckabfall, Gewichtszunahme, Schwindel, Blutbildstörungen (Verminderung der weißen Blutkörperchen) können vorkommen, in seltenen Fällen auch eine lebensbedrohliche Allergie (Hautausschlag, Herzrasen, Atemnot). Bei einzelnen Männern evtl. Dauererektionen	**Therapeutisch zweckmäßig nur,** wenn andere lang bewährte Neuroleptika nicht eingesetzt werden können oder nicht vertragen werden. Relativ neues Mittel, weniger erprobt. Stark wirkendes Mittel.
Solian (D/Ö) Tabl., Lösung nur D: Filmtabl. Amisulprid *Rezeptpflichtig*	Zittern, Unruhe, Magen-Darm-Beschwerden, Impotenz, Regelstörungen, Störungen der Milchdrüsen, Brustbildung beim Mann, Kreislaufstörungen, Temperaturanstieg	**Möglicherweise zweckmäßig** Relativ neues, stark wirkendes Mittel zur Behandlung von Psychosen, verwandt mit dem schon lange erprobten Sulpirid (z. B. *Dogmatil*). Wirksamkeit vergleichbar mit Haldol. Allerdings liegen noch keine ausreichenden Langzeiterfahrungen vor.
Sulp (D) Kaps., Tabl. **Sulpirid neuraxpharma** (D) Tabl. **Sulpirid-CT** (D) Tabl **Sulpirid-ratiopharm** (D) Tabl., Fortetabl. Sulpirid *Rezeptpflichtig*	Einschränkung des Reaktionsvermögens, Zittern, Unruhe, Krämpfe, Impotenz, Regelstörungen, Störungen der Milchdrüsen, Brustbildung beim Mann. Auch Erregungszustände, Leberschäden	**Wenig zweckmäßig** Schwächer wirkendes Mittel. Therapeutisch wirksam. Die vielfachen Nebenwirkungen treten aber insgesamt häufiger auf als bei anderen Mitteln. Als Beruhigungsmittel nicht vertretbar.
Taxilan (D) Drag., Tabl., Tropflösung, Injektionslösung Perazin *Rezeptpflichtig*	Benommenheit, Krämpfe, Zittern, Unruhe, Hemmung der intellektuellen Leistungsfähigkeit, Beeinträchtigung von Libido und Potenz, unheilbare Bewegungsstörungen (Spätdyskinesien) und Blutschäden möglich, Depressionen, Leberschäden	**Therapeutisch zweckmäßig** Mittelstarkes Präparat. Risiken bei Psychosen vertretbar, bei allen anderen vom Hersteller empfohlenen Anwendungsgebieten (z. B. Angst, Einschlafstörungen) nur in begründeten Ausnahmefällen vertretbar.
Thioridazin-neuraxpharm (D) Filmtabl. Thioridazin *Rezeptpflichtig*	Benommenheit, Krämpfe, Zittern, Unruhe, Hemmung der intellektuellen Leistungsfähigkeit, Beeinträchtigung von Libido und Potenz, unheilbare Bewegungsstörungen (Spätdyskinesien) und Blutschäden möglich, Leberschäden	**Nur zweckmäßig, wenn** andere Mittel gegen Psychosen nicht ausreichend wirken. Schwächer wirkendes Mittel. Bei »Angstzuständen« (= Herstellerempfehlung) nur in begründeten Ausnahmefällen vertretbar.

Präparat	Wichtigste Nebenwirkungen	Empfehlung
Tiapridal KHP (D) Tabl. Tiaprid *Rezeptpflichtig*	Regelstörungen und Schläfrigkeit sowie Blutdrucksenkung	**Nur zweckmäßig, wenn** bewährte Mittel zur Behandlung von medikamentös verursachten parkinsonähnlichen Störungen nicht mehr ausreichend wirken (z. B. *Akineton*).
Tiapridex (D) Tabl., Injektionslösung Tiaprid *Rezeptpflichtig*	Regelstörungen und Schläfrigkeit sowie Blutdrucksenkung	**Nur zweckmäßig, wenn** bewährte Mittel zur Behandlung von medikamentös verursachten parkinsonähnlichen Störungen nicht mehr ausreichend wirken (z. B. *Akineton*).
Truxal (D/Ö) Drag., Infusionslösung nur Ö: Filmtabl., Susp., nur D: Saft Chlorprothixen *Rezeptpflichtig*	Benommenheit, Krämpfe, Zittern, Unruhe, Hemmung der intellektuellen Leistungsfähigkeit, Beeinträchtigung von Libido und Potenz, unheilbare Bewegungsstörungen (Spätdyskinesien) und Blutschäden möglich, Depressionen, Leberschäden	**Therapeutisch zweckmäßig** Schwächer wirkendes Mittel. Risiken bei Psychosen vertretbar, bei allen anderen vom Hersteller empfohlenen Anwendungsgebieten (z. B. Dermatosen) nur in begründeten Ausnahmefällen vertretbar.
Zyprexa/ -Velotab (D/Ö) Filmtabl., überzogene Tabl., Schmelztabl. Olanzapin *Rezeptpflichtig*	Häufig Schläfrigkeit, Gewichtszunahme, gelegentlich Schwindel, Ödeme, niedriger Blutdruck, Leberfunktionsstörungen, Verstopfung und Mundtrockenheit. Das Risiko von Spätdyskinesien nimmt mit einer Langzeitbehandlung zu	**Therapeutisch zweckmäßig als** Mittel zur Behandlung von schizophrenen Psychosen, in der Wirkung dem *Leponex* vergleichbar, aber kürzer im Handel. Relativ wenig Bewegungsstörungen.

2.6. Mittel gegen Epilepsie

In Deutschland leben etwa 800.000 Menschen mit Epilepsie. Jährlich werden etwa 40.000 Neuerkrankungen registriert. Epilepsien sind der Ausdruck von chronischen Funktionsstörungen des Gehirns. Sie äußern sich in Anfällen. Etwa die Hälfte aller Patienten mit einem ersten epileptischen Anfall bleibt rückfallfrei.
Das Erscheinungsbild epileptischer Anfälle ist sehr verschieden. Am bekanntesten ist der »große« epileptische Anfall mit plötzlich einsetzender Bewusstlosigkeit, Sturz, Versteifung und Zuckungen der Kör-

permuskulatur, Blaufärbung der Lippen, Schaumbildung vor dem Mund und gelegentlich auch Einnässen (»Grand Mal«).
Häufiger sind »kleine« epileptische Anfälle, die nicht selten fehlgedeutet werden. Sind nur bestimmte Körperteile von den Anfällen betroffen, spricht man von »fokalen Anfällen«. Kurze Bewusstseinspausen nennt man »Absencen«. Anfallsweise Bewusstseinstrübungen, verbunden mit automatischen Bewegungen oder sinnlosen Handlungen, heißen »psychomotorische Anfälle«. Daneben existieren noch zahlreiche Typen kleiner Anfälle, besonders im Kindesalter.
Wenn epileptische Anfälle nur im Zusammenhang mit äußeren Ursachen auftreten – z. B. bei Fieber, in der Schwangerschaft, bei niedrigem Blutzuckerspiegel, nach Alkoholentzug oder nach manchen Medikamenten –, spricht man nicht von Epilepsie, sondern von akuten epileptischen Reaktionen oder Gelegenheitskrämpfen.

Die häufigsten Ursachen einer Epilepsie sind:
- Störungen der Hirnentwicklung durch Schwangerschafts- oder Geburtskomplikationen
- Hirnentzündungen
- Hirnverletzungen
- Hirntumoren und Hirngefäßkrankheiten
- Stoffwechselkrankheiten des Gehirns

Epilepsien sind entgegen einem weitverbreiteten Vorurteil keine Erbkrankheiten. Bisweilen besteht jedoch eine erhöhte familiäre Veranlagung zu Anfällen. Berühmte Personen mit Epilepsie waren zum Beispiel Julius Caesar, Alfred Nobel oder der russische Schriftsteller Dostojewskij.

Behandlung

Die Beseitigung der Ursachen einer Epilepsie (z. B. durch Entfernung eines Hirntumors) gelingt nur ausnahmsweise.
Normalerweise versucht man, mit anfallhemmenden Medikamenten die Krampfbereitschaft der Nervenzellen herabzusetzen und so das Hauptsymptom der Epilepsie – die Anfälle – zu verhindern. Dies gelingt heute bei etwa 50 bis 60 Prozent aller Erkrankten zur Gänze, eine Besserung ist bei weiteren 20 bis 30 Prozent erreichbar.
Wegen der möglichen Nebenwirkungen sind jedoch eine vorsichtige Einstellung auf die richtige Dosierung und die laufende Kontrolle von Harn und Blutbild, neurologisch-psychiatrische Untersuchungen, EEG-Kontrollen und Leberfunktionsproben nötig. Alle, die mit an-

fallhemmenden Mitteln behandelt werden, sollten einen Anfallkalender führen.
Wer Antiepileptika nimmt, sollte Alkohol strikt vermeiden und kein anderes Medikament ohne vorherige Befragung eines sachkundigen Arztes einnehmen. Die Behandlung epileptischer Anfälle sollte von einem spezialisierten Arzt durchgeführt werden.
Die Arzneimittelkommission der Deutschen Ärzteschaft empfiehlt ausdrücklich, möglichst nur ein Medikament zu verwenden, da die gleichzeitige Einnahme von verschiedenen Inhaltsstoffen zu unerwarteten Änderungen der Konzentration der Wirkstoffe im Blut führen kann.
In seltenen Fällen kann bei ungenügender Wirksamkeit die Kombination mit einem zweiten Medikament versucht werden. Die beiden wichtigsten und bewährtesten Medikamente gegen Anfälle sind Valproinsäure und Carbamazepin.

Valproinsäure

Valproinsäure (*Convulex, Dekapine, Ergenyl, Orfiril*) wird, von wenigen Ausnahmen abgesehen, bei Erwachsenen als Mittel der ersten Wahl empfohlen. Häufige Nebenwirkungen sind erhöhter Appetit oder Appetitmangel, Gewichtsveränderungen (Zunahme oder Abnahme), Schläfrigkeit, vorübergehender Haarausfall, Zittern, Gefühl von Kribbeln oder Taubheit, Störungen des Blutbildes. In seltenen Fällen können auch Leberschäden auftreten.

Carbamazepin

Bei partiellen Anfällen und bestimmten Epilepsieformen bei Kindern gelten Carbamazepin (z. B. in *Carbabeta, Generika mit dem Namen Carbamazepin + Firmenbezeichnung, Carbium, Finlepsin, Neurotop, Tegretal, Tegretol, Timonil*) und Oxcarbamazepin (enthalten z. B. in *Timox, Trileptal*) als Mittel der ersten Wahl. Die Behandlung mit diesem Medikament muss »einschleichend«, d. h. mit einer niedrigen Dosis, die langsam erhöht wird, begonnen werden. Bei zu hoher Dosis kann es zu Benommenheit, Schläfrigkeit, Gangunsicherheit und Sehstörungen kommen. Als Nebenwirkungen treten häufiger Hautausschläge und Magen-Darm-Störungen auf.

Phenobarbital und Primidon

Phenobarbital (enthalten z. B. in *Luminal, Luminaletten*) und Primidon (enthalten z. B. in *Liskantin, Mylepsinum, Mysoline*) sind Wirkstoffe, die einander sehr ähnlich sind. Primidon wird im Körper zu Phenobarbital umgewandelt. Beide Wirkstoffe können bei allen wichtigen Epilepsieformen mit Ausnahme der Absencen verwendet werden, gelten jedoch als Reservemittel, wenn Carbamazepin oder Valproinsäure versagen. Neurologische Nebenwirkungen und Störungen des Magen-Darm-Bereichs treten vergleichsweise selten auf. Diese Mittel haben eine sehr dämpfende Wirkung und schränken das Reaktionsvermögen ein. Es können allergische Reaktionen, Bindegewebserkrankungen und in seltenen Fällen schwere Leberschäden auftreten.

Phenytoin

Der Wirkstoff Phenytoin (enthalten z. B. in *Phenhydan, Zentropil*) gilt als sinnvolles Mittel zur Unterdrückung sogenannter fokaler Anfälle und von Grand-Mal-Krämpfen. Viele und teilweise sehr störende Nebenwirkungen schränken die Verwendung dieses Mittels ein: häufig Akne und Zahnfleischwucherungen. Bei Dauerbehandlung Immunerkrankungen, Blutschäden, Leberschäden und anderes.

Neuere Antiepileptika

Vigabatrin (z. B. in *Sabril*), Gabapentin (z. B. *Generika mit dem Namen Gabapentin + Firmenbezeichnung, Neurontin*), Topiramat (z. B. *Topamax*), Pregabalin (z. B. *Lyrica*) und Lamotrigin (z. B. in *Lamictal*) sind relativ neue Wirkstoffe, die in seltenen Fällen bei erfolgloser Behandlung mit einem Medikament zusätzlich verwendet werden. Die Arzneimittelkommission der deutschen Ärzteschaft stellt fest: Eine Erstbehandlung mit solchen Mitteln »kann nicht empfohlen werden, da Vergleiche untereinander oder mit Standardmedikamenten fehlen«.

Vigabatrin scheint bei besonderen Anfallsformen (sogenannten »fokalen« Anfällen) und bestimmten Anfallserkrankungen bei Kindern gut wirksam zu sein. Schwere Nebenwirkungen sind bisher nicht bekannt.

Lamotrigin kann ebenfalls als Zusatzmedikament die Anfallshäufigkeit senken. Es beeinflusst jedoch stark die Wirksamkeit und die Nebenwirkungen anderer Antiepileptika.

Pregabalin kann als Zusatztherapie bei partiellen Anfällen sinnvoll sein. Dieses Medikament wird auch bei neuropathischen Schmerzen verwendet. Für eine seriöse Empfehlung bei diesem Anwendungsgebiet fehlen jedoch ausreichende Daten zur Sicherheit und zum Nutzen. Als Nebenwirkungen treten sehr häufig – bei etwa einem Drittel aller Fälle – Schwindel und abnorme Schläfrigkeit auf. Darüber hinaus auch Sehstörungen bis zur Blindheit, Bewegungsstörungen und bakterielle Infektionen.

Status epilepticus

Zur Behandlung des Status epilepticus wird zunächst Clonazepam (enthalten z. B. in *Rivotril*) oder Diazepam (enthalten z. B. in *Generika mit dem Namen Diazepam + Firmenbezeichnung, Valium*) verwendet und im Anschluss daran Phenytoin.

Überdosierungen

Folgende Erscheinungen sind Anzeichen für eine *Überdosierung* und sollten zu einer Überprüfung der Dosierung führen: starke Schläfrigkeit, Erregbarkeit, Schwindel, Zittern. Bei Carbamazepin (z. B. in *Carbabeta, Generika mit dem Namen Carbamazepin + Firmenbezeichnung, Finlepsin, Neurotop, Tegretal, Tegretol, Timonil*) und Oxcarbamazepin (enthalten z. B. in *Timox, Trileptal*) können auch Übelkeit und das Sehen von Doppelbildern auftreten, bei Phenytoin (enthalten z. B. in *Phenhydan, Zentropil*) auch Sprachstörungen. Bei Primidon (z. B. in *Mylepsinum* und *Mysoline*) sind zusätzlich noch Schlaflosigkeit und Verlangsamung von Bewegungsabläufen Anzeichen für zu hohe Dosierungen.

Epilepsie und Schwangerschaft

Wenn Epileptikerinnen sich entscheiden, ein Kind zu bekommen, müssen sie sich im Klaren darüber sein, dass die Medikamente regelmäßig eingenommen und alle Faktoren, die Anfälle begünstigen, ausgeschaltet werden müssen. Anfälle sind für den Embryo meist schädlicher als Anti-Epileptika. Komplikationen während der Schwangerschaft und Geburt sind *nicht häufiger* als bei nichtepileptischen Frauen. Fehlbildungen hingegen dürften etwas häufiger auftreten (siehe auch Kapitel 21: Medikamente während der Schwangerschaft und Stillzeit).

2.6. Mittel gegen Epilepsie

Präparat	Wichtigste Nebenwirkungen	Empfehlung
Carbabeta (D) **Carba-CT** (D) **carbadura** (D) **Carbaflux** (D) **Carbagamma** (D) **Carbamazepin – 1 A Pharma** (D) **Carbamazepin AL** (D) **carbamazepin biomo** (D) **Carbamazepin HEXAL** (D) **Carbamazepin neuraxpharm** (D) **Carbamazepin-ratiopharm** (D) **Carbamazepin** (D) **Carbamazepin RPh** (D) **Carbamazepin Sandoz** (D) **Carbamazepin STADA** (D) Retardtabletten *(Carbabeta zusätzlich Tabletten; Carbamazepin STADA nur Tabletten)* *Wirkstoff:* Carbamazepin *Rezeptpflichtig*	Müdigkeit mit Einschränkung der Reaktionsfähigkeit, häufig Magen-Darm-Störungen und Hautausschläge. Bei höheren Dosierungen: Seh- und Koordinationsstörungen, Schwindel, Unruhe, Verwirrtheit. Blutschäden, Osteoporose	**Therapeutisch zweckmäßig bei** großen Anfällen und fokalen Krämpfen.
Convulex (D/Ö) Kaps., Tropflösung, Retardtabl., nur Ö: Sirup für Kinder Valproinsäure *Rezeptpflichtig*	Leichte Müdigkeit mit Einschränkung des Reaktionsvermögens. Appetitverminderung, aber auch starke Appetitsteigerung. Haarausfall. Blutgerinnungsstörungen. Nervöse Erregung, Leberschäden, Aggressivität und Überaktivität besonders bei Kindern	**Therapeutisch zweckmäßig bei** Epilepsien im Erwachsenenalter. Wirksam auch bei kleinen Anfällen, z. B. Absencen. Bei Kindern und Jugendlichen jedoch Risiko schwerer Leberschäden.
Depakine (Ö) Amp., Tropfen, Retardtabl. Valproinsäure *Rezeptpflichtig*	Leichte Müdigkeit mit Einschränkung des Reaktionsvermögens. Appetitverminderung, aber auch starke Appetitsteigerung. Haarausfall. Blutgerinnungsstörungen. Nervöse Erregung, Leberschäden, Aggressivität und Überaktivität besonders bei Kindern	**Therapeutisch zweckmäßig bei** Epilepsien im Erwachsenenalter. Wirksam auch bei kleinen Anfällen, z. B. Absencen. Bei Kindern und Jugendlichen jedoch Risiko schwerer Leberschäden.

Präparat	Wichtigste Nebenwirkungen	Empfehlung
Ergenyl (D) Filmtabl., Retardtabl., Lösung, Injektionslösung Valproinsäure *Rezeptpflichtig*	Leichte Müdigkeit mit Einschränkung des Reaktionsvermögens. Appetitverminderung, aber auch starke Appetitsteigerung. Haarausfall. Blutgerinnungsstörungen. Nervöse Erregung, Leberschäden, Aggressivität und Überaktivität besonders bei Kindern	**Therapeutisch zweckmäßig bei** Epilepsien im Erwachsenenalter. Wirksam auch bei kleinen Anfällen, z. B. Absencen. Bei Kindern und Jugendlichen jedoch Risiko schwerer Leberschäden.
Finlepsin (D) Tabl., Retardtabl. Carbamazepin *Rezeptpflichtig*	Müdigkeit mit Einschränkung der Reaktionsfähigkeit, häufig Magen-Darm-Störungen und Hautausschläge. Bei höheren Dosierungen: Seh- und Koordinationsstörungen, Schwindel, Unruhe, Verwirrtheit. Blutschäden, Osteoporose	**Therapeutisch zweckmäßig bei** großen Anfällen und fokalen Krämpfen.
Gabagamma (D) **GabaLich** (D) **Garbapentin – 1 A Pharma** (D) **Garbapentin AbZ** (D) **Gabapentin Arcana** (Ö) **Garbapentin AL** (D) **Garbapentin beta** (D) **Garbapentin biomo** (D) **Garbapentin-CT** (D) Hartkapseln *Wirkstoff:* Gabapentin *Rezeptpflichtig*	Schwächegefühl, Seh-, Sprech- und Koordinationsstörungen, trockener Mund, Durchfall, Gelenk- und Muskelschmerzen, Stimmungsschwankungen, Schwellungen (Ödeme) können auftreten; Halluzinationen in seltenen Fällen; starke Schmerzen im Oberbauch (Pankreatitis) kommen vereinzelt vor; Blutbildstörungen	**Therapeutisch zweckmäßig bei** fokalen Krämpfen, die nicht sehr aktiv sind. Auch in Kombination mit anderen Antiepileptika zu verwenden.
Garbapentin dura (D) **Gabapentin HEXAL** (D) **Garbapentin-neuraxpharm** (D) **Garbapentin-ratiopharm** (D/Ö) **Garbapentin Sandoz** (D) **Garbapentin STADA** (D) **Garbapentin TAD** (D) **Gabax** (D) Hartkapseln *Wirkstoff:* Gabapentin *Rezeptpflichtig*	Schwächegefühl, Seh-, Sprech- und Koordinationsstörungen, trockener Mund, Durchfall, Gelenk- und Muskelschmerzen, Stimmungsschwankungen, Schwellungen (Ödeme) können auftreten; Halluzinationen in seltenen Fällen; starke Schmerzen im Oberbauch (Pankreatitis) kommen vereinzelt vor; Blutbildstörungen	**Therapeutisch zweckmäßig bei** fokalen Krämpfen, die nicht sehr aktiv sind. Auch in Kombination mit anderen Antiepileptika zu verwenden.

Präparat	Wichtigste Nebenwirkungen	Empfehlung
Keppra (D/Ö) Filmtabl. Levetiracetam *Rezeptpflichtig*	Schwäche, Müdigkeit, Benommenheit, Magen-Darm-Beschwerden, Durchfall, Übelkeit, Nervosität, Bläschen auf der Haut deuten auf allergische Reaktionen hin, Schlaflosigkeit, Aggressionen, Wutanfälle, Halluzinationen sowie psychotische Störungen sind möglich, ebenso Gewichtsabnahme und Doppeltsehen	**Therapeutisch zweckmäßig nur bei** generalisierten und fokalen Formen der Epilepsie, nur in Kombination mit anderen Epilepsiemitteln. Noch relativ wenig erprobtes Mittel, über unerwünschte Wirkungen und den Nutzen einer Langzeiteinnahme lassen sich noch keine sicheren Aussagen machen.
Lamictal (D/Ö) in D: Tabl., in Ö: lösliche Tabl. Lamotrigin *Rezeptpflichtig*	Müdigkeit mit Einschränkung des Reaktionsvermögens, Sehstörungen, Magen-Darm-Störungen, Hauterscheinungen (Rötung, Juckreiz, Exantheme), auch schwere allergische Reaktionen möglich	**Therapeutisch zweckmäßig,** um die Anfallshäufigkeit zu senken (bei partiellen oder sekundär generalisierten Anfällen). Kann auch in Kombination mit anderen Epilepsiemitteln gegeben werden.
Lamotrigin HEXAL (D/Ö) lösliche Tabl. **Lamotrigin-ratiopharm** (D) lösliche Tabl. Lamotrigin *Rezeptpflichtig*	Müdigkeit mit Einschränkung des Reaktionsvermögens, Sehstörungen, Magen-Darm-Störungen, Hauterscheinungen (Rötung, Juckreiz, Exantheme), auch schwere allergische Reaktionen möglich	**Therapeutisch zweckmäßig,** um die Anfallshäufigkeit zu senken (bei partiellen oder sekundär generalisierten Anfällen).
Liskantin (D) Tabl., Saft Primidon *Rezeptpflichtig*	Starke Dämpfung mit Einschränkung des Reaktionsvermögens, Schläfrigkeit, bei Kindern und älteren Menschen auch Unruhe und Reizbarkeit. Bei Überdosierung verschwommenes Sehen. Bei Kindern Wesensveränderungen. Hautausschläge, Appetithemmung, Osteoporose	**Therapeutisch zweckmäßig bei** großen Anfällen und fokalen Krämpfen. Wegen starker Dämpfung Mittel zweiter Wahl.
Luminal (D) Tabl., Injektionslösung **Luminaletten** (D) Tabl. Phenobarbital *Rezeptpflichtig*	Starke Dämpfung mit Einschränkung des Reaktionsvermögens, bei Kindern und älteren Menschen auch Unruhe, Reizbarkeit. Hemmung des Traumschlafes, Appetithemmung, Exantheme, Osteoporose	**Therapeutisch zweckmäßig bei** großen Anfällen und fokalen Krämpfen, jedoch wegen starker Dämpfung Mittel zweiter Wahl. Bei bestimmten kleinen Anfällen Mittel erster Wahl.

Präparat	Wichtigste Nebenwirkungen	Empfehlung
Lyrica (D/Ö) Hartkaps. Pregabalin *Rezeptpflichtig*	Schläfrigkeit, Benommenheit, Sehstörungen, Schwindel, Übelkeit, Gewichtszunahme. Beim Absetzen können Entzugserscheinungen auftreten	**Therapeutisch zweckmäßig** nur in Ausnahmefällen: als Zusatztherapie von partiellen Anfällen – mit und ohne Generalisierung – zusammen mit anderen Epilepsiemitteln und bei neuropatischen Schmerzen.
Mylepsinum (D) Tabl. Primidon *Rezeptpflichtig*	Starke Dämpfung mit Einschränkung des Reaktionsvermögens, Schläfrigkeit, bei Kindern und älteren Menschen auch Unruhe und Reizbarkeit. Bei Überdosierung verschwommenes Sehen. Bei Kindern Wesensveränderungen. Hautausschläge, Appetithemmung, Osteoporose	**Therapeutisch zweckmäßig bei** großen Anfällen und fokalen Krämpfen. Wegen starker Dämpfung Mittel zweiter Wahl.
Mysoline (Ö) Tabl. Primidon *Rezeptpflichtig*	Starke Dämpfung mit Einschränkung des Reaktionsvermögens, Schläfrigkeit, bei Kindern und älteren Menschen auch Unruhe und Reizbarkeit. Bei Überdosierung verschwommenes Sehen. Bei Kindern Wesensveränderungen. Hautausschläge, Appetithemmung, Osteoporose	**Therapeutisch zweckmäßig bei** großen Anfällen und fokalen Krämpfen. Wegen starker Dämpfung Mittel zweiter Wahl.
Neurontin (D/Ö) Kaps., Filmtabl. Gabapentin *Rezeptpflichtig*	Schwächegefühl, Seh-, Sprech- und Koordinationsstörungen, trockener Mund, Durchfall, Gelenk- und Muskelschmerzen, Stimmungsschwankungen, Schwellungen (Ödeme) können auftreten; Halluzinationen in seltenen Fällen; starke Schmerzen im Oberbauch (Pankreatitis) kommen vereinzelt vor; Blutbildstörungen	**Therapeutisch zweckmäßig bei** fokalen Krämpfen, die nicht sehr aktiv sind. Auch in Kombination mit anderen Antiepileptika zu verwenden.

Präparat	Wichtigste Nebenwirkungen	Empfehlung
Neurotop (Ö) Tabl., Retardtabl. Carbamazepin *Rezeptpflichtig*	Müdigkeit mit Einschränkung der Reaktionsfähigkeit, häufig Magen-Darm-Störungen und Hautausschläge. Bei höheren Dosierungen: Seh- und Koordinationsstörungen, Schwindel, Unruhe, Verwirrtheit. Blutschäden, Osteoporose	**Therapeutisch zweckmäßig bei** großen Anfällen und fokalen Krämpfen.
Orfiril (D) Drag., Retardminitabl., Retardkaps., Saft, Amp. Valproinsäure *Rezeptpflichtig*	Leichte Müdigkeit mit Einschränkung des Reaktionsvermögens. Appetitverminderung, aber auch starke Appetitsteigerung. Haarausfall. Blutgerinnungsstörungen. Nervöse Erregung, Leberschäden, Aggressivität und Überaktivität besonders bei Kindern	**Therapeutisch zweckmäßig bei** Epilepsien im Erwachsenenalter. Wirksam auch bei kleinen Anfällen, z. B. Absencen. Bei Kindern und Jugendlichen jedoch Risiko schwerer Leberschäden.
Ospolot (D/Ö) Filmtabl. Sultiam *Rezeptpflichtig*	Müdigkeit, Benommenheit, Depression, Einschränkung des Reaktionsvermögens, Kopfschmerzen, Gewichtsabnahme, Schwindel, Blutbildschäden, Blähungen, Durchfall, Appetitlosigkeit, allergische Hautausschläge	**Abzuraten** Der therapeutische Nutzen zur Vorbeugung oder zur Behandlung von Anfällen ist nicht ausreichend belegt. Bessere Alternativen (z. B. Valproinsäure) sind vorzuziehen.
Phenhydan (D/Ö) Tabl., Injektionslösung, nur D: Infusionskonzentrat **Phenhydan AWD** (D) Tabl., Injektionslösung, Infusionskonzentrat Phenytoin *Rezeptpflichtig*	Bei normaler Dosierung: geringe Dämpfung, schwere allergische Reaktionen. Bei höherer Dosierung: häufig Zahnfleischwucherungen (auch bei Kindern), Bewegungsstörungen, verstärkte Körperbehaarung, Knochenmarkschäden, Leberschäden, Osteoporose, Herz-Kreislauf-Störungen	**Therapeutisch zweckmäßig bei** großen Anfällen und fokalen Krämpfen. Mittel der Reserve.
Rivotril (D/Ö) Tabl., nur D: Amp., Tropfen Clonazepam *Rezeptpflichtig*	Müdigkeit mit Einschränkung der Reaktionsfähigkeit, Schläfrigkeit, Persönlichkeitsveränderungen, Koordinationsschwierigkeiten, Zittern, Schwindel, Atemdepression, Verhaltensstörungen	**Therapeutisch zweckmäßig bei** großen Anfällen, fokalen Krämpfen. Häufig nur kurzfristig wirksam.

Präparat	Wichtigste Nebenwirkungen	Empfehlung
Tegretal (D) Tabl., Retardtabl., Susp. **Tegretol** (Ö) Tabl., Retardtabl., Susp. Carbamazepin *Rezeptpflichtig*	Müdigkeit mit Einschränkung der Reaktionsfähigkeit, häufig Magen-Darm-Störungen und Hautausschläge. Bei höheren Dosierungen: Seh- und Koordinationsstörungen, Schwindel, Unruhe, Verwirrtheit, Blutschäden, Osteoporose	**Therapeutisch zweckmäßig bei** großen Anfällen und fokalen Krämpfen.
Timonil (D) Tabl., Retardtabl., Saft Carbamazepin *Rezeptpflichtig*	Müdigkeit mit Einschränkung der Reaktionsfähigkeit, häufig Magen-Darm-Störungen und Hautausschläge. Bei höheren Dosierungen: Seh- und Koordinationsstörungen, Schwindel, Unruhe, Verwirrtheit. Blutschäden, Osteoporose	**Therapeutisch zweckmäßig bei** großen Anfällen und fokalen Krämpfen.
Timox (D) Filmtabl., Susp. Oxcarbazepin *Rezeptpflichtig*	Kann den Salz-Wasser-Haushalt stören, Übelkeit, Erbrechen, verschwommenes Sehen, Krampfanfälle, Verwirrtheit und Bewusstseinstrübung sind möglich, ebenso Herzrhythmusstörungen (sehr selten); Leberschäden und Blutbildstörungen können auftreten	**Therapeutisch zweckmäßig bei** großen Anfällen und fokalen Krämpfen.
Topamax (D/Ö) Filmtabl., Kaps. Topiramat *Rezeptpflichtig*	Übelkeit, Müdigkeit, Schwindel, verlangsamte Reaktionsfähigkeit, Appetitlosigkeit, Kopfschmerzen, Nervosität, Gedächtnisstörungen, Kribbel- und Taubheitsgefühl im Körper, Sehstörungen, Blutbildstörungen, Schmerzen beim Wasserlassen	**Therapeutisch zweckmäßig bei** großen Anfällen und fokalen Krämpfen. Das Mittel ist allerdings noch weniger erprobt als die »klassischen« Epilepsiemittel, sodass der Langzeitnutzen noch nicht endgültig beurteilt werden kann.
Trileptal (D/Ö) Filmtabl., Susp. Oxcarbazepin *Rezeptpflichtig*	Kann den Salz-Wasser-Haushalt stören, Übelkeit, Erbrechen, verschwommenes Sehen, Krampfanfälle, Verwirrtheit und Bewusstseinstrübung sind möglich, ebenso Herzrhythmusstörungen (sehr selten); Leberschäden und Blutbildstörungen können auftreten	**Therapeutisch zweckmäßig bei** großen Anfällen und fokalen Krämpfen.

Präparat	Wichtigste Nebenwirkungen	Empfehlung
Valium Roche (D/Ö) Injektionslösung Diazepam *Rezeptpflichtig*	Müdigkeit, Beeinträchtigung der Konzentration (Vorsicht beim Autofahren). Nach längerer Anwendung können beim Absetzen Entzugssymptome auftreten (Folgen von Abhängigkeit)	**Therapeutisch zweckmäßig** Lang bewährter Inhaltsstoff.
Valpro AL (D) Retardtabl. **Valproat AbZ** (D) Retardtabl. **Valproat AWD** (D) Retardtabl. **Valpro beta** (D) magensaftresistente Tabl. **Valpo beta chrono** (D) Retardtabl. **Valproat chrono-CT** (D) Retardtabl. **Valprodura** (D) Filmtabl. **Valproat chrono Winthrop** (D) Retardtabl. **Valproat HEXAL** (D) Tropfen, magensaftresistente Tabl. **Valproat HEXAL chrono** (D) Retardtabl. *Wirkstoff:* Valproinsäure *Rezeptpflichtig*	Leichte Müdigkeit mit Einschränkung des Reaktionsvermögens. Appetitverminderung, aber auch starke Appetitsteigerung. Haarausfall. Blutgerinnungsstörungen. Nervöse Erregung, Leberschäden, Aggressivität und Überaktivität besonders bei Kindern	**Therapeutisch zweckmäßig bei** Epilepsien im Erwachsenenalter. Wirksam auch bei kleinen Anfällen, z. B. Absencen. Bei Kindern und Jugendlichen jedoch Risiko schwerer Leberschäden.
Valproat-neuraxpharm (D) Lösung, magensaftresistente Tabl. **Valproat-neuraxpharm chrono** (D) Retardtabl. **Valproat-Rph** (D) magensaftresistente Tabl. **Valproat Sandoz** (D) magensaftresistente Tabl. **Valproat STADA** (D) Retardtabl. **Valproinsäure-ratiopharm** (D) magensaftresistente Tabl., Lösung **Valpro TAD** (D) Lösung, magensaftresistente Tabl. **Valpro TAD chrono** (D) Retardtabl. *Wirkstoff:* Valproinsäure *Rezeptpflichtig*	Leichte Müdigkeit mit Einschränkung des Reaktionsvermögens. Appetitverminderung, aber auch starke Appetitsteigerung. Haarausfall. Blutgerinnungsstörungen. Nervöse Erregung, Leberschäden, Aggressivität und Überaktivität besonders bei Kindern	**Therapeutisch zweckmäßig bei** Epilepsien im Erwachsenenalter. Wirksam auch bei kleinen Anfällen, z. B. Absencen. Bei Kindern und Jugendlichen jedoch Risiko schwerer Leberschäden.

Präparat	Wichtigste Nebenwirkungen	Empfehlung
Zentropil (D) Tabl. Phenytoin *Rezeptpflichtig*	Bei normaler Dosierung: geringe Dämpfung, schwere allergische Reaktionen. Bei höherer Dosierung: häufig Zahnfleischwucherungen (auch bei Kindern), Bewegungsstörungen, verstärkte Körperbehaarung, Knochenmarkschäden, Leberschäden, Osteoporose, Herz-Kreislauf-Störungen	**Therapeutisch zweckmäßig bei** großen Anfällen und fokalen Krämpfen. Mittel der Reserve.

2.7. Mittel gegen die Parkinson'sche Krankheit

Cassius Clay alias Muhammad Ali erklärte wiederholt und lautstark: Ich bin der Größte! Das war in den sechziger Jahren, als er tatsächlich der größte Boxer war. Manche sagen sogar, er war der größte Boxer aller Zeiten. Heute ist seine Miene starr, und sein Körper zittert und zuckt so stark, dass es niemandem verborgen bleibt – er hat Parkinson.

Als Parkinson'sche Krankheit wird die Erkrankung von Teilen des Nervensystems bezeichnet, welche die Koordination der Skelettmuskulatur steuern. Dabei gehen Nervenzellen zugrunde, die den wichtigen Überträgerstoff Dopamin erzeugen. Die Bewegungen werden durch diese Erkrankung gehemmt. Das kann bis zur Muskelstarre führen. Insgesamt ist die Geschicklichkeit verringert. Meist treten auch Zittern und Muskelzuckungen auf. Menschen, die an der Parkinson'schen Krankheit leiden, machen meist einen ängstlichen, unsicheren und passiven Eindruck – obwohl sie das nicht sind und bei entsprechender Unterstützung ein selbstständiges Leben führen können.

Die Erkrankung beginnt meist sehr unauffällig zwischen dem 50. und 65. Lebensjahr mit verlangsamten Bewegungen, depressiven Stimmungen und einem leichten Zittern in Armen und Beinen, das im Ruhezustand auftritt. Die Diagnose ist am Beginn sehr schwierig zu stellen. In Deutschland leiden etwa 250.000 Männer und Frauen an Parkinson.

Ursachen

- Ein großer Teil der Erkrankungen dürfte durch Schädigung bestimmter Hirnzellen verursacht werden. Der Grund der Schädigung ist nicht bekannt.
- Medikamente, vor allem Neuroleptika (siehe Kapitel 2.5.: Mittel gegen Psychosen), aber auch bestimmte Blutdruckmittel (z. B. der Wirkstoff Reserpin) sowie das Magen-Darm-Mittel Metoclopramid (enthalten z. B. in *Paspertin*) können Parkinson-ähnliche Symptome auslösen.
- Vergiftungen mit Kohlenmonoxyd oder Mangan, Gehirnentzündungen oder -verletzungen können ebenfalls Parkinson-Symptome auslösen.

Behandlung

Vor jeder Behandlung mit Medikamenten »sollten eine internistische Allgemeinbehandlung sowie eine angemessene Krankengymnastik und psychosoziale Maßnahmen stehen«, empfiehlt die Arzneimittelkommission der Deutschen Ärzteschaft. Medikamente können die Symptome für längere oder kürzere Zeit verringern, das Fortschreiten der Krankheit insgesamt jedoch nicht stoppen, und sie können keinesfalls eine Krankengymnastik ersetzen.
Die Basis jeder Behandlung bilden meist Medikamente mit dem Wirkstoff Levodopa, die normalerweise mit anderen Wirkstoffen kombiniert werden. Weil die Wirkung dieser Medikamente nach etwa fünf Jahren nachlässt, muss man dann auf andere umsteigen.

Levodopa

Levodopa ist eine Vorstufe des Überträgerstoffes Dopamin und wird vom Gehirn in das fehlende Dopamin umgewandelt. Eine Heilung oder völlige Beschwerdefreiheit ist damit aber nicht möglich. Levodopa wird normalerweise in Kombination mit anderen Wirkstoffen verwendet, um die auftretenden Störwirkungen zu verringern (z. B. *Dopadura C, Isicom, Levobeta C, Levocomp, Levodop-neuraxpharm, Generika mit dem Namen Levodopa comp + Firmenbezeichnung, Madopar, Nacom, PK Levo, Sinemet*).
Wenn nach etwa fünf Jahren die Wirkung von Levodopa nachlässt, kommt es meist auch zu Wirkungsschwankungen im Lauf des Tages. Es kann sogar zu einer Verstärkung der ursprünglichen Beschwerden kommen.

Die Nebenwirkungen von Levodopa sind unangenehm: Übelkeit, Erbrechen und Appetitlosigkeit treten bei fast der Hälfte der Behandelten auf, Blutdruckschwankungen, Schlaflosigkeit, Unruhe, Verwirrtheit und Depressionen seltener. Bei unregelmäßigem Herzschlag, nach einem Herzinfarkt oder nach Psychosen ist die Einnahme dieser Medikamente riskant. Bewegungsunruhe, Zittern und Wippen sind meist Anzeichen einer Überdosierung, die nach dem Herabsetzen der Dosis verschwinden.

Amantadin

Amantadin (enthalten z. B. in *Aman, Generika mit dem Namen Amantadin + Firmenbezeichnung, PK Merz*) wirkt etwas schwächer als Levodopa, ist jedoch besser verträglich und hat einen schnelleren Wirkungseintritt. Es wird hauptsächlich dann verwendet, wenn sich als augenfälligste Beschwerde Bewegungsarmut (Akinese) zeigt.
Amantadin hat folgende Nebenwirkungen, die meist nur zu Beginn der Behandlung auftreten: Mundtrockenheit, Sehstörungen, Schwierigkeiten beim Wasserlassen, Magen-Darm-Störungen, Nervosität mit Schlaflosigkeit, Kopfschmerzen, Schwindel, psychische Veränderungen, wie Verwirrtheit und Depressionen, Blutdruckabfall, Benommenheit, eingeschränktes Reaktionsvermögen.

Cabergolin, Pergolid, Pramipexol u. a.

Dihydroergocryptin (enthalten in *Almirid*), Lisurid (enthalten in *Dopergin*), Pramipexol (enthalten in *Sifrol*) und Ropinirol (enthalten in *Requip*) werden verwendet, wenn die Wirkung von Levodopa nachlässt oder schwankt.
Als Nebenwirkungen können Bewegungsstörungen, Schwindel, psychische Veränderungen, Schläfrigkeit, Blutdruckabfall, Magen-Darm-Störungen und eine Reihe von weiteren Beschwerden auftreten.
Bei den seit langem verwendeten Wirkstoffen Cabergolin (enthalten z. B. in *Cabaserin und Generika mit dem Namen Cabergolin + Firmenbezeichnung*) und Pergolid (enthalten in *Parkotil, Permax*) sind Anfang des Jahres 2007 neue, schwer wiegende Nebenwirkungen bekannt geworden. Beide Mittel verursachen ein stark erhöhtes Risiko von Herzklappenfehlern. In den USA wurde deshalb Pergolid vom Markt genommen. Cabergolin darf nur noch dann verwendet werden, wenn Pramipexol (enthalten in *Sifrol*) nicht verwendet werden kann.

In Deutschland und Österreich sind die Arzneimittelbehörden sehr viel nachlässiger: Pergolid ist nach wie vor auf dem Markt.

Bromocriptin

Lang bewährtes Mittel (enthalten z. B. in *Generika mit dem Namen Bromocriptin + Firmenbezeichnung, Kirim, Pravidel*) als Zusatztherapie bei Behandlung mit Levodopa und Benserazid (z. B. *Madopar*). Erhebliche Nebenwirkungen im Magen/Darm-, Herz/Kreislauf- und psychischen Bereich. In höheren Dosierungen können Lungenprobleme und Durchblutungsstörungen an Armen und Beinen auftreten.

Selegilin

Sogenanntes Mittel der Reserve (enthalten z. B. in *Generika mit dem Namen Selegilin + Firmenbezeichnung*), das den schnellen Wirkungsverlust von Levodopa vermindert. Als bedeutsame Nebenwirkungen können Halsschmerzen, Schwindel, Rückenschmerzen, Schlafstörungen, Erregungszustände und psychotische Reaktionen auftreten. Bei Absetzen des Medikaments treten Entzugserscheinungen auf.

Rotigon

Ein relativ neuer Wirkstoff (enthalten z. B. in *Neupro*), der in Form eines Pflasters verwendet wird. Weniger erprobt als zum Beispiel Bromocriptin. Wegen der umstrittenen thetapeutischen Wirksamkeit wird es von uns als wenig zweckmäßig eingestuft. Als Nebenwirkungen treten sehr häufig Hautreaktionen auf. Außerdem sind Nebenwirkungen wie Schlafattacken, Spielsucht und übersteigerte Sexualität möglich.

Entacapon

Entacapon (enthalten z. B. in *Comtan, Comtess*). Dieses Mittel zählt zur Gruppe der sogenannten COMT-Hemmer. COMT ist die Abkürzung für ein Enzym, das den Wirkstoff Levodopa abbaut. Entacapon verlängert die Wirkung von Levodopa und wird in späteren Krankheitsphasen verwendet. Laut Arzneimittelkommission der deutschen Ärzteschaft sind Nutzen und Risiken dieses Mittels bis jetzt nicht sicher beurteilbar.

Sonstige Mittel

Akineton, Artane, Biperiden neuraxpharm, Parkopan, Sormodren, Tremarit: Diese Mittel sind besonders gut bei medikamentös verursachtem Parkinsonismus wirksam. Sie blockieren Nervenbahnen (mit dem Überträgerstoff Acetylcholin), die für unwillkürliche Bewegungen verantwortlich sind, und beeinflussen hauptsächlich die Muskelspannung und den Speichelfluss. Bewegungsstörungen bei der Parkinson'schen Krankheit sind mit diesen Medikamenten oft nicht ausreichend zu beeinflussen.

Nebenwirkungen sind hauptsächlich Kopfschmerzen, Schwindel, Gleichgewichtsstörungen, Benommenheit, Mundtrockenheit, Verstopfung, Sehstörungen. Seltener treten Störungen beim Wasserlassen, Schluckbeschwerden, Störungen der Bewegungskoordination, Doppeltsehen und Herzjagen auf. Bei älteren Patienten zeigen sich gelegentlich psychotische Zustände.

2.7. Mittel gegen die Parkinson'sche Krankheit

Präparat	Wichtigste Nebenwirkungen	Empfehlung
Akineton (D/Ö) Tabl., Injektionslösung, nur D: Retardtabl., nur Ö: Retarddrag. Biperiden *Rezeptpflichtig*	Mundtrockenheit, Müdigkeit, Sehstörungen, Herzklopfen, Verstopfung. Schwierigkeiten beim Wasserlassen (besonders bei älteren Männern)	**Therapeutisch zweckmäßig** Lang bewährtes Präparat. Auch bei medikamentös verursachten Parkinson-ähnlichen Störungen wirksam.
Almirid (D) Kaps., Tabl. Dihydroergocryptin *Rezeptpflichtig*	Übelkeit, Bauchschmerzen, niedriger Blutdruck. Halluzinationen, Verwirrtheit. Bei gleichzeitiger Behandlung mit dem Wirkstoff Levodopa können die Nebenwirkungen verstärkt sein	**Therapeutisch zweckmäßig** Auch als Zusatztherapie bei der Behandlung mit Levodopa und einem Decarboxylasehemmer (z. B. in *Madopar*) geeignet. Weniger erprobt als der ähnliche Wirkstoff Bromocriptin.
Amantadin AbZ (D) Filmtabl. **Amantadin AL** (D) Filmtabl. **Amantadin beta** (D) Filmtabl. Amantadin *Rezeptpflichtig*	Mundtrockenheit, Sehstörungen, Herzinsuffizienz, psychische Veränderungen (z. B. Verwirrtheitszustände, Depressionen). Schwierigkeiten beim Wasserlassen (besonders bei älteren Männern)	**Therapeutisch zweckmäßig** Auch bei medikamentös verursachten Parkinson-ähnlichen Störungen wirksam.

Präparat	Wichtigste Nebenwirkungen	Empfehlung
Amantadin-CT (D) Filmtabl. **Amantadin-HCl Sandoz** (D) Tabl. **Amantadin Hexal** (D) Filmtabl. **Amantadin-sulfat Fresenius** (Ö) Injektionslösung **Amantadinsulfat gespag** (Ö) Injektionslösung **Amantadin-Sulfat Sandoz** (D) Filmtabl. **Amantagamma** (D) Tabl. **Amixx** (D) Tabl. Amantadin *Rezeptpflichtig*	Mundtrockenheit, Sehstörungen, Herzinsuffizienz, psychische Veränderungen (z. B. Verwirrtheitszustände, Depressionen). Schwierigkeiten beim Wasserlassen (besonders bei älteren Männern)	**Therapeutisch zweckmäßig** Auch bei medikamentös verursachten Parkinson-ähnlichen Störungen wirksam.
Artane (D/Ö) Tabl. Trihexyphenidyl *Rezeptpflichtig*	Mundtrockenheit, Müdigkeit, Sehstörungen, Herzklopfen, Verstopfung. Schwierigkeiten beim Wasserlassen (besonders bei älteren Männern)	**Therapeutisch zweckmäßig** Auch bei medikamentös verursachten Parkinson-ähnlichen Störungen wirksam.
Azilect (D) Tabl. Rasagilin *Rezeptpflichtig*	Kopfschmerzen, Grippesymptome, Magen-Darm-Störungen, Kreislaufstörungen, Gelenkschmerzen, Depressionen	**Therapeutisch zweckmäßig** Der Wirkstoff Rasagilin hemmt den Abbau von Levodopa (MAO-B-Hemmstoff) und verstärkt dessen Wirkung. Noch relativ wenig erprobt.
Biperiden-neuraxpharm (D) Tabl., Injektionslösung Biperiden *Rezeptpflichtig*	Mundtrockenheit, Müdigkeit, Sehstörungen, Herzklopfen, Verstopfung. Schwierigkeiten beim Wasserlassen (besonders bei älteren Männern)	**Therapeutisch zweckmäßig** Lang bewährtes Präparat (auch bei medikamentös verursachten Parkinson-ähnlichen Störungen wirksam).
Bromocriptin beta (D) Hartkaps. **Bromocriptin-CT** (D) Hartkaps. **Bromocriptin HEXAL** (D) Tabl. **Bromocriptin-ratiopharm** (D/Ö) Kaps. Bromocriptin *Rezeptpflichtig*	Übelkeit, Bauchschmerzen, niedriger Blutdruck, Durchblutungsstörungen, Herzrhythmusstörungen (Synkopen), Halluzinationen, Verwirrtheit. Bei gleichzeitiger Behandlung mit dem Wirkstoff Levodopa können die Nebenwirkungen verstärkt sein	**Therapeutisch zweckmäßig** als Zusatztherapie bei der Behandlung mit Levodopa und einem Decarboxylasehemmer (z. B. in *Madopar*). Bewährter Dopaminagonist, aber zu kurz wirksam.

Präparat	Wichtigste Nebenwirkungen	Empfehlung
Cabaseril (D/Ö) **Cabergolin AL** (D) **Cabergolin-CT** (D) **Cabergolin HEXAL** (D) **Cabergolin-ratiopharm** (D) **Cabergolin Sandoz** (D) **Cabergolin STADA** (D) Tabletten *Wirkstoff:* Cabergolin *Rezeptpflichtig*	Übelkeit, Bauchschmerzen, niedriger Blutdruck. Plötzliche Schlafattacken möglich, Halluzinationen, Verwirrtheit. Bei gleichzeitiger Behandlung mit dem Wirkstoff Levodopa können die Nebenwirkungen verstärkt sein. Stark erhöhtes Risiko von Herzklappenfehlern	**Azuraten** Nur in Ausnahmefällen vertretbar wenn der Wirkstoff Pramipexol nicht verwendet werden kann. Nur als Zusatztherapie bei der Behandlung mit Levodopa und einem Decarboxylasehemmer (z. B. in *Madopar*) geeignet. Lange Wirkungsdauer (ca. 24 h) ist vorteilhaft.
Comtan (Ö) Filmtabl. **Comtess** (D) Filmtabl. Entacapon *Rezeptpflichtig*	Bewegungsstörungen, Übelkeit, Magen-Darm-Störungen, Bauchschmerzen, Schlaflosigkeit, Halluzinationen, Verwirrtheit, ungefährliche rotbraune Färbung des Urins	**Möglicherweise zweckmäßig** Nur zur Zusatzbehandlung bei unzureichender Wirksamkeit der Behandlung mit Levodopa und einem Decarboxylasehemmer (z. B. in *Madopar*). Relativ wenig erprobter Dopaminagonist.
Dopergin (D/Ö) Tabl. Lisurid *Rezeptpflichtig*	Übelkeit, Bauchschmerzen, niedriger Blutdruck. Plötzliche Schlafattacken möglich, Halluzinationen, Verwirrtheit. Bei gleichzeitiger Behandlung mit dem Wirkstoff Levodopa können die Nebenwirkungen verstärkt sein	**Therapeutisch zweckmäßig** Auch als Zusatztherapie bei der Behandlung mit Levodopa und einem Decarboxylasehemmer (z. B. in *Madopar*) geeignet. Kurze Wirkungsdauer. Anwendung auch bei hormonellen Störungen und zum Abstillen.
Dopadura C (D) Tabl., Retardtabl. Levodopa, Carbidopa *Rezeptpflichtig*	Magen-Darm-Störungen, Kreislaufstörungen, Bewegungsstörungen, Depressionen	**Therapeutisch zweckmäßig** Sinnvolle Kombination von Levodopa mit dem Wirkstoff Carbidopa, der den Abbau von Levodopa hemmt und die unerwünschten Wirkungen verringern kann.
Isicom (D) Tabl. Levodopa, Carbidopa *Rezeptpflichtig*	Magen-Darm-Störungen, Kreislaufstörungen, Bewegungsstörungen, Depressionen	**Therapeutisch zweckmäßig** Sinnvolle Kombination von Levodopa mit dem Wirkstoff Carbidopa, der den Abbau von Levodopa hemmt und die unerwünschten Wirkungen verringern kann.
Jutagilin (D) Tabl. Selegilin *Rezeptpflichtig*	Mundtrockenheit, Kreislaufstörungen, Schwindel, Schlafstörungen, Erhöhung der Leberwerte	**Therapeutisch zweckmäßig** Der Wirkstoff Selegilin (MAO-B-Hemmstoff) hemmt den Abbau von Levodopa und verstärkt dessen Wirkung.

Präparat	Wichtigste Nebenwirkungen	Empfehlung
Kirim/ -T (D) Tabl. Bromocriptin *Rezeptpflichtig*	Übelkeit, Bauchschmerzen, niedriger Blutdruck, Durchblutungsstörungen, Herzrhythmusstörungen (Synkopen), Halluzinationen, Verwirrtheit. Bei gleichzeitiger Behandlung mit dem Wirkstoff Levodopa können die Nebenwirkungen verstärkt sein	**Therapeutisch zweckmäßig** als Zusatztherapie bei der Behandlung mit Levodopa und einem Decarboxylasehemmer (z. B. in *Madopar*). Bewährter Dopaminagonist, aber zu kurz wirksam.
Levobeta C (D) Tabl., Retardtabl. **Levo-C AL** (D) Tabl. **LevoCar retard** (Ö) Retardtabl. **Levocarb-GRY** (D) Tabl. **Levo-Carb TEVA** (D) Tabl. **Levocomp** (D) Tabl., Retardtabl. **Levodop-neuraxpharm** (D) Tabl. **Levodopa/ Carbidopa Sandoz** (D) Tabl., Retardtabl. Levodopa, Carbidopa *Rezeptpflichtig*	Magen-Darm-Störungen, Kreislaufstörungen, Bewegungsstörungen, Depressionen	**Therapeutisch zweckmäßig** Sinnvolle Kombination von Levodopa mit dem Wirkstoff Carbidopa, der den Abbau von Levodopa hemmt und die unerwünschten Wirkungen verringern kann.
Levodopa/ Carbidopa Stada (D) Retardtabl. **Levodopa C. comp AbZ** (D) Retardtabl. **Levodopa comp. C Stada** (D) Tabl. **Levodopa comp.-CT** (D) Tabl., Retardtabl. **Levodopa comp TAD** (D) Tabl. **Levodopa-ratiopharm comp.** (D) Tabl., Retardtabl. **Levodop-neuraxpharm** (D) Tabl., Retardtabl. Levodopa, Carbidopa *Rezeptpflichtig*	Magen-Darm-Störungen, Kreislaufstörungen, Bewegungsstörungen, Depressionen	**Therapeutisch zweckmäßig** Sinnvolle Kombination von Levodopa mit dem Wirkstoff Carbidopa, der den Abbau von Levodopa hemmt und die unerwünschten Wirkungen verringern kann.

Präparat	Wichtigste Nebenwirkungen	Empfehlung
Levodopa comp. B Stada (D) Hartkaps. **Levopar** (D) Hartkaps. Levodopa, Benserazid *Rezeptpflichtig*	Magen-Darm-Störungen, Kreislaufstörungen, Bewegungsstörungen, Depressionen	**Therapeutisch zweckmäßig** Sinnvolle Kombination von Levodopa mit dem Wirkstoff Benserazid, der den Abbau von Levodopa hemmt und die unerwünschten Wirkungen verringern kann.
Madopar (D/Ö) Hartkaps. **Madopar T** (D/Ö) Tabl. **Madopar LT** (D/Ö) Tabl. **Madopar Depot Hartkapseln, retardiert** (D) Hartkaps., retardiert Levodopa, Benserazid *Rezeptpflichtig*	Magen-Darm-Störungen, Kreislaufstörungen, Bewegungsstörungen, Depressionen	**Therapeutisch zweckmäßig** Sinnvolle Kombination von Levodopa mit dem Wirkstoff Benserazid, der den Abbau von Levodopa hemmt und unerwünschte Wirkungen vermindern kann.
Movergan (D) Tabl., Retardtabl. Selegilin *Rezeptpflichtig*	Mundtrockenheit, Kreislaufstörungen, Schwindel, Schlafstörungen, Erhöhung der Leberwerte	**Therapeutisch zweckmäßig** Der Wirkstoff Selegilin (MAO-B-Hemmstoff) hemmt den Abbau von Levodopa und verstärkt dessen Wirkung.
Nacom (D) Tabl., Retardtabl. Levodopa, Carbidopa *Rezeptpflichtig*	Magen-Darm-Störungen, Kreislaufstörungen, Bewegungsstörungen, Depressionen	**Therapeutisch zweckmäßig** Sinnvolle Kombination von Levodopa mit dem Wirkstoff Carbidopa, der den Abbau von Levodopa hemmt und die unerwünschten Wirkungen verringern kann.
Neupro (D/Ö) Transdermales Pflaster Rotigotin *Rezeptpflichtig*	Übelkeit, Bauchschmerzen, niedriger Blutdruck. Plötzliche Schlafattacken möglich, Halluzinationen, Verwirrtheit. Bei gleichzeitiger Behandlung mit dem Wirkstoff Levodopa können die Nebenwirkungen verstärkt sein. Starke Hautreizungen durch das Pflaster möglich	**Wenig zweckmäßig** zur Therapie der Parkinsonkrankheit. Weniger erprobt als andere Dopaminagonisten wie z. B. Bromocriptin und Cabergolin. Anwendung als Pflaster problematisch.
Parkopan (D) Tabl. Trihexyphenidyl *Rezeptpflichtig*	Mundtrockenheit, Müdigkeit, Sehstörungen, Herzklopfen, Verstopfung. Schwierigkeiten beim Wasserlassen (besonders bei älteren Männern)	**Therapeutisch zweckmäßig** Auch bei medikamentös verursachten Parkinson-ähnlichen Störungen wirksam.

Präparat	Wichtigste Nebenwirkungen	Empfehlung
Parkotil (D) Tabl. Pergolid *Rezeptpflichtig*	Übelkeit, Bauchschmerzen, niedriger Blutdruck. Plötzliche Schlafattacken möglich, Halluzinationen, Verwirrtheit. Bei gleichzeitiger Behandlung mit dem Wirkstoff Levodopa können die Nebenwirkungen verstärkt sein	**Abzuraten** Wurde 2007 in den USA wegen des stark erhöhten Risikos von Herzklappenfehlern vom Markt gezogen.
Permax (Ö) Tabl. Pergolid *Rezeptpflichtig*	Übelkeit, Bauchschmerzen, niedriger Blutdruck. Plötzliche Schlafattacken möglich, Halluzinationen, Verwirrtheit. Bei gleichzeitiger Behandlung mit dem Wirkstoff Levodopa können die Nebenwirkungen verstärkt sein	**Abzuraten** Wurde 2007 in den USA wegen des stark erhöhten Risikos von Herzklappenfehlern vom Markt gezogen.
PK-Levo (D) Tabl. Levodopa, Benserazid *Rezeptpflichtig*	Magen-Darm-Störungen, Kreislaufstörungen, Bewegungsstörungen, Depressionen	**Therapeutisch zweckmäßig** Sinnvolle Kombination von Levodopa mit dem Wirkstoff Benserazid, der den Abbau von Levodopa hemmt und unerwünschte Wirkungen vermindern kann.
PK Merz (D/Ö) Filmtabl., Brausetabl., Infusionslösung Amantadin *Rezeptpflichtig*	Mundtrockenheit, Sehstörungen, Herzinsuffizienz, psychische Veränderungen (z. B. Verwirrtheitszustände, Depressionen). Schwierigkeiten beim Wasserlassen (besonders bei älteren Männern)	**Therapeutisch zweckmäßig** Auch bei medikamentös verursachten Parkinson-ähnlichen Störungen wirksam.
Pravidel (D) Tabl., Kaps. Bromocriptin *Rezeptpflichtig*	Übelkeit, Bauchschmerzen, niedriger Blutdruck, Durchblutungsstörungen, Herzrhythmusstörungen (Synkopen), Halluzinationen, Verwirrtheit. Bei gleichzeitiger Behandlung mit dem Wirkstoff Levodopa können die Nebenwirkungen verstärkt sein	**Therapeutisch zweckmäßig** als Zusatztherapie bei der Behandlung mit Levodopa und einem Decarboxylasehemmer (z. B. in *Madopar*). Bewährter Dopaminagonist, aber zu kurz wirksam.

Präparat	Wichtigste Nebenwirkungen	Empfehlung
Requip (D/Ö) in D: Tabl., in Ö: Filmtabl. Ropinirol *Rezeptpflichtig*	Übelkeit, Bauchschmerzen, niedriger Blutdruck. Plötzliche Schlafattacken möglich, Halluzinationen, Verwirrtheit. Bei gleichzeitiger Behandlung mit dem Wirkstoff Levodopa können die Nebenwirkungen verstärkt sein	**Therapeutisch zweckmäßig** Auch als Zusatztherapie bei der Behandlung mit Levodopa und einem Decarboxylasehemmer (z. B. in *Madopar*) geeignet. Weniger erprobt als ähnliche Wirkstoffe wie z. B. Bromocriptin und Cabergolin.
Restex (D) Tabl., Retardkaps. Levodopa, Benserazid *Rezeptpflichtig*	Magen-Darm-Störungen, Kreislaufstörungen, Bewegungsstörungen, Depressionen	**Therapeutisch zweckmäßig** Sinnvolle Kombination von Levodopa mit dem Wirkstoff Benserazid, der den Abbau von Levodopa hemmt und unerwünschte Wirkungen vermindern kann.
Selegilin AL (D) **Selegilin-CT** (D) **Selegilin HEXAL** (D) **Selegilin-neuraxpharm** (D) **Selegilin-ratiopharm** (D) **Selegilin Sandoz** (D) **Selegilin STADA** (D) **Selepark** (D) **Selgimed** (D) Tabletten *Wirkstoff:* Selegilin *Rezeptpflichtig*	Mundtrockenheit, Kreislaufstörungen, Schwindel, Schlafstörungen, Erhöhung der Leberwerte	**Therapeutisch zweckmäßig** Der Wirkstoff Selegilin (MAO-B-Hemmstoff) hemmt den Abbau von Levodopa und verstärkt dessen Wirkung.
Sifrol (D/Ö) Tabl. Pramipexol *Rezeptpflichtig*	Übelkeit, Bauchschmerzen, niedriger Blutdruck. Plötzliche Schlafattacken möglich, Halluzinationen, Verwirrtheit. Bei gleichzeitiger Behandlung mit dem Wirkstoff Levodopa können die Nebenwirkungen verstärkt sein	**Therapeutisch zweckmäßig** Auch als Zusatztherapie bei der Behandlung mit Levodopa und einem Decarboxylasehemmer (z. B. in *Madopar*) geeignet. Weniger erprobt als ähnliche Wirkstoffe wie z. B. Bromocriptin und Cabergolin.
Sinemet (Ö) Tabl., Retardtabl. Levodopa, Carbidopa *Rezeptpflichtig*	Magen-Darm-Störungen, Kreislaufstörungen, Bewegungsstörungen, Depressionen	**Therapeutisch zweckmäßig** Sinnvolle Kombination von Levodopa mit dem Wirkstoff Carbidopa, der den Abbau von Levodopa hemmt und die unerwünschten Wirkungen verringern kann.

Präparat	Wichtigste Nebenwirkungen	Empfehlung
Sormodren (D/Ö) Tabl. Bornaprin *Rezeptpflichtig*	Mundtrockenheit, Müdigkeit, Sehstörungen, Herzklopfen, Verstopfung. Schwierigkeiten beim Wasserlassen (besonders bei älteren Männern)	**Therapeutisch zweckmäßig** Auch bei medikamentös verursachten Parkinson-ähnlichen Störungen wirksam.
Stalevo (D) Filmtabl. **Striaton** (D) Tabl, Levodopa, Carbidopa, Entacapon *Rezeptpflichtig*	Magen-Darm-Störungen, Kreislaufstörungen, Bewegungsstörungen, Depressionen, Schlaflosigkeit, Halluzinationen, Verwirrtheit, ungefährliche rotbraune Färbung des Urins	**Möglicherweise zweckmäßig** Nur bei unzureichender Wirksamkeit der Behandlung mit Levodopa und einem Decarboxylasehemmer (z. B. in *Madopar*). Relativ wenig erprobter Inhaltsstoff Entacapon.
Tremarit (D) Tabl., Manteltabl. Metixen	Mundtrockenheit, Müdigkeit, Sehstörungen, Herzklopfen, Verstopfung. Schwierigkeiten beim Wasserlassen (besonders bei älteren Männern)	**Therapeutisch zweckmäßig** Auch bei medikamentös verursachten Parkinson-ähnlichen Störungen wirksam.
Xilopar TM (D) Schmelztabl. Selegilin *Rezeptpflichtig*	Mundtrockenheit, Kreislaufstörungen, Schwindel, Schlafstörungen, Erhöhung der Leberwerte	**Therapeutisch zweckmäßig** Der Wirkstoff Selegilin (MAO-B-Hemmstoff) hemmt den Abbau von Levodopa und verstärkt dessen Wirkung.

2.8. Muskellockernde Mittel

Es gibt zwei Muskelarten. Die *glatten* Muskeln bewegen die Därme, die Gallen-, Luft- und Harnwege und die Blutgefäße. Zur Lösung von Krämpfen dieser Muskeln werden vor allem krampflösende Mittel (siehe Kapitel 1.4.) verwendet. Zu den *quergestreiften* Muskeln gehören Skelett- und Herzmuskulatur. Die Skelettmuskeln steuern den gesamten Bewegungsablauf des Menschen. Für jede Bewegung ist die gut abgestimmte Aktion verschiedener Muskeln notwendig. Signale des Nervensystems ermöglichen die Koordination der Muskeln.

Spastische Störungen

Bei Spastikern ist die Koordination der Bewegungsabläufe der Skelettmuskeln gestört. Die einzelnen Bewegungen wirken unbeholfen, immer wieder kommen unwillkürliche, rasche Bewegungen und auch Krämpfe vor. Spastische Störungen werden meist durch Schädigungen des Rückenmarks oder des Gehirns hervorgerufen, deren Ursa-

chen vielfältig sind: Schlaganfälle, Vergiftungen durch Chemikalien, Schädigungen bei Geburt und Unfällen, aber auch Gehirnhautentzündungen und Multiple Sklerose.
Bei Störungen, die von Gehirnschäden hervorgerufen werden (zerebrale Störungen, hauptsächlich durch Multiple Sklerose), sind unkontrollierte, heftige Bewegungen seltener. Die Muskeln sind stärker gelähmt, die Arme und Beine zittern eher. Störungen, die bei Schäden des Rückenmarks entstehen (spinale Störungen), sind öfter von unkontrollierten, heftigen Bewegungen und Krämpfen begleitet.

Behandlung

Spastische Störungen der Skelettmuskulatur können mit den Wirkstoffen Baclofen (enthalten z. B. in *Baclofen-ratiopharm, Lioresal*), Diazepam (enthalten z. B. in *Diazepam-ratiopharm*), Tetrazepam (enthalten z. B. in *Musaril, Myolastan, Myospasmal, Tethexal, Tetra Saar, Tetramdura, Generika mit dem Namen Tetrazepam + Firmenbezeichnung*) und Tizanidin (enthalten z. B. in *Sirdalud*) wirksam behandelt werden.

Baclofen

(enthalten z. B. in *Baclofen-ratiopharm, Lioresal*) ist das am stärksten wirkende Mittel bei Muskelspasmen. Es ist deshalb eine genaue Dosierung notwendig, die individuell ermittelt werden muss. Mit einer niedrigen Dosis beginnen und nur langsam erhöhen.
Die Störwirkungen schränken die Anwendungsmöglichkeiten ein. Typische Nebenwirkungen sind Müdigkeit, Schwindel, Benommenheit. Es können außerdem Magen-Darm-Störungen, Blutdruckabfall, Muskelschmerzen und psychische Störungen auftreten. Bei plötzlichem Absetzen können Halluzinationen und Krämpfe auftreten.
Die Wirksamkeit von Baclofen bei Muskelkrämpfen als Folge eines Schlaganfalls oder Parkinson ist nicht ausreichend belegt.

Benzodiazepine

Benzodiazepine (Diazepam, enthalten z. B. in *Diazepam-ratiopharm* und Tetrazepam, enthalten z. B. in *Musaril, Myolastan, Myospasmal, Tethexal, Tetra Saar, Tetramdura, Generika mit dem Namen Tetrazepam + Firmenbezeichnung*) werden in erster Linie als Schlafmittel und als Beruhigungsmittel verwendet (siehe dazu Kapitel 2.1. und 2.2.). Sie haben darüber hinaus auch eine spezifische mus-

kelentspannende Wirkung. Ihre Verwendung ist deshalb auch zweckmäßig bei Muskelspasmen – allerdings nur in Verbindung mit physiotherapeutischen Maßnahmen.
Typische Nebenwirkungen sind Benommenheit und Müdigkeit. Bei längerer Einnahme besteht die Gefahr, dass man von diesen Mitteln abhängig wird.

Lokale Muskelverspannungen und Muskelkrämpfe

Muskelkrämpfe sind schmerzhaft, gehen jedoch meist von selbst wieder vorüber, wenn man sich ausruht. Sie können auch durch Massage, Gymnastik und andere physikotherapeutische Maßnahmen wirksam bekämpft werden. Krämpfe sind meist Signale des Körpers, die eine Überlastung (auch durch falsche Haltung, zu langes Stehen) anzeigen. Bei solchen Störungen sind Medikamente nicht sinnvoll.

Muskelkrämpfe können verschiedene Ursachen haben:
- Leistungskrampf (Sportler/-innen, Fließbandarbeiter/-innen)
- Ruhekrampf: nächtliche Krämpfe, Schwangerschaftskrämpfe
- Krämpfe bei Erkrankungen wie Salzverlust durch schwere Durchfälle, Gefäßverschlüsse, Vergiftungen
- Krämpfe durch Medikamente: harntreibende Mittel, Morphin, Neuroleptika etc.

Wenn die Ursachen nicht ausgeschaltet werden können, können folgende Hausmittel oft lindernd wirken: Massagen, Einreibungen, Wärmeflaschen oder Eisbeutel und Bandagen.
Zur Schmerzlinderung sind Wirkstoffe wie Acetylsalicylsäure (z. B. *Aspirin, ASS-ratiopharm* etc.) oder Paracetamol (z. B. *Paracetamol-ratiopharm* etc.) sinnvoll (siehe Kapitel 1.1.: Einfache Schmerzmittel).
Wenn Schmerzmittel nicht ausreichen, um die Beschwerden zu lindern, helfen muskelentspannende Mittel wie Diazepam (enthalten z. B. in *Diazepam-ratiopharm*) und Tetrazepam (enthalten z. B. in *Musaril, Myolastan, Myospasmal, Tethexal, Tetra Saar, Tetramdura, Generika mit dem Namen Tetrazepam + Firmenbezeichnung*).
Häufig werden gegen Muskelkrämpfe auch Mittel zum Einreiben empfohlen (siehe dazu Kapitel 3.3.: Einreibemittel bei Muskel- und Gelenkschmerzen).
Die Verwendung von Kombinationspräparaten wie *Limptar* ist nicht sinnvoll.

Nächtliche Wadenkrämpfe

Viele Erwachsene leiden unter nächtlichen Wadenkrämpfen, die sehr schmerzhaft sein können. Sie können nach besonders starken Muskelbeanspruchungen, Salzverlust, Dialyse, als Nebenwirkung verschiedener Medikamente (z. B. Neuroleptika, siehe Kapitel 2.5; Diuretika, siehe Kapitel 12.2. und 12.1.), aber auch ohne ersichtliche Ursache auftreten.
Am wirksamsten werden akute Wadenkrämpfe durch Rückwärtsbeugung des Fußes behandelt – in der Fachsprache nennt man dies aktive Dorsalbeugung.
Zur Vorbeugung sind folgende Maßnahmen sinnvoll: Beine warm halten und »Spitzfußstellung« vermeiden. Dies geschieht am einfachsten dadurch, indem »Rückenschläfer« die Fußsohlen gegen ein Widerlager, z. B. eine Wand, stellen. »Bauchschläfer« hingegen sollten die Füße über das Bettende hinausragen lassen.
Medikamente haben bei nächtlichen Wadenkrämpfen einen großen Placebo-Effekt. Das heißt: Welches Medikament auch immer genommen wird – meist wirkt es. Beliebt sind Magnesiumpräparate (z. B. *Magnesium Diasporal*). Sie sind jedoch nur wirksam bei Magnesiummangel, der z. B. durch Salzverlust als Nebenwirkung von Medikamenten entstehen kann.

2.8. Muskellockernde Mittel

Präparat	Wichtigste Nebenwirkungen	Empfehlung
Baclofen-ratiopharm (D) Tabl. Baclofen *Rezeptpflichtig*	Einschränkung des Reaktionsvermögens, Dämpfung, Übelkeit, Erbrechen, Schwindel, Kopfschmerzen. Selten auch depressive Verstimmung und Mundtrockenheit	**Therapeutisch zweckmäßig** Mittel erster Wahl bei Spastikern (vor allem bei Multipler Sklerose).
Baclofen dura (D) Tabl. Baclofen *Rezeptpflichtig*	Einschränkung des Reaktionsvermögens, Dämpfung, Übelkeit, Erbrechen, Schwindel, Kopfschmerzen. Selten auch depressive Verstimmung und Mundtrockenheit	**Therapeutisch zweckmäßig** Mittel erster Wahl bei Spastikern (vor allem bei Multipler Sklerose).

Präparat	Wichtigste Nebenwirkungen	Empfehlung
DoloVisano M (D) Drag. Mephenesin *Rezeptpflichtig*	Benommenheit, Einschränkung des Reaktionsvermögens, Müdigkeit, Erbrechen, Übelkeit, Blutdruckabfall, Muskelschwäche. Bei hoher Dosierung Farbveränderung der Haare	**Wenig zweckmäßig** Benzodiazepine (z. B. Diazepam) sind wegen größerer Sicherheit vorzuziehen. Allenfalls versuchsweise anwendbar, wenn eine Abhängigkeitsproblematik besteht.
Lioresal (D/Ö) Tabl., Intrathecal-Injektion, Infusion **Lioresal KHP** (D) Tabl. Baclofen *Rezeptpflichtig*	Einschränkung des Reaktionsvermögens, Dämpfung, Übelkeit, Erbrechen, Schwindel, Kopfschmerzen. Selten auch depressive Verstimmung und Mundtrockenheit	**Therapeutisch zweckmäßig** Mittel erster Wahl bei Spastikern (vor allem bei Multipler Sklerose).
Musaril (D) Filmtabl. Tetrazepam *Rezeptpflichtig*	Müdigkeit, Beeinträchtigung der Reaktionsfähigkeit (besonders mit Alkohol), Benommenheit, bei längerer Einnahme Abhängigkeit	**Therapeutisch zweckmäßig** Die muskellockernde Wirksamkeit von Benzodiazepinen gilt als therapeutisch gesichert. Die Anwendungsdauer sollte jedoch auf kurze Zeit beschränkt bleiben. Suchtgefahr!
Mydocalm (D/Ö) Filmtabl. Tolperison *Rezeptpflichtig*	Allergische Reaktionen, Müdigkeit, Schläfrigkeit, Schwindel, Blutdruckabfall, Magen-Darm-Störungen, Mundtrockenheit, allergische Hautausschläge	**Abzuraten** Nach unserer Auffassung ist ein Nutzen bei Muskelverspannung nicht belegt. Wir halten dieses Medikament für überholt.
Myolastan (Ö) Filmtabl. Tetrazepam *Rezeptpflichtig*	Müdigkeit, Beeinträchtigung der Reaktionsfähigkeit (besonders mit Alkohol), Benommenheit, bei längerer Einnahme Abhängigkeit	**Therapeutisch zweckmäßig** Die muskellockernde Wirksamkeit von Benzodiazepinen gilt als therapeutisch gesichert. Die Anwendungsdauer sollte jedoch auf kurze Zeit beschränkt bleiben. Suchtgefahr!
Myoson (D) Tabl., Injektionslösung Pridinolmesilat *Rezeptpflichtig*	Trockener Mund, Störungen beim Wasserlassen, Schluckstörungen, Sprechstörungen	**Abzuraten** Zweifelhafte Wirksamkeit dieses früher bei Parkinson angewendeten Mittels. Medikamente wie *Musaril* sind vorzuziehen.

Präparat	Wichtigste Nebenwirkungen	Empfehlung
Myospasmal (D) Tabl. Tetrazepam *Rezeptpflichtig*	Müdigkeit, Beeinträchtigung der Reaktionsfähigkeit (besonders mit Alkohol), Benommenheit, bei längerer Einnahme Abhängigkeit	**Therapeutisch zweckmäßig** Die muskellockernde Wirksamkeit von Benzodiazepinen gilt als therapeutisch gesichert. Die Anwendungsdauer sollte jedoch auf kurze Zeit beschränkt bleiben. Suchtgefahr!
Ortoton (D) Tabl., Injektionslösung Methocarbamol *Rezeptpflichtig*	Benommenheit, Einschränkung der Reaktionsfähigkeit, Koordinationsstörungen, Kopfschmerzen, Blutdruckabfall, Doppeltsehen, Farbveränderung des Urins (braun, schwarz oder grün), Magenschmerzen	**Abzuraten** Die Wirksamkeit erscheint nicht hinreichend belegt, der Nutzen bleibt zweifelhaft. Mittel wie Tetrazepam sind vorzuziehen.
Sirdalud (D/Ö) Tabl., nur Ö: MR-Kaps. Tizanidin *Rezeptpflichtig*	Müdigkeit, Blutdruckabfall, Mundtrockenheit, Muskelschwäche, Übelkeit, Sehstörungen, Schlafstörungen, Verwirrtheit	**Therapeutisch zweckmäßig** Alternative zu Lioresal für Patienten mit zentral und peripher bedingter Muskelverspannung. Auch eine Alternative, wenn wegen Abhängigkeitsproblemen der Wirkstoff Diazepam oder vergleichbare Wirkstoffe nicht eingesetzt werden können.
Tetramdura (D) Filmtabl. **Tethexal** (D) Filmtabl. **Tetra-saar** (D) Tabl. **Tetracep-CT** (D) Filmtabl. **Tetrazepam – 1 A Pharma** (D) Tabl. **Tetrazepam AbZ** (D) Filmtabl. **Tetrazepam AL** (D) Tabl. **Tetrazepam beta** (D) Tabl. **Tetrazepam HEXAL** (D) Tabl. **Tetrazepam-neuraxpharm** (D) Tabl. **Tetrazepam-ratiopharm** (D) Filmtabl. **Tetrazepam Sandoz** (D) Tabl. **Tetrazepam STADA** (D) Filmtabl. Tetrazepam *Rezeptpflichtig*	Müdigkeit, Beeinträchtigung der Reaktionsfähigkeit (besonders mit Alkohol), Benommenheit, bei längerer Einnahme Abhängigkeit	**Therapeutisch zweckmäßig** Die muskellockernde Wirksamkeit von Benzodiazepinen gilt als therapeutisch gesichert. Die Anwendungsdauer sollte jedoch auf kurze Zeit beschränkt bleiben. Suchtgefahr!

3. Kapitel: **Muskeln und Gelenke**

Als Rheuma werden mehr als 100 verschiedene Krankheiten bezeichnet, die miteinander oft gar nichts zu tun haben. Weitläufig versteht man darunter »alle Erkrankungen des Bewegungsapparates« – also des lockeren oder festen Bindegewebes, der Bänder, Sehnen, Muskeln, Knochen und der von ihnen gebildeten Organsysteme (z. B. Gelenke und Wirbelsäule).

Die wichtigsten rheumatischen Erkrankungen sind:
- *Weichteilrheumatismus*
- *Verschleißerkrankungen (degenerative Gelenkerkrankungen)*
- *entzündliches Rheuma der Gelenke (z. B. chronische Polyarthritis)*
- *Gicht*

Weichteilrheumatismus

Schmerzen in der Muskulatur und Muskelverspannungen werden von den meisten Menschen als Rheuma bezeichnet. Eine häufige Ursache für solche Beschwerden sind einseitige körperliche Belastungen und monotone Körperhaltungen, z. B. Bildschirmarbeit. Seelische Belastungen können ebenfalls zu Muskelverspannungen führen.

Behandlung

Durch verbesserte Körperhaltung, Entspannung, Ruhe, Wärme und Massagen gehen die Beschwerden meist zurück. Unter Umständen kann eine psychotherapeutische Behandlung notwendig sein. Schmerzlindernde Medikamente sollte man nur kurzfristig einnehmen. Als angenehm werden von den meisten Patienten Rheumamittel zum Einreiben empfunden. Ihre Wirkung beruht weniger auf den Inhaltsstoffen, sondern vor allem auf dem Massageeffekt.
Die Verwendung von Magnesium-Präparaten (siehe Kapitel 14.6.: Mineralstoffpräparate) kann – zur Unterstützung physikalischer Maßnahmen – wegen der geringfügig muskelentspannenden Wirkung sinnvoll sein.

Verschleißerkrankungen (Arthrosen und Bandscheibenschäden)

Viele Rheuma-Patienten, die den Arzt aufsuchen, leiden an Arthrosen und nicht an entzündlichem Rheumatismus. Die Gelenke sind oft steif, aber nicht immer – wie beim entzündlichen Rheumatismus – warm und gerötet. Die Häufigkeit dieser Erkrankungen nimmt mit steigendem Alter zu. Diabetes kann dazu beitragen, dass sich Arthrosen verschlimmern. Psychosoziale Umstände spielen bei der Entstehung der Arthrose keine Rolle, können aber die Beschwerden verstärken.

Behandlung

Wichtiger als Medikamente sind bei Arthrosen physikalische Therapien (heiße oder kalte Packungen, Elektrotherapie, Massagen, Gymnastik), ein ausgewogenes Maß an Ruhe und Bewegung und gutes Schuhwerk bei Hüft- und Kniegelenkarthrosen.
Gelenke sollen entlastet und Fehlbelastungen vermieden werden. Ein einfaches Hilfsmittel wie etwa ein Gehstock entlastet das Hüftgelenk um bis zu 60 Prozent. Übergewichtige sollten abnehmen, um ihre Gelenke zu entlasten.
Bei starken Schmerzen können Schmerzmittel sinnvoll sein. Die Einnahme von Rheumamitteln ist nur dann zweckmäßig, wenn die Arthrose auch mit entzündlichen Prozessen der Weichteile oder der Gelenke verbunden ist.
Die meisten Patienten verwenden zur Linderung von Beschwerden Rheumamittel zum Einreiben (siehe Tabelle 3.3.: Einreibemittel bei Muskel- und Gelenkschmerzen). Die wohltuende Wirkung ist durch den wärmenden (z. B. Nikotinsäureester) oder kühlenden Effekt mancher Inhaltsstoffe (z. B. Menthol, alkoholische Lösungen), auf Geruchsaromen und nicht zuletzt auf den Massageeffekt zurückzuführen. Bei etwa jedem zweiten Patienten mit Gelenkbeschwerden ist der Placebo-Effekt wirksam. Das heißt: Egal, was für ein Mittel geschluckt oder geschmiert wird – es hilft, unabhängig davon, welcher Wirkstoff oder ob überhaupt ein Wirkstoff enthalten ist.
Die Wirksamkeit von sogenannten Knorpelschutzmitteln (z. B. *AHP 200, Dona 200-S*) ist umstritten.
Injektionen in ein arthrotisches Gelenk bringen in den meisten Fällen eine deutliche Schmerzlinderung. Einige Untersuchungen haben das überraschende Ergebnis gebracht, dass Injektionen mit einfachen Kochsalzlösungen sogar besser wirken als solche mit Kortison oder lokalen Betäubungsmitteln.
Bei allen Injektionen in ein Gelenk besteht das Risiko von entzündlichen Reaktionen.

Wenn die Gelenkfunktion zu stark eingeschränkt ist und Schmerzen nur noch schwer kontrollierbar sind, sollte das Gelenk operativ ausgetauscht werden. Der Erfolg hält normalerweise über einen langen Zeitraum an.

Entzündlicher Rheumatismus

Zu den entzündlichen rheumatischen Erkrankungen zählen die chronische Polyarthritis (in der Fachsprache heißt sie: primär chronische Polyarthritis = pcP = rheumatoide Arthritis), Morbus Bechterew, Bindegewebserkrankungen (z. B. Lupus erythematodes), Arthritis bei Schuppenflechte und Arthritis nach Allgemeinerkrankungen. Allen diesen Erkrankungen ist gemeinsam, dass der betroffene Körperteil schmerzt, überwärmt, gerötet und geschwollen ist. Aus unbekannter Ursache entsteht eine Entzündung der Innenauskleidung der Gelenke (Synovitis), die auch auf Schleimbeutel und Sehnen übergreifen kann und in der Folge Knorpel und Gelenke zerstört.
Die häufigste entzündliche Rheumaerkrankung ist die chronische Polyarthritis (rheumatoide Arthritis). Ein erstes Anzeichen dafür ist oft die Steifheit am Morgen. Auf Röntgenaufnahmen lässt sich häufig erkennen, dass Gelenkknorpel und die anliegenden Knochen »angefressen« sind.
Die Ursache dieser zumeist sehr schmerzhaften Erkrankung ist ungeklärt. Gesichert ist nur, dass es sich um eine Fehlsteuerung des Immunsystems handelt. Rheumatische Entzündungen können in jedem Alter auftreten, beginnen jedoch am häufigsten bei den Dreißig- bis Vierzigjährigen. Die Krankheit beginnt meist schleichend und trifft etwa ein Prozent der Bevölkerung. An chronischer Polyarthritis leiden Frauen dreimal häufiger als Männer.

Behandlung

Wer den Verdacht hat, an entzündlichem Rheuma zu leiden, sollte sich, wenn möglich, von einem internistisch ausgebildeten Rheumatologen oder in einem Rheuma-Zentrum untersuchen lassen.
Entzündliche rheumatische Erkrankungen sind – mit Ausnahme der Arthritis, die durch eine Allgemeininfektion verursacht ist – nicht heilbar. Eine sachgerechte Behandlung kann jedoch das Fortschreiten der Erkrankung hemmen, Gelenkschäden verhindern oder verzögern, die Gelenkfunktionen erhalten und die Beschwerden wirkungsvoll lindern. Gelenkschäden schreiten besonders im ersten Jahr der

Erkrankung voran. Durch Schmerzen und Schwellungen wird die Beweglichkeit eingeschränkt. In der Folge treten charakteristische Deformierungen mit Sehnenverkürzungen und versteiften Gelenken auf. Die Behandlung umfasst Medikamente, ergotherapeutische Maßnahmen, Bewegung und Gymnastik, Wärme- und Kälteanwendungen, psychologische Beratung und Therapie und manchmal Operationen.
Bei den Medikamenten unterscheidet man NSAR (Nichtsteroidale Antirheumatika einschließlich der COX-2-Hemmer), Glukokortikoide (auch als Steroide oder Kortisone oder Kortikosteroid bezeichnet; siehe Kapitel 7.1.: Mittel zur Entzündungshemmung) und sogenannte Basistherapeutika. Glukokortikoide und die Basistherapeutika beeinflussen das Immunsystem. Obwohl sie beträchtliche Nebenwirkungen haben, ist ihr dauerhafter (Basistherapeutika) oder zeitweiliger (Glukokortikoide) Einsatz bei schweren Krankheitsverläufen notwendig.
Eine spezifische Rheumadiät gibt es – entgegen vielen Behauptungen – leider nicht. Empfehlenswert ist es jedoch, öfters einen fettreichen Fisch auf den Speiseplan zu setzen. In mehreren Untersuchungen hat sich ein gewisser Nutzen von mehrfach ungesättigten Omega-3-Fettsäuren gezeigt, die besonders in Fischöl enthalten sind.

Naturheilmethoden

Weil Ärzte sich oft zu wenig Zeit für Gespräche nehmen oder weil Rheumatiker manchmal falsch behandelt werden oder weil Rheuma meist eine chronische Erkrankung mit fortschreitenden Beschwerden ist – es kann viele Gründe geben, warum sich Patienten Behandlungsmethoden zuwenden, die sich gerne als »sanft«, »natürlich«, »ganzheitlich« oder »alternativ« bezeichnen.
Bei genauer Überprüfung erweisen sich die angepriesenen Heilerfolge oft als unbewiesene Behauptungen. Gerade im Bereich der alternativen Behandlungsmethoden und Naturheilverfahren tummeln sich viele Scharlatane und Wunderheiler.

Alternative Behandlungsverfahren, für die es keinen seriösen Nachweis gibt, dass sie bei Rheuma wirksamer sind als Placebos (= Scheinarzneimittel ohne Wirkstoff):

- Bioresonanztherapie
- Elektroakupunktur
- Magnetfeldtherapie
- Sauerstoff-Mehrschritt-Therapie nach Ardenne

- Eigenblutbehandlung
- Symbioselenkung
- »ausleitende« Verfahren wie Aderlass, Schröpfen, Canthariden-Pflaster, Baunscheid-Verfahren
- Kupferarmreifen
- magnetische Schuhabsätze

Homöopathie gegen Rheuma?
Es gibt auch keinen seriösen Nachweis für eine Wirksamkeit von homöopathischen Mitteln gegen Rheuma.
Homöopathie als Behandlungsmethode ist jedoch nicht generell abzulehnen. Bei rheumatischen Erkrankungen, die durch psychische und soziale Faktoren mitverursacht sein können – Muskelverspannungen, Weichteilrheumatismus, Kreuzschmerzen –, können homöopathische Mittel unter Umständen sinnvoll sein.

Hilfe für den Alltag
bietet in Deutschland vor allem die Deutsche Rheuma-Liga, in der über 120.000 Mitglieder im ganzen Bundesgebiet organisiert sind. Bei der Zentralstelle in Bonn (Deutsche Rheuma-Liga, Maximilianstr. 14, 53111 Bonn, Tel. 0228/76 60 60; E-Mail: bv.dahm@rheuma-liga.de; Internet: www.rheuma-liga.de) kann man die Adresse der nächstgelegenen Arbeitsgruppe erfragen.
In Österreich kann man sich an die Österreichische Rheumaliga wenden: Mahlerstr. 3/2/7, 1010 Wien, Tel. 06991-55 41 679;
E-Mail: info@rheumaliga.at; Internet: www.rheumaliga.at

3.1. Mittel gegen Rheuma

Auch wenn Rheumamedikamente generell als »Antirheumatika« bezeichnet werden, vermag bislang kein einziges dieser Arzneimittel die Ursachen dieser Krankheit zu bekämpfen. Trotzdem sind sie bei schweren rheumatischen Erkrankungen unverzichtbar: Sie wirken schmerzlindernd, entzündungshemmend und helfen, die Beweglichkeit und Funktion der Gelenke zu erhalten. Alle wirksamen Medikamente haben jedoch auch Nebenwirkungen. Am häufigsten treten Magen-Darm-Beschwerden auf.
Zur reinen Schmerzlinderung sind einfache Schmerzmittel geeignet, die Acetylsalicylsäure oder Paracetamol (siehe Kapitel 1.1.) ent-

halten. Sinnvoll sind aber auch Naturheilmethoden, die einen nachweisbaren Nutzen haben und in der Medizin bereits seit langem angewendet werden: Es handelt sich um Wärme- und Kälteanwendungen.

Nichtsteroidale Antirheumatika (NSAR)

Diese Bezeichnung tragen alle Rheumamedikamente, die gegen Schmerz und Entzündung wirken, in denen kein Kortison (= Steroid) enthalten ist. Nichtsteroidale Antirheumatika unterscheiden sich in Bezug auf Verträglichkeit, Wirksamkeit und Dauer der Wirkung. Es gibt keine Regel, nach der voraussagbar ist, welches Medikament das »richtige« ist. Das kann nur der behandelnde Arzt gemeinsam mit dem Patienten herausfinden.

Mittel mit besonders lange wirkenden Inhaltsstoffen wie Piroxicam (enthalten z. B. in *Felden*) oder Phenylbutazon (enthalten z. B. in *Ambene*) bergen vor allem für ältere Patienten und solche mit verminderter Leber- oder Nierenfunktion ein erhöhtes Risiko. Sie sollten nur noch in speziellen Ausnahmefällen verwendet werden.

Rheumamedikamente, die als »neu«, als »besonders wirksam« oder als »besonders nebenwirkungsarm« angepriesen werden, bieten meist keinen Vorteil gegenüber den seit Jahren bewährten Wirkstoffen Indometacin, Ibuprofen, Diclofenac, Acemetacin und Naproxen.

Durch bessere Erfassung von Nebenwirkungen sind in letzter Zeit auch einige dieser Wirkstoffe in Kritik geraten. Offenbar können alle NSAR eine herzschädigende Wirkung haben. Am geringsten scheint dieses Risiko beim Wirkstoff Naproxen zu sein.

Nichtsteroidale Antirheumatika werden normalerweise geschluckt, in Form von Kapseln oder Tabletten. Es gibt nur wenige Gründe, diese Mittel in Spritzenform zu verwenden. Das erhöht lediglich das Risiko von Nebenwirkungen.

Alle NSAR können bei hoher Dosis und lang dauernder Anwendung zu einer Schädigung der Magenschleimhaut bis hin zu Magengeschwüren und Magenblutungen führen. Besonders gefährdete Patienten sollten deshalb zusätzlich ein Magenschutzmittel wie z. B. Misoprostol (enthalten z. B. in *Cytotec*) oder Omeprazol (enthalten z. B. in *Generika mit dem Namen Omeprazol + Firmenbezeichnung*) einnehmen.

Acetylsalicylsäure

(enthalten z. B. in *Aspirin, Generika mit dem Namen ASS + Firmenbezeichnung*). Um nicht nur schmerzlindernd, sondern auch entzündungshemmend zu wirken, muss Acetylsalicylsäure relativ hoch dosiert werden. Diese hohe Dosierung verursacht jedoch häufig Magenbeschwerden. Das ist der Grund, warum Acetylsalicylsäure heutzutage bei entzündlichen rheumatischen Beschwerden nicht mehr so häufig verwendet wird wie früher. Eine hohe Dosierung kann außerdem Erbrechen, Ohrensausen und Benommenheit verursachen.

Indometacin

(enthalten z. B. in *Indocid, Generika mit dem Namen Indometacin + Firmenbezeichnung*) ist ein seit vielen Jahren bewährter Wirkstoff und eignet sich gut für leichte und mittelschwere Gelenkschmerzen. Retard-Formen von Indometacin (z. B. *Indomet-ratiopharm Retardkapseln*), die verzögert vom Körper aufgenommen werden, sind auch gegen starke Schmerzen und Entzündungszustände wirksam.
Indometacin verursacht besonders häufig Nebenwirkungen im Magen-Darm-Bereich (Verstopfung, Durchfall, Blutungen, Magenschmerzen, Geschwüre) sowie Kopfschmerzen, Schwindel, Sehstörungen und Beeinträchtigung des Reaktions- und Konzentrationsvermögens.
Die verschiedenen Indometacin-Medikamente unterscheiden sich nicht in ihrer Wirksamkeit. Für alle gilt dieselbe Empfehlung wie für *Indocid*: therapeutisch zweckmäßig. Das Berliner Fachblatt »arznei-telegramm« rät allerdings, Indometacin-haltige Arzneimittel wegen ihrer Nebenwirkungen nur noch in Ausnahmefällen einzusetzen.

Acemetacin

(enthalten z. B. in *Rantudil*) wird im Körper größtenteils zu Indometacin abgebaut und hat deshalb ähnliche Eigenschaften.

Ibuprofen

(enthalten z. B. in *Anco, Generika mit dem Namen Ibuprofen + Firmenbezeichnung*) wirkt nicht so stark entzündungshemmend wie Indometacin, aber relativ stark schmerzlindernd und verursacht weniger Nebenwirkungen. Diese betreffen vor allem den Magen-Darm-Bereich (Blutungen, Verstopfung, Durchfall, Magenschmerzen, Geschwüre). Ibuprofen macht müde, und gelegentlich treten auch Kopfschmerzen und Schwindel auf.
Die verschiedenen Ibuprofen-Medikamente unterscheiden sich nicht in ihrer Wirksamkeit. Für alle gilt: therapeutisch zweckmäßig.

Naproxen und Ketoprofen

(enthalten z. B. in *Proxen*) ist ein relativ stark wirkendes Antirheumatikum, das sehr lange im Körper verbleibt. Es verursacht ähnliche Nebenwirkungen wie Ibuprofen: häufig Störungen im Magen-Darm-Bereich (Blutungen, Verstopfung, Durchfall, Magenschmerzen, Geschwüre), aber auch Kopfschmerzen und Schwindel. Durch seine lange Wirksamkeit kann die Einnahme am Abend bei morgendlicher Bewegungseinschränkung sinnvoll sein. Ketoprofen (enthalten z. B in *Gabrilen*) hat ähnliche Eigenschaften wie Naproxen.
In einer neuen Übersicht über die Vorteile der verschiedenen NSAR-Rheumamittel stuft die Berliner Fachzeitschrift arznei-telegramm Naproxen als das sicherste Medikament ein. *Unsere Empfehlung*: Therapeutisch zweckmäßig.

Diclofenac und Aceclofenac

(enthalten z. B. in *Allvoran, Generika mit dem Namen Diclofenac + Firmenbezeichnung, Voltaren*) ist das am häufigsten verschriebene nichtsteroidale Antirheumatikum. Im Vergleich zu Indometacin hat es den Vorteil, dass es das Reaktions- und Konzentrationsvermögen nicht beeinträchtigt. Bei etwa jedem dritten Patienten verursacht das Medikament als Nebenwirkung Magen-Darm-Beschwerden (Blutungen, Verstopfung, Durchfall, Magenschmerzen, Geschwüre). Seltener treten Kopfschmerzen und Schwindel, aber auch Blutbildungsstörungen auf.
Die verschiedenen Diclofenac-Medikamente unterscheiden sich nicht in ihrer Wirksamkeit. Für alle gilt: therapeutisch zweckmäßig. Aceclofenac (enthalten z. B. in *Beofenac*) hat ähnliche Eigenschaften wie Diclofenac – ohne besondere Vorteile gegenüber diesem Standardmedikament.

Piroxicam, Lornoxicam, Meloxicam

Piroxicam (enthalten z. B. in *Generika mit dem Namen Piroxicam + Firmenbezeichnung*) hat eine besonders lange Wirkungsdauer und verbleibt damit sehr lange im Körper. Deshalb ist die Gefahr groß, dass sich das Medikament im Körper anreichert und Vergiftungserscheinungen auftreten können. Lornoxicam (enthalten z. B. in *Telos*) und Meloxicam (enthalten z. B. in *Mobec*) wirken ähnlich wie Piroxicam, Lornoxicam hat jedoch eine kürzere Wirkungsdauer.

Häufige Nebenwirkungen sind Magen-Darm-Störungen, Kopfschmerzen, Schwindel, Benommenheit, Müdigkeit, Schweißausbrüche. Seltene, aber schwerwiegende Nebenwirkungen sind Blutbildveränderungen und Schockzustände. Alte Menschen sind besonders gefährdet.
Piroxicam gehört zu den schlechter verträglichen und nur in Ausnahmefällen sinnvollen NSAR.

Cox-2-Hemmer

wie Celecoxib (enthalten z. B. in *Celebrex*), Rofecoxib (enthalten z. B. in *Vioxx*), Etoricoxib (*Arcoxia*), Lumiracoxib (enthalten z. B. in *Prexige*), Valdecoxib (*Bextra*) und Parecoxib (*Dynostat*) gehören ebenfalls zur Gruppe der NSAR. Mit großem Werbetrara wurden in den letzten Jahren neue Rheumamedikamente vom Typ der Cox-2-Hemmer eingeführt. Sowohl bei *Celebrex* als auch bei *Vioxx* behaupteten die Hersteller, dass diese Mittel besser wirken als Standardmedikamente vom Typ der NSAR und dass sie außerdem besser verträglich seien.
Nach und nach stellt sich heraus, dass diese Behauptungen nicht stimmen. In den USA wurde der Hersteller von *Celebrex* beispielsweise von der Gesundheitsbehörde mehrfach abgemahnt, weil Ärzten gegenüber unbelegte Vorteile gegenüber Standardmedikamenten behauptet und bedrohliche Nebenwirkungen wie Magen-Darm-Schäden und Wechselwirkungen mit anderen Medikamenten verschwiegen wurden.
Vioxx wurde im Herbst 2004 wegen herzschädigender Nebenwirkungen weltweit vom Markt genommen. Bei *Celebrex* zeigte sich im Dezember 2004 in einer US-Studie ebenfalls ein erhöhtes Risiko von herzschädigenden Nebenwirkungen. Die Herstellerfirma Pfizer weigerte sich jedoch, das Medikament vom Markt zu nehmen.
Das Mittel Prexige, das im Jahr 2006 auf den Markt kam, wurde 2007 wegen schwerer Nebenwirkungen bereits wieder vom Markt gezogen. Seriöse Mediziner weisen schon seit Jahren darauf hin, das wahrscheinlich alle Cox-2-Hemmer ein erhöhtes Risiko von Herz-Kreislauf-Schäden haben.

Phenylbutazon

(enthalten z. B. in *Ambene*). Dieser Wirkstoff wird wegen möglicher schwerer Nebenwirkungen (Blut-, Leber- und Nierenschäden) nur noch in Ausnahmefällen bei akuten Bechterew-Schüben verwendet.

Phenylbutazon verbleibt sehr lange im Körper. Häufig treten Nebenwirkungen wie Kopfschmerzen, Erbrechen, Übelkeit, Magen-Darm-Blutungen und Magenschmerzen auf.

Kombinationspräparate

werden inzwischen nur noch selten verwendet. Meist handelt es sich um Kombinationen von nichtsteroidalen Antirheumatika mit Vitaminen (z. B. *Neurofenac*). Es gibt bis jetzt keinen überzeugenden Nachweis, dass die Zugabe von Vitaminen die Wirksamkeit verbessert.

Kortisone (Glukokortikoide, Steroide; siehe Kapitel 7.1.)

Bei Arthrosen und bei Weichteilrheuma gibt es keinen Grund, Kortisone zu verwenden. Bei entzündlichem Rheuma der Gelenke können Kortison-Medikamente jedoch sinnvoll sein, um die fehlgesteuerte und überschießende Immunreaktion des Körpers bei einem Schub des entzündlichen Rheumas zu hemmen. Diese werden normalerweise frühmorgens zwischen sechs und acht Uhr mit einem Getränk und einem Stück Brot eingenommen.
Die Wirkung dieser Medikamente setzt schnell ein. Eine lang dauernde Einnahme kann jedoch gefährlich sein (siehe Kapitel 7.1.). Die Infektionsabwehr des Körpers kann vermindert werden, es können Knochenerweichungen, Augen- und Muskelschäden, Magen-Darm-Geschwüre, Hautschäden, Erhöhung des Blutzuckers und des Blutdrucks auftreten.

Langzeitbehandlung der chronischen Polyarthritis mit Basistherapeutika

Diese Medikamente lindern Schmerzen und Entzündungserscheinungen von chronischer Polyarthritis nicht sofort und direkt, sondern langfristig. Meist werden neben diesen Basistherapeutika noch andere Rheumamittel verwendet. Bei manchen Mitteln kann es Monate dauern, bis sich eine Wirkung zeigt.
Wegen der unsicheren Wirkung und wegen der Nebenwirkungen brechen etwa zwei Drittel aller Patienten die Behandlung mit solchen Medikamenten ab. Anzeichen für eine Wirksamkeit sind, dass sich Schwellungen und Schmerzen verringern und die Entzündungszeichen im Blut zurückgehen.
In den letzten Jahren hat sich das Behandlungskozept der chronischen Polyarthritis geändert. Bis vor kurzem ging man nach dem soge-

nannten Pyramidenschema vor, bei dem stark wirksame Mittel erst nach Versagen von schwächeren vorgesehen waren. Heute verwendet man sofort stark wirksame. Bei schwerer Arthritis gilt Methotrexat (*Lantarel, Metex*) als zweckmäßigstes Mittel. Die Wirkung zeigt sich nach vier bis sechs Wochen.
Wirkstoffe wie Adalimumap (enthalten in *Humira*), Etanercept (enthalten in *Enbrel*), Infliximab (enthalten in *Remicade*), Rituximab (enthalten in *Mabthera*) oder Anakinra (enthalten in *Kineret*) werden nur relativ selten verwendet und sind deshalb mit Ausnahme von *Enbrel* nicht in der Tabelle enthalten. Für diese Medikamente gibt es bis jetzt keine Langzeiterfahrungen, und es können bedrohliche Nebenwirkungen wie schwerwiegende Infektionen, Blutschäden oder Autoimmunerkrankungen auftreten.
Bei leichteren Formen von Arthritis gelten Sulfasalazin (*Azulfidine RA*) oder Chloroquin (*Resochin*) am geeignetsten.
Goldpräparate zum Schlucken (z. B. *Ridaura*) werden von manchen Fachleuten als überholt beziehungsweise entbehrlich bezeichnet – wegen der schwachen Wirksamkeit und der möglichen Nebenwirkungen. Sie sollten jedenfalls nur in Ausnahmefällen verwendet werden, wenn andere Mittel nicht wirken oder nicht angewendet werden können.

Kräuterschnäpse

In Maßen genossen, schaden Kräuterschnäpse sicher nicht, eine heilende Wirkung ist allerdings nicht zu erwarten. Dasselbe gilt für das Medikament *Phytodolor*, das im Grunde genommen nichts anderes als ein Kräuterschnaps ist. Der Hersteller bewirbt *Phytodolor* gegen »*akute und subakute rheumatische Erkrankungen*«.

Teufelskralle

(z. B. enthalten in *Jucurba, Generika mit dem Namen Teufelskralle + Firmenbezeichnung*) wird eine Kortison-ähnliche, entzündungshemmende Wirkung zugeschrieben. Die therapeutische Wirksamkeit ist zweifelhaft.

Magnesium

Dieser Mineralstoff (enthalten z. B. in *Generika mit dem Namen Magnesium + Firmenbezeichnung*) gehört zu den am häufigsten verschriebenen Mitteln gegen Weichteilrheumatismus, aber auch gegen viele andere Beschwerden wie Bluthochdruck, Wadenkrämpfe, Angina Pectoris und anderes (siehe Kapitel 14.6.: Mineralstoffpräparate). Die geringfügig muskelentspannende Wirkung von Magnesium kann als Unterstützung physikalischer Maßnahmen zur Muskellockerung bei Weichteilrheumatismus möglicherweise sinnvoll sein.

Knorpelschutzmittel (Chondroprotektiva)

Die Pharmawerbung suggeriert, dass solche Mittel (z. B. *AHP 200, Dona 200-S*) den Abbau von Knorpelgewebe in den Gelenken aufhalten oder sogar rückgängig machen kann. In den USA oder Schweden sind solche Mittel wegen zweifelhafter Wirksamkeit gar nicht zugelassen.

Heilpflanzen

Tees, Säfte, Bäder oder Tinkturen, die bei rheumatischen Erkrankungen empfohlen werden – Weidenrinde, Heublumen, Löwenzahn, Brennnessel, Senfsamen, Birkenblätter, Sandsegge –, haben zwar keine nachgewiesene Wirksamkeit, werden jedoch als wohltuend empfunden. Man sollte sich keine übertriebenen Hoffnungen machen, dass sich Rheuma aufgrund der Verwendung solcher Mittel bessert. Nebenwirkungen sind bei üblichem Gebrauch nicht zu erwarten.

Homöopathische Mittel

(*Steirocall N, Traumeel S, Zeel, Zeel comp N*). Es ist zweifelhaft, ob homöopathische Mittel bei entzündlichem Rheuma von Gelenken oder Arthrosen wirksam sind. Bei rheumatischen Erkrankungen, die durch psychische und soziale Faktoren mitverursacht sind, ist die Verwendung von Homöopathika jedoch vertretbar – vorausgesetzt, dass die Anwendung therapeutisch zweckmäßiger Mittel dadurch nicht unterlassen wird.

Unkonventionelle Medikamente und »Wundermittel«

Gerade bei chronischen rheumatischen Erkrankungen wird die Hoffnung von Patienten ausgenützt. Immer wieder werden neue, wundersame Mittel angepriesen, neben den oben näher beschriebenen Mitteln z. B. Vitamin B, Thymus, Zink, Histidin, Japanpflaster, Murmeltierfett, grünlippige Neuseelandmuschel und andere.
Bei keinem dieser Mittel gibt es einen seriösen Nachweis, dass es gegen Rheuma wirksam ist.

3.1. Mittel gegen Rheuma

Präparat	Wichtigste Nebenwirkungen	Empfehlung
Acemetacin-CT (D) Hartkaps. **Acemetacin Stada** (D) Hartkaps. **Acemetadoc** (D) Kaps. Acemetacin *Rezeptpflichtig*	Kopfschmerzen, Magen-Darm-Störungen, zentralnervöse Störungen (z. B. Schwindel, Sehstörungen)	**Therapeutisch zweckmäßig** Bewährtes entzündungshemmendes Mittel. Wirkt wie Indometacin.
AHP 200 (D) Filmtabl. Oxaceprol *Rezeptpflichtig*	Magenbeschwerden	**Wenig zweckmäßig** Die Wirksamkeit bei Verschleißerscheinungen der Gelenke ist nicht ausreichend nachgewiesen.
Aleve (D/Ö) Filmtabl. Naproxen	Kopfschmerzen, Magen-Darm-Störungen, zentralnervöse Störungen (z. B. Schwindel, Sehstörungen)	**Therapeutisch zweckmäßig** Bewährtes schmerz- und entzündungshemmendes Mittel.
Allvoran (D) Tabl. Diclofenac *Rezeptpflichtig*	Kopfschmerzen, Magen-Darm-Störungen, zentralnervöse Störungen (z. B. Schwindel, Sehstörungen)	**Therapeutisch zweckmäßig** Bewährtes schmerz- und entzündungshemmendes Mittel.
Ambene Tabletten (D) Filmtabl. **Ambene parenteral** (D) Injektionslösung *Wirkstoff:* Phenylbutazon; *Amp. zusätzlich*: Lidocain *Rezeptpflichtig*	Magenschleimhautreizungen. Bei längerer Anwendung: Blut-, Leber- und Nierenschäden, mangelnde Ausscheidung von Salz und Wasser, Störungen im Magen-Darm-Trakt: Blutungen, Geschwüre. Bei Injektionen: Absterben von Fett- und Muskelgewebe an der Injektionsstelle	**Abzuraten** Vertretbar nur in begründeten Ausnahmefällen zur Behandlung akuter Schübe der Bechterew'schen Erkrankung. Die Injektion des Entzündungshemmers Phenylbutazon ist gefährlicher als die Einnahme von Tabletten.
Ambene N (Ö) Zäpfchen Phenylbutazon, Vitamin B_{12} *Rezeptpflichtig*	Magenschleimhautreizungen. Bei längerer Anwendung: Blut-, Leber- und Nierenschäden, mangelnde Ausscheidung von Salz und Wasser aus dem Körper, Störungen im Magen-Darm-Trakt: Blutungen, Geschwüre	**Abzuraten** Vertretbar nur in begründeten Ausnahmefällen zur Behandlung akuter Schübe der Bechterew'schen Erkrankung. Die Beimengung von Vitamin B_{12} zu dem stark wirkenden Entzündungshemmer Phenylbutazon ist überflüssig. Eine zuverlässige Behandlung mit Zäpfchen ist nicht möglich.

Präparat	Wichtigste Nebenwirkungen	Empfehlung
Anco (D) Drag., Filmtabl., Forte-Filmtabl., Retardtabl., Brausegranulat Ibuprofen *Rezeptpflichtig*	Kopfschmerzen, Müdigkeit, Magen-Darm-Störungen, zentralnervöse Störungen wie Schwindel und Sehstörungen, Wassereinlagerung im Gewebe (Ödeme). Bei sehr häufigem, jahrelangem Gebrauch sind Nierenschäden möglich	**Therapeutisch zweckmäßig** Schmerz- und entzündungshemmendes Mittel.
Araniforce rheuma (D) Tropfen Verschiedene homöopathische Verdünnungen (Stechpalme, Ackerschachtelhalm, Frauenmantel und anorganische Stoffe)	Keine wesentlichen zu erwarten. Tropfen enthalten Alkohol!	**Homöopathisches Mittel** Anwendung der Tropfen vertretbar, wenn die Einnahme als wirksam empfunden und eine notwendige Anwendung therapeutisch zweckmäßiger Mittel nicht unterlassen werden.
Arava (D) Filmtabl. Leflunomid *Rezeptpflichtig*	Atemwegsinfektionen, schwere Lungenentzündung, schwere Blutschäden, allergische Reaktionen, Magen-Darm-Beschwerden, tödliche Leberschäden möglich	**Abzuraten** Immunsuppressivum zur Basistherapie rheumatischer Erkrankungen. Medikament mit zu hohem Risikopotenzial.
Arcoxia (D/Ö) Filmtabl. Etoricoxib *Rezeptpflichtig*	Magen-Darm-Störungen, Müdigkeit, grippeartige Symptome, Schwindel, Kopfschmerzen, Husten, Atemnot, Hautschäden, Ödeme durch mangelnde Ausscheidung von Salz und Wasser, Bluthochdruck, Durchblutungsstörungen des Herzens und Schlaganfall möglich	**Abzuraten** Vertretbar nur, wenn Standardmittel mit bewährten Wirkstoffen wie Diclofenac, Naproxen oder Ibuprofen nicht vertragen werden. Medikament mit erhöhtem Risikopotenzial, besonders für kardiovaskuläre Nebenwirkungen. Ähnlich wirkende Mittel wie Rofecoxib (in *Vioxx*) und Valedecoxib (in *Bextra*) wurden 2004 bzw. 2005 aus dem Handel gezogen.
Arthotec/ forte (D/Ö) Manteltabl. Diclofenac, Misoprostol *Rezeptpflichtig*	Kopfschmerzen, Magen-Darm-Störungen (z. B. Bauchschmerzen, Durchfall), zentralnervöse Störungen (z. B. Schwindel, Sehstörungen), Schlafstörungen	**Abzuraten** Wenig sinnvolle Kombination von Rheumamittel (Diclofenac) und zweifelhaftem Magenmittel (Misoprostol).

Präparat	Wichtigste Nebenwirkungen	Empfehlung
Azulfidine RA (D) Filmtabl. Sulfasalazin *Rezeptpflichtig*	Magen-Darm-Störungen, Blutschäden, allergische Erscheinungen (Hautjucken, Ausschlag)	**Therapeutisch zweckmäßig** als »Basistherapeutikum« bei chronischer Polyarthritis.
Beofenac (D) Filmtabl. Aceclofenac *Rezeptpflichtig*	Kopfschmerzen, Magen-Darm-Störungen, Hauterscheinungen (z. B. Jucken, Entzündungen), zentralnervöse Störungen (z. B. Schwindel, Seh- und Schlafstörungen)	**Therapeutisch zweckmäßig** Schmerz- und entzündungshemmendes Mittel. Weniger bewährt als die Standardmittel mit den Wirkstoffen Diclofenac oder Ibuprofen.
Brufen (Ö) Filmtabl. Ibuprofen *Rezeptpflichtig*	Müdigkeit, Magen-Darm-Störungen, Kopfschmerzen (auch Meningitis-Symptome mit Übelkeit, Erbrechen, Nackensteifigkeit), Schwindel und Sehstörungen, Wassereinlagerung im Gewebe (Ödeme); Nierenschäden, besonders bei sehr häufigem, jahrelangem Gebrauch	**Therapeutisch zweckmäßig** Schmerz- und entzündungshemmendes Mittel.
Celebrex (D/Ö) Hartkaps. Celecoxib *Rezeptpflichtig*	Magen-Darm-Störungen, Schwindel, Infektionen der Atemwege, schwere Hautschäden, Blutschäden, Ödeme durch mangelnde Ausscheidung von Salz und Wasser, Bluthochdruck, Durchblutungsstörungen des Herzens, Schlaganfall, Licht-Überempfindlichkeit	**Abzuraten** Vertretbar nur, wenn Standardmittel mit bewährten Wirkstoffen wie Diclofenac, Naproxen oder Ibuprofen nicht vertragen werden. Medikament mit erhöhtem Risikopotenzial, besonders für cardiovaskuläre Nebenwirkungen. Ähnlich wirkende Mittel wie Rofecoxib (in *Vioxx*) und Valedecoxib (in *Bextra*) wurden 2004 bzw. 2005 aus dem Handel gezogen.
Deltaran (D) Filmtabl. Dexibuprofen *Rezeptpflichtig*	Müdigkeit, Magen-Darm-Störungen, Kopfschmerzen (auch Meningitis-Symptome mit Übelkeit, Erbrechen, Nackensteifigkeit), Schwindel und Sehstörungen, Wassereinlagerung im Gewebe (Ödeme); Nierenschäden, besonders bei sehr häufigem, jahrelangem Gebrauch	**Therapeutisch zweckmäßig** Schmerz- und entzündungshemmendes Mittel. Keine gesicherten Vorteile gegenüber Ibuprofen.

Präparat	Wichtigste Nebenwirkungen	Empfehlung
Deflamat (Ö) Kaps., Retardkaps., Amp., Zäpfchen Diclofenac *Rezeptpflichtig*	Kopfschmerzen, Magen-Darm-Störungen, zentralnervöse Störungen (z. B. Schwindel, Sehstörungen). Bei Injektion lebensbedrohlicher Schock und örtliche Gewebeschädigung möglich	**Therapeutisch zweckmäßig** Bewährtes schmerz- und entzündungshemmendes Mittel. Zäpfchen und Ampullen nur zweckmäßig, wenn das Medikament nicht in Tablettenform eingesetzt werden kann.

Die folgende Liste enthält Medikamente, die so wie Deflamat als Wirkstoff Diclofenac enthalten. Sie werden als Generika bezeichnet und haben dieselben Nebenwirkungen und dieselbe Empfehlung wie Deflamat:

Alle rezeptpflichtig!

Diclac (D) magensaftresistente Tabl., Zäpfchen, Injektionslösung. **Diclac ID** (D) Retardtabl. **Diclac Dispers** (D) Tabl. **Diclac retard** (D) Retardtabl. **Diclo/ -retard – 1 A Pharma** (D) magensaftresistente Tabl., Retardtabl. **Diclo SL – 1 A Pharma** (D) Retardtabl. (Zweischichttabletten). **Diclo uno – 1 A Pharma** (D) Retardtabl. (Zweischichttabletten). **Diclo AbZ** (D) magensaftresistente Tabl., Trinktabl. **Diclofenac AbZ Ampullen** (D) Injektionslösung. **Diclo-CT** (D) magensaftresistente Tabl., Trinktabl., Zäpfchen, Amp. **diclo retard von ct** (D) Retardtabl. **Diclo dispers** (D) Tabl. zur Herstellung einer Suspension zum Einnehmen. **Diclo-Divido/-long** (D) Hartkaps., retardierte Hartkaps. **Diclodoc** (D) Tabl. **Diclodoc S** (D) Zäpfchen. **Diclofenac AL** (D) magensaftresistente Tabl., Zäpfchen. **Diclofenac AL retard** (D) Retardtabl. **Diclofenac AL i.m.** (D) Injektionslösung. **Diclofenac dura** (D) Tabl., magensaftresistente Tabl., Retardtabl., Zäpfchen. **Diclofenacasics** (D) magensaftresistente Filmtabl., Zäpfchen. **Diclofenac Genericon** (Ö) Filmtabl., Zäpfchen, Amp. **Diclofenac Heumann** (D) magensaftresistente Tabl., Retardtabl., Zäpfchen. **Diclofenac PB** (D) Tabl. **Diclofenac PB retard** (D) Retardtabl., Supp. **Diclofenac-ratiopharm Tabletten** (D) magensaftresistente Tabl. **Diclofenac-ratiopharm Disperstabletten** (D) Tabl. zur Herstellung einer Suspension zum Einnehmen. **Diclofenac-ratiopharm SL** (D) Retardkaps. **Diclofenac retard-ratiopharm** (D) Retardkaps. **Diclofenac-ratiopharm uno** (D) Retardtabl. **Diclofenac-ratiopharm Lösung bei Migräne** (D) Tropfen. **Diclofenac-ratiopharm** Zäpfchen. **Diclofenac-ratiopharm SF** (D) Injektionslösung. **Diclofenac Sandoz** (D) magensaftresistente Tabl. **Diclofenac Sandoz SL** (D) Retardkaps. **Diclofenac Sandoz** (D) Retardtabl., Zäpfchen. **Diclofenac Sandoz parenteral** (D) Injektionslösung. **Diclofenac SF-Rotexmedica** (D) Injektionslösung. **Diclofenac S.Med** (Ö) Retardtabl., Amp. **Diclofenac STADA** (D) magensaftresistente Tabl., Zäpfchen. **Diclofenac STADA retard** (D) Retardtabl. **Diclofenac STADA N Injektionslösung i.m.** (D) Injektionslösung. **Diclofenbeta** (D) magensaftresistente Tabl., Zäpfchen. **Diclofenbeta retard** (D) Retardtabl. **Diclofenbeta uno** (D) Retardtabl. (Zweischichttabletten). **Diclo KD** (D) magensaftresistente Tabl., Zäpfchen. **Diclo KD akut** (D) Hartkaps. mit veränderter Wirkstofffreisetzung. **Diclo KD retard** (D) Retardtabl. **DICLO-PUREN** (D) magensaftresistente Kaps. **DICLO-PUREN retard** (D) Retardkaps. **Diclo-saar** (D) magensaftresistente Tabl., Retardtabl., Supp. **Diclo-saar SF** (D) Injektionslösung. **Dolgit-Diclo** (D) magensaftresistente Tabl., Retardtabl.

Präparat	Wichtigste Nebenwirkungen	Empfehlung
Dolgit (D/Ö) Drag., Filmtabl. Ibuprofen *Rezeptpflichtig*	Müdigkeit, Magen-Darm-Störungen, Kopfschmerzen (auch Meningitis-Symptome mit Übelkeit, Erbrechen, Nackensteifigkeit), Schwindel und Sehstörungen, Wassereinlagerung im Gewebe (Ödeme); Nierenschäden, besonders bei sehr häufigem, jahrelangem Gebrauch	**Therapeutisch zweckmäßig** Schmerz- und entzündungshemmendes Mittel.
Dolo Puren T/ forte/ Granulat (D) Filmtabl., Granulat Ibuprofen *Rezeptpflichtig* *(nur Mittel mit 600 mg)*	Müdigkeit, Magen-Darm-Störungen, Kopfschmerzen (auch Meningitis-Symptome mit Übelkeit, Erbrechen, Nackensteifigkeit), Schwindel und Sehstörungen, Wassereinlagerung im Gewebe (Ödeme); Nierenschäden, besonders bei sehr häufigem, jahrelangem Gebrauch	**Therapeutisch zweckmäßig** Schmerz- und entzündungshemmendes Mittel.
Dolormin GS mit Naproxen (D) Tabl. Naproxen	Kopfschmerzen, Magen-Darm-Störungen, zentralnervöse Störungen (z. B. Schwindel, Sehstörungen)	**Therapeutisch zweckmäßig** Bewährtes schmerz- und entzündungshemmendes Mittel.
Dona 200 S (D) Drag. Glucosaminsulfat	Keine bekannt	**Wenig zweckmäßig** Wirksamkeit von D-Glucosaminsulfat zweifelhaft.
Enbrel (D/Ö) Pulver und Lösungsmittel zur Herstellung der Injektionslösung Etanercept	Schmerzen und Blutungen an der Injektionsstelle, häufig Infektionen – auch lebensbedrohliche bakterielle und virale Infektionen (besonders der Luftwege), Durchblutungsstörungen, Herzschwäche, schwere allergische Reaktionen	**Möglicherweise zweckmäßig** Sollte wegen schwerer Nebenwirkungen nur angewendet werden, wenn andere Antirheumatika bei rheumatoider Arthritis (chronischer Polyarthritis) bzw. Bechterew'scher Erkrankung nicht ausreichend wirken.
Esprenit (D) Filmtabl. **Esprenit retard** (D) Retardtabl. Ibuprofen *Rezeptpflichtig*	Müdigkeit, Magen-Darm-Störungen, Kopfschmerzen (auch Meningitis-Symptome mit Übelkeit, Erbrechen, Nackensteifigkeit), Schwindel und Sehstörungen, Wassereinlagerung im Gewebe (Ödeme); Nierenschäden, besonders bei sehr häufigem, jahrelangem Gebrauch.	**Therapeutisch zweckmäßig** Schmerz- und entzündungshemmendes Mittel.

Präparat	Wichtigste Nebenwirkungen	Empfehlung
Gabrilen/ retard (D) Kaps. **Gabrilen i.m. Injektionslösung** (D) Amp. **Gabrilen GS gegen Schmerzen** (D) Tabl. Ketoprofen *Rezeptpflichtig*	Kopfschmerzen, Blutschäden, zentralnervöse Störungen (z. B. Schwindel, Sehstörungen), Magen-Darm-Störungen	**Therapeutisch zweckmäßig** Schmerz- und entzündungshemmendes Mittel. Ampullen nur zweckmäßig, wenn das Medikament nicht eingenommen werden kann.
Ibu – 1 A Pharma 400/ 600/ 800 (D) Filmtabl. Ibuprofen *Rezeptpflichtig*	Müdigkeit, Magen-Darm-Störungen, Kopfschmerzen (auch Meningitis-Symptome mit Übelkeit, Erbrechen, Nackensteifigkeit), Schwindel und Sehstörungen, Wassereinlagerung im Gewebe (Ödeme); Nierenschäden, besonders bei sehr häufigem, jahrelangem Gebrauch	**Therapeutisch zweckmäßig** Schmerz- und entzündungshemmendes Mittel. Zäpfchen nur zweckmäßig, wenn das Medikament nicht in Tablettenform eingenommen werden kann.

Die folgende Liste enthält Medikamente, die so wie Ibu – 1 A Pharma als Wirkstoff Ibuprofen enthalten. Sie werden als Generika bezeichnet und haben dieselben Nebenwirkungen und dieselbe Empfehlung wie Ibu – 1 A Pharma:

Alle rezeptpflichtig!

ibu-Attritin N/ forte (D) Filmtabl. **Ibubeta/ Ibubeta-retard** (D) Filmtabl., Retardtabl. **Ibu Eu Rho 400** (D) Filmtabl. **Ibuflam 400 mg/ -600 mg/ -800 mg/ -4% Sirup Lichtenstein** (D) Filmtabl., Sirup. **Ibuprofen Genericon** (Ö) Filmtabl. **Ibuhexal 400/ 600/ 800** (D) Filmtabl. **Ibuhexal-retard** (D) Retardtabl. **Ibuhexal** (D) Zäpfchen. **Ibu KD 400 mg/ -600 mg/ -800 mg** (D) Tabl., Retardtabl. **Ibuprofen AbZ 400 mg/ -600 mg/ -800 mg** (D) Filmtabl. **Ibuprofen AL 400/ -600/ -800/ -800 retard/ 600 Zäpfchen** (D) Filmtabl., Retardtabl., Zäpfchen. **Ibuprofen-CT 200 mg/ -400 mg/ -600 mg/ -800 mg/ 400 mg Retardkapseln/ 800 mg Retardtabletten** (D) Filmtabl., Retardtabl., Retardkaps. **Ibuprofen-CT 500 mg Zäpfchen** (D) Zäpfchen. **Ibuprofen-CT Ampullen** (D) Amp. **Ibuprofen dura 600 mg/ -800 mg** (D) Filmtabl. **Ibuprofen Klinge 400/ -600 Filmtabletten/ -800 Retardtabletten** (D) Filmtabl., Retardtabl. **Ibuprofen-mp 600** (D) Filmtabl. **Ibuprofen PB 600 mg** (D) Filmtabl. **Ibuprofen Sandoz 400 mg/ -600 mg Filmtabletten/ -800 mg Retardtabletten** (D) Filmtabl., Retardtabl. **Ibuprofen STADA 400 mg/ -600 mg Filmtabletten/ -800 mg retard** (D) Filmtabl., Retardtabl. **Ibuprofen STADA 600 Zäpfchen** (D) Zäpfchen. **Ibu-ratiopharm 400/ -600/ -800 Filmtabletten/ -800 mg Retardtabletten** (D) Filmtabl., Retardtabl. **ibuTAD 400 mg/ -600 mg/ -800 mg Filmtabletten** (D) Filmtabl. **ibuTAD 800 mg Retard** (D) Retardtabl. **Imbun** (D) Zäpfchen, Brausetabl., Filmtabl., Retardtabl. **Imbun** (Ö) Zäpfchen.

Präparat	Wichtigste Nebenwirkungen	Empfehlung
Indocid (Ö) Kaps., Retardkaps., Zäpfchen **Indo-CT** (D) Hartkaps., Retardkaps., Zäpfchen **Indomet Heumann** (D) Tabl. Indometacin *Rezeptpflichtig*	Häufig Kopfschmerzen; Magen-Darm-Störungen, zentralnervöse Störungen (z. B. Schwindel, Sehstörungen)	**Therapeutisch zweckmäßig** Lang bewährt. Zäpfchen nur zweckmäßig, wenn das Medikament nicht in anderer Form angewendet werden kann.

Präparat	Wichtigste Nebenwirkungen	Empfehlung
Indometacin AL (D) Brausetabl., Tabl. **Indometacin-BC** (D) Zäpfchen **Indometacin Sandoz** (D) Tabl., Zäpfchen **Indomet-ratiopharm** (D) Zäpfchen, Kaps., Retardkaps. Indometacin *Rezeptpflichtig*	Häufig Kopfschmerzen; Magen-Darm-Störungen, zentralnervöse Störungen (z. B. Schwindel, Sehstörungen)	**Therapeutisch zweckmäßig** Lang bewährt. Zäpfchen nur zweckmäßig, wenn das Medikament nicht in anderer Form angewendet werden kann.
Jucurba forte (D) Kaps., Filmtabl. Extrakt aus Teufelskrallenwurzel	Magen-Darm-Beschwerden. Vorsicht bei Magen-Darm-Geschwüren und Gallensteinleiden	**Wenig zweckmäßig** Pflanzliches Mittel. Therapeutische Wirksamkeit bei vom Hersteller angegebenen Anwendungsbereichen wie »Verschleißerscheinungen des Bewegungsapparates« zweifelhaft.
Lantarel (D) Tabl., Injektionslösung Methotrexat *Rezeptpflichtig*	Hautreaktionen, Magen-Darm-Störungen, verminderte Infektionsabwehr, Blutschäden. In seltenen Fällen schwere Lungenschäden möglich. Störungen der Fruchtbarkeit möglich	**Therapeutisch zweckmäßig** als Basistherapeutikum bei chronischer Polyarthritis.
Meloxicam – 1 A Pharma (D) **Meloxicam AL** (D) **Meloxicam-CT** (D) **Meloxicam Hexal** (D/Ö) **Meloxicam-ratiopharm** (D/Ö) **Meloxicam Sandoz** (D) **Meloxicam Stada** (D) **Meloxicam Winthrop** (D) Tabletten *Wirkstoff:* Meloxicam *Rezeptpflichtig*	Magen-Darm-Störungen, Haut- und Schleimhautentzündungen, Hautschäden durch Licht, Asthma, Blutschäden, Ödeme durch mangelnde Ausscheidung von Salz und Wasser	**Wenig zweckmäßig** Vertretbar in begründeten Ausnahmefällen. Lange Wirkungsdauer.
Mobec (D) Tabl., Zäpfchen, Injektionslösung Meloxicam *Rezeptpflichtig*	Magen-Darm-Störungen, Haut- und Schleimhautentzündungen, Hautschäden durch Licht, Asthma, Blutschäden, Ödeme durch mangelnde Ausscheidung von Salz und Wasser	**Wenig zweckmäßig** Vertretbar in begründeten Ausnahmefällen. Lange Wirkungsdauer.

Präparat	Wichtigste Nebenwirkungen	Empfehlung
Monoflam (D) Tabl., Retardkaps., Zäpfchen Diclofenac *Rezeptpflichtig*	Kopfschmerzen, Magen-Darm-Störungen, zentralnervöse Störungen (z. B. Schwindel, Sehstörungen)	**Therapeutisch zweckmäßig** Bewährtes schmerz- und entzündungshemmendes Mittel. Zäpfchen nur zweckmäßig, wenn das Medikament nicht eingenommen werden kann.
Movalis (Ö) Tabl., Zäpfchen, Injektionslösung Meloxicam *Rezeptpflichtig*	Magen-Darm-Störungen, Haut- und Schleimhautentzündungen, Hautschäden durch Licht, Asthma, Blutschäden, Ödeme durch mangelnde Ausscheidung von Salz und Wasser	**Wenig zweckmäßig** Vertretbar in begründeten Ausnahmefällen. Lange Wirkungsdauer.
Naproxen AL (D) Tabl. **Naproxen beta** (D) Tabl. **Naproxen-CT** (D) Filmtabl **Naproxen Stada** (D) Tabl., Filmtabl. Naproxen *Rezeptpflichtig*	Kopfschmerzen, Magen-Darm-Störungen, zentralnervöse Störungen (z. B. Schwindel, Sehstörungen)	**Therapeutisch zweckmäßig** Bewährtes schmerz- und entzündungshemmendes Mittel.
Neurofenac (Ö) Kaps. Diclofenac, Vitamine B_1, B_6, B_{12} *Rezeptpflichtig*	Kopfschmerzen, Magen-Darm-Störungen, zentralnervöse Störungen (z. B. Schwindel, Sehstörungen)	**Wenig zweckmäßig** Wenig sinnvolle Kombination des bewährten Mittels gegen Schmerz und Entzündungen (Diclofenac) mit B-Vitaminen. Die therapeutische Wirksamkeit von B-Vitaminen bei Gelenkerkrankungen ist umstritten.
Optovit actiflex (D/Ö) überzogene Tabl. Trockenextrakt aus Weidenrinden (Salicin)	Übelkeit, Magenschmerzen, allergische Reaktionen der Haut z. B. mit Rötung und Juckreiz, besonders bei bestehender Überempfindlichkeit gegen ASS	**Wenig zweckmäßig** Pflanzliches Mittel. Therapeutische Wirksamkeit zweifelhaft.
Phytodolor (D/Ö) Tinktur Alkoholische Pflanzenauszüge (Zitterpappelrinde und -blätter, Goldrutenkraut, Eschenrinde)	Bei Überdosierung Magen-Darm-Störungen. Enthält Alkohol!	**Wenig zweckmäßig** Pflanzliches Mittel. Therapeutische Wirksamkeit zweifelhaft.

Präparat	Wichtigste Nebenwirkungen	Empfehlung
Pirorheum (Ö) Amp., Tabl., Brausetabl., Zäpfchen **Pirox-CT** (D) Amp., Tabl., Brausetabl., Zäpfchen **Piroxicam Hexal** (D) Tabl., Brausetabl., Zäpfchen, Injektionslösung **Piroxicam-ratiopharm** (D) Tabs, Zäpfchen, Amp., Brausetabl., Kaps. **Piroxicam Stada** (D) Tabs, Zäpfchen, Amp., Brausetabl., Kaps. Piroxicam *Rezeptpflichtig*	Ödeme durch mangelnde Ausscheidung von Salz und Wasser, schwere allergische Erscheinungen (z. B. an der Haut). Magen-Darm-Schäden, im höheren Lebensalter lebensbedrohlich	**Abzuraten** Sehr lange Wirkungsdauer (mehrere Tage, z. T. noch länger). Vertretbar nur in begründeten Ausnahmefällen, nicht zur Behandlung akuter Schmerzen oder Entzündungen. Zäpfchen und Ampullen nur zweckmäßig, wenn das Medikament nicht eingenommen werden kann.
Prexige (D/Ö) Filmtabl. Lumiracoxib *Rezeptpflichtig*	Magen-Darm-Störungen, Müdigkeit, grippeartige Symptome, Schwindel, Kopfschmerzen, Husten, Atemnot, Hautschäden, Ödeme durch mangelnde Ausscheidung von Salz und Wasser, Bluthochdruck, schwere Leberschäden möglich, Durchblutungsstörungen des Herzens und Schlaganfall möglich	**Abzuraten** Medikament mit erhöhtem Risikopotenzial, besonders für Leberschäden und kardiovaskuläre Nebenwirkungen. Wegen schwerer Leberschäden in Australien im August 2007 vom Markt gezogen, in den USA wurde das Medikament von der Arzneimittelbehörde gar nicht zugelassen. Ähnlich wirkende Mittel wie Rofecoxib (in *Vioxx*) und Valedecoxib (in *Bextra*) wurden 2004 bzw. 2005 aus dem Handel gezogen.
Profenid (Ö) Amp., Zäpfchen, Kaps., Retardkaps. Ketoprofen *Rezeptpflichtig*	Kopfschmerzen, Blutschäden, zentralnervöse Störungen (z. B. Schwindel, Sehstörungen), Magen-Darm-Störungen	**Therapeutisch zweckmäßig** Schmerz- und entzündungshemmendes Mittel. Zäpfchen und Ampullen nur zweckmäßig, wenn das Medikament nicht eingenommen werden kann.
Protaxon (D) Kaps., Filmtabl. Acemetacin *Rezeptpflichtig*	Kopfschmerzen, Magen-Darm-Störungen, zentralnervöse Störungen (z. B. Schwindel, Sehstörungen)	**Therapeutisch zweckmäßig** Bewährtes entzündungshemmendes Mittel. Wirkt wie Indometacin.
Proxen (D/Ö) Filmtabl., Saft, Zäpfchen Naproxen *Rezeptpflichtig*	Kopfschmerzen, Magen-Darm-Störungen, zentralnervöse Störungen (z. B. Schwindel, Sehstörungen)	**Therapeutisch zweckmäßig** Bewährtes schmerz- und entzündungshemmendes Mittel. Zäpfchen nur zweckmäßig, wenn das Medikament nicht eingenommen werden kann.

Präparat	Wichtigste Nebenwirkungen	Empfehlung
Quensyl (D) Drag. Hydroxychloroquin *Rezeptpflichtig*	Licht-Überempfindlichkeit, Magen-Darm-Störungen, Sehstörungen, Nervenschäden	**Therapeutisch zweckmäßig zur** Basistherapie der chronischen Polyarthritis und des Lupus erythematodes.
Rantudil (D) Kaps., Retardkaps., Fortekaps. Acemetacin *Rezeptpflichtig*	Kopfschmerzen, Magen-Darm-Störungen, zentralnervöse Störungen (z. B. Schwindel, Sehstörungen)	**Therapeutisch zweckmäßig** Bewährtes entzündungshemmendes Mittel. Wirkt wie Indometacin.
Resochin/ junior (D/Ö) Filmtabl., nur D: Amp. Chloroquin *Rezeptpflichtig*	Licht-Überempfindlichkeit, Magen-Darm-Störungen, Sehstörungen, Nervenschäden	**Therapeutisch zweckmäßig zur** Basistherapie der chronischen Polyarthritis und des Lupus erythematodes. *Resochin* ist auch ein Mittel zur Vorbeugung und Therapie der Malaria.
Rewodina/ dual/ msr/ uno/ Supp (D) Tabl., Kaps., magensaftresistente Tabl., Zäpfchen Diclofenac *Rezeptpflichtig*	Kopfschmerzen, Magen-Darm-Störungen, zentralnervöse Störungen (z. B. Schwindel, Sehstörungen). Bei Injektion lebensbedrohlicher Schock und örtliche Gewebeschädigung möglich	**Therapeutisch zweckmäßig** Bewährtes schmerz- und entzündungshemmendes Mittel. Zäpfchen und Ampullen nur zweckmäßig, wenn das Medikament nicht eingenommen werden kann.
Rheuma-Hek (D) Kaps. Extrakt aus Brennnesselblättern	Keine wesentlichen zu erwarten	**Naturheilmittel** mit pflanzlichen Inhaltsstoffen. Therapeutische Wirksamkeit zweifelhaft. Vertretbar wegen geringer Schädlichkeit.
Rheumon i.m. (D/Ö) in D: Amp., in Ö: Depotamp. Etofenamat *Rezeptpflichtig*	Kopfschmerzen, Magen-Darm-Störungen, zentralnervöse Störungen (z. B. Schwindel, Sehstörungen), Ödeme. Gefahr des Absterbens von Fett- und Muskelgewebe an der Injektionsstelle	**Nur zweckmäßig,** wenn bewährte entzündungshemmende Mittel nicht eingenommen werden können. Die Injektion bringt keine Vorteile, aber ein erhöhtes Risiko von Nebenwirkungen.
Rheutrop (Ö) Kaps., Retardkaps. Acemetacin *Rezeptpflichtig*	Kopfschmerzen, Magen-Darm-Störungen, zentralnervöse Störungen (z. B. Schwindel, Sehstörungen)	**Therapeutisch zweckmäßig** Bewährtes entzündungshemmendes Mittel. Wirkt wie Indometacin.

Präparat	Wichtigste Nebenwirkungen	Empfehlung
Ridaura (D/Ö) Filmtabl. Auranofin *Rezeptpflichtig*	Zahlreiche und zum Teil schwere Nebenwirkungen betreffen vor allem das Blut, die Niere, die Augen und den Magen-Darm-Bereich. Regelmäßige Kontrolluntersuchungen sind notwendig	**Wenig zweckmäßig** als Basistherapeutikum. Goldhaltiges Präparat zur Behandlung der schweren chronischen Gelenkentzündungen (PCP). Weniger wirksam als intramuskulär angewendete goldhaltige Präparate.
Sogoon (D) Filmtabl. Teufelskrallenwurzelextrakt	Magen-Darm-Beschwerden. Vorsicht bei Magen-Darm-Geschwüren und Gallensteinleiden	**Wenig zweckmäßig** Pflanzliches Mittel. Therapeutische Wirksamkeit bei vom Hersteller angegebenen Anwendungsbereichen wie »Verschleißerscheinungen des Bewegungsapparates« zweifelhaft.
Spalt mobil 50 (D) Weichkaps. Ibuprofen	Müdigkeit, Magen-Darm-Störungen, Kopfschmerzen (auch Meningitis-Symptome mit Übelkeit, Erbrechen, Nackensteifigkeit), Schwindel und Sehstörungen, Wassereinlagerung im Gewebe (Ödeme); Nierenschäden, besonders bei sehr häufigem, jahrelangem Gebrauch	**Therapeutisch zweckmäßig** Schmerz- und entzündungshemmendes Mittel.
Steirocall N (D) Tropfen Verschiedene homöopathische Verdünnungen (D6 bis D12) aus anorganischen Salzen und Pflanzen	Keine wesentlichen zu erwarten. Vorsicht: enthält Alkohol!	**Homöopathisches Mittel** Anwendung der Tropfen vertretbar, wenn die Einnahme als wirksam empfunden und eine notwendige Anwendung therapeutisch zweckmäßiger Mittel nicht unterlassen werden.
Telos (D) Filmtabl., Zäpfchen Lornoxicam *Rezeptpflichtig*	Magen-Darm-Störungen, Ödeme durch mangelnde Ausscheidung von Salz und Wasser, Nierenschäden, Kopfschmerzen, allergische Erscheinungen	**Möglicherweise zweckmäßig** zur Kurzzeitbehandlung entzündlicher Gelenkerkrankungen. Noch wenig erprobt.
Teltonal 480 FT (D) Filmtabl. **Teltonal dispers** (D) Brausetabl. Teufelskrallenwurzelextrakt	Magen-Darm-Beschwerden. Vorsicht bei Magen-Darm-Geschwüren und Gallensteinleiden	**Wenig zweckmäßig** Pflanzliches Mittel. Therapeutische Wirksamkeit bei vom Hersteller angegebenen Anwendungsbereichen wie »Verschleißerscheinungen des Bewegungsapparates« zweifelhaft.

Präparat	Wichtigste Nebenwirkungen	Empfehlung
Teufelskralle dura (D) **Teufelskralle Stada** (D) **Teufelskralle-ratiopharm** (D) **Teufelskralle-CT** (D) Filmtabletten Teufelskrallen-wurzelextrakt	Magen-Darm-Beschwerden. Vorsicht bei Magen-Darm-Geschwüren und Gallensteinleiden	**Wenig zweckmäßig** Pflanzliches Mittel. Therapeutische Wirksamkeit bei vom Hersteller angegebenen Anwendungsbereichen wie »Verschleißerscheinungen des Bewegungsapparates« zweifelhaft.
Traumeel S (D/Ö) Injektionslösung, Tabl., Tropfen Verschiedene homöopathische Zubereitungen aus Pflanzen und z. B. Quecksilber	Bei Injektionen sind allergische Reaktionen nicht auszuschließen. Tropfen enthalten Alkohol!	**Homöopathisches Mittel** Anwendung der Tabletten und Tropfen vertretbar, wenn die Einnahme als wirksam empfunden und eine notwendige Anwendung therapeutisch zweckmäßiger Mittel nicht unterlassen wird. Von Injektionen ist wegen möglicher allergischer Nebenwirkungen abzuraten.
Vioxx (D/Ö) Tabl., Susp. Rofecoxib *Rezeptpflichtig*	Magen-Darm-Störungen, Schwindel, Infektionen der Atemwege, schwere Hautschäden, Blutschäden, Ödeme durch mangelnde Ausscheidung von Salz und Wasser, Nierenschäden, Bluthochdruck, Durchblutungsstörungen des Herzens, Schlaganfall, Licht-Überempfindlichkeit	**Abzuraten** Wegen der Gefahr schwerer Nebenwirkungen wurde das Präparat im Jahr 2004 aus dem Handel gezogen.
Voltaren/ retard/ Zäpfchen/ Injekt (D/Ö) Drag., Retarddrag., Zäpfchen, Amp., nur Ö: Filmtabl., nur Ö: rapid-Drag. **Voltaren Dispers** (D/Ö) lösliche Tabl. **Voltaren Resinat** (D/Ö) Kaps. Diclofenac *Rezeptpflichtig*	Kopfschmerzen, Magen-Darm-Störungen, zentralnervöse Störungen (z. B. Schwindel, Sehstörungen). Bei Injektionen lebensbedrohlicher Schock und örtliche Gewebeschädigung möglich	**Therapeutisch zweckmäßig** Bewährtes schmerz- und entzündungshemmendes Mittel. Zäpfchen und Ampullen nur zweckmäßig, wenn das Medikament nicht eingenommen werden kann.
Xefo (Ö) Filmtabl., Trockensubstanz Lornoxicam *Rezeptpflichtig*	Magen-Darm-Störungen, Ödeme durch mangelnde Ausscheidung von Salz und Wasser, Nierenschäden, Kopfschmerzen, allergische Erscheinungen	**Möglicherweise zweckmäßig** zur Kurzzeitbehandlung entzündlicher Gelenkerkrankungen. Noch wenig erprobt.

Präparat	Wichtigste Nebenwirkungen	Empfehlung
Zeel (D) Tabl. **Zeel comp N** (D) Amp. Homöopathische Verdünnungen von Arnika, Blutwurzel, Nachtschatten, Schwefel, Giftsumach	Leberschäden, Magen-Darm-Beschwerden, allergische Reaktionen gegen Giftsumach und Korbblütler. Bei Injektion sind allergische Reaktionen nicht auszuschließen	**Homöopathisches Mittel** Anwendung als Kapseln vertretbar, wenn die Einnahme als wirksam empfunden und eine notwendige Anwendung therapeutisch zweckmäßiger Mittel nicht unterlassen werden. Von Injektionen ist wegen schwerer Nebenwirkungen abzuraten.

3.2. Gichtmittel

Gicht ist eine Stoffwechselkrankheit. Sie wird durch eine zu große Menge von Harnsäure (Hyperurikämie) im Körper verursacht, wobei erbliche Anlagen, Ernährung und Umweltfaktoren eine große Rolle spielen. In Zeiten der Not ist die Gicht sehr selten. Mit steigendem Wohlstand nimmt die Häufigkeit an Erkrankungen zu. Männer sind 10- bis 20-mal häufiger davon betroffen als Frauen. Der erste Gichtanfall tritt meist im Alter um die 40 auf. Die Gicht befällt den Menschen meist in Schüben, Gelenkschmerzen treten fünf bis zehn Tage lang auf. Es kann zu Gichtknoten, Geschwüren, der »Gichtniere«, Nierensteinen und vor allem zu entzündlichen Gelenkerkrankungen kommen.

Erhöhte Harnsäure (Hyperurikämie)

Nicht jeder erhöhte Harnsäurewert bedeutet Gicht. Gelenkbeschwerden, die mit erhöhten Harnsäurewerten einhergehen, müssen nicht mit der Harnsäure in Zusammenhang stehen, sondern können z. B. Hinweise auf Verschleißerscheinungen an den Gelenken sein. Durch Senkung des Harnsäurespiegels auf Normalwerte wird diese Art von Gelenkbeschwerden nicht gebessert. Wenn keine Gicht-Symptome auftreten, bedarf es bis zu einem Harnsäurewert von 9 mg /100 ml keiner Behandlung mit Medikamenten, die Einhaltung von Diätvorschriften genügt. Erreicht oder übersteigt der Harnsäurespiegel jedoch Werte von 9 mg/100 ml, sollten Medikamente mit dem Wirkstoff Allopurinol (z. B. in *Generika mit dem Namen Allopurinol + Firmenbezeichnung*) verwendet werden, auch wenn keine Symptome bestehen.

Behandlung des Gichtanfalls

Anfälle können durch Nierenkrankheiten, starken Alkoholgenuss, durch die Einnahme von Medikamenten, durch Überernährung mit purinhaltigen Nahrungsmitteln (z. B. Fleisch, insbesondere Hirn und Bries) und durch Fastenkuren ausgelöst werden.
Zur Behandlung des akuten Gichtanfalls werden die Wirkstoffe Colchicin (z. B. in *Colchicum-Dispert*), Indometacin (z. B. *Generika mit dem Namen Indometacin + Firmenbezeichnung*) oder Diclofenac (z. B. *Generika mit dem Namen Diclofenac + Firmenbezeichnung*) eingesetzt.
Colchicin wird in der Medizin bereits seit dem 5. Jahrhundert gegen Gichtanfälle verwendet – es handelt sich um einen Extrakt aus der Herbstzeitlose und ist damit ein klassisches Naturheilmittel. Wegen seiner toxischen Effekte wurde es in der Vergangenheit häufig von Giftmischern verwendet.
Hilfreich bei Gichtanfällen sind auch kalte Umschläge oder wenn man den betroffenen Fuß 20 bis 30 Minuten in ein kaltes Tauchbad stellt.

Dauerbehandlung der Gicht

Wer an Gicht leidet, sollte viel trinken, aber möglichst keinen Alkohol. Übergewichtige sollten abnehmen – das senkt in den meisten Fällen den Harnsäurespiegel auf Normalwerte. In der Zeit der Gewichtsabnahme kann er jedoch ansteigen. Fastenkuren sollte man deshalb vermeiden.
Gichtgefährdete Patienten sollten sich purinarm ernähren. Das heißt: Vermeiden von Innereien, Fleischextrakten, Kalbfleisch, Speck, Truthahn, Gans, Lachs, Schellfisch, Kabeljau, Makrelen, Forellen, Sardellen, Sardinen, Hering, Muscheln und Hefe.

Medikamente

Bei nur leicht oder einmalig erhöhten Harnsäurewerten besteht kein Grund, Gichtmedikamente einzunehmen. Erst wenn Diätmaßnahmen nicht wirksam sind oder jemand keine Diät halten möchte und die Harnsäurewerte 9 mg/100 ml übersteigen, sollten Medikamente eingenommen werden.
Gichtmittel hemmen entweder die Bildung der Harnsäure (wie der Wirkstoff Allopurinol) oder steigern ihre Ausscheidung – wie der Wirkstoff Benzbromaron.

Zur Dauerbehandlung der Gicht wird zunächst der Wirkstoff Allopurinol oder als Alternative Benzbromaron verwendet.

Allopurinol

(enthalten z. B. in *Allobeta, Generika mit dem Namen Allopurinol + Firmenbezeichnung*) gilt als Standardmedikament zur Behandlung der Gicht. Als Nebenwirkung treten in etwa zehn Prozent aller Fälle Hautausschläge, allergische Hautreaktionen und Juckreiz auf. In seltenen Fällen kann es durch Allopurinol zu Knochenmarksschädigungen, Gefäßentzündungen, Leber- und Nierenschäden, Magen-Darm-Beschwerden, zu Xanthinsteinen und zu Hautverhornungen (Ichthyosen) kommen.
Ärzte und Patienten sollten daher bei der Verwendung von Allopurinol besonders in den ersten sechs Wochen sehr wachsam sein. Bei ersten Hinweisen auf Überempfindlichkeitsreaktionen muss die Allopurinol-Behandlung sofort abgebrochen werden.

Benzbromaron

(enthalten z. B. in *Benzbromaron AL*) wird wegen des Risikos von schweren Leberschäden relativ selten verwendet. Nach der Einnahme von Benzbromaron-haltigen Präparaten kommt es zu einer vermehrten Ausscheidung von Harnsäure aus der Niere. Dadurch entsteht die Gefahr, dass Harnsäure in den Nierenkanälchen »ausfällt« und sie verstopft.
Benzbromaron-Präparate müssen zuerst niedrig und dann langsam steigend (einschleichend) dosiert werden. Gleichzeitig muss auf eine ausreichende Zufuhr von Flüssigkeit geachtet werden, damit die Niere gut »durchspült« wird. Mögliche Nebenwirkungen von Benzbromaron sind Überempfindlichkeitsreaktionen, Magen-Darm-Störungen (z. B. Durchfall) und in seltenen Fällen Nierenkoliken und lebensbedrohliche Leberschäden.

3.2. Gichtmittel

Präparat	Wichtigste Nebenwirkungen	Empfehlung
Allobeta (D) **Allo-CT** (D) **Allopurinol – 1 A Pharma** (D) **Allopurinol AbZ** (D) **Allopurinol AL** (D) **Allopurinol Genericon** (Ö) **Allopurinol Heumann** (D) **Allopurinol Hexal** (D) **Allopurinol-ratiopharm** (D) **Allopurinol Sandoz** (D) **Allopurinol Stada** (D) Tabletten *Wirkstoff:* Allopurinol *Rezeptpflichtig*	Blutschäden, auch schwere Formen und schwere immunologische Reaktionen möglich. Leberschäden. Relativ häufig: Hauterscheinungen, wie z. B. Ausschläge und Juckreiz, Magen-Darm-Störungen (z. B. Durchfall, Übelkeit)	**Therapeutisch zweckmäßig** zur Verminderung der Harnsäurebildung. Lang bewährt. Aber schwere Nebenwirkungen und Wechselwirkungen möglich.
Benzbromaron AL (D) Drag. Benzbromaron *Rezeptpflichtig*	Durchfall, lebensbedrohliche Leberschäden. Vorsicht bei Nierensteinen!	**Abzuraten** Vertretbar zur Erhöhung der Harnsäureausscheidung nur, wenn Allopurinol nicht angewendet werden kann.
Colchicin »Agepha« (Ö) Tabl. Colchicin *Rezeptpflichtig*	Magen-Darm-Störungen (z. B. Durchfall, Übelkeit, Erbrechen)	**Therapeutisch zweckmäßig** zur kurzfristigen Behandlung akuter Gichtanfälle.
Colchicum-Dispert (D) Drag. Extrakt aus Herbstzeitlosensamen (standardisiert auf Colchicin) *Rezeptpflichtig*	Magen-Darm-Störungen (z. B. Durchfall, Übelkeit, Erbrechen)	**Therapeutisch zweckmäßig** zur kurzfristigen Behandlung akuter Gichtanfälle.
Diclofenac-ratiopharm Disperstabletten (D) Tabl. **Diclofenac-ratiopharm SL** (D) Retardkaps. **Diclofenac-ratiopharm Zäpfchen** (D) Zäpfchen **Diclofenac-ratiopharm Injektionslösung** (D) Amp. Diclofenac *Rezeptpflichtig*	Kopfschmerzen, Magen-Darm-Störungen, zentralnervöse Störungen (z. B. Schwindel, Sehstörungen). Bei Injektion lebensbedrohlicher Schock und örtliche Gewebeschädigung möglich	**Therapeutisch zweckmäßig** zur Behandlung des akuten Gichtanfalls. Zäpfchen nur zweckmäßig, wenn das Medikament nicht eingenommen werden kann. Injektionen nur zur einmaligen Anwendung bei starken Schmerzen.

Präparat	Wichtigste Nebenwirkungen	Empfehlung
Gichtex (Ö) Tabl., Retardkaps. Allopurinol *Rezeptpflichtig*	Blutschäden, auch schwere Formen und schwere immunologische Reaktionen möglich. Leberschäden. Relativ häufig: Hauterscheinungen, wie z. B. Ausschläge und Juckreiz, Magen-Darm-Störungen (z. B. Durchfall, Übelkeit)	**Therapeutisch zweckmäßig** zur Verminderung der Harnsäurebildung. Lang bewährt. Aber schwere Nebenwirkungen und Wechselwirkungen möglich.
Gichtex plus (Ö) Tabl., Retardkaps. Allopurinol, Benzbromaron *Rezeptpflichtig*	Blutschäden, auch schwere Formen und schwere immunologische Reaktionen möglich. Leberschäden. Relativ häufig: Hauterscheinungen, wie z. B. Ausschläge und Juckreiz, Magen-Darm-Störungen (z. B. Durchfall, Übelkeit). Vorsicht bei Nierensteinen	**Abzuraten** Wenig sinnvolle Kombination von einem Mittel zur Verminderung der Bildung von Harnsäure mit einem Mittel zur Erhöhung der Ausscheidung – wegen erhöhter Risiken.
Remid (D) Drag. **Urosin** (D/Ö) Tabl. **Zyloric** (D/Ö) Tabl. Allopurinol *Rezeptpflichtig*	Blutschäden, auch schwere Formen und schwere immunologische Reaktionen möglich. Leberschäden. Relativ häufig: Hauterscheinungen, wie z. B. Ausschläge und Juckreiz, Magen-Darm-Störungen (z. B. Durchfall, Übelkeit)	**Therapeutisch zweckmäßig** zur Verminderung der Harnsäurebildung. Lang bewährt. Aber schwere Nebenwirkungen und Wechselwirkungen möglich.

3.3. Einreibemittel bei Muskel- und Gelenkschmerzen

Rheuma-Einreibungen sind beliebt, weil sie relativ nebenwirkungsarm sind und trotzdem eine Linderung der Beschwerden bewirken. Außerdem riechen sie meistens angenehm. Der sogenannte Placebo-Effekt ist gerade bei Rheumabeschwerden sehr wirksam: Egal, welche Behandlung oder welches Medikament angewendet wird – bei jedem zweiten Patienten zeigt sich ein positiver Effekt. Schon allein die Erwartung eines Erfolges hat in diesem Fall die stärkste Heilkraft. Die meisten Rheumamittel zum Einreiben enthalten neben anderen Wirkstoffen gefäßerweiternde Substanzen wie Nikotinsäure- oder Salicylsäureester und Nonivamid. Häufig verwendete Mittel dieser Art sind z. B. *Algesal, Dolo Arthrosenex N, Finalgon, Hot Thermo,*

Kytta Balsam F, Phlogont Sandoz Thermal, Rheumasalbe Lichtenstein, Thermo Rheumon, Vipratox.
Wegen des geringen Risikos ist die Verwendung solcher Einreibemittel vertretbar. Ihre Wirkung beruht vorwiegend auf einer lokalen Gefäßerweiterung, die zu einem Wärmegefühl am Ort der Anwendung führt. Denselben Effekt kann man auch durch physikalische Wärmeanwendung (z. B. heiße Packungen) erzielen.
Auch der gegenteilige Effekt vieler Rheuma-Einreibungen – hautkühlend – ist sehr beliebt und wirkt schmerzlindernd. Es handelt sich dabei meistens um Gele oder alkoholische Lösungen (z. B. *Franzbranntwein*).
Rheumamittel zum Einschmieren, die den Scharfstoff des Spanischen oder Cayenne-Pfeffers enthalten – Capsaicin (z. B. *Hansaplast med ABC Wärme Creme Capsicum*) –, haben eine gewisse Wirkung bei neuropathischen oder Muskel-Skelett-Schmerzen.
Die in manchen Mitteln enthaltenen nichtsteroidalen Antirheumatika (z. B. in *Diclac, Diclobene, Diclofenac Heumann, Dolgit, Elmetacin, Ibutop, Indo Top-ratiopharm, Mobilat Schmerzspray, Profenid, Rheumon, Voltaren Emulgel, Voltaren Schmerzgel*) gehen teilweise durch die Haut ins Blut und können bei großflächigem Auftragen und längerer Anwendungsdauer ähnliche Nebenwirkungen verursachen wie die Mittel zum Schlucken (siehe Kapitel 3.1.). Die Wirksamkeit ist allerdings unsicher, und die Ergebnisse verschiedener Studien dazu sind widersprüchlich.

Einreibemittel für Hobby- und Leistungssportler?

Wenn bei schweren Sportverletzungen eine Beschleunigung des Heilungsverlaufs erreicht werden muss, kann eine kurzfristige Verwendung von entzündungshemmend wirkenden Inhaltsstoffen (Acetylsalicylsäure, aber auch andere Antirheumatika) durchaus sinnvoll sein. Sie sollten aber nur in Tablettenform (oral) eingenommen und nicht injiziert (parenteral) werden.
Die Besserung von Blutergüssen kann durch die Verwendung von Arzneimitteln nicht beschleunigt werden.
Bei Sportverletzungen (Verstauchungen) ist eine sofortige Kältebehandlung sinnvoll, um die Ausbildung der Schwellung zu vermindern. Außerdem sollten die betroffenen Gliedmaßen hoch gelagert werden. Zur Schmerzlinderung kann die Verwendung von einfachen, Acetylsalicylsäure-haltigen Schmerzmitteln (siehe Kapitel 1.1.) sinnvoll sein. Sie wirken außerdem entzündungshemmend.

3.3. Einreibemittel bei Muskel- und Gelenkschmerzen

Präparat	Wichtigste Nebenwirkungen	Empfehlung
Aconit (D) Öl Erdnussöl, Lavendelöl, Kampfer, Quarz oleosum D9, Aconitum D9	Hautreizungen, allergische Hauterscheinungen (Rötung, Bläschen)	**Wenig zweckmäßig** Pflanzliches Mittel mit Zusatz homöopathischer Verdünnungen. Therapeutische Wirksamkeit zweifelhaft.
Algesal (D/Ö) Creme Diethylaminsalicylat	Selten allergische Hauterscheinungen, wie z. B. Juckreiz, anhaltende Rötung, Ausschlag	**Wenig zweckmäßig** Örtlich schwach entzündungshemmend wirkendes Mittel (Salicylsäurederivat). Zur subjektiven Linderung der Beschwerden vertretbar.
Allgäuer Latschenkiefer Franzbranntwein stark (D) Lösung Latschenkieferöl, Arnika, Kampfer, Menthol, Alkohol	Hautreizungen, Kontaktekzem. Bei Säuglingen und Kleinkindern nicht im Kopfbereich anwenden (Atemstörungen möglich)	**Wenig zweckmäßig** Pflanzliches Mittel. Therapeutische Wirksamkeit zweifelhaft. Arnika ist ein starkes Allergen.
Arlberger Arnika-Gelee (Ö) Gel Arnikaextrakt	Hautreizungen, häufig allergische Hauterscheinungen (Rötung, Bläschen)	**Wenig zweckmäßig** Pflanzliches Mittel. Therapeutische Wirksamkeit zweifelhaft. Arnika ist ein starkes Allergen. Gel kühlt.
Arnika Schmerzfluid (D) Lösung Arnikatinktur, Lavendelöl, Nelkenöl, Thymianöl, Perubalsam u. a.	Hautreizungen, häufig allergische Hauterscheinungen (Rötung, Bläschen)	**Wenig zweckmäßig** Pflanzliches Mittel. Therapeutische Wirksamkeit zweifelhaft. Arnika und Perubalsam sind starke Allergene.
Arthrex Schmerzgel (D) Gel Diclofenac	Hautreizungen. Bei großflächiger Anwendung sind unerwünschte Wirkungen, wie z. B. Magenbeschwerden, nicht auszuschließen	**Möglicherweise zweckmäßig** Schmerz- und entzündungshemmendes Mittel. Die lokale therapeutische Wirksamkeit bei Erkrankungen des Binde- und Stützgewebes ist gering. Gel kühlt.
Camphoderm N (D) Emulsion Kampfer	Hautreizungen, allergische Hauterscheinungen (Rötung, Bläschen). Bei Säuglingen und Kleinkindern nicht im Kopfbereich anwenden (Atemstörungen möglich)	**Wenig zweckmäßig** Pflanzliches Mittel. Therapeutische Wirksamkeit zweifelhaft.

Präparat	Wichtigste Nebenwirkungen	Empfehlung
Caye Balsam (D) Salbe Benzylnikotinat, Hydroxyethylsalicylat, Carbamoylphenoxyessigsäure, Capsaicin, Cumarin	Selten allergische Hauterscheinungen, wie z. B. Juckreiz, anhaltende Rötung, Ausschlag	**Wenig zweckmäßig** Wenig sinnvolle Kombination. Enthält gefäßerweiternden Wirkstoff (Benzylnikotinat) und schmerz- und entzündungshemmende Wirkstoffe (Capsaicin, Salicylsäurederivat). Zur subjektiven Linderung der Beschwerden vertretbar.
Deflamat (Ö) Gel Diclofenac	Hautreizungen. Bei großflächiger Anwendung sind unerwünschte Wirkungen, wie z. B. Magenbeschwerden, nicht auszuschließen	**Möglicherweise zweckmäßig** Schmerz- und entzündungshemmendes Mittel. Die lokale therapeutische Wirksamkeit bei Erkrankungen des Binde- und Stützgewebes ist gering. Gel kühlt.
Diclac Schmerzgel betapharm (D) **Diclobene Gel** (Ö) **Diclofenac-Heumann Gel** (D) **Diclo-Gel Sandoz** (D) **Diclofenac-ratiopharm Gel** (D) **Diclo Genericon Gel** (Ö) Gel *Wirkstoff:* Diclofenac	Hautreizungen. Bei großflächiger Anwendung sind unerwünschte Wirkungen, wie z. B. Magenbeschwerden, nicht auszuschließen	**Möglicherweise zweckmäßig** Schmerz- und entzündungshemmendes Mittel. Die lokale therapeutische Wirksamkeit bei Erkrankungen des Binde- und Stützgewebes ist gering. Gel kühlt.
doc Salbe (D) Salbe Arnikatinktur	Hautreizungen, häufig allergische Hauterscheinungen (Rötung, Bläschen)	**Wenig zweckmäßig** Pflanzliches Mittel. Therapeutische Wirksamkeit zweifelhaft. Starkes Allergen
Dolgit Creme (D/Ö) Creme **Dolgit Microgel** (D) Gel Ibuprofen *Rezeptpflichtig (Ö)*	Hautreizungen. Bei großflächiger Anwendung sind unerwünschte Wirkungen, wie z. B. Magenbeschwerden, nicht auszuschließen	**Möglicherweise zweckmäßig** Schmerz- und entzündungshemmendes Mittel. Die lokale therapeutische Wirksamkeit bei Erkrankungen des Binde- und Stützgewebes ist gering. Gel kühlt.
Dolo Arthrosenex N (D) Salbe, Gel Hydroxyethylsalicylat	Hautentzündungen. Selten allergische Hauterscheinungen, wie z. B. Juckreiz, anhaltende Rötung, Ausschlag	**Nur zweckmäßig zur** Erzeugung eines Wärmegefühls in der Haut. Enthält einen Inhaltsstoff mit schwacher entzündungshemmender und hautdurchblutungsfördernder Wirkung.

Präparat	Wichtigste Nebenwirkungen	Empfehlung
Dolo Cyl (D) Öl Johanniskrautöl, Arnikablütenöl, Eukalyptusöl, Latschenkiefernöl, Lavendelöl, Rosmarinöl, Wacholderöl	Hautreizungen, allergische Hauterscheinungen (Rötung, Bläschen) vor allem durch Arnika	**Wenig zweckmäßig** Pflanzliches Massageöl. Therapeutische Wirksamkeit bei Muskelschmerzen zweifelhaft. Arnika ist ein starkes Allergen.
Dolobene (D) Gel, Spender, Gel-on **Dolobene-ratiopharm-Gel** (Ö) Gel, Roll-on-Gel *Hilfsstoffe:* ätherische Öle; *Wirkstoffe:* Heparin, Dimethylsulfoxid (DMSO), Dexpanthenol	Hautreizungen, Überempfindlichkeitserscheinungen (z. B. Atemnot und Schwellungen im Gesicht), Magen-Darm-Störungen (z. B. Durchfall, Übelkeit)	**Abzuraten** Nicht sinnvolle Kombination. Enthält blutgerinnungshemmendes Heparin, das bei Anwendung auf der Haut unwirksam ist, einen problematischen, entzündungshemmenden Inhaltsstoff (DMSO) sowie ein Hautpflegemittel (Dexpanthenol).
Dolobene Ibu (D) Gel Ibuprofen	Hautreizungen. Bei großflächiger Anwendung sind unerwünschte Wirkungen, wie z. B. Magenbeschwerden, nicht auszuschließen	**Möglicherweise zweckmäßig** Schmerz- und entzündungshemmendes Mittel. Die lokale therapeutische Wirksamkeit bei Erkrankungen des Binde- und Stützgewebes ist gering. Gel kühlt.
Dolormin Schmerzgel mit Ketoprofen (D) Gel Ketoprofen	Hautreizungen. Bei großflächiger Anwendung sind unerwünschte Wirkungen, wie z. B. Magenbeschwerden, nicht auszuschließen	**Möglicherweise zweckmäßig** Schmerz- und entzündungshemmendes Mittel. Die lokale therapeutische Wirksamkeit bei Erkrankungen des Binde- und Stützgewebes ist gering. Gel kühlt.
Eisspray-ratiopharm (D) Gas-Kältespray Butan, Pentan, Menthol, Kampfer, Isopropanol	Hautreizungen und Gewebsschäden (Nekrosen) durch Erfrierungen möglich	**Zweckmäßig zur** Kühlung, wenig zweckmäßig zur kurzfristigen örtlichen Betäubung (»kalte Anästhesie«), da Gewebeschäden möglich.
Elmetacin (D) Lösung Indometacin **Nicht mehr im Handel**	Hautreizungen. Bei großflächiger Anwendung sind unerwünschte Wirkungen, wie z. B. Kopfschmerzen und Magenbeschwerden, nicht auszuschließen	**Möglicherweise zweckmäßig** Schmerz- und entzündungshemmendes Mittel. Die lokale therapeutische Wirksamkeit bei Erkrankungen des Binde- und Stützgewebes ist gering.

Präparat	Wichtigste Nebenwirkungen	Empfehlung
Enelbin Paste N (D) Paste Aluminium-Silikate, Zinkoxid, Salicylsäure	Hautreizungen. Selten allergische Hauterscheinungen, wie z. B. Juckreiz, anhaltende Rötung, Ausschlag	**Wenig zweckmäßig** Wenig sinnvolle Kombination. Enthält eine Zinkpaste mit hautaufweichendem Mittel (Salicylsäure). Zur subjektiven Linderung der Beschwerden vertretbar.
Finalgon/ extra stark (D/Ö) Salbe, nur D: Creme Nonivamid, Nicoboxil	Hautreizungen	**Nur zweckmäßig zur** Erzeugung eines Wärmegefühls in der gesunden Haut. Kombination von Stoffen, die Hautgefäße erweitern und hautreizend wirken. Zur subjektiven Linderung der Beschwerden vertretbar.
Hansaplast med ABC Wärme Creme Capsicum (D) Creme Capsaicin	Hautentzündungen (Juckreiz, Rötung, Quaddeln, Bläschen), brennender, stechender Schmerz	**Nur zweckmäßig zur** Erzeugung eines Wärmegefühls in gesunder Haut. Enthält Wirkstoff mit schmerzhemmender und hautreizender Wirkung.
hot Thermo (D) Salbe Hydroxyethylsalicylat, Benzylnikotinat	Selten allergische Hauterscheinungen, wie z. B. Juckreiz, anhaltende Rötung, Ausschlag	**Wenig zweckmäßig** Wenig sinnvolle Kombination eines Inhaltsstoffs der die Hautdurchblutung fördert und ein örtliches Wärmegefühl auslöst (Benzylnikotinat), mit schwach entzündungshemmend wirkendem Hydroxyethylsalicylat. Therapeutische Wirksamkeit zweifelhaft. Zur subjektiven Linderung der Beschwerden vertretbar.
Ibutop Creme/ Gel (D/Ö) Creme, Gel Ibuprofen	Hautreizungen. Bei großflächiger Anwendung sind unerwünschte Wirkungen, wie z. B. Magenbeschwerden, nicht auszuschließen	**Möglicherweise zweckmäßig** Schmerz- und entzündungshemmendes Mittel. Die lokale therapeutische Wirksamkeit bei Erkrankungen des Binde- und Stützgewebes ist gering. Gel kühlt.
Ichtolan spezial (D/Ö) Salbe Ichtyol (= Ammoniumbituminosulfonat)	Hautreizungen. Selten allergische Hauterscheinungen (z. B. Juckreiz, Hautrötung, Bläschen)	**Wenig zweckmäßig** bei Gelenkerkrankungen. Vertretbar als mildes Desinfektions- und Hautreizmittel.

Präparat	Wichtigste Nebenwirkungen	Empfehlung
Indo Top-ratiopharm (D) Spray zur Anwendung auf der Haut Indometacin	Hautreizungen. Bei großflächiger Anwendung sind unerwünschte Wirkungen, wie z. B. Kopfschmerzen und Magenbeschwerden, nicht auszuschließen	**Möglicherweise zweckmäßig** Schmerz- und entzündungshemmendes Mittel. Die lokale therapeutische Wirksamkeit bei Erkrankungen des Binde- und Stützgewebes ist gering.
Jucurba Capsicum Schmerz Emulsion (D) Creme, Gel Extrakt aus Cayennepfeffer	Hautentzündungen (Juckreiz, Rötung, Quaddeln, Bläschen), brennender, stechender Schmerz	**Wenig zweckmäßig** bei den vom Hersteller angegebenen Anwendungsgebieten wie Nerven-, Gelenk- und Muskelschmerzen. Vertretbar zur Erzeugung eines Wärmegefühls in gesunder Haut. Enthält Wirkstoff mit schmerzhemmender und hautreizender Wirkung.
Klosterfrau Franzbranntwein (D) Lösung, Gel Kampfer, Menthol, ätherische Öle, Alkohol	Hautreizungen, allergische Hauterkrankungen (Kontaktekzem). Bei Säuglingen und Kleinkindern nicht im Kopfbereich anwenden (Atemstörungen möglich)	**Wenig zweckmäßig** Pflanzliches Mittel. Therapeutische Wirksamkeit zweifelhaft.
Klosterfrau Franzbranntwein Gel Menthol (D) Gel Menthol, Kampfer, Ethanol und ätherische Öle	Reizerscheinungen, allergische Hauterkrankungen (Kontaktekzem). Bei Säuglingen und Kleinkindern nicht im Kopfbereich anwenden (Atemstörungen möglich)	**Wenig zweckmäßig** Pflanzliches Mittel. Therapeutische Wirksamkeit zweifelhaft.
Klosterfrau Franzbranntwein Latschenkiefer (D) Lösung Kampfer, Ethanol und ätherische Öle wie Latschenkieferöl	Reizerscheinungen, allergische Hauterkrankungen (Kontaktekzem). Bei Säuglingen und Kleinkindern nicht im Kopfbereich anwenden (Atemstörungen möglich)	**Wenig zweckmäßig** Pflanzliches Mittel. Therapeutische Wirksamkeit zweifelhaft.
Klosterfrau Franzbranntwein Menthol (D) Lösung Menthol, Ethanol und ätherische Öle wie Fichtennadelöl	Reizerscheinungen, allergische Hauterkrankungen (Kontaktekzem). Bei Säuglingen und Kleinkindern nicht im Kopfbereich anwenden (Atemstörungen möglich)	**Wenig zweckmäßig** Pflanzliches Mittel. Therapeutische Wirksamkeit zweifelhaft.

Präparat	Wichtigste Nebenwirkungen	Empfehlung
Kytta Balsam F (D) Salbe *Hilfsstoffe*: Erdnussöl, Eukalyptusöl, Lavendelöl, Fichtennadelöl, Bergamotteöl, Methylnikotinat; *Wirkstoff*: Symphytum (Beinwellwurzel)	Allergische Hauterscheinungen, wie z. B. Juckreiz, anhaltende Rötung, Ausschlag, Licht-Überempfindlichkeit der Haut (durch Bergamotteöl)	**Wenig zweckmäßig** Wenig sinnvolle Kombination. Enthält einen gefäßerweiternd wirksamen Inhaltsstoff (Methylnikotinat), der ein örtliches Wärmegefühl auslöst, sowie einen pflanzlichen Inhaltsstoff. Therapeutische Wirksamkeit zweifelhaft. Zur subjektiven Linderung der Beschwerden vertretbar.
Kytta-Salbe f (D) Salbe Auszug aus Symphytum (Beinwellwurzel), Erdnussöl, Lavendelöl, Fichtennadelöl, Parfümöl Spezial, PH 032791	Allergische Hauterscheinungen, wie z. B. Juckreiz, anhaltende Rötung, Ausschlag	**Wenig zweckmäßig** Pflanzliches Mittel. Therapeutische Wirksamkeit zweifelhaft.
Latesyl (Ö) Creme Diethylaminsalicylat, Myrtecain *Rezeptpflichtig*	Selten allergische Hauterscheinungen, wie z. B. Juckreiz, anhaltende Rötung, Ausschlag	**Abzuraten** Nicht sinnvolle Kombination. Enthält einen örtlich wirksamen entzündungshemmenden Wirkstoff (Salicylsäurederivat) und ein örtlich wirksames Betäubungsmittel (Myrtecain), gegen das eine Allergisierung möglich ist. Therapeutische Wirksamkeit zweifelhaft.
Lindofluid N (D) Lösung, Sprühlösung Bornylacetat, Arnikatinktur, Melissentinktur, Alpha-Pinen, Isopropylalkohol **Nicht mehr im Handel**	Hautreizungen, häufig allergische Hauterscheinungen (Rötung, Bläschen)	**Wenig zweckmäßig** Nicht sinnvolle Kombination von Hautreizstoffen (z. B. Arnika, starkes Allergen) mit Desinfektionsmitteln. Therapeutische Wirksamkeit zweifelhaft.
Mobilat (Ö) Salbe, Gel Nebennierenrindenextrakt (Ketosteroide), Heparinoid, Salicylsäure *Rezeptpflichtig*	Hautreizungen	**Abzuraten** Nicht sinnvolle Kombination von undefinierten Nebennierenrindenhormonen mit einem hautaufweichend wirkenden Mittel (Salicylsäure) und einem blutgerinnungshemmenden Stoff (Heparinoid, bei Anwendung auf der Haut unwirksam).

Präparat	Wichtigste Nebenwirkungen	Empfehlung
Mobilat Schmerzspray (D) Lösung, Spray zur Anwendung auf der Haut Indometacin	Hautreizungen. Bei großflächiger Anwendung sind unerwünschte Wirkungen, wie z. B. Kopfschmerzen und Magenbeschwerden, nicht auszuschließen	**Möglicherweise zweckmäßig** Schmerz- und entzündungshemmendes Mittel. Die lokale therapeutische Wirksamkeit bei Erkrankungen des Binde- und Stützgewebes ist gering.
Mobilat intens Muskel- und Gelenksalbe (D) Creme Flufenaminsäure	Hautreizungen. Bei großflächiger Anwendung sind unerwünschte Wirkungen, wie z. B. Asthma, nicht auszuschließen	**Möglicherweise zweckmäßig** Schmerz- und entzündungshemmendes Mittel. Die lokale therapeutische Wirksamkeit bei Erkrankungen des Binde- und Stützgewebes ist gering.
Mobilat Duoaktiv Schmerzgel (D) Gel **Mobilat Duoaktiv Schmerzsalbe** (D) Salbe Chondroitinpolysulfat (=sulfatiertes Heparinoid), Salicylsäure	Hautreizungen, Kontaktallergien	**Wenig zweckmäßig** Wenig sinnvolle Kombination von hautaufweichend, schwach schmerzlindernd und antientzündlich wirkender Salicylsäure und Heparinoid mit fraglicher lokaler Wirksamkeit.
Pasta Cool (Ö) Paste Heparin, Salicylsäure, ätherische Öle, kieselsaure Tonerde	Haut- und Schleimhautreizungen möglich	**Wenig zweckmäßig** Wenig sinnvolle Kombination. Enthält hautaufweichend, schwach schmerzlindernd und antientzündlich wirkende Salicylsäure, die Blutgerinnung hemmendes Heparin und ätherische Öle. Therapeutische Wirksamkeit zweifelhaft. Zur subjektiven Linderung der Beschwerden vertretbar.
Phardol mono (D) Gel Hydroxyethylsalicylat	Hautentzündungen. Selten allergische Hauterscheinungen, wie z. B. Juckreiz, anhaltende Rötung, Ausschlag	**Nur zweckmäßig zur** Erzeugung eines Wärmegefühls in der Haut. Enthält einen Inhaltsstoff mit schwach entzündungshemmender und hautdurchblutungsfördernder Wirkung.
Phardol Schmerz-Gel (D) Gel Ketoprofen	Hautreizungen. Bei großflächiger Anwendung sind unerwünschte Wirkungen, wie z. B. Magenbeschwerden, nicht auszuschließen	**Möglicherweise zweckmäßig** Schmerz- und entzündungshemmendes Mittel. Die therapeutische Wirksamkeit bei Erkrankungen des Binde- und Stützgewebes ist gering. Gel kühlt.

Präparat	Wichtigste Nebenwirkungen	Empfehlung
Phlogont Sandoz Thermal Salbe (D) Salbe Hydroxyethylsalicylat, Benzylnikotinat	Selten allergische Hauterscheinungen, wie z. B. Juckreiz, anhaltende Rötung, Ausschlag	**Wenig zweckmäßig** Wenig sinnvolle Kombination. Enthält Inhaltsstoff, der ein örtliches Wärmegefühl auslöst (Benzylnikotinat), und das schwach entzündungshemmend wirkende Hydroxyethylsalicylat. Therapeutische Wirksamkeit zweifelhaft. Zur subjektiven Linderung der Beschwerden vertretbar.
Profenid (Ö) Gel Ketoprofen *Rezeptpflichtig*	Hautreizungen. Bei großflächiger Anwendung sind unerwünschte Wirkungen, wie z. B. Magenbeschwerden, nicht auszuschließen	**Möglicherweise zweckmäßig** Schmerz- und entzündungshemmendes Mittel. Die lokale therapeutische Wirksamkeit bei Erkrankungen des Binde- und Stützgewebes ist gering.
Rheubalmin Bad Med (D) Badezusatz Kampfer, Isobornylacetat, Methylsalicylat	Haut- und Schleimhautreizungen möglich	**Wenig zweckmäßig** Wenig sinnvolle Kombination von hautreizenden pflanzlichen Inhaltsstoffen. Therapeutische Wirksamkeit zweifelhaft. Zur subjektiven Linderung der Beschwerden vertretbar.
Rheubalmin Indo Spray (D) Lösung Indometacin	Hautreizungen. Bei großflächiger Anwendung sind unerwünschte Wirkungen wie z. B. Kopfschmerzen und Magenbeschwerden nicht auszuschließen	**Möglicherweise zweckmäßig** Schmerz- und entzündungshemmendes Mittel. Die lokale therapeutische Wirksamkeit bei Erkrankungen des Binde- und Stützgewebes ist gering.
Rheumasalbe Lichtenstein N (D) Salbe Benzylnikotinat, Hydroxyethylsalicylat **Nicht mehr im Handel**	Reizerscheinungen, Kontaktekzem mit Juckreiz, anhaltender Rötung und Ausschlag	**Wenig zweckmäßig** Wenig sinnvolle Kombination. Enthält Inhaltsstoff, der ein örtliches Wärmegefühl auslöst (Benzylnikotinat), und das schwach entzündungshemmend wirkende Hydroxyethylsalicylat. Therapeutische Wirksamkeit zweifelhaft. Zur subjektiven Linderung der Beschwerden vertretbar.
Rheuma-Salbe Weleda (Ö) Salbe Aconitum, Arnika und andere homöopathische Verdünnungen	Reizerscheinungen, Kontaktekzem mit Juckreiz, anhaltender Rötung und Ausschlag	**Homöopathisches Mittel** Abzuraten wegen der Nebenwirkungen.

Präparat	Wichtigste Nebenwirkungen	Empfehlung
Rheumon Creme (D/Ö) Creme **Rheumon Lotio** (D) Lotion **Rheumon Gel** (Ö) Gel Etofenamat *Rezeptpflichtig*	Hautreizungen. Bei großflächiger Anwendung sind auch ernste unerwünschte Wirkungen, wie z. B. Magenbeschwerden und Blutschäden, nicht auszuschließen	**Möglicherweise zweckmäßig** Schmerz- und entzündungshemmendes Mittel. Die lokale therapeutische Wirksamkeit bei Erkrankungen des Binde- und Stützgewebes ist gering. Gel kühlt.
Spalt Schmerz-Gel (D) Gel Felbinac	Hautentzündung mit Rötung. Bei großflächiger Anwendung sind unerwünschte Wirkungen, wie z. B. Magenbeschwerden, nicht auszuschließen. Vorsicht bei Asthma	**Möglicherweise zweckmäßig** Schmerz- und entzündungshemmendes Mittel. Weniger erprobt als z. B. Mittel mit Diclofenac. Die lokale therapeutische Wirksamkeit bei Erkrankungen des Binde- und Stützgewebes ist gering. Gel kühlt.
Thermo-Rheumon (D/Ö) Creme Etofenamat, Benzylnikotinat *Rezeptpflichtig (Ö)*	Selten allergische Hauterscheinungen, wie z. B. Juckreiz, anhaltende Rötung, Ausschlag. Hautreizungen. Bei großflächiger Anwendung sind auch ernste unerwünschte Wirkungen, wie z. B. Magenbeschwerden und Blutschäden, nicht auszuschließen	**Abzuraten** Nicht sinnvolle Kombination von hautreizend und durchblutungsfördernd wirkendem Mittel (Benzylnikotinat) mit Antirheumatikum (Etofenamat). Therapeutische Wirksamkeit gering.
Tiger Balm rot (Ö) Salbe Kampfer, Menthol und andere ätherische Öle, Paraffin, Vaseline	Reizerscheinungen, Kontaktekzem. Bei Säuglingen und Kleinkindern nicht im Kopfbereich anwenden (Atemstörungen möglich)	**Wenig zweckmäßig** Pflanzliches Mittel. Therapeutische Wirksamkeit zweifelhaft.
Tiger Balm weiß (D) Salbe Kampfer, Menthol, Kajeputöl, Pfferminzöl, Nelkenöl, Vaseline	Reizerscheinungen, Kontaktekzem. Bei Säuglingen und Kleinkindern nicht im Kopfbereich anwenden (Atemstörungen möglich)	**Wenig zweckmäßig** Pflanzliches Mittel. Therapeutische Wirksamkeit zweifelhaft.
Traumeel S (D) Salbe Homöopathische Zubereitungen z. B. aus Arnika, Echinacea, Quecksilber (Mercurius)	Allergische Hauterscheinungen möglich	**Homöopathisches Mittel** Abzuraten wegen des Quecksilbergehalts und des Allergierisikos durch Arnika.

Präparat	Wichtigste Nebenwirkungen	Empfehlung
Traumon (D/Ö) Gel, Spray Etofenamat	Hautreizungen. Bei großflächiger Anwendung sind auch ernste unerwünschte Wirkungen, wie z. B. Magenbeschwerden und Blutschäden, nicht auszuschließen	**Möglicherweise zweckmäßig** Schmerz- und entzündungshemmendes Mittel. Die lokale therapeutische Wirksamkeit bei Erkrankungen des Binde- und Stützgewebes ist gering. Gel kühlt.
Vipratox (D) Liniment Methylsalicylat, Kampfer, Toxin der Vipera ammodytes	Hautreizungen, Kontaktekzem mit Juckreiz, anhaltender Rötung und Ausschlag. Bei Säuglingen und Kleinkindern nicht im Kopfbereich anwenden (Atemstörungen möglich)	**Wenig zweckmäßig** Wenig sinnvolle Kombination von Schlangentoxin mit hautreizenden Inhaltsstoffen. Therapeutische Wirksamkeit bei Gelenkerkrankungen zweifelhaft.
Voltaren Emulgel (D/Ö) Gel **Voltaren Schmerzgel** (D) Gel **Voltaren Wirkstoffpflaster** (D) Pflaster Diclofenac *Rezeptpflichtig*	Hautreizungen. Bei großflächiger Anwendung sind unerwünschte Wirkungen, wie z. B. Magenbeschwerden, nicht auszuschließen	**Möglicherweise zweckmäßig** Schmerz- und entzündungshemmendes Mittel. Die lokale therapeutische Wirksamkeit bei Erkrankungen des Binde- und Stützgewebes ist gering. Gel kühlt.

4. Kapitel: **Grippe, Erkältung**

Schnupfen, Hals- und Rachenschmerzen, Husten, Gliederschmerzen und Fieber – eine Mischung dieser Beschwerden wird meist als »Grippe«, »Erkältung« oder »Verkühlung« bezeichnet.

Ursache

Die »echte« Grippe (Influenza) verursacht Beschwerden wie Fieber und Kopfschmerzen, Halskratzen, Schnupfen, Husten und Heiserkeit und unterscheidet sich vom harmloseren »grippalen Infekt« durch den Schweregrad. Typisch für die »echte« Grippe ist der plötzliche Beginn mit Fieber über 39 oder 40° C, begleitet vom Gefühl einer schweren Erkrankung mit Kopfschmerzen, Muskelschmerzen und Kältegefühl. Die »echte« Grippe kann mehrere Wochen lang Beschwerden verursachen.

Der »grippale Infekt« hingegen ist meist eine simple Atemwegserkrankung und verursacht drei bis vierzehn Tage lang Beschwerden – egal ob mit Medikamenten behandelt wird oder nicht.

Der Begriff »Erkältungskrankheiten« ist dadurch entstanden, dass man früher eine Abkühlung als Krankheitsursache angesehen hat. Es handelt sich bei diesen Erkrankungen jedoch um Infektionen der oberen Luftwege (Nasenschleimhäute, Nasennebenhöhlen, Rachen, Kehlkopf und auch der Bronchien). Sie treten zwar gehäuft in der kalten Jahreszeit auf, werden aber nicht begünstigt durch die Abkühlung von Haut und Schleimhäuten. 90 Prozent der Krankheitserreger sind Viren, von denen mittlerweile 300 verschiedene Arten bekannt sind. Die millionenfache sofortige Verordnung von Antibiotika wird dadurch in ein fragwürdiges Licht gerückt. Denn Antibiotika sind vollkommen wirkungslos gegen Viren.

Vorbeugung fast unmöglich

Die Übertragung der Infektionen erfolgt meistens direkt, z. B. durch Händeschütteln, seltener durch direktes Anniesen bei Schnupfen oder durch Berühren von Gegenständen wie z. B. Türgriffe.

Eine Vorbeugung ist nur gegen Viren der echten Grippe möglich, und zwar durch:

– Impfung mit Grippeimpfstoffen

- die Einnahme des Wirkstoffs Amantadin (enthalten z. B. in *Amantadin-ratiopharm, PK-Merz*) – der allerdings nur gegen Viren vom Typ A schützt
- die Inhalation von Zanamivir (*Relenza*) gegen Viren vom Typ A und B
- die Einnahme von Oseltamivir (*Tamiflu*)

Gegen Infektionen mit Viren, die nur grippale Infekte bzw. Erkältungskrankheiten auslösen, gibt es keine Vorbeugung. Auch wenn viele Menschen daran glauben: »Abhärtung« gegen Kälte hilft genauso wenig wie die Einnahme von Vitaminen oder pflanzlichen Mitteln, die z. B. Extrakte aus Sonnenhut (Echinacea) enthalten. Es gibt bis jetzt keinen seriösen Nachweis, dass solche Mittel wirksamer sind als Placebos.

Behandlung

Zur Behandlung der echten Grippe (Influenza) wird der Wirkstoff Oseltamivir (*Tamiflu*) angeboten. Es gibt bis jetzt aber keinen überzeugenden Nachweis der Wirksamkeit. Dieses Medikament sollte deshalb höchstens im Notfall von stark gefährdeten Patienten verwendet werden.
Zur Behandlung grippaler Infekte bzw. Erkältungen gibt es keine speziell wirksamen Mittel. Man kann nur die Beschwerden lindern – entweder durch Hausmittel oder durch Medikamente gegen einzelne Symptome wie Schnupfen, Husten oder Schmerzen.

Komplikationen

Bei Verlegung der Verbindungsgänge zwischen Nebenhöhlen und Nase kommt es zu einem Sekretstau in den Nebenhöhlen und möglicherweise zu einer bakteriellen Entzündung (Sinusitis). Wandern krankmachende Keime von der Nase durch die Tube (Eustachische Röhre) in das Mittelohr, kommt es zur Mittelohrentzündung (Otitis media). Bei Verschluss der Tuben ist der Druckausgleich zwischen Ohr und Außenwelt nicht mehr möglich, und es kann bei Druckänderungen – z. B. beim Fliegen – zu starken Ohrenschmerzen kommen.
Die Entzündung der Nebenhöhlen (Sinusitis) und des Mittelohrs (Otitis media) sowie der Mandeln (Tonsillitis) und der Bronchien (Bronchitis) sind die häufigsten Komplikationen. Dabei verstärken sich die Beschwerden (Ohren-, Kopf-, Halsschmerzen, Husten), das Fieber steigt, und die Beschwerden klingen nicht in der üblichen Zeit ab.

Bei eitriger Entzündung und schwerem Verlauf ist es sinnvoll, mit Antibiotika zu behandeln, z. B. Amoxicillin (enthalten z. B. in *Amoxicillin AL*), oder Co-trimoxazol (enthalten z. B. in *Eusaprim*) oder Erythromycin (enthalten z. B. in *Erythricin*).

4.1. Grippemittel

Unter »Grippe« wird allgemein die fiebrige Erkrankung der Atemwege (Hals, Nase, Rachen) verstanden. Besser spricht man von einem »grippalen Infekt«. Von »Erkältungen« unterscheidet sich die »Grippe« höchstens durch die Intensität der Beschwerden: Sie ist normalerweise von Fieber, trockenem Husten und Muskelschmerzen sowie generellem Unwohlsein begleitet. Meist wird sie durch Virusinfektionen verursacht, die vor allem im Herbst, Winter und Frühjahr auftreten.
Lediglich einige wenige Virusstämme können zu behandlungsbedürftigen Erkrankungen führen. Ältere Leute und durch andere Krankheiten geschwächte Menschen sollten wegen der Möglichkeit der Komplikationen bei einer heftigeren »Grippe« sicherheitshalber einen Arzt aufsuchen.

Behandlung

Die ursächliche Behandlung solcher Virusinfektionen durch Medikamente ist derzeit nicht möglich. Ist eine zusätzliche Bakterieninfektion als Ursache der Beschwerden eindeutig erkannt worden (was sehr selten ist), können Antibiotika eingesetzt werden (siehe dazu Kapitel 10). Alle Medikamente, die als »Grippe- oder Erkältungsmittel« angeboten werden, wirken nicht gegen Grippe, sie können nur Beschwerden lindern.

Die Grundregel zur Behandlung der Grippe lautet:
Am sinnvollsten ist es, zunächst bewährte Hausmittel anzuwenden: Bettruhe, heiße Fußbäder in der Frühphase der Grippe, Anfeuchten der Atemluft, viel trinken (zwei bis drei Liter pro Tag), kalte Brust- und Wadenwickel bei Fieber, Rauchen einstellen.
Wenn Medikamente verwendet werden, sollte man in der Apotheke nicht einfach nach »einem Grippemittel«, sondern gezielt nach Medikamenten zur Behandlung bestimmter Beschwerden nachfragen. Das heißt: gegen Schnupfen Nasentropfen oder Nasensprays, gegen Hus-

ten Hustenmittel, gegen Fieber und Schmerzen schmerz- und fiebersenkende Mittel (siehe auch Kapitel 1.1.: Schmerz- und fiebersenkende Mittel).

Homöopathie

In Deutschland wurden in den vergangenen Jahren zunehmend häufiger homöopathische Mittel wie *Ferrum phosphoricum comp., Gripp Heel, Infludo, Meditonsin, Metavirulent, Nisylen, Toxi loges Tabletten* verwendet. Es gibt zwar keinen sicheren Nachweis, dass Grippe oder Erkältung dadurch schneller vergeht – aber wenn Sie sich durch die Verwendung solcher Mittel besser fühlen, ist dagegen nichts einzuwenden. Im Gegensatz zu vielen anderen Grippemitteln mit zweifelhafter Wirkung sind hier keine besonderen Nebenwirkungen zu erwarten.

Fieber kann gesund sein

Fieber ist ein natürlicher Abwehrmechanismus des Körpers zur Beseitigung von Krankheitserregern und sollte deshalb nicht automatisch und unter allen Umständen gesenkt werden. Es ist bis 41° C für Erwachsene zwar unangenehm, aber laut Deutscher Arzneimittelkommission ungefährlich, wenn der Körper nicht durch eine andere Krankheit (z. B. im Bereich Herz-Kreislauf, Stoffwechsel) geschwächt ist. Sind die Beschwerden zu groß, können kalte Wadenwickel oder ähnliche Hausmittel sehr oft helfen. Wenn es notwendig ist, kann das Fieber mit dem Wirkstoff Paracetamol (z. B. in *Ben-u-ron, Generika mit dem Namen Paracetamol + Firmenbezeichnung*) gesenkt werden (siehe Kapitel 1.1.).

Fiebersenkung bei Kindern

Behandeln Sie Fieber nur dann mit Medikamenten, wenn es Ihrem Kind erkennbar schlecht geht und wenn das Fieber höher ist als 39 Grad Celsius. 39 Grad sind für ein Kind keine gefährliche Temperatur. Kalte Wadenwickel sind ein schonendes und gut wirkendes fiebersenkendes Mittel, jedoch wirkungslos, wenn Füße und Unterschenkel trotz erhöhter Körpertemperatur kalt sind.
Wenn das Kind an Schüttelfrost leidet, sind Paracetamol-Fieberzäpfchen sinnvoll (z. B. *Ben-u-ron, Generika mit dem Namen Paracetamol + Firmenbezeichnung*). Schmerzmittel, die Acetylsalicylsäure (ASS) enthalten (z. B. *Aspirin*), dürfen bei Kindern und Jugendlichen mit Erkältung und Grippe wegen der seltenen, aber lebensbe-

drohlichen Gefahr des Reye-Syndroms (Erbrechen, Fieber, Krämpfe, Verlust des Bewusstseins) nicht verwendet werden.

Problematische Kombinationsmittel

Generell sind Medikamente mit nur einem Wirkstoff den sogenannten Kombinationsmitteln vorzuziehen. Viele der in Kombinationsmitteln enthaltenen Wirkstoffe sind wegen des fragwürdigen Nutzens und der möglichen Nebenwirkungen bedenklich. Das Beraterkomitee der US-Gesundheitsbehörde hat im Jahr 2007 die Empfehlung ausgesprochen, Kombinationsmittel für Kinder unter 6 Jahren generell zu verbieten.
Manche Inhaltsstoffe (z. B. Antihistaminika und Hustendämpfer) wirken auch beruhigend und schlaffördernd. Das ist gefährlich für Menschen, die am Straßenverkehr teilnehmen oder an komplizierten Maschinen arbeiten.

Vitamin C

Viele der meistverkauften »*Grippemittel*« enthalten Vitamin C, dessen Nutzen umstritten ist (siehe Kapitel 14.4.). Es kann ohnehin in ausreichenden Mengen über die Nahrung aufgenommen werden – die Verabreichung als Medikament ist unnötig.

Antihistaminika

sind in vielen Mitteln enthalten, z. B. im österreichischen Marktrenner *Influbene*, den vor allem praktische Ärzte gerne verschreiben. Solche Antihistaminika dämpfen generell, verhindern aber keine besonderen Grippebeschwerden. Bei einer Studie an Kindern ergaben sich bei einer Behandlung mit Antihistaminika keine Vorteile im Vergleich zu Scheinarzneimitteln (Placebos). Wohl aber stehen sieben Prozent aller erfassten Vergiftungen im Zusammenhang mit Antihistaminika.

Ephedrin

das z. B. in *Wick Medinait Erkältungs-Saft für die Nacht* enthalten ist, kann die Herzfrequenz, die bei Fieber ohnehin erhöht ist, noch weiter steigern. Das kann sogar zu Herzrhythmusstörungen führen.

Coffein

(z. B. in *Grippostad C*) ist in seiner Wirkung gleichfalls umstritten. Es kann auf der einen Seite Müdigkeit und Mattigkeit beseitigen, andererseits jedoch zu störenden Spannungen und Mangel an Konzentrationsfähigkeit führen. Schlussfolgerung der Deutschen Arzneimittelkommission: »Coffein und Antihistaminika bringen eher Nachteile als Vorteile in die Therapie.«

Phenylpropanolamin

(= DL-Norephedrin; enthalten z. B. in *Wick DayMed Erkältungskapseln*) wird vorwiegend als Appetitzügler verwendet und verursacht als Nebenwirkung häufig einen Anstieg der Herzfrequenz und des Blutdrucks. Außerdem besteht die Gefahr der Entwicklung einer Abhängigkeit. In den USA wurde der Wirkstoff Ende des Jahres 2000 verboten. Unsere Empfehlung: Abzuraten.

Dextromethorphan

(enthalten z. B. in häufig verwendeten Mitteln wie *Wick DayMed Erkältungskapseln für den Tag, Wick Medinait Erkältungs-Saft für die Nacht*) soll trockenen Reizhusten dämpfen und verursacht als Nebenwirkung relativ häufig neuropsychiatrische Störungen wie Panikattacken, Halluzinationen, Bewusstseinsminderung. Bedenklich sind vor allem auch die vielfältigen Wechselwirkungen mit anderen Wirkstoffen, die zu hochgradiger Erregung und hohem Fieber führen können. Unsere Empfehlung: Abzuraten.

4.1. Grippemittel

Präparat	Wichtigste Nebenwirkungen	Empfehlung
Apis-Heel SD (D) Tabl. Apis (Honigbiene) D4, Arnica D4, Tollkirsche D4, Phytolacca (Kermesbeere), Quecksilber D8, Hepar (Kalkschwefelleber)	Allergie (gegen Korbblütler)	**Homöopathisches Mittel** Therapeutische Wirksamkeit zweifelhaft. Zur subjektiven Linderung von Beschwerden vertretbar.
Ascorbisal (Ö) Brausetabl. Acetylsalicylsäure (ASS), Vitamin C	Magenbeschwerden. In seltenen Fällen Asthmaanfälle. Risiko des lebensbedrohlichen Reye-Syndroms durch Acetylsalicylsäure (ASS) bei Kindern und Jugendlichen	**Therapeutisch zweckmäßig bei** Schmerzen und Fieber. Ob Vitamin C die Magenverträglichkeit verbessert, ist fraglich. Es ist nur zweckmäßig bei Vitamin-C-Mangel (sehr selten). Die Wirksamkeit bei grippalen Infekten ist zweifelhaft.

Präparat	Wichtigste Nebenwirkungen	Empfehlung
Contramutan D/ -N/ Tropfen (D) Tabl., Saft, Tropfen Echinaceae (Sonnenhut), Aconitum (Eisenhut), Belladonna (Tollkirsche), und Eupatorium (Wasserhanf) als Urtinktur Tropfen: Aconitum als D4 Belladonna als D4	Fieber. Hautausschlag, Juckreiz. Schwere allgemeine allergische Reaktionen möglich. Liquidum und Tropfen enthalten Alkohol!	**Abzuraten** wegen der sehr seltenen, aber schweren Nebenwirkungen. Homöopathisches Mittel. Therapeutische Wirksamkeit zweifelhaft.
Doregrippin (D) Tabl. Paracetamol, Phenylephrin	Blutdruckanstieg. Bei Überdosierung: Leberschäden	**Wenig zweckmäßig** Wenig sinnvolle Kombination von Schmerz- und Fiebermittel (Paracetamol) und gefäßverengendem Mittel (Phenylephrin).
Esberitox (Ö) Lösung, Tropfen Extrakt aus Lebensbaumspitzen, Färberhülsenwurzel, Sonnenhutwurzel (Rad. Echinaceae)	Fieber. Hautausschlag, Juckreiz. Schwere allgemeine allergische Reaktionen möglich. Tropfen enthalten Alkohol!	**Abzuraten** wegen der möglichen schweren Nebenwirkungen. Naturheilmittel. Therapeutische Wirksamkeit bei akuten und chronischen Atemwegsinfekten zweifelhaft. **In D nicht mehr im Handel**
Ferrum phosphoricum comp. (D) Streukügelchen *Inhaltsstoff*: Eisenphosphat (D6) und pflanzliche Stoffe in geringgradigen homöopathischen Verdünnungen (D1) oder Urtinktur (Eucalyptus)	Keine wesentlichen bekannt	**Homöopathisches Mittel** Therapeutische Wirksamkeit zweifelhaft. Zur subjektiven Linderung von Beschwerden vertretbar.
Gripp Heel (D/Ö) Tabl., Injektionslösung Homöopathische Verdünnungen (D2 bis D12) von Aconitum, Bryonia, Lachesis, Eupatorium und Phosphor	Keine wesentlichen bekannt. Bei Injektionen sind allergische Reaktionen nicht auszuschließen	**Homöopathisches Mittel** Therapeutische Wirksamkeit zweifelhaft. Zur subjektiven Linderung von Beschwerden vertretbar. Von der Injektion des Mittels ist abzuraten.
Grippocaps sine (D) Kaps. Paracetamol, Ascorbinsäure, Ethenzamid, Diphenylpyralin	Müdigkeit. Bei Überdosierung: Leberschäden	**Abzuraten** Nicht sinnvolle Kombination von bewährtem (Paracetamol) und unzuverlässigem Schmerzmittel (Ethenzamid), Antihistaminikum (Diphenylpyralin) und Vitamin C.

Präparat	Wichtigste Nebenwirkungen	Empfehlung
Grippostad C (D) Kaps. Paracetamol, Chlorphenamin, Vitamin C, Coffein	Müdigkeit, bei Überdosierung: Leberschäden. Mundtrockenheit, Schwierigkeiten beim Wasserlassen, Erhöhung des Augeninnendrucks, Haut- und Blutschäden möglich	**Abzuraten** Wenig sinnvolle Kombination von Schmerz- und Fiebermittel (Paracetamol) mit beruhigend wirkendem Antihistaminikum (Chlorphenamin) sowie Coffein und Vitamin C.
Imupret (D) Drag., Tropfen Löwenzahnkraut, Eichenrinden, Schafgarben, Walnussblätter, Schachtelhalmkraut, Kamillenblüten, Eibischwurzel (als Pulver)	Allergische Reaktionen möglich	**Naturheilmittel** mit pflanzlichen Inhaltsstoffen. Therapeutische Wirksamkeit bei wiederkehrenden und chronischen Atemwegsinfekten (z. B. Tonsillitis) zweifelhaft. Zur subjektiven Linderung von Beschwerden vertretbar.
Influbene (Ö) Filmtabl. Paracetamol, Etilefrin, Butetamat, Chlorphenamin *Rezeptpflichtig*	Müdigkeit, Herzklopfen, Blutdruckerhöhung, Mundtrockenheit, Schwierigkeiten beim Wasserlassen, Erhöhung des Augeninnendrucks, Haut und Blutschäden möglich. Bei Überdosierung Leberschäden möglich	**Abzuraten** Wenig sinnvolle Kombination von Schmerzmittel (Paracetamol) mit beruhigend wirkendem Antihistaminikum (Chlorphenamin), blutdrucksteigerndem Mittel (Etilefrin) und unzuverlässigem Hustenmittel (Butetamat).
Infludo (D) Tropfen Inhaltsstoffe in homöopathischen Verdünnungen z. B. Eucalyptus D2	Unruhe, Schlaflosigkeit, Kopfschmerzen möglich. Enthält Alkohol!	**Homöopathisches Mittel** Therapeutische Wirksamkeit zweifelhaft. Zur subjektiven Linderung von Beschwerden vertretbar.
JHP Rödler (D) Flüssigkeit Minzöl	Magenbeschwerden möglich	**Naturheilmittel** mit pflanzlichen Inhaltsstoffen. Therapeutische Wirksamkeit zweifelhaft. Zur subjektiven Linderung von Beschwerden vertretbar.
Meditonsin (D/Ö) Tropfen Aconitinum D5, Atropinum sulfuricum D5, Mercurius cyanatus D8 (Quecksilber)	Keine wesentlichen bekannt. Lösung enthält Alkohol!	**Homöopathisches Mittel** Therapeutische Wirksamkeit zweifelhaft. Zur subjektiven Linderung von Beschwerden vertretbar.

Präparat	Wichtigste Nebenwirkungen	Empfehlung
metavirulent (D) Tropfen, Injektionslösung Homöopathische Verdünnungen wie z. B. Aconitum (Eisenhut) D4, Gelsemium (gelber Jasmin) D4, Veratrum alb. D4	Keine wesentlichen bekannt. Bei Injektionen sind allergische Reaktionen nicht auszuschließen. Tropfen enthalten Alkohol!	**Homöopathisches Mittel** Therapeutische Wirksamkeit zweifelhaft. Zur subjektiven Linderung von Beschwerden vertretbar. Von der Injektion bei »grippalem Infekt« (Herstellerangabe) ist abzuraten.
Nisylen (D/Ö) Lösung, Tabl. *Hilfsstoff bei Tabl.*: Lactose (Milchzucker); *Wirkstoffe*: Homöopathische Verdünnungen wie z. B. Eupatorium D1, Aconitum D3, Ipecacuanha D3	Bauchschmerzen und Durchfall (nur bei sog. Lactoseintoleranz). Lösung enthält Alkohol!	**Homöopathisches Mittel** Therapeutische Wirksamkeit zweifelhaft. Zur subjektiven Linderung von Beschwerden vertretbar.
Paedisup S/ K (D) Säuglingszäpfchen, Kinderzäpfchen Paracetamol, Doxylamin	Krämpfe, Halluzinationen und Herzklopfen möglich	**Abzuraten** Wenig sinnvolle Kombination von Schmerz und Fiebermittel (Paracetamol) mit beruhigend wirkendem Antihistaminikum (Doxylamin).
ratioGrippal + C (D) Brausetabl. Acetylsalicylsäure (ASS), Paracetamol, Vitamin C	Magenbeschwerden, kann in seltenen Fällen Asthmaanfälle auslösen. Möglichkeit des erhöhten Risikos von Reye-Syndrom durch Acetylsalicylsäure (ASS) bei Kindern und Jugendlichen. Bei sehr häufigem, jahrelangem Gebrauch sind Nierenschäden nicht auszuschließen. Bei Überdosierung: Leberschäden	**Wenig zweckmäßig** Wenig sinnvolle Kombination von zwei ähnlich wirkenden Schmerz- und Fiebermitteln (ASS, Paracetamol) mit Vitamin C.
Tempil N (D) Kaps. Diphenylpyralin, Metamfepramon, Acetylsalicylsäure (ASS) *Rezeptpflichtig*	Müdigkeit, Erregungszustände. Blutungsneigung durch Blutverdünnung verstärkt. Selten Asthmaanfälle. Erhöhtes Risiko von Reye-Syndrom bei Kindern und Jugendlichen	**Abzuraten** Nicht sinnvolle Kombination von Schmerzmittel (Acetylsalicylsäure) mit beruhigend wirkendem Antihistaminikum (Diphenylpyralin) und Anregungsmittel (Metamfepramon).

Präparat	Wichtigste Nebenwirkungen	Empfehlung
toxi-Loges (D) Tropfen Sonnenhutkraut (Echinacea)-Urtinktur, Eupatorium-Urtinktur, Baptisia-Urtinktur, China-Urtinktur, Bryonia D4, Aconitum D4, Ipecacuanha D4	Fieber. Hautausschlag, Juckreiz. Schwere allgemeine allergische Reaktionen möglich. Tropfen enthalten Alkohol!	**Abzuraten** wegen der seltenen, aber möglicherweise sehr schweren Nebenwirkungen. Homöopathisches Mittel. Therapeutische Wirksamkeit bei fieberhaften Erkältungskrankheiten zweifelhaft.
Toxi-Loges (D) Tabl. Eupatorium-Urtinktur, Baptisia-Urtinktur, Aconitum D4, Ipecacuanha D4	Allergische Reaktionen möglich	**Homöopathisches Mittel** Therapeutische Wirksamkeit bei fieberhaften Erkältungskrankheiten zweifelhaft.
Trimedil (Ö) Drag. Dimetindenmaleat, Paracetamol, Phenylephrin, Oxerutin, Vitamin C *Rezeptpflichtig*	Müdigkeit, Blutdrucksteigerung. Bei Überdosierung: Leberschäden	**Abzuraten** Nicht sinnvolle Kombination von Schmerzmittel (Paracetamol) mit beruhigend wirkendem Antihistaminikum (Dimetindenmaleat), blutdrucksteigerndem Mittel (Phenylephrin) und Vitamin C.
Umckaloabo (D) Tropfen Auszug aus Pelargonienwurzeln	Magen-Darm-Beschwerden, Zahnfleisch- und Nasenbluten. Allergische Erscheinungen z. B. mit Ausschlag und Juckreiz, auch schwere Formen möglich. Störwirkungen in der Schwangerschaft nicht auszuschließen. Tropfen enthalten Alkohol!	**Wenig zweckmäßig** Naturheilmittel mit sehr schwach antiinfektiös wirkenden pflanzlichen Inhaltsstoffen. Vertretbar nur bei leichten Atemwegsinfekten, wenn eine notwendige Anwendung therapeutisch zweckmäßiger Mittel zur Behandlung von Infektionen nicht unterlassen wird.
Wick DayMed Erkältungskapseln für den Tag (D) Kaps. Paracetamol, Dextromethorphan, Phenylpropanolamin	Verwirrtheit, Bewusstseinsstörungen, Abhängigkeit, Müdigkeit, aber auch zentrale Erregung, Herzklopfen. Bei Überdosierung: Leberschäden	**Abzuraten** Nicht sinnvolle Kombination von Schmerz- und Fiebermittel (Paracetamol) mit einem gefäßverengenden Inhaltsstoff (Phenylpropanolamin) und problematischem Hustenmittel (Dextromethorphan).

Präparat	Wichtigste Nebenwirkungen	Empfehlung
Wick DayMed Erkältungs-Getränk für den Tag (D) Pulver Paracetamol, Guaifenesin, Phenylephrin, Vitamin C	Müdigkeit, Blutdrucksteigerung, Übelkeit und Erbrechen möglich. Hautausschläge mit Juckreiz. Bei Überdosierung: Leberschäden	**Abzuraten** Nicht sinnvolle Kombination von Schmerz- und Fiebermittel (Paracetamol) mit zweifelhaft wirksamem, schleimlösendem Mittel (Guaifenesin), blutdrucksteigerndem Mittel (Phenylephrin) und Vitamin C.
Wick Medinait Erkältungs-Saft für die Nacht (D) Saft Paracetamol, Doxylamin, Ephedrin, Dextromethorphan	Verwirrtheit, Bewusstseinsstörungen, Abhängigkeit, Müdigkeit, aber auch zentrale Erregung, Krampfanfälle. Verschluss der Bronchien durch eingedicktes Sekret möglich. Tinnitus (Ohrgeräusche). Bei Überdosierung: Leberschäden	**Abzuraten** Nicht sinnvolle Kombination, z. B. von Schmerz- (Paracetamol), Beruhigungs- (Doxylamin) und Anregungsmittel (Ephedrin) sowie problematischem Hustenmittel (Dextromethorphan).

4.2. Hustenmittel

Husten ist ein wichtiger Schutzmechanismus zur Entfernung von Schleim und Staub aus den Luftwegen, kann aber auch die Folge schwerer Erkrankungen sein. Meistens hat er folgende Ursachen:
Reizung: Eine der häufigsten Reizquellen ist Zigarettenrauch oder auch die Nebenwirkung von Medikamenten (z. B. ACE-Hemmer). Auch Staub, Luftverschmutzung und reizende Gase in der Umwelt und am Arbeitsplatz verursachen Husten. Wird die Reizursache beseitigt, verschwindet in der Regel auch der Husten nach kurzer Zeit.
Allergie: Husten kann die Folge von Überempfindlichkeit gegen bestimmte Stoffe sein. Nächtliches Husten kann z. B. durch den Inhalt von Kopfkissen und Matratzen oder durch Hausstaubmilben verursacht werden.
Virusinfektionen: Der bei einer Erkältung vermehrt produzierte Schleim wird durch den Husten aus der Lunge befördert. Dieser Husten im Rahmen einer »Grippe« geht im Allgemeinen innerhalb von fünf bis sieben Tagen von selbst vorbei. Bei länger andauerndem Husten ist es sinnvoll, einen Arzt aufzusuchen.
Psychische Ursachen: In diesem Fall spricht man von nervösem Husten, der durch das Erlernen von Atemübungen beseitigt werden kann.

Behandlung

Meist braucht einfacher Husten nicht mit Medikamenten behandelt zu werden. Die wirkungsvollsten Maßnahmen sind:

- das Rauchen einstellen,
- dafür sorgen, dass die Luftfeuchtigkeit zu Hause und am Arbeitsplatz ausreicht. Trockene Luft mit einem Feuchtigkeitsgehalt unter 40 Prozent verschlimmert den Husten,
- mit einem Löffel Honig die Reizung der Schleimhäute lindern – das ist mindestens so wirksam wie jedes Hustenmittel, haben amerikanische Mediziner festgestellt,
- viel trinken. *Ausreichende Flüssigkeitszufuhr* – unter Umständen mit Salz – *ist das beste Mittel gegen Husten.*

Medikamente

Obwohl – vielleicht auch weil – der therapeutische Nutzen eher fragwürdig ist, zählen Hustenmittel zu den meistverkauften Medikamenten.

Es gibt im Prinzip zwei Methoden, mit Arzneimitteln den Husten zu beeinflussen. Man kann versuchen, die Schleimlösung und das Aushusten des Schleims zu fördern (Expektoration), oder man kann den Hustenreflex generell dämpfen.

Hustendämpfer – Vorsicht bei Anwendung

Die Unterdrückung des Hustenreflexes kann zwar Beschwerden lindern, wird aber die Krankheit möglicherweise verschlimmern (siehe auch Kapitel 5). *Die Reinigung der Bronchien durch Husten soll normalerweise nicht gedämpft werden.* Hustendämpfer sollten lediglich bei trockenem Reizhusten, schweren Schlafstörungen, schwerem Husten durch Lungenkrebs und bei Keuchhusten, wenn Krämpfe zum Erbrechen führen, eingesetzt werden.

Codein

ist ein sinnvolles Mittel bei schwerem, unproduktivem Reizhusten. Es hemmt das Hustenzentrum im Zentralnervensystem und wirkt zuverlässig. Viele Hustenmittel enthalten neben Codein jedoch noch andere, zum Teil nicht sinnvolle Beimengungen. Für den Fall, dass eine Dämpfung des Hustens wirklich nötig ist, sind z. B. *Paracodin* oder *Codeinsaft-CT* zu empfehlen.

In der üblichen Dosis von 30 mg senkt Codein die Atemfrequenz, weil das Atemzentrum gehemmt wird. Auch Übelkeit, Schwindel, Benommenheit und Appetitlosigkeit können auftreten. Unruhe, Schwindel, niedriger Blutdruck und Verstopfung treten meist erst nach höheren Dosierungen auf. Codein ist ein Opiat – eine länger dauernde Einnahme kann zur *Abhängigkeit* führen.
Bei Kindern können schon 2–4 mg Codein pro Kilo Körpergewicht zu schweren Vergiftungen führen. Codeinhaltige Mittel sollten daher bei Kindern unter fünf Jahren – wenn überhaupt – nur sehr vorsichtig eingesetzt werden. Jahr für Jahr erleiden in der Bundesrepublik rund 1000 Kinder Codeinvergiftungen.

Pentoxyverin

ist ein hustendämpfender Wirkstoff (z. B. in *Sedotussin*), der bei Säuglingen selbst nach vorschriftsmäßiger Anwendung bedrohliche Atemdepressionen verursachen kann. Kinderärzte raten deshalb von der Anwendung solcher Mittel bei Kindern unter drei Jahren ab.

Ephedrin

ist in Österreich ein häufiger Bestandteil von Hustensäften und -pastillen (z. B. *Pilka Fortetropfen*). Es erweitert die Bronchien und wirkt dadurch ebenfalls hustendämpfend – allerdings erst in einer Dosierung von 30 mg, die in etlichen Präparaten gar nicht erreicht wird. Nebenwirkungen können Herzklopfen, Muskelzittern, Unruhe und Schlafstörungen sein.

Dextromethorphan

(enthalten z. B. in *Neo Tussan Hustensaft, Wick Formel 44 plus Husten-Pastillen S, Wick Formel 44 plus Hustenstiller*) soll trockenen Reizhusten dämpfen und verursacht als Nebenwirkung relativ häufig neuropsychiatrische Störungen wie Panikattacken, Halluzinationen, Bewusstseinsminderung. Bedenklich sind vor allem auch die vielfältigen Wechselwirkungen mit anderen Wirkstoffen, die zu hochgradiger Erregung und hohem Fieber führen können. Unsere Empfehlung: Wenig zweckmäßig.

Schleimlösende und das Aushusten fördernde Mittel

Die Wirksamkeit solcher Medikamente (in der Fachsprache *Expektorantien* genannt) wird vor allem in der englischsprachigen Fachlite-

ratur vielfach angezweifelt. Deutschsprachige Mediziner bewerten solche Mittel generell günstiger. In einem sind sich jedoch alle einig: *Die wichtigste Maßnahme ist eine ausreichende Flüssigkeitszufuhr (ca. drei Liter pro Tag). Dies reicht normalerweise zur Erleichterung des Abhustens von Schleim (Behandlung des Hustens) aus. Einzige Ausnahme ist der trockene Reizhusten.*
Medikamente dienen lediglich als begleitende therapeutische Maßnahme. Die meisten Mittel enthalten Mischungen mit fragwürdiger Wirksamkeit und einem unangemessen hohen Nebenwirkungsrisiko. Strikt abzuraten ist zum Beispiel von der Verwendung fester Kombinationen von Expektorantien mit Antibiotika (z. B. *Doxam, Doximucol, Sigamuc*). Antibiotika müssen individuell dosiert werden. Dasselbe gilt für Schrotschuss-Mischungen der Hustensäfte. Die Begründung liegt auf der Hand: Es werden ständig Stoffe mitgeschluckt, die unter Umständen überhaupt oder in der vorgegebenen Menge unnötig oder sogar schädlich sind oder die sich in der Wirkung widersprechen.

Bromhexin und Ambroxol

(z. B. in *Bisolvon, Generika mit dem Namen Bromhexin + Firmenbezeichnung*) bzw. das Abbauprodukt von Bromhexin, der Wirkstoff Ambroxol (z. B. *Generika mit dem Namen Ambroxol + Firmenbezeichnung*). Der therapeutische Nutezn ist umstritten.

Acetylcystein

(z. B. in *Generika mit den Namen ACC oder NAC + Firmenbezeichnung*) ist ein Wirkstoff, dessen therapeutischer Nutzen umstritten ist. Die Berliner Fachzeitschrift »arznei-telegramm« schreibt: »Positive Bewertungen in Übersichtsarbeiten beruhen auf unveröffentlichten Daten der Hersteller und entziehen sich der Bewertung wegen fehlender Nachvollziehbarkeit.«

Guaifenesin

soll das Abhusten erleichtern, ist im Nutzen jedoch sehr umstritten (enthalten z. B. in *Resyl, Resyl mit Codein*). Guaifenesin wird eine Reihe von teilweise schwerwiegenden Nebenwirkungen angelastet: Unverträglichkeitsreaktionen, die bis zum Schockzustand führen können, Magen-Darm-Störungen und anderes. Unsere Empfehlung: Wenig zweckmäßig.

Naturheilmittel und homöopathische Mittel

Ätherische Öle (Menthol, Eucalyptus, Pfefferminz, Myrte, Thymian, Anis, Kampfer) und Pflanzenextrakte (Efeublätter, Primel, Isländisch-Moos, Quendel, Spitzwegerich, Süßholz) sind in einer Vielzahl von Hustentees, Pastillen, Lutschbonbons, Säften, Tropfen und Kapseln enthalten (z. B. *Bronchipret, Bronchostad, Exeu* und andere). Sie sind als Hausmittel sehr beliebt, weil sie bis auf wenige Ausnahmen (z. B. *Bronchicum Kapseln und Tropfen*) kaum Nebenwirkungen haben und ihr Geruch und/oder Geschmack als angenehm empfunden wird. Gegen ihre Verwendung ist mit wenigen Ausnahmen nichts einzuwenden – allerdings sollte man sich keine übertriebenen Hoffnungen in Bezug auf die Wirksamkeit machen.
Für *homöopathische Mittel* in hohen Verdünnungen (z. B. *Monapax*) gilt dasselbe wie für Naturheilmittel: Gegen eine Verwendung ist nichts einzuwenden, wenn eine notwendige Anwendung therapeutisch wirksamer Mittel nicht unterlassen wird.

4.2. Hustenmittel

Präparat	Wichtigste Nebenwirkungen	Empfehlung
ACC 100/ -200/ -600 tabs (D) lösl. Tabl. Acetylcystein *Rezeptpflichtig (nur ACC-200 und -600)*	Übelkeit, Erbrechen, Durchfall. Allergische Hautreaktionen, Bronchospasmen, Sekretstau	**Möglicherweise zweckmäßig** als schleimverflüssigendes Mittel, auch zur vorbeugenden Behandlung bei chronischen Atemwegserkrankungen. Kombination mit Hustenblockern (z. B. Codein) vermeiden.

Die folgende Liste enthält Medikamente, die so wie ACC 100/ -200/ -600 tabs als Wirkstoff Acetylcystein enthalten. Sie werden als Generika bezeichnet und haben dieselben Nebenwirkungen und dieselbe Empfehlung wie ACC 100/ -200/ -600 tabs:

ACC 100/ -200/ -long (D) Brausetabl., *Rezeptpflichtig nur ACC-200 und long.* **ACC 100/ -200 Pulver** (D) Pulver zur Herstellung einer Lösung (mit hohem Zuckergehalt), *Rezeptpflichtig nur ACC-200 Pulver.* **ACC akut junior/ -akut 200/ -akut 600 Hustenlöser** (D) Brausetabl. **ACC akut junior Hustensaft** (D) Granulat zur Herstellung einer Lösung. **ACC Kindersaft** (D) Lösung zum Einnehmen. **ACC Hexal Granulat** (Ö) Granulat (mit hohem Zuckergehalt). **ACC Hexal** (Ö) lösbare Tabl. **Acemuc 100/ -200/ -600** (D) Brausetabl., *Rezeptpflichtig.* **Acemuc 200 dispers** (D) Tabl., *Rezeptpflichtig.* **Acemuc Saft** (D) Granulat zur Herstellung einer Lösung, *Rezeptpflichtig.* **Acemuc 200 akut/ -600 akut** (D) Brausetabl. **Aeromuc** (Ö) lösl. Tabl., Granulat (mit hohem Zuckergehalt).

Präparat	Wichtigste Nebenwirkungen	Empfehlung
Ambrobeta 30/ Saft (D) Brausetabl., Lösung zum Einnehmen **Ambrobeta 75 retard** (D) Retardkaps. Ambroxol	Magenbeschwerden mit Übelkeit und Erbrechen, Durchfall, Kopfschmerzen, allergische Reaktionen	**Möglicherweise zweckmäßig** Der therapeutische Nutzen ist zweifelhaft. In hohen Dosen wirkt der Inhaltsstoff Ambroxol aber schleimverflüssigend und erleichtert das Abhusten. Kombination mit Hustenblockern (z. B. Codein) vermeiden.
Ambrodoxy (D) Kaps. Doxycyclin, Ambroxol *Rezeptpflichtig*	Magen-Darm-Störungen, Erbrechen, Durchfall, Leberschädigung, Licht-Überempfindlichkeit, Zahn- und Knochenschäden bei Kindern	**Abzuraten** Nicht sinnvolle Kombination eines wirksamen Antibiotikums (Doxycyclin) mit dem schleimverflüssigend wirkenden Ambroxol. Antibiotika müssen individuell dosiert und deshalb als Einzelstoffe (Monopräparate) gegeben werden.
Ambrohexal Hustenlöser (D/Ö) Tabl., Brausetabl. Ambroxol *Rezeptpflichtig nur Brausetabletten (Ö)*	Magenbeschwerden mit Übelkeit und Erbrechen, Durchfall, Kopfschmerzen, allergische Reaktionen	**Möglicherweise zweckmäßig** Der therapeutische Nutzen von Ambroxol ist zweifelhaft. In hohen Dosen wirkt es schleimverflüssigend und erleichtert das Abhusten. Kombination mit Hustenblockern (z. B. Codein) vermeiden.

Die folgende Liste enthält Medikamente, die so wie Ambrohexal Hustenlöser als Wirkstoff Ambroxol enthalten. Sie werden als Generika bezeichnet und haben dieselben Nebenwirkungen und dieselbe Empfehlung wie Ambrohexal Hustenlöser:

Ambrohexal Hustenlöser retard (D) Retardkaps. **Ambrohexal Hustentropfen** (D) Lösung zum Einnehmen. **Ambrohexal Hustensaft für Kinder** (D) Lösung zum Einnehmen. **Ambrohexal injekt** (D) Amp., *Rezeptpflichtig*. **Ambrohexal S Hustenlöser** (D) Filmtabl. **Ambrohexal S Hustensaft** (D) Lösung zum Einnehmen. **Ambrohexal S Hustentropfen** (D) Lösung zum Einnehmen. **Ambrolös** (D/Ö) Brausetabl. **Ambroxol Saft – 1 A Pharma** (D) Lösung. **Ambroxol Tab – 1 A Pharma** (D) Tabl. **Ambroxol Tropfen – 1 A Pharma** (D) Lösung. **Ambroxol AbZ** (D) Tabl., Retardkaps. **Ambroxol AL** (D) Tabl., Retardkaps., Saft, Tropfen. **Ambroxol-CT** (D) Brausetabl., Saft, Tropfen, Amp., Injektionslösung, *Rezeptpflichtig nur Injektionslösung*. **Ambroxol Krewel Meuselbach** (D) Tropfen. **Ambroxol PB** (D) Filmtabl. **Ambroxol Genericon** (Ö) Tabl., lösliche Tabl., Retardkaps., Brausetabl., Lösung, Saft, *Rezeptpflichtig*. **Ambroxol-ratiopharm Hustenlöser** (D) Retardkaps. **Ambroxol-ratiopharm Hustensaft** (D) Lösung. **Ambroxol-ratiopharm Hustentropfen** (D) Lösung. **Ambroxol-ratiopharm Injektionslösung** (D) Amp., *Rezeptpflichtig*. **Ambroxol Sandoz** (D) Tabl., Lösung und Tropfen zum Einnehmen. **Ambroxol STADA Hustensaft** (D) Hustensaft. **Ambroxol STADA Hustentropfen** (D) Lösung zum Einnehmen. **Ambroxol STADA Hustentropfen** (D) Lösung zum Einnehmen und Inhalieren.

Präparat	Wichtigste Nebenwirkungen	Empfehlung
Ambroxol AL comp. (D) Retardkaps. **Ambroxol comp.-ratiopharm** (D) Retardkaps. Doxycyclin, Ambroxol *Rezeptpflichtig*	Magen-Darm-Störungen, Erbrechen, Durchfall, Leberschädigung, Licht-Überempfindlichkeit, Zahn- und Knochenschäden bei Kindern	**Abzuraten** Nicht sinnvolle Kombination eines wirksamen Antibiotikums (Doxycyclin) mit dem schleimverflüssigend wirkenden Ambroxol. Antibiotika müssen individuell dosiert und deshalb als Einzelstoffe (Monopräparate) gegeben werden.
Aspecton Eucaps (D) Kaps. Eukalyptusöl	Übelkeit, Erbrechen, Durchfall, Hustenreiz	**Naturheilmittel** mit pflanzlichem Inhaltsstoff. Therapeutische Wirksamkeit zweifelhaft. Vertretbar zur subjektiven Linderung der Beschwerden.
Aspecton Hustensaft (D) Saft Thymianfluidextrakt	Bei Überdosierung: Magenschleimhautreizung möglich	**Naturheilmittel** mit pflanzlichem Inhaltsstoff. Therapeutische Wirksamkeit zweifelhaft. Vertretbar zur subjektiven Linderung der Beschwerden.
Aspecton Hustentropfen (D) Tropfen *Hilfsstoffe*: u. a. Anisöl, Eucalyptusöl, Menthol; *Wirkstoff*: Extrakt aus Thymiankraut	Bei Überdosierung: Magenschleimhautreizung möglich	**Naturheilmittel** mit pflanzlichen Inhaltsstoffen. Therapeutische Wirksamkeit zweifelhaft. Vertretbar zur subjektiven Linderung der Beschwerden.
Bisolvon (D/Ö) Hustentabletten, Hustensaft, Hustentropfen Bromhexin	Magenstörungen	**Möglicherweise zweckmäßig** Der therapeutische Nutzen von Bromhexin ist zweifelhaft. In hohen Dosen wirkt es schleimverflüssigend und erleichtert das Abhusten. Kombination mit Hustenblockern (z. B. Codein) vermeiden.
Bromhexin 12 BC Tropfen (D) Lösung, Tropfen, Tabl. **Bromhexin 8 Berlin-Chemie** (D) Drag. **Bromhexin Krewel Meuselbach** (D) Hustensaft, Tabl., Tropfen 8 mg/ml (enhalten Alkohol), Tropfen 12 mg/ml Bromhexin	Magenstörungen	**Möglicherweise zweckmäßig** Der therapeutische Nutzen von Bromhexin ist zweifelhaft. In hohen Dosen wirkt es schleimverflüssigend und erleichtert das Abhusten. Kombination mit Hustenblockern (z. B. Codein) vermeiden.

Präparat	Wichtigste Nebenwirkungen	Empfehlung
Bromuc 600 (D) Brausetabl. Acetylcystein *Rezeptpflichtig*	Übelkeit, Erbrechen, Durchfall, allergische Hautreaktionen, Sekretstau. Bronchospasmen	**Möglicherweise zweckmäßig** als schleimverflüssigendes Mittel, auch zur vorbeugenden Behandlung bei chronischen Atemwegserkrankungen. Kombination mit Hustenblockern (z. B. Codein) vermeiden.
Bronchicum Mono Codein Tropfen (D) Tropfen *Hilfsstoffe*: Eukalyptusöl, Pfefferminzöl, Menthol; *Wirkstoff*: Codein *Rezeptpflichtig*	Müdigkeit, Verstopfung, Abhängigkeit möglich. Enthält Alkohol!	**Therapeutisch zweckmäßig bei** starkem, unproduktivem Reizhusten. Die Beimengung der als Hilfsstoffe ausgewiesenen ätherischen Öle ist wegen ihrer Nebenwirkungen problematisch.
Bronchicum Kapsel (D) Kaps. **Bronchicum Elixir S Lösung** (D) Lösung Thymianfluidextrakt, Primelwurzeltinktur	Bei Überdosierung: Magenschleimhautreizung möglich. Selten allergische Erkrankungen (Hautausschläge, Atemnot), auch lebensbedrohliches Quincke-Ödem bei Primelallergie möglich. Lösung enthält Alkohol!	**Abzuraten** wegen sehr seltener, aber schwerer allergischer Nebenwirkungen. Naturheilmittel mit pflanzlichen Inhaltsstoffen. Therapeutische Wirksamkeit zweifelhaft. Subjektive Linderung der Beschwerden möglich.
Bronchicum Tropfen (D) Lösung *Hilfsstoffe*: Eucalyptusöl, Menthol; *Wirkstoffe*: Thymianfluidextrakt, Primelwurzeltinktur	Bei Überdosierung: Magenschleimhautreizung möglich. Selten allergische Erkrankungen (Hautausschläge, Atemnot), auch lebensbedrohliches Quincke-Ödem bei Primelallergie möglich. Enthält Alkohol!	**Abzuraten** wegen sehr seltener, aber schwerer allergischer Nebenwirkungen. Naturheilmittel mit pflanzlichen Inhaltsstoffen. Therapeutische Wirksamkeit zweifelhaft. Subjektive Linderung der Beschwerden möglich.
Bronchipret Saft (D) Saft **Bronchipret Tropfen** (D/Ö) Tropfen Thymianextrakt, Efeublättertinktur	Bei Überdosierung: Magenschleimhautreizung möglich. Selten allergische Hauterkrankungen (Rötung und Juckreiz). Saft und Tropfen enthalten Alkohol!	**Naturheilmittel** mit pflanzlichen Inhaltsstoffen. Therapeutische Wirksamkeit zweifelhaft. Subjektive Linderung der Beschwerden möglich.
Bronchipret TP Filmtabletten (D) Filmtabl. Thymiankrautextrakt, Primelwurzelextrakt	Bei Überdosierung: Magenschleimhautreizung möglich. Selten allergische Erkrankungen (Hautausschläge, Atemnot), auch lebensbedrohliches Quincke-Ödem bei Primelallergie möglich	**Abzuraten** wegen sehr seltener, aber schwerer allergischer Nebenwirkungen. Naturheilmittel mit pflanzlichen Inhaltsstoffen. Therapeutische Wirksamkeit zweifelhaft. Subjektive Linderung der Beschwerden möglich.

Präparat	Wichtigste Nebenwirkungen	Empfehlung
Bronchipret Thymian Pastillen (D) Pastillen Thymiankrautextrakt	Bei Überdosierung: Magenschleimhautreizung möglich	**Naturheilmittel** mit pflanzlichen Inhaltsstoffen. Therapeutische Wirksamkeit zweifelhaft. Vertretbar zur subjektiven Linderung der Beschwerden.
Bronchostad Hustenlöser (D) Tropfen, Sirup *Hilfsstoffe*: Fenchelöl, Süßholzextrakt (nur im Sirup); *Wirkstoff*: Efeublätterextrakt	Bei Überdosierung: Magen-Darm-Störungen (Übelkeit, Erbrechen und Durchfall)	**Naturheilmittel** mit pflanzlichen Inhaltsstoffen. Therapeutische Wirksamkeit zweifelhaft. Vertretbar zur subjektiven Linderung der Beschwerden.
Capval (D) Saft, Drag., Tropfen Noscapin *Rezeptpflichtig*	Müdigkeit, Magen-Darm-Störungen. Tropfen enthalten Alkohol!	**Wenig zweckmäßig** Relativ schwach wirksam. Bei starkem, unproduktivem Reizhusten ist Codein vorzuziehen.
Codeinsaft-CT (D) Saft **Codeintropfen-CT** (D) Tropfen **Codeinum phosphoricum Berlin-Chemie** (D) Tabl. **Codeinum phosphoricum Compren/ forte** (D) Tabl. Codein *Rezeptpflichtig*	Müdigkeit, Verstopfung, Abhängigkeit möglich	**Therapeutisch zweckmäßig** bei schwerem, unproduktivem Reizhusten.
Codicaps mono (D) Kaps. **Codicaps N Kindersaft** (D) Saft **Codicompren retard** (D) Retardtabl. **Codipront mono** (D) Retardtropfen Codein *Rezeptpflichtig*	Müdigkeit, Verstopfung, Abhängigkeit möglich	**Therapeutisch zweckmäßig** bei schwerem, unproduktivem Reizhusten.
Codipront retard (Ö) Kaps., Saft Codein, Phenyltoloxamin *Rezeptpflichtig*	Müdigkeit, Verstopfung, Schleimeindickung, Abhängigkeit möglich	**Abzuraten** Nicht sinnvolle Kombination von Hustenblocker (Codein) mit beruhigend wirkendem Antihistaminikum (Phenyltoloxamin).

Präparat	Wichtigste Nebenwirkungen	Empfehlung
Doxam (D) Retardkaps. Doxycyclin, Ambroxol *Rezeptpflichtig*	Magen-Darm-Störungen, Erbrechen, Durchfall, Leberschädigung, Licht-Überempfindlichkeit, Zahn- und Knochenschäden bei Kindern	**Abzuraten** Nicht sinnvolle Kombination eines wirksamen Antibiotikums (Doxycyclin) mit dem schleimverflüssigend wirkenden Ambroxol. Antibiotika müssen individuell dosiert und deshalb als Einzelstoffe (Monopräparate) gegeben werden.
Doximucol (D) Retardkaps. Doxycyclin, Ambroxol *Rezeptpflichtig*	Magen-Darm-Störungen, Erbrechen, Durchfall, Leberschädigung, Licht-Überempfindlichkeit, Zahn- und Knochenschäden bei Kindern	**Abzuraten** Nicht sinnvolle Kombination eines wirksamen Antibiotikums (Doxycyclin) mit dem schleimverflüssigend wirkenden Ambroxol. Antibiotika müssen individuell dosiert und deshalb als Einzelstoffe (Monopräparate) gegeben werden.
Doxycomp von ct (D) Retardkaps. Doxycyclin, Ambroxol *Rezeptpflichtig*	Magen-Darm-Störungen, Erbrechen, Durchfall, Leberschädigung, Licht-Überempfindlichkeit, Zahn- und Knochenschäden bei Kindern	**Abzuraten** Nicht sinnvolle Kombination eines wirksamen Antibiotikums (Doxycyclin) mit einem Sekretolytikum (Ambroxol). Antibiotika müssen individuell dosiert und deshalb als Einzelstoffe (Monopräparate) gegeben werden.
Emser Salz (D/Ö) **Emser Pastillen mit Mentholfrische** (D/Ö) **Emser Pastillen ohne Menthol** (D/Ö) **Emser Pastillen zuckerfrei** (D) Lutschtabletten Emser Salz	Keine wesentlichen bekannt	**Zweckmäßig** Durch kurzfristige Anregung des Speichelflusses wirksam.
Exeu (D) Kaps. Eucalyptusöl	Magen-Darm-Störungen (Übelkeit, Erbrechen und Durchfall)	**Naturheilmittel** mit pflanzlichen Inhaltsstoffen. Therapeutische Wirksamkeit zweifelhaft. Vertretbar zur subjektiven Linderung der Beschwerden.
Expit Lösung (D) Lösung zum Einnehmen **Expit T Tropfen** (D) Tropfen Ambroxol	Magenbeschwerden mit Übelkeit und Erbrechen, Durchfall, Kopfschmerzen, allergische Reaktionen	**Möglicherweise zweckmäßig** Der therapeutische Nutzen von Ambroxol ist zweifelhaft. In hohen Dosen wirkt es schleimverflüssigend und erleichtert das Abhusten. Kombination mit Hustenblockern (z. B. Codein) vermeiden.

Präparat	Wichtigste Nebenwirkungen	Empfehlung
Fagusan N (D) Lösung Guaifenesin	Bei Überdosierung: Müdigkeit, Übelkeit, Erbrechen möglich. Lösung enthält Alkohol!	**Wenig zweckmäßig** Zweifelhaft wirksames schleimlösendes Mittel (Guaifenesin).
Fluimucil/ -long (D) Brausetabl. **Fluimucil Injektionslösung** (D/Ö) Amp. zur Injektion und Inhalation **Fluimucil N** (D) Granulat **Fluimucil Granulat** (Ö) Granulat Acetylcystein *Rezeptpflichtig*	Übelkeit, Erbrechen, Durchfall. Allergische Hautreaktionen. Sekretstau. Bronchospasmen	**Möglicherweise zweckmäßig** als schleimverflüssigendes Mittel. Kombination mit Hustenblockern (z. B. Codein) vermeiden.
Fluimucil Hustenlöser akut (D) Brausetabl. **Fluimucil junior** (D) Brausetabl., Granulat **Fluimucil Kindersaft** (D) Saft **Fluimucil Tabs** (D) Trinktabl. Acetylcystein *Nicht rezeptpflichtige Präparate!*	Übelkeit, Erbrechen, Durchfall. Allergische Hautreaktionen. Sekretstau	**Möglicherweise zweckmäßig** als schleimverflüssigendes Mittel. Kombination mit Hustenblockern (z. B. Codein) vermeiden.
Frenopect (D) Tabl., Saft, Tropfen **Frenopect retard** (D) Retardkaps. **Frenopect inject** (D) Amp. Ambroxol *Rezeptpflichtig nur Ampullen*	Magenbeschwerden mit Übelkeit und Erbrechen, Durchfall, Kopfschmerzen. Bei Inhalation: Hustenreiz	**Möglicherweise zweckmäßig** Der therapeutische Nutzen von Ambroxol ist zweifelhaft. In hohen Dosen wirkt es schleimverflüssigend und erleichtert das Abhusten. Kombination mit Hustenblockern (z. B. Codein) vermeiden.
Gelomyrtol (D/Ö) Kaps., nur D: Fortekaps. Myrtol (standardisiert auf die ätherischen Öle Limonen, Cineol und Pinen)	Magen-Darm-Störungen, Aktivierung von Nieren- und Gallensteinen. Allergische Reaktionen mit Hautausschlägen, Schwellungen, Atemnot, Kreislaufstörungen	**Wenig zweckmäßig** als schleimlösendes Mittel. Therapeutische Wirksamkeit nicht ausreichend gesichert. Vertretbar, wenn die desodorierende Wirkung der ätherischen Öle als angenehm empfunden wird. Zweckmäßig zur unterstützenden Behandlung von Bronchitiden und Nebenhöhlenentzündungen.

Präparat	Wichtigste Nebenwirkungen	Empfehlung
Hedelix Hustensaft (D) Sirup **Hedelix Husten-Brause-tabletten** (D) Brausetabl. **Hedelix s.a.** (D) Tropfen ohne Alkohol Efeublätterextrakt	Bei Überdosierung: Magen-Darm-Störungen (Übelkeit, Erbrechen und Durchfall)	**Naturheilmittel** mit pflanzlichen Inhaltsstoffen. Therapeutische Wirksamkeit zweifelhaft. Vertretbar zur subjektiven Linderung der Beschwerden.
H+S Bio Kinder Erkältungstee (D) Tee Thymian, Lindenblüten, Holunderblüten, Malvenblüten, Anis, Ringelblumenblüten	Allergische Reaktionen möglich	**Zweckmäßig wie andere Tees auch** Die Zufuhr größerer Mengen von Flüssigkeit ist zur Schleimverflüssigung sinnvoll.
H+S Erkältungstee V (D) Tee Thymian, Lindenblüten, Holunderblüten, Süßholzwurzel, Anis	Allergische Reaktionen möglich	**Zweckmäßig wie andere Tees auch** Die Zufuhr größerer Mengen von Flüssigkeit ist zur Schleimverflüssigung sinnvoll.
Heumann Bronchialtee Solubifix T (D/Ö) Trockenextrakt Pflanzenextrakte aus Wurzeln von Eibisch, Süßholz, Primelwurzel, Anisöl, Thymianöl	Selten allergische Erkrankungen (Hautausschläge, Atemnot), auch lebensbedrohliches Quincke-Ödem bei Primelallergie möglich	**Zweckmäßig wie andere Tees auch** Die Zufuhr größerer Mengen von Flüssigkeit ist zur Schleimverflüssigung sinnvoll.
Husten Bronchialtee Öko (D) Tee Thymian, Fenchel, Spitzwegerich, Süssholzwurzel, Hagebuttenschale	Keine wesentlichen zu erwarten, aber allergische Reaktionen möglich	**Zweckmäßig wie andere Tees auch** Die Zufuhr größerer Mengen von Flüssigkeit ist zur Schleimverflüssigung sinnvoll.
Hustenstiller-ratiopharm (D) Kaps. Dextromethorphan	Verwirrtheit, Bewusstseinsstörungen, Abhängigkeit, Müdigkeit	**Abzuraten** Problematisches Hustenmittel mit dem umstrittenen Inhaltsstoff Dextromethorphan.
Ipalat Halspastillen (D/Ö) Pastillen, nur D: Pastillen zuckerfrei *Hilfsstoffe*: u. a. Anisöl, Menthol, Fenchelöl; *Wirkstoff*: Primelwurzel-extrakt	Magenbeschwerden und Übelkeit möglich. Selten allergische Erkrankungen (Hautausschläge, Atemnot), auch lebensbedrohliches Quincke-Ödem bei Primelallergie möglich	**Zweckmäßig wie andere Bonbons auch** Durch kurzfristige Anregung des Speichelflusses wirksam.

Präparat	Wichtigste Nebenwirkungen	Empfehlung
Isla Cassis (D) Pastillen **Isla Mint** (D) Pastillen **Isla Moos** (D) Pastillen *Hilfsstoff*: Paraffin; *Wirkstoff*: Isländisch-Moos-Extrakt	Keine wesentlichen bekannt, aber Reaktionen gegen Paraffin möglich	**Zweckmäßig wie andere Bonbons auch** Durch kurzfristige Anregung des Speichelflusses wirksam.
Lindoxyl Lösung Hustenlöser (D) Tabl., Saft, Tropfen **Lindoxyl K Zäpfchen** (D) Zäpfchen Ambroxol	Magenbeschwerden mit Übelkeit und Erbrechen, Durchfall, Kopfschmerzen	**Möglicherweise zweckmäßig** Der therapeutische Nutzen von Ambroxol ist zweifelhaft. In hohen Dosen wirkt es schleimverflüssigend und erleichtert das Abhusten. Kombination mit Hustenblockern (z. B. Codein) vermeiden.
Melrosum Hustensirup (D) Sirup Thymianfluidextrakt	Bei Überdosierung: Magenschleimhautreizung möglich	**Naturheilmittel** mit pflanzlichen Inhaltsstoffen. Therapeutische Wirksamkeit zweifelhaft. Vertretbar zur subjektiven Linderung der Beschwerden.
Monapax (D) Tropfen, Saft Verschiedene pflanzliche und anorganische Stoffe in homöopathischen Zubereitungen, z. T. als Urtinktur bzw. in geringen Verdünnungen (D1, D4)	Keine nennenswerten zu erwarten. Vorsicht bei Schilddrüsenüberfunktion!	**Homöopathisches Mittel** Zur subjektiven Linderung der Beschwerden vertretbar, wenn eine notwendige Anwendung therapeutisch wirksamer Mittel nicht unterlassen wird.
Mucobene (Ö) lösliches Pulver mit hohem Zuckergehalt (Saccharose) Acetylcystein *Rezeptpflichtig*	Übelkeit, Erbrechen, Durchfall, allergische Hautreaktionen, Sekretstau. Bronchospasmen	**Möglicherweise zweckmäßig** als schleimverflüssigendes Mittel. Kombination mit Hustenblockern (z. B. Codein) vermeiden.
Mucophlogat (D) Retardkaps., Tabl., Tropfen, Saft Ambroxol	Magenbeschwerden mit Übelkeit und Erbrechen, Durchfall, Kopfschmerzen	**Möglicherweise zweckmäßig** Der therapeutische Nutzen von Ambroxol ist zweifelhaft. In hohen Dosen wirkt es schleimverflüssigend und erleichtert das Abhusten. Kombination mit Hustenblockern (z. B. Codein) vermeiden.

Präparat	Wichtigste Nebenwirkungen	Empfehlung
Mucosolvan (D) Brausetabl., Tabl., Filmtabl., Retardkaps., Hustensaft, Tropfen, Kindersaft, Lutschpastillen, Inhalationslösung, Infusionslösungskonzentrat, Injektionslösung *Wirkstoff:* Ambroxol *Rezeptpflichtig nur Injektions- und Infusionslösung*	Magenbeschwerden mit Übelkeit und Erbrechen, Durchfall, Kopfschmerzen. Bei Inhalation: Hustenreiz	**Möglicherweise zweckmäßig** Der therapeutische Nutzen von Ambroxol ist zweifelhaft. In hohen Dosen wirkt es schleimverflüssigend und erleichtert das Abhusten. Kombination mit Hustenblockern (z. B. Codein) vermeiden.
Mucosolvan (Ö) Amp., Tabl., lösl. Granulat, Retardkaps., Saft, Lösung zum Einnehmen und Inhalieren Ambroxol *Rezeptpflichtig*	Magenbeschwerden mit Übelkeit und Erbrechen, Durchfall, Kopfschmerzen. Bei Inhalation: Hustenreiz	**Möglicherweise zweckmäßig** Der therapeutische Nutzen von Ambroxol ist zweifelhaft. In hohen Dosen wirkt es schleimverflüssigend und erleichtert das Abhusten. Kombination mit Hustenblockern (z. B. Codein) vermeiden.
NAC 200/ -600 – 1 A Pharma (D) Brausetabl. Acetylcystein *Rezeptpflichtig*	Übelkeit, Erbrechen, Durchfall, allergische Hautreaktionen, Sekretstau. Bronchospasmen	**Möglicherweise zweckmäßig** als schleimverflüssigendes Mittel. Kombination mit Hustenblockern (z. B. Codein) vermeiden.

Die folgende Liste enthält Medikamente, die so wie NAC – 1 A Pharma als Wirkstoff Acetylcystein enthalten. Sie werden als Generika bezeichnet und haben dieselben Nebenwirkungen und dieselbe Empfehlung wie NAC – 1 A Pharma:

NAC 200 akut/ -600 akut – 1 A Pharma (D) Brausetabl. **NAC AbZ** (D) Brausetabl. **NAC 200 mg/ -600 mg Abz** (D) Brausetabl., *Rezeptpflichtig.* **NAC AL 100/ -200/ -600** (D) Brausetabl., *Rezeptpflichtig.* **NAC AL 200 Granulat** (D) *Rezeptpflichtig.* **NAC axount 200 mg/ -600 mg akut** (D) Brausetabl. **NAC-CT 200 mg /-600 mg Brausetabletten** (D) Brausetabl., *Rezeptpflichtig.* **NAC-CT 200 mg Tabletten** (D) Tabl. **NAC-Hemopharm 100 mg/ -200 mg/ -600 mg Brausetabletten** (D) Brausetabl. **NAC-ratiopharm 100/ -200/ -400/ -600 Sachet** (D) Beutel *Rezeptpflichtig.* **NAC-ratiopharm 100/ -200/ -600 Brausetabletten** (D) Brausetabl., *Rezeptpflichtig.* **NAC-ratiopharm 200/ -600 Trinktabletten** (D) Trinktabl., *Rezeptpflichtig.* **NAC-ratiopharm Injektionslösung** (D) Amp., *Rezeptpflichtig.* **NAC-ratiopharm akut 200/ -600 Hustenlöser** (D) Brausetabl. **NAC-ratiopharm akut 200 Hustenlöser** (D) Trinktabl. **NAC Sandoz 200 mg/ -600 mg Brausetabletten** (D) Brausetabl., *Rezeptpflichtig.* **NAC Sandoz 200 mg/ -600 mg Hustenlöser** (D) Brausetabl. **NAC-Stada 200 mg/ -600 mg** (D) Brausetabl., *Rezeptpflichtig.* **NAC-Stada 600 mg** (D) Granulat, *Rezeptpflichtig.* **NAC-Stada Tabs 200 mg/ -600 mg** (D) Tabl., *Rezeptpflichtig.* **NAC-Stada akut 200 mg/ -600 mg** (D) Brausetabl.

Präparat	Wichtigste Nebenwirkungen	Empfehlung
Neo Tussan Hustensaft (D) Susp. Dextromethorphan	Verwirrtheit, Bewusstseinsstörungen, Abhängigkeit, Müdigkeit	**Abzuraten** Problematisches Hustenmittel mit dem umstrittenen Inhaltsstoff Dextromethorphan.
Optipect Kodein forte (D) Tropfen *Hilfsstoffe*: u. a. Eukalyptusöl, Pfefferminzöl; *Wirkstoff*: Codein *Rezeptpflichtig*	Müdigkeit, Verstopfung, Abhängigkeit möglich. Tropfen enthalten Alkohol!	**Therapeutisch zweckmäßig** bei starkem, unproduktivem Reizhusten. Die Beimengung der als Hilfsstoffe ausgewiesenen ätherischen Öle (Eukalyptusöl, Pfefferminzöl) ist problematisch.
Pädiamuc Saft (D) Saft Ambroxol	Magenbeschwerden mit Übelkeit und Erbrechen, Durchfall, Kopfschmerzen	**Möglicherweise zweckmäßig** Der therapeutische Nutzen von Ambroxol ist zweifelhaft. In hohen Dosen wirkt es schleimverflüssigend und erleichtert das Abhusten. Kombination mit Hustenblockern (z. B. Codein) vermeiden.
Paracodin (D/Ö) Tabl. **Paracodin N-Sirup** (D) Sirup **Paracodin N-Tropfen** (D/Ö) Lösung Dihydrocodein *Rezeptpflichtig*	Müdigkeit, Verstopfung, Abhängigkeit möglich	**Therapeutisch zweckmäßig** bei schwerem, unproduktivem Reizhusten.
Phytobronchin Saft (D) Lösung Primelwurzelextrakt Thymiankrautextrakt	Bei Überdosierung: Magen-Darm-Störungen (Übelkeit, Erbrechen und Durchfall). Selten allergische Erkrankungen (Hautausschläge, Atemnot), auch lebensbedrohliches Quincke-Ödem bei Primelallergie möglich. Enthält Alkohol!	**Naturheilmittel** mit pflanzlichen Inhaltsstoffen. Therapeutische Wirksamkeit zweifelhaft. Vertretbar zur subjektiven Linderung der Beschwerden.
Phytohustil (D) Sirup *Hilfsstoff*: 4-Methylhydroxybenzoat (Parastoff); *Wirkstoff*: Eibischwurzel	Schleimhautreizungen. Allergische Reaktionen, auch auf Parastoffe	**Naturheilmittel** mit pflanzlichen Inhaltsstoffen. Therapeutische Wirksamkeit zweifelhaft. Vertretbar wegen geringer Risiken zur subjektiven Linderung der Beschwerden.

Präparat	Wichtigste Nebenwirkungen	Empfehlung
Pilka (Ö) Tropfen Sonnentauextrakt, Thymian, Vitamin C	Bei Überdosierung: Magenschleimhautreizungen möglich. Selten allergische Erscheinungen. Enthält Alkohol!	**Wenig zweckmäßig** Pflanzliches Mittel kombiniert mit Vitamin C. Enthält ätherische Öle. Zweifelhafte Wirksamkeit als Hustenmittel.
Pilka (Ö) Fortetropfen Ephedrin, Sonnentauextrakt, Thymian, Vitamin C *Rezeptpflichtig*	Zentrale Erregung. Selten allergische Erscheinungen. Enthält Alkohol!	**Abzuraten** Wenig sinnvolle Kombination von pflanzlichen Stoffen mit bronchienerweiterndem, aber zentralerregendem Inhaltsstoff (Ephedrin) und Vitamin C. Enthält ätherische Öle.
Prospan (D/Ö) Brausetabl., Tropfen, Saft, nur D: Tabl., Hustenliquid, Zäpfchen Efeublättertrockenextrakt	Bei Überdosierung: Magen-Darm-Störungen (Übelkeit, Erbrechen und Durchfall). Zäpfchen: örtliche Reizungen möglich. Tropfen enthalten Alkohol!	**Naturheilmittel** mit pflanzlichen Inhaltsstoffen. Therapeutische Wirksamkeit zweifelhaft. Vertretbar wegen geringer Risiken zur subjektiven Linderung der Beschwerden.
Pulmotin Hustenlöser (D) Lösung zum Einnehmen Ambroxol	Magenbeschwerden mit Übelkeit und Erbrechen, Durchfall, Kopfschmerzen	**Möglicherweise zweckmäßig** Der therapeutische Nutzen von Ambroxol ist zweifelhaft. In hohen Dosen wirkt es schleimverflüssigend und erleichtert das Abhusten. Kombination mit Hustenblockern (z. B. Codein) vermeiden.
Resyl (Ö) Saft, Tropfen Guaifenesin	Muskelschwäche, langsamer Puls. Bei Überdosierung: Müdigkeit, Übelkeit, Erbrechen möglich. Tropfen enthalten Alkohol!	**Wenig zweckmäßig** Zweifelhaft wirksames schleimlösendes Mittel (Guaifenesin).
Resyl mit Codein (Ö) Tropfen Guaifenesin, Codein *Rezeptpflichtig*	Muskelschwäche, langsamer Puls. Müdigkeit, Verstopfung. Abhängigkeit möglich. Bei Überdosierung: Übelkeit, Erbrechen möglich. Tropfen enthalten Alkohol!	**Abzuraten** Zweifelhafter therapeutischer Nutzen der Kombination eines Hustenblockers (Codein) mit einem zweifelhaft wirksamen schleimlösenden Mittel (Guaifenesin).
Rheila Konsul Original Salmiak Pastillen (D) Pastillen Süßholz, Ammoniumchlorid	Bei Überdosierung Magen-Darm-Störungen möglich. Bei häufiger Anwendung Erhöhung des Blutdrucks und des Kaliums im Blut möglich	**Zweckmäßig wie andere Bonbons auch** Durch kurzfristige Anregung des Speichelflusses wirksam.

Präparat	Wichtigste Nebenwirkungen	Empfehlung
Scottopect (Ö) Hustensaft Thymian, Quendel, Spitzwegerich	Keine wesentlichen bekannt. Enthält Alkohol!	**Naturheilmittel** mit pflanzlichen Inhaltsstoffen. Zweifelhafte therapeutische Wirksamkeit. Vertretbar wegen geringer Risiken zur subjektiven Linderung der Beschwerden.
Sedotussin (D/Ö) Tropfen, Zäpfchen, Saft, nur Ö: Sirup (Tabl. sind nicht mehr im Handel) Pentoxyverin *Rezeptpflichtig nur Tropfen und Sirup (Ö)*	Müdigkeit. Selten allergische Reaktionen. Saft: bei Überdosierung Erbrechen, Übelkeit, Durchfall	**Wenig zweckmäßig** Relativ schwach wirksam. Bei starkem, unproduktivem Reizhusten ist Codein vorzuziehen.
Sidroga Fencheltee (D) Tee Fenchel	Keine wesentlichen zu erwarten	**Zweckmäßig wie andere Tees auch** Die Zufuhr größerer Mengen von Flüssigkeit ist zur Schleimverflüssigung sinnvoll.
Sidroga Erkältungstee N (D) Teemischung Blüten von Linde, Mädesüss und Holunder, Quendelkraut, Hagebutte	Keine wesentlichen zu erwarten, aber allergische Reaktionen möglich	**Zweckmäßig wie andere Tees auch** Die Zufuhr größerer Mengen von Flüssigkeit ist zur Schleimverflüssigung sinnvoll.
Sidroga Husten- und Bronchialtee N (D) Teemischung Süßholz, Fenchel, Isländisch Moos, Spitzwegerichblatt, Thymianblatt, Eibischwurzel	Keine wesentlichen zu erwarten, aber allergische Reaktionen möglich	**Zweckmäßig wie andere Tees auch** Die Zufuhr größerer Mengen von Flüssigkeit ist zur Schleimverflüssigung sinnvoll.
Sidroga Lindenblüten (D) Tee Lindenblüten	Keine wesentlichen zu erwarten	**Zweckmäßig wie andere Tees auch** Die Zufuhr größerer Mengen von Flüssigkeit ist zur Schleimverflüssigung sinnvoll.
Sidroga Thymian (D) Tee Thymian	Keine wesentlichen zu erwarten	**Zweckmäßig wie andere Tees auch** Die Zufuhr größerer Mengen von Flüssigkeit ist zur Schleimverflüssigung sinnvoll.

Präparat	Wichtigste Nebenwirkungen	Empfehlung
Sigamuc (D) Retardkaps. Ambroxol, Doxycyclin *Rezeptpflichtig*	Magenbeschwerden mit Übelkeit und Erbrechen, Durchfall, Leberschäden; bei Sonneneinwirkung Hautschäden, Zahn- und Knochenschäden bei Kindern	**Abzuraten** Nicht sinnvolle Kombination eines wirksamen Antibiotikums (Doxycyclin) mit dem schleimverflüssigend wirkenden Ambroxol. Antibiotika müssen individuell dosiert und deshalb als Einzelstoffe (Monopräparate) verwendet werden.
Sinuc (D) akut Brausetabl., Drag., Saft, Tropfen Efeublättertrockenextrakt	Bei Überdosierung: Magen-Darm-Störungen (Übelkeit, Erbrechen und Durchfall)	**Naturheilmittel** mit pflanzlichen Inhaltsstoffen. Therapeutische Wirksamkeit zweifelhaft. Vertretbar wegen geringer Risiken zur subjektiven Linderung der Beschwerden.
Sinuforton Saft (D) Saft Primelwurzelextrakt, Thymianextrakt	Bei Überdosierung Magen-Darm- Beschwerden. Selten allergische Erkrankungen (Hautausschläge, Atemnot), auch lebensbedrohliches Quincke-Ödem bei Primelallergie möglich	**Naturheilmittel** mit pflanzlichen Inhaltsstoffen. Zweifelhafte therapeutische Wirksamkeit. Vertretbar zur unterstützenden Behandlung von entzündlichen Erkrankungen der Atemwege, aber nicht bei Schwangeren und Stillenden.
Soledum (D) Hustensaft, Tropfen Thymianextrakt	Bei Überdosierung: Magenschleimhautreizung möglich. Enthält Alkohol!	**Naturheilmittel** mit pflanzlichen Inhaltsstoffen. Zweifelhafte therapeutische Wirksamkeit. Vertretbar wegen geringer Risiken zur subjektiven Linderung der Beschwerden.
Soledum (D) Kaps. **Soledum Balsam** (D) Lösung zum Einreiben oder zur Inhalation Cineol	Allergische Reaktionen möglich. Bei Überdosierung: Magen-Darm-Störungen (Übelkeit, Erbrechen)	**Naturheilmittel** mit pflanzlichen Inhaltsstoffen. Zweifelhafte therapeutische Wirksamkeit. Vertretbar zur unterstützenden Behandlung von entzündlichen Erkrankungen der Atemwege.
Spasmo-Mucosolvan (D) Saft, Tropfen, Tabl. Clenbuterol, Ambroxol *Rezeptpflichtig*	Pulsfrequenzanstieg, Muskelzittern, Magenbeschwerden mit Übelkeit und Erbrechen, Durchfall, Kopfschmerzen. Bei längerfristiger Anwendung anabole Wirkung (Clenbuterol)	**Abzuraten** Nicht sinnvolle Kombination von Asthmamittel (Clenbuterol) und schleimverflüssigendem Mittel (Ambroxol).

Präparat	Wichtigste Nebenwirkungen	Empfehlung
Tetesept Badekonzentrat Erkältungs Bad N (D/Ö) Badezusatz Eukalyptusöl, Terpentinöl, Thymianöl, Kiefernnadelöl, Kampfer	Keine wesentlichen zu erwarten	**Zweckmäßig** als Badezusatz.
Tetra Gelomyrtol (D) Kaps. Myrtol, Oxytetracylin *Rezeptpflichtig*	Magenbeschwerden mit Übelkeit und Erbrechen, Durchfall, Leberschäden; bei Sonneneinwirkung Hautschäden, Zahn- und Knochenschäden bei Kindern	**Abzuraten** Die Kombination von Antibiotikum (Oxytetracylin) und anderen Wirkstoffen (hier Myrtol) ist strikt abzulehnen. Antibiotika müssen individuell dosiert und deshalb als Einzelstoffe (Monopräparate) gegeben werden.
Thymipin N (D) Hustensaft, Tropfen Thymianfluidextrakt	Keine wesentlichen zu erwarten. Tropfen enthalten Alkohol!	**Naturheilmittel** mit pflanzlichen Inhaltsstoffen. Zweifelhafte therapeutische Wirksamkeit. Vertretbar wegen geringer Risiken zur subjektiven Linderung der Beschwerden.
Tryasol Codein (D) Tabl., forte Lösung, mite Lösung Codein *Rezeptpflichtig*	Müdigkeit, Verstopfung, Abhängigkeit möglich. Forte Lösung enthält Alkohol!	**Therapeutisch zweckmäßig** bei schwerem, unproduktivem Reizhusten.
Tussamag (Ö) Hustensaft Thymianextrakt, Kastanienextrakt	Bei Überdosierung: Magenschleimhautreizungen möglich	**Naturheilmittel** mit pflanzlichen Inhaltsstoffen. Zweifelhafte therapeutische Wirksamkeit. Vertretbar wegen geringer Risiken zur subjektiven Linderung der Beschwerden.
Tussamag N (D) Hustensaft, Hustensaft zuckerfrei, Hustentropfen Thymianfluidextrakt	Bei Überdosierung: Magenschleimhautreizung möglich. Tropfen und Saft enthalten Alkohol!	**Naturheilmittel** mit pflanzlichen Inhaltsstoffen. Zweifelhafte therapeutische Wirksamkeit. Vertretbar wegen geringer Risiken zur subjektiven Linderung der Beschwerden.
Tussoret Tag-/ Nacht-Kapseln (D) Kaps. Codein *Rezeptpflichtig*	Müdigkeit, Verstopfung, Abhängigkeit möglich	**Therapeutisch zweckmäßig** bei schwerem, unproduktivem Reizhusten.

Präparat	Wichtigste Nebenwirkungen	Empfehlung
Wick Formel 44 Hustenlöser (D/Ö) Sirup Guaifenesin	Muskelschwäche, langsamer Puls. Bei Überdosierung: Müdigkeit, Übelkeit, Erbrechen möglich. Tropfen enthalten Alkohol!	**Wenig zweckmäßig** Zweifelhaft wirksames schleimlösendes Mittel (Guaifenesin).
Wick Formel 44 plus Husten-Pastillen S (D/Ö) Pastillen **Wick Formel 44 plus Hustenstiller** (D/Ö) Sirup Dextromethorphan	Verwirrtheit, Bewusstseinsstörungen, Abhängigkeit, Müdigkeit. Sirup enthält Alkohol!	**Abzuraten** Problematisches Hustenmittel mit dem umstrittenen Inhaltsstoff Dextromethorphan.

4.3. Schnupfenmittel

Die Schwellung oder Reizung der Nasenschleimhaut, die einem Schnupfen zugrunde liegt, ist meist die Folge von Virusinfektionen (»Verkühlung«) oder von Überempfindlichkeitsreaktionen (Allergien).

Allergien können unter anderem durch Blütenstaub provoziert werden. Dieser »Heuschnupfen« tritt jeweils zu bestimmten Jahreszeiten auf. Allergischer Schnupfen kann auch von einigen Schimmelarten und manchen Milben, die im Wohnungsstaub, in Naturprodukten (z. B. Wolle) sowie auf Hautschuppen gut gedeihen, hervorgerufen werden. Auch verschiedene Stoffe am Arbeitsplatz wie Gummi, Enzyme, Samen, Korn, Hühnerfedern, Mehl sind manchmal die Ursache für allergischen Schnupfen.

Eine geschwollene Nasenschleimhaut, die zur verstopften Nase führt, ist außerdem nicht selten die Folge von Medikamentenkonsum. Vor allem *Schnupfenmittel*, aber auch blutdrucksenkende Arzneien können Schnupfen provozieren.

Die Bereitschaft für einen Schnupfen kann vom allgemeinen Körperzustand, von psychologischen Faktoren, aber auch vom Klima und von Umweltfaktoren abhängen.

Heuschnupfen

Das Entfernen staubiger Fußmatten oder von synthetischem Bettzeug kann manchmal Wunder wirken. Es ist aber nicht immer möglich, den Kontakt mit Stoffen zu verhindern, gegen die man allergisch ist.

Wenn *eindeutig* feststeht, wogegen man allergisch ist, ist bei Allergien gegen Pollen eine *Desensibilisierung* durch Injektionen möglich. Man wird dabei allmählich immer größeren Mengen des Stoffes ausgesetzt, gegen den man allergisch ist, und gewöhnt sich daran.
Zur Linderung der allergischen Schleimhautschwellung kommen Mittel in Betracht, die in die Reaktionskette eingreifen, die zum Schnupfen führt: Cromoglicinsäure, Antihistaminika und Kortisone (Glukokortikoide). Diese Medikamente werden ausführlich auch in Kapitel 5: Bronchitis, Asthma behandelt.
Cromoglicinsäure (z. B. in *Generika mit dem Namen Cromo + Firmenbezeichnung, Lomusol, Vividrin*) verhindert die Freisetzung von schleimhautschwellenden Stoffen aus den Mastzellen. Nasensprays mit dieser Substanz sind vorbeugend wirksam.
Die Verwendung von Antihistaminika in Form von Nasensprays (z. B. *Allergodil, Livocab, Livostin*) ist nur zweckmäßig zur Behandlung der Symptome von Heuschnupfen, aber nicht zur Vorbeugung. Als Nebenwirkungen können Kopfschmerzen, Müdigkeit und allergische Reaktionen (!) auftreten. Unter Umständen sind auch Antihistaminika zum Schlucken – als Tabletten, Tropfen, Sirup – zweckmäßig (siehe Kapitel 6: Allergien).
Kortisone (Glukokortikoide) in Form von Inhalationssprays sind zweckmäßig zur Behandlung der Symptome von Heuschnupfen, aber nicht zur Vorbeugung.

Infektiöser Schnupfen

Virusinfektionen sind die häufigste Schnupfenursache. Kennzeichen einer Virusinfektion ist die klare, wässrige Flüssigkeit, die aus der Nase rinnt, oder – im späteren Stadium eines Schnupfens – dickerer, weißlicher Schleim.
Bakterielle Naseninfektionen können in der Regel am grüngelben Schleim erkannt werden.
Der Nutzen von Vitamin C zur Vorbeugung oder Behandlung von Schnupfen ist mehr als zweifelhaft, seriöse Studien bezeichnen die Vitamin-C-Behandlung immer wieder als bedeutungslos.
Hausmittel zur Behandlung des Schnupfens wie das Einträufeln physiologischer Kochsalzlösung, Dampfinhalationen, warme Duschen oder Dampfbäder sind in jedem Fall sinnvoll – auch für Jugendliche und Erwachsene.

Medikamente gegen Schnupfen

Gefäßverengende Schnupfenmittel heilen zwar nicht, aber sie sorgen innerhalb weniger Minuten dafür, dass man wieder frei atmen kann und die Nase nicht mehr läuft.

Bei Säuglingen und Kleinkindern bis 5 Jahren sollte man gefäßverengende Schnupfenmittel nur mit größter Zurückhaltung verwenden. Auch bei vorschriftsmäßigem Gebrauch kann es zu erhöhter Herzfrequenz, leichter Blutdruckerhöhung, Schlaflosigkeit, Unruhe und vor allem bei Säuglingen und Kleinstkindern zu Halluzinationen und Krämpfen kommen.

Eine verstopfte Nase ist lästig. Säuglinge können dann schlecht trinken, Kleinkinder leicht eine Mittelohrentzündung bekommen.

Wirkungsvoll und risikolos sind folgende, bewährte Maßnahmen:

- Säuglingen und Kleinkindern träufelt man »physiologische Kochsalzlösung« in die Nase. Diese Kochsalzlösung ist in jeder Apotheke erhältlich.
- Oder man gibt einen Esslöffel Kochsalz in einen Topf mit heißem Wasser und atmet einige Minuten lang über dem Wasserdampf ein.

Schnupfen-Pillen (z. B. *Rhinopront Kombi*) sind meist fragwürdige Mischungen aus Antihistaminika, gefäßverengenden oder sogar gefäßerweiternden Substanzen. Von diesen Mitteln raten wir ab.

Schnupfen durch Schnupfenmittel

Werden gefäßverengende Nasentropfen, -gele oder -sprays (z. B. *Balkis, Coldan und andere*) länger als etwa eine Woche verwendet, können sie nach Absetzen der Einnahme die Schwellung der Schleimhäute deutlich verstärken – es entsteht medikamentöser Schnupfen.

Nimmt man dann wieder Nasentropfen – in höherer Dosierung –, weil der Schnupfen nicht aufgehört hat, beginnt ein Teufelskreis, der zu chronischem Medikamentenschnupfen und schweren Schädigungen der Nasenschleimhaut führen kann. Deshalb sollten Schnupfenmittel nicht länger als maximal eine Woche mit einer darauf folgenden Pause von 10 Tagen eingenommen werden.

4.3. Schnupfenmittel

Präparat	Wichtigste Nebenwirkungen	Empfehlung
Allergodil Nasenspray (D/Ö) Lösung Azelastin *Rezeptpflichtig*	Reizung der Nasenschleimhaut, Niesreiz, Müdigkeit, Abgeschlagenheit, Geschmacksstörungen	**Nur zweckmäßig bei** allergischem Schnupfen. Keine spezifische Wirkung des Antihistaminikums (Azelastin) auf Schnupfen bei Erkältungskrankheit zu erwarten.
Aspirin complex Granulat (D/Ö) Granulat Acetylsalicylsäure (ASS), Pseudoephedrin *Rezeptpflichtig (Ö)*	Magenbeschwerden, Blutdruckerhöhung. In seltenen Fällen Asthmaanfälle. Risiko des lebensbedrohlichen Reye-Sydroms durch ASS bei Kindern und Jugendlichen	**Abzuraten** Nicht sinnvolle Kombination von Schmerzmittel ASS mit einem gefäßverengenden Inhaltsstoff (Pseudoephedrin).
Balkis Nasentropfen (D) Tropfen **Balkis Nasentropfen für Kinder** (D) Tropfen **Balkis Schnupfenspray** (D) Spray Xylometazolin	Nach Abklingen der Wirkung oft stärkere Schleimhautschwellung, bei längerem Gebrauch medikamentöser Schnupfen, bei Säuglingen Gefahr von Atemdämpfung und Bewusstlosigkeit, aber auch von Erregungszuständen	**Therapeutisch zweckmäßig nur bei** kurz dauernder Anwendung (höchstens eine Woche).
Beclorhinol aquosum (D) Dosierpumpspray Beclometason *Rezeptpflichtig*	Reizung der Nasenschleimhaut, verminderte Infektabwehr, bei längerem Gebrauch Schleimhautschäden	**Therapeutisch zweckmäßig zur** örtlichen Behandlung schwerer allergischer Symptome an der Nasenschleimhaut (z. B. bei Heuschnupfen). Stark wirksamer, vorwiegend lokal wirkender kortisonähnlicher Wirkstoff (Beclometason).
Bepanthen Meerwasser (D) Nasenspray Meerwasser, Dexpanthenol	Keine wesentlichen zu erwarten	**Therapeutisch zweckmäßig zur** Anfeuchtung der Nasenschleimhäute.
Coldan (Ö) Nasentropfen *Hilfsstoff*: Hydroxybenzoesäuremethylester (Parastoff); *Wirkstoff*: Naphazolin *Rezeptpflichtig*	Nach Abklingen der Wirkung oft stärkere Schleimhautschwellung, bei längerem Gebrauch medikamentöser Schnupfen. Bei Säuglingen Gefahr von Atemdämpfung und Bewusstlosigkeit, aber auch von Erregungszuständen	**Therapeutisch zweckmäßig nur bei** kurz dauernder Anwendung (höchstens eine Woche).

Präparat	Wichtigste Nebenwirkungen	Empfehlung
Coldastop (D) Nasenöl **Coldistop** (Ö) Nasenöl *Hilfsstoffe*: u. a. pflanzliche Öle; *Wirkstoffe*: Vitamin A, E	Bei längerem Gebrauch Gefahr von Vitamin-A-Überdosierung. Durch pflanzliche Öle Lungenschäden möglich	**Abzuraten** Therapeutische Wirksamkeit von lokal angewendetem Vitamin A und E bei Schnupfen zweifelhaft. Ölige Nasentropfen sollten nicht mehr angewendet werden.
Cromo – 1 A Pharma (D) **Cromo-CT** (D) **Cromo Pharm** (D) **Cromo-ratiopharm** (D) **Cromoglicin Heumann** (D) **Cromohexal sanft** (D) Nasendosierspay *Wirkstoff*: Cromoglicinsäure	Niesreiz, Kopfschmerzen	**Therapeutisch zweckmäßig zur** Vorbeugung von Heuschnupfen.
Dexa Rhinospray Mono (D) Pumpspray Dexamethason *Rezeptpflichtig*	Reizung der Nasenschleimhaut, verminderte Infektabwehr, bei längerem Gebrauch Schleimhautschäden	**Therapeutisch zweckmäßig zur kurzfristigen** örtlichen Behandlung schwerer allergischer Symptome an der Nasenschleimhaut (z. B. bei Heuschnupfen). Stark wirksamer kortisonähnlicher Wirkstoff (Dexamethason).
Ellatun N (D) **Ellatun 1/2** (D) Nasentropfen, Nasenspray Tramazolin	Nach Abklingen der Wirkung oft stärkere Schleimhautschwellung, bei längerem Gebrauch medikamentöser Schnupfen. Bei Säuglingen Gefahr von Atemdämpfung und Bewusstlosigkeit, aber auch von Erregungszuständen	**Therapeutisch zweckmäßig nur bei** kurz dauernder Anwendung (höchstens eine Woche).
Emser Nasensalbe sensitiv (D) Salbe *Hilfsstoffe*: ätherische Öle wie Kampfer, Menthol, Cineol; *Wirkstoff*: Emser Salz (Mineralsalze)	Selten Brennen der Nasenschleimhaut, selten Allergien. Bei Säuglingen und Kleinkindern besondere Gefahr von Atmungsstörungen	**Therapeutisch zweckmäßig** zur Verhinderung der Austrocknung der Nasenschleimhaut. Der Zusatz von ätherischen Ölen wie Kampfer ist fragwürdig und für Kinder gefährlich.
Emser Nasenspray (D) Nasenspray Emser Salz (Mineralsalze)	Keine wesentlichen zu erwarten	**Therapeutisch zweckmäßig zur** Anfeuchtung der Nasenschleimhäute.

Präparat	Wichtigste Nebenwirkungen	Empfehlung
Emser Nasenspülsalz (D) Pulver zur Herstellung einer Lösung Emser Salz (Mineralsalze)	Selten Brennen der Nasenschleimhaut	**Therapeutisch zweckmäßig** zur Verhinderung der Austrocknung der Nasenschleimhaut.
Euphorbium comp.-Nasentropfen SN (D) Dosierspray Homöopathische Verdünnungen wie z. B. Euphorbium D4 und Mercurius (Quecksilber) bijodatus D8 in isotoner Kochsalzlösung	Keine wesentlichen zu erwarten	**Homöopathisches Mittel** Zur Verhinderung der Austrocknung der Nasenschleimhaut durch isotone Kochsalzlösung geeignet. Wegen geringer Risiken vertretbar.
Flixonase aquosum (Ö) Nasenspray Fluticason *Rezeptpflichtig*	Reizung der Nasenschleimhaut, verminderte Infektabwehr, bei längerem Gebrauch Schleimhautschäden	**Therapeutisch zweckmäßig zur** kurzfristigen örtlichen Behandlung schwerer allergischer Symptome an der Nasenschleimhaut (z. B. bei Heuschnupfen). Enthält stark wirksamen kortisonähnlichen Wirkstoff (Fluticason).
Flutide Nasal (D) Susp. Fluticason *Rezeptpflichtig*	Reizung der Nasenschleimhaut, verminderte Infektabwehr, bei längerem Gebrauch Schleimhautschäden	**Therapeutisch zweckmäßig zur** kurzfristigen örtlichen Behandlung schwerer allergischer Symptome an der Nasenschleimhaut (z. B. bei Heuschnupfen). Enthält stark wirksamen kortisonähnlichen Wirkstoff (Fluticason).
Gelonasal (D) Tropfen, Spray, Gel Xylometazolin	Nach Abklingen der Wirkung oft stärkere Schleimhautschwellung, bei längerem Gebrauch medikamentöser Schnupfen, bei Säuglingen Gefahr von Atemdämpfung und Bewusstlosigkeit, aber auch von Erregungszuständen	**Therapeutisch zweckmäßig nur bei** kurz dauernder Anwendung (höchstens eine Woche).
Gelositin Nasenpflege (D/Ö) Pumpspray Cetiol CC (Kosmetiköl), Sesamöl, Orangenöl, Citronenöl, Vitamine u. a.	Allergische Reaktionen. Durch pflanzliche Öle sind Lungenschäden möglich	**Abzuraten** Die Anwendung von Ölen in der Nase ist besonders bei Sprays fragwürdig. Zur Befeuchtung der Nasenschleimhaut sind isotone Salzlösungen vorzuziehen.

Präparat	Wichtigste Nebenwirkungen	Empfehlung
Heuschnupfenmittel DHU (D/Ö) Tropfen, Tabl. Luffa operculata D4, Galphimia glauca D3, Cardiospermum D3	Keine wesentlichen zu erwarten. Tropfen enthalten Alkohol!	**Homöopathisches Mittel** Wirksamkeit zweifelhaft. Wenn die Anwendung als wirksam empfunden wird, ist sie wegen geringer Risiken vertretbar.
Imidin N (D) Nasentropfen, Nasenspray Xylometazolin	Nach Abklingen der Wirkung oft stärkere Schleimhautschwellung, bei längerem Gebrauch medikamentöser Schnupfen, bei Säuglingen Gefahr von Atemdämpfung und Bewusstlosigkeit, aber auch von Erregungszuständen	**Therapeutisch zweckmäßig nur bei** kurz dauernder Anwendung (höchstens eine Woche).
Klosterfrau Homöo Allergin flüssig (D/Ö) Lösung. Adhatoda vasica D2	Keine wesentlichen zu erwarten. Lösung enthält Alkohol!	**Homöopathisches Mittel** Wirksamkeit zweifelhaft. Wenn die Anwendung als wirksam empfunden wird, ist sie wegen geringer Risiken vertretbar.
Livocab/ direkt (D) Nasendosierspray *Konservierungsstoff*: Benzalkonium; *Wirkstoff*: Levocabastin	Brennen in der Nase, allergische Reaktionen	**Möglicherweise zweckmäßig zur** örtlichen Behandlung des Heuschnupfens. Stark wirksames Antihistaminikum.
Livostin (Ö) Nasenspray Levocabastin *Rezeptpflichtig*	Brennen in der Nase, allergische Reaktionen	**Möglicherweise zweckmäßig zur** örtlichen Behandlung des Heuschnupfens. Stark wirksames Antihistaminikum.
Locabiosol (D/Ö) Dosierspray Fusafungin *Rezeptpflichtig (Ö)*	Austrocknen der Schleimhäute, allergische Reaktionen, auch mit bronchospastischen Reaktionen	**Abzuraten** Die örtliche Behandlung mit dem Antibiotikum Fusafungin ist von fraglichem Nutzen. Bei Streptokokken-Infektionen ist eine systemische Anwendung (z. B. als Tabletten) von wirksamen Antibiotika notwendig.
Lomusol (Ö) Nasenspray Cromoglicinsäure *Rezeptpflichtig*	Niesreiz, Kopfschmerzen	**Therapeutisch zweckmäßig zur** Vorbeugung von Heuschnupfen.

Präparat	Wichtigste Nebenwirkungen	Empfehlung
mar plus Nasenspray (D) Nasenspray Meerwasser, Dexpanthenol	Keine wesentlichen zu erwarten	**Therapeutisch zweckmäßig zur** Anfeuchtung der Nasenschleimhäute.
Nasacort (D/Ö) Nasenspray Triamcinolon *Rezeptpflichtig*	Reizung der Nasenschleimhaut, verminderte Infektabwehr, bei längerem Gebrauch Schleimhautschäden	**Therapeutisch zweckmäßig zur** kurzfristigen örtlichen Behandlung schwerer allergischer Symptome an der Nasenschleimhaut (z. B. bei Heuschnupfen). Enthält stark wirksamen kortisonähnlichen Wirkstoff.
Nasan für Erwachsene (D) Nasentropfen **Nasan für Kinder** (D) Nasentropfen **Nasan Gel** (D) Nasengel **Nasengel AL** (D) Gel **NasenGel-ratiopharm** (D) Gel **Nasenspray AL** (D) Spray **Nasenspray-CT** (D) Spray (ohne Konservierungsstoff) **Nasenspray AL** (D) Spray **Nasenspray E Hexal** (D) Spray **Nasenspray Heumann** (D) Spray Xylometazolin	Nach Abklingen der Wirkung oft stärkere Schleimhautschwellung, bei längerem Gebrauch medikamentöser Schnupfen, bei Säuglingen Gefahr von Atemdämpfung und Bewusstlosigkeit, aber auch von Erregungszuständen	**Therapeutisch zweckmäßig nur bei** kurz dauernder Anwendung (höchstens eine Woche). Mittel ohne Konservierungsstoffe sind vorzuziehen.
Nasenspray K Hexal (D) Lösung **NasenSpray-ratiopharm Kinder/-Erwachsene** (D) Lösung (ohne Konservierungsstoffe) **Nasenspray Sandoz** (D) Nasenspray **Nasentropfen AL** (D) Tropfen **Nasentropfen K Hexal** (D) Tropfen **Nasentropfen-ratiopharm Kinder/-Erwachsene** (D) Tropfen (ohne Konservierungsstoffe) Xylometazolin	Nach Abklingen der Wirkung oft stärkere Schleimhautschwellung, bei längerem Gebrauch medikamentöser Schnupfen, bei Säuglingen Gefahr von Atemdämpfung und Bewusstlosigkeit, aber auch von Erregungszuständen	**Therapeutisch zweckmäßig nur bei** kurz dauernder Anwendung (höchstens eine Woche). Mittel ohne Konservierungsstoffe sind vorzuziehen.

Präparat	Wichtigste Nebenwirkungen	Empfehlung
Nasenspray-ratiopharm Panthenol (D) Lösung Dexpanthenol	Keine wesentlichen zu erwarten	**Therapeutisch zweckmäßig zur** Anfeuchtung der Nasenschleimhäute.
Nasic (D) Nasenspray **Nasic für Kinder** (D) Nasenspray *Konservierungsstoff*: Benzalkonium; *Wirkstoffe*: Xylometazolin, Dexpanthenol	Nach Abklingen der Wirkung oft stärkere Schleimhautschwellung, bei längerem Gebrauch medikamentöser Schnupfen, bei Säuglingen Gefahr von Atemdämpfung und Bewusstlosigkeit, aber auch von Erregungszuständen. Allergische Reaktionen möglich	**Therapeutisch zweckmäßig nur bei** kurz dauernder Anwendung (höchstens eine Woche). Fragliche Wirksamkeit des Zusatzstoffes Dexpanthenol.
Nasic-cur (D) Nasenspray *Konservierungsstoff*: Benzalkonium; *Wirkstoff*: Dexpanthenol	Allergische Reaktionen möglich	**Therapeutisch zweckmäßig zur** Anfeuchtung der Nasenschleimhäute. Mittel ohne Konservierungsstoffe sind vorzuziehen.
Nasivin Nasentropfen/ Dosierspray/ Spray für Erwachsene und Schulkinder (D/Ö) Lösung *Konservierungsstoff*: Benzalkonium **Nasivin sanft Dosiertropfer für Babys** (D) Lösung (ohne Konservierungsstoff) *Wirkstoff*: Oxymetazolin	Nach Abklingen der Wirkung oft stärkere Schleimhautschwellung, bei längerem Gebrauch medikamentöser Schnupfen. Allergische Reaktionen auf Konservierungsstoff Benzalkonium möglich. Bei Säuglingen Gefahr von Atemdämpfung und Bewusstlosigkeit, aber auch von Erregungszuständen	**Therapeutisch zweckmäßig nur bei** kurz dauernder Anwendung (höchstens eine Woche). Die Mittel ohne Konservierungsstoff sind vorzuziehen.
Nasivin sanft Dosierspray für Kleinkinder (D/Ö) Lösung (ohne Konservierungsstoff) **Nasivin sanft Spray für Erwachsene und Schulkinder** (D) Lösung (ohne Konservierungsstoff) *Wirkstoff*: Oxymetazolin	Nach Abklingen der Wirkung oft stärkere Schleimhautschwellung, bei längerem Gebrauch medikamentöser Schnupfen. Allergische Reaktionen auf Konservierungsstoff Benzalkonium möglich. Bei Säuglingen Gefahr von Atemdämpfung und Bewusstlosigkeit, aber auch von Erregungszuständen	**Therapeutisch zweckmäßig nur bei** kurz dauernder Anwendung (höchstens eine Woche).

Präparat	Wichtigste Nebenwirkungen	Empfehlung
Nasonex (D/Ö) Nasenspray, Susp. Mometason *Rezeptpflichtig*	Reizung der Nasenschleimhaut, verminderte Infektabwehr, bei längerem Gebrauch Schleimhautschäden	**Therapeutisch zweckmäßig zur** kurzfristigen örtlichen Behandlung schwerer allergischer Symptome an der Nasenschleimhaut (z. B. bei Heuschnupfen). Enthält stark wirksamen kortisonähnlichen Wirkstoff (Mometason).
Nisita Dosierspray/ Nasensalbe (D) Dosierspray, Nasensalbe Kochsalz, Natriumhydrogencarbonat	Keine wesentlichen zu erwarten	**Therapeutisch zweckmäßig zur** Anfeuchtung der Nasenschleimhäute.
Olynth salin Dosierspray (D) Spray (ohne Konservierungsstoff Benzalkonium) **Olynth salin Tropfen** (D) Tropfen *Konservierungsstoff*: Benzalkonium; *Wirkstoff*: Isotonische Kochsalzlösung	Nur Tropfen: Allergische Reaktionen möglich	**Therapeutisch zweckmäßig zur** Anfeuchtung der Nasenschleimhäute. Das Mittel ohne Konservierungsstoff (Dosierspray) ist vorzuziehen.
Olynth Schnupfen Lösung/ -Dosierspray (D) Tropfen, Nasenspray *Konservierungsstoff*: Benzalkonium **Olynth Schnupfen Dosierspray ohne Konservierungsstoffe** (D) Lösung *Wirkstoff*: Xylometazolin	Nach Abklingen der Wirkung oft stärkere Schleimhautschwellung, bei längerem Gebrauch medikamentöser Schnupfen. Allergische Reaktionen auf Konservierungsstoff Benzalkonium möglich. Bei Säuglingen Gefahr von Atemdämpfung und Bewusstlosigkeit, aber auch von Erregungszuständen	**Therapeutisch zweckmäßig nur bei** kurz dauernder Anwendung (höchstens eine Woche). Das Mittel ohne Konservierungsstoff Benzalkonium (Dosierspray) ist vorzuziehen.
Otriven Baby Phenylephrin Dosiertropfer ohne Konservierungsstoffe (D) Lösung Phenylephrin	Nach Abklingen der Wirkung oft stärkere Schleimhautschwellung, bei längerem Gebrauch medikamentöser Schnupfen. Gefahr von Blutdruckerhöhung, Herzklopfen, Unruhe	**Therapeutisch zweckmäßig nur bei** kurz dauernder Anwendung (höchstens eine Woche).

Präparat	Wichtigste Nebenwirkungen	Empfehlung
Otriven gegen Schnupfen (D) Nasentropfen, Dosierspray (ohne Konservierungsstoffe), Nasengel, Nasenspray, Einzeldosispipetten (ohne Konservierungsstoffe) **Otriven gegen Schnupfen Dosierspray Mentholfrisch** (D) Dosierspray (*enthält zusätzlich* Menthol, Cineol) Xylometazolin	Nach Abklingen der Wirkung oft stärkere Schleimhautschwellung, bei längerem Gebrauch medikamentöser Schnupfen. Allergische Reaktionen auf Konservierungsstoff Benzalkonium möglich. Bei Säuglingen Gefahr von Atemdämpfung und Bewusstlosigkeit, aber auch von Erregungszuständen	**Therapeutisch zweckmäßig nur bei** kurz dauernder Anwendung (höchstens eine Woche). Die Mittel ohne Konservierungsstoff Benzalkonium (Dosierspray, Einzeldosispipetten) sind vorzuziehen. Der Zusatz von ätherischen Ölen wie Menthol ist fragwürdig und für Kinder gefährlich.
Otrivin (Ö) Nasengel, Nebulisator, Nasentropfen, Nasenspray (ohne Konservierungsstoff), Nasenspray **Otrivin Menthol Nasenspray** (Ö) Nasenspray (*enthält zusätzlich* Menthol, Eucalyptol) Xylometazolin	Nach Abklingen der Wirkung oft stärkere Schleimhautschwellung, bei längerem Gebrauch medikamentöser Schnupfen. Allergische Reaktionen auf Konservierungsstoff Benzalkonium möglich. Bei Säuglingen Gefahr von Atemdämpfung und Bewusstlosigkeit, aber auch von Erregungszuständen	**Therapeutisch zweckmäßig nur bei** kurz dauernder Anwendung (höchstens eine Woche). Das Mittel ohne Konservierungsstoff Benzalkonium (Nasenspray ohne Konservierungsstoffe) ist vorzuziehen. Der Zusatz von ätherischen Ölen wie Menthol ist fragwürdig und für Kinder gefährlich.
Pulmicort Topinasal (D/Ö) Pumpspray Budesonid *Rezeptpflichtig*	Niesreiz, Schleimhautschäden möglich, Verminderung der lokalen Infektionsabwehr	**Therapeutisch zweckmäßig nur bei** allergischem Schnupfen. Kortisonähnlicher Wirkstoff (Budenosid) mit vorwiegend lokaler Wirkung.
RatioAllerg Heuschnupfenspray (D) Susp. Belcometason	Niesreiz, Schleimhautschäden möglich, Nasenbluten, unangenehmer Geruch/Geschmack. Verminderung der lokalen Infektionsabwehr	**Therapeutisch zweckmäßig nur bei** allergischem Schnupfen. Wirkstoff (Budenosid) mit vorwiegend lokaler Wirkung.
Reactine duo (D/Ö) Retardtabl. Cetirizin, Pseudoephedrin	Müdigkeit, Unruhe, Angst, schneller Herzschlag, Blutdrucksteigerung, Harnverhalt	**Abzuraten** Nicht sinnvolle Kombination von Antihistaminikum (Cetirizin) mit allgemein gefäßverengend und blutdrucksteigernd wirkendem Inhaltsstoff (Pseudoephedrin).

Präparat	Wichtigste Nebenwirkungen	Empfehlung
Rhinisan (D) Nasenspray Triamcinolon *Rezeptpflichtig*	Reizung der Nasenschleimhaut, verminderte Infektabwehr, bei längerem Gebrauch Schleimhautschäden	**Therapeutisch zweckmäßig zur** kurzfristigen örtlichen Behandlung schwerer allergischer Symptome an der Nasenschleimhaut (z. B. bei Heuschnupfen). Enthält stark wirksamen kortisonähnlichen Wirkstoff.
Rhinocort (Ö) Nasal-Pumpspray Budesonid *Rezeptpflichtig*	Niesreiz, Schleimhautschäden möglich, Verminderung der lokalen Infektionsabwehr	**Therapeutisch zweckmäßig nur bei** allergischem Schnupfen. Kortisonähnlicher Wirkstoff (Budenosid) mit vorwiegend lokaler Wirkung.
Rhinomer (D) Nasenspray Meerwasser	Keine wesentlichen zu erwarten	**Therapeutisch zweckmäßig zur** Anfeuchtung der Nasenschleimhäute.
Rhinopront Kombi (D/Ö) Tabl., nur Ö: Kaps. Tripolidin, Pseudoephedrin *Rezeptpflichtig (Ö)*	Müdigkeit, Unruhe, Angst, schneller Herzschlag, Blutdrucksteigerung, Harnverhalt	**Abzuraten** Nicht sinnvolle Kombination. Enthält ein müde machendes Antihistaminikum (Tripolidin) und ein allgemein gefäßverengend und blutdrucksteigernd wirkendes Mittel (Pseudoephedrin).
Rhinospray Atlantik Lösung (D) Nasenspray Meerwasser	Keine wesentlichen zu erwarten	**Therapeutisch zweckmäßig zur** Anfeuchtung der Nasenschleimhäute.
Rhinospray bei Schnupfen (D) Nasenspray Tramazolin	Nach Abklingen der Wirkung oft stärkere Schleimhautschwellung, bei längerem Gebrauch medikamentöser Schnupfen. Allergische Reaktionen auf Konservierungsstoff Benzalkonium möglich. Bei Säuglingen Gefahr von Atemdämpfung und Bewusstlosigkeit, aber auch von Erregungszuständen	**Therapeutisch zweckmäßig nur bei** kurz dauernder Anwendung (höchstens eine Woche).

Präparat	Wichtigste Nebenwirkungen	Empfehlung
Rhinospray plus bei Schnupfen (D) Spray **Rhinospray plus ätherische Öle** (Ö) Nasenspray **Rhinospray sensitiv bei Schnupfen** (D) Spray (ohne Konservierungsstoff Benzalkonium) *Hilfsstoffe*: ätherische Öle u. a. Menthol, Kampfer; *Wirkstoff*: Tramazolin	Nach Abklingen der Wirkung oft stärkere Schleimhautschwellung, bei längerem Gebrauch medikamentöser Schnupfen. Allergische Reaktionen auf Konservierungsstoff Benzalkonium möglich. Bei Säuglingen Gefahr von Atemdämpfung und Bewusstlosigkeit, aber auch von Erregungszuständen	**Therapeutisch zweckmäßig nur bei** kurz dauernder Anwendung (höchstens eine Woche). Die Beimengung von ätherischen Ölen ist fragwürdig und für Kinder gefährlich. Das Mittel »sensitiv« ohne Konservierungsstoff Benzalkonium ist vorzuziehen.
Schnupfen endrine (D) Tropfen, Spray *Hilfsstoffe*: ätherische Öle Menthol, Eucalyptusöl (nicht in Tropfen 0,05%); *Wirkstoff*: Xylometazolin	Nach Abklingen der Wirkung oft stärkere Schleimhautschwellung, bei längerem Gebrauch medikamentöser Schnupfen. Bei Säuglingen Gefahr von Atemdämpfung und Bewusstlosigkeit, aber auch von Erregungszuständen	**Therapeutisch zweckmäßig nur bei** kurz dauernder Anwendung (höchstens eine Woche). Die Beimengung von ätherischen Ölen ist fragwürdig und für Kinder gefährlich.
Sinfrontal (D) Tabl. Homöopathische Verdünnungen von Cinnabaris D4, Eisensalz D3, Quecksilbersalz D6 Lactose	Vermehrter Speichelfluss möglich, allergische Reaktionen möglich, Nierenschäden möglich. Bauchschmerzen und Durchfall (nur bei sog. Lactoseintoleranz)	**Homöopathisches Mittel** Wirksamkeit zweifelhaft. Nicht bei Schwangeren, Stillenden, Kindern und Säuglingen anwenden.
Sinuforton Kapseln mit Anis bei Erkältung (D) Kaps. Anisöl, Thymiankrautextrakt, Primelwurzelextrakt	Bei Überdosierung Magen-Darm-Beschwerden. Selten allergische Erkrankungen (Hautausschläge, Atemnot), auch lebensbedrohliches Quincke-Ödem bei Primelallergie möglich	**Naturheilmittel** mit pflanzlichen Inhaltsstoffen. Zweifelhafte therapeutische Wirksamkeit. Vertretbar bei entzündlichen Erkrankungen der oberen Atemwege, aber nicht bei Schwangeren und Stillenden.
Sinupret Dragees Bionorica (D) Drag. **Sinupret forte Dragees Bionorica** (D) Drag. **Sinupret Saft Bionorica** (D) Saft **Sinupret Tropfen Bionorica** (D/Ö) Tropfen Enzianwurzel, Eisenkraut Gartensauerampfer, Holunderblüten, Schlüsselblumenblüten (Primelgewächs)	Bei Überdosierung Magen-Darm-Beschwerden. Allergische Reaktionen möglich, auch lebensbedrohliches Quincke-Ödem bei Primelallergie. Saft und Tropfen enthalten Alkohol!	**Naturheilmittel** mit pflanzlichen Inhaltsstoffen. Zweifelhafte therapeutische Wirksamkeit. Vertretbar zur unterstützenden Behandlung von entzündlichen Erkrankungen der Atemwege, aber nicht bei Schwangeren und Stillenden.

Präparat	Wichtigste Nebenwirkungen	Empfehlung
Sinuselect (D) Tropfen Homöopathische Verdünnungen von Cinnabaris D8, Carbo vegetabilis D8, Silicea D8, Quecksilbersalz D8, Kaliumsalz D4, Kalziumsalz D4, Hydrastis D4, Thuja D8	Keine wesentlichen bekannt. Tropfen enthalten Alkohol!	**Homöopathisches Mittel** Wirksamkeit zweifelhaft. Wenn die Anwendung als wirksam empfunden wird, ist sie wegen geringer Risiken vertretbar.
Sinusitis Hevert SL (D) Tabl. Verschiedene homöopathische Verdünnungen u. a. Apis (Honigbiene) D4, Baptisia D4, Echinacea D2, Quecksilbersalz D9	Allergische Raektionen auf Echinacea mit Gesichtsschwellung, Atemnot und Blutdruckabfall möglich	**Abzuraten** wegen der sehr seltenen, aber möglicherweise schweren Nebenwirkungen. Homöopathisches Mittel. Wirksamkeit zweifelhaft.
Snup akut Nasenspray (D) Lösung (ohne Konservierungsstoff) Xylometazolin	Nach Abklingen der Wirkung oft stärkere Schleimhautschwellung, bei längerem Gebrauch medikamentöser Schnupfen, bei Säuglingen Gefahr von Atemdämpfung und Bewusstlosigkeit, aber auch von Erregungszuständen	**Therapeutisch zweckmäßig nur bei** kurz dauernder Anwendung (höchstens eine Woche).
Stas Nasentropfen K/ E (D) Lösung **Stas Nasenspray E** (D) Lösung **Stas Nasenspray E im Feindosierer** (D) Lösung Xylometazolin	Nach Abklingen der Wirkung oft stärkere Schleimhautschwellung, bei längerem Gebrauch medikamentöser Schnupfen, bei Säuglingen Gefahr von Atemdämpfung und Bewusstlosigkeit, aber auch von Erregungszuständen	**Therapeutisch zweckmäßig nur bei** kurz dauernder Anwendung (höchstens eine Woche).
Syntaris (D) Sprühlösung Flunisolid *Rezeptpflichtig*	Niesreiz, Schleimhautschäden möglich, Verminderung der lokalen Infektionsabwehr	**Therapeutisch zweckmäßig nur bei** allergischem Schnupfen (kortisonähnlicher Wirkstoff).
Tetrisal E Dosierspray (D) Dosierspray (ohne Konservierungsstoff) **Tetrisal K Nasentropfen** (D) Tropfen **Tetrisal S Nasentropfen** (D) Tropfen Isotonische Kochsalzlösung	Nur Tropfen: Allergische Reaktionen möglich	**Therapeutisch zweckmäßig zur** Anfeuchtung der Nasenschleimhäute. Das Mittel ohne Konservierungsstoff (Dosierspray) ist vorzuziehen.

Präparat	Wichtigste Nebenwirkungen	Empfehlung
Tusssamag Nasenspray für Kinder (D) Spray (ohne Konservierungsstoff) Xylometazolin	Nach Abklingen der Wirkung oft stärkere Schleimhautschwellung, bei längerem Gebrauch medikamentöser Schnupfen, bei Säuglingen Gefahr von Atemdämpfung und Bewusstlosigkeit, aber auch von Erregungszuständen	**Therapeutisch zweckmäßig nur bei** kurz dauernder Anwendung (höchstens eine Woche).
Vibrocil (Ö) Nasen-Gel, Nasenspray, Nasentropfen Dimetinden, Phenylephrin	Nach Abklingen der Wirkung oft stärkere Schleimhautschwellung, bei längerem Gebrauch medikamentöser Schnupfen. Bei Überdosierung Blutdruckanstieg, Herzklopfen	**Therapeutisch zweckmäßig nur zur** kurzfristiger Anwendung bei allergischem Schnupfen, höchstens eine Woche Kombination von gefäßverengendem Inhaltsstoff (Phenylephrin) mit Antihistaminikum (Dimetinden). Abzuraten bei Erkältungsschnupfen.
Vividrin akut Azelastin Nasenspray gegen Heuschnupfen (D/Ö) Nasenspray Azelastin *Rezeptpflichtig (Ö)*	Reizung der Nasenschleimhaut, Niesreiz, Müdigkeit, Abgeschlagenheit, Geschmacksstörungen	**Nur zweckmäßig bei** allergischem Schnupfen. Keine spezifische Wirkung des Antihistaminikums (Azelastin) auf Schnupfen bei Erkältungskrankheit zu erwarten
Vividrin Nasenspray gegen Heuschnupfen (D/Ö) Nasenspray Cromoglicin *Rezeptpflichtig (Ö)*	Niesreiz, Kopfschmerzen	**Therapeutisch zweckmäßig zur** Vorbeugung von Heuschnupfen.
Weleda Heuschnupfenspray (D/Ö) Spray Quittenfrüchteextrakt, Zitronensaft, Citronensäure	Reizung der Nasenschleimhaut	**Pflanzliches Mittel** Wirksamkeit zweifelhaft. Wenn die Anwendung als wirksam empfunden wird, ist sie wegen geringer Risiken vertretbar.
Wick Sinex (D/Ö) Lösung, Schnupfenspray *Hilfsstoffe*: Menthol, Kampfer; *Wirkstoff*: Oxymetazolin; *in D zusätzlich:* Cineol	Nach Abklingen der Wirkung oft stärkere Schleimhautschwellung, bei längerem Gebrauch medikamentöser Schnupfen, bei Säuglingen Gefahr von Atemdämpfung und Bewusstlosigkeit, aber auch von Erregungszuständen	**Therapeutisch zweckmäßig nur bei** kurz dauernder Anwendung (höchstens eine Woche). Die Beimengung von ätherischen Ölen ist fragwürdig und für Kinder gefährlich.

Präparat	Wichtigste Nebenwirkungen	Empfehlung
Xylo-Commod (D) Nasenspray **Xylo-POS** (D) Nasenspray Xylometazolin	Nach Abklingen der Wirkung oft stärkere Schleimhautschwellung, bei längerem Gebrauch medikamentöser Schnupfen, bei Säuglingen Gefahr von Atemdämpfung und Bewusstlosigkeit, aber auch von Erregungszuständen	**Therapeutisch zweckmäßig nur bei** kurz dauernder Anwendung (höchstens eine Woche).

4.4. Einreibe- und Inhalationsmittel

Fast alle Einreibe- und Inhalationsmittel enthalten eine Mischung aus Kampfer, Menthol und ätherischen Ölen. Sie sind wegen des guten Dufts sehr beliebt und werden vor allem auch bei Kindern gegen Erkältungskrankheiten verwendet.
Über den Nutzen gibt es in der seriösen medizinischen Literatur keine gesicherten Aussagen.

Wasserdampf und feuchte Luft sind nützlich

Das Inhalieren von Wasserdampf kann zur Linderung von Erkältungsbeschwerden sehr hilfreich sein. Besonders wichtig ist ausreichende Luftfeuchtigkeit: 40–50 Prozent sind notwendig, 60–80 Prozent sind bei Menschen mit Atemwegserkrankungen günstiger. Die Bildung von Kondenswasser setzt jedoch der Luftbefeuchtung Grenzen.
Heiminhalatoren und Ultraschallvernebler, die immer häufiger verwendet werden, können selbst zu Trägern von Bakterienkulturen werden. Man sollte deshalb beim etwaigen Kauf eines solchen Gerätes darauf achten, ob der Hersteller ausreichend über Reinigung und Desinfektion des Inhalators informiert.

Inhalationsmittel – Nutzen fragwürdig, Vorsicht bei Kindern

Der Nutzen einer Beimengung von Inhalationszusätzen zum Wasserdampf ist nicht bewiesen. In einigen Fällen können solche Zusätze – sie bestehen meist aus einer Mischung aus Kampfer, Menthol und ätherischen Ölen – sogar die Atemwege irritieren. Beim Einsatz in kleinen, geschlossenen Räumen können darüber hinaus gesundheitsschädigende Konzentrationen der Dämpfe der verschiedenen Stoffe auftreten.

Kampfer und Menthol können auch über die Schleimhäute (z. B. der Nase) in den Körper gelangen. Besonders bei Kleinkindern können schon geringe Mengen bei dieser Anwendungsweise zum sofortigen Kollaps führen. Auch Atmungsstörungen, Krämpfe und Bewusstlosigkeit wurden beobachtet. Wir raten deshalb ab von der Beimengung ätherischer Öle zu Dampfinhalationen bei Kleinkindern.

Einreibemittel – Nutzen fragwürdig, Hautreaktionen sind häufig

Einreibemittel sind wohl wegen des »guten Geruchs« so beliebt. Vor allem Kinder werden gerne damit behandelt. Ein Nutzen bei Erkältungskrankheiten ist jedoch nicht belegt. Die italienischen Arzneibehörden stuften schon 1984 alle kampferhaltigen Mittel für Kinder unter zweieinhalb Jahren als »ungeeignet« ein.

Das Einatmen von konzentrierten Dämpfen ätherischer Öle – nicht nur *Kampfer* oder *Menthol*, sondern auch *Eukalyptus- und Fichtennadelöl* – kann bei kleinen Kindern zu Atemstörungen führen. Wenn sie schwer nach Luft ringen, ist dies unter Umständen nicht auf die Krankheit, sondern auf die Nebenwirkungen ätherischer Öle zurückzuführen.

Eine weitere häufige Nebenwirkung ist das Auftreten von juckenden, pustelförmigen Hautausschlägen an der Einreibestelle. Werbeaussagen wie »Wick Vapo Rup ist besonders zur Behandlung von erkälteten Säuglingen und Kindern geeignet und kann … ohne Einschränkungen empfohlen werden« erscheinen uns als bedenklich.

Wegen der möglichen Nebenwirkungen raten wir von einer Verwendung von Einreibemitteln bei Kleinkindern und Säuglingen generell ab. Auch bei größeren Kindern sollten sie, wenn überhaupt, nur mit Vorsicht verwendet werden.

4.4. Einreibe- und Inhalationsmittel

Präparat	Wichtigste Nebenwirkungen	Empfehlung
Babix-Inhalat-N (D) Tropfen **Babix** (Ö) Inhalationslösung in D: Eukalyptusöl, Fichtennadelöl in Ö: Cajeputöl, Latschenkiefer	Allergische Reaktionen der Haut und Schleimhäute. Bei Säuglingen und Kleinkindern Gefahr von Atmungsstörungen, Krämpfen und Bewusstlosigkeit	**Naturheilmittel** Therapeutische Wirksamkeit zweifelhaft. Vertretbar wegen geringer Risiken zur subjektiven Linderung der Beschwerden. Geringere Gefahr der Nebenwirkungen als bei Kampfer- und Menthol-haltigen Mitteln.

Präparat	Wichtigste Nebenwirkungen	Empfehlung
Baby Luuf (Ö) Balsam Kampfer, Eukalyptusöl, Terpentinöl, Majoranöl	Allergische Reaktionen der Haut und Schleimhäute. Bei Säuglingen und Kleinkindern besondere Gefahr von Atmungsstörungen, Krämpfen und Bewusstlosigkeit durch Kampfer	**Naturheilmittel** Therapeutische Wirksamkeit zweifelhaft. Bei Säuglingen und Kleinkindern abzuraten.
Bronchoforton Kinderbalsam (D) Salbe Eukalyptusöl, Kiefernnadelöl	Allergische Reaktionen der Haut und Schleimhäute. Bei Säuglingen und Kleinkindern Gefahr von Atmungsstörungen, Krämpfen und Bewusstlosigkeit	**Naturheilmittel** Therapeutische Wirksamkeit zweifelhaft. Vertretbar wegen geringer Risiken zur subjektiven Linderung der Beschwerden. Geringere Gefahr der Nebenwirkungen als bei Kampfer- und Menthol-haltigen Mitteln.
Bronchoforton Salbe (D) Salbe Eukalyptusöl, Fichtennadelöl, Pfefferminzöl	Allergische Reaktionen der Haut und Schleimhäute. Bei Säuglingen und Kleinkindern Gefahr von Atmungsstörungen, Krämpfen und Bewusstlosigkeit	**Naturheilmittel** Therapeutische Wirksamkeit zweifelhaft. Vertretbar wegen geringer Risiken zur subjektiven Linderung der Beschwerden. Geringere Gefahr der Nebenwirkungen als bei Kampfer- und Menthol-haltigen Mitteln.
Emser Inhalationslösung (D) Amp. Emser Salz (Mineralsalze)	Keine wesentlichen zu erwarten	**Zweckmäßig zur** Anfeuchtung der Luftwege durch Inhalation.
Erkältungsbalsam Stada (D) Emulsion Campfer, Eukalyptusöl, Terpentinöl	Allergische Reaktionen der Haut und Schleimhäute. Bei Säuglingen und Kleinkindern Gefahr von Atmungsstörungen, Krämpfen und Bewusstlosigkeit	**Naturheilmittel** Therapeutische Wirksamkeit zweifelhaft. Vertretbar wegen geringer Risiken zur subjektiven Linderung der Beschwerden.Bei Säuglingen und Kleinkindern abzuraten.
Erkältungsbalsam Stada mild (D) Emulsion Eukalyptusöl, Kiefernnadelöl	Allergische Reaktionen der Haut und Schleimhäute. Bei Säuglingen und Kleinkindern Gefahr von Atmungsstörungen, Krämpfen und Bewusstlosigkeit	**Naturheilmittel** Therapeutische Wirksamkeit zweifelhaft. Vertretbar wegen geringer Risiken zur subjektiven Linderung der Beschwerden.Geringere Gefahr der Nebenwirkungen als bei Kampfer- und Menthol-haltigen Mitteln.

Präparat	Wichtigste Nebenwirkungen	Empfehlung
Eucabal-Balsam S (D) Emulsion Eukalyptusöl, Kiefernnadelöl	Allergische Reaktionen der Haut und Schleimhäute. Bei Säuglingen und Kleinkindern Gefahr von Atmungsstörungen, Krämpfen und Bewusstlosigkeit	**Naturheilmittel** Therapeutische Wirksamkeit zweifelhaft. Vertretbar wegen geringer Risiken zur subjektiven Linderung der Beschwerden. Geringere Gefahr der Nebenwirkungen als bei Kampfer- und Menthol-haltigen Mitteln.
Grippostad Erkältungsbad (D) Badezusatz Fichtennadelöl, Eukalyptusöl, Menthol	Allergische Reaktionen der Haut und Schleimhäute. Bei Säuglingen und Kleinkindern Gefahr von Atmungsstörungen, Krämpfen und Bewusstlosigkeit	**Naturheilmittel** Therapeutische Wirksamkeit zweifelhaft. Vertretbar wegen geringer Risiken zur subjektiven Linderung der Beschwerden bei Schulkindern und Erwachsenen.
Pe Ce (Ö) Salbe Kampfer, Eukalyptusöl, andere ätherische Öle	Allergische Reaktionen der Haut und Schleimhäute. Bei Säuglingen und Kleinkindern besondere Gefahr von Atmungsstörungen, Krämpfen und Bewusstlosigkeit durch Kampfer	**Naturheilmittel** Therapeutische Wirksamkeit zweifelhaft. Vertretbar wegen geringer Risiken zur subjektiven Linderung der Beschwerden bei Schulkindern und Erwachsenen. Bei Säuglingen und Kleinkindern abzuraten.
Piniment Salbe/ -Kinderbalsam (Ö) Emulsion, Balsam Menthol, Kampfer, Eukalyptusöl, andere ätherische Öle *Kinderbalsam*: ohne Menthol	Allergische Reaktionen der Haut und Schleimhäute. Bei Säuglingen und Kleinkindern besondere Gefahr von Atmungsstörungen, Krämpfen und Bewusstlosigkeit durch Kampfer und Menthol	**Naturheilmittel** Therapeutische Wirksamkeit zweifelhaft. Vertretbar wegen geringer Risiken zur subjektiven Linderung der Beschwerden bei Schulkindern und Erwachsenen. Bei Säuglingen und Kleinkindern abzuraten.
Pinimenthol Erkältungsbad (D) Menthol, Kampfer, Eukalyptusöl	Allergische Reaktionen der Haut und Schleimhäute. Bei Säuglingen und Kleinkindern besondere Gefahr von Atmungsstörungen, Krämpfen und Bewusstlosigkeit durch Kampfer	**Naturheilmittel** Therapeutische Wirksamkeit zweifelhaft. Vertretbar wegen geringer Risiken zur subjektiven Linderung der Beschwerden bei Schulkindern und Erwachsenen. Bei Säuglingen und Kleinkindern abzuraten.

Präparat	Wichtigste Nebenwirkungen	Empfehlung
Plantago Bonchialbalsam (D) Balsam Kampfer, Eukalyptusöl, Thymol, Terpentinöl und andere ätherische Öle, Bienenwachs und homöopathische Zubereitungen	Allergische Reaktionen der Haut und Schleimhäute. Bei Säuglingen und Kleinkindern besondere Gefahr von Atmungsstörungen, Krämpfen und Bewusstlosigkeit durch Kampfer	**Naturheilmittel** Therapeutische Wirksamkeit zweifelhaft. Vertretbar wegen geringer Risiken zur subjektiven Linderung der Beschwerden. Bei Säuglingen und Kleinkindern abzuraten.
Pulmotin Salbe (D) Salbe Kampfer, Eukalyptusöl, Thymol und andere ätherische Öle	Allergische Reaktionen der Haut und Schleimhäute. Bei Säuglingen und Kleinkindern besondere Gefahr von Atmungsstörungen, Krämpfen und Bewusstlosigkeit durch Kampfer	**Naturheilmittel** Therapeutische Wirksamkeit zweifelhaft. Vertretbar wegen geringer Risiken zur subjektiven Linderung der Beschwerden. Bei Säuglingen und Kleinkindern abzuraten.
Retterspitz Quick (D) Creme Kampfer, Menthol, Eukalyptusöl, Thymol, Rosmarinöl, Arnikatinktur	Allergische Hautreaktionen. Bei Säuglingen und Kleinkindern besondere Gefahr von Atmungsstörungen, Krämpfen und Bewusstlosigkeit durch Kampfer	**Naturheilmittel** Therapeutische Wirksamkeit zweifelhaft. Arnika ist ein starkes Allergen. Bei Säuglingen und Kleinkindern abzuraten.
Sanopinwern Inhalat (D) Flüssigkeit Eukalyptusöl, Kiefernnadelöl	Allergische Reaktionen der Haut und Schleimhäute.Bei Säuglingen und Kleinkindern Gefahr von Atmungsstörungen, Krämpfen und Bewusstlosigkeit	**Naturheilmittel** Therapeutische Wirksamkeit zweifelhaft. Vertretbar wegen geringer Risiken zur subjektiven Linderung der Beschwerden. Geringere Gefahr der Nebenwirkungen als bei Kampfer- und Menthol-haltigen Mitteln.
Scottopect (Ö) Gelee Menthol, Kampfer, Eukalyptusöl, andere ätherische Öle	Allergische Reaktionen der Haut und Schleimhäute. Bei Säuglingen und Kleinkindern besondere Gefahr von Atmungsstörungen, Krämpfen und Bewusstlosigkeit durch Menthol und Kampfer	**Naturheilmittel** Therapeutische Wirksamkeit zweifelhaft. Vertretbar wegen geringer Risiken zur subjektiven Linderung der Beschwerden. Bei Säuglingen und Kleinkindern abzuraten.
Soledum Balsam (D) Lösung zum Einreiben oder zur Inhalation Cineol	Allergische Reaktionen der Haut und Schleimhäute. Bei Säuglingen und Kleinkindern Gefahr von Atmungsstörungen, Krämpfen und Bewusstlosigkeit	**Naturheilmittel** Therapeutische Wirksamkeit zweifelhaft. Vertretbar wegen geringer Risiken zur subjektiven Linderung der Beschwerden. Geringere Gefahr der Nebenwirkungen als bei Kampfer- und Menthol-haltigen Mitteln.

Präparat	Wichtigste Nebenwirkungen	Empfehlung
Tiger Balm N rot (D) Salbe Campher, Menthol, Cajeputöl, Pfefferminzöl	Allergische Reaktionen der Haut und Schleimhäute. Bei Säuglingen und Kleinkindern besondere Gefahr von Atmungsstörungen, Krämpfen und Bewusstlosigkeit	**Naturheilmittel** Therapeutische Wirksamkeit bei Erkältungen und Muskelschmerzen zweifelhaft. Vertretbar wegen geringer Risiken zur subjektiven Linderung der Beschwerden. Bei Säuglingen und Kleinkindern abzuraten.
Transpulmin Baby (D) Lösung **Transpulmin Kinderbalsam S** (D) Creme Eukalyptusöl, Kiefernnadelöl	Allergische Reaktionen der Haut und Schleimhäute. Bei Säuglingen und Kleinkindern Gefahr von Atmungsstörungen, Krämpfen und Bewusstlosigkeit	**Naturheilmittel** Therapeutische Wirksamkeit zweifelhaft. Vertretbar wegen geringer Risiken zur subjektiven Linderung der Beschwerden. Geringere Gefahr der Nebenwirkungen als bei Kampfer- und Menthol-haltigen Mitteln.
Transpulmin Balsam (D) Creme Menthol, Cineol, Kampfer	Allergische Reaktionen der Haut und Schleimhäute. Bei Säuglingen und Kleinkindern besondere Gefahr von Atmungsstörungen, Krämpfen und Bewusstlosigkeit durch Menthol und Kampfer	**Naturheilmittel** Therapeutische Wirksamkeit zweifelhaft. Vertretbar wegen geringer Risiken zur subjektiven Linderung der Beschwerden. Bei Säuglingen und Kleinkindern abzuraten.
Wick (D/Ö) Inhalierstift N *Hilfsstoffe*: Methylsalicylat, Fichtennadelöl; *Wirkstoffe*: Menthol, Kampfer	Allergische Reaktionen der Haut und Schleimhäute. Bei Säuglingen und Kleinkindern besondere Gefahr von Atmungsstörungen, Krämpfen und Bewusstlosigkeit durch Menthol und Kampfer	**Naturheilmittel** Therapeutische Wirksamkeit zweifelhaft. Vertretbar wegen geringer Risiken zur subjektiven Linderung der Beschwerden bei Schulkindern und Erwachsenen. Bei Säuglingen und Kleinkindern abzuraten.
Wick VapoÖl (D) Tropfen Eucalyptusöl mit Cineol, Pinen, Limonen	Allergische Reaktionen der Haut und Schleimhäute. Bei Säuglingen und Kleinkindern Gefahr von Atmungsstörungen, Krämpfen und Bewusstlosigkeit	**Naturheilmittel** Therapeutische Wirksamkeit zweifelhaft. Vertretbar wegen geringer Risiken zur subjektiven Linderung der Beschwerden. Geringere Gefahr der Nebenwirkungen als bei Kampfer- und Menthol-haltigen Mitteln.

Präparat	Wichtigste Nebenwirkungen	Empfehlung
Wick VapoRup Erkältungssalbe (D/Ö) Creme, Salbe Menthol, Kampfer, Terpentinöl, Eukalyptusöl	Allergische Reaktionen der Haut und Schleimhäute. Bei Säuglingen und Kleinkindern besondere Gefahr von Atmungsstörungen, Krämpfen und Bewusstlosigkeit durch Menthol und Kampfer	**Naturheilmittel** Therapeutische Wirksamkeit zweifelhaft. Vertretbar wegen geringer Risiken zur subjektiven Linderung der Beschwerden. Bei Säuglingen und Kleinkindern abzuraten.

4.5. Mittel gegen Halsschmerzen und Beschwerden in Mund und Rachen

Bei Kleinkindern unter drei Jahren und Erwachsenen sind Halsschmerzen meistens durch Viren, seltener durch Bakterien verursacht. Bei Kindern ab dem Vorschulalter sehr viel häufiger durch Bakterien.

Die Entzündung selbst findet nicht an der Schleimhautoberfläche statt, sondern vor allem in tieferen Gewebeschichten. Die so beliebten Lutschtabletten gegen Halsschmerzen bleiben nutzlos, weil sie die im Gewebe liegenden Erreger – Viren oder Bakterien – gar nicht erreichen.

Ist eine bakterielle Infektion des Rachens oder der Mandeln (Angina, Scharlach) Ursache für die Halsschmerzen, so muss ein Antibiotikum, in der Regel Penicillin, geschluckt werden. Dies ist unbedingt notwendig, um rheumatisches Fieber mit möglichen Herzklappenschäden zu verhindern.

Die Beschwerden selbst geben keinen Hinweis, ob es sich um eine durch Viren oder durch Bakterien verursachte Entzündung handelt. Dies kann nur durch entsprechende Tests festgestellt werden. Wichtig bei der Einnahme von Antibiotika – meist handelt es sich um Penicillin, manchmal auch Erythromycin oder andere – ist, dass es zehn Tage lang eingenommen werden muss, auch wenn die Beschwerden sich schon vorher bessern. Es besteht sonst die Gefahr einer Wiedererkrankung, die sehr viel schwieriger zu behandeln ist.

Bei *Rachenentzündungen* (Pharyingitis), *Kehlkopfentzündungen* (Laryngitis) und *Stimmbandentzündungen* können nur Wasserdampf-Inhalationen und Stimmschonung helfen. Der Nutzen einer Beimengung von Medikamenten zum Dampf ist nicht bewiesen, und mit Gurgelmitteln wird die Rachenhinterwand nicht erreicht.

Mundspül- und Gurgelmittel: Salbeitee genauso wirksam

Das Berater-Komitee der US-Gesundheitsbehörde (FDA) stuft lediglich den in Apotheken erhältlichen Wirkstoff Wasserstoffperoxyd als »unbedenklich und wirksam zur Heilung von Mundleiden« ein. Kein anderer Bestandteil von Gurgelmitteln wird als wirksam bezeichnet. Die Fachzeitschrift »tägliche Praxis« weist darauf hin, dass Gurgeln mit Salbeitee »genauso wirksam« ist wie die Verwendung jeglicher Gurgel-»Medikamente«.
Der Wirkstoff Cetylpyridiniumchlorid (enthalten z. B. in *Dobendan, Dolo-Dobendan, Frubienzym, Wick Sulagil*) gilt als fragwürdig. *Nebenwirkungen*: allergische Reaktionen, Verzögerung der Wundheilung. Unsere Bewertung: Wenig zweckmäßig.
Ebenfalls fragwürdig ist die Verwendung des Wirkstoffes Chlorhexidin (enthalten z. B. in *Chlorhexamed, Hexoraletten N, Lemocin CX Gurgellösung*). Dessen *Nebenwirkungen* sind beträchtlich: Neben Verfärbungen der Mundschleimhaut und der Zähne können Geschmacksveränderungen, Schleimhautverätzungen und Allergien auftreten.

Sprays, Lutschtabletten und -bonbons – überflüssig ...

Die Pharmafirmen haben schon lange entdeckt, dass Patienten gerne Bonbons lutschen oder Sprays anwenden, wenn es im Hals brennt oder wenn man Probleme beim Schlucken hat.
In Sprays, Lutschtabletten und -bonbons sind meistens Antibiotika, Antiseptika und/oder örtliche Betäubungsmittel enthalten (z. B. in *Dobendan, Dolo-Dobendan, Dorithricin Halstabletten, frubienzym, Hexoraletten N, Lemocin, Neo-Angin, Neo-Angin N*).
Solche Mittel sind laut der Fachzeitschrift »arznei-telegramm« ohne Nutzen, weil sie nicht in tiefere Gewebeschichten der Gaumenmandeln vordringen und keinen Schutz bieten vor den Folgen einer Bakterieninfektion (rheumatisches Fieber mit möglichen Herzklappenschäden).
Bereits 1993 hat das ehemalige Bundesgesundheitsamt ein vernichtendes Urteil über das Antibiotikum Fusafungin abgegeben (enthalten z. B. in dem sehr häufig verwendeten Atemwegsspray *Locabiosol*): »... gibt es derzeit keine rationalen Argumente für den Einsatz von Fusafungin.«
In der mikrobiologischen Testung haben sich die meisten Lutschtabletten gegen Racheninfektionen als »teure Bonbons« erwiesen.

Die norwegische Gesundheitsbehörde hat in ihrem Land die Zulassung sämtlicher Halsschmerz-Lutschtabletten widerrufen, die Antibiotika, Betäubungsmittel oder desinfizierende Mittel enthalten. Ihre Wirksamkeit sei nicht bewiesen.
Reine Bonbons oder Salz-Pastillen wie etwa *Emser Salz echt* wirken durch die Anregung des Speichelflusses kurzfristig lindernd.

... und möglicherweise gefährlich

Es besteht die Gefahr, dass Antibiotika in solchen Bonbons einer Vermehrung von gegen Behandlungen unempfindlichen (resistenten) Keimen Vorschub leisten.
Wenn es wirklich nötig ist, müssen bei bakteriellen Infektionen von Mund und Rachen (z. B. bei Mandelentzündung – Angina tonsillaris) Antibiotika in Tablettenform eingenommen werden.
Der Nutzen von örtlichen Betäubungsmitteln wie Lidocain (z. B. in *Dentinox N Zahnungshilfe, Dynexan, Kamistad, Lemocin, Parodontal, Wick Sulagil*), Benzocain (z. B. in *Dolo-Dobendan, Hexoraletten*) oder Tetracain (z. B. in *Herviros*) ist sehr umstritten. Lidocain wird verdächtigt, potenziell Krebs erregend zu sein, und Benzocain ist bekannt für seine ausgeprägt allergenen Eigenschaften.

Homöopathika

Für homöopathische Mittel wie *Meditonsin* oder *Osanit Zahnkügelchen* gibt es keinen überzeugenden Nachweis, dass sie wirksam sind. Sie dienen wahrscheinlich eher der psychischen Beruhigung als der Linderung von Beschwerden.Weil keine Nebenwirkungen zu erwarten sind, kann ihre Verwendung sinnvoll sein.

4.5. Mund- und Rachentherapeutika (Halstabletten, Lutschtabletten, Gurgelmittel)

Präparat	Wichtigste Nebenwirkungen	Empfehlung
Betaisodona Mund-Antiseptikum (D/Ö) Lösung Povidon-Jod	Sehr selten allergische Erscheinungen (Juckreiz, Ausschläge). Störungen der Schilddrüsenfunktion möglich	**Nur zweckmäßig zur** präoperativen Anwendung. Vermindert die Keimzahl im Mund- und Rachenraum. Der therapeutische Nutzen dieses Effekts bei länger dauernder Anwendung ist zweifelhaft.

Präparat	Wichtigste Nebenwirkungen	Empfehlung
Chlorhexamed-Fluid (D/Ö) Lösung **Chlorhexamed Forte** (D/Ö) Lösung **Chlorhexamed Gel** (D) Gel Chlorhexidin	Bei Überdosierung: Übelkeit, Erbrechen. Selten allergische Erscheinungen (Juckreiz, Ausschläge) im Bereich des Anwendungsgebietes. Verfärbung der Mundschleimhaut und Zähne	**Wenig zweckmäßig** Vermindert die Keimzahl im Mund- und Rachenraum. Der therapeutische Nutzen dieses Effekts ist zweifelhaft.
Dentinox N Zahnungshilfe (D/Ö) Flüssigkeit, Gel Kamillentinktur, Lidocain, Polidocanol	Sehr selten allergische Erscheinungen (Juckreiz, Ausschläge) im Bereich des Anwendungsgebietes	**Abzuraten** Die Anwendung eines örtlichen Betäubungsmittels (Lidocain) bei einem natürlichen Vorgang wie der Zahnung ist strikt abzulehnen.
Dequonal (D) Lösung, Lösung zum Sprühen Benzalkonium, Dequalinium	Selten allergische Erscheinungen (Juckreiz, Ausschläge) im Bereich des Anwendungsgebietes. Enthält Alkohol!	**Wenig zweckmäßig** Kombination von Desinfektionsmitteln (Benzalkonium und Dequalinium). Vermindert die Keimzahl im Mund- und Rachenraum. Der therapeutische Nutzen dieses Effekts ist zweifelhaft.
Dobendan (D/Ö) Lutschpastillen **Dobendan X** (D) Lutschtabl. (ohne Zucker) **Dobendan zuckerfrei** (Ö) Lutschtabl. Cetylpyridinium	Selten allergische Erscheinungen (Juckreiz, Ausschläge) im Bereich des Anwendungsgebietes	**Wenig zweckmäßig** Vermindert die Keimzahl im Mund- und Rachenraum. Der therapeutische Nutzen dieses Effekts ist zweifelhaft.
Dobendan Synergie Honig & Zitrone (D) Lutschtabl. Dichlorbenzylalkohol, Amylmetacresol	Selten allergische Erscheinungen (Juckreiz, Ausschläge) im Bereich des Anwendungsgebietes. Magen-Darm-Störungen	**Wenig zweckmäßig** Kombination von Desinfektionsmitteln (Dichlorbenzylalkohol und Amylmetacresol). Vermindert die Keimzahl im Mund- und Rachenraum. Der therapeutische Nutzen dieses Effekts ist zweifelhaft.
Dolo-Dobendan (D) Lutschpastillen, Lösung Cetylpyridinium, Benzocain	Allergische Erscheinungen (Juckreiz, Ausschläge) im Bereich des Anwendungsgebietes (Paragruppenallergie auf Benzocain)	**Abzuraten** Wenig sinnvolle Kombination von Desinfektionsmittel (Cetylpyridinium) und lokal wirkendem Betäubungsmittel (Benzocain). Vermindert die Keimzahl im Mund- und Rachenraum. Der therapeutische Nutzen dieses Effekts ist zweifelhaft.

Präparat	Wichtigste Nebenwirkungen	Empfehlung
Dontisolon D (D) Mundheilpaste, Zylinderamp. Prednisolon *Rezeptpflichtig*	Verminderung der Infektionsabwehr, bei häufiger Anwendung Schleimhautschäden	**Abzuraten** zur örtlichen Behandlung von Schleimhautschäden wegen möglicher Verminderung der Infektionsabwehr. Enthält stark entzündungshemmenden Inhaltsstoff mit kortisonähnlicher Wirkung (Prednisolon).
Dorithricin Halstabletten (D/Ö) Lutschtabl. Tyrothricin, Benzalkonium, Benzocain	Allergische Erscheinungen (Juckreiz, Ausschläge) im Bereich des Anwendungsgebietes (Paragruppenallergie auf Benzocain)	**Abzuraten** Wenig sinnvolle Kombination von Lokalantibiotikum (Tyrothricin), Desinfektionsmittel (Benzalkonium) und lokal wirkendem Betäubungsmittel (Benzocain). Vermindert die Keimzahl im Mund- und Rachenraum. Der therapeutische Nutzen dieses Effekts ist zweifelhaft.
Dynexan (Ö) Salbe Tetracain, Aluminiumformiat, Extrakte aus Kamille, Arnika, Salbei *Rezeptpflichtig*	Selten allergische Erscheinungen (Juckreiz, Ausschläge) im Bereich des Anwendungsgebietes	**Wenig zweckmäßig** Wenig sinnvolle Kombination von örtlich wirkendem Betäubungsmittel (Tetracain), Adstringens und pflanzlichen Stoffen. Vertretbar zur Schmerzlinderung bei lokal schmerzhaften Schleimhautschäden.
Emser Salz (D/Ö) Beutel **Emser Pastillen mit Mentholfrische** (D/Ö) Lutschtabl. **Emser Pastillen ohne Menthol** (D/Ö) Lutschtabl. **Emser Pastillen zuckerfrei mit Lackritz/ Minzfrische** (D) Lutschtabl. Emser Salz (Mineralsalze)	Keine wesentlichen bekannt	**Zweckmäßig** Durch kurzfristige Anregung des Speichelflusses wirksam.
Frubienzym (D) Halsschmerztabletten Lysozym, Cetylpyridinium	Selten allergische Erscheinungen (Juckreiz, Ausschläge) im Bereich des Anwendungsgebietes	**Wenig zweckmäßig** Wenig sinnvolle Kombination von schleimspaltendem und antibiotisch wirksamem Enzym (Lysozym) mit Desinfektionsmittel (Cetylpyridinium). Vermindert die Keimzahl im Mund- und Rachen raum. Der therapeutische Nutzen dieses Effekts ist zweifelhaft.

Präparat	Wichtigste Nebenwirkungen	Empfehlung
Gargarisma zum Gurgeln (D) Lösung Aluminiumchlorid	Keine wesentlichen zu erwarten	**Nur zweckmäßig zur** Wundbehandlung und Stillung kleiner Blutungen im Mund- und Rachenbereich. Adstringierend (zusammenziehend) wirksam.
Gurgellösung-ratiopharm (D/Ö) Gurgellösung Dequalinium	Selten allergische Erscheinungen (Juckreiz, Ausschläge)	**Wenig zweckmäßig** Vermindert die Keimzahl im Mund- und Rachenraum. Der therapeutische Nutzen dieses Effekts ist zweifelhaft.
Herviros (Ö) Lösung Tetracain, Aminoquinurid *Rezeptpflichtig*	Selten allergische Erscheinungen (Juckreiz, Ausschläge) im Bereich des Anwendungsgebietes	**Wenig zweckmäßig** Wenig sinnvolle Kombination von örtlich wirkendem Betäubungsmittel (Tetracain) und Desinfektionsmittel (Aminoquinurid). Vertretbar zur Schmerzlinderung bei lokal schmerzhaften Schleimhautschäden.
Hexoral (D/Ö) Lösung, nur D: Spray Hexetidin	Selten allergische Erscheinungen (Juckreiz, Ausschläge) im Bereich des Anwendungsgebietes	**Wenig zweckmäßig** Vermindert die Keimzahl im Mund- und Rachenraum. Der therapeutische Nutzen dieses Effekts ist zweifelhaft.
Hexoraletten N (D) Pastillen Chlorhexidin, Benzocain	Allergische Erscheinungen (Juckreiz, Ausschläge) im Bereich des Anwendungsgebietes (Paragruppenallergie auf Benzocain). Verfärbung der Mundschleimhaut und Zähne	**Abzuraten** Wenig sinnvolle Kombination von Desinfektionsmittel (Chlorhexidin) und örtlich wirkendem Betäubungsmittel (Benzocain). Vermindert die Keimzahl im Mund- und Rachenraum. Der therapeutische Nutzen dieses Effekts ist zweifelhaft.
Kamillosan Mundspray (D/Ö) Lösung Kamillenblütenextrakt, Pfefferminzöl, Anisöl	Selten allergische Erscheinungen (Juckreiz, Ausschläge) im Bereich des Anwendungsgebietes. Lösung enthält Alkohol!	**Naturheilmittel** Therapeutische Wirksamkeit zweifelhaft. Vertretbar wegen geringer Risiken zur subjektiven Linderung der Beschwerden.

Präparat	Wichtigste Nebenwirkungen	Empfehlung
Kamistad (D) Gel *Hilfsstoff*: Benzalkonium; *Wirkstoffe*: Lidocain, Thymol, Kamillenblütenextrakt	Selten allergische Erscheinungen (Juckreiz, Ausschläge) im Bereich des Anwendungsgebietes	**Wenig zweckmäßig** Wenig sinnvolle Kombination von örtlich wirkendem Betäubungsmittel (Lidocain) mit Desinfektionsmittel (Benzalkonium) und ätherischen Ölen. Vertretbar zur Schmerzlinderung bei lokal schmerzhaften Schleimhautschäden.
Laryngsan (D) Tropfen Kampfer, Pfefferminzöl, Coffein, Ammoniaklösung	Selten allergische Erscheinungen (Juckreiz, Ausschläge) im Bereich des Anwendungsgebietes. Tropfen enthalten Alkohol!	**Abzuraten** Wenig sinnvolle Kombination von anregend wirkendem Coffein und ätherischen Ölen.
Lemocin (D/Ö) Lutschtabl. Tyrothricin, Cetrimoniumbromid, Lidocain	Selten allergische Erscheinungen (Juckreiz, Ausschläge) im Bereich des Anwendungsgebietes	**Abzuraten** Wenig sinnvolle Kombination von Lokalantibiotikum (Tyrothricin), Desinfektionsmittel (Cetrimoniumbromid) und lokal wirkendem Betäubungsmittel (Lidocain). Vermindert die Keimzahl im Mund- und Rachenraum. Der therapeutische Nutzen dieses Effekts ist zweifelhaft.
Lemocin CX Gurgellösung (D) Gurgellösung Chlorhexidin	Selten allergische Erscheinungen (Juckreiz, Ausschläge) im Bereich des Anwendungsgebietes. Lösung enthält Alkohol. Verfärbung der Mundschleimhaut und Zähne	**Wenig zweckmäßig** Vermindert die Keimzahl im Mund- und Rachenraum. Der therapeutische Nutzen dieses Effekts ist zweifelhaft.
Locabiosol (D/Ö) Dosierspray Fusafungin *Rezeptpflichtig (Ö)*	Austrocknen der Schleimhäute, allergische Reaktionen, auch mit bronchospastischen Reaktionen	**Abzuraten** Die örtliche Behandlung mit dem Antibiotikum Fusafungin ist von fraglichem Nutzen. Bei Streptokokken-Infektionen ist eine systemische Anwendung (z. B. als Tabletten) von wirksamen Antibiotika notwendig.
Mallebrin Konzentrat zum Gurgeln (D) Gurgellösung Aluminiumchlorat	Keine wesentlichen zu erwarten	**Nur zweckmäßig zur** Wundbehandlung und Stillung kleiner Blutungen im Mund- und Rachenbereich. Adstringierend (zusammenziehend) wirksam.

Präparat	Wichtigste Nebenwirkungen	Empfehlung
Mallebrin Lutschtabletten (D) Lutschtabl. Hexaharnstoff-aluminiumchlorat	Keine wesentlichen zu erwarten	**Nur zweckmäßig zur** Wundbehandlung und Stillung kleiner Blutungen im Mund- und Rachenbereich. Adstringierend (zusammenziehend) wirksam.
Meditonsin (D/Ö) Tropfen Aconitinum D5, Atropinum sulfuricum D5, Mercurius cyanatus D8 (Quecksilber)	Keine wesentlichen bekannt. Lösung enthält Alkohol!	**Homöopathisches Mittel** Therapeutische Wirksamkeit zweifelhaft. Zur subjektiven Linderung von Beschwerden vertretbar.
Mucoangin gegen Halsschmerzen (D) Lutschtabl. Ambroxol	Taubheitsgefühl, Geschmacksstörungen, Übelkeit, Erbrechen. Selten allergische Erscheinungen	**Wenig zweckmäßig bei** akuten Halsschmerzen. Inhaltsstoff Ambroxol wirkt schwach örtlich betäubend auf die Mundschleimhaut sowie schleimverflüssigend (sekretolytisch) im Bereich der Atemwege. Wirksamkeit zweifelhaft.
Mundisal (Ö) Gel *Hilfsstoff*: Cetalkonium; *Wirkstoff*: Cholinsalicylat *Rezeptpflichtig*	Selten allergische Erscheinungen (Juckreiz, Ausschläge) im Bereich des Anwendungsgebietes. Gel enthält Alkohol!	**Wenig zweckmäßig** Wenig sinnvolle Kombination von Desinfektionsmitteln (Cetalkonium, Alkohol) mit entzündungshemmend bzw. hauterweichend wirkendem Stoff (Salicylsäuresalz). Vertretbar zur kurzfristigen Behandlung kleinflächiger Schleimhautentzündungen.
Myrrhentinktur Hofmann's (D) Tinktur Tinktur aus Myrrhe	Keine wesentlichen zu erwarten. Lösung enthält Alkohol!	**Naturheilmittel** Pflanzliches Mittel. Therapeutische Wirksamkeit zweifelhaft. Vertretbar wegen geringer Risiken zur subjektiven Linderung der Beschwerden.
Neo-Angin N (D) Halstabl. **Neo-Angin N zuckerfrei** (D) Lutschtabl. **Neo-Angin** (Ö) Pastillen, zuckerfreie Pastillen *Wirkstoffe:* Dichlorbenzylalkohol, Pentyl-m-cresol, Menthol; *in Ö zusätzlich:* andere ätherische Öle	Selten allergische Erscheinungen (Juckreiz, Ausschläge) im Bereich des Anwendungsgebietes	**Wenig zweckmäßig** Nicht sinnvolle Kombination von Desinfektionsmitteln (Dichlorbenzylalkohol, Cresol bzw. Hexetidin) mit ätherischen Ölen. Vermindert die Keimzahl im Mund- und Rachenraum. Der therapeutische Nutzen dieses Effekts ist zweifelhaft.

Präparat	Wichtigste Nebenwirkungen	Empfehlung
Osanit Zahnkügelchen (D) Globuli zuckerfrei Homöopathische Verdünnungen	Keine wesentlichen zu erwarten	**Homöopathisches Mittel** Der natürliche Vorgang der Zahnung bedarf keiner Therapie.
Parodontal (D) Mundsalbe Lidocain, Salbeifluidextrakt, Kamillenfluidextrakt	Selten allergische Erscheinungen (Juckreiz, Ausschläge) im Bereich des Anwendungsgebietes	**Wenig zweckmäßig** Wenig sinnvolle Kombination von örtlich wirkendem Betäubungsmittel (Lidocain) mit ätherischen Ölen. Vertretbar zur Schmerzlinderung bei lokal schmerzhaften Schleimhautschäden.
Parontal F 5 med (D) Lösung Phenylsalicylat, Thymol, Minzöl, Eugenol, Nelkenöl, Salbeiöl	Selten allergische Erscheinungen (Juckreiz, Ausschläge) im Bereich des Anwendungsgebietes. Lösung enthält Alkohol!	**Wenig zweckmäßig** Wenig sinnvolle Kombination von Entzündungshemmer (Phenylsalicylat) mit ätherischen Ölen. Vertretbar zur kurzfristigen Behandlung kleinflächiger Schleimhautentzündungen.
Pyralvex (D/Ö) Lösung Rhabarberwurzelextrakt (Extr. Rhei), Salicylsäure	Bei lokaler Anwendung selten allergische Erscheinungen (z. B. Juckreiz, Ausschläge) im Bereich des Anwendungsgebietes. Enthält Alkohol (Ethanol)!	**Wenig zweckmäßig** Wenig sinnvolle Kombination von Wundheilmittel (Rhabarberwurzelextrakt), hauterweichendem bzw. entzündungshemmend wirkendem Mittel (Salicylsäure) und Desinfektionsmittel (Alkohol). Therapeutische Wirksamkeit als Gurgelmittel zweifelhaft. Bei direkter Anwendung der unverdünnten Lösung auf kleine Schleimhautflächen vertretbar.
Recessan (D) Salbe *Hilfsstoffe*: u. a. Anisöl, Fenchelöl, Menthol und Benzalkoniumchlorid; *Wirkstoff*: Polidocanol	Selten allergische Erscheinungen (Juckreiz, Ausschläge) im Bereich des Anwendungsgebietes	**Wenig zweckmäßig** Wenig sinnvolle Kombination von örtlich wirkendem Betäubungsmittel (Polidocanol) mit Desinfektionsmittel (Benzalkonium) und ätherischen Ölen. Vertretbar zur Schmerzlinderung bei lokal schmerzhaften Schleimhautschäden.
Salviathymol N (D) Flüssigkeit Ätherische Öle wie z. B. Menthol, Thymol, Salbeiöl, Eukalyptusöl	Selten Allergien gegen Pflanzenbestandteile. Tropfen enthalten Alkohol!	**Zweckmäßig wie andere Mundwasser auch** Die Wirksamkeit der pflanzlichen Inhaltsstoffe ist nicht ausreichend belegt.

Präparat	Wichtigste Nebenwirkungen	Empfehlung
Sidroga Kamillenblütentee (D/Ö) Tee Kamille	Keine wesentlichen zu erwarten	**Zweckmäßig wie andere Tees auch** Die Zufuhr größerer Mengen von Flüssigkeit ist zur Schleimverflüssigung sinnvoll.
Sidroga Salbeitee (D/Ö) Tee Salbei	Keine wesentlichen zu erwarten	**Zweckmäßig wie andere Tees auch** Die Zufuhr größerer Mengen von Flüssigkeit ist zur Schleimverflüssigung sinnvoll.
Solcoseryl Dental Adhäsivpaste (D/Ö) Paste Polidocanol, Hämodialysat aus Kälberblut *Rezeptpflichtig (Ö)*	Selten allergische Erscheinungen (Juckreiz, Ausschläge) im Bereich des Anwendungsgebietes	**Wenig zweckmäßig** Wenig sinnvolle Kombination von Lokalanästhetikum (Polidocanol) mit Dialysat aus Kälberblut. Vertretbar zur Schmerzlinderung bei lokal schmerzhaften Schleimhautschäden.
Stozzon Chlorophyll-Dragees gegen Mundgeruch (D) Drag. *Hilfsstoffe*: u. a. Pfefferminzöl, Rizinusöl; *Wirkstoff*: Chlorophyll-Kupferkomplex	Keine wesentlichen bekannt	**Wenig zweckmäßig** Gegen Mund- und Körpergeruch sind andere Maßnahmen besser geeignet.
Tantum Verde (D/Ö) Lösung, nur Ö: Pastillen, Mundspray Lösung und Spray enthalten Parastoff (Methylhydroxybenzoat) Benzydamin *Rezeptpflichtig (D)*	Zentrale Nebenwirkungen, wie z. B. Halluzinationen und Schlafstörungen, möglich, Licht-Überempfindlichkeit. Selten allergische Erscheinungen (Juckreiz, Ausschläge) im Bereich des Anwendungsgebietes z. B. durch den Parastoff	**Abzuraten** Auch bei direkter Anwendung der unverdünnten Lösung oder von Lutschtabletten auf entzündete Schleimhautflächen können schwere Nebenwirkungen auftreten.
Tonsillol (Ö) Gurgellösung Dequalinium	Selten allergische Erscheinungen (Juckreiz, Ausschläge) im Bereich des Anwendungsgebietes	**Wenig zweckmäßig** Vermindert die Keimzahl im Mund- und Rachenraum. Der therapeutische Nutzen dieses Effekts ist zweifelhaft.

Präparat	Wichtigste Nebenwirkungen	Empfehlung
Tonsiotren H (D) Tabl. *Hilfsstoff*: Lactose; *Wirkstoffe*: Homöopathische Verdünnungen von Atropin, Hepar, Kalium bichromat, Silicea, Quecksilbersalz	Vermehrter Speichelfluss, Hautreaktionen. Bauchschmerzen und Durchfall (nur bei sog. Lactose-Intoleranz)	**Homöopathisches Mittel** Wirksamkeit zweifelhaft. Wenn die Anwendung als wirksam empfunden wird, ist sie wegen geringer Risiken vertretbar (aber nicht bei Kleinkindern und Säuglingen).
Tonsipret (D) Tabl., Tropfen *Hilfsstoff bei Tabl.*: Lactose (Milchzucker); *Wirkstoffe*: Homöopathische Verdünnungen von Capsicum, Phytolacca, Guaiacum	Bauchschmerzen und Durchfall (nur bei sog. Lactoseintoleranz). Tropfen enthalten Alkohol!	**Homöopathisches Mittel** Wirksamkeit zweifelhaft. Wenn die Anwendung als wirksam empfunden wird, ist sie wegen geringer Risiken vertretbar.
Trachisan Halsschmerztabletten (D) Lutschtabl. *Hilfsstoffe*: u. a. Pfefferminzöl; *Wirkstoff*: Lidocain	Selten allergische Erscheinungen (Juckreiz, Ausschläge) im Bereich des Anwendungsgebietes.	**Nur zweckmäßig** zur kurzfristigen Schmerzlinderung bei lokal schmerzhaften Schleimhautschäden (nicht bei eitrigen Infekten).
Wick Sulagil (D) Halsspray Cetylpyridinium, Dequalinium, Lidocain	Selten allergische Erscheinungen (Juckreiz, Ausschläge) im Bereich des Anwendungsgebietes. Spray enthält Alkohol!	**Abzuraten** Wenig sinnvolle Kombination von Desinfektionsmitteln (Cetylpyridinium, Dequalinium) und örtlich wirkendem Betäubungsmittel (Lidocain). Vermindert die Keimzahl im Mund- und Rachenraum. Der therapeutische Nutzen dieses Effekts ist zweifelhaft.

5. Kapitel: **Chronische Bronchitis, Asthma**

Chronische Bronchitis und Asthma sind Erkrankungen der Atemwege, die sich zum Teil schwer voneinander unterscheiden lassen. Dazu gehören eine gesteigerte Reizbarkeit und vermehrte Schleimproduktion der Bronchien. Durch krampfartig (spastisch) verengte Atemwege, ein Anschwellen der Bronchialschleimhaut und Verlegung der Bronchien (Obstruktion) durch Schleim kommt es zu Atemnot und Husten.

Asthma tritt anfallartig auf, eine chronische Bronchitis führt zu Dauerbeschwerden. Diese Atemwegserkrankungen fallen unter den medizinischen Sammelbegriff der chronisch-obstruktiven Lungenerkrankungen (COPD). Männer sind wesentlich häufiger davon betroffen als Frauen – dies ist möglicherweise eine Folge des häufigeren, längeren und ausgeprägteren Rauchens bei Männern. Eine chronische Bronchitis kann auch ohne spastische (asthmatische) Beschwerden ablaufen (z. B. Emphysembronchitis).

Bei akuter Bronchitis können ebenfalls krampfartige (spastische) Beschwerden auftreten.

Ursachen von chronischer Bronchitis und Asthma

- Als bedeutsamste Ursache der chronischen Bronchitis gilt Zigarettenrauch (siehe dazu auch Kapitel 20. Suchtmittel). Mehrere Untersuchungen in Großbritannien haben gezeigt, dass es auch einen engen Zusammenhang zwischen der Luftverschmutzung und den Erkrankungen der Atemwege gibt.
- Bei der Entstehung von Asthma spielen vor allem Erbfaktoren, Infektionen und chronische Entzündungen der Atemwege eine Rolle. Nur in etwa 20 Prozent aller Fälle ist Asthma durch Allergene verursacht. Die bedeutsamsten sind: Staubmilben, Katzen, Hunde, Küchenschaben, Schimmelpilze, Pollen, aber auch Schmerzmittel wie Acetylsalicylsäure (enthalten z. B. in *Aspirin*), Antirheumatika und Beta-Blocker. Auslöser von Asthmaanfällen können neben Infektionen der Atemwege auch Gerüche, Veränderung des Luftdrucks oder der Temperatur, emotionale Erregung und körperliche Belastung sein. Außerdem der gelbe Farbstoff Tartrazin, der vielen Nahrungsmitteln und auch Medikamenten beigemengt ist, und der

Konservierungsstoff Sulfit, der unter anderem in Salaten, Rotwein und Bier enthalten sein kann. Für die weitverbreitete Meinung, dass vor allem Nahrungsmittel – Milch, Zucker, Getreide, Nüsse – Asthma verursachen, fehlen seriöse Belege.
– Chronische Bronchitis und Asthma können auch Symptome anderer Erkrankungen sein (z. B. Lungenkrebs).

Selbsthilfe

Die wichtigste Maßnahme besteht darin, alle Einflüsse zu meiden, die die Erkrankung verursacht haben. In den meisten Fällen bedeutet das: aufhören zu rauchen.
Wenn die Krankheit durch bestimmte Schadstoffe am Arbeitsplatz verursacht ist (Staub, Dämpfe, Gase), sollte man einen Arbeitsplatzwechsel anstreben.
Bei allergischem Asthma sollte man versuchen, alle Stoffe zu vermeiden oder auszuschalten, die dafür verantwortlich sind (Hausstaubmilben, Pollen, Medikamente). Eine Voraussetzung dafür ist allerdings, dass man weiß, gegen welche Stoffe man allergisch ist. Sowohl bei Asthma als auch bei chronischer Bronchitis sind atemgymnastische Übungen oder autogenes Training sinnvoll, weil sie Erleichterung beim Atmen bringen und Stress mildern können. Psychologische Entspannungsmethoden werden leider immer noch viel zu wenig bei Asthma und chronischer Bronchitis angewendet.
Wichtig ist die ausreichende Befeuchtung der Raumluft. Bei zähem Schleim in den Bronchien sollte man darauf achten, immer genügend Flüssigkeit zu sich zu nehmen.
Vor allem bei Asthma empfiehlt Professor R. Wettengel, Ehrenvorsitzender der Deutschen Atemwegsliga, die »ärztlich kontrollierte Selbstbehandlung«. Dazu sollte man ein Peak-Flow-Meter (Gerät zur Prüfung der Lungenfunktion) verwenden und ein Asthma-Tagebuch führen.

Behandlung von chronisch obstruktiver Bronchitis und Asthma

Bei beiden Erkrankungen geht es in erster Linie um die Behandlung der entzündeten Bronchialschleimhaut. Da es sich um chronische Erkrankungen handelt, sind regelmäßige Kontrollen und Behandlung notwendig. In vielen Fällen können solche Erkrankungen nicht geheilt, wohl aber ihr Fortschreiten verhindert werden.

Behandlung der chronisch obstruktiven Bronchitis

Eine einfache chronische Bronchitis führt noch nicht zu einer Verengung der Bronchien und damit auch nicht zur Atemnot – das ist lediglich eine Vorstufe der chronisch obstruktiven Bronchitis, die auch durch eine Verengung der Bronchien charakterisiert ist.
Die Entzündung der Bronchien wird am wirksamsten mit Glukokortikoiden wie Beclometason (enthalten z. B. in *Junik* u. a.) oder Budesonid (enthalten z. B. *Generika mit dem Namen Budesonid + Firmenbezeichnung* u. a.) bekämpft.
Die Behandlung der Bronchokonstriktion wird mit dem Wirkstoff Theophyllin (enthalten z. B. in *Bronchoretard* u. a.) durchgeführt und/oder bei akuten Anfällen mit sogenannten Beta-Sympathomimetika. Ein sinnvoller Wirkstoff ist außerdem Ipratropiumbromid, der jedoch nicht sofort beschwerdelindernd, sondern hauptsächlich vorbeugend wirkt.
Bei bakteriellen Infektionen der Bronchien ist die Einnahme von Antibiotika (Wirkstoffe *Amoxicillin*, *Erythromycin* u. a.) notwendig.
Bei quälendem Reizhusten sind unter Umständen Medikamente sinnvoll, die den Hustenreiz dämpfen (siehe dazu Kapitel 4.2.: Hustenmittel). Wenn Schleim ausgehustet wird, sind Hustendämpfer jedoch nicht sinnvoll.

Behandlung von Asthma bronchiale

Die »Deutsche Atemwegsliga für Pneumologie« schlägt für die Behandlung ein Stufenschema vor: Je nach Schweregrad der Beschwerden werden unterschiedliche Medikamente und unterschiedliche Dosierungen verwendet und schrittweise gesteigert.

Stufe 1: Leichtes Asthma – tagsüber weniger als ein Anfall pro Woche und nachts weniger als zwei Anfälle pro Monat:
Inhalation von kurz wirkenden Beta-Sympathomimetika (wie Terbutalin oder Salbutamol) nur bei Bedarf oder vorbeugend vor Belastungen.
Zur Vorbeugung bei allergischem Asthma eignet sich auch die Inhalation von Cromoglicin + bedarfsorientierte Inhalation von Beta-Sympathomimetika maximal 4mal täglich. Cromoglicin ist jedoch nicht geeignet zur Behandlung akuter Anfälle.
Wenn Beta-Sympathomimetika öfter als zweimal pro Woche benötigt werden, geht man zu Stufe 2 über. Zunehmend häufiger empfehlen

Spezialisten auch schon bei mildem Asthma die Verwendung von Glukokortikoiden wie Budenosid (enthalten z. B. Generika mit dem Namen *Budesonid + Firmenbezeichnung* u. a.) .

Stufe 2: Leichtes Dauerasthma – tagsüber mindestens ein Anfall pro Woche und nachts mehr als zwei Anfälle pro Monat:
Inhalation von niedrig dosierten Glukokortikoiden und nach Bedarf von kurz wirkenden Beta-Sympathomimetika wie Terbutalin oder Salbutamol maximal 4mal täglich.

Stufe 3: Mittelgradiges Dauerasthma – tagsüber tägliche Anfälle und nachts mehr als 1mal pro Woche:
Inhalation von mittelhoch dosierten Glukokortikoiden und nach Bedarf Inhalation von Beta-Sympathomimetika (unter Umständen auch lang wirkende wie Formoterol, enthalten z. B. in *Foradil*). Als Alternative zu lang wirkenden Beta-Sympathomimetika gilt die Einnahme des Wirkstoffs Theophyllin oder von Montelukast (enthalten z.B. in *Singulair*).
Lang wirkende Beta-Sympathomimetika wie Formoterol oder Salmeterol dürfen auf keinen Fall im akuten Asthma-Anfall benützt werden, weil es viel zu lange dauert, bis die Wirkung eintritt. Beta-Sympathomimetika zum Schlucken kommen nur für Patienten in Frage, die die Technik des Inhalierens nicht lernen oder ablehnen. Nebenwirkungen sind bei geschluckten Mitteln häufiger und schwerer als bei Inhalationen.

Stufe 4: Schweres Dauerasthma – tagsüber ständige und nachts häufige Beschwerden:
Neben den höher dosierten Medikamenten der Stufe 3 müssen Glukokortikoide geschluckt werden.

Wichtig: Wenn die Atemsituation stabil bleibt, sollte versucht werden, die Stufenleiter der Behandlung wieder hinabzusteigen, also Anzahl und Dosis der Medikamente wieder zu verringern.

Behandlung von Asthma bei Kindern

Für Kinder gelten andere Behandlungsregeln als für Erwachsene. In jedem Fall sollte ein Spezialist zugezogen werden. Die Basis der Therapie bilden Cromoglicin und Glukokortikoide zum Inhalieren. Daneben werden aber auch Beta-Sympathomimetika und Theophyllin verwendet.

In der Fachwelt gab es lange Zeit heftige Diskussionen über die Nebenwirkungen von Glukokortikoiden bei Kindern. Wegen der möglichen Gefahr des Knochen- und Längenwachstums war diese Therapie früher sehr umstritten. Heutzutage wird das Risiko bei sachgerechter Verwendung der neueren Glukokortikoide mit geringer Wirkung auf den gesamten Körper (z. B. der Wirkstoff Beclomethason, enthalten z. B. in *Junic)* als vertretbar eingeschätzt.

Medikamente

Glukokortikoide (Kortisone)

Die vorbeugende Anwendung von Inhalationen mit Glukokortikoiden (z. B. *Alvesco, Generika mit den Namen Beclometason oder Budenosid + Firmenbezeichnung* und andere) ist für Erwachsene uneingeschränkt sinnvoll. Bei Kindern sollte jedoch bis zum Abschluss des Längenwachstums eine Dosisbegrenzung eingehalten werden, und zwar besonders dann, wenn Kortison nicht nur inhaliert, sondern auch gespritzt bzw. geschluckt wird. Als Nebenwirkung von Kortison-Inhalationen können Pilzerkrankungen der Mundhöhle und in seltenen Fällen Heiserkeit auftreten. Pilzerkrankungen lassen sich durch Mundspülen nach dem Inhalieren wesentlich einschränken bzw. vermeiden.
Wenn jemand mehr als einmal pro Woche ein Beta-Sympathomimetikum benötigt, um einen akuten Asthmaanfall zu behandeln, dann sollte eine Basisbehandlung mit einem Kortison-Präparat zur Inhalation erfolgen. Diese Therapie soll verhindern, dass die Krankheit sich durch entzündliche Veränderungen in den Bronchien verschlechtert und dann immer öfter Beta-Sympathomimetika gebraucht werden.
Die Verwendung von Kortison-Präparaten zum Schlucken ist nur dann sinnvoll, wenn alle übrigen Arzneimittel nicht ausreichend wirksam sind. Zu den Nebenwirkungen dieser Kortison-Präparate siehe Kapitel 7.1.

Beta-Sympathomimetika (ß-Sympathominetika)

Zur Linderung von akuten Asthmabeschwerden eignen sich am besten Sympathomimetika wie der Wirkstoff Salbutamol (enthalten z. B. in *Generika mit dem Namen Salbutamol + Firmenbezeichnung*) oder Terbutalin (enthalten z. B. in *Aerodur Turbohaler, Bricanyl*). Fenoterol (enthalten z. B. in *Berotec*) hat möglicherweise ein höheres Nebenwirkungsrisiko als Salbutamol und Terbutalin.

Neben diesen kurz wirksamen gibt es auch Präparate mit längerer Wirkungsdauer wie Salmeterol (z. B. in *Aeromax, Serevent*) und Formoterol (z. B. in *Foradil, Oxis*). Diese sollten aber nur verwendet werden (z. B. auch bei nächtlichem Asthma), wenn die lang bewährten kurz wirksamen Präparate (siehe oben) nicht mehr ausreichen. Sie sind nicht zur Behandlung akuter Beschwerden geeignet, weil ihre Wirkung erst spät eintritt.
Wegen der oft beeindruckenden Sofortwirkung (Besserung der Atemnot) besteht bei den bewährten Beta-Sympathomimetika wie Salbutamol eine große Gefahr: Patient und Arzt können den Schweregrad der Krankheit unterschätzen, Asthmakranke können aber auch in die Versuchung kommen, das Inhalationsspray zu oft zu verwenden. Alle Beta-Sympathomimetika können schädigende Wirkungen auf die Herzfunktion haben. Wenn diese Präparate öfter als einmal pro Woche notwendig werden, um einen Anfall zu bessern, dann ist eine Therapie mit Kortison notwendig. Die Beta-Sympathomimetika sollen dann nur bei Bedarf zusätzlich eingesetzt werden.

Achtung: Es ist unbedingt notwendig, sich die Anwendung von Dosier-Aerosolen genau erklären zu lassen – ein Viertel bis die Hälfte der Anwender von Dosier-Aerosolen wendet sie nicht richtig an.

Ipratropiumbromid

Dieser Wirkstoff (enthalten z. B. in *Atrovent, Berodual, Spiriva*) wird vor allem bei chronisch-obstruktiver Bronchitis verwendet – hauptsächlich zur Vorbeugung, weniger zur Beschwerdelinderung. Die Wirkung tritt erst nach 20 bis 30 Minuten ein. Bei Asthmatikern wird Ipratropiumbromid als Zusatzmedikation verwendet, wenn Beta-Sympathomimetika nicht ausreichen. Es hat relativ wenig Nebenwirkungen (gelegentlich Mundtrockenheit und Schleimeindickung). Ähnlich wirkt das relativ neue Mittel Tiotropium (enthalten z. B. in *Spiriva*).

Theophyllin

Theophyllin ist enthalten z. B. in *Aerobin, Afonilum, Bronchoretard, Generika mit dem Namen Theophyllin + Firmenbezeichnung und andere* und gilt als Standardmedikament bei spastischer Bronchitis und bei schwereren Formen von Asthma.
Ein Problem bei der Verwendung von Theophyllin ist die richtige Dosierung. Ist die Dosis zu hoch, können beträchtliche Nebenwirkungen

auftreten – im Extremfall lebensbedrohliche Herzrhythmusstörungen. Vor allem nach zu rascher Injektion in die Venen sind zahlreiche Todesfälle durch Herzstillstand beschrieben worden.
Theophyllin hat – unabhängig von der Art, wie es eingenommen wird – relativ viele Nebenwirkungen, die zum Teil schon bei Dosierungen, die die Bronchien noch gar nicht erweitern, auftreten. In einer Studie mit 2.800 Patienten wurden bei jedem zehnten Patienten Nebenwirkungen festgestellt: meist Magenstörungen, Erbrechen, aber auch heftiger Atem, Unruhe, Schlafstörungen, Krämpfe und Herzrhythmusstörungen.
Es gibt große Unterschiede der persönlichen Verträglichkeit. Deshalb wird von Fachleuten empfohlen, die *Konzentration dieser Substanz im Blut zu kontrollieren.*

Vorsicht bei zusätzlichen Erkrankungen und Rauchen

Rauchen führt zu einer schnelleren Ausscheidung von Theophyllin aus dem Körper und damit zu einer geringeren Wirkung. Krankheiten wie Leberzirrhose, Stauungsinsuffizienz des Herzens und schwere obstruktive Lungenerkrankungen können dazu führen, dass Theophyllin langsamer ausgeschieden wird und daher die Konzentration im Blut vergleichsweise hoch ist.

Vorsicht bei der Verwendung von Theophyllin und anderen Medikamenten

Wer gleichzeitig Theophyllin und andere Medikamente oder Suchtgifte verwendet, sollte sich genau über die Wechselwirkungen informieren: Manche verstärken die Wirkung (z. B. Cimetidin, enthalten in *Tagamet*; Betablocker; bestimmte Antibiotika; die »Pille«; bestimmte Impfstoffe), andere wieder verringern sie (z. B. das Rauchen). Gefährlich kann vor allem die Wirkungsverstärkung sein. Dies ist einer der häufigsten Gründe für die Einweisung von Patienten ins Krankenhaus.

Leukotrienantagonisten

Diese relativ neuen Wirkstoffe wie zum Beispiel Montelukast (enthalten in *Singulair*) werden zur Vorbeugung von Asthmaanfällen angewendet. Ihre therapeutische Wirksamkeit ist noch nicht ausreichend belegt. Häufige Nebenwirkungen sind Durst, Husten, Bauchschmerzen und grippeartige Beschwerden wie Fieber und Kopfschmerzen.

Antiallergische Mittel

Als antiallergisches Mittel zur Vorbeugung von Asthmaanfällen werden hauptsächlich die Wirkstoffe Cromoglicin (enthalten z. B. in *Cromohexal, DNCG Stada, Intal*) und Nedocromil (enthalten z. B. in *Tilade*) verwendet.
Ketotifen (enthalten z. B. in *Zaditen*) hat ähnliche Eigenschaften wie Cromoglicin, ist in der Wirkung jedoch schwächer und unsicherer, außerdem hat es dämpfende Eigenschaften.

Kombinationspräparate

Die Kombination von Beta-Sympathomimetika mit Ipratropiumbromid (z. B. *Berodual*) kann sinnvoll sein.
Die Kombination von Cromoglicin und Beta-Sympathomimetikum (z. B. *Aarane, Allergospasmin, Ditec*) wird von der *Deutschen Atemwegsliga* als sinnvoll eingestuft, besonders bei jüngeren Patienten und bei allergischen Asthmatikern.

Hustenmittel zur Förderung des Auswurfs

Der zähe Bronchialschleim ist meist nur schwer auszuhusten. Die ausreichende Zufuhr von Flüssigkeit (drei Liter am Tag) ist die Voraussetzung für jede Besserung. Die Zweckmäßigkeit der Anwendung von hustenfördernden Mitteln (Expektorantien, siehe Kapitel 4.2.) bei Bronchitis und Asthma ist umstritten. Acetylcystein (z. B. in *ACC, Fluimucil*) kann bei Inhalation zu einer Bronchienverengung führen und sollte daher bei Bronchialasthma nicht verwendet werden.

Antibiotika

Bei chronischer Bronchitis kann es notwendig sein, mit Antibiotika bakterielle Infektionen auszuschalten. Meistens verwendet man die Wirkstoffe Amoxicillin oder Erythromycin (siehe dazu auch Kapitel 10.1.2.: Breitspektrum-Penicilline und Kapitel 10.1.6.: Makrolide).

5.1. Mittel gegen Asthma und spastische Bronchitis

Präparat	Wichtigste Nebenwirkungen	Empfehlung
Aarane (D) Dosier-Aerosol zur Inhalation Cromoglicinsäure, Reproterol *Rezeptpflichtig*	Herzklopfen, Unruhe, Fingerzittern	**Therapeutisch zweckmäßig** Kombination eines vorbeugend wirksamen Inhaltsstoffs (Cromoglicinsäure) mit einem direkt bronchialerweiternd wirkenden Stoff (Reproterol).
ACC injekt (D) Injektionslösung Acetylcystein *Rezeptpflichtig*	Übelkeit, Erbrechen, Durchfall. Allergische Hautreaktionen, Bronchospasmen, Sekretstau	**Möglicherweise zweckmäßig** als schleimverflüssigendes Mittel. Ampullen zur lokalen Behandlung (Inhalation) bei chronischen Atemwegserkrankungen und zur Injektion. Kombination mit Hustenblockern (z. B. Codein) vermeiden.
Aerobin mite/ normo/ forte (D) Retardkaps. Theophyllin *Rezeptpflichtig*	Magen-Darm-Störungen, Schlafstörungen, Kreislaufstörungen	**Therapeutisch zweckmäßig** Lange bewährter Wirkstoff mit bronchienerweiternder Wirkung.
Aerodur Turbohaler (D) Pulver zur Inhalation Terbutalin *Rezeptpflichtig*	Herzklopfen, Herzschmerzen, Unruhe, Muskelzittern	**Therapeutisch zweckmäßig** Relativ gezielt bronchienerweiternd wirkendes Mittel (ß-Sympathomimetikum).
aeromax Diskus (D) Pulver zur Inhalation **aeromax Dosier-Aerosol** (D) Dosier-Aerosol Salmeterol *Rezeptpflichtig*	Häufig Kopfschmerzen, Herzklopfen, Herzschmerzen, Unruhe, Muskelzittern	**Nur zweckmäßig zur** Vorbeugung von Asthmaanfällen, besonders für die Nacht. Sehr langsamer Wirkungseintritt. Vorsicht! **Nicht** geeignet zur Behandlung des akuten Asthmaanfalls.
Afonilum Bio-R (D) Retardkaps. **Afonilum retard/ retard mite/ retard forte** (D) Retardkaps. **Afonilum-Tropfen** (D) Tropfen **Afonilum Bio-R** (D) Retardkaps. (Tag- und Nachtkaps.) Theophyllin *Rezeptpflichtig*	Magen-Darm-Störungen, Schlafstörungen, Kreislaufstörungen	**Therapeutisch zweckmäßig** Lange bewährter Wirkstoff mit bronchienerweiternder Wirkung.

Präparat	Wichtigste Nebenwirkungen	Empfehlung
Allergospasmin (D) Dosier-Aerosol Cromoglicinsäure, Reproterol *Rezeptpflichtig*	Herzklopfen, Unruhe, Fingerzittern	**Therapeutisch zweckmäßig** Kombination eines vorbeugend wirksamen Inhaltsstoffs (Cromoglicinsäure) mit einem direkt bronchialerweiternd wirkenden Stoff (Reproterol).
Alvesco (D) Lösung im Druckgasinhalator Ciclesonid *Rezeptpflichtig*	Verminderung der Abwehr gegen Infektionen, besonders gegen Pilze (z. B. Candida). Bei Langzeitanwendung hormonelle Störungen möglich	**Therapeutisch zweckmäßig zur** örtlichen Anwendung bei Asthma. Neuerer kortisonähnlicher Wirkstoff. Wie Budesonid, aber weniger erprobt.
Apsomol Fertiginhalat (D) Lösung für Vernebler **Apsomol Inhalationslösung** (D) Lösung für Vernebler **Apsomol N** (D) Aerosol *Konservierungsstoff*: Benzalkonium (nur Inhalationslösung); *Wirkstoff*: Salbutamol *Rezeptpflichtig*	Herzklopfen, Herzschmerzen, Unruhe, Muskelzittern	**Therapeutisch zweckmäßig** Relativ gezielt bronchienerweiternd wirkendes Mittel (ß-Sympathomimetikum). Mittel ohne Konservierungsstoff Benzalkonium (Fertiginhalat, Aerosol) sind vorzuziehen.
Atemur junior/ -50/ -mite 100/ -forte 250/ -forte 500 Diskus (D) Einzelpulver zum Inhalieren **Atemur mite 50/ -125/ -250 Dosier-Aerosol FCKW-frei** (D) Susp. im Druckgasinhalator Fluticason *Rezeptpflichtig*	Verminderung der Abwehr gegen Infektionen, besonders gegen Pilze (z. B. Candida). Bei Langzeitanwendung stärkere hormonelle Störungen möglich	**Wenig zweckmäßig zur** örtlichen Anwendung bei Asthma. Umstrittener kortisonähnlicher Wirkstoff (Fluticason). Vertretbar zur Vorbeugung von Asthmaanfällen, wenn andere kortisonähnliche Stoffe nicht ausreichend wirken.
atmadisc/ mite/ forte Diskus (D) Pulver zur Inhalation **atmadisc/ mite/ forte Dosier-Aerisol FCKW-frei** (D) Susp. zur Druckgasinhalation Salmeterol, Fluticason *Rezeptpflichtig*	Häufig Kopfschmerzen, Herzklopfen, Herzschmerzen, Unruhe, Muskelzittern. Verminderung der Abwehr gegen Infektionen, besonders gegen Pilze (z. B. Candida). Bei Langzeitanwendung starke hormonelle Störungen möglich	**Wenig zweckmäßig** Kombination von bronchienerweiternd wirkendem Mittel (ß-Sympathomimetikum Salmeterol) mit umstrittenem kortisonähnlichem Wirkstoff (Fluticason). Vertretbar zur Vorbeugung von Asthmaanfällen, besonders für die Nacht. Sehr langsamer Wirkungseintritt. Vorsicht! **Nicht** geeignet zur Behandlung des akuten Asthmaanfalls.

Präparat	Wichtigste Nebenwirkungen	Empfehlung
Atrovent Fertiginhalat (D) Lösung in Einzeldosen **Atrovent Inhaletten** (D/Ö) Kaps. **Atrovent N Dosier-Aerosol** (D/Ö) Dosier-Aerosol **Atrovent LS** (D) Lösung mit Lösungsspender *Konservierungsstoff*: Benzalkonium (nur in LS Lösung); *Wirkstoff*: Ipratropium *Rezeptpflichtig*	Schleimeindickung, Mundtrockenheit, Husten, Verstopfung, Schwierigkeiten beim Wasserlassen, schneller Herzschlag	**Therapeutisch zweckmäßig bei** leichten Formen der obstruktiven Lungenerkrankungen. Mittel ohne Konservierungsstoff Benzalkonium sind vorzuziehen.
Bambec (D/Ö) Tabl. Bambuterol *Rezeptpflichtig*	Herzklopfen, Herzschmerzen, Unruhe, Muskelzittern	**Nur zweckmäßig in** Ausnahmefällen, wenn eine Behandlung durch Inhalation nicht möglich oder ausreichend ist. Bei Einnahme des Mittels ist die bronchienerweiternde Wirkung weniger zuverlässig, die Nebenwirkungen können stärker sein.
Beclomet Easyhaler (D) Pulver zur Inhalation als Einzeldosis **Beclometason-CT Dosieraerosol** (D) Dosier-Aerosol **Beclometason-ratiopharm Dosieraerosol** (D) Dosier-Aerosol **Beclometason-Sandoz Dosieraerosol** (D) Susp. und Treibmittel im Dosier-Aerosol **BecloSandoz Easyhaler** (D) Pulver zur Inhalation **Beclotumant HFA** (D) Lösung zur Druckgasinhalation Beclometason *Rezeptpflichtig*	Verminderung der Abwehr gegen Infektionen, besonders gegen Pilze (z. B. Candida). Bei Langzeitanwendung hormonelle Störungen möglich	**Therapeutisch zweckmäßig zur** örtlichen Anwendung bei Asthma. Bewährter kortisonähnlicher Wirkstoff (Beclometason).

Präparat	Wichtigste Nebenwirkungen	Empfehlung
Berodual Inhaletten (D/Ö) Pulver zur Inhalation **Berodual LS** (D) Inhalationslösung mit Lösungsspender **Berodual N Dosier-Aerosol** (D/Ö) Dosier-Aerosol **Berodual Respimat** (D) Lösung zur Inhalation Inhalator + Kartusche *Konservierungsstoff*: Benzalkonium (nur in LS Lösung und Respinat); *Wirkstoffe*: Ipratropium, Fenoterol *Rezeptpflichtig*	Muskelzittern, Unruhe, Herzklopfen, Herzschmerzen, Schleimeindickung möglich, Verstopfung, Mundtrockenheit, Husten, Verstopfung, Schwierigkeiten beim Wasserlassen	**Therapeutisch zweckmäßig** Kombination von zwei Inhaltsstoffen (Ipratropium, Fenoterol) mit bronchienerweiternder Wirkung, die sich aufgrund ihres unterschiedlichen Angriffspunktes sinnvoll ergänzen können.
Berotec N Dosier-Aerosol (D/Ö) Dosier-Aerosol Fenoterol *Rezeptpflichtig*	Herzklopfen, Herzschmerzen, Unruhe, Muskelzittern	**Therapeutisch zweckmäßig** Relativ gezielt bronchienerweiternd wirkendes Mittel (ß-Sympathomimetikum).
Bricanyl (D/Ö) Injektionslösung **Bricanyl Turbohaler** (D/Ö) Inhalationspulver Terbutalin *Rezeptflichtig*	Herzklopfen, Herzschmerzen, Unruhe, Muskelzittern	**Therapeutisch zweckmäßig** Mittel mit bronchienerweiternder Wirkung (ß-Sympathomimetikum).
Bricanyl-Duriles (D/Ö) Retardtabl. **Bricanyl Elixier** (D) Lösung zum Einnehmen Terbutalin *Rezeptpflichtig*	Herzklopfen, Herzschmerzen, Unruhe, Muskelzittern	**Wenig zweckmäßig** Mittel mit bronchienerweiternder Wirkung (ß-Sympathomimetikum). Vertretbar in Ausnahmefällen, wenn eine Behandlung durch Inhalation nicht möglich oder ausreichend ist. Bei Einnahme des Mittels ist die bronchienerweiternde Wirkung weniger zuverlässig, die Nebenwirkungen können stärker sein.
Bronchoparat (D) Injektionslösung Theophyllin *Rezeptpflichtig*	Magen-Darm-Störungen, Schlafstörungen, Kreislaufstörungen	**Therapeutisch zweckmäßig zur** Behandlung des schweren akuten Asthmaanfalls. Lange bewährter Wirkstoff mit bronchienerweiternder Wirkung.

Präparat	Wichtigste Nebenwirkungen	Empfehlung
Bronchoretard (D) **Bronchoretard junior/ mite/ forte** (D) **Bronchoretard Tag/ Nacht** (D) Retardkapseln *Wirkstoff*: Theophyllin *Rezeptpflichtig*	Magen-Darm-Störungen, Schlafstörungen, Kreislaufstörungen	**Therapeutisch zweckmäßig** Lange bewährter Wirkstoff mit bronchienerweiternder Wirkung.
Broncho Fertiginhalat/ -Inhalat (D) Lösung zur Inhalation in Verneblern, Amp. (Fertiginhalat), Behälter (Inhalat) *Konservierungsstoff*: Benzalkonium (nur Inhalat); *Wirkstoff*: Salbutamol *Rezeptpflichtig*	Herzklopfen, Herzschmerzen, Unruhe, Muskelzittern	**Therapeutisch zweckmäßig** Relativ gezielt bronchienerweiternd wirkendes Mittel (ß-Sympathomimetikum). Mittel ohne Konservierungsstoff sind vorzuziehen.
Bronchospray Autohaler (D) atemzugausgelöstes Dosier-Aerosol **Bronchospray novo** (D) Dosier-Aerosol Salbutamol *Rezeptpflichtig*	Herzklopfen, Herzschmerzen, Unruhe, Muskelzittern	**Therapeutisch zweckmäßig** Relativ gezielt bronchienerweiternd wirkendes Mittel (ß-Sympathomimetikum).
Budecort (D) Pulver zur Inhalation **Budes Easyhaler** (D) Pulver zur Inhalation **Budes N** (D) Lösung zur Druckgasinhalation **Budesonid-CT Auto-Inhaler** (D) Inhalationspulver, Starterpackung, Nachfüllpackung **Budesonid MERCK Clickhaler** (D) Inhalationspulver **Budesonid-ratiopharm Auto-Jethaler** (D) Tabl. zur Herstellung eines Pulvers zur Inhalation, Startset, Nachfüllpackung Budesonid *Rezeptpflichtig*	Verminderung der Abwehr gegen Infektionen, besonders gegen Pilze (z. B. Candida). Bei Langzeitanwendung hormonelle Störungen möglich	**Therapeutisch zweckmäßig zur** örtlichen Anwendung bei Asthma. Bewährter kortisonähnlicher Wirkstoff (Budesonid).

Präparat	Wichtigste Nebenwirkungen	Empfehlung
Budesonid Sandoz Easyhaler (D) Inhalationspulver **Budiair FCKW-frei** (D) Lösung zur Druckgasinhalation Budesonid *Rezeptpflichtig*	Verminderung der Abwehr gegen Infektionen, besonders gegen Pilze (z. B. Candida). Bei Langzeitanwendung hormonelle Störungen möglich	**Therapeutisch zweckmäßig zur** örtlichen Anwendung bei Asthma. Bewährter kortisonähnlicher Wirkstoff (Budesonid).
Contifyllin (D) Retardtabl. Theophyllin *Rezeptpflichtig*	Magen-Darm-Störungen, Schlafstörungen, Kreislaufstörungen	**Therapeutisch zweckmäßig** Lange bewährter Wirkstoff mit bronchienerweiternder Wirkung.
Contimit (D) Tabl., Retardkaps. Terbutalin *Rezeptpflichtig*	Herzklopfen, Herzschmerzen, Unruhe, Muskelzittern	**Wenig zweckmäßig** Mittel mit bronchienerweiternder Wirkung (ß-Sympathomimetikum). Vertretbar in Ausnahmefällen, wenn eine Behandlung durch Inhalation nicht möglich oder ausreichend ist. Bei Einnahme des Mittels ist die bronchienerweiternde Wirkung weniger zuverlässig, die Nebenwirkungen können stärker sein.
Cromohexal Inhalationslösung (D) Lösung für Vernebler **Cromohexal N Dosieraerosol** (D) Susp. zur Druckgasinhalation **DNCG iso/ -PPS Inhalationslösung** (D) Ein-Dosis-Behälter **DNCG Mundipharm Inhalationslösung** (D) Ein-Dosis-Behälter **DNCG Stada Inhalat** (D) Lösung **DNCG Trom Lösung zum Inhalieren** (D) Amp. Cromoglicinsäure	Reizungen von Rachen und Bronchien, sehr selten Bronchospasmen	**Therapeutisch zweckmäßig zur** vorbeugenden Anwendung bei Asthma. Bewährter Wirkstoff (Cromoglicinsäure).
Cyclocaps Betametason (D) Kaps. mit Pulver zur Inhalation Beclometason *Rezeptpflichtig*	Verminderung der Abwehr gegen Infektionen, besonders gegen Pilze (z. B. Candida). Nur bei Langzeitanwendung hormonelle Störungen möglich	**Therapeutisch zweckmäßig zur** örtlichen Anwendung bei Asthma. Bewährter kortisonähnlicher Wirkstoff.

Präparat	Wichtigste Nebenwirkungen	Empfehlung
Cyclocaps Budesonid (D) Hartkaps. mit Pulver zur Inhalation Budesonid *Rezeptpflichtig*	Verminderung der Abwehr gegen Infektionen, besonders gegen Pilze (z. B. Candida). Nur bei Langzeitanwendung hormonelle Störungen möglich	**Therapeutisch zweckmäßig zur** örtlichen Anwendung bei Asthma. Bewährter kortisonähnlicher Wirkstoff.
Cyclocaps Salbutamol (D) Kaps. mit Pulver zur Inhalation Salbutamol *Rezeptpflichtig*	Herzklopfen, Herzschmerzen, Unruhe, Muskelzittern	**Therapeutisch zweckmäßig** Relativ gezielt bronchienerweiternd wirkendes Mittel (ß-Sympathomimetikum).
Epaq Dosieraerosol (D) Susp. in Dosier-Aerosol Salbutamol *Rezeptpflichtig*	Herzklopfen, Herzschmerzen, Unruhe, Muskelzittern	**Therapeutisch zweckmäßig** Relativ gezielt bronchienerweiternd wirkendes Mittel (ß-Sympathomimetikum).
Euphyllin (Ö) Retard-Filmtabl. Theophyllin *Rezeptpflichtig*	Magen-Darm-Störungen, Schlafstörungen, Kreislaufstörungen	**Therapeutisch zweckmäßig** Lange bewährter Wirkstoff mit bronchienerweiternder Wirkung. Injektionen nur zur Behandlung des schweren akuten Asthmaanfalls.
Euphylong (D) Retardkaps. Theophyllin *Rezeptpflichtig*	Magen-Darm-Störungen, Schlafstörungen, Kreislaufstörungen	**Therapeutisch zweckmäßig** Lange bewährter Wirkstoff mit bronchienerweiternder Wirkung.
Euphylong (D) Injektionslösung Theophyllin *Rezeptpflichtig*	Magen-Darm-Störungen, Schlafstörungen, Kreislaufstörungen	**Therapeutisch zweckmäßig zur** Behandlung des schweren akuten Asthmaanfalls. Lange bewährter Wirkstoff mit bronchienerweiternder Wirkung.
Flixotide junior/ standard/ forte (Ö) Dosier-Aerosol **Flixotide Diskus junior/ standard/ forte** (Ö) Pulver zur Inhalation Fluticason *Rezeptpflichtig*	Verminderung der Abwehr gegen Infektionen, besonders gegen Pilze (z. B. Candida). Bei Langzeitanwendung stärkere hormonelle Störungen möglich	**Wenig zweckmäßig zur** örtlichen Anwendung bei Asthma. Umstrittener kortisonähnlicher Wirkstoff (Fluticason). Vertretbar zur Vorbeugung von Asthmaanfällen, wenn andere kortisonähnliche Stoffe nicht ausreichend wirken.

Präparat	Wichtigste Nebenwirkungen	Empfehlung
Flutide Junior Diskus/ -mite Diskus/ -forte Diskus (D) Einzeldosispulver zum Inhalieren **Flutide Junior Rotadisk** (D) Einzeldosispulver zum Inhalieren **Flutide mite/ -forte Dosier-Aerosol FCKW-frei** (D) Susp. zur Druckgasinhalation **Flutide Fertiginhalat/ -forte** (D) Susp. in Amp. Fluticason *Rezeptpflichtig*	Verminderung der Abwehr gegen Infektionen, besonders gegen Pilze (z. B. Candida). Bei Langzeitanwendung stärkere hormonelle Störungen möglich	**Wenig zweckmäßig zur** örtlichen Anwendung bei Asthma. Umstrittener kortisonähnlicher Wirkstoff (Fluticason). Vertretbar zur Vorbeugung von Asthmaanfällen, wenn andere kortisonähnliche Stoffe nicht ausreichend wirken.
Foradil P (D/Ö) Kaps. mit Pulver zur Inhalation, Inhalator **Foradil Spray FCKW-frei** (D/Ö) Lösung zur Druckgasinhalation **Formatris Novolizer** (D) Pulver zur Inhalation, Inhalator, Patronen **Formolich** (D) Hartkaps. mit Pulver zur Inhalation, Inhalator Formoterol *Rezeptpflichtig*	Häufig Kopfschmerzen, Herzklopfen, Herzschmerzen, Unruhe, Muskelzittern, Kaliummangel im Blut	**Nur zweckmäßig zur** Vorbeugung von Asthmaanfällen, besonders für die Nacht. Langsamer Wirkungseintritt. Vorsicht! **Nicht** geeignet zur Behandlung des akuten Asthmaanfalls.
Formoterol-CT (D) Hartkaps. mit Pulver zur Inhalation, Inhalator **HexalEasyhaler** (D) Pulver zur Inhalation, Inhalator **Formoterol-ratiopharm** (D) Hartkaps. mit Pulver zur Inhalation, Inhalator **Formoterol Stada** (D) Hartkaps. mit Pulver zur Inhalation, Inhalator **Formotop Novolizer** (D) Pulver zur Inhalation, Inhalator und Patrone Formoterol *Rezeptpflichtig*	Häufig Kopfschmerzen, Herzklopfen, Herzschmerzen, Unruhe, Muskelzittern, Kaliummangel im Blut	**Nur zweckmäßig zur** Vorbeugung von Asthmaanfällen, besonders für die Nacht. Langsamer Wirkungseintritt. Vorsicht! **Nicht** geeignet zur Behandlung des akuten Asthmaanfalls.

Präparat	Wichtigste Nebenwirkungen	Empfehlung
Intal N Aerosol (D/Ö) Dosier-Aerosol **Intal Inhalationslösung** (D/Ö) Brechamp. zur Inhalation **Intal** (D/Ö) Pulver in Kaps. zur Inhalation, Inhalationsgerät Cromoglicinsäure *Rezeptpflichtig (Ö)*	Reizungen von Rachen und Bronchien, sehr selten Bronchospasmen	**Therapeutisch zweckmäßig zur** vorbeugenden Anwendung bei Asthma.
Junik Autohaler (D) Dosier-Aerosol **Junik Dosieraerosol** (D) Dosier-Aerosol **Junik junior Autohaler** (D) Dosier-Aerosol Beclometason *Rezeptpflichtig*	Verminderung der Abwehr gegen Infektionen, besonders gegen Pilze (z. B. Candida). Bei Langzeitanwendung hormonelle Störungen möglich	**Therapeutisch zweckmäßig zur** örtlichen Anwendung bei Asthma. Bewährter kortisonähnlicher Wirkstoff.
Loftan (D) Retardtabl. Salbutamol *Rezeptpflichtig*	Herzklopfen, Herzschmerzen, Unruhe, Muskelzittern	**Wenig zweckmäßig** Mittel mit bronchienerweiternder Wirkung (ß-Sympathomimetikum). Vertretbar in Ausnahmefällen, wenn eine Behandlung durch Inhalation nicht möglich oder ausreichend ist. Bei Einnahme des Mittels ist die bronchienerweiternde Wirkung weniger zuverlässig, die Nebenwirkungen können stärker sein.
Miflonide (D/Ö) Kaps. zur Pulverinhalation Budesonid *Rezeptpflichtig*	Verminderung der Abwehr gegen Infektionen, besonders gegen Pilze (z. B. Candida). Bei Langzeitanwendung hormonelle Störungen möglich	**Therapeutisch zweckmäßig zur** örtlichen Anwendung bei Asthma. Bewährter kortisonähnlicher Wirkstoff.
Novopulmon Novolizer (D) Pulverinhalator + Patrone zur Pulverinhalation Budesonid *Rezeptpflichtig*	Verminderung der Abwehr gegen Infektionen, besonders gegen Pilze (z. B. Candida). Bei Langzeitanwendung hormonelle Störungen möglich	**Therapeutisch zweckmäßig zur** örtlichen Anwendung bei Asthma. Bewährter kortisonähnlicher Wirkstoff.

Präparat	Wichtigste Nebenwirkungen	Empfehlung
Novolizer Budesonid Viatris (Ö) Pulver zur Inhalation Budesonid *Rezeptpflichtig*	Verminderung der Abwehr gegen Infektionen, besonders gegen Pilze (z. B. Candida). Bei Langzeitanwendung hormonelle Störungen möglich	**Therapeutisch zweckmäßig zur** örtlichen Anwendung bei Asthma. Bewährter kortisonähnlicher Wirkstoff.
Oxis Turbohaler (D/Ö) Pulverinhalator Formoterol *Rezeptpflichtig*	Häufig Kopfschmerzen, Herzklopfen, Herzschmerzen, Unruhe, Muskelzittern, Kaliummangel im Blut	**Nur zweckmäßig zur** Vorbeugung von Asthmaanfällen, besonders für die Nacht. Langsamer Wirkungseintritt. Vorsicht! **Nicht** geeignet zur Behandlung des akuten Asthmaanfalls.
Pädiamol Feriginhalat (D) Lösung in Amp. zum Inhalieren **Pädiamol Inhalationslösung** (D) Lösung für Vernebler (enthält als Konservierungsstoff Parastoffe) **Pentamol Fertiginhalat** (D) Lösung in Eindosisbehälter zum Inhalieren Salbutamol *Rezeptpflichtig*	Herzklopfen, Herzschmerzen, Unruhe, Muskelzittern	**Therapeutisch zweckmäßig** Relativ gezielt bronchienerweiternd wirkendes Mittel (ß-Sympathomimetikum). Mittel ohne Konservierungsstoffe sind vorzuziehen.
Pulmax (D) Pulver zur Inhalation Budesonid *Rezeptpflichtig*	Verminderung der Abwehr gegen Infektionen, besonders gegen Pilze (z. B. Candida). Bei Langzeitanwendung hormonelle Störungen möglich	**Therapeutisch zweckmäßig zur** örtlichen Anwendung bei Asthma. Bewährter kortisonähnlicher Wirkstoff.
Pulmicort (D/Ö) Susp. im Behälter zur Inhalation mit einem Vernebler **Pulmicort Turbohaler** (D) Pulverinhalator **Pulmicort Dosieraerosol** (Ö) Dosier-Aerosol Budesonid *Rezeptpflichtig*	Verminderung der Abwehr gegen Infektionen, besonders gegen Pilze (z. B. Candida). Bei Langzeitanwendung hormonelle Störungen möglich	**Therapeutisch zweckmäßig zur** örtlichen Anwendung bei Asthma. Bewährter kortisonähnlicher Wirkstoff.
Pulmo-Timelets (D) Retardkaps. Theophyllin *Rezeptpflichtig*	Magen-Darm-Störungen, Schlafstörungen, Kreislaufstörungen	**Therapeutisch zweckmäßig** Lange bewährter Wirkstoff mit bronchienerweiternder Wirkung.

Präparat	Wichtigste Nebenwirkungen	Empfehlung
Salbu Novolizer (D) Inhalationspulver Salbutamol *Rezeptpflichtig*	Herzklopfen, Herzschmerzen, Unruhe, Muskelzittern	**Therapeutisch zweckmäßig** Relativ gezielt bronchienerweiternd wirkendes Mittel (Salbutamol). Die Mittel ohne Konservierungsstoff sind vorzuziehen.
Die folgende Liste enthält Medikamente, die so wie Salbu Novolizer als Wirkstoff Salbutamol enthalten. Sie werden als Generika bezeichnet und haben dieselben Nebenwirkungen und dieselbe Empfehlung wie Salbu Novolizer:	**Salbu-Fatol** (D) Inhalationslösung. **Salbuhexal Easyhaler** (D) Pulver zur Inhalation. **Salbuhexal Fertiginhalat** (D) Amp. **Salbuhexal Inhalationslösung** (D) Lösung. **Salbuhexal N** (D) Dosier-Aerosol. **Salbulair N** (D) Dosier-Aerosol. **Salbulair N Autohaler** (D) Dosier-Aerosol **Salbulair N Easi-Breathe** (D) Dosier-Aerosol. **Salbulind** (D) Inhalationsampullen. **SalbuSandoz Easyhaler** (D) Inhalationspulver. **Salbutamol AL Dosieraerosol/ Inhalat** (D) Dosier-Aerosol, Inhalationslösung. **Salbutamol AL Fertiginhalat** (D) Inhalationsampullen. **Salbutamol-CT Dosieraerosol** (D) Dosier-Aerosol. **Salbutamol-ratiopharm** (D) Inhalationslösung (enthält als Konservierungsstoff Benzalkonium). **Salbutamol-ratiopharm Fertiginhalat** (D) Inhalationsampullen. **Salbutamol-ratiopharm N** (D) Dosier-Aerosol. **Salbutamol Sandoz** (D) Dosier-Aerosol. **Salbutamol Stada Fertiginhalat** (D) Lösung in Amp. zum Inhalieren. **Salbutamol Stada Inhalat** (D) Lösung in Behälter zum Inhalieren (enthält als Konservierungsstoff Benzalkonium). **Salbutamol STADA N** (D) Dosier-Aerosol. **Salbutamol Trom** (D) Inhalationslösung (enthält als Konservierungsstoff Benzalkonium). **Salbutamol Trom Fertiginhalat** (D) Inhalationsampullen. **Salbutamol STADA Fertiginhalat** (D) Inhalationsampullen.	
Sanasthmax (D) Dosier-Aerosol Beclometason *Rezeptpflichtig*	Verminderung der Abwehr gegen Infektionen, besonders gegen Pilze (z. B. Candida). Bei Langzeitanwendung hormonelle Störungen möglich	**Therapeutisch zweckmäßig zur** örtlichen Anwendung bei Asthma. Bewährter kortisonähnlicher Wirkstoff.
Serevent Dosier-Aerosol FCKW-frei (D/Ö) Dosier-Aerosol **Serevent Diskus** (D) Pulvereinzeldosis zur Inhalation **Serevent Rotadisk** (Ö) Pulver zur Inhalation Salmeterol *Rezeptpflichtig*	Häufig Kopfschmerzen, Herzklopfen, Herzschmerzen, Unruhe, Muskelzittern	**Nur zweckmäßig zur** Vorbeugung von Asthmaanfällen, besonders für die Nacht. Sehr langsamer Wirkungseintritt. Vorsicht! **Nicht** geeignet zur Behandlung des akuten Asthmaanfalls.

Präparat	Wichtigste Nebenwirkungen	Empfehlung
Singulair/ junior (D/Ö) Filmtabl. **Singulair mini** (D/Ö) Kautabl., nur D: Granulat Montelukast *Rezeptpflichtig*	Häufig Durst, Husten, Bauchschmerzen, Grippesymptome (z. B. Fieber, Kopfschmerzen)	**Möglicherweise zweckmäßig zur** Vorbeugung von Asthmaanfällen, wenn Standardmittel nicht ausreichend wirken. Therapeutische Wirksamkeit nur unzureichend gesichert. Vorsicht! **Nicht** geeignet zur Behandlung des akuten Asthmaanfalls.
Solosin retard/ -mite (D) Retardtabl. **Solosin Tropfen** (D) Tropfen *Konservierungsstoffe*: (z. B. Methylhydroxybenzoat) (Parastoffe) (nur in Tropfen); *Wirkstoff*: Theophyllin *Rezeptpflichtig*	Magen-Darm-Störungen, Schlafstörungen, Kreislaufstörungen	**Therapeutisch zweckmäßig** Lange bewährter Wirkstoff mit bronchienerweiternder Wirkung.
Solosin Infusionslösungskonzentrat (D) Amp. Theophyllin *Rezeptpflichtig*	Magen-Darm-Störungen, Schlafstörungen, Kreislaufstörungen	**Therapeutisch zweckmäßig zur** Behandlung des schweren akuten Asthmaanfalls. Lange bewährter Wirkstoff mit bronchienerweiternder Wirkung.
Spiriva (D) Kap. mit Inhalationspulver Tiotropium *Rezeptpflichtig*	Schleimeindickung, Mundtrockenheit, Husten, Verstopfung, Schwierigkeiten beim Wasserlassen, schneller Herzschlag, Entzündungen der oberen Luftwege	**Möglicherweise zweckmäßig bei** leichten Formen der obstruktiven Lungenerkrankungen. Noch relativ wenig erprobt.
Spiropent (D/Ö) Tabl., nur D: Mite-Tabl., Saft, Tropfen Clenbuterol *Rezeptpflichtig*	Unruhe, Herzklopfen, Herzschmerzen, Muskelzittern, Magen-Darm-Störungen	**Nur zweckmäßig in** Ausnahmefällen, wenn eine Behandlung durch Inhalation nicht möglich ist. Die Wirkung der Tabletten ist weniger zuverlässig, die Nebenwirkungen können stärker sein.

Präparat	Wichtigste Nebenwirkungen	Empfehlung
Sultanol Fertiginhalat (D/Ö) Amp. **Sultanol forte Fertiginhalat** (D/Ö) Amp. **Sultanol Inhalationslösung** (D/Ö) Inhalationslösung **Sultanol Dosier-Aerosol FCKW-frei** (D/Ö) Dosier-Aerosol **Sultanol Rotadisk** (D/Ö) Pulver zum Inhalieren **Sultanol Diskus** (Ö) Pulver zum Inhalieren **Sultanol Kapseln** (Ö) Pulver zum Inhalieren *Konservierungsstoff*: Benzalkonium (nur Inhalationslösung); *Wirkstoff*: Salbutamol *Rezeptpflichtig*	Herzklopfen, Herzschmerzen, Unruhe, Muskelzittern	**Therapeutisch zweckmäßig** Relativ gezielt bronchienerweiternd wirkendes Mittel (Salbutamol). Mittel ohne Konservierungsstoffe sind vorzuziehen.
Sultanol Saft (Ö) Saft **Sultanol Tabletten** (Ö) Tabl. Salbutamol *Rezeptpflichtig*	Unruhe, Herzklopfen, Herzschmerzen, Muskelzittern, Magen-Darm-Störungen	**Nur zweckmäßig in** Ausnahmefällen, wenn eine Behandlung durch Inhalation nicht möglich ist. Die Wirkung der Tabletten ist weniger zuverlässig, die Nebenwirkungen können stärker sein.
Symbicort Turbohaler 80/4,5/ -160/4,5/ -320/9 (D/Ö) Pulver zur Inhalation Formoterol, Budesonid *Rezeptpflichtig*	Häufig Kopfschmerzen, Herzklopfen, Herzschmerzen, Unruhe, Muskelzittern. Verminderung der Abwehr gegen Infektionen, besonders gegen Pilze (z. B. Candida). Bei Langzeitanwendung hormonelle Störungen möglich	**Nur zweckmäßig zur** Vorbeugung von Asthmaanfällen, besonders für die Nacht, wenn kortisonähnliche Stoffe nicht ausreichend wirken. Kombination von bronchienerweiternd wirkendem Mittel (ß-Sympathomimetikum Formoterol) mit bewährtem kortisonähnlichem Wirkstoff (Budesonid). Sehr langsamer Wirkungseintritt. Vorsicht! **Nicht** geeignet zur Behandlung des akuten Asthmaanfalls.

Präparat	Wichtigste Nebenwirkungen	Empfehlung
Terbul (D) Tabl. Retardkaps. **Terbutalin AL** (D) Tabl., Retardtabl. **Terbutalin-ratiopharm** (D) Retardkaps. Terbutalin *Rezeptpflichtig*	Herzklopfen, Herzschmerzen, Unruhe, Muskelzittern	**Wenig zweckmäßig** Mittel mit bronchienerweiternder Wirkung (Terbutalin). Vertretbar in Ausnahmefällen, wenn eine Behandlung durch Inhalation nicht möglich oder ausreichend ist. Bei Einnahme des Mittels ist die bronchienerweiternde Wirkung weniger zuverlässig, die Nebenwirkungen können stärker sein.
Theo-CT (D) Retardkaps. Theophyllin *Rezeptpflichtig*	Magen-Darm-Störungen, Schlafstörungen, Kreislaufstörungen	**Therapeutisch zweckmäßig** Lange bewährter Wirkstoff mit bronchienerweiternder Wirkung.
Theophyllin AL retard (D) Retardkaps. **Theophyllin Hexal** (D) Retardkaps. **Theophyllin Heumann** (D) Retardkaps. **Theophyllin Merck** (D) Hartkaps., retardiert **Theophyllin retard-ratiopharm** (D) Retardkaps. **Theophyllin Sandoz Retardkapseln** (D) Retardkaps. **Theophyllin Stada retard** (D) Retardkaps. **Theospirex** (Ö) Retard-Filmtabl. Theophyllin *Rezeptpflichtig*	Magen-Darm-Störungen, Schlafstörungen, Kreislaufstörungen	**Therapeutisch zweckmäßig** Lange bewährter Wirkstoff (Theophyllin) mit bronchienerweiternder Wirkung.
Theospirex (Ö) Amp. Theophyllin *Rezeptpflichtig*	Magen-Darm-Störungen, Schlafstörungen, Kreislaufstörungen	**Therapeutisch zweckmäßig zur** Behandlung des schweren akuten Asthmaanfalls. Lange bewährter Wirkstoff mit bronchienerweiternder Wirkung.
Tilade (D/Ö) Dosier-Aerosol, Inhalationslösung Nedocromil *Rezeptpflichtig*	Reizungen von Rachen und Bronchien, sehr selten Bronchospasmen	**Therapeutisch zweckmäßig zur** vorbeugenden Anwendung bei Asthma.

Präparat	Wichtigste Nebenwirkungen	Empfehlung
Tromphyllin retard (D) Retardfilmtabl. **Unifyl** (Ö) Retardtabl., Retardtabl. für Kinder **Uniphyllin/ minor** (D) Retardtabl. Theophyllin *Rezeptpflichtig*	Magen-Darm-Störungen, Schlafstörungen, Kreislaufstörungen	**Therapeutisch zweckmäßig** Lange bewährter Wirkstoff mit bronchienerweiternder Wirkung.
Ventilastin Novolizer (D) Pulver zum Inhalieren Salbutamol *Rezeptpflichtig*	Herzklopfen, Herzschmerzen, Unruhe, Muskelzittern	**Therapeutisch zweckmäßig** Relativ gezielt bronchienerweiternd wirkendes Mittel (ß-Sympathomimetikum).
Ventolair Autohaler/ mite 50/ 100 Autohaler (D) Atemzugausgelöstes Dosier-Aerosol **Ventolair mite 50/ -100 Dosieraerosol** (D) Lösung in Einzeldosen **Ventolair 250 Dosieraerosol** (D) Lösung zur Druckgasinhalation **Ventolair Easi-Breathe** (D) atemzugsausgelöste Druckgasinhalation Beclometason *Rezeptpflichtig*	Verminderung der Abwehr gegen Infektionen, besonders gegen Pilze (z. B. Candida). Bei Langzeitanwendung hormonelle Störungen möglich	**Therapeutisch zweckmäßig zur** örtlichen Anwendung bei Asthma. Bewährter kortisonähnlicher Wirkstoff (Beclometason).
Viani/ mite/ forte Diskus (D) Pulver zur Inhalation **Viani/ mite/ forte Dosieraerosol** (D) Dosier-Aerosol Fluticason, Salmeterol *Rezeptpflichtig*	Häufig Kopfschmerzen, Herzklopfen, Herzschmerzen, Unruhe, Muskelzittern. Verminderung der Abwehr gegen Infektionen, besonders gegen Pilze (z. B. Candida). Bei Langzeitanwendung stärkere hormonelle Störungen möglich	**Wenig zweckmäßig** Kombination von bronchienerweiternd wirkendem Mittel (ß-Sympathomimetikum Salmeterol) mit umstrittenem kortisonähnlichem Wirkstoff (Fluticason). Vertretbar zur Vorbeugung von Asthmaanfällen, besonders für die Nacht, wenn andere kortisonähnliche Stoffe nicht ausreichend wirken. Sehr langsamer Wirkungseintritt. Vorsicht! **Nicht** geeignet zur Behandlung des akuten Asthmaanfalls.

6. Kapitel: **Allergien**

Eine Allergie ist eine Überempfindlichkeit. Für ihre Entstehung sind sogenannte »Antigene« verantwortlich – Stoffe, die im Immunsystem des Körpers eine Abwehrreaktion hervorrufen. Bei dieser Abwehrreaktion kommt es zur Bildung von Antikörpern, die gegen das Antigen gerichtet sind. Es folgt eine Antigen-Antikörper-Reaktion. Sie führt unter anderem zur Freisetzung von »Mediatoren«. Das sind Überträgerstoffe, wie z. B. Histamin.

Auslöser, sogenannte Allergene, können sein:

– Belastende Stoffe im Haushalt und in Kosmetika (an erster Stelle aller Innenraumallergene: die Hausstaubmilbe)
– Tierische Bestandteile (an zweiter Stelle aller Innenraumallergene: Tierhaare)
– Pflanzliche Stoffe (z. B. Pollen. Auch die beliebte Zimmerpflanze Ficus benjamina unter Anklage: Sie hat sich auf den dritten Platz der Hitliste aller Innenraumallergene vorgeschoben.)
– Lebensmittel (Getreide, Milchprodukte usw.)
– Metalle (z. B. Schmuckstücke, die Nickel enthalten)
– Arzneimittel (Fast alle Medikamente können allergische Reaktionen verursachen. Dies gilt nicht nur für synthetisch hergestellte, sondern auch für pflanzliche Mittel, denen fälschlicherweise oft der Ruf anhaftet, sanft und nebenwirkungsfrei zu sein.)
– Kontakt mit Chemikalien am Arbeitsplatz
– Generell: die Vielzahl an chemischen Stoffen, mit denen wir in Kontakt kommen

Allergien können in vielen verschiedenen Formen auftreten – vor allem als Heuschnupfen (allergische Rhinitis), Asthma, Augenbindehautentzündung (Konjunktivitis), Nesselsucht (Urtikaria), Juckreiz (Pruritus), Ekzeme und als Nahrungsmittelallergie.

Die Allergie kann durch Einatmen, Einnehmen oder direkten Hautkontakt mit dem Allergen ausgelöst werden. *Je länger und je häufiger man mit einem Allergie-Auslöser in Kontakt kommt, desto wahrscheinlicher werden Allergien.* Wer schon lange ein bestimmtes Medikament eingenommen hat und damit keine Probleme hatte, sollte bei einer auftretenden Allergie dieses Mittel keineswegs als Ursache ausschließen.

Die häufigsten Nebenwirkungen von Arzneimitteln sind allergische Reaktionen. Sie machen schätzungsweise 30 bis 40 Prozent aller unerwünschten Arzneimittelwirkungen aus. Häufig wird die Ursache der Allergie (z. B. ein bestimmtes Medikament) nicht erkannt und einfach mit einem anderen Medikament (z. B. Hautsalbe gegen Juckreiz) »verdeckt«. Dabei wäre das Absetzen oder der Wechsel des Medikaments, das die Allergie ausgelöst hat, die einzige richtige Maßnahme.
Allergien können bei fast allen Medikamenten auftreten. Sie sind nicht von der Dosierung abhängig und lassen sich bereits durch kleinste Wirkstoffmengen auslösen. Auch Hilfsstoffe bei der Zubereitung von Arzneimitteln, wie z. B. Konservierungsmittel, Farbstoffe, Salbengrundlagen, Lösungsmittel oder Grundmassen, können häufig Ursache einer Allergie sein.
Arzneimittel-Allergien führen zumeist zu Hauterscheinungen. Allergische Asthmaanfälle und sogar lebensbedrohende Schockformen (anaphylaktischer Schock) können aber ebenso durch Medikamente verursacht werden. Häufige Auslöser dieser Allergien sind Penicilline, Rheumamittel vom Typ der NSAR und verschiedene Hormone.
Doch auch *Medikamente, die gegen Allergien angepriesen werden, können selbst Allergien hervorrufen.* Das gilt vor allem für Antihistaminika, die auf die Haut aufgetragen werden, und in geringerem Maße für Kortisone (Glukokortikoide).

Tests

Erfahrene Allergiespezialisten, sogenannte Allergologen, beginnen zunächst in einem ausführlichen Gespräch mit dem Betroffenen, nach den Ursachen der Allergie zu forschen. Dabei muss teilweise mit detektivischem Spürsinn vorgegangen werden, um festzustellen, welche Auslöser für die Allergie in Frage kommen und wo sie in der Umgebung des Erkrankten vorhanden sein könnten.
Dann wird an der Haut oder an der von der Allergie betroffenen Körperstelle getestet, ob der verdächtigte Stoff tatsächlich die Ursache der Allergie ist. Bei Verdacht auf eine Nahrungsmittelallergie streicht man zunächst alle verdächtigten Nahrungsmittel vom Speiseplan, um sie dann Produkt für Produkt wieder einzuführen. Daraus kann man dann entsprechende Schlüsse ziehen.
Vorsicht: Die Behandlung von Allergien scheint ein Tummelplatz unseriöser alternativmedizinischer Heiler zu sein. Zu warnen ist vor allem vor manchen diagnostischen Verfahren, deren Verlässlichkeit nie

seriös überprüft wurde – etwa Bioresonanzgeräte (nicht zu verwechseln mit der Entspannungsmethode Biofeedback) und Elektroakupunktur.

Behandlung

Die wichtigste Maßnahme besteht darin, den Stoff zu vermeiden, der die Allergie verursacht:
Bei Farb- und Konservierungsstoffen in Lebensmitteln und Kosmetika und Hautpflegemitteln ist das nur dann möglich, wenn alle Inhalts- und Zusatzstoffe deklariert sind. Das ist häufig nicht der Fall.
Eine geliebte Katze oder einen geliebten Hund wegzugeben, bringen die meisten Menschen aber wohl kaum übers Herz.
Und den Beruf zu wechseln, kommt meist nicht in Frage, außer man nimmt in Kauf, dann arbeitslos zu sein.
Hausstaub zu vermeiden – das ist einfach unmöglich. Man kann ihn aber verringern, auch wenn das mit einigem Aufwand verbunden ist: Hausstaubmilben mögen keine synthetischen Materialien. Man sollte also natürliche Materialien so weit wie möglich durch synthetische ersetzen (z. B. Kunststoffmatratzen anstelle solcher aus Rosshaar oder Federkern). Teppichböden gegen glatte, wischbare Bodenbeläge austauschen und anderes mehr.
Bei Pollenallergie wird man den Aufenthalt im Freien möglichst vermeiden. Vielleicht kann man es auch so einrichten, dass der Urlaub in der Zeit des stärksten Pollenfluges genommen wird. Meeresluft oder die Luft oberhalb von 2000 Metern Meereshöhe sind fast pollenfrei.

Desensibilisierung

Wenn es keine Möglichkeit gibt, den allergisierenden Stoff zu vermeiden, kann eine Desensibilisierung sinnvoll sein. Dabei wird der allergieauslösende Stoff (in der Fachsprache Antigen genannt) in extremer Verdünnung unter die Haut gespritzt oder geschluckt, jedes Mal ein bisschen mehr. So wird versucht, den Körper gegen das Antigen unempfindlich zu machen.
Diese Behandlungsmethode ist – wenn es tatsächlich gelingt, das Allergen zweifelsfrei festzustellen – in vielen Fällen wirksam, es kann dabei aber zu schweren Zwischenfällen kommen. Deshalb darf sie nur angewendet werden, wenn im Notfall entsprechende Behandlungsmöglichkeiten zur Verfügung stehen.

6.1. Mittel gegen Allergien

Zur Behandlung von Allergien werden hauptsächlich *Antihistaminika* und *Kortisone* (*Glukokortikoide*) verwendet. Sie beeinflussen jedoch nur die Symptome und behandeln nicht die Ursache der Allergie. Um einem allergischen Asthma vorzubeugen, werden besondere Medikamente eingesetzt (z. B. *Intal, Tilade* – siehe Kapitel 5: Bronchitis, Asthma). Arzneimittel mit dem Wirkstoff Cromoglicinsäure werden auch bei Heuschnupfen und bei einer allergischen Bindehautentzündung des Auges örtlich angewendet.

Antihistaminika

(siehe die nachfolgende Empfehlungstabelle) vermindern die Wirkung des Histamins, eines Überträgerstoffs, der bei einer allergischen Reaktion freigesetzt wird. Histamin ist aber für die Ausprägung von allergischen Krankheitserscheinungen keineswegs allein verantwortlich. Darum ist der Nutzen der Antihistaminika als »Antiallergika« oft gering.

Antihistaminika haben ein breites Wirkungsspektrum und werden deshalb auch gegen andere Beschwerden verwendet, z. B. bei Reisekrankheiten, Übelkeit, Erbrechen, Juckreiz, Heuschnupfen, Nesselsucht. Manche Antihistaminika haben außerdem eine beruhigende Wirkung.

Neben den Antihistaminika, deren Einsatz gegen eine Vielzahl von Allergien propagiert wird und die in der nachfolgenden Tabelle zu finden sind, werden manche auch nur für spezielle Anwendungsgebiete wie Schlafprobleme, Hautprobleme, Grippe/Erkältung, Bronchitis/Asthma sowie Übelkeit/Erbrechen/Reisekrankheiten empfohlen.

Bei Kindern kann es häufig zu paradoxen Reaktionen kommen. Statt müde zu werden, reagieren sie dann nervös und leiden unter Schlaflosigkeit.

Die in der Tabelle bewerteten Wirkstoffe haben ein teilweise unterschiedliches Wirkungsspektrum. Von folgenden Mitteln raten wir wegen der möglichen Nebenwirkungen ab:

Ebastin (enthalten z. B. in *Ebastel*) sowie Fexofenadin (*Telfast*).

Kortisone (Glukokortikoide)

werden aufgrund ihrer entzündungshemmenden Wirkung für sehr verschiedene Krankheiten verwendet, unter anderem auch zur Behandlung allergischer Erscheinungen (siehe dazu Kapitel 7: Entzündungen, und Kapitel 8: Haut).

6.1. Mittel gegen Allergien (Antihistaminika und Mittel zur Desensibilisierung, siehe auch Kapitel 7.1. Kortisone)

Präparat	Wichtigste Nebenwirkungen	Empfehlung
Aerius (D/Ö) Filmtabl., Sirup Desloratadin *Rezeptpflichtig*	Mundtrockenheit, Appetitzunahme, Kopfschmerzen möglich, Haarausfall, bei Überdosierung Herzrhythmusstörungen möglich	**Möglicherweise zweckmäßig bei** Heuschnupfen und Hautjucken. Schwache und unzuverlässige Wirkung auf andere allergische Erscheinungen. Antihistaminikum ohne wesentliche beruhigende Wirkung und ohne Vorteile gegenüber dem rezeptfreien Loratadin.
ALK-depot SQ (D) Susp. zur Injektion SQ-Allergene aus Pollen, Milben, Tierhaaren, Schimmelpilzen, Insektengiften u. a. *Rezeptpflichtig*	Selten Müdigkeit, Reaktionen an der Injektionsstelle (z. B. Granulome). Schwere allergische Reaktionen bis zum Schock möglich. Vorsicht: Keine Betablocker oder ACE-Hemmer gleichzeitig einnehmen!	**Therapeutisch zweckmäßig zur** Desensibilisierung bei Allergien.
Allergovit (D) Depot-Susp. zur Injektion Einzelallergene verschiedener Pollen *Rezeptpflichtig*	Selten Müdigkeit, Reaktionen an der Injektionsstelle (z. B. Granulome). Schwere allergische Reaktionen bis zum Schock möglich. Vorsicht: Keine Betablocker oder ACE-Hemmer gleichzeitig einnehmen!	**Therapeutisch zweckmäßig zur** Desensibilisierung bei Pollenallergien.
Cetallerg (D) Filmtabl **Cetirigamma** (D) Filmtabl. **Cetirizin – 1 A Pharma** (D) Filmtabl., Tropfen **Cetirizin AL** (D) Filmtabl., Sirup, Tropfen **Cetirizin beta** (D) Filmtabl., Tropfen **Cetirizin-CT** (D) Filmtabl. **Cetirizin HEXAL bei Allergien** (D) Filmtabl. Cetirizin *Rezeptpflichtig (Ö)*	Selten Müdigkeit, Mundtrockenheit, Schwindel, Kopfschmerzen	**Therapeutisch zweckmäßig bei** Heuschnupfen und Hautjucken. Schwache und unzuverlässige Wirkung auf andere allergische Erscheinungen. Antihistaminikum ohne wesentliche beruhigende Wirkung.

Präparat	Wichtigste Nebenwirkungen	Empfehlung
Cetirizin Genericon (Ö) Filmtabl., Sirup **Cetirizin HEXAL Saft bei Allergien** (D) Lösung zum Einnehmen **Cetirizin HEXAL Tropfen bei Allergien** (D) Tropfen **Cetirizin-ratiopharm bei Allergien** (D/Ö) Filmtabl., Saft Cetirizin *Rezeptpflichtig (Ö)*	Selten Müdigkeit, Mundtrockenheit, Schwindel, Kopfschmerzen	**Therapeutisch zweckmäßig bei** Heuschnupfen und Hautjucken. Schwache und unzuverlässige Wirkung auf andere allergische Erscheinungen. Antihistaminikum ohne wesentliche beruhigende Wirkung.
Cetirizin-ratiopharm Brausetabletten bei Allergien (D/Ö) Brausetabl. **Cetirizin-ratiopharm Saft** (D/Ö) Saft **Cetirizin Sandoz** (D) Filmtabl., Sirup, Tropfen **Cetirizin Stada** (D) Filmtabl., Saft Cetirizin *Rezeptpflichtig (Ö)*	Selten Müdigkeit, Mundtrockenheit, Schwindel, Kopfschmerzen	**Therapeutisch zweckmäßig bei** Heuschnupfen und Hautjucken. Schwache und unzuverlässige Wirkung auf andere allergische Erscheinungen. Antihistaminikum ohne wesentliche beruhigende Wirkung.
Clarityn (Ö) Tabl., lösl. Tabl., Sirup Loratadin	Mundtrockenheit, Appetitzunahme, Kopfschmerzen möglich, Haarausfall, bei Überdosierung Herzrhythmusstörungen möglich	**Therapeutisch zweckmäßig bei** Heuschnupfen und Hautjucken. Schwache und unzuverlässige Wirkung auf andere allergische Erscheinungen. Antihistaminikum ohne wesentliche beruhigende Wirkung.
Dibondrin-Dragees (Ö) Drag. **Dibondrin-liquid** (Ö) Lösung Diphenhydramin *Rezeptpflichtig*	Müdigkeit, Mundtrockenheit, Übelkeit, Schwindel, Kopfschmerzen, Schwierigkeiten beim Wasserlassen. Bei Kindern durch Überdosierung Erregungszustände und Krämpfe möglich	**Therapeutisch zweckmäßig** zur Akutbehandlung leichter bis mittelschwerer allergischer Symptome (z. B. Juckreiz, Schleimhautschwellungen). Beruhigend und schlaffördernd wirksam.
Ebastel (D) Tabl. Ebastin *Rezeptpflichtig*	Kopfschmerzen, gelegentlich Müdigkeit, Mundtrockenheit, lebensbedrohliche Herzrhythmusstörungen sind nicht auszuschließen	**Abzuraten** wegen bislang ungeklärter Risiken. Seltene, aber schwere Nebenwirkungen sind nicht auszuschließen. Antihistaminikum ohne wesentliche beruhigende Wirkung.

Präparat	Wichtigste Nebenwirkungen	Empfehlung
Fenistil (D/Ö) Amp. Dimetinden *Rezeptpflichtig (Ö)*	Müdigkeit, Mundtrockenheit, Übelkeit, Schwindel, Kopfschmerzen	**Therapeutisch zweckmäßig** zur Akutbehandlung leichter bis mittelschwerer allergischer Symptome (z. B. Juckreiz, Schleimhautschwellungen).
Fenistil (D/Ö) Drag., Tropfen, nur D: Sirup **Fenistil-24-Stunden** (D/Ö) Retardkaps. Dimetinden *Rezeptpflichtig (Ö)*	Müdigkeit, Mundtrockenheit. Sirup und Tropfen enthalten Alkohol	**Möglicherweise zweckmäßig** Beruhigend wirkendes Antihistaminikum mit schwacher und unzuverlässiger Wirkung auf allergische Erscheinungen (z. B. Heuschnupfen und Juckreiz).
Lisino Brause (D) Brausetabl. **Lisino S** (D) Tabl. **Lobeta gegen Allergien** (D) Tabl. **Loraderm** (D) Tabl. **Lora-Lich** (D) Tabl. **Lorano/ -akut** (D) Tabl. **LORA-PUREN** (D) Tabl. **Loratadin/ -akut – 1 A Pharma** (D) Tabl. **Loratadin AL** (D) Tabl. **Loratadin-CT** (D) Tabl. **Loratadin-ratiopharm bei Allergien** (D) Tabl. **Loratadin Sandoz** (D) Tabl. **Loratadin Stada** (D/Ö) Tabl., Sirup *(Tabl. nur in D, Sirup nur in Ö Rezeptpflichtig)* **Loravis** (D) Tabl. *Wirkstoff:* Loratadin	Mundtrockenheit, Appetitzunahme, Kopfschmerzen möglich, Haarausfall, bei Überdosierung Herzrhythmusstörungen möglich	**Therapeutisch zweckmäßig bei** Heuschnupfen und Hautjucken. Schwache und unzuverlässige Wirkung auf andere allergische Erscheinungen. Antihistaminikum ohne wesentliche beruhigende Wirkung.
Reactine (D) Filmtabl., Brausetabl. Cetirizin	Selten Müdigkeit, Mundtrockenheit, Schwindel, Kopfschmerzen	**Therapeutisch zweckmäßig bei** Heuschnupfen und Hautjucken. Schwache und unzuverlässige Wirkung auf andere allergische Erscheinungen. Antihistaminikum ohne wesentliche beruhigende Wirkung.
Tavegil (D) Amp. Clemastin	Müdigkeit, Mundtrockenheit	**Therapeutisch zweckmäßig zur** Akutbehandlung leichter bis mittelschwerer allergischer Symptome (z. B. Juckreiz, Schleimhautschwellungen).

Präparat	Wichtigste Nebenwirkungen	Empfehlung
Tavegil (D) Sirup, Tabl. Clemastin	Müdigkeit, Mundtrockenheit	**Möglicherweise zweckmäßig** Schwache und unzuverlässige Wirkung auf allergische Erscheinungen (wie z. B. Heuschnupfen und Juckreiz). Wirkt beruhigend.
Telfast/ akut (D/Ö) Filmtabl. Fexofenadin *Rezeptpflichtig*	Kopfschmerzen, Müdigkeit, Magen-Darm-Störungen. Allergische Reaktionen und Quincke-Ödem möglich, lebensbedrohliche Herzrhythmusstörungen sind nicht auszuschließen	**Abzuraten** Antihistaminikum ohne wesentliche beruhigende Wirkung. Seltene, aber schwere Nebenwirkungen möglich. Risiken noch unzureichend abzuschätzen. Andere Mittel mit Cetirizin oder Loratadin sind vorzuziehen.
Xusal (D) Filmtabl. **Xyzall** (Ö) Filmtabl. Levocetirizin *Rezeptpflichtig*	Häufig Kopfschmerzen, Müdigkeit, Mundtrockenheit, Bauchschmerzen möglich	**Möglicherweise zweckmäßig bei** Heuschnupfen und Hautjucken. Schwache und unzuverlässige Wirkung auf andere allergische Erscheinungen. Antihistaminikum ohne wesentliche beruhigende Wirkung. Mittel mit dem bewährten und rezeptfreien Cetirizin sind vorzuziehen.
Zaditen (D/Ö) Hartkaps., nur D: Sirup, nur Ö: Filmtabl., Sirup für Kinder Ketotifen *Rezeptpflichtig*	Starke Müdigkeit, Mundtrockenheit, Schwindel. Sirup enthält Alkohol	**Wenig zweckmäßig zur** vorbeugenden Behandlung von allergischer Bronchitis, allergischen Hauterkrankungen und bei Heuschnupfen.
Zolim (D) Filmtabl., Mizolastin *Rezeptpflichtig*	Selten Müdigkeit, Mundtrockenheit, Magen-Darm-Störungen, Kopfschmerzen, Schwindel, Blutschäden. Verschlimmerung von Asthma möglich!	**Möglicherweise zweckmäßig bei** Heuschnupfen und Hautjucken. Schwache und unzuverlässige Wirkung auf andere allergische Erscheinungen. Antihistaminikum ohne wesentliche beruhigende Wirkung.
Zyrtec (D/Ö) Filmtabl., Saft bzw. Lösung, Tropfen, nur D: P-Tropfen Cetirizin *Rezeptpflichtig (Ö)*	Selten Müdigkeit, Mundtrockenheit, Schwindel, Kopfschmerzen	**Therapeutisch zweckmäßig bei** Heuschnupfen und Hautjucken. Schwache und unzuverlässige Wirkung auf andere allergische Erscheinungen. Antihistaminikum ohne wesentliche beruhigende Wirkung.

7. Kapitel: **Entzündungen und Immunreaktionen**

Viele Krankheiten gehen mit Entzündungen einher. Sie werden durch die verschiedensten Einflüsse verursacht – zum Beispiel durch Bakterien, Viren, Chemikalien, Strahlen, Wärme, Kälte oder Reibung. Entzündungen sind oft nützliche Reaktionen des Organismus auf eine Schädigung. Die Unterdrückung von Entzündungen muss daher nicht immer das Hauptziel einer Behandlung sein.
In diesem Kapitel geht es um die Gruppe der am stärksten entzündungshemmenden Arzneimittel, über welche die Medizin derzeit verfügt: Kortisone (in der Fachsprache Glukokortikoide oder Kortikoide oder Kortikosteroide oder Steroide genannt).

7.1. Kortisone (Glukokortikoide) und Immunsuppressiva

Kortison ist die umgangssprachliche Bezeichnung für eine Reihe verschiedener Hormone, die vom Körper in der Nebenniere produziert werden und den Salzhaushalt des Körpers sowie den Kohlenhydrat- und Eiweißstoffwechsel beeinflussen.
Nachdem es dem amerikanischen Chemiker E.C. Kendall 1938 gelungen war, Hydrokortison – das körpereigene, natürliche Kortison – künstlich herzustellen, glaubte die Medizin, ein Wundermittel zur Behandlung verschiedenster Krankheiten gefunden zu haben.
Die erste Euphorie über dramatische Behandlungserfolge führte zu einer massenhaften, unkritischen Verwendung. Nach und nach stellte sich aber heraus, dass Kortisone bei Langzeitverwendung eine Reihe schwerwiegender Nebenwirkungen haben können. Ernüchterung machte sich breit, und als Reaktion darauf wurden Kortisone oft verteufelt.
Inzwischen weiß man über Wirkungen und Gefahren von Kortisontherapien besser Bescheid. Bei sachgerechter Anwendung ist die Furcht vor Nebenwirkungen unbegründet. Kortisone können lebensrettend sein.

Anwendungsgebiete von Glukokortikoiden

Glukokortikoide und ihre Abkömmlinge können die Abwehrmechanismen beeinflussen und so allergische Erkrankungen, Entzündungen, Wucherungen (Proliferationen) und entzündliche Ausschwitzungen (Exsudationen) sehr stark hemmen, aber nur sehr selten eine Krankheit heilen.

Glukokortikoide werden vor allem bei folgenden Erkrankungen verwendet:
- Rheuma
- Asthma
- allergischen Erkrankungen wie Nesselsucht und Heufieber
- anaphylaktischen Schockzuständen
- bestimmten Hautekzemen
- Organtransplantationen
- drohender Frühgeburt, um Neugeborene vor Atemnot zu schützen
- bestimmten Autoimmunkrankheiten des Darms (Morbus Crohn, Colitis ulzera)
- bei Augenkrankheiten, Krebskrankheiten und einer Reihe weiterer Erkrankungen

Glukokortikoide sind stark wirksame Medikamente mit zahlreichen Nebenwirkungen und müssen dementsprechend überlegt eingesetzt werden. Die verordnete Dosierung muss in jedem Einzelfall dem jeweiligen Patienten und der Situation angepasst werden.
Die verschiedenen Glukokortikoide sind bei entsprechender Dosierung gleichwertig. Sogenannte fluorierte Glukokortikoide (z. B. der Wirkstoff *Betamethason, enthalten in Betnesol, Celestamine N, Celestan Biphase, Diprophos, Solu Celestan* und der Wirkstoff Dexamethason, enthalten in *Dexabene, Dexa-CT, Dexaflam, Dexahexal, Generika mit dem Namen Dexamethason + Firmenbezeichnung, Dexa-ratiopharm, Fortecortin, Lipotalon, Supertendin*) sollten jedoch nicht für die Langzeittherapie verwendet werden.
In diesem Kapitel werden nur Glukokortikoide zum Schlucken und zum Injizieren besprochen und tabellarisch aufgeführt.

Äußerlich angewendete Glukokortikoide

Solche Mittel werden bei verschiedenen Haut-, Augen- oder Ohrenkrankheiten verwendet und in den entsprechenden Kapiteln beschrieben und bewertet. Zum Aufschmieren auf die Haut verwendete Glukokortikoide können dieselben Nebenwirkungen haben wie geschluckte. Das Risiko ist allerdings geringer, steigt jedoch mit der Dauer der Anwendung, der Wirkungsstärke des Präparates und der Größe der Hautfläche, auf die es aufgetragen wird.

Glukokortikoide zum Inhalieren

Diese Mittel werden bei Asthma verwendet und deshalb im Kapitel 5. Bronchitis und Asthma beschrieben und bewertet. Inhalierte Glukokortikoide haben weniger Auswirkungen auf den Körper als geschluckte.

Besondere Problembereiche

Glukokortikoide zum Schlucken oder Spritzen sollten nicht verwendet werden von Patienten, die an folgenden Erkrankungen leiden:
– Glaukom (Grüner Star)
– Lymphreaktion nach Tuberkuloseimpfung
– schwerer Osteoporose
– systemischen Pilzerkrankungen
– Windpocken (Feuchtblattern)
– Zwölffingerdarmgeschwür

Nicht verwenden sollte man Glukokortikoide außerdem acht Wochen vor einer Impfung und zwei Wochen danach.
Die Einnahme in der Schwangerschaft und während der Stillzeit gilt als vertretbar – allerdings sollte die ärztliche Kontrolle besonders sorgfältig sein.

Gefahren

Bei kurzfristiger Anwendung sind Glukokortikoide auch in hoher Dosierung relativ harmlos, wenn man von der Schwächung der Abwehr gegen Infektionen absieht. Glukokortikoide sollten, wenn möglich, durch den Mund (als Tabletten) eingenommen werden. In Notfällen – z. B. bei schweren allergischen Reaktionen – sind intravenöse Injektionen notwendig.
Gefahren lauern bei längerfristiger Einnahme von Glukokortikoiden in hoher Dosierung. Mögliche Nebenwirkungen können sein: Vollmondgesicht, Stammfettsucht, Muskelschwäche, Bluthochdruck, Knochenerweichung (Osteoporose), Zuckerkrankheit (Diabetes mellitus), Schwächung der Immunabwehr, Blutfettspiegelanstieg, Sexualstörungen, Hautstreifen, punktförmige Hautblutungen (Petechien), Akne, Ödembildung, Kaliumverlust, Kalziumausscheidung, ungenügende oder fehlende Stressreaktion, Leistungsverminderung der Nebennierenrinde (gefährlich beim plötzlichen Absetzen der Behandlung).
Durch die Einnahme von Glukokortikoiden erhöht sich das Infektionsrisiko – Infektionen können sich leichter ausbreiten. Es kann außerdem

zu Wundheilungsstörungen, Wachstumshemmungen und Magengeschwüren mit Blutungs- und Durchbruchgefahr kommen. Durchschnittlich zwei von hundert langfristigen Glukokortikoid-Verwendern bekommen ein Magengeschwür. Dauert die Behandlung aber kürzer als 30 Tage, ist die Gefahr geringer.
In seltenen Fällen können auch schwere psychische Störungen (bis zu Psychosen) und Medikamentenabhängigkeit auftreten, Knochen können absterben (aseptische Knochennekrose), das Risiko der erhöhten Blutgerinnung (Thrombosen) steigt, und die Entstehung des Grünen Stars (Glaukom) und des Grauen Stars (Katarakt) kann begünstigt werden. Bei einer Behandlung mit Glukokortikoiden sollte deshalb in regelmäßigen Abständen eine Kontrolle durch den Augenarzt erfolgen.

Bei Langzeittherapie beachten:

Bei einer lang dauernden Behandlung mit Glukokortikoiden sollte der verschreibende Arzt/die verschreibende Ärztin etwa alle drei Monate Körpergewicht, Blutdruck, Harn und Blutzucker überprüfen – diese Untersuchungen sollten besonders auch vor einer lang dauernden Kortisonbehandlung durchgeführt werden, um Veränderungen durch die Therapie feststellen zu können.
Magenbeschwerden, Rückenschmerzen oder Muskelschwäche können erste Anzeichen von gefährlichen Nebenwirkungen sein.

Glukokortikoide nach längerer Anwendung nicht plötzlich absetzen:

Durch die Glukokortikoid-Therapie verringert die Nebenniere ihre Tätigkeit und produziert weniger körpereigenes Kortison. Wenn dann die Glukokortikoid-Therapie plötzlich beendet wird, ist der Körper Stresssituationen hilflos ausgeliefert. Es kann Wochen oder Monate dauern, bis die Nebenniere wieder die volle Leistung erbringt. Deshalb sollte eine Glukokortikoid-Behandlung immer ausschleichend beendet werden.

Andere Immunsuppressiva

Zur Verhinderung von Abstoßungsreaktionen bei Organtransplantationen werden nicht nur Glukokortikoide, sondern auch einige andere Wirkstoffe verwendet, u. a. Azathioprin (enthalten z. B. in *Generika mit dem Namen Azathioprin + Firmenbezeichnung, Imurek*) und Ciclosporin A (enthalten z. B. in *Sandimmun*).

Beide unterdrücken die Aktivität bestimmter Abwehrzellen des Körpers – der T-Lymphozyten, die sich vorwiegend in den peripheren Lymphgeweben aufhalten. Weil das eingepflanzte Organ für die körpereigenen Zellen ein Fremdkörper ist, wird es von den T-Lymphozyten angegriffen. Diese an sich gesunde, in diesem Fall jedoch lebensgefährliche Reaktion wird mit Hilfe von Immunsuppressiva unterdrückt. Weil das ein schwerwiegender Eingriff in das Immunsystem ist, sind gravierende Nebenwirkungen nicht zu vermeiden.
Bei *Imurek* können vor allem Übelkeit, Erbrechen, Schleimhautschäden, Knochenmarkshemmung und Leberschäden auftreten, bei *Sandimmun* Nierenschäden, vermehrter Haarwuchs am ganzen Körper, Bluthochdruck, Leberschäden und zerebrale Krampfanfälle.

7.1. Kortisone (Glukokortikoide) und Immunsuppressiva

Präparat	Wichtigste Nebenwirkungen	Empfehlung
Aprednislon (Ö) Tabl. Prednisolon *Rezeptpflichtig*	Verminderte Infektionsabwehr. Bei Langzeitanwendung Knochenerweichung, Augenschäden (Grüner, Grauer Star), Muskelschäden, Magen-Darm-Geschwüre	**Therapeutisch zweckmäßig** z. B. zur Behandlung schwerer rheumatischer, allergischer und asthmatischer Erkrankungen.
Azathioprin – 1 A Pharma (D) **Azathioprin** (D) **Azathioprin beta** (D) **Azathioprin HEXAL** (D) **AZATHIOPRIN-PUREN** (D) **Azathioprin-ratiopharm** (D/Ö) **Azathioprin Sandoz** (D) **Azathioprin STADA** (D) Filmtabletten *Wirkstoff*: Azathioprin *Rezeptpflichtig*	Magen-Darm-Störungen, Verminderung des Appetits, Knochenmarkschäden, Leberschäden. Verstärkte Wirkung bei Anwendung des Gichtmittels Allopurinol	**Therapeutisch zweckmäßig zur** Hemmung unerwünschter immunologischer Reaktionen (z. B. bei Autoimmunerkrankungen und Organtransplantation).
Betnesol (Ö) Brausetabl., Amp. Betamethason *Rezeptpflichtig*	Verminderte Infektionsabwehr. Bei Langzeitanwendung Knochenerweichung, Augenschäden (Grüner, Grauer Star), Muskelschäden, Magen-Darm-Geschwüre	**Therapeutisch zweckmäßig** z. B. zur Behandlung schwerer rheumatischer, allergischer und asthmatischer Erkrankungen.

Präparat	Wichtigste Nebenwirkungen	Empfehlung
Celestamin (Ö) Tabl. **Celestamine N** (D) Tabl., Liquidum Betamethason *Rezeptpflichtig*	Verminderte Infektionsabwehr. Bei Langzeitanwendung Knochenerweichung, Augenschäden (Grüner, Grauer Star), Muskelschäden, Magen-Darm-Geschwüre	**Therapeutisch zweckmäßig** z. B. zur Behandlung schwerer rheumatischer, allergischer und asthmatischer Erkrankungen.
Celestan Biphase (Ö) Kristallsusp., Amp. (im., id., iart., infiltr.) Betamethason *Rezeptpflichtig*	Verminderte Infektionsabwehr. Bei Langzeitanwendung Knochenerweichung, Augenschäden (Grüner, Grauer Star), Muskelschäden, Magen-Darm-Geschwüre. Schäden an der Injektionsstelle, Gelenkschäden und -infektionen möglich	**Therapeutisch zweckmäßig** z. B. zur Behandlung schwerer rheumatischer, allergischer und asthmatischer Erkrankungen. Von einer Injektion in Gelenke ist wegen der Nebenwirkungen der Kristallsuspension abzuraten.
Cellcept (D/Ö) Tabl., Pulver zur Herstellung einer Injektionslösung, nur D: Kaps., Pulver zur Herstellung einer Susp. Mycophenolatmofetil *Rezeptpflichtig*	Häufig Magen-Darm-Störungen, Knochenmarkschäden, Atemwegsinfektionen, Hautreaktionen wie z. B. Akne, Kopfschmerzen, Leberschäden. Sehr selten lebensbedrohliche Entzündungen an Herz und Hirnhaut	**Therapeutisch zweckmäßig nur zur** Hemmung unerwünschter immunologischer Reaktionen bei Organtransplantation in Kombination mit anderen Mitteln (Ciclosporin, Kortisone)
Decortin (D) Tabl., nur Ö: Pulver zur Herstellung einer Injektionslösung Prednison *Rezeptpflichtig*	Verminderte Infektionsabwehr. Bei Langzeitanwendung Knochenerweichung, Augenschäden (Grüner, Grauer Star), Muskelschäden, Magen-Darm-Geschwüre	**Therapeutisch zweckmäßig** z. B. zur Behandlung schwerer rheumatischer, allergischer und asthmatischer Erkrankungen.
Decortin H (D) Tabl. Prednisolon *Rezeptpflichtig*	Verminderte Infektionsabwehr. Bei Langzeitanwendung Knochenerweichung, Augenschäden (Grüner, Grauer Star), Muskelschäden, Magen-Darm-Geschwüre	**Therapeutisch zweckmäßig** z. B. zur Behandlung schwerer rheumatischer, allergischer und asthmatischer Erkrankungen.
Dexabene (D/Ö) Injektionslösung (iv., im., iart., infiltr.) **Dexa-CT Ampullen** (D) Injektionslösung (iv., im., iart., infiltr.) *Lösungsvermittler*: Propylenglykol; *Wirkstoff*: Dexamethason *Rezeptpflichtig*	Verminderte Infektionsabwehr. Bei Langzeitanwendung Knochenerweichung, Augenschäden (Grüner, Grauer Star), Muskelschäden, Magen-Darm-Geschwüre. Schäden an der Injektionsstelle (auch Venenentzündung durch Propylenglykol), Gelenkschäden und -infektionen möglich	**Therapeutisch zweckmäßig zur** allgemeinen und lokalen Behandlung schwerer rheumatischer, allergischer und asthmatischer Erkrankungen.

Präparat	Wichtigste Nebenwirkungen	Empfehlung
Dexa-CT Tabletten (D) Tabl. Dexamethason *Rezeptpflichtig*	Verminderte Infektionsabwehr. Bei Langzeitanwendung Knochenerweichung, Augenschäden (Grüner, Grauer Star), Muskelschäden, Magen-Darm-Geschwüre	**Therapeutisch zweckmäßig zur** allgemeinen und lokalen Behandlung schwerer rheumatischer, allergischer und asthmatischer Erkrankungen.
Dexaflam injekt (D) Injektionslösung (iv., im.) Dexamethason *Rezeptpflichtig*	Verminderte Infektionsabwehr. Bei Langzeitanwendung Knochenerweichung, Augenschäden (Grüner, Grauer Star), Muskelschäden, Magen-Darm-Geschwüre. Schäden an der Injektionsstelle in der Muskulatur	**Therapeutisch zweckmäßig zur** allgemeinen Behandlung schwerer rheumatischer, allergischer und asthmatischer Erkrankungen. Vorteilhaft, weil es kein Propylenglykol enthält.
Dexahexal (D) Injektionslösung (iv., im.) *Lösungsvermittler*: Propylenglykol; *Wirkstoff*: Dexamethason *Rezeptpflichtig*	Verminderte Infektionsabwehr. Bei Langzeitanwendung Knochenerweichung, Augenschäden (Grüner, Grauer Star), Muskelschäden, Magen-Darm-Geschwüre. Schäden an der Injektionsstelle (auch Venenentzündung durch Propylenglykol)	**Therapeutisch zweckmäßig zur** allgemeinen Behandlung schwerer rheumatischer, allergischer und asthmatischer Erkrankungen.
Dexamethason Galen (D) Tabl. **Dexamethason Jenapharm** (D) Tabl. **Dexamethason Nycomed** (Ö) Tabl. **Dexamethason-ratiopharm** (D) Tabl. Dexamethason *Rezeptpflichtig*	Verminderte Infektionsabwehr. Bei Langzeitanwendung Knochenerweichung, Augenschäden (Grüner, Grauer Star), Muskelschäden, Magen-Darm-Geschwüre	**Therapeutisch zweckmäßig** z. B. zur Behandlung schwerer rheumatischer, allergischer und asthmatischer Erkrankungen.
Dexamethason Nycomed (Ö) Injektionslösung (iv., im. u.a.) *Lösungsvermittler*: Propylenglykol; *Wirkstoff*: Dexamethason *Rezeptpflichtig*	Verminderte Infektionsabwehr. Bei Langzeitanwendung Knochenerweichung, Augenschäden (Grüner, Grauer Star), Muskelschäden, Magen-Darm-Geschwüre. Schäden an der Injektionsstelle (auch Venenentzündung durch Propylenglykol), Gelenkschäden und -infektionen möglich	**Therapeutisch zweckmäßig zur** allgemeinen und lokalen Behandlung schwerer rheumatischer, allergischer und asthmatischer Erkrankungen.

Präparat	Wichtigste Nebenwirkungen	Empfehlung
Dexa-ratiopharm (D) Injektionslösung (iv., im., iart., infiltr.) *Lösungsvermittler*: Propylenglykol; *Wirkstoff*: Dexamethason *Rezeptpflichtig*	Verminderte Infektionsabwehr. Bei Langzeitanwendung Knochenerweichung, Augenschäden (Grüner, Grauer Star), Muskelschäden, Magen-Darm-Geschwüre. Schäden an der Injektionsstelle (auch Venenentzündung durch Propylenglykol), Gelenkschäden und -infektionen möglich	**Therapeutisch zweckmäßig zur** allgemeinen und lokalen Behandlung schwerer rheumatischer, allergischer und asthmatischer Erkrankungen.
Diprophos (Ö) Susp. zur Injektion (im., iart., infiltr.) *Lösungsvermittler*: Propylenglykol; *Wirkstoff*: Betamethason *Rezeptpflichtig*	Verminderte Infektionsabwehr möglich. Bei Langzeitanwendung Knochenerweichung, Augenschäden (Grüner, Grauer Star), Muskelschäden, Magen-Darm-Geschwüre. Schäden an der Injektionsstelle (auch Venenentzündung durch Propylenglykol), Gelenkschäden und -infektionen möglich	**Therapeutisch zweckmäßig zur** allgemeinen und lokalen Behandlung schwerer rheumatischer, allergischer und asthmatischer Erkrankungen.
Fortecortin (D/Ö) Tabl. Dexamethason *Rezeptpflichtig*	Verminderte Infektionsabwehr. Bei Langzeitanwendung Knochenerweichung, Augenschäden (Grüner, Grauer Star), Muskelschäden, Magen-Darm-Geschwüre	**Therapeutisch zweckmäßig** z. B. zur Behandlung schwerer rheumatischer, allergischer und asthmatischer Erkrankungen.
Fortecortin Injekt (D/Ö) Injektionslösung, Amp., Fertigspritzen (iv., im., iart., infiltr.) Dexamethason *Rezeptpflichtig*	Verminderte Infektionsabwehr. Bei Langzeitanwendung Knochenerweichung, Augenschäden (Grüner, Grauer Star), Muskelschäden, Magen-Darm-Geschwüre. Schäden an der Injektionsstelle, Gelenkschäden und -infektionen möglich	**Therapeutisch zweckmäßig zur** allgemeinen und lokalen Behandlung schwerer rheumatischer, allergischer und asthmatischer Erkrankungen. Vorteilhaft, weil es kein Propylenglykol enthält.
Hydrocortison Hoechst (D) Tabl. **Hydrocortison Jenapharm** (D) Tabl. Hydrocortison *Rezeptpflichtig*	Bei Überdosierung verminderte Infektionsabwehr, Muskelschwäche, Knochenerweichung, Magen-Darm-Geschwüre möglich	**Therapeutisch zweckmäßig** zur Substitutionsbehandlung bei Ausfall der körpereigenen Kortisonbildung (z. B. M. Addison).

Präparat	Wichtigste Nebenwirkungen	Empfehlung
Imurek (D/Ö) Filmtabl., Durchstechflaschen Azathioprin *Rezeptpflichtig*	Magen-Darm-Störungen, Verminderung des Appetits, Knochenmarkschäden, Leberschäden. Verstärkte Wirkung bei Anwendung des Gichtmittels Allopurinol	**Therapeutisch zweckmäßig zur** Hemmung unerwünschter immunologischer Reaktionen (z. B. bei Autoimmunerkrankungen und Organtransplantation).
Infectocortikrupp (D) Zäpfchen Prednisolon *Rezeptpflichtig*	Verminderte Infektionsabwehr. Bei Langzeitanwendung Knochenerweichung, Augenschäden (Grüner, Grauer Star), Muskelschäden, Magen-Darm-Geschwüre	**Nur zweckmäßig** z. B. zur Behandlung schwerer rheumatischer, allergischer und asthmatischer Erkrankungen, wenn eine Anwendung in Tablettenform nicht möglich ist.
Lipotalon (D) Injektionslösung (iart., infiltr.) Dexamethason *Rezeptpflichtig*	Verminderte Infektionsabwehr möglich (z. B. bei Virusinfektionen). Bei Langzeitanwendung Knochenerweichung, Augenschäden (Grüner, Grauer Star), Muskelschäden, Magen-Darm-Geschwüre. Schäden an der Injektionsstelle (Gelenkzerstörung, Infektion)	**Therapeutisch zweckmäßig** z. B. zur Behandlung schwerer entzündlicher Gelenkerkrankungen. Vorteilhaft, weil es kein Propylenglykol enthält.
Methylprednisolon Jenapharm (D) Tabl. **Metysolon** (D) Tabl. **M-PredniHEXAL** (D) Tabl. Methylprednisolon *Rezeptpflichtig*	Verminderte Infektionsabwehr. Bei Langzeitanwendung Knochenerweichung, Augenschäden (Grüner, Grauer Star), Muskelschäden, Magen-Darm-Geschwüre	**Therapeutisch zweckmäßig** z. B. zur Behandlung schwerer rheumatischer, allergischer und asthmatischer Erkrankungen
Predni-Hexal (D) Tabl. Prednisolon *Rezeptpflichtig*	Verminderte Infektionsabwehr. Bei Langzeitanwendung Knochenerweichung, Augenschäden (Grüner, Grauer Star), Muskelschäden, Magen-Darm-Geschwüre	**Therapeutisch zweckmäßig** z. B. zur Behandlung schwerer rheumatischer, allergischer und asthmatischer Erkrankungen.
Predni-H Tablinen (D) Tabl. Prednisolon *Rezeptpflichtig*	Verminderte Infektionsabwehr. Bei Langzeitanwendung Knochenerweichung, Augenschäden (Grüner, Grauer Star), Muskelschäden, Magen-Darm-Geschwüre	**Therapeutisch zweckmäßig** z. B. zur Behandlung schwerer rheumatischer, allergischer und asthmatischer Erkrankungen.

Präparat	Wichtigste Nebenwirkungen	Empfehlung
Predni-H Injekt (D) Kristallsusp. (iart., infiltr.) Prednisolon *Rezeptpflichtig*	Verminderte Infektionsabwehr möglich (z. B. bei Virusinfektionen). Bei Langzeitanwendung Knochenerweichung, Augenschäden (Grüner, Grauer Star), Muskelschäden, Magen-Darm-Geschwüre. Schäden an der Injektionsstelle (Gelenkzerstörung, Infektion)	**Therapeutisch zweckmäßig** z. B. zur Behandlung schwerer entzündlicher Gelenkerkrankungen. Von einer Injektion in Gelenke ist wegen der Nebenwirkungen der Kristallsuspension abzuraten.
Predni M Tablinen (D) Tabl. Methylprednisolon *Rezeptpflichtig*	Verminderte Infektionsabwehr. Bei Langzeitanwendung Knochenerweichung, Augenschäden (Grüner, Grauer Star), Muskelschäden, Magen-Darm-Geschwüre	**Therapeutisch zweckmäßig** z. B. zur Behandlung schwerer rheumatischer, allergischer und asthmatischer Erkrankungen.
Prednisolon acis (D) **Prednisolon Agepha** (D/Ö) **Prednisolon AL** (D) **Prednisolon Jenapharm** (D) **Prednisolon Galen** (D) **Prednisolon Rotexmedica** (D) **Prednisolon Nycomed** (Ö) **Prednisolon-ratiopharm** (D) Tabletten *Wirkstoff*: Prednisolon *Rezeptpflichtig*	Verminderte Infektionsabwehr. Bei Langzeitanwendung Knochenerweichung, Augenschäden (Grüner, Grauer Star), Muskelschäden, Magen-Darm-Geschwüre	**Therapeutisch zweckmäßig** z. B. zur Behandlung schwerer rheumatischer, allergischer und asthmatischer Erkrankungen.
Prednisolut (D) Substanz und Lösungsmittel (iv., im., iart.) Prednisolon *Rezeptpflichtig*	Verminderte Infektionsabwehr. Bei Langzeitanwendung Knochenerweichung, Augenschäden (Grüner, Grauer Star), Muskelschäden, Magen-Darm-Geschwüre. Schäden an der Injektionsstelle, Gelenkschäden und -infektionen möglich	**Therapeutisch zweckmäßig** zur allgemeinen und lokalen Behandlung schwerer rheumatischer, allergischer und asthmatischer Erkrankungen.
Prednison Galen (D) Tabl. Prednison *Rezeptpflichtig*	Verminderte Infektionsabwehr. Bei Langzeitanwendung Knochenerweichung, Augenschäden (Grüner, Grauer Star), Muskelschäden, Magen-Darm-Geschwüre	**Therapeutisch zweckmäßig** z. B. zur Behandlung schwerer rheumatischer, allergischer und asthmatischer Erkrankungen.

Präparat	Wichtigste Nebenwirkungen	Empfehlung
Prograf (D/Ö) Kaps., Infusionslösungskonzentrat Tacrolimus *Rezeptpflichtig*	Häufig Magen-Darm-Störungen, Knochenmarkschäden, Infektionen, Herzschädigung, Diabetes mellitus, Hautreaktionen wie z. B. Abszesse, Kopfschmerzen, Leberschäden, Nierenschäden	**Therapeutisch zweckmäßig nur zur** Hemmung unerwünschter immunologischer Reaktionen bei Organtransplantation in Kombination mit anderen Mitteln (Kortisone, Azathioprin).
Rectodelt (D) Zäpfchen Prednison *Rezeptpflichtig*	Verminderte Infektionsabwehr. Bei Langzeitanwendung Knochenerweichung, Augenschäden (Grüner, Grauer Star), Muskelschäden, Magen-Darm-Geschwüre	**Nur zweckmäßig** z. B. zur Behandlung schwerer rheumatischer, allergischer und asthmatischer Erkrankungen, wenn eine Anwendung in Tablettenform nicht möglich ist.
Sandimmun (D) Kaps., Infusionslösungskonzentrat, Lösung zum Einnehmen **Sandimmun Neoral** (Ö) Kaps., Infusionslösungskonzentrat, Lösung zum Einnehmen Ciclosporin *Rezeptpflichtig*	Erhöhte Infektanfälligkeit, Nierenschäden, Magen-Darm-Störungen, Bluthochdruck, Leberfunktionsstörungen, Müdigkeit, Muskelzittern (Tremor), stark vermehrte Behaarung, Ödeme	**Therapeutisch zweckmäßig zur** Vorbeugung und Behandlung der Organabstoßung nach Organ- und Hauttransplantationen. Möglicherweise zweckmäßig bei bestimmten schweren Augenentzündungen, schwerster Psoriasis und schwerster rheumatoider Arthritis.
Solu Celestan (Ö) Injektionslösung (iv., im., iart., infiltr.) Betamethason *Lösungsvermittler*: Propylenglykol; *Wirkstoff*: Betamethason *Rezeptpflichtig*	Verminderte Infektionsabwehr. Bei Langzeitanwendung Knochenerweichung, Augenschäden (Grüner, Grauer Star), Muskelschäden, Magen-Darm-Geschwüre. Schäden an der Injektionsstelle (auch Venenentzündung durch Propylenglykol), Gelenkschäden und -infektionen möglich	**Therapeutisch zweckmäßig zur** allgemeinen und lokalen Behandlung schwerer rheumatischer, allergischer und asthmatischer Erkrankungen sowie bei akut lebensbedrohlichen Zuständen aufgrund von Allergien oder Asthma.
Solu Dacortin (Ö) Trockenstechamp., Trockenamp. mit Lösungsmittel zur Injektion (iv., im., iart. u. a.) Prednisolon *Rezeptpflichtig*	Verminderte Infektionsabwehr. Bei Langzeitanwendung Knochenerweichung, Augenschäden (Grüner, Grauer Star), Muskelschäden, Magen-Darm-Geschwüre. Schäden an der Injektionsstelle, Gelenkschäden und -infektionen möglich	**Therapeutisch zweckmäßig zur** allgemeinen und lokalen Behandlung schwerer rheumatischer, allergischer und asthmatischer Erkrankungen sowie bei akut lebensbedrohlichen Zuständen aufgrund von Allergien und Asthma.

Präparat	Wichtigste Nebenwirkungen	Empfehlung
Solu Decortin H 10/ 25/ 50/ 100 (D) Trockensubstanz und Lösungsmittel (iv., im, iart) Prednisolon *Rezeptpflichtig*	Verminderte Infektionsabwehr. Bei Langzeitanwendung Knochenerweichung, Augenschäden (Grüner, Grauer Star), Muskelschäden, Magen-Darm-Geschwüre. Schäden an der Injektionsstelle, Gelenkschäden und -infektionen möglich	**Therapeutisch zweckmäßig zur** allgemeinen und lokalen Behandlung schwerer rheumatischer, allergischer und asthmatischer Erkrankungen.
Solu Decortin H 250/ 500/ 1000 (D) Trockensubstanz (iv.) und Lösungsmittel Prednisolon *Rezeptpflichtig*	Verminderte Infektionsabwehr	**Therapeutisch zweckmäßig zur** Behandlung akut lebensbedrohlicher allergischer und asthmatischer Zustände.
Solu Medrol (Ö) Trockensubstanz (iv., im.) Methylprednisolon *Rezeptpflichtig*	Verminderte Infektionsabwehr. Schäden an der Injektionsstelle	**Therapeutisch zweckmäßig zur** Behandlung akut lebensbedrohlicher allergischer und asthmatischer Zustände.
Supertendin (D) Kristallsusp. (iart., infiltr.) Dexamethason, Lidocain *Rezeptpflichtig*	Verminderte Infektionsabwehr. Bei Langzeitanwendung Knochenerweichung, Augenschäden (Grüner, Grauer Star), Muskelschäden, Magen-Darm-Geschwüre. Schäden an der Injektionsstelle	**Therapeutisch zweckmäßig** z. B. zur allgemeinen und lokalen Behandlung schwerer rheumatischer Erkrankungen. Von einer Injektion in Gelenke ist wegen der Nebenwirkungen der Kristallsuspension abzuraten. Enthält ein Lokalanästhetikum (Lidocain).
Triam Lichtenstein (D) Kristallsusp. (im., iart., infiltr.) **Triamhexal** (D) Kristallsusp. (im., iart., infiltr.) **Triam Injekt** (D) Kristallsusp. (im., iart., infiltr.) Triamcinolon *Rezeptpflichtig*	Verminderte Infektionsabwehr. Bei Langzeitanwendung Knochenerweichung, Augenschäden (Grüner, Grauer Star), Muskelschäden, Magen-Darm-Geschwüre. Schäden an der Injektionsstelle, Gelenkschäden und -infektionen möglich	**Therapeutisch zweckmäßig** z. B. zur allgemeinen und lokalen Behandlung schwerer rheumatischer, allergischer und asthmatischer Erkrankungen. Von einer Injektion in Gelenke ist wegen der Nebenwirkungen der Kristallsuspension abzuraten.
Urbason (D/Ö) Tabl. Methylprednisolon *Rezeptpflichtig*	Verminderte Infektionsabwehr. Bei Langzeitanwendung Knochenerweichung, Augenschäden (Grüner, Grauer Star), Muskelschäden, Magen-Darm-Geschwüre	**Therapeutisch zweckmäßig** z. B. zur Behandlung schwerer rheumatischer, allergischer und asthmatischer Erkrankungen.

Präparat	Wichtigste Nebenwirkungen	Empfehlung
Urbason Solubile (D/Ö) Trockensubstanz (im., iv.) Methylprednisolon *Rezeptpflichtig*	Verminderte Infektionsabwehr. Schäden an der Injektionsstelle	**Therapeutisch zweckmäßig** z. B. zur Behandlung akut lebensbedrohlicher allergischer und asthmatischer Zustände.
Volon (D/Ö) Tabl. Triamcinolon *Rezeptpflichtig*	Verminderte Infektionsabwehr. Bei Langzeitanwendung Knochenerweichung, Augenschäden (Grüner, Grauer Star), Muskelschäden, Magen-Darm-Geschwüre	**Therapeutisch zweckmäßig** z. B. zur Behandlung schwerer rheumatischer, allergischer und asthmatischer Erkrankungen.
Volon A (D/Ö) Amp., Injektionsflasche, Spritzamp., Kristallsusp. (im., iart., infiltrat.) Triamcinolon *Rezeptpflichtig*	Verminderte Infektionsabwehr. Bei Langzeitanwendung Knochenerweichung, Augenschäden (Grüner, Grauer Star), Muskelschäden, Magen-Darm-Geschwüre. Schäden an der Injektionsstelle, Gelenkschäden und -infektionen möglich	**Therapeutisch zweckmäßig zur** allgemeinen Behandlung schwerer rheumatischer, allergischer und asthmatischer Erkrankungen. Von einer Injektion in Gelenke ist wegen der Nebenwirkungen der Kristallsuspension abzuraten.

7.2. Immunmodulatoren (Hepatitis, Multiple Sklerose)

Interferone sind Eiweiße, die in das Immunsystem eingreifen. Sie werden vom Körper als Reaktion auf körperfremde Organismen (z. B. Viren) hergestellt. Sie hemmen das Wachstum von Viren, aktivieren verschiedene Verteidigungszellen des Körpers und beschleunigen damit die Zerstörung und den Abtransport körperfremder Zellen.
Interferon beta-1a hat einen nachgewiesenen Nutzen bei Multipler Sklerose, Interferon alfa-2a bzw. 2b bei bestimmten Krebserkrankungen und Hepatitis B und C.
Die Nebenwirkungen dieser Medikamente können beträchtlich sein, deshalb ist unbedingt eine gute Zusammenarbeit mit dem behandelnden Arzt/der behandelnden Ärztin notwendig.
Der Wirkstoff Glatiramer (in *Copaxone*) ist bei Multipler Sklerose nur dann sinnvoll, wenn Interferone nicht angewendet werden können. Auch bei diesem Wirkstoff können beträchtliche Nebenwirkungen auftreten.

7.2. Immunmodulatoren (Hepatitis, Multiple Sklerose)

Präparat	Wichtigste Nebenwirkungen	Empfehlung
Avonex (D/Ö) Injektionslösung Interferon beta-1a *Rezeptpflichtig*	Sehr häufig grippeähnliche Symptome wie Fieber, Schüttelfrost, Müdigkeit, Muskelschmerzen. Kopfschmerzen, Magen-Darm-Beschwerden, Depressionen, Leberschäden, Herzschäden, Veränderungen des Blutbilds	**Nur zweckmäßig** bei multipler Sklerose mit hoher Schubaktivität. Langzeitwirkung bei Anwendung von mehr als einem Jahr noch unzureichend beurteilbar.
Betaferon (D/Ö) Trockensubstanz und Lösungsmittel Interferon beta-1b *Rezeptpflichtig*	Sehr häufig grippeähnliche Symptome wie Fieber, Schüttelfrost, Müdigkeit, Muskelschmerzen. Kopfschmerzen, Magen-Darm-Beschwerden, Depressionen, Leberschäden, Herzschäden, Veränderungen des Blutbilds	**Therapeutisch zweckmäßig** bei multipler Sklerose. Langzeitwirkung bei Anwendung von mehr als einem Jahr noch unzureichend beurteilbar.
Copaxone (D/Ö) Pulver und Lösungsmittel Glatiramer *Rezeptpflichtig*	Sehr häufig grippeähnliche Symptome auch mit Atembeschwerden, Bronchitis, Husten, Infektionen, psychische Veränderungen (z. B. Depressionen), Magen-Darm-Beschwerden, Gelenkbeschwerden, Veränderungen des Blutbilds. Schmerzen und Hautschäden an der Einstichstelle	**Möglicherweise zweckmäßig** zur Verminderung der Häufigkeit von Schüben der multiplen Sklerose. Zweckmäßig nur bei weniger ausgeprägten Behinderungen, wenn Interferone nicht angewendet werden können. Langzeitverträglichkeit noch unzureichend bekannt.
Intron A (D/Ö) Injektionslösung Interferon alfa-2 b *Rezeptpflichtig*	Fieber, Schüttelfrost, Müdigkeit, Muskelschmerzen. Magen-Darm-Störungen (z. B. Übelkeit, Erbrechen, Blutungen und Wiederauftreten von Geschwüren). Störungen der Hirnfunktion (z. B. Verwirrtheit, Depressionen, Schlafstörungen, Anfälle). Schilddrüsenfunktionsstörungen, Herz-Kreislauf-Störungen (z. B. Herzrhythmusstörungen)	**Therapeutisch zweckmäßig bei** chronischer Leberentzündung (Hepatitis B und C). Therapeutisch zweckmäßig auch bei bestimmten Krebserkrankungen in Kombination mit anderen Wirkstoffen in erprobten Therapieschemata.

Präparat	Wichtigste Nebenwirkungen	Empfehlung
PegIntron (D) Injektoren **Pegasys** (D/Ö) Fertigspritzen Peginterferon alfa-2 b *Rezeptpflichtig*	Fieber, Schüttelfrost, Müdigkeit, Muskelschmerzen. Magen-Darm-Störungen (z. B. Übelkeit, Erbrechen, Blutungen und Wiederauftreten von Geschwüren). Störungen der Hirnfunktion (z. B. Verwirrtheit, Depressionen, Schlafstörungen, Anfälle). Schilddrüsenfunktionsstörungen, Herz-Kreislauf-Störungen (z. B. Herzrhythmusstörungen)	**Therapeutisch zweckmäßig bei** chronischer Leberentzündung (Virushepatitis Typ C), vorteilhaft in Kombination mit einem Virusmittel (Ribavirin).
Rebif (D/Ö) Injektionslösung Interferon beta-1a *Rezeptpflichtig*	Sehr häufig grippeähnliche Symptome wie Fieber, Schüttelfrost, Müdigkeit, Muskelschmerzen. Kopfschmerzen, Magen-Darm-Beschwerden, Depressionen, Leberschäden, Herzschäden, Veränderungen des Blutbilds	**Nur zweckmäßig** bei multipler Sklerose mit hoher Schubaktivität. Langzeitwirkung bei Anwendung von mehr als einem Jahr noch unzureichend beurteilbar.
Roferon A (D/Ö) Injektionslösung Interferon alfa-2 a *Rezeptpflichtig*	Fieber, Schüttelfrost, Müdigkeit, Muskelschmerzen. Magen-Darm-Störungen (z. B. Übelkeit, Erbrechen, Blutungen und Wiederauftreten von Geschwüren). Störungen der Hirnfunktion (z. B. Verwirrtheit, Depressionen, Schlafstörungen, Anfälle). Schilddrüsenfunktionsstörungen, Herz-Kreislauf-Störungen (z. B. Herzrhythmusstörungen)	**Therapeutisch zweckmäßig bei** chronischer Leberentzündung (Hepatitis B und C). Therapeutisch zweckmäßig auch bei bestimmten Krebserkrankungen in Kombination mit anderen Wirkstoffen in erprobten Therapieschemata.

8. Kapitel: **Haut**

Die den Körper umhüllende Haut ist das größte Organ des Menschen. Als jener Teil des Körpers, der sowohl mit dem Körpergeschehen als auch mit der Umwelt in Berührung steht, ist ihr Zustand oft Spiegelbild von Veränderungen in beiden Bereichen. Sowohl innere Erkrankungen als auch äußere schädliche Einflüsse können sich an der Haut zeigen. Der Zweig der Medizin, der sich mit der Haut beschäftigt – die Dermatologie –, unterscheidet bei den diagnostischen und therapeutischen Maßnahmen zwei Hautschichten:

- die außen liegende, eigentliche Haut (Cutis)
- und das darunterliegende Unterhautfettgewebe (Subcutis).

Haare und Nägel gelten als Anhangsgebilde der Haut, ihre Erkrankungen fallen ebenfalls in den Bereich der Dermatologie.

Die Funktionen der Haut:

- Sie ist Schutzorgan gegen Einflüsse von außen und gegen Wasserverlust von innen. Die durch Talgabsonderung gebildete Fettschicht unterstützt diese Funktion.
- Sie regelt den Wärmehaushalt des Körpers durch Wärmeabgabe und Wasserverdunstung.
- Durch ihre Schweißdrüsen werden Endprodukte des Stoffwechsels – wie z. B. Harnstoff – abgegeben.
- Sie ist Atmungsorgan (1–2 Prozent des gesamten Gasaustausches)
- und Sinnesorgan.

Hautpflege

Eine gepflegte Haut sorgt für Wohlbefinden und kann Hautkrankheiten verhindern. Für die Pflege muss der Hauttyp berücksichtigt werden: fettig, normal, trocken. Zu beachten ist jedoch, dass die Haut im Winter trockener ist als im Sommer und dass Hormonspiegelschwankungen und der allgemeine Gesundheitszustand ebenfalls Auswirkungen auf die Haut haben. Manche Menschen weisen sogar im Gesicht unterschiedliche Hauttypen auf.
Hautpräparate zur Pflege und zur Behandlung sind als Cremes, Salben, Lotionen und Lösungen erhältlich:
Cremes sind stabile Mischungen von Wasser und Fett (Emulsionen). Es gibt zwei Arten: Wasser-in-Öl-Emulsionen sind sehr fetthaltig und

lassen sich nur schwer auf die Haut verteilen. Öl-in-Wasser-Emulsionen sind weniger fetthaltig, lassen sich leichter verteilen und ziehen schnell in die Haut ein. Cremes sind sehr anfällig für den Befall von Mikroorganismen und müssen deshalb durch Konservierungsstoffe stabilisiert werden.
Salbe sind fettig und enthalten nur wenig oder gar kein Wasser. Sie bleiben als fettige Schicht auf der Haut.
Lotionen bestehen aus Öl, Wasser und Pulver, lassen sich leicht auftragen, haben eine kühlende Wirkung und trocknen entzündete und nässende Hautstellen aus. Lotionen müssen vor Gebrauch geschüttelt werden.
Lösungen bestehen aus Feststoffen, die in Wasser oder Alkohol aufgelöst sind, und wirken wie Lotionen austrocknend. Sie können unter Umständen Juckreiz verursachen.

Erkrankungen der Haut

Meist führt der unmittelbare Kontakt mit Chemikalien zur Erkrankung. 90 Prozent der beruflich bedingten Hautschäden betreffen daher die Hände. Doch auch im Alltag sind wir ständig mit Materialien konfrontiert, die Hautreaktionen zur Folge haben können. Wasch- und Putzmittel, Klebemittel, Kosmetika, Farbstoffe etc. – all diese Errungenschaften der modernen Chemie können vor allem in ihrer Fülle Ursachen für Hautschäden sein.
Auch Medikamente können als Nebenwirkung Hautreaktionen verursachen, z. B. Penicillin. Oft können gerade die für die Hautbehandlung angebotenen Produkte Auslöser von Hautschäden sein: etwa das in vielen Hautsalben enthaltene Antibiotikum Neomycin, Korayagummi als Bestandteil von Verbandsmaterialien, Lanolin als Salbengrundlage, Parabene als Konservierungsstoff in Cremes und Salben.

Es gibt zwei Formen der körperlichen Reaktion auf den Kontakt mit Giftstoffen:

- die allergische Reaktion des Körpers. Sie tritt meist nach einem längeren Kontakt mit der betreffenden Substanz auf. Hat die Reaktion einmal stattgefunden, reagiert die Haut bei jedem neuerlichen Kontakt mit diesem Stoff.
- die sofortige Reaktion auf Giftstoffe.

Während im ersten Fall eine entsprechende Disposition vorhanden sein muss, die von Mensch zu Mensch verschieden ist, tritt bei bestimmten Substanzen eine sofortige Hautreaktion bei allen auf.

Behandlung

Vorbeugung und Beseitigung der Ursachen ist das Wichtigste. Eine genaue Diagnose ist Voraussetzung für jede Behandlung.

Grundsätzlich gilt für die Behandlung der Haut folgende Hautarzt-Regel:

- feucht (z. B. Cremes mit einem hohen Wasseranteil) auf feuchte Schädigungen,
- trocken (z. B. Puder) auf trockene Schädigungen.

8.1. Mittel gegen entzündliche und/oder allergische Hauterkrankungen

Das wohl häufigste Symptom aller Hautkrankheiten – über 80 Prozent aller Ekzempatienten klagen darüber – ist der

Juckreiz (Pruritus)

Juckreiz wird in den meisten Fällen durch die zugrunde liegende Hauterkrankung (z. B. Psoriasis, Neurodermitis, Krätze etc.) oder eine Erkrankung innerer Organe hervorgerufen. Auch Medikamente können als unerwünschte Wirkung Juckreiz verursachen.

Allgemeiner Juckreiz ohne Hautveränderungen

ist häufig ein Hinweis auf eine Erkrankung der inneren Organe (z. B. Leber, Niere, Schilddrüse, Zuckerkrankheit, Blut, Lymphdrüsen). Wenn *ältere Menschen* über *Juckreiz* klagen, ohne dass eine Hautveränderung sichtbar ist, handelt es sich meist um den sogenannten »Alterspruritus« (Altersjuckreiz), verursacht durch Austrocknung der Haut. Kurioserweise wird an eine derartig banal erscheinende Ursache sehr selten gedacht. Dementsprechend werden dann unsinnigerweise Medikamente verordnet, wo eine einfache *Hautpflege* Abhilfe schaffen würde.

Behandlung

Bei der Behandlung des Juckreizes ist die vorbeugende Pflege von größter Bedeutung. Dies gilt sowohl für die ausgetrocknete Haut alter Menschen als auch für die zwischendurch erscheinungsfreie Haut der Neurodermatitis. Sogenannte Basiscremes, Bäder mit Ölzusätzen, die

Begrenzung der Badezeit, optimale Wassertemperaturen (etwa 35° C), Vermeidung von zu häufigen Seifenwaschungen etc. können den Einsatz von Medikamenten ersparen.
Eine Behandlung des Juckreizes sollte erst nach bzw. mit einer entsprechenden Ursachensuche einsetzen, da ja häufig durch die spezifische Behandlung (des Ekzems oder der Krätze oder der Nesselsucht etc.) der Juckreiz verschwindet.

Mit diesem Vorbehalt sind folgende Maßnahmen sinnvoll:

1. Innere Behandlung

Die meisten innerlich (als Tabletten, Dragees etc.) einzunehmenden Präparate enthalten sogenannte *Antihistaminika* (siehe Kapitel 6). Das sind Wirkstoffe, die gezielt gegen das Histamin gerichtet sind. Histamin ist ein Überträgerstoff im Körper des Menschen, der zur Steuerung bestimmter Körperfunktionen wichtig ist (z. B. zur Anregung der Magensaftproduktion etc.). Histamin kann auch bei allergischen Hautreaktionen eine Rolle spielen, ist jedoch keineswegs die alleinige Ursache. Deshalb ist der Nutzen von Antihistaminika oft gering.
Wichtig ist der Zeitpunkt der Einnahme: Wenn überhaupt ein überzeugender Effekt erreicht werden soll, dann muss das Medikament vor der zu erwartenden Juckattacke eingenommen werden.
Alle Antihistaminika haben eine – mehr oder weniger ausgeprägte – Nebenwirkung: Sie machen müde. Je höher die Dosis, umso schläfriger wird man.
Kortison (Glukokortikoide) zum Einnehmen (als Tabletten, Dragees etc.) haben in der Behandlung des Juckreizes nichts zu suchen. Ausnahme: schwere Fälle von Urtikaria = Nesselsucht, die von Atemnot und Schluckbeschwerden begleitet sind.

2. Äußerliche Behandlung

Ein wichtiges Prinzip der äußeren Behandlung beruht schlicht auf einem »Verdrängungsmechanismus«: Eine unangenehme Empfindung wird durch eine angenehme (oder weniger unangenehme) ersetzt. Schon das Kratzen verschafft ja eine gewisse Erleichterung, auch wenn damit ein lokaler Schmerz an die Stelle des Juckreizes tritt.
Ähnlich verhält es sich mit den äußerlich angewandten Substanzen. Sie rufen die Empfindung »Kälte« (Wasser in Lotions, Gelen, Cremes) oder »Wärme« (schwache Reizstoffe, Phenol, Resorcin, Harnstoff) hervor.

Lokalanästhetika (z. B. enthalten in *Anaesthesin*) verhindern, dass die Hautnerven den Juckreiz zum Zentralnervensystem weiterleiten.
Antihistaminika in äußerlich anzuwendenden Präparaten (z. B. *Dermodrin, Fenistil*) sind von zweifelhaftem Wert, da meistens ja erst nach Eintritt der Symptome behandelt und offenbar auch die nötige Konzentration des Wirkstoffes in der Haut nicht erreicht wird. Von solchen Präparaten ist deshalb *abzuraten*.
Kortison (Glukokortikoide) zum Auftragen auf die Haut (z. B. *Advantan, Alfason*) ist sinnvoll, wenn alle anderen Maßnahmen unwirksam sind. Inzwischen gibt es schwach wirkende Hydrokortison-Mittel, die rezeptfrei erhältlich sind. Allerdings sollte man sich dessen bewusst sein, dass Kortison keine Heilung bewirkt, sondern nur die Beschwerden unterdrückt.
Kortison (Glukokortikoide) nicht länger als vier Wochen anwenden, und die Hautfläche zum Auftragen sollte nicht mehr als ein Zehntel der Gesamtfläche des Körpers ausmachen. Bei Akne, Kupferfinnen, Nesselsucht sowie Hauterkrankungen, die durch Bakterien oder Pilze verursacht sind, dürfen keine Kortisonsalben oder -cremes verwendet werden.

Entzündliche Hauterkrankungen (Kontaktdermatitis, Ekzem)

Kontaktdermatitis, auch Ekzem genannt, ist die am häufigsten vorkommende Hautschädigung. Das hat dazu geführt, beinahe jede Hautveränderung der Einfachheit halber gleich »Ekzem« zu nennen, um damit dem Bedürfnis nach »klarer« Diagnose nachzukommen.
Im Allgemeinen versteht man darunter eine entzündliche, nicht-infektiöse Reaktion der Haut auf meist von außen einwirkende Reizstoffe. *Ekzeme sind nicht ansteckend.*
Fachleute unterscheiden zwischen allergischen und nicht-allergischen (= toxischen) Formen.
Bei lang dauernder Einwirkung der direkt schädigenden oder allergisierenden Substanz kann sich das Ekzem auf den ganzen Körper ausbreiten.
Auf einer bereits durch ein Ekzem geschädigten Haut können sich zusätzlich bakterielle oder Pilzinfektionen ausbreiten.

Selbsthilfe

Bei einem plötzlich auftretenden Kontaktekzem sollte man die Hautstelle mehrere Minuten lang mit Wasser abspülen. Anschließend mit

einem sterilen Verband abdecken. Weder Puder noch Butter noch Öl oder irgendein anderes Hausmittel auftragen.
Gegen den Juckreiz hilft eine simple Kältebehandlung: Geben Sie Eiswürfel in eine Plastiktüte und legen Sie diese auf die mit einem Stoffstück (z. B. Handtuch) abgedeckte, juckende Stelle. Führen Sie diese Behandlung mehrmals täglich durch.
Gegen nässende Ekzeme wird von amerikanischen Ärzten folgende Methode empfohlen: Tauchen Sie ein Stück Stoff in kalte Milch und legen Sie es für etwa drei Minuten auf die betreffende Stelle. Anschließend zwei bis drei Male wiederholen. Spülen Sie die Haut nach der Behandlung mit kaltem Wasser, weil die Milchreste sonst zu riechen beginnen.
Bei Handekzemen zum Waschen eine milde Seife oder Reinigungsmilch verwenden. Nach dem Waschen die Hände immer gut abtrocknen und mit unparfümierter Creme mehrmals am Tag einschmieren. Bei allen Reinigungsarbeiten Baumwollhandschuhe und darüber gezogene PVC-Handschuhe tragen.

Behandlung

Kontaktdermatitis kann anderen Hauterkrankungen (z. B. Pilzerkrankungen) ähneln. Vor jeder Behandlung muss darum eine sorgfältige Diagnose stehen. Solange die auslösende Ursache nicht ausgeschaltet ist, kann die Behandlung unwirksam sein oder die Erkrankung wieder auftreten. Das Auffinden des verursachenden Stoffes kann schwierig sein. Dazu ist eine genaue Befragung über Beruf, Hobbys, Tätigkeiten im Haushalt, verwendete Arzneimittel und Kosmetika notwendig. Spezielle Pflastertests, mit denen nach dem Verursacher des Ekzems gesucht wird, führt man erst nach der akuten Krankheitsphase durch.
Die wichtigste Maßnahme besteht in der Vermeidung des Kontakts mit allergisierenden oder giftigen Stoffen. Bei *Handekzemen* sind z. B. Handschuhe sinnvoll. Dabei sollte man beachten, dass Schutzhandschuhe für manche Chemikalien sehr durchlässig sind.
Eine spezifische Therapie kann durch weitere allgemeine Maßnahmen unterstützt werden. Hierzu gehört ein behutsames Waschen und Baden; Seifen sind eher zu meiden, zur Hautreinigung sind Syndets (synthetische Detergentien) zu bevorzugen (z. B. *Satina, Seba Med usw.*).

Medikamente

Falsch ist es, in jedem Fall »einfach« eine Kortison-haltige Salbe oder Creme zu verwenden. Zwar bessert sich dadurch das Ekzem nach kurzer Zeit, die Nebenwirkungen werden allerdings nicht auf sich warten lassen.

In der akuten Phase hingegen, wenn die Haut stark gerötet ist und nässt, sind Kortison-haltige Salben durchaus sinnvoll – für höchstens vier Wochen. Ist dann keine Besserung eingetreten, ist es zweifelhaft, ob die Diagnose überhaupt stimmt. Nicht alles, was gerötet ist und nässt, ist ein Ekzem. Wenn es aber etwas anderes ist, z. B. eine Hautinfektion mit Bakterien oder Pilzen, dann *muss* es auch *anders* behandelt werden.

Hilfreich in der akuten Phase sind außerdem feuchte Umschläge (Wasser, Gerbstoffe) oder Lotio alba aquosa (wird in der Apotheke zubereitet).

In der zweiten Phase, gekennzeichnet durch einen relativen Rückgang der Symptome, sind *fettarme* Zubereitungen, also Cremes (unter Umständen Kortison-haltige), zweckmäßig.

Im weiteren Verlauf, bei zunehmender Austrocknung und Schuppenbildung, geht man über zu *fettreicheren* Zubereitungen, also z. B. *Salben*.

Endogenes Ekzem (Neurodermitis, Dermitis atopica)

Neurodermitis ist eine chronische, stark juckende Entzündung der Haut mit unterschiedlichem Verlauf und unterschiedlichen Krankheitszeichen:

- Bei Säuglingen zeigen sich ab etwa dem dritten Lebensmonat Rötungen, Bläschen und Schuppungen an Wangen, Gesicht und Kopfhaut (Milchschorf).
- Bei Kindern und Jugendlichen handelt es sich meist um symmetrische Hauterscheinungen an Gesicht, Nacken, Ellenbogen und Kniekehlen mit trockener, geröteter, verdickter, schuppender, zerkratzter Haut, verbunden mit starkem Juckreiz.

Von Neurodermitis sind etwa 15 Prozent aller Säuglinge und Kinder betroffen.

Ursachen

Endogen bedeutet »von innen kommend« – also nicht von außen verursacht. Und tatsächlich ist über die Ursache dieses Ekzems bis heute

wenig bekannt. Es besteht eine große Chance, dass es sich nach Abschluss der Pubertät »auswächst« – dies ist bei vier von fünf Jugendlichen der Fall.
Die Krankheit tritt besonders in emotional belastenden Situationen in wiederkehrenden Schüben auf. Manchmal kann das Verhalten der Eltern dazu führen, dass die Neurodermitis »unbewusst« aufrechterhalten wird: Die intensive Zuwendung während eines Krankheitsschubes kann vom Kind als »Belohnung« empfunden werden, die das Leid durch die Krankheit übertönt. Das bedeutet allerdings nicht, dass man das Kind nicht liebevoll umsorgen sollte, aber man sollte das Geschehen aufmerksam betrachten.
Starke Temperaturschwankungen, Woll- oder Seidenbekleidung, bestimmte Öle und Fette sowie allergisierende Chemikalien können Erkrankungsschübe auslösen. Baden in Süßwasser kann die Beschwerden verschlimmern.
Neuere Untersuchungen scheinen zu belegen, dass gelegentlich eine Unverträglichkeit gegen gewisse Nahrungsmittel – Milchprodukte, Eiklar, Zitrusfrüchte – die Ursache für Krankheitsschübe ist.

Behandlung

Da Neurodermitis meist eine länger dauernde Erkrankung ist, haben sich an vielen Orten Selbsthilfegruppen gebildet. Wer sich einer Gruppe anschließen möchte, kann sich in Deutschland bei folgender Stelle informieren:

Bundesverband Neurodermitiskranker, Oberstraße 171,
56154 Boppard, Telefon: 0 67 42/87 13-0.
Internet: http://www. neurodermitis.net/

In Österreich:
www.netdoktor.at/health_center/neurodermitis/index.shtml

Problematisch sind obskure Behandlungsempfehlungen, die in solchen Gruppen häufig kursieren. Gerade bei Neurodermitis kann jede neue Behandlung – egal, ob es sich um Entspannung, Gymnastik, Diät, Suggestion mittels Kristallsteinen oder Homöopathie handelt – zu einer bemerkenswerten Besserung der Beschwerden führen. Dies ist in erster Linie wohl auf den Placebo-Effekt zurückzuführen, der bei Neurodermitis sehr wirkungsvoll ist.

Folgende Maßnahmen werden allerdings von fast allen Therapierichtungen als sinnvoll beschrieben:

- Eine möglichst stabile emotionale Situation schaffen und eventuell eine Entspannungsmethode erlernen (z. B. autogenes Training).
- Extrem feuchtes oder extrem trockenes Klima meiden.
- Bei trockener Raumluft Befeuchter verwenden.
- Kleidungsstücke aus Wolle oder rauen Kunstofffasern meiden. Günstig ist Baumwolle.
- Für die Hautreinigung möglichst nur Wasser und so selten wie möglich Reinigungsmittel verwenden. Keine Schaumbäder verwenden.
- Nach der Reinigung die Haut mit Pflegelotionen, -cremes oder -salben fetten.
- Für die Reinigung von Kleidungsstücken keine Klar- oder Weichspüler verwenden.
- Nahrungsmittel vermeiden, die verdächtigt werden, Krankheitsschübe zu verursachen. Man sollte dabei jedoch nicht übertreiben, denn eine rigorose Diät kann für Kinder sehr belastend sein.
- Mehrwöchiger Aufenthalt in einem günstigen Klima (z. B. an der Nordsee oder im Gebirge). Manche Kassen bezahlen solche Kuren.

Bei stark entzündeter Haut gelten ähnliche Behandlungsgrundsätze wie bei entzündlichen Hauterkrankungen (siehe *Kontaktdermatitis, Ekzem*). In diesem Fall sind Kortisonsalben oder -cremes sinnvoll. Allerdings sollte man nicht monatelang ununterbrochen damit behandeln, weil bei lang dauernder Anwendung vielfältige Nebenwirkungen auftreten können.
Gegen starken Juckreiz in der Nacht hilft das Schlucken von Antihistaminika (siehe Kapitel 6.1.: Mittel gegen Allergien).

Psoriasis (Schuppenflechte)

Etwa 2 Prozent der Bevölkerung sind davon befallen. Es handelt sich um ein entzündliches, schuppendes Hautleiden, das familiär gehäuft auftritt. Die Wahrscheinlichkeit, an Psoriasis zu erkranken, beträgt bei Kindern, bei denen ein Elternteil Psoriasis-krank ist, etwa 25 Prozent. Die Wahrscheinlichkeit steigt auf 60 bis 70 Prozent, wenn beide Elternteile erkrankt waren.

Wichtig: *Psoriasis hat nichts, aber auch gar nichts mit Infektionskrankheiten zu tun!*

Da diese Krankheit also nicht ansteckend ist, sind diesbezügliche Vorsichtsmaßregeln im Beruf (Lebensmittelbranche z. B.) oder in der Freizeit (Schwimmbad) unangebracht.
Selbst wenn mit hoher Wahrscheinlichkeit eine erbliche Belastung vorliegt, kann es sein, dass die Erkrankung nie oder vielleicht nur einmal im Leben ausbricht. Sie kann aber auch chronisch werden.

Auslösefaktoren können sein:

Infektionskrankheiten, Medikamente zur Depressionsbehandlung, Antimalariamittel, Herz-Kreislauf-Mittel vom Typ der Betablocker und andere.
Emotionale Belastungen können ebenfalls Psoriasis-Schübe auslösen. Abgesehen vom Alkohol, dem eine verschlimmernde Wirkung nachgesagt wird, ist kein spezifischer Ernährungsfaktor bekannt, sodass eine Psoriasisdiät nicht sinnvoll ist.
Eine wichtige Rolle als Auslöser spielen *äußere Faktoren* und hier wahrscheinlich vor allem die physikalisch-mechanischen. Dass z. B. die Psoriasisherde häufig an Ellenbogen und Knien aufschießen, dürfte auf die dort erhöhte mechanische Belastung der Haut zurückzuführen sein. Weitere Provokationsfaktoren sind Zustände, die die Haut reizen, wie z. B. Verletzungen, Operationsnarben, Verbrennungen.

Behandlung

Schuppenflechte kann einen ein Leben lang »begleiten«. Es ist eine chronische, zwar nicht »heilbare«, jedoch gut behandelbare Hauterkrankung. Spontane Besserungen ohne jede Behandlung kommen vor. Bei etwa zwei Drittel aller Betroffenen gibt es auch immer wieder längere Phasen, in denen sich die Krankheit kaum bemerkbar macht. Bei etwa jedem fünften Betroffenen sind mit den Hautveränderungen auch Gelenkbeschwerden verbunden.
Die Behandlung kann äußerlich, innerlich oder kombiniert erfolgen, wobei der äußerlichen Behandlung trotz des Aufwands zunächst der Vorzug gegeben werden sollte.
Seit langem bekannt ist der günstige Einfluss von Sonnenlicht auf Psoriasis. Wer an dieser Hautkrankheit leidet, sollte deshalb seine Ferien wenn möglich in sonnigem Klima verbringen. Vorsicht vor Sonnenbrand – dieser verschlimmert die Krankheit!

Wer an Schuppenflechte leidet, sollte seine Haut durch folgende Maßnahmen pflegen:

- Regelmäßige Bäder, denen ein Glas Milch mit zwei Teelöffeln Olivenöl beigesetzt wurde
- und/oder regelmäßiges Einreiben mit fetthaltigen Körperlotionen oder einem Körperöl.

Das Erlernen eines Entspannungsverfahrens (z. B. autogenes Training) kann zu einer entspannteren Lebensweise führen und damit die Zahl der Schübe verringern.
Selbsthilfegruppen, die es in zahlreichen Orten gibt, bieten gegenseitige Unterstützung und Erfahrungsaustausch.

Bei der Zentralstelle, dem Deutschen Psoriasis-Bund (DPB), Seewartenstr. 10, 20459 Hamburg,
Telefon: 040/22 33 99-0 (http://www.psoriasis-bund.de), kann man die nächstgelegene Selbsthilfegruppe erfragen.

In Österreich: PSO Austria, Jägerstraße 3/2, A-1200 Wien, Telefon: 01-332 40 03.

Mittel zur Behandlung der schuppenden Kopfhaut

Solche Mittel werden nicht nur bei Psoriasis, sondern auch bei Seborrhoe verwendet und deshalb in Tabelle 8.2. Mittel gegen Kopfschuppen, Seborrhoe und Haarausfall besprochen:

Alpicort, Betnesol V, Dermovate crinale, Karison crinale, Lygal N.

Calcipotriol

Der Wirkstoff Calcipotriol (enthalten z. B. in *Daivobet, Psorcutan*) hat eine ähnlich gute Wirksamkeit wie Kortison zum Auftragen auf die Haut. Achtung: Die Wirkung von Calcipotriol wird durch vorherige oder gleichzeitige Verwendung von Mitteln, die Salicylsäure enthalten, aufgehoben (z. B. *Betadermic, Soderm Plus*).

Kortisone (Glukokortikoide, siehe Tabelle 8.1.)

sind in der Psoriasistherapie im Allgemeinen zu meiden, aber manchmal kurzfristig notwendig. Nach Absetzen der Präparate kommt es in der Regel zu einem Rückfall, manchmal schlimmer als zuvor. Kortisonähnliche Wirkstoffe eignen sich nur für akute, entzündliche Schübe, besonders im Bereich der Kopfhaare.

Lichttherapie

Eine relativ harmlose Behandlungsmethode ist schließlich die *Lichttherapie* mit der Bezeichnung »UV-B«. Mit der Lichttherapie lassen sich auch gute vorbeugende Effekte erzielen. Da die wirksamsten Wellenlängen krebsfördernd wirken können, empfehlen Experten, nicht vor dem vierzigsten Lebensjahr mit der Phototherapie zu beginnen. Wenn sie zu Hause mit eigenen Lampen durchgeführt wird, sollte man sich immer mit einem Hautarzt wegen der möglichen chronischen Lichtschäden absprechen.

Schwere Erkrankungsformen von Psoriasis

Besonders schwere Fälle von Psoriasis-Erkrankungen sollten von Spezialisten behandelt werden, weil es notwendig sein kann, Medikamente mit einem hohen Potenzial an Nebenwirkungsrisiken zu verwenden, z. B. Wirkstoffe wie Acitrecin, Ciclosporin A, Efalizumab, Etanercept, Infliximab, Methotrexat.

Kortison

Kortisone (in der Fachsprache Glukokortikoide oder Kortikoide oder Kortikosteroide oder Steroide genannt) sind Hormone, die normalerweise in der Nebennierenrinde des Menschen produziert, längst aber auch künstlich hergestellt werden können. Ihre zuverlässige entzündungshemmende und antiallergische Wirkung hat ihnen den Ruf eines Allheilmittels verschafft.

Bei langfristiger Verwendung können sehr unterschiedliche, teilweise dramatische Nebenwirkungen auftreten. Bei sachgerechter Verwendung ist die Angst vor einer Kortisonbehandlung jedoch unbegründet.

Kortisone (Glukokortikoide) zum Auftragen auf die Haut sollten nicht verwendet werden bei:
– Infektionen der Haut durch Bakterien oder Viren
– Pilzerkrankungen
– Krätze
– Akne
– Kupferfinnen (Rosazea)
– Nesselsucht (Urtikaria)

Größte Vorsicht ist geboten bei der Anwendung von Kortisonen bei Säuglingen, Kindern, im Gesicht, im Genitalbereich, am Unterschenkel und bei Brustwarzenveränderungen.

Riskant ist das Auftragen von Arzneien mit Kortison im Augenbereich, weil dadurch die Entstehung des Grünen und Grauen Stars (Glaukom und Katarakt) gefördert werden kann.
Die Verwendung von Kortison während der Schwangerschaft und Stillzeit ist vertretbar, wenn die Präparate sachgerecht angewendet werden.

Welches Präparat?

Es gibt unterschiedlich starke Kortison-haltige (Glukokortikoid-haltige) Wirkstoffe. Je stärker die jeweilige Wirkung, desto größer ist das Risiko unerwünschter Nebenwirkungen.

In der medizinischen Fachliteratur werden Kortisone in vier Gruppen eingeteilt (Wirkungsstärke von oben nach unten abnehmend):
- Zu den stärksten Präparaten zählen *Clobegalen, Dermovate, Dermoxin, Karison.*
- Starke Mittel sind z. B. *Betagalen, Betnovate, Jellin, Soderm.*
- Ein mittelstarkes Mittel ist z. B. *Betnovate* in schwächerer Dosierung.
- Schwach wirkende Mittel sind alle Hydrokortisonpräparate (z. B. *Alfason, Ebenol, Fenistil Hydrocort Creme*).

Zubereitungen bis 0,5 Prozent Hydrokortison sind in Deutschland rezeptfrei erhältlich.
Die Wirkstärke der meisten Kortisonpräparate hängt allerdings von der Zubereitung ab. Es ist deshalb möglich, ein starkes Präparat wie *Betnesol* so weit zu verdünnen, dass es nur noch eine schwache Wirkung hat.
Hydrokortisone können allerdings nicht zu stark wirksamen Mitteln aufbereitet werden, und Mittel wie etwa *Dermoxin* zählen auch in verdünnter Form immer zu den stärksten kortisonähnlichen Wirkstoffen (Glukokortikoiden).

Grundsätzlich gilt:

Es ist immer nur die schwächste Zubereitung anzuwenden, die wirkt. Das stärkere Präparat ist erst dann zu verordnen, wenn mit allen anderen nicht der gewünschte Erfolg erzielt werden kann. Nach möglichst kurzer Zeit (48 Stunden) sollte aber immer wieder auf schwächere Medikamente umgestiegen werden.
Da kortisonähnliche Wirkstoffe sehr schnell wirken, ist wöchentlich zu kontrollieren, ob ihre weitere Anwendung noch erforderlich ist.

Nebenwirkungen von Kortison auf der Haut

Es besteht das Risiko, dass eine »Steroidabhängigkeit« der Haut entsteht – sobald das Präparat abgesetzt wird, kommt es dann wieder zu Entzündungen. Darum darf eine längerfristige Behandlung auch nicht plötzlich beendet werden. Man muss sie »ausschleichen« lassen.
All diese Vorsichtsmaßnahmen und Anwendungseinschränkungen sind unbedingt zu beachten, da auch bei kortisonähnlichen Wirkstoffen, die auf die Haut aufgetragen werden, zahlreiche Nebenwirkungen beobachtet worden sind. Es kann zu einer nicht mehr heilbaren »Hautalterung« (Atrophie) kommen – am empfindlichsten ist das Gesicht, dann der Hals und der Handrücken. Auch Jugendliche können schon so eine »Greisenhaut« bekommen.
Ebenfalls *häufig* sind Hautstreifen (Striae), Infektionsverschlimmerungen und andere bleibende Hautschäden (Teleangiektasien). Weitere Nebenwirkungen können sein: sogenannte Steroid-Akne – fleckförmige bis flächenhafte Hautblutungen und Hautgeschwüre jeweils dort, wo der kortisonähnliche Wirkstoff aufgetragen wurde.
Wenn kortisonähnliche Wirkstoffe auf große Hautflächen aufgetragen werden, kann es zusätzlich zu Nebenwirkungen kommen, die sonst nur auftreten, wenn diese stark wirksamen Entzündungshemmer in Tabletten-, Zäpfchen- oder Spritzenform verwendet werden.

Kortisonähnliche Wirkstoffe – in Kombination mit Antibiotika oder Pilzmitteln

Die Arzneimittelkommission der Deutschen Ärzteschaft empfiehlt statt der Verwendung von Kombinationspräparaten eine gezielte Behandlung z. B. mit Antiseptika oder Pilzmitteln. Und die Fachzeitschrift »arznei-telegramm« warnt davor, dass die Beimischung von Kortison zu Pilzmitteln die lokale Abwehrreaktion der Haut hemmen kann.
Als »bedenklich« wird vor allem die Kombination von Kortison mit allergisierenden Antibiotika wie Neomycin (z. B. *Jellin-Neomycin, Volon A Salbe antibiotikahaltig*) oder Gentamicin (z. B. *Diprogenta, Sulmycin mit Celestan-V*) eingestuft.

Antihistaminika auf der Haut

Antihistaminika zum Auftragen auf die Haut (z. B. *Dermodrin, Fenistil, Histaxin, Soventol, Systral)* sollten nicht verwendet werden, weil sie Überempfindlichkeitsreaktionen verursachen können und außerdem – wenn überhaupt – nur eine sehr geringe Wirksamkeit aufweisen.

Schieferölpräparate

Schieferölpräparate (z. B. *Ichtholan, Leukichtan*) lindern den Juckreiz und werden auch bei der Behandlung der Schuppenflechte (Psoriasis) mit UV-Strahlen zur Vorbehandlung der Haut verwendet. *Nebenwirkungen*: Schieferöle haben einen ausgeprägten Geruch. Sie können in seltenen Fällen Hautallergien hervorrufen, die Heilung von Wunden verzögern und bei Lichteinwirkung Hautreizungen (Photosensibilität) verursachen.

8.1. Mittel gegen entzündliche und allergische Hauterkrankungen

Präparat	Wichtigste Nebenwirkungen	Empfehlung
Advantan (D/Ö) Creme, Salbe, Fettsalbe, Emulsion, Lösung *Konservierungsstoff:* Benzylalkohol (nur Creme); *Wirkstoff:* Methylprednisolon *Rezeptpflichtig*	Verminderte Infektionsabwehr, verzögerte Wundheilung, Hautreizungen. Bei länger dauernder Anwendung mäßiges Risiko für bleibende Hautschäden	**Therapeutisch zweckmäßig** Mittelstark wirksamer, kortisonähnlicher Wirkstoff.
Alfason Crelo (D) Emulsion *Konservierungsstoffe:* Butyl- und Propylhydroxybenzoat (Parastoffe) **Alfason Creme** (D) Creme *Konservierungsstoffe:* Butyl- und Propylhydroxybenzoat (Parastoffe) **Alfason Cresa** (D) Creme *Konservierungsstoffe:* Butyl- und Propylhydroxybenzoat (Parastoffe) **Alfason Crinale** (D) Lösung *Wirkstoff:* Hydrocortison *Rezeptpflichtig*	Verminderte Infektionsabwehr, verzögerte Wundheilung, Hautreizungen. Bei länger dauernder Anwendung relativ geringes Risiko für bleibende Hautschäden. Allergische Hautreaktionen gegen Konservierungsstoffe (Parastoffe) möglich	**Therapeutisch zweckmäßig** Schwach wirksamer, kortisonähnlicher Wirkstoff.

Präparat	Wichtigste Nebenwirkungen	Empfehlung
Amciderm (D) Lotion, Creme, Salbe, Fettsalbe *Konservierungsstoff:* Benzylalkohol; *Wirkstoff:* Amcinonid *Rezeptpflichtig*	Verminderte Infektionsabwehr, verzögerte Wundheilung. Bei länger dauernder Anwendung: bleibende Hautschäden (z. B. Hautverdünnung, Ausweitung von Blutgefäßen); bei Kindern: Hormonstörungen	**Therapeutisch zweckmäßig nur** zur kurzfristigen Anwendung (weniger als drei Wochen). Bei längerem Gebrauch sind Nutzen und Risiken besonders abzuwägen. Kortisonähnlicher Wirkstoff.
Anaesthesulf-Lotio (D) Lotion *Hilfsstoffe:* u. a. Zinkoxid, Talkum, Titandioxid; *Wirkstoff:* Polidocanol (Macrogollaurylether)	Allergische Erscheinungen (z. B. Juckreiz, Rötung, Bläschen an der Haut)	**Therapeutisch zweckmäßig,** z. B. bei stark juckenden Windpocken und bei Gürtelrose. Kombination von schwach lokalanästhetisch wirkendem Emulgator (Polidocanol) mit verschiedenen adsorbierend wirkenden Stoffen.
Azaron (D/Ö) Stift Tripelenamin	Selten allergische Hauterscheinungen (z. B. Hautjucken, Hautrötung, Bläschen). Lichtallergie	**Abzuraten** Wirksamkeit des Inhaltsstoffs bei Juckreiz durch Insektenstiche, Quallen und Brennnesseln (Antihistaminikum) zweifelhaft.
Baycuten HC (D) Creme *Konservierungsstoff:* Benzylalkohol; *Wirkstoff:* Clotrimazol, Hydrocortison *Rezeptpflichtig*	Verminderte Infektionsabwehr, verzögerte Wundheilung. Auch bei länger dauernder Anwendung relativ geringes Risiko für bleibende Hautschäden	**Nur zweckmäßig in** begründeten Ausnahmefällen, z. B. bei ekzematösen Hautentzündungen, wenn sie durch Clotrimazol-empfindliche Pilze infiziert sind. Kombination eines Kortisons (Hydrocortison) mit Pilzmittel (Clotrimazol).
BetaCreme Lichtenstein (D) Creme *Konservierungsstoff:* Chlorocresol **Betacreme KSK** (D) Creme **Betasalbe Lichtenstein** (D) Salbe **Betasalbe KSK** (D) Salbe *Wirkstoff:* Betamethason *Rezeptpflichtig*	Verminderte Infektionsabwehr, verzögerte Wundheilung. Bei länger dauernder Anwendung: bleibende Hautschäden (z. B. Hautverdünnung, Ausweitung von Blutgefäßen); bei Kindern: Hormonstörungen	**Therapeutisch zweckmäßig nur** zur kurzfristigen Anwendung (weniger als drei Wochen). Kortisonähnlicher Wirkstoff. Bei längerem Gebrauch sind Nutzen und Risiken besonders abzuwägen.

Präparat	Wichtigste Nebenwirkungen	Empfehlung
Betadermic (D) Salbe Betamethason, Salicylsäure *Rezeptpflichtig*	Verminderte Infektionsabwehr, verzögerte Wundheilung. Bei länger dauernder Anwendung: bleibende Hautschäden (z. B. Hautverdünnung, Ausweitung von Blutgefäßen); bei Kindern: Hormonstörungen	**Nur zweckmäßig in** begründeten Ausnahmefällen, z. B. bei stark schuppenden Hauterkrankungen. Kombination eines kortisonähnlichen Wirkstoffs (Betamethason) mit einem hautaufweichenden Mittel (Salicylsäure)
Betagalen (D) Creme, Lotion, Salbe, Lösung *Konservierungsstoff:* Phenoxyethanol (nur Creme, Lotion); *Wirkstoff:* Betamethason *Rezeptpflichtig*	Verminderte Infektionsabwehr, verzögerte Wundheilung. Bei länger dauernder Anwendung: bleibende Hautschäden (z. B. Hautverdünnung, Ausweitung von Blutgefäßen); bei Kindern: Hormonstörungen	**Therapeutisch zweckmäßig nur** zur kurzfristigen Anwendung (weniger als drei Wochen). Kortisonähnlicher Wirkstoff. Bei längerem Gebrauch sind Nutzen und Risiken besonders abzuwägen.
Betnesol V Creme (D/Ö) Creme *Konservierungsstoff:* Chlorocresol **Betnesol-V crinale** (D/Ö) Lösung **Betnesol-V Lotio** (D/Ö) Lösung *Konservierungsstoff:* Methylhydrocybenzoat (Parastoff) **Betnesol V Salbe** (D/Ö) Salbe *Wirkstoff:* Betamethason *Rezeptpflichtig*	Verminderte Infektionsabwehr, verzögerte Wundheilung. Bei länger dauernder Anwendung: bleibende Hautschäden (z. B. Hautverdünnung, Ausweitung von Blutgefäßen); bei Kindern: Hormonstörungen. Allergische Hautreaktionen gegen Konservierungsstoffe (Parastoffe) möglich	**Therapeutisch zweckmäßig nur** zur kurzfristigen Anwendung (weniger als drei Wochen). Kortisonähnlicher Wirkstoff. Bei längerem Gebrauch sind Nutzen und Risiken besonders abzuwägen.
Betnovate (Ö) Creme, Salbe, Lotion, Crinale Betamethason *Rezeptpflichtig*	Verminderte Infektionsabwehr, verzögerte Wundheilung. Bei länger dauernder Anwendung: bleibende Hautschäden (z. B. Hautverdünnung, Ausweitung von Blutgefäßen); bei Kindern: Hormonstörungen	**Therapeutisch zweckmäßig nur** zur kurzfristigen Anwendung (weniger als drei Wochen). Kortisonähnlicher Wirkstoff. Bei längerem Gebrauch sind Nutzen und Risiken besonders abzuwägen.
Betnovate C (Ö) Creme, Salbe Betamethason, Clioquinol *Rezeptpflichtig*	Verminderte Infektionsabwehr, verzögerte Wundheilung. Bei länger dauernder Anwendung: bleibende Hautschäden (z. B. Hautverdünnung, Ausweitung von Blutgefäßen); bei Kindern: Hormonstörungen	**Nur zweckmäßig in** begründeten Ausnahmefällen, z. B. bei ekzematösen Hautentzündungen, wenn sie infiziert sind. Kombination von kortisonähnlichem Wirkstoff (Betamethason) mit Desinfektionsmittel.

Präparat	Wichtigste Nebenwirkungen	Empfehlung
Betnovate N (Ö) Creme, Salbe Betamethason, Neomycin *Rezeptpflichtig*	Verminderte Infektionsabwehr, verzögerte Wundheilung. Bei länger dauernder Anwendung: bleibende Hautschäden (z. B. Hautverdünnung, Ausweitung von Blutgefäßen); bei Kindern: Hormonstörungen. Allergisierung gegen Neomycin	**Abzuraten** Wenig sinnvolle Kombination von einem kortisonähnlichen Wirkstoff (Betamethason) mit einem Antibiotikum (Neomycin). Die Anwendung von Neomycin auf der Haut ist nicht vertretbar.
Bufexamac-ratiopharm Creme (D) Creme *Konservierungsstoff:* Methylhydrocybenzoat (Parastoff) **Bufexamac-ratiopharm Salbe** (D) Salbe *Konservierungsstoff:* Chloracetamid; *Wirkstoff:* Bufexamac	Allergische Erscheinungen (z. B. Juckreiz, Rötung, Bläschen an der Haut). Allergische Hautreaktionen gegen Konservierungsstoffe (Parastoffe) möglich	**Möglicherweise zweckmäßig bei** leichten entzündlichen Hauterkrankungen. Enthält entzündungshemmenden Wirkstoff (Bufexamac). Er wirkt nicht kortisonähnlich.
Clobegalen Salbe (D) Salbe Clobetasol *Rezeptpflichtig*	Verminderte Infektionsabwehr, verzögerte Wundheilung. Bei länger dauernder Anwendung: bleibende Hautschäden (z. B. Hautverdünnung, Ausweitung von Blutgefäßen); bei Kindern: Hormonstörungen	**Therapeutisch zweckmäßig nur,** wenn andere Glukokortikoide versagen. Kortisonähnlicher Wirkstoff. Stark wirkendes Medikament.
Daivobet (D) Salbe Calcipotriol, Betamethason *Rezeptpflichtig*	Hautreizungen. Bei Überdosierung Erhöhung des Blutcalciums.Verminderte Infektionsabwehr, verzögerte Wundheilung. Bei länger dauernder Anwendung: bleibende Hautschäden (z. B. Hautverdünnung, Ausweitung von Blutgefäßen); bei Kindern: Hormonstörungen	**Therapeutisch zweckmäßig zur** kurzfristigen (maximal acht Wochen) Behandlung der Psoriasis. Enthält Vitamin-D-ähnlichen (Calcipotriol) und kortisonähnlichen Wirkstoff (Betamethason).
Decoderm (D) Creme, Salbe **Decoderm – Creme** (Ö) Creme Flupredniden *Rezeptpflichtig*	Verminderte Infektionsabwehr, verzögerte Wundheilung. Bei länger dauernder Anwendung: bleibende Hautschäden (z. B. Hautverdünnung, Ausweitung von Blutgefäßen); bei Kindern: Hormonstörungen	**Therapeutisch zweckmäßig nur** zur kurzfristigen Anwendung (weniger als drei Wochen). Kortisonähnlicher Wirkstoff (Flupredniden). Bei längerem Gebrauch sind Nutzen und Risiken besonders abzuwägen.

Präparat	Wichtigste Nebenwirkungen	Empfehlung
Decoderm comp (D) Creme, Salbe **Decoderm compositum** (Ö) Creme Flupredniden, Gentamicin *Rezeptpflichtig*	Verminderte Infektionsabwehr, verzögerte Wundheilung. Allergische Hautreaktionen gegen Gentamicin möglich. Bei länger dauernder Anwendung: bleibende Hautschäden (z. B. Hautverdünnung, Ausweitung von Blutgefäßen); bei Kindern: Hormonstörungen	**Nur zweckmäßig in** begründeten Ausnahmefällen, z. B. bei ekzematösen Hautentzündungen, wenn sie durch Gentamicin-empfindliche Keime infiziert sind. Kombination eines kortison-ähnlichen Wirkstoffs (Flupredniden) mit Antibiotikum (Gentamicin).
Decoderm tri (D) Creme Flupredniden, Miconazol *Rezeptpflichtig*	Verminderte Infektionsabwehr, verzögerte Wundheilung. Bei länger dauernder Anwendung: bleibende Hautschäden (z. B. Hautverdünnung, Ausweitung von Blutgefäßen); bei Kindern: Hormonstörungen	**Nur zweckmäßig in** begründeten Ausnahmefällen, z. B. bei ekzematösen Hautentzündungen, wenn sie durch Miconazol-empfindliche Pilze infiziert sind. Kombination eines kortisonähnlichen Wirkstoffs (Flupredniden) mit Pilzmittel (Miconazol).
Decoderm trivalent (Ö) Creme Flupredniden, Gentamicin, Cloxiquin *Rezeptpflichtig*	Verminderte Infektionsabwehr, verzögerte Wundheilung. Allergische Hautreaktionen gegen Gentamicin möglich. Bei länger dauernder Anwendung: bleibende Hautschäden (z. B. Hautverdünnung, Ausweitung von Blutgefäßen); bei Kindern: Hormonstörungen	**Abzuraten** Wenig sinnvolle Kombination von kortisonähnlichem Wirkstoff (Flupredniden), Antibiotikum (Gentamicin) und Pilzmittel (Cloxiquin).
Dermatop (D) Salbe, Creme, Fettsalbe, Lösung *Konservierungsstoff:* Benzylalkohol (nur Salbe, Creme); *Wirkstoff:* Prednicarbat *Rezeptpflichtig*	Verminderte Infektionsabwehr, verzögerte Wundheilung. Bei länger dauernder Anwendung: relativ geringes Risiko für bleibende Hautschäden (z. B. Hautverdünnung, Ausweitung von Blutgefäßen)	**Therapeutisch zweckmäßig nur** zur kurzfristigen Anwendung (weniger als drei Wochen). Kortisonähnlicher Wirkstoff. Bei längerem Gebrauch sind Nutzen und Risiken besonders abzuwägen.
Dermodrin (Ö) Puder, Salbe Diphenhydramin	Selten allergische Hauterscheinungen (z. B. Hautjucken, Hautrötung, Bläschen). Bei Anwendung auf größeren entzündeten Hautflächen: Müdigkeit; bei Kindern auch Verwirrtheitszustände möglich	**Abzuraten** Wirksamkeit des Inhaltsstoffs (Antihistaminikum) bei Anwendung auf der Haut zweifelhaft.

Präparat	Wichtigste Nebenwirkungen	Empfehlung
Dermovate (Ö) Creme, Salbe, Lösung Clobetasol *Rezeptpflichtig*	Verminderte Infektionsabwehr, verzögerte Wundheilung. Bei länger dauernder Anwendung: bleibende Hautschäden (z. B. Hautverdünnung, Ausweitung von Blutgefäßen); bei Kindern: Hormonstörungen	**Therapeutisch zweckmäßig nur,** wenn andere Glukokortikoide versagen. Kortisonähnlicher Wirkstoff. Stark wirkendes Medikament.
Dermoxin (D) Creme, Salbe *Konservierungsstoff:* Chlorocresol (nur Creme); *Wirkstoff:* Clobetasol *Rezeptpflichtig*	Verminderte Infektionsabwehr, verzögerte Wundheilung. Bei länger dauernder Anwendung: bleibende Hautschäden (z. B. Hautverdünnung, Ausweitung von Blutgefäßen); bei Kindern: Hormonstörungen	**Therapeutisch zweckmäßig nur,** wenn andere Glukokortikoide versagen. Kortisonähnlicher Wirkstoff. Stark wirkendes Medikament.
Dexa Loscon mono (D) Lösung Dexamethason *Rezeptpflichtig*	Verminderte Infektionsabwehr, verzögerte Wundheilung. Bei länger dauernder Anwendung: bleibende Hautschäden (z. B. Hautverdünnung, Ausweitung von Blutgefäßen); bei Kindern: Hormonstörungen	**Therapeutisch zweckmäßig nur** zur kurzfristigen Anwendung (weniger als drei Wochen) auf der Kopfhaut. Kortisonähnlicher Wirkstoff. Bei längerem Gebrauch sind Nutzen und Risiken besonders abzuwägen.
Diproderm (Ö) Creme, Lösung, Salbe Betamethason *Rezeptpflichtig*	Verminderte Infektionsabwehr, verzögerte Wundheilung. Bei länger dauernder Anwendung: bleibende Hautschäden (z. B. Hautverdünnung, Ausweitung von Blutgefäßen); bei Kindern: Hormonstörungen	**Therapeutisch zweckmäßig nur** zur kurzfristigen Anwendung (weniger als drei Wochen). Kortisonähnlicher Wirkstoff. Bei längerem Gebrauch sind Nutzen und Risiken besonders abzuwägen.
Diprogenta (D/Ö) Creme, Salbe *Konservierungsstoff:* Chlorocresol (nur Creme); *Wirkstoffe:* Betamethason, Gentamicin *Rezeptpflichtig*	Verminderte Infektionsabwehr, verzögerte Wundheilung. Bei länger dauernder Anwendung bleibende Hautschäden (z. B. Hautverdünnung, Ausweitung von Blutgefäßen); Allergisierung gegen das Antibiotikum Gentamicin möglich. Bei Kindern: Hormonstörungen	**Nur zweckmäßig** in begründeten Ausnahmefällen, z. B. bei ekzematösen Hautentzündungen, wenn sie durch Gentamicin-empfindliche Erreger infiziert sind und andere antibakterielle Mittel nicht angewendet werden können. Kombination eines kortisonähnlichen Wirkstoffs (Betamethason) mit Antibiotikum (Gentamicin).

Präparat	Wichtigste Nebenwirkungen	Empfehlung
Diprosone (D) Creme, Salbe *Konservierungsstoff:* Chlorocresol (nur Creme); *Wirkstoff:* Betamethason *Rezeptpflichtig*	Verminderte Infektionsabwehr, verzögerte Wundheilung. Bei länger dauernder Anwendung: bleibende Hautschäden (z. B. Hautverdünnung, Ausweitung von Blutgefäßen); bei Kindern: Hormonstörungen	**Therapeutisch zweckmäßig nur** zur kurzfristigen Anwendung (weniger als drei Wochen). Kortisonähnlicher Wirkstoff. Bei längerem Gebrauch sind Nutzen und Risiken besonders abzuwägen.
Duradermal (D) Creme, Fettsalbe, Salbe, Lotion *Konservierungsstoff:* Benzylalkohol (nur Lotion); *Wirkstoff:* Bufexamac	Allergische Erscheinungen (z. B. Juckreiz, Rötung, Bläschen an der Haut)	**Möglicherweise zweckmäßig** bei leichten entzündlichen Hauterkrankungen. Kein Kortison.
Ebenol Creme (D) Creme *Konservierungsstoff:* Trometamol **Ebenol Spray** (D) Spray **Ebenol leicht** (D) Creme **Ebenol stark** (D) Creme *Konservierungsstoff:* Trometamol; *Wirkstoff:* Hydrocortison	Verminderte Infektionsabwehr, verzögerte Wundheilung, Hautreizungen. Bei länger dauernder Anwendung relativ geringes Risiko für bleibende Hautschäden	**Therapeutisch zweckmäßig** Schwach wirksamer, kortisonähnlicher Wirkstoff.
Ecural (D) Salbe Lösung **Ecural Fettcreme** (D) Creme **Ecural mini** (D) Salbe **Ecural mini Fettcreme** (D) Creme Mometason *Rezeptpflichtig*	Verminderte Infektionsabwehr, verzögerte Wundheilung. Bei länger dauernder Anwendung: bleibende Hautschäden (z. B. Hautverdünnung, Ausweitung von Blutgefäßen); bei Kindern: Hormonstörungen	**Therapeutisch zweckmäßig nur** zur kurzfristigen Anwendung (weniger als drei Wochen). Kortisonähnlicher Wirkstoff. Bei längerem Gebrauch sind Nutzen und Risiken besonders abzuwägen.
Elidel (D/Ö) Creme *Konservierungsstoff:* Benzylalkohol; *Wirkstoff:* Pimecrolimus *Rezeptpflichtig*	Häufig Hautreaktionen (z. B. Brennen, Reizungen, Juckreiz). Verminderte lokale und allgemeine Infektionsabwehr (u. a. Hautentzündung, Atemwegsinfektionen). Kopfschmerzen, Magen-Darm-Beschwerden. Verdacht auf erhöhtes Krebsrisiko	**Abzuraten** besonders von der Anwendung bei Kindern wegen des ungeklärten Sicherheitsrisikos. Vertretbar zur kurzfristigen Anwendung bei atopischem Ekzem (Neurodermitis) bei Erwachsenen, wenn kortisonähnliche Wirkstoffe nicht angewendet werden können. Bei längerem Gebrauch sind Nutzen und Risiken sehr sorgfältig abzuwägen.

Präparat	Wichtigste Nebenwirkungen	Empfehlung
Elocon (Ö) Creme, Salbe, Lösung Mometason *Rezeptpflichtig*	Verminderte Infektionsabwehr, verzögerte Wundheilung. Bei länger dauernder Anwendung: bleibende Hautschäden (z. B. Hautverdünnung, Ausweitung von Blutgefäßen); bei Kindern: Hormonstörungen	**Therapeutisch zweckmäßig nur** zur kurzfristigen Anwendung (weniger als drei Wochen). Kortisonähnlicher Wirkstoff. Bei längerem Gebrauch sind Nutzen und Risiken besonders abzuwägen.
Epipevisone (D) Creme Econazol, Triamcinolon *Rezeptpflichtig*	Verminderte Infektionsabwehr, verzögerte Wundheilung. Bei länger dauernder Anwendung: bleibende Hautschäden (z. B. Hautverdünnung, Ausweitung von Blutgefäßen); bei Kindern: Hormonstörungen	**Nur zweckmäßig in** begründeten Ausnahmefällen, z. B. ekzematösen Hautentzündungen, wenn sie durch Econazol-empfindliche Pilze infiziert sind. Kombination von kortisonähnlichem Wirkstoff (Triamcinolon) mit Pilzmittel.
Fenistil Gel (D/Ö) Gel *Konservierungsstoff:* Methylhydroxybenzoat (Parastoff) **Fenistil Lotion** (Ö) Gel *Wirkstoff:* Dimetinden	Allergische Hauterscheinungen (z. B. Hautjucken, Hautrötung, Bläschen), auch gegen Parastoffe möglich. Bei Anwendung auf größeren entzündeten Hautflächen: Müdigkeit; bei Kindern auch Verwirrtheitszustände möglich	**Abzuraten** Wirksamkeit des Inhaltsstoffs (Antihistaminikum) bei Anwendung auf der Haut zweifelhaft. Gel kühlt.
Fenistil Kühl Roll-on (D) Gel *Konservierungsstoff:* Benzalkonium; *Wirkstoff:* Carbomer	Allergische Hautreaktionen durch Konservierungsmittel Benzalkonium	**Zweckmäßig** zur kurzfristigen Kühlung der Haut.
Fenistil Hydrocort Creme (D) Creme *Konservierungsstoff:* Trometamol **Fenistil Hydrocort Spray** (D) Spray *Wirkstoff:* Hydrocortison	Verminderte Infektionsabwehr, verzögerte Wundheilung, Hautreizungen. Bei länger dauernder Anwendung relativ geringes Risiko für bleibende Hautschäden	**Therapeutisch zweckmäßig** Schwach wirksamer, kortisonähnlicher Wirkstoff.
Fucicort Creme (D) Creme *Konservierungsstoff:* Chlorocresol; *Wirkstoffe:* Betamethason, Fusidinsäure *Rezeptpflichtig*	Verminderte Infektionsabwehr, verzögerte Wundheilung, Hautreizungen. Bei länger dauernder Anwendung relativ geringes Risiko für bleibende Hautschäden	**Nur zweckmäßig in** begründeten Ausnahmefällen, z. B. ekzematösen Hautentzündungen, wenn sie durch Fusidinsäure-empfindliche Keime infiziert sind. Kombination von kortisonähnlichem Wirkstoff (Betamethason) mit Antibiotikum.

Präparat	Wichtigste Nebenwirkungen	Empfehlung
Fucidine (D) Creme, Salbe Fusidinsäure *Rezeptpflichtig*	Bei offenen Wunden sind Reizungen der Haut und Brennen möglich. Selten Überempfindlichkeitsreaktionen	**Nur zweckmäßig in** begründeten Ausnahmefällen, wenn sie durch Fusidinsäure-empfindliche Keime infiziert sind. Fusidinsäure hat nur ein sehr schmales Wirkungsspektrum.
Fumaderm/ initial (D) Tabl. Verschiedene Fumarate *Rezeptpflichtig*	Häufig Magen-Darm-Beschwerden, Leber-, Nieren- und Blutschäden, Kopfschmerzen, Müdigkeit	**Wenig zweckmäßig** Vertretbar zur Behandlung von bestimmten schweren Formen der Psoriasis (Schuppenflechte), wenn alle anderen Behandlungen versagen. Noch immer unzureichend erprobt.
Halicar (D/Ö) Creme, Salbe *Konservierungsstoff:* Benzylalkohol; *Wirkstoffe:* Homöopathische Zubereitung (Cardiospermum Urtinktur)	Allergische Reaktionen	**Homöopathisches Mittel** Therapeutische Wirksamkeit bei Entzündungen der Haut zweifelhaft. Das Einreiben körperfremder Substanzen auf geschädigte Haut ist wegen möglicher Allergisierung zu unterlassen.
Histaxin (Ö) Creme, Gel Diphenhydramin	Selten allergische Hauterscheinungen (z. B. Hautjucken, Hautrötung, Bläschen). Bei Anwendung auf größeren entzündeten Hautflächen: Müdigkeit; bei Kindern auch Verwirrtheitszustände möglich	**Abzuraten** Wirksamkeit des Inhaltsstoffs (Antihistaminikum) bei Anwendung auf der Haut zweifelhaft. Gel kühlt.
Hydrocortison Hexal (D) Creme *Konservierungsstoff:* Trometamol **Hydrocortison-ratiopharm Spray** (D) Spray **Hydrocutan** (D) Creme, Salbe **Hydrocutan Salbe mild** (D) Salbe **Hydroderm Aesca** (Ö) Creme, Lösung, Salbe *Wirkstoff:* Hydrocortison *Rezeptpflichtig*	Verminderte Infektionsabwehr, verzögerte Wundheilung. Auch bei länger dauernder Anwendung relativ geringes Risiko für bleibende Hautschäden	**Therapeutisch zweckmäßig** Schwach wirksamer, kortisonähnlicher Wirkstoff.

Präparat	Wichtigste Nebenwirkungen	Empfehlung
Hydrodexan Creme (D) Creme **Hydrodexan Salbe** (D) Salbe **Hydrodexan S** (D) Salbe Hydrocortison, Harnstoff *Rezeptpflichtig*	Verminderte Infektionsabwehr, verzögerte Wundheilung. Auch bei länger dauernder Anwendung relativ geringes Risiko für bleibende Hautschäden	**Therapeutisch zweckmäßig** Schwach wirksamer, kortisonähnlicher Wirkstoff in Kombination mit dem hauterweichenden Mittel Harnstoff.
Hydrogalen (D) Creme, Salbe, Lösung, Lotion Hydrocortison *Rezeptpflichtig*	Verminderte Infektionsabwehr, verzögerte Wundheilung. Auch bei länger dauernder Anwendung relativ geringes Risiko für bleibende Hautschäden	**Therapeutisch zweckmäßig** Schwach wirksamer, kortisonähnlicher Wirkstoff.
Ichtholan (D/Ö) Salbe **Ichtholan T** (D) Gel Ichthyol (Schieferöl)	Selten allergische Hauterscheinungen (z. B. Juckreiz, Hautrötung, Bläschen). Hautreizungen, insbesondere bei den höher konzentrierten Zubereitungen	**Nur zweckmäßig als** mildes Desinfektions- und Hautreizmittel.
Inotyol (Ö) Salbe, Puder *Wirkstoffe:* Ichthyol (Schieferöl), Hamamelisextrakt, Zinkoxid; *Salbe zusätzlich*: Titanoxid	Selten allergische Hauterscheinungen (z. B. Juckreiz, Hautrötung, Bläschen)	**Wenig zweckmäßig** Wenig sinnvolle Kombination eines milden Desinfektions- und Hautreizmittels (Ichthyol) mit adstringierendem Mittel (Hamamelis) und Metalloxiden.
Jellin (D) Creme, Salbe *Konservierungsstoffe:* Methyl- und Propylhydrocybenzoat (Parastoffe) (nur Creme); *Wirkstoff:* Fluocinolon *Rezeptpflichtig*	Verminderte Infektionsabwehr, verzögerte Wundheilung. Allergische Hautreaktionen gegen Parastoffe möglich. Bei länger dauernder Anwendung: bleibende Hautschäden (z. B. Hautverdünnung, Ausweitung von Blutgefäßen); bei Kindern: Hormonstörungen	**Therapeutisch zweckmäßig nur** zur kurzfristigen Anwendung (weniger als drei Wochen). Kortisonähnlicher Wirkstoff. Bei längerem Gebrauch sind Nutzen und Risiken besonders abzuwägen.
Jellin-Neomycin (D) Creme, Salbe Fluocinolon, Neomycin *Rezeptpflichtig*	Verminderte Infektionsabwehr, verzögerte Wundheilung. Bei länger dauernder Anwendung: bleibende Hautschäden (z. B. Hautverdünnung, Ausweitung von Blutgefäßen); bei Kindern: Hormonstörungen. Allergisierung gegen Neomycin	**Abzuraten** Wenig sinnvolle Kombination eines kortisonähnlichen Wirkstoffs (Fluocinolon) mit einem Antibiotikum (Neomycin). Die Anwendung von Neomycin auf der Haut ist nicht vertretbar.

Präparat	Wichtigste Nebenwirkungen	Empfehlung
Kaban (D) Creme, Salbe *Konservierungsstoff:* Benzylalkohol (nur Creme); *Wirkstoff:* Clocortolon *Rezeptpflichtig*	Verminderte Infektionsabwehr, verzögerte Wundheilung. Bei länger dauernder Anwendung: bleibende Hautschäden (z. B. Hautverdünnung, Ausweitung von Blutgefäßen); bei Kindern: Hormonstörungen	**Therapeutisch zweckmäßig nur** zur kurzfristigen Anwendung (weniger als drei Wochen). Kortisonähnlicher Wirkstoff. Bei längerem Gebrauch sind Nutzen und Risiken besonders abzuwägen.
Kamillosan (D/Ö) Salbe, Creme, Konzentrat, Wund- und Heilbad, nur Ö: Tropfen *Konservierungsstoffe:* Methyl- und Propylhydrocybenzoat (Parastoffe) (nur Creme); *Wirkstoff:* Kamillenextrakt	Allergische Hautreaktionen gegen Parastoffe möglich	**Naturheilmittel** Vertretbar bei leichten Entzündungen der Haut und Schleimhaut.
Karison (D) Creme, Salbe, Fettsalbe, Crinale Lösung *Konservierungsstoff:* Methylhydroxybenzoat (Parastoff) (nur Creme); *Wirkstoff:* Clobetasol *Rezeptpflichtig*	Verminderte Infektionsabwehr, verzögerte Wundheilung. Allergische Hautreaktionen gegen Parastoffe möglich. Bei länger dauernder Anwendung: bleibende Hautschäden (z. B. Hautverdünnung, Ausweitung von Blutgefäßen); bei Kindern: Hormonstörungen	**Therapeutisch zweckmäßig nur,** wenn andere Glukokortikoide versagen. Kortisonähnlicher Wirkstoff. Stark wirkendes Medikament.
Kortikoid-ratiopharm (D) Creme, F-Salbe *Konservierungsstoff:* Chlorhexidin (nur Creme); *Wirkstoff:* Triamcinolon *Rezeptpflichtig*	Verminderte Infektionsabwehr, verzögerte Wundheilung. Bei länger dauernder Anwendung: bleibende Hautschäden (z. B. Hautverdünnung, Ausweitung von Blutgefäßen); bei Kindern: Hormonstörungen	**Therapeutisch zweckmäßig nur** zur kurzfristigen Anwendung (weniger als drei Wochen). Kortisonähnlicher Wirkstoff. Bei längerem Gebrauch sind Nutzen und Risiken besonders abzuwägen.
Kühlprednon (Ö) Salbe Prednisolon, Sorbinsäure *Rezeptpflichtig*	Verminderte Infektionsabwehr, verzögerte Wundheilung. Bei länger dauernder Anwendung: bleibende Hautschäden (z. B. Hautverdünnung, Ausweitung von Blutgefäßen); bei Kindern: Hormonstörungen	**Wenig zweckmäßig** Wenig sinnvolle Kombination eines kortisonähnlichen Wirkstoffs (Prednisolon) mit schwachem Desinfektionsmittel (Sorbinsäure). Die therapeutische Wirksamkeit von Sorbinsäure ist zweifelhaft.

Präparat	Wichtigste Nebenwirkungen	Empfehlung
Laticort (D) Creme, Salbe *Konservierungsstoff:* Methylhydroxybenzoat (Parastoff) (nur Creme); *Wirkstoff:* Hydrocortison-17-Butyrat *Rezeptpflichtig*	Verminderte Infektionsabwehr, verzögerte Wundheilung. Allergische Hautreaktionen gegen Parastoffe möglich. Bei länger dauernder Anwendung: bleibende Hautschäden, Ausweitung von Blutgefäßen); bei Kindern: Hormonstörungen	**Therapeutisch zweckmäßig** Kortisonähnlicher Wirkstoff, stärker wirksam als Hydrocortison.
Leukichtan (Ö) Salbe Ichthyol (Schieferöl), Lebertran	Selten allergische Hauterscheinungen (z. B. Juckreiz, Hautrötung, Bläschen)	**Abzuraten** bei den vom Hersteller angegebenen Anwendungsgebieten (z. B. Frost-, Brandschäden, Wunden, Geschwüre). Nur vertretbar als mildes Desinfektions- und Hautreizmittel.
Linolacort Hydro (D) Creme, Lotion *Konservierungsstoff:* Benzylalkohol; *Wirkstoff:* Hydrocortison *Rezeptpflichtig*	Verminderte Infektionsabwehr, verzögerte Wundheilung. Auch bei länger dauernder Anwendung relativ geringes Risiko für bleibende Hautschäden	**Therapeutisch zweckmäßig** Schwach wirksamer, kortisonähnlicher Wirkstoff.
Linola-H N (D) Creme **Linola-H-Fett N** (D) Fettcreme Prednisolon *Rezeptpflichtig*	Verminderte Infektionsabwehr, verzögerte Wundheilung. Bei länger dauernder Anwendung: bleibende Hautschäden (z. B. Hautverdünnung, Ausweitung von Blutgefäßen); bei Kindern: Hormonstörungen	**Therapeutisch zweckmäßig nur** zur kurzfristigen Anwendung (weniger als drei Wochen). Kortisonähnlicher Wirkstoff. Bei längerem Gebrauch sind Nutzen und Risiken besonders abzuwägen.
Lotricomb (D) Salbe, Creme Betamethason, Clotrimazol *Rezeptpflichtig*	Verminderte Infektionsabwehr, verzögerte Wundheilung. Bei länger dauernder Anwendung: bleibende Hautschäden (z. B. Hautverdünnung, Ausweitung von Blutgefäßen); bei Kindern: Hormonstörungen	**Nur zweckmäßig in** begründeten Ausnahmefällen, z. B. bei ekzematösen Hautentzündungen, wenn sie durch Clotrimazol-empfindliche Pilze infiziert sind. Kombination eines kortisonähnlichen Wirkstoffs (Betamethason) mit Pilzmittel (Clotrimazol).

Präparat	Wichtigste Nebenwirkungen	Empfehlung
Nystaderm comp. (D) Paste Nystatin, Hydrocortisonacetat *Rezeptpflichtig*	Verminderte Infektionsabwehr, verzögerte Wundheilung. Bei länger dauernder Anwendung: bleibende Hautschäden (z. B. Hautverdünnung, Ausweitung von Blutgefäßen); bei Kindern: Hormonstörungen	**Nur zweckmäßig in** begründeten Ausnahmefällen, z. B. bei ekzematösen Hautentzündungen, wenn sie durch Nystatin-empfindliche Keime (z. B. Soor) infiziert sind. Kombination eines kortisonähnlichen Wirkstoffs (Hydrocortison) mit Pilzmittel (Nystatin).
Parfenac (D/Ö) Creme, Salbe, Fettsalbe *Konservierungsstoff:* Benzylalkohol (nur Creme) **Parfenac Milch** (D/Ö) Emulsion *Wirkstoff:* Bufexamac *Rezeptpflichtig (Ö*	Allergische Erscheinungen (z. B. Juckreiz, Rötung, Bläschen an der Haut)	**Möglicherweise zweckmäßig bei** leichten, entzündlichen Hauterkrankungen. Enthält entzündunsgshemmenden Wirkstoff (Bufexamac). Er wirkt nicht kortisonähnlich.
Pelsana Med-Salbe (Ö) Salbe **Pelsana Med-Bade-emulsion** (Ö) Emulsion Sonnenblumenöl, Dexpanthenol (Salbe), Acid. Undecylen (Badeemulsion)	Keine wesentlichen zu erwarten	**Therapeutisch zweckmäßig als** Hautpflegemittel bei Ekzemen.
Pevisone (Ö) Creme Triamcinolon, Econazol *Rezeptpflichtig*	Verminderte Infektionsabwehr, verzögerte Wundheilung. Bei länger dauernder Anwendung: bleibende Hautschäden (z. B. Hautverdünnung, Ausweitung von Blutgefäßen); bei Kindern: Hormonstörungen	**Nur zweckmäßig in** begründeten Ausnahmefällen, z. B. bei ekzematösen Hautentzündungen, wenn sie durch Econazol-empfindliche Pilze infiziert sind. Kombination eines kortisonähnlichen Wirkstoffs (Triamcinolon) mit Pilzmittel (Econazol).
Prednisolon LAW (D) Creme, Salbe *Konservierungsstoffe:* Methyl- und Propylhydroxybenzoat (Parastoffe) (nur Creme); *Wirkstoff:* Prednisolon *Rezeptpflichtig*	Verminderte Infektionsabwehr, verzögerte Wundheilung. Allergische Hautreaktionen gegen Konservierungsstoffe möglich. Bei länger dauernder Anwendung: bleibende Hautschäden (z. B. Hautverdünnung, Ausweitung von Blutgefäßen); bei Kindern: Hormonstörungen.	**Therapeutisch zweckmäßig nur zur** kurzfristigen Anwendung (weniger als drei Wochen). Kortisonähnlicher Wirkstoff. Bei längerem Gebrauch sind Nutzen und Risiken besonders abzuwägen.

Präparat	Wichtigste Nebenwirkungen	Empfehlung
Prednitop (D/Ö) Creme, Salbe *Konservierungsstoff:* Benzylalkohol (nur Creme); *Wirkstoff:* Prednicarbat *Rezeptpflichtig*	Verminderte Infektionsabwehr, verzögerte Wundheilung. Bei länger dauernder Anwendung: bleibende Hautschäden (z. B. Hautverdünnung, Ausweitung von Blutgefäßen); bei Kindern: Hormonstörungen	**Therapeutisch zweckmäßig nur zur** kurzfristigen Anwendung (weniger als drei Wochen). Kortisonähnlicher Wirkstoff. Bei längerem Gebrauch sind Nutzen und Risiken besonders abzuwägen.
Protopic (D/Ö) Salbe Tacrolimus *Rezeptpflichtig*	Häufig Hautreaktionen (z. B. Brennen, Reizungen, Juckreiz). Verminderte lokale und allgemeine Infektionsabwehr (u. a. Hautentzündung, Atemwegsinfektionen). Herz-Kreislauf-Störungen, Kopfschmerzen, Magen-Darm-Beschwerden. Verdacht auf erhöhtes Krebsrisiko	**Abzuraten** besonders von der Anwendung bei Kindern wegen des ungeklärten Sicherheitsrisikos. Vertretbar zur kurzfristigen Anwendung bei atopischem Ekzem (Neurodermitis) bei Erwachsenen, wenn kortisonähnliche Wirkstoffe nicht angewendet werden können. Bei längerem Gebrauch sind Nutzen und Risiken sehr sorgfältig abzuwägen.
Psorcutan (D/Ö) Salbe, Creme, Lösung Calcipotriol *Rezeptpflichtig*	Hautreizungen. Bei Überdosierung Erhöhung des Blutcalciums	**Therapeutisch zweckmäßig zur** kurzfristigen (maximal acht Wochen) Behandlung der Psoriasis. Enthält Vitamin-D-ähnlichen Wirkstoff.
Psorcutan Beta (D/Ö) Salbe Calcipotriol, Betamethason *Rezeptpflichtig*	Hautreizungen. Bei Überdosierung Erhöhung des Blutcalciums. Bei länger dauernder Anwendung: bleibende Hautschäden (z. B. Hautverdünnung, Ausweitung von Blutgefäßen); bei Kindern: Hormonstörungen	**Therapeutisch zweckmäßig zur** kurzfristigen (maximal acht Wochen) Behandlung der Psoriasis. Enthält Vitamin-D-ähnlichen (Calcipotriol) und kortisonähnlichen Wirkstoff (Betamethason).
Soderm (D) Creme, Lotio, Salbe *Konservierungsstoff:* Chlorocresol (nur Creme); *Konservierungsstoff:* Methylhydroxybenzoat (Parastoff) (nur Lotio); *Wirkstoff:* Betamethason *Rezeptpflichtig*	Verminderte Infektionsabwehr, verzögerte Wundheilung. Allergien durch Konservierungsstoffe. Bei länger dauernder Anwendung: bleibende Hautschäden (z. B. Hautverdünnung, Ausweitung von Blutgefäßen); bei Kindern: Hormonstörungen	**Therapeutisch zweckmäßig nur zur** kurzfristigen Anwendung (weniger als drei Wochen). Kortisonähnlicher Wirkstoff. Bei längerem Gebrauch sind Nutzen und Risiken besonders abzuwägen.

Präparat	Wichtigste Nebenwirkungen	Empfehlung
Soderm plus (D) Salbe Betamethason, Salicylsäure *Rezeptpflichtig*	Verminderte Infektionsabwehr, verzögerte Wundheilung. Bei länger dauernder Anwendung: bleibende Hautschäden (z. B. Hautverdünnung, Ausweitung von Blutgefäßen); bei Kindern: Hormonstörungen	**Nur zweckmäßig in** begründeten Ausnahmefällen z. B. bei stark schuppenden Hauterkrankungen. Kombination eines kortisonähnlichen Wirkstoffs (Betamethason) mit einem hautaufweichenden Mittel (Salicylsäure)
Solaraze (D/Ö) Gel *Konservierungsstoff:* Benzylalkohol *Wirkstoff:* Diclofenac	Allergische Erscheinungen (z. B. Juckreiz, Rötung, Bläschen an der Haut), Hauttrockenheit, Bindehautentzündung, Bluthochdruck möglich	**Möglicherweise zweckmäßig bei** Lichtschäden (aktinischen Keratosen). Enthält den entzündungshemmenden Wirkstoff Diclofenac. Die Langzeitwirkung ist nicht nachgewiesen.
Soventol (D/Ö) Gel Bamipin	Selten allergische Hauterscheinungen (z. B. Hautjucken, Hautrötung, Bläschen). Bei Anwendung auf größeren entzündeten Hautflächen: Müdigkeit; bei Kindern auch Verwirrtheitszustände möglich	**Abzuraten** Wirksamkeit des Inhaltsstoffs (Antihistaminikum) bei Anwendung auf der Haut zweifelhaft. Gel kühlt.
Soventol HC (D) Creme **Soventol Hydrocort** (D) Creme Hydrocortison *Rezeptpflichtig* *(nur 100-g-Packung)*	Verminderte Infektionsabwehr, verzögerte Wundheilung. Bei länger dauernder Anwendung relativ geringes Risiko für bleibende Hautschäden	**Therapeutisch zweckmäßig** Schwach wirksamer, kortisonähnlicher Wirkstoff.
Sulmycin mit Celestan-V (D) Salbe, Creme Gentamicin, Betamethasonvalerat *Rezeptpflichtig*	Verminderte Infektionsabwehr, verzögerte Wundheilung. Bei länger dauernder Anwendung: bleibende Hautschäden (z. B. Hautverdünnung, Ausweitung von Blutgefäßen); bei Kindern: Hormonstörungen; Allergisierung gegen das Antibiotikum Gentamicin möglich	**Nur zweckmäßig** in begründeten Ausnahmefällen, z. B. bei ekzematösen Hautentzündungen, wenn sie durch Gentamicin-empfindliche Erreger infiziert sind. Kombination eines kortisonähnlichen Wirkstoffs (Betamethason) mit einem Antibiotikum (Gentamicin).

Präparat	Wichtigste Nebenwirkungen	Empfehlung
Systral (D) Gel *Konservierungsstoff:* Ethylhydroxybenzoat (Parastoff); Creme *Konservierungsstoff:* Methylhydroxybenzoat (Parastoff); *Wirkstoff:* Chlorphenoxamin	Allergische Hauterscheinungen (z. B. Hautjucken, Hautrötung, Bläschen), auch durch Parastoffe möglich. Bei Anwendung auf größeren entzündeten Hautflächen: Müdigkeit; bei Kindern auch Verwirrtheitszustände möglich	**Abzuraten** Wirksamkeit des Inhaltsstoffs (Antihistaminikum) bei Anwendung auf der Haut zweifelhaft. Gel kühlt.
Systral Hydrocort (D) Lotion *Konservierungsstoff:* Phenoxyethanol; *Wirkstoff:* Hydrocortison *Rezeptpflichtig*	Verminderte Infektionsabwehr, verzögerte Wundheilung. Bei länger dauernder Anwendung relativ geringes Risiko für bleibende Hautschäden	**Therapeutisch zweckmäßig** Schwach wirksamer, kortisonähnlicher Wirkstoff.
Tannolact (D) Creme, Fettcreme, Lotio, Badezusatz, Puder *Konservierungsstoff:* Methylhydroxybenzoat (Parastoff) (nur Fettcreme); *Wirkstoff:* Synthetischer Gerbstoff	Reizerscheinungen möglich. Allergische Hauterscheinungen bei Zubereitungen mit Konservierungsstoffen	**Wenig zweckmäßig bei** den vom Hersteller angegebenen Anwendungsgebieten (z. B. entzündliche und juckende Hauterkrankungen). Enthält einen Stoff mit adstringierender Wirkung (Gerbstoff).
Tannosynt (D/Ö) Creme *Konservierungsstoff:* Phenoxyethanol (nur in D), Lotio *Konservierungsstoff:* Methylhydroxybenzoat (Parastoff) **Tannosynt flüssig** (D/Ö) Badekonzentrat *Wirkstoff:* Synthetischer Gerbstoff	Reizerscheinungen möglich. Allergische Hauterscheinungen bei Zubereitungen mit Konservierungsstoffen	**Wenig zweckmäßig bei** den vom Hersteller angegebenen Anwendungsgebieten (z. B. entzündliche und juckende Hauterkrankungen). Enthält einen Stoff mit adstringierender Wirkung (Gerbstoff).
Tavegil (D) Gel Clemastin **Nicht mehr im Handel**	Selten allergische Hauterscheinungen (z. B. Hautjucken, Hautrötung, Bläschen). Bei Anwendung auf größeren entzündeten Hautflächen: Müdigkeit; bei Kindern auch Verwirrtheitszustände möglich	**Abzuraten** Wirksamkeit des Inhaltsstoffs (Antihistaminikum) bei Anwendung auf der Haut zweifelhaft. Gel kühlt.

Präparat	Wichtigste Nebenwirkungen	Empfehlung
Thiobitum (D) Salbe Ammonium-bituminosulfonat	Selten allergische Hauterscheinungen (z. B. Juckreiz, Rötung, Bläschen)	**Nur zweckmäßig bei** Entzündungen wie z. B. Furunkel. Enthält Hautreizstoff (Schieferöl).
Topisolon (D) Salbe, Fettsalbe Desoximetason *Rezeptpflichtig*	Verminderte Infektionsabwehr, verzögerte Wundheilung. Bei länger dauernder Anwendung: bleibende Hautschäden (z. B. Hautverdünnung, Ausweitung von Blutgefäßen); bei Kindern: Hormonstörungen	**Therapeutisch zweckmäßig nur** zur kurzfristigen Anwendung (weniger als drei Wochen). Kortisonähnlicher Wirkstoff. Bei längerem Gebrauch sind Nutzen und Risiken besonders abzuwägen.
Topsym (D/Ö) Creme, Lösung, Salbe, **Topsym-F** (D/Ö) Salbe (alle Zubereitungen ohne Konservierungsstoffe) Fluocinonid *Rezeptpflichtig*	Verminderte Infektionsabwehr, verzögerte Wundheilung. Bei länger dauernder Anwendung: bleibende Hautschäden (z. B. Hautverdünnung, Ausweitung von Blutgefäßen); bei Kindern: Hormonstörungen	**Therapeutisch zweckmäßig nur** zur kurzfristigen Anwendung (weniger als drei Wochen). Kortisonähnlicher Wirkstoff. Bei längerem Gebrauch sind Nutzen und Risiken besonders abzuwägen.
TriamCreme Lichtenstein (D) Creme *Konservierungsstoff:* Benzylalkohol **TriamSalbe Lichtenstein** (D) Salbe **Triamgalen** (D) Creme, Lotio, Salbe *Konservierungsstoff:* Phenoxyethanol (nur Creme, Lotio); *Wirkstoff:* Triamcinolon *Rezeptpflichtig*	Verminderte Infektionsabwehr, verzögerte Wundheilung. Bei länger dauernder Anwendung: bleibende Hautschäden (z. B. Hautverdünnung, Ausweitung von Blutgefäßen); bei Kindern: Hormonstörungen	**Therapeutisch zweckmäßig nur** zur kurzfristigen Anwendung (weniger als drei Wochen). Kortisonähnlicher Wirkstoff. Bei längerem Gebrauch sind Nutzen und Risiken besonders abzuwägen.
Ultralan (Ö) Creme, Salbe, Fettsalbe Fluocortolon *Rezeptpflichtig*	Verminderte Infektionsabwehr, verzögerte Wundheilung. Bei länger dauernder Anwendung: bleibende Hautschäden (z. B. Hautverdünnung, Ausweitung von Blutgefäßen); bei Kindern: Hormonstörungen	**Therapeutisch zweckmäßig nur** zur kurzfristigen Anwendung (weniger als drei Wochen). Kortisonähnlicher Wirkstoff. Bei längerem Gebrauch sind Nutzen und Risiken besonders abzuwägen.

Präparat	Wichtigste Nebenwirkungen	Empfehlung
Vobaderm (D/Ö) Creme Flupredniden, Miconazol *Rezeptpflichtig*	Verminderte Infektionsabwehr, verzögerte Wundheilung. Bei länger dauernder Anwendung: bleibende Hautschäden (z. B. Hautverdünnung, Ausweitung von Blutgefäßen); bei Kindern: Hormonstörungen	**Nur zweckmäßig in** begründeten Ausnahmefällen, z. B. bei ekzematösen Hautentzündungen, wenn sie durch Miconazol-empfindliche Pilze infiziert sind. Kombination eines kortisonähnlichen Wirkstoffs (Flupredniden) mit Pilzmittel (Miconazol).
Volon A Creme (D/Ö) Creme **Volon A** (Ö) Spray **Volon A Salbe antibiotikafrei** (D/Ö) Salbe **Volon A Haftsalbe** (D/Ö) Salbe **Volon A-Schüttelmix** (D/Ö) Schüttelmixtur *Konservierungsstoff:* Benzylalkohol *Wirkstoff:* Triamcinolon; *Schüttelmixtur zusätzlich:* Zinkoxid *Rezeptpflichtig*	Verminderte Infektionsabwehr, verzögerte Wundheilung. Bei länger dauernder Anwendung: bleibende Hautschäden (z. B. Hautverdünnung, Ausweitung von Blutgefäßen); bei Kindern: Hormonstörungen	**Therapeutisch zweckmäßig nur** zur kurzfristigen Anwendung (weniger als drei Wochen). Kortisonähnlicher Wirkstoff. Bei längerem Gebrauch sind Nutzen und Risiken besonders abzuwägen.
Volon A Salbe antibiotikahaltig (Ö) Salbe Triamcinolon, Neomycin, Gramicidin *Rezeptpflichtig*	Verminderte Infektionsabwehr, verzögerte Wundheilung. Bei länger dauernder Anwendung: bleibende Hautschäden (z. B. Hautverdünnung, Ausweitung von Blutgefäßen); bei Kindern: Hormonstörungen. Allergisierung gegen Neomycin	**Abzuraten** Wenig sinnvolle Kombination eines kortisonähnlichen Wirkstoffs (Triamcinolon) mit zwei Antibiotika (Neomycin, Gramicidin). Die Anwendung von Neomycin auf der Haut ist nicht mehr vertretbar.
Volon A Tinktur N (D/Ö) Tinktur Triamcinolon, Salicylsäure *Rezeptpflichtig*	Verminderte Infektionsabwehr, verzögerte Wundheilung, Hautreizungen. Bei länger dauernder Anwendung: bleibende Hautschäden (z. B. Hautverdünnung, Ausweitung von Blutgefäßen); bei Kindern: Hormonstörungen	**Nur zweckmäßig in** begründeten Ausnahmefällen, z. B. bei stark schuppenden Hauterkrankungen. Kombination eines kortisonähnlichen Wirkstoffs (Triamcinolon) mit einem hautaufweichenden Stoff (Salicylsäure).
Xylocain (Ö) Salbe Lidocain *Rezeptpflichtig*	Allergische Erscheinungen (z. B. Juckreiz, Rötung, Bläschen an der Haut)	**Abzuraten** bei den vom Hersteller angegebenen Anwendungsgebieten (z. B. Juckreiz). Enthält Lokalanästhetikum (Lidocain).

8.2. Mittel gegen Kopfschuppen, Seborrhoe oder Haarausfall

Kopfschuppen

Schuppenbildung ist keine Krankheit, sondern ein normaler körperlicher Vorgang wie Haar- oder Nagelwuchs. Schuppen wirken trotzdem oft störend und sind manchmal von frühen Stadien der Hautkrankheiten Seborrhoe und Psoriasis nur schwer zu unterscheiden. Schuppenbildung tritt meist in der Pubertät auf, erreicht den Höhepunkt im frühen Erwachsenenalter und bildet sich dann langsam wieder zurück. Die Ursache von verstärkter Schuppenbildung ist bis jetzt nicht genau bekannt.

Behandlung

Es gibt zwar keine Heilung, jedoch eine Behandlung, die die Schuppenbildung eindämmt. Sinnvoll sind folgende Maßnahmen:

- Regelmäßig Antischuppen-Shampoos verwenden, die man in Drogerien oder Supermärkten kaufen kann. Welches Shampoo wirksam ist, muss individuell ausprobiert werden. Tägliches Haarewaschen schadet normalerweise nicht. Zu viel Shampoo und heißes Haaretrocknen können jedoch die Kopfhaut reizen und die Schuppenbildung anregen.
- In schweren Fällen von Kopfschuppen kann eventuell auch ein Selensulfid-haltiges Shampoo (z. B. *Selsun*) verwendet werden. Eine Verringerung der Schuppenbildung sollte sich innerhalb weniger Wochen zeigen. Als Nebenwirkung kann das Haar schneller fettig werden und sich – wenn das Mittel nach dem Shampoonieren schlecht ausgespült wird – gelblich färben.

Seborrhoe

Als Seborrhoe bezeichnet man die krankhaft gesteigerte und veränderte Absonderung der Talgdrüsen. Man unterscheidet zwei Formen:

- die übermäßig fettige Haut
- und kleieförmige, fettige Schuppungen, meist am Kopf. Betroffen sind Augenbrauen, Augenlider, Nase, Gesichts- und Halsfalten. Vor allem bei Männern im Alter um die vierzig breitet sich das Ekzem manchmal auf Brust und Rücken aus.

Die Ursache von Seborrhoe ist unbekannt. Seit langem wird ein Pilz mit dem Namen Pityrosporum ovale verdächtigt, an der Erkrankung beteiligt zu sein. Seborrhoische Ekzeme treten vor allem bei Stresssituationen, niedrigen Temperaturen oder geringer Luftfeuchtigkeit in zentralgeheizten Räumen auf.

Behandlung

Zur Behandlung der von Seborrhoe betroffenen Haut- oder Kopfhautstellen sind folgende Wirkstoffe sinnvoll:
- Selensulfid-haltige Shampoos (enthalten in *Selsun*).
- Salicylsäure-haltige Mittel wie *Lygal N*.
- Pilzmittel wie Clotrimazol (z. B. *Canesten*) oder Ketoconazol (z. B. *Terzolin*).
- Kortisonhaltige Mittel wie *Alpicort, Betnesol V crinale, Betnovate crinale, Dermovate crinale, Karison crinale*. Unter Umständen wird der Hautarzt eine spezielle Rezeptur verschreiben, die Kortison, Pilzmittel und eventuell auch Salicylsäure enthält.

Vorsicht: *Mittel mit kortisonähnlichen Wirkstoffen sollten wegen der möglichen Nebenwirkungen nur für begrenzte Zeit (4 Wochen) angewendet werden.*

Haarausfall

Bei Frauen verdünnt sich das Haar nach den Wechseljahren. Bei Männern ist Haarausfall und Entstehung einer Glatze meistens ein natürlicher Alterungsvorgang, dessen Ausprägung von Erbfaktoren abhängt – mütterlichen und väterlichen.
Diese natürlichen Veränderungen des Haarwuchses kommen durch die unterschiedlichen Anteile von Östrogenen und männlichen Geschlechtshormonen zustande.

Haarausfall kann auch durch andere Faktoren verursacht sein:

- Ein sehr fest gebundener Pferdeschwanz kann so fest an den Haarwurzeln ziehen, dass Haare ausfallen.
- Akute schwere Erkrankungen, Operationen, Stress, Eisenmangelanämien oder das Aufhören mit der »Pillen«-Einnahme können ebenfalls vorübergehend Haarverlust verursachen.

– Medikamente gegen Krebs, gegen Arthritis, gegen hohe Cholesterin-Werte, Vitamin A und Betablocker können ebenfalls die Ursache sein.

Haarverlust ist zwar harmlos und tut nicht weh, wirkt sich aber deutlich auf das Selbstwertgefühl aus.

Behandlung

Placebos, also Arzneimittel ohne Wirkstoff, bewirken in etwa 40 Prozent aller Fälle ein Nachwachsen der Haare.
Die Wirksamkeit von *Priorin* gegen Haarausfall ist umstritten.
Die Verwendung von Minoxidil-Lösung (*Regaine*), zweimal täglich in die Kopfhaut eingerieben, führt nur in seltenen Fällen zu einem befriedigenden Ergebnis. Das Mittel bewirkt bestenfalls eine Verlangsamung des Haarausfalls am Hinterkopf, hat jedoch keine Auswirkungen auf den Haarausfall an den sogenannten Geheimratsecken. Eine Wirkung ist außerdem nur nachgewiesen bei dunkelhaarigen Männern im Alter zwischen 18 und 49 Jahren. Nach Beendigung der Therapie beginnen die Haare jedoch wieder auszufallen.
Nebenwirkungen von Minoxidil (*Regaine*): lokale Hautreizungen und verstärkter Haarwuchs im Gesicht, an Armen, Beinen und Brust. Wenn man mit der Therapie aufhört, kann sich unter Umständen das Haar stärker lichten als vorher. In seltenen Ausnahmefällen kann die Behandlung sogar Auswirkungen auf die Herztätigkeit haben (Zunahme des Herzschlagvolumens).
Auch der Wirkstoff Finasterid (enthalten z. B. in *Propecia*) hat keine überwältigende Wirkung bei Haarausfall. Die Zahl der Haare nimmt lediglich um etwa 10 Prozent zu.
Gravierend sind jedoch die Nebenwirkungen dieses Mittels: Es können Impotenz und Vergrößerungen der männlichen Brustdrüsen auftreten. Eine besonders heimtückische Nebenwirkung kann Kinder im Mutterleib schädigen: Die Samenflüssigkeit von Männern, die Finasterid verwenden, kann beim Fötus eine Fehlbildung des Penis verursachen.

Unsere Empfehlung: Hände weg von diesem Mittel. Abzuraten.

8.2. Mittel gegen Kopfschuppen, Seborrhoe oder Haarausfall

Präparat	Wichtigste Nebenwirkungen	Empfehlung
Advantan (D/Ö) Lösung Methylprednisolon *Rezeptpflichtig*	Verminderte Infektionsabwehr, verzögerte Wundheilung, Hautreizungen. Bei länger dauernder Anwendung mäßiges Risiko für bleibende Hautschäden	**Therapeutisch zweckmäßig** Mittelstark wirksamer, kortisonähnlicher Wirkstoff gegen Kopfhautekzeme.
Alfason Crinale (D) Lösung Hydrocortison *Rezeptpflichtig*	Verminderte Infektionsabwehr, verzögerte Wundheilung, Hautreizungen. Bei länger dauernder Anwendung relativ geringes Risiko für bleibende Hautschäden	**Therapeutisch zweckmäßig** Schwach wirksamer, kortisonähnlicher Wirkstoff gegen Kopfhautekzem.
Alpicort (D) Lösung Prednisolon, Salicylsäure *Rezeptpflichtig*	Verminderte Infektionsabwehr, verzögerte Wundheilung, Hautreizungen. Bei länger dauernder Anwendung: bleibende Hautschäden (z. B. Hautverdünnung, Ausweitung von Blutgefäßen); bei Kindern: Hormonstörungen	**Nur zweckmäßig in** begründeten Ausnahmefällen, z. B. bei stark schuppender Hauterkrankung. Kombination eines kortisonähnlichen Wirkstoffs (Prednisolon) mit einem hautaufweichenden und schuppenlösenden Mittel (Salicylsäure).
Betagalen (D) Lösung Betamethason *Rezeptpflichtig*	Verminderte Infektionsabwehr, verzögerte Wundheilung. Bei länger dauernder Anwendung: bleibende Hautschäden (z. B. Hautverdünnung, Ausweitung von Blutgefäßen); bei Kindern: Hormonstörungen	**Therapeutisch zweckmäßig nur** zur kurzfristigen Anwendung (weniger als drei Wochen) bei Kopfhautekzem. Kortisonähnlicher Wirkstoff.
Betnesol V (D) Crinale-, Crinalite-Lösung Betamethason *Rezeptpflichtig*	Verminderte Infektionsabwehr, verzögerte Wundheilung. Bei länger dauernder Anwendung: bleibende Hautschäden (z. B. Hautverdünnung, Ausweitung von Blutgefäßen); bei Kindern: Hormonstörungen	**Therapeutisch zweckmäßig nur** zur kurzfristigen Anwendung (weniger als drei Wochen) bei Kopfhautekzem. Kortisonähnlicher Wirkstoff.
Betnovate (Ö) Crinale-Lösung Betamethason *Rezeptpflichtig*	Verminderte Infektionsabwehr, verzögerte Wundheilung. Bei länger dauernder Anwendung: bleibende Hautschäden (z. B. Hautverdünnung, Ausweitung von Blutgefäßen); bei Kindern: Hormonstörungen	**Therapeutisch zweckmäßig nur** zur kurzfristigen Anwendung (weniger als drei Wochen) bei Kopfhautekzem. Kortisonähnlicher Wirkstoff.

Präparat	Wichtigste Nebenwirkungen	Empfehlung
Crinohermal fem (D) Lösung Estradiol, Flupredniden *Rezeptpflichtig*	Verminderte Infektionsabwehr, verzögerte Wundheilung, Hautreizungen. Bei länger dauernder Anwendung: bleibende Hautschäden (z. B. Hautverdünnung, Ausweitung von Blutgefäßen); bei Kindern: Hormonstörungen	**Abzuraten** Wenig sinnvolle Kombination von Glukokortikoid (Prednisolon) mit weiblichem Geschlechtshormon (Estradiol).
Curatoderm Emulsion (D) Emulsion *Konservierungsstoff:* Phenoxyethanol; *Wirkstoff:* Tacalcitol *Rezeptpflichtig*	Hautreizungen. Bei Überdosierung Erhöhung des Blutcalciums	**Therapeutisch zweckmäßig zur** kurzfristigen (maximal acht Wochen) Behandlung der Psoriasis auf der Kopfhaut. Enthält Vitamin-D-ähnlichen Wirkstoff (Tacalcitol).
Daivonex (D) Lösung Calcipotriol *Rezeptpflichtig*	Hautreizungen. Bei Überdosierung Erhöhung des Blutcalciums	**Therapeutisch zweckmäßig zur** kurzfristigen (maximal acht Wochen) Behandlung der Psoriasis auf der Kopfhaut. Enthält Vitamin-D-ähnlichen Wirkstoff (Calcipotriol).
Dermatop (Ö) Lösung Prednicarbat *Rezeptpflichtig*	Verminderte Infektionsabwehr, verzögerte Wundheilung. Bei länger dauernder Anwendung: bleibende Hautschäden (z. B. Hautverdünnung, Ausweitung von Blutgefäßen); bei Kindern: Hormonstörungen	**Therapeutisch zweckmäßig nur** zur kurzfristigen Anwendung (weniger als drei Wochen) bei Kopfhautekzem und Psoriasis. Kortisonähnlicher Wirkstoff (Prednicarbat).
Dermovate (Ö) Crinale-Lösung Clobetasol *Rezeptpflichtig*	Verminderte Infektionsabwehr, verzögerte Wundheilung. Bei länger dauernder Anwendung: bleibende Hautschäden (z. B. Hautverdünnung, Ausweitung von Blutgefäßen); bei Kindern: Hormonstörungen	**Therapeutisch zweckmäßig nur** zur kurzfristigen Anwendung (weniger als drei Wochen) bei Kopfhautekzem. Stark wirkendes Medikament (kortisonähnlich).
Diprosalic (D/Ö) Lösung Betamethason, Salicylsäure *Rezeptpflichtig*	Verminderte Infektionsabwehr, verzögerte Wundheilung. Bei länger dauernder Anwendung: bleibende Hautschäden (z. B. Hautverdünnung, Ausweitung von Blutgefäßen); bei Kindern: Hormonstörungen	**Therapeutisch zweckmäßig nur** zur kurzfristigen Anwendung (weniger als drei Wochen) bei Kopfhautekzem. Kombination eines kortisonähnlichen Wirkstoffs (Betamethason) mit einem hautaufweichenden und schuppenlösenden Mittel (Salicylsäure).

Präparat	Wichtigste Nebenwirkungen	Empfehlung
Diprosone (D) Lösung Betamethason *Rezeptpflichtig*	Verminderte Infektionsabwehr, verzögerte Wundheilung. Bei länger dauernder Anwendung: bleibende Hautschäden (z. B. Hautverdünnung, Ausweitung von Blutgefäßen); bei Kindern: Hormonstörungen	**Therapeutisch zweckmäßig nur** zur kurzfristigen Anwendung (weniger als drei Wochen) bei Psoriasis der Kopfhaut und Ekzem. Kortisonähnlicher Wirkstoff (Betamethason).
Ecural Lösung (D) Lösung Mometason *Rezeptpflichtig*	Verminderte Infektionsabwehr, verzögerte Wundheilung. Bei länger dauernder Anwendung: bleibende Hautschäden (z. B. Hautverdünnung, Ausweitung von Blutgefäßen); bei Kindern: Hormonstörungen	**Therapeutisch zweckmäßig nur** zur kurzfristigen Anwendung (weniger als drei Wochen) bei Psoriasis der Kopfhaut. Kortison-ähnlicher Wirkstoff (Mometason).
Ell-Cranell alpha (D) Lösung Alfatradiol	Hautreizungen, Hormonstörungen möglich	**Abzuraten** bei Haarausfall. Therapeutische Wirksamkeit zweifelhaft. Enthält weibliches Sexualhormon (Alpha-Estradiol = Alfatradiol).
Karison (D) Crinale-Lösung Clobetasol *Rezeptpflichtig*	Verminderte Infektionsabwehr, verzögerte Wundheilung. Bei länger dauernder Anwendung: bleibende Hautschäden (z. B. Hautverdünnung, Ausweitung von Blutgefäßen); bei Kindern: Hormonstörungen	**Therapeutisch zweckmäßig nur** zur kurzfristigen Anwendung (weniger als drei Wochen) bei Kopfhautekzem. Stark wirkendes Medikament.
Lygal Kopfsalbe N (D) Salbe Salicylsäure	Vorsicht bei Nierenschäden	**Therapeutisch zweckmäßig bei** Kopfschuppen und Schuppenflechte des Kopfes. Enthält einen hautaufweichenden und schuppenlösenden Wirkstoff (Salicylsäure).
Lygal Kopftinktur N (D) Tinktur Prednisolon *Rezeptpflichtig*	Verminderte Infektionsabwehr, verzögerte Wundheilung. Bei länger dauernder Anwendung: bleibende Hautschäden (z. B. Hautverdünnung, Ausweitung von Blutgefäßen); bei Kindern: Hormonstörungen	**Therapeutisch zweckmäßig nur** zur kurzfristigen Anwendung (weniger als drei Wochen) bei Kopfhautekzem. Kortisonähnlicher Wirkstoff (Prednisolon).

Präparat	Wichtigste Nebenwirkungen	Empfehlung
Pantostin (D) Lösung Alfatradiol	Hautreizungen, Hormonstörungen möglich	**Abzuraten** bei Haarausfall. Therapeutische Wirksamkeit zweifelhaft. Enthält weibliches Sexualhormon (Alpha-Estradiol = Alfatradiol).
Pantovigar N (D) Kaps. Calciumpantothenat, Cystin, Keratin, Thiamin, Medizinalhefe	Selten Allergien	**Wenig zweckmäßig** Mittel zum Einnehmen. Therapeutische Wirksamkeit zweifelhaft. Vertretbar wegen geringer Schädlichkeit.
Propecia (D/Ö) Filmtabl. Finasterid *Rezeptpflichtig*	Libidoverlust, Impotenz, Ejakulationsstörungen, Schwellung der Brustdrüsen beim Mann, allergische Reaktionen an der Haut (Juckreiz, Schwellungen)	**Abzuraten** Wirksamkeit bei Haarausfall gering. Langzeitverträglichkeit noch unzureichend belegt. Der Wirkstoff Finasterid vermindert Wirkungen des männlichen Geschlechtshormons und wird auch bei Prostatavergrößerung eingesetzt.
Psorcutan (D) Lösung Calcipotriol *Rezeptpflichtig*	Hautreizungen. Bei Überdosierung Erhöhung des Blutcalciums	**Therapeutisch zweckmäßig zur** kurzfristigen (maximal acht Wochen) Behandlung der Psoriasis. Enthält Vitamin-D-ähnlichen Wirkstoff (Calcipotriol).
Regaine Frauen (D) Lösung **Regaine Männer** (D) Lösung **Regaine/ -Gel** (Ö) Lösung, Gel Minoxidil	Lokale Reizungen und allergische Erscheinungen an der Kopfhaut, Kopfschmerzen, Blutdruckabfall, Schwindel	**Wenig zweckmäßig** zur Anregung des Haarwachstums Erfolg nicht anhaltend. Enthält blutdrucksenkend wirkende Substanz (Minoxidil).
Selsun (D/Ö) Susp., nur Ö: Shampoo Selensulfid	Verstärkte Fettproduktion, Licht-Überempfindlichkeit, Haarausfall	**Nur zweckmäßig zur** Behandlung der Kleienflechte. Bei trockenen Schuppen möglicherweise wirksam.
Volon A Tinktur (D/Ö) Lösung Triamcinolon, Salicylsäure *Rezeptpflichtig*	Verminderte Infektionsabwehr, verzögerte Wundheilung. Bei länger dauernder Anwendung: bleibende Hautschäden (z. B. Hautverdünnung, Ausweitung von Blutgefäßen)	**Therapeutisch zweckmäßig nur** zur kurzfristigen Anwendung (weniger als drei Wochen) bei Kopfhautekzem. Kombination eines kortisonähnlichen Wirkstoffs (Betamethason) mit einem hautaufweichenden und schuppenlösenden Mittel (Salicylsäure).

8.3. Mittel gegen Hühneraugen und Warzen

Hühneraugen

Die häufigste Ursache von Hühneraugen (= verdichtete Hornhaut) sind enge und/oder hochhackige Schuhe. Hühneraugen treten meist an der Stelle des größten Drucks auf, an der kleinen Zehe.

Behandlung

Der Erfolg einer Behandlung hängt von der Ausschaltung der Ursache ab, d. h. Vermeidung von Reibung und Druck an der betroffenen Stelle. Bequeme Schuhe sind die wirksamste Maßnahme zur Verhinderung von Hühneraugen.
Bereits bestehende Hühneraugen behandelt man am besten durch ein Salicylsäure-haltiges Pflaster (z. B. *Guttaplast*). Falls dies nichts nützt, können Hühneraugen auch chirurgisch entfernt werden.

Warzen

Warzen sind Hautinfektionen, die durch Viren verursacht sind. Zur Entstehung sind drei Bedingungen notwendig:
- ein Warzenvirus (humanes Papillomvirus),
- dieses Virus muss die Möglichkeit haben, durch eine geschädigte Stelle in die Haut einzudringen,
- ungenügende Abwehrkräfte des Körpers, um das Virus zu zerstören.

Warzen treten am häufigsten bei Kindern und Jugendlichen auf, und zwar an Fingern, Händen, Gesicht und Fußsohlen. Etwa 10 Prozent aller Jugendlichen unter 16 Jahren haben eine oder mehrere Warzen.
Warzen werden normalerweise durch direkten Hautkontakt übertragen, aber auch in Sporthallen und Schwimmbädern. Die durchschnittliche Inkubationszeit (= Zeit zwischen Ansteckung und Sichtbarwerden der Warze) beträgt 3 bis 4 Monate.
Etwa ein Drittel aller Warzen verschwindet innerhalb von 6 Monaten von selbst wieder, der Rest bis auf wenige Ausnahmen innerhalb von 2 Jahren.
Fachleute unterscheiden die verschiedenen Arten von Warzen z. B. nach der befallenen Körperstelle (Handwarzen, Sohlenwarzen etc.).

Selbsthilfe

Seit alters her werden gegen Warzen Volksmittel wie Besprechen oder diverse Kräutertinkturen verwendet. Da die meisten Warzen die Ei-

genschaft haben, von selbst wieder zu verschwinden, wird dieses Verschwinden dann fälschlicherweise dem angewendeten Volksmittel zugeschrieben.
Hypnose ist eine sehr wirksame Methode – wirksamer als beispielsweise eine Behandlung mit Salicylsäure-haltigen Medikamenten.

Medikamentöse Behandlung

- Bei Feig- oder Feuchtwarzen im Anal- oder Genitalbereich wird meist eine Podophyllinlösung oder eine Lösung in Benzoetinktur auf die Warze aufgetupft. Während der Schwangerschaft darf Podophyllin nicht verwendet werden. Die Heilungschancen dieser Methode betragen etwa 30 bis 50 Prozent.
- Sohlen- oder Dornwarzen und sogenannte gewöhnliche Warzen werden meist mit Salicylsäure – in Form von Lösungen oder Pflastern – behandelt (*Clabin N, Clabin plus, Duofilm, Guttaplast, Verrucid*).
- *Verrumal*, das unter anderem auch ein Zytostatikum enthält (Fluorouracil), scheint nicht wirksamer zu sein als eine Behandlung mit Medikamenten, die nur Salicylsäure enthalten.

Operative Methoden

Falls die Behandlung mit Warzenpflastern, Tinkturen und Salben nicht hilft, sind folgende Methoden möglich:
- Vereisung der Warze mit flüssigem Stickstoff (–196° C): Eine örtliche Betäubung ist nicht notwendig. Nach einigen Stunden entsteht eine Blase, die abgetragen werden muss. Dieser Vorgang ist schmerzhaft. Bei gewöhnlichen Warzen sind zur Behandlung meist mehrere Sitzungen notwendig.
- Chirurgische Entfernung der Warzen.

8.3. Mittel gegen Hühneraugen und Warzen

Präparat	Wichtigste Nebenwirkungen	Empfehlung
Aldara (D/Ö) Creme *Konservierungsstoffe:* Methyl- und Propyl-hydroxybezoat (Parastoffe); *Wirkstoff:* Imiquimod	Hautreizung, Juckreiz und Schmerzen an der Auftragungsstelle, Müdigkeit, Kopfschmerzen, Grippesymptome, Muskelschmerzen, Übelkeit, Infektionen	**Therapeutisch zweckmäßig zur** Behandlung von Feigwarzen und kleinen Basalzellkarzinomen.
Clabin N (D) Lösung **Clabin plus** (D) Lösung Salicylsäure, Milchsäure	Hautreizungen, selten allergische Erscheinungen an der Haut (z. B. Jucken, Rötung, Bläschen)	**Therapeutisch zweckmäßig zur** Erweichung von Hühneraugen und Warzen. Kombination von hautaufweichenden Wirkstoffen (Salicylsäure und Milchsäure).
Duofilm (D/Ö) Lösung Salicylsäure, Milchsäure	Hautreizungen, selten allergische Erscheinungen an der Haut (z. B. Jucken, Rötung, Bläschen)	**Therapeutisch zweckmäßig zur** Erweichung von Hühneraugen und Warzen. Kombination von hautaufweichenden Wirkstoffen (Salicylsäure und Milchsäure).
Gehwohl Pflaster-N (D/Ö) Pflaster Salicylsäure, Milchsäure *Rezeptpflichtig (Ö)*	Hautreizungen, selten allergische Erscheinungen an der Haut (z. B. Jucken, Rötung, Bläschen)	**Therapeutisch zweckmäßig zur** Erweichung von Hühneraugen und Warzen. Kombination von hautaufweichenden Wirkstoffen (Salicylsäure und Milchsäure).
Guttaplast (D) Pflaster Salicylsäure	Hautreizungen, selten allergische Erscheinungen an der Haut (z. B. Jucken, Rötung, Bläschen)	**Therapeutisch zweckmäßig zur** Erweichung von Hühneraugen und Warzen. Enthält hautaufweichenden Wirkstoff (Salicylsäure).
Hansaplast Hornhaut-Pflaster (D) Pflaster **Hansaplast Hühneraugen-Pflaster** (D) Pflaster Salicylsäure	Hautreizungen, selten allergische Erscheinungen an der Haut (z. B. Jucken, Rötung, Bläschen)	**Therapeutisch zweckmäßig zur** Erweichung von Hühneraugen und Warzen. Enthält hautaufweichenden Wirkstoff (Salicylsäure).
Lebewohl Hühneraugen Pflaster (D) Pflaster Salicylsäure, Milchsäure	Hautreizungen, selten allergische Erscheinungen an der Haut (z. B. Jucken, Rötung, Bläschen)	**Therapeutisch zweckmäßig zur** Erweichung von Hühneraugen und Warzen. Kombination von hautaufweichenden Wirkstoffen (Salicylsäure und Milchsäure).

Präparat	Wichtigste Nebenwirkungen	Empfehlung
Verrucid (D) Lösung Salicylsäure, Docusat-Natrium, Essigsäure, Rizinusöl	Hautreizungen, selten allergische Erscheinungen an der Haut (z. B. Jucken, Rötung, Bläschen)	**Therapeutisch zweckmäßig zur** Behandlung von Warzen und Hühneraugen. Kombination von hautaufweichendem Wirkstoff (Salicylsäure), u. a. mit Desinfektionsmittel.
Verrumal (D/Ö) Lösung Fluorouracil, Salicylsäure, Dimethylsulfoxid *Rezeptpflichtig*	Hautreizungen, selten allergische Erscheinungen an der Haut (z. B. Jucken, Rötung, Bläschen). Bei Überdosierung: Licht-Überempfindlichkeit, Übelkeit, Kopfschmerzen möglich, bei Langzeitanwendung sind Hautschäden zu befürchten	**Nur zweckmäßig zur** kurzfristigen Behandlung von Warzen. Einstoffpräparate mit dem Wirkstoff Salicylsäure sind vorzuziehen. Die Wirksamkeit des Krebsmittels (Fluorouracil) ist umstritten.
Warzin (Ö) Warzenmittel Milchsäure, Collodium, Rizinusöl	Hautreizungen	**Nur zweckmäßig zur** Behandlung von Warzen. Schwach wirksames, hautaufweichendes Mittel (Milchsäure).
Wartner gegen Warzen (D) Spray Dimethylether, Propan	Schmerzen an der Applikationsstelle, Hautreizungen, Pigmentverlust	**Nur zweckmäßig zur** Vereisung von Warzen.
Warz-ab N (D) Lösung Salicylsäure, Essigsäure, Rizinusöl	Hautreizungen, selten allergische Erscheinungen an der Haut (z. B. Jucken, Rötung, Bläschen)	**Nur zweckmäßig zur** Behandlung von Warzen. Kombination von hautaufweichender Salicylsäure mit hochprozentiger Essigsäure.

8.4. Aknemittel

Akne selbst ist eher harmlos, wirkt sich jedoch auf das Selbstwertgefühl der Betroffenen aus und kann so zum großen Problem werden. Viele Jugendliche zwischen dem 12. und 20. Lebensjahr sind betroffen. Bei Mädchen und Frauen ist die Akne in der zweiten Zyklushälfte meist stärker ausgeprägt. Im Sommer bessern sich die Beschwerden oft, weil die UV-Strahlen bakterientötende Wirkung haben.

Ursachen

Akne hat nichts zu tun mit mangelnder Hygiene oder einer bestimmten Frisur. Sie ist eine Folge der körperlichen Veränderungen während und nach der Pubertät. In dieser Zeit muss sich im Körper ein Gleichgewicht zwischen weiblichen und männlichen Hormonen einspielen. Das männliche Hormon Testosteron bewirkt eine vermehrte Talgdrüsenproduktion – die gesteigerte Hornproduktion am Talgdrüsenausgang behindert den Abfluss des Talgs. Die Folge: Der Talgbeutel vergrößert sich, bis irgendwann der Talg unter dem verstärkten Druck nach außen tritt.
Mit bloßem Auge sieht man dann weißliche, stecknadelkopfgroße Gebilde in der Haut. Dieses Talg-Horn-Gemisch im »Beutel« kann sich infizieren. Durch die Aktivität der Bakterien werden freie Fettsäuren gebildet, die in der Lage sind, Entzündungen hervorzurufen. Die Entzündungen verändern das Bild. Es erscheinen die unter dem Namen »Pickel« bekannten Papeln und Pusteln.
Durch zu häufiges, unsachgemäßes Manipulieren, z. B. mit der Absicht, die entzündeten Knoten ausdrücken zu wollen, werden die entzündungsaktiven freien Fettsäuren in die umgebende gesunde Haut gedrückt. So verschlimmert sich die Akne.

Akne kann auch andere Ursachen als die hormonelle Entwicklung haben:

- Sonnenschutzmittel und Kosmetika
- häufiger Kontakt mit Öl, Teer oder Pech
- Nebenwirkung von Medikamenten. Typische Merkmale sind plötzlicher Beginn, ausgedehnter Befall ungewohnter Stellen (auch am Rumpf und an Armen und Beinen) sowie das Auftreten außerhalb der Pubertät. Die Verursacher sind meistens Schlaf- und Beruhigungsmittel, aber auch Kortison sowie die Vitamine B_6, B_{12} und D_2.

Behandlung

Fast jede Akne heilt irgendwann im Erwachsenenalter. Das ist allerdings ein schwacher bzw. gar kein Trost für die betroffenen Jugendlichen. Der Blick auf das eigene Spiegelbild« kann jeden Morgen aufs Neue Bitterkeit, Verzweiflung und Depressionen auslösen. Dabei kann man durchaus etwas gegen Akne tun – auch in schweren Fällen mit gutem Erfolg. Es kann oft Wochen oder sogar Monate dauern, bis eine Behandlung zu wirken beginnt und sich ein Erfolg zeigt.

Zur Rolle von Diät: Ein Zusammenhang zwischen Nahrung und Akneverschlimmerung ist nach heutigem Kenntnisstand nicht nachgewiesen. Eine Selbstkasteiung ist daher unnötig.
Hautreinigung: Die problematischen Hautstellen morgens und abends mit einer milden Reinigungsmilch waschen. Vorsicht: Make-up kann zu verstärkter Bildung von Mitessern (*Komedonen*) führen.
Sinnvoll und die Behandlung unterstützend ist das vorsichtige Entleeren der Mitesser (sogenannte Akne-Toilette). Dies sollte entweder durch eine Kosmetikerin geschehen oder man sollte sich die fachgerechte Vorgangsweise genau zeigen lassen.

Leichte bis mittelschwere Akne

Bei leichter bis mittelschwerer Akne genügt normalerweise eine örtliche Behandlung – des ganzen Gesichts, nicht nur der direkt von Akne betroffenen Teile. Am Beginn einer Behandlung kann sich die Akne kurzfristig verschlimmern (die Akne »blüht auf«).

Zur äußerlichen Behandlung von Akne werden vor allem drei verschiedene Wirkstoffe verwendet:
1. Wenn das Problem hauptsächlich die Mitesser (*Komedonen*) sind, ist Tretinoin (enthalten z. B. in *Retin-A*) oder Isotretinoin (enthalten z. B. in *Isotrex Gel*) am wirksamsten, weil es die Bildung neuer Mitesser verhindert. Es kann allerdings bis zu zwei Monate dauern, bevor man einen Erfolg sieht.
Tretinoin bzw. Isotretinoin reizen die Haut sehr stark und sollten deshalb am Beginn der Behandlung und, sobald sich eine Wirkung zeigt, nur alle zwei Tage angewendet werden, sonst jeden Tag ein- bis zweimal. Der Erfolg tritt schneller ein, wenn die Mitesser (Komedonen) vorsichtig entleert werden.

Warnung: Schwangere dürfen diese Mittel – auch wenn sie nur auf die Haut aufgetragen werden – wegen der Gefahr der Schädigung des Ungeborenen nicht verwenden! Generell sollten Frauen im gebärfähigen Alter diese Mittel nicht verwenden.

2. Benzoylperoxid (enthalten z. B. in *Aknefug-oxid, Benzaknen, Cordes BPO, PanOxyl, Sanoxit*) erweicht die verhornte Haut, verringert die Talgproduktion und wirkt antibakteriell. Die Bildung neuer Mitesser wird durch Benzoylperoxid nicht so gut gehemmt wie durch Tretinoin oder Isotretinoin. Es ist deshalb vor allem bei entzündlicher Akne zweckmäßig.

Benzoylperoxid kann die Haut reizen (Brennen, Rötung, Schuppenbildung) und bleicht Haare und Kleidung. Manchmal verursacht es auch Kontaktekzeme. Um die Wirkung zu verbessern, können Benzoylperoxid und Tretinoin bzw. Isotretinoin abwechselnd verwendet werden, z. B. Benzoylperoxid am Morgen und das andere Mittel am Abend.
3. Azelainsäure (enthalten in *Skinoren*) ist ebenso wirksam wie Benzoylperoxid oder Tretinoin. Die Hautreizung soll jedoch etwas geringer sein als bei diesen Mitteln.

Antibiotika zum Auftragen auf die Haut

Wenn Benzoylperoxid wegen der Hautreizung nicht vertragen wird, können Antibiotika zum Auftragen auf die Haut verwendet werden. Sie wirken bei Pusteln etwa gleich gut wie Benzoylperoxid, bei Mitessern jedoch schlechter.

Wegen der Gefahr der Entwicklung resistenter Keime sollten solche Mittel nicht länger als acht bis zwölf Wochen verwendet werden. Üblicherweise werden folgende antibiotische Wirkstoffe verwendet: Clindamycin (enthalten in *Basocin Akne*), Erythromycin (enthalten in *Akne Cordes, Aknefug EL, Aknemycin, Eryaknen, Inderm, Zineryt*).
Es dauert etwa vier bis sechs Wochen, bis sich eine Besserung zeigt.

Schwefelhaltige Aknemittel

Die Verwendung von Schwefelpräparaten (z. B. *Aknichthol*) gilt inzwischen als überholt, weil es wirksamere Mittel gibt. Der Nutzen von Schwefel bei Akne ist nicht belegt. Gefahr schwerer Nebenwirkungen.

Salicylsäure

(enthalten z. B. in *Aknefug-Liquid, Aknichthol N*) wirkt hautaufweichend und hat keinen nachgewiesenen Nutzen bei Akne.

Schwere Akne

Bei entzündlichen Akneerkrankungen, wenn die äußerliche Behandlung nicht ausreicht, ist das Schlucken des Antibiotikums Doxycyclin (enthalten in *Aknefug Doxy, Doxyderma*) in einer niedrigen Dosierung von 50 Milligramm pro Tag wirksam. Ob die Behandlung erfolgreich sein wird, kann man erst nach etwa drei Monaten beurteilen. Die Behandlung dauert drei bis sechs Monate. Eine Aknetherapie, bei der

Medikamente geschluckt werden, sollte immer begleitet sein von einer äußeren Behandlung: Emulsionen oder Lotionen, die vom Arzt verschrieben oder empfohlen werden.
Wegen der Gefahr, dass sich resistente Keime entwickeln und das Antibiotikum unwirksam wird, sollte man nicht gleichzeitig verschiedene Antibiotika äußerlich und innerlich anwenden. Als Nebenwirkung der innerlichen Antibiotikatherapie können Pilzerkrankungen der Scheide und eine zusätzliche Infektion der entzündeten Talgdrüsen mit hartnäckigeren Keimen auftreten.
Neuere Berichte in Fachpublikationen warnen vor der Verwendung von Minocyclin, das als Antibiotikum gegen Akne sehr häufig empfohlen wird (enthalten in *Aknosan, Klinomycin, Minakne, Minocin, Generika mit dem Namen Minocyclin + Firmenbezeichnung, Skid*). Bei Minocyclin besteht ein erhöhtes Risiko an immunallergischen Nebenwirkungen und in der Folge lebensgefährlichen Leberschäden.
Schwangere dürfen wegen der Gefahr für Säuglinge (Gelbwerden der Zähne des Kindes) weder Doxycyclin noch Minocyclin einnehmen. Eine Ausweichmöglichkeit für Schwangere ist der Wirkstoff Erythromycin (enthalten z. B. in *Erythrocin*, siehe Tabelle 10.1.6).
Frauen mit schwerer Akne, die mit der »Pille« verhüten, können sich ein Präparat verschreiben lassen, dessen Gestagenanteil den männlichen Hormonen entgegenwirkt und so ebenfalls die Akne wirksam bekämpft, z. B. *Diane mite*.

Vorsicht: Manche »Pillen« enthalten Hormone, die die Akne verschlimmern können, z. B. *Microgynon*.

Isotretinoin

Bei sehr schweren Fällen von Akne oder wenn alle anderen Behandlungsmöglichkeiten versagen, ist das innerlich anzuwendende Mittel Isotretinoin (enthalten z. B. in *Aknenormin, Isotret Hexal, Roaccutan*) sehr wirksam. Die Behandlung dauert etwa drei bis vier Monate, wobei die Akne bei fast allen Patienten vollständig verschwindet. Dieser Erfolg dauert auch danach bei etwa 60 Prozent aller Patienten an.
Isotretinoin ist allerdings ein gefährliches Medikament und kann schwerwiegende Nebenwirkungen verursachen: Am häufigsten sind Lippenentzündungen, trockene Lippen und Schleimhäute sowie Bindehautentzündung und bei etwa 15 Prozent aller Patienten Muskelbeschwerden. Außerdem können Leberfunktionsstörungen, Fettstoff-

wechselstörungen und Störungen des Zentralnervensystems auftreten.
Isotretinoin darf nicht zusammen mit Tetrazyklin-Antibiotika (z. B. *Doxycyclin* oder *Minocyclin*) verwendet werden, da beide den Hirndruck steigern können.
Wir halten die Verwendung von Isotretinoin nur unter genauer Abwägung von Nutzen und Risiken für vertretbar. Wegen der schädigenden Wirkung auf den Embryo ist es strikt verboten, das Präparat während der Schwangerschaft zu verwenden. Wenn Frauen im gebärfähigen Alter dieses Mittel verwenden, dann ist unbedingt eine wirksame, vorbeugende Schwangerschaftsverhütung notwendig. Der Empfängnisschutz muss auch noch einen Monat nach Beendigung der Therapie fortgesetzt werden.
Manche Mediziner sind der Meinung, Isotretinoin sollte generell von Frauen im gebärfähigen Alter nicht verwendet werden.

8.4. Aknemittel

Präparat	Wichtigste Nebenwirkungen	Empfehlung
Akne Cordes (Ö) Lösung, Gel Erythromycin *Rezeptpflichtig*	Hautreizungen, selten allergische Hauterscheinungen (z. B. Juckreiz, Rötung, Bläschen). Entwicklung Erythromycin-resistenter Bakterien	**Nur zweckmäßig zur** kurzzeitigen Anwendung (acht bis zwölf Wochen), wenn Benzoylperoxid-haltige Mittel nicht ausreichend wirken. Enthält das lokal und auch innerlich wirksame Antibiotikum Erythromycin.
Aknefug EL (D) Lösung zur äußerlichen Anwendung Erythromycin *Rezeptpflichtig*	Hautreizungen, selten allergische Hauterscheinungen (z. B. Juckreiz, Rötung, Bläschen). Entwicklung Erythromycin-resistenter Bakterien	**Nur zweckmäßig zur** kurzzeitigen Anwendung (acht bis zwölf Wochen), wenn Benzoylperoxid-haltige Mittel nicht ausreichend wirken. Enthält das lokal und auch innerlich wirksame Antibiotikum Erythromycin.
Aknefug Mino (D) Filmtabl. Minocyclin *Rezeptpflichtig*	Magen-Darm-Störungen, Erbrechen, Durchfall, Leberschädigung, Licht-Überempfindlichkeit	**Wenig zweckmäßig** Enthält das Antibiotikum Minocyclin. Präparate mit dem bewährten Doxycyclin sind vorzuziehen.
Aknefug-oxid mild (D) Gel Benzoylperoxid	Relativ häufig allergische Hauterscheinungen (z. B. Juckreiz, Rötung, Bläschen)	**Therapeutisch zweckmäßig** Enthält antibakteriell wirkendes Hautschälmittel (Benzoylperoxid).

Präparat	Wichtigste Nebenwirkungen	Empfehlung
Aknemycin (D) Emulsion, Salbe **Aknemycin comp** (Ö) Salbe Erythromycin, Ammonium-bituminosulfonat *Rezeptpflichtig*	Hautreizungen, selten allergische Hauterscheinungen (z. B. Juckreiz, Rötung, Bläschen). Entwicklung Erythromycin-resistenter Bakterien	**Wenig zweckmäßig** Wenig sinnvolle Kombination von lokal und auch innerlich wirksamem Antibiotikum (Erythromycin) mit Schieferöl (Ammonium-bituminosulfonat).
Aknemycin Lösung (D) Lösung **Aknemycin Salbe** (D) Salbe Erythromycin *Rezeptpflichtig*	Hautreizungen, selten allergische Hauterscheinungen (z. B. Juckreiz, Rötung, Bläschen). Entwicklung Erythromycin-resistenter Bakterien	**Nur zweckmäßig zur** kurzzeitigen Anwendung (acht bis zwölf Wochen), wenn Benzoylperoxid-haltige Mittel nicht ausreichend wirken. Enthält das lokal und auch innerlich wirksame Antibiotikum Erythromycin.
Aknemycin Plus (D) Lösung Tretinoin, Erythromycin *Rezeptpflichtig*	Starke Hautreizungen, Pigmentstörungen. Licht-Überempfindlichkeit. Missbildungen möglich. Selten allergische Hauterscheinungen (z. B. Juckreiz, Rötung, Bläschen). Entwicklung Erythromycin-resistenter Bakterien	**Nur zweckmäßig bei** Akne zur Schälbehandlung, wenn Mittel mit nur einem Wirkstoff nicht ausreichen. Bei Frauen nur vertretbar, wenn eine Schwangerschaft ausgeschlossen werden kann. Kombination von Retinoid (Tretionin) und Antibiotikum (Erythromycin).
Aknenormin (D) Weichkaps. Isotretinoin *Rezeptpflichtig*	Schwere Störungen an Augen, Haut und inneren Organen. Große Gefahr von Missbildungen!	**Abzuraten** Wegen der schweren Nebenwirkungen ist die Einnahme der Substanz Isotretinoin nur vertretbar, wenn alle anderen Behandlungsmöglichkeiten versagt haben. Sollte wegen Missbildungsgefahr von Frauen im gebärfähigen Alter nicht angewendet werden.
Aknichthol (Ö) Lotion Ichthyol, Salicylsäure, Schwefel	Selten allergische Hauterscheinungen (z. B. Juckreiz, Rötung, Bläschen). Akne durch Schwefel möglich	**Abzuraten** Wenig sinnvolle Kombination von Hautreizstoffen (Schieferöl = Ichthyol, Salicylsäure) und Schwefel.
Aknichthol N (D) Lotio *Hilfsstoff:* Salicylsäure *Wirkstoff:* Ichthyol	Selten allergische Hauterscheinungen (z. B. Juckreiz, Rötung, Bläschen)	**Wenig zweckmäßig** Wenig sinnvolle Kombination von Hautreizstoffen (Schieferöl = Ichthyol, Salicylsäure).

Präparat	Wichtigste Nebenwirkungen	Empfehlung
Aknosan (D) Filmtabl. Minocyclin *Rezeptpflichtig*	Magen-Darm-Störungen, Erbrechen, Durchfall, Leberschädigung, Licht-Überempfindlichkeit	**Wenig zweckmäßig** Enthält das Antibiotikum Minocyclin. Präparate mit dem bewährten Doxycyclin sind vorzuziehen.
Basocin Akne-Gel (D) Gel *Konservierungsstoff:* Methyl-hydroxybenzoat (Parastoff) **Basocin Akne-Lösung** (D) Lösung *Wirkstoff:* Clindamycin *Rezeptpflichtig*	Hautreizungen, allergische Hauterscheinungen (z. B. Juckreiz, Rötung, Bläschen), auch durch Parastoffe möglich. Entwicklung Clindamycin- und Erythromycin-resistenter Bakterien	**Nur zweckmäßig zur** kurzzeitigen Anwendung (acht bis zwölf Wochen), wenn Benzoylperoxid-haltige Mittel nicht ausreichend wirken. Enthält das lokal und auch innerlich wirksame Antibiotikum Clindamycin.
Bella Hexal 35 (D) überzogene Tabl. Ethinylestradiol, Cyproteronacetat *Rezeptpflichtig*	Schwere Leberschäden, Müdigkeit, Depressionen, Übelkeit, Kopfschmerzen, Bluthochdruck, stark erhöhtes Thromboserisiko (Blutgerinnsel)	**Wenig zweckmäßig wegen** schwerer Nebenwirkungen. Bei sehr schwerer Akne der Frau ist z. B. Gestamestrol N vorzuziehen. Hormonhaltiges Kombinationspräparat, das auch empfängnisverhütend wirksam ist.
Benzaknen (D/Ö) Gel, Susp. Benzoylperoxid *Rezeptpflichtig (Ö)*	Relativ häufig allergische Hauterscheinungen (z. B. Juckreiz, Rötung, Bläschen)	**Therapeutisch zweckmäßig** Enthält antibakteriell wirkendes Hautschälmittel (Benzoylperoxid).
Cordes BPO (D) Gel Benzoylperoxid	Relativ häufig allergische Hauterscheinungen (z. B. Juckreiz, Rötung, Bläschen)	**Therapeutisch zweckmäßig** Enthält antibakteriell wirkendes Hautschälmittel (Benzoylperoxid).
Cyproderm (D) überzogene Tabl. Ethinylestradiol, Cyproteronacetat *Rezeptpflichtig*	Schwere Leberschäden, Müdigkeit, Depressionen, Übelkeit, Kopfschmerzen, Bluthochdruck, stark erhöhtes Thromboserisiko (Blutgerinnsel)	**Wenig zweckmäßig wegen** schwerer Nebenwirkungen. Bei sehr schwerer Akne der Frau ist z. B. Gestamestrol N vorzuziehen. Hormonhaltiges Kombinationspräparat, das auch empfängnisverhütend wirksam ist.
Diane 35 (D/Ö) Drag., nur Ö: Mite Drag. Ethinylestradiol, Cyproteronacetat *Rezeptpflichtig*	Schwere Leberschäden, Müdigkeit, Depressionen, Übelkeit, Kopfschmerzen, Bluthochdruck, stark erhöhtes Thromboserisiko (Blutgerinnsel)	**Wenig zweckmäßig wegen** schwerer Nebenwirkungen. Hormonhaltiges Kombinationspräparat, das auch empfängnisverhütend wirksam ist.

Präparat	Wichtigste Nebenwirkungen	Empfehlung
Differin Creme (D/Ö) Creme **Differin Gel** (D/Ö) Gel *Konservierungsstoff:* Methylhydroxybenzoat (Parastoff); *Wirkstoff:* Adapalen *Rezeptpflichtig*	Starke Hautreizungen, Pigmentstörungen. Missbildungen möglich. Allergische Hautreaktionen gegen Parastoffe möglich	**Möglicherweise zweckmäßig bei** Akne. Bei Frauen ist die Anwendung nur vertretbar, wenn eine Schwangerschaft ausgeschlossen werden kann. Noch relativ wenig erprobt.
Doxyderma (D) Tabl. **Doxyderm** (Ö) Filmtabl. Doxycyclin *Rezeptpflichtig*	Magen-Darm-Störungen, Erbrechen, Durchfall, Leberschädigung, Licht-Überempfindlichkeit. Darf nicht in der Schwangerschaft angewendet werden!	**Therapeutisch zweckmäßig nur** bei schwerer Akne, wenn die äußerlich anzuwendenden Mittel nicht ausreichend wirken und lokale Infektionen mit Doxycyclin-empfindlichen Krankheitserregern eine Bedeutung haben. Lange bewährtes Antibiotikum zum Einnehmen.
Duac Akne Gel (D) Gel Clindamycin, Benzoylperoxid	Relativ häufig allergische Hauterscheinungen (z. B. Juckreiz, Rötung, Bläschen), Hautreizungen. Entwicklung Clindamycin- und Erythromycin-resistenter Bakterien	**Nur zweckmäßig, wenn** Benzoylperoxid-haltige Mittel alleine nicht ausreichend wirken. Kombination von Antibiotikum (Clindamycin) mit antibakteriell wirkendem Hautschälmittel (Benzoylperoxid).
Eryaknen (D/Ö) Gel Erythromycin *Rezeptpflichtig*	Hautreizungen, selten allergische Hauterscheinungen (z. B. Juckreiz, Rötung, Bläschen). Entwicklung Erythromycin-resistenter Bakterien	**Nur zweckmäßig zur** kurzzeitigen Anwendung (acht bis zwölf Wochen), wenn Benzoylperoxid-haltige Mittel nicht ausreichend wirken. Enthält das lokal und auch innerlich wirksame Antibiotikum Erythromycin.
Ichtoseptal (D) Creme, Lösung Choramphenicol, Natriumbituminosulfonat (Ichthyol)	Allergische Hauterscheinungen (z. B. Juckreiz, Rötung, Bläschen). Schwere allgemeine Nebenwirkungen (Blutschäden, Leberschäden) sind nicht auszuschliessen. Entwicklung Choramphenicol-resistenter Bakterien	**Abzuraten** Enthält ein Antibiotikum, das auf der Haut nicht mehr angewendet werden sollte, und einen Hautreizstoff (Schieferöl = Ichthyol).

Präparat	Wichtigste Nebenwirkungen	Empfehlung
Ichtraletten (D) Drag. Natriumbituminosulfonat (Ichthyol)	Magen-Darm-Beschwerden	**Abzuraten** Therapeutische Wirksamkeit ist bei Einnahme des lokal wirkenden Hautreizstoffes Natriumbituminosulfonat (Schieferöl = Ichthyol) als Dragee zweifelhaft.
Inderm (D) Lösung, Gel Erythromycin *Rezeptpflichtig*	Hautreizungen, selten allergische Hauterscheinungen (z. B. Juckreiz, Rötung, Bläschen). Entwicklung Erythromycin-resistenter Bakterien	**Nur zweckmäßig zur** kurzzeitigen Anwendung (acht bis zwölf Wochen), wenn Benzoylperoxid-haltige Mittel nicht ausreichend wirken. Enthält das lokal und auch innerlich wirksame Antibiotikum Erythromycin.
Isotret Hexal (D) Kaps Isotretinoin *Rezeptpflichtig*	Schwere Störungen an Augen, Haut und inneren Organen. Große Gefahr von Missbildungen!	**Abzuraten** Wegen der schweren Nebenwirkungen ist die Einnahme der Substanz Isotretinoin nur vertretbar, wenn alle anderen Behandlungsmöglichkeiten versagt haben. Sollte wegen Missbildungsgefahr von Frauen im gebärfähigen Alter nicht angewendet werden.
Isotretinoin-Isis (D) Weichkaps. Isotretinoin *Rezeptpflichtig*	Schwere Störungen an Augen, Haut und inneren Organen. Große Gefahr von Missbildungen!	**Abzuraten** Wegen der schweren Nebenwirkungen ist die Einnahme der Substanz Isotretinoin nur vertretbar, wenn alle anderen Behandlungsmöglichkeiten versagt haben. Sollte wegen Missbildungsgefahr von Frauen im gebärfähigen Alter nicht angewendet werden.
Isotrex Gel (D/Ö) Gel **Isotrex Creme** (D/Ö) Creme *Konservierungsstoff:* Benzylalkohol; *Wirkstoff:* Isotretinoin *Rezeptpflichtig*	Starke Hautreizungen, Pigmentstörungen. Licht-Überempfindlichkeit. Missbildungen möglich	**Therapeutisch zweckmäßig bei** Akne zur Schälbehandlung. Bei Frauen ist die Anwendung nur vertretbar, wenn eine Schwangerschaft ausgeschlossen werden kann.

Präparat	Wichtigste Nebenwirkungen	Empfehlung
Isotrexin Gel (D) Gel Isotretinoin, Erythromycin *Rezeptpflichtig*	Starke Hautreizungen, Pigmentstörungen. Licht-Überempfindlichkeit. Missbildungen möglich. Selten allergische Hauterscheinungen (z. B. Juckreiz, Rötung, Bläschen). Entwicklung Erythromycin-resistenter Bakterien	**Nur zweckmäßig bei** Akne zur Schälbehandlung, wenn Mittel mit nur einem Wirkstoff nicht ausreichen. Bei Frauen nur vertretbar, wenn eine Schwangerschaft ausgeschlossen werden kann. Kombination von Retincid (Isotretionin) und Antibiotikum (Erythromycin).
Juliette (D) überzogene Tabl. Ethinylestradiol, Cyproteronacetat *Rezeptpflichtig*	Schwere Leberschäden, Müdigkeit, Depressionen, Übelkeit, Kopfschmerzen, Bluthochdruck, stark erhöhtes Thromboserisiko (Blutgerinnsel)	**Wenig zweckmäßig wegen** schwerer Nebenwirkungen. Bei sehr schwerer Akne der Frau ist z. B. *Gestamestrol N* vorzuziehen. Hormonhaltiges Kombinationspräparat, das auch empfängnisverhütend wirksam ist
Klinomycin (D) Filmtabl. Minocyclin *Rezeptpflichtig*	Magen-Darm-Störungen, Erbrechen, Durchfall, Leberschädigung, Licht-Überempfindlichkeit	**Wenig zweckmäßig** Enthält das Antibiotikum Minocyclin. Präparate mit dem bewährten Doxycyclin sind vorzuziehen.
Minakne (D) Filmtabl. **Minoclir** (D) Filmtabl. **Minocyclin beta** (D) Filmtabl. **Minocyclin – CT** (D) Hartkaps. **Minocyclin HEXAL** (D) Filmtabl. **Minocyclin-ratiopharm** (D) Hartkaps. **Minocyclin STADA** (D) Filmtabl. **Minoplus** (D) Filmtabl. Minocyclin *Rezeptpflichtig*	Magen-Darm-Störungen, Erbrechen, Durchfall, Leberschädigung, Licht-Überempfindlichkeit	**Wenig zweckmäßig** Enthält das Antibiotikum Minocyclin. Präparate mit dem bewährten Doxycyclin sind vorzuziehen.
PanOxyl (D) Creme, mild Creme, Aknegel, W Emulsion Benzoylperoxid	Relativ häufig allergische Hauterscheinungen (z. B. Juckreiz, Rötung, Bläschen)	**Therapeutisch zweckmäßig** Enthält antibakteriell wirkendes Hautschälmittel (Benzoylperoxid).

Präparat	Wichtigste Nebenwirkungen	Empfehlung
Retin-A (Ö) Creme Tretinoin *Rezeptpflichtig*	Starke Hautreizungen, Pigmentstörungen. Licht-Überempfindlichkeit. Missbildungen möglich	**Therapeutisch zweckmäßig bei** Akne zur Schälbehandlung. Bei Frauen ist die Anwendung nur vertretbar, wenn eine Schwangerschaft ausgeschlossen werden kann.
Roaccutan (D) Kaps. Isotretinoin *Rezeptpflichtig*	Schwere Störungen an Augen, Haut und inneren Organen. Große Gefahr von Missbildungen!	**Abzuraten** Wegen der schweren Nebenwirkungen ist die Einnahme der Substanz Isotretinoin nur vertretbar, wenn alle anderen Behandlungsmöglichkeiten versagt haben. Sollte wegen Missbildungsgefahr von Frauen im gebärfähigen Alter nicht angewendet werden.
Sanoxit (D) Gel, Susp. Benzoylperoxid	Relativ häufig allergische Hauterscheinungen (z. B. Juckreiz, Rötung, Bläschen)	**Therapeutisch zweckmäßig** Enthält antibakteriell wirkendes Hautschälmittel (Benzoylperoxid).
Skid (D) Filmtabl. Minocyclin *Rezeptpflichtig*	Magen-Darm-Störungen, Erbrechen, Durchfall, Leberschädigung, Licht-Überempfindlichkeit	**Wenig zweckmäßig** Enthält das Antibiotikum Minocyclin. Präparate mit dem bewährten Doxycyclin sind vorzuziehen.
Skinoren (D/Ö) Creme, Gel Azelainsäure *Rezeptpflichtig*	Lokale Hautreizungen, Hautschäden durch Lichteinwirkung möglich	**Therapeutisch zweckmäßig** Mittel wirkt ähnlich wie Benzoylperoxid (z. B. in *PanOxyl*).
Stiemycine (D) Lösung mit Lösungsmittel Erythromycin *Rezeptpflichtig*	Hautreizungen, selten allergische Hauterscheinungen (z. B. Juckreiz, Rötung, Bläschen). Entwicklung Erythromycin-resistenter Bakterien	**Nur zweckmäßig zur** kurzzeitigen Anwendung (acht bis zwölf Wochen), wenn Benzoylperoxid-haltige Mittel nicht ausreichend wirken. Enthält das lokal und auch innerlich wirksame Antibiotikum Erythromycin.
Zineryt (D) Pulver mit Lösungsmittel Erythromycin *Rezeptpflichtig*	Hautreizungen, selten allergische Hauterscheinungen (z. B. Juckreiz, Rötung, Bläschen). Entwicklung Erythromycin-resistenter Bakterien	**Nur zweckmäßig zur** kurzzeitigen Anwendung (acht bis zwölf Wochen), wenn Benzoylperoxid-haltige Mittel nicht ausreichend wirken. Enthält das lokal und auch innerlich wirksame Antibiotikum Erythromycin.

8.5. Mittel zur Wundbehandlung und gegen Hautinfektionen

Wundbehandlung

Kleinere Hautverletzungen (Schnitte, Abschürfungen, Verbrennungen, Kratz- und Bisswunden etc.) werden oft selbst behandelt, ohne einen Arzt in Anspruch zu nehmen. Grundsätzlich sollte man folgende Regeln beachten:

- Das betroffene Gewebe ist normalerweise selbst imstande, mit der lokalen Infektion fertig zu werden. Die Zerstörung der Bakterien in der Wunde gehört nicht zu den wichtigsten Maßnahmen einer Wundbehandlung.
- Bei kleinen oder oberflächlichen Wunden genügt die Abdeckung mit sterilem Wundverband (Pflaster oder Verband) oder eine Behandlung mit Jod-Lösung (z. B. *Betaisodona*) plus Wundverband.
- Verschmutzte und krustenhaltige Wunden werden am besten durch feuchte Umschläge mit Ringer-Lösung (= isotonische Kochsalzlösung, in jeder Apotheke erhältlich) von einer halben Stunde Dauer gereinigt – ohne örtlich wirkendes Antiseptikum.
- Eiter und zugrunde gegangenes Gewebe müssen entfernt werden.
- Bei größeren Wunden ist eine chirurgische Versorgung (Reinigung, Nähen) die wichtigste Maßnahme.
- Der Nutzen einer Wundbehandlung mit Antiseptika oder Antibiotika ist im Vergleich zur normalen Wundreinigung (feuchte Umschläge, chirurgische Reinigung) laut der Fachzeitschrift »arznei-telegramm« nicht nachgewiesen. Die Wundheilung wird durch Verwendung von Antibiotika, antiseptischen Pudern und Salben nicht unterstützt. Im Gegenteil: Manche der angebotenen Mittel hemmen (!) die Wundheilung – z. B. Mittel, die Chlorhexidin enthalten (*Chlorhexidinpuder*).
- Ruhigstellung des Wundbereichs beschleunigt die Heilung, ebenso Wärme und Feuchtigkeit.
- Die Wundheilung wird verzögert durch Fremdkörper in der Wunde, aber auch durch Mangelernährungen sowie durch Allgemeinerkrankungen wie etwa Krebs, Diabetes, Blutarmut, venöse Stauungen und Minderdurchblutung.
- Auch bei kleinen Wunden besteht die Gefahr von Tetanus (Wundstarrkrampf). Zur Wundbehandlung gehört deshalb der Tetanusschutz (siehe Kapitel 10.4.1.: Impfstoffe und Immunglobuline).

Wundsein bei Säuglingen, Windelausschlag

Windelausschläge entstehen meist dadurch, dass die Windeln zu selten gewechselt werden. Dadurch bleibt die Haut längere Zeit mit Stuhl oder Urin in Kontakt und entzündet sich – sie wird gerötet, nässt und schuppt. Oft kommt noch eine Pilzinfektion hinzu.
Es gibt bis jetzt keinen Nachweis, dass bestimmte Nahrungsmittel oder Diäten häufiger Windelausschläge verursachen.
Die wichtigsten Maßnahmen bestehen im Trockenhalten der Haut und in einer guten Hautpflege. Trockenfönen der Haut hat sich als sehr wirksam erwiesen. Nach dem Trocknen Zinkpaste dünn auf die Haut auftragen (enthalten z. B. in *Zinksalbe-CT, Zinksalbe Lichtenstein*, erhältlich in Apotheken, oder in *Penaten* und anderen Kinderhautpflegemitteln).
Windeln möglichst oft wechseln und das Baby hin und wieder stundenweise ohne Windeln mit nackter Haut frei liegen lassen.
Eine Pilzinfektion wird am besten mit einer Paste behandelt, die Nystatin enthält (z. B. in *Candio-Hermal, Mykoderm, Mykundex, Nystaderm, Nystatin Lederle*; manche dieser Mittel enthalten zusätzlich Zinkpaste).
Antibiotika-haltige Salben sollte man nur in begründeten Ausnahmefällen verwenden.

Wundreinigungsmittel

Bei kleineren Wunden wird das betroffene Gewebe normalerweise selbst mit der Infektion fertig – bei nicht verschmutzten Wunden ist es nicht sinnvoll, automatisch ein Antiseptikum oder Antibiotikum zu verwenden.
Antiseptika (Desinfektionsmittel) haben gegenüber Antibiotika den Vorteil, dass sie weniger häufig Allergien verursachen. Die Wundheilung selbst wird durch solche Mittel jedoch nicht unterstützt.
Die wichtigsten Substanzen zur Wunddesinfektion sind: Alkohol, Polyvidon-Jod und Chlorhexidin. Wasserstoffperoxid, Kaliumpermanganat, Silbernitrat und Farbstofflösungen sind ebenfalls Mittel zur Wunddesinfektion, scheinen jedoch in der nachfolgenden Tabelle nicht auf.

Alkohol

Alkohol (z. B. *Alkohol 70 % Madaus, Isopropylalkohol 70 %*) wirkt vor allem gegen Bakterien und hat eine schnelle desinfizierende Wirkung. Alkohol ist deshalb besonders für die Desinfektion der Hände geeignet. Zur Not, wenn kein anderes Antiseptikum verfügbar ist, kann man Alkohol auch zur Desinfektion von infizierten Wunden verwenden. Als Nebenwirkung können Hautreizungen entstehen.

Polyvidon-Jod

(z. B. enthalten in *Betaisodona, Braunovidon, Freka-cid, Mercuchrom Jod, Polysept, PVP-Jod-ratiopharm*) gilt als wirksames Mittel zur lokalen Desinfektion. Blut und Eiter vermindern die Wirksamkeit von Polyvidon-Jod. Als *Nebenwirkung* können allergische Kontaktekzeme auftreten. Außerdem besteht das Risiko, dass bei wiederholter Anwendung Jod vom Körper aufgenommen wird und damit Störungen der Schilddrüsenfunktion ausgelöst werden. Während der Schwangerschaft und Stillzeit sollte man Polyvidon-Jod-haltige Mittel vermeiden.

Chlorhexidin

(enthalten z. B. in *Chlorhexidinpuder, Hansaplast Med Wund Desinfektions-Spray*) hemmt in hohen Konzentrationen die Wundheilung und wird deshalb als »wenig zweckmäßig« eingestuft.

Ethacridin

(enthalten z. B. in *Rivanol*) gilt inzwischen als obsolet und sollte nicht mehr verwendet werden.

Wundheilmittel

Kamille

(enthalten z. B. in *Kamillan, Kamillin, Kamillosan*) ist eines der populärsten Hausmittel. Trotzdem ist der Nutzen zweifelhaft. Als Nebenwirkung können Ekzeme auftreten (Kontaktdermatitis).

Dexpanthenol

(enthalten z. B. in *Bepanthen, Generika mit dem Namen Panthenol + Firmenbezeichnung*) ist ein populäres Hausmittel – trotzdem ist der Nutzen als Wundheilmittel zweifelhaft. Außer einzelnen Erfahrungsberichten gibt es keine seriösen Untersuchungen über die Wirksamkeit. Als Nebenwirkung können Ekzeme auftreten (Kontaktdermatitis).

Hamamelis
(enthalten in *Hametum, Mirfulan*) ist ein Mittel der Naturmedizin. Es gibt keinen seriösen Beleg über den Nutzen bei Wunden. Als Nebenwirkung können Ekzeme auftreten (Kontaktdermatitis).

Ringelblume
(z. B. *Weleda Calendula Essenz*) ist ein beliebtes Mittel der Naturmedizin. Ringelblume enthält ätherische Öle, Carotinoide (Provitamin A) und andere Stoffe, denen eine entzündungshemmende und wundheilungsfördernde Wirkung zugeschrieben wird. Es gibt keinen seriösen Beleg über den Nutzen bei Wunden. Als Nebenwirkung können in sehr seltenen Fällen Ekzeme auftreten (Kontaktdermatitis).

Homöopathische Mittel
(z. B. *Calendumed*) sind oft gar nicht so harmlos, wie man bei homöopathischen Mitteln vermuten würde. *Calendumed Salbe* enthält beispielsweise neben Ringelblume in homöopathischer Verdünnung Wollwachsalkohol – ein Stoff, der sehr häufig allergische Kontaktekzeme verursacht. Es gibt für Calendumed keinen seriösen Beleg über den Nutzen bei Wunden.

Antibiotika-haltige Hautmittel

Die Fachzeitschrift »arznei-telegramm« sagt es klar und deutlich: Antibiotika-haltige Hautmittel »eignen sich nicht für Wunden und Ulzera (Geschwüre), obwohl viele Präparate hierfür angeboten werden«. Es gibt keinen seriösen Beleg für eine Überlegenheit gegenüber der sachgerechten Wundreinigung – mit und ohne Antiseptika.
Die gängigsten Krankheitskeime bei Wundinfektionen sind gegenüber den meisten lokal anzuwendenden Antibiotika resistent – das heißt unempfindlich. Falls die Wundinfektion allgemeine Symptome verursacht (z. B. Fieber), sollten unverzüglich Antibiotika zum Schlucken verwendet werden.
Antibiotika auf der Haut bergen das Risiko, häufig Allergien zu verursachen und zur schnellen Resistenzentwicklung von Keimen beizutragen.
Als »abzuraten« werden von uns folgende Wirkstoffe eingestuft: Sulfadiazin (enthalten z. B. in *Flammazine*), Neomycin (enthalten z. B. in *Baneocin, Nebacetin*), Framycetin (enthalten z. B. in *Leukase, Leukase N*), Gentamicin (enthalten z. B. in *Gentamycin, Refobacin*) und Chloramphenicol (enthalten z. B. in *Ichthoseptal*).

Fusidinsäure (enthalten z. B. in *Fucidine*) und Tyrothricin (enthalten z. B. in *Tyrosur*) sind nur zweckmäßig als letzte Möglichkeit, wenn andere Mittel versagen oder aus anderen Gründen nicht angewendet werden können. *Die Anwendung von Tyrosur ist nicht sinnvoll bei Wundinfektionen, Abszessen, kleinflächigen Verbrennungen und Verbrühungen sowie Unterschenkelgeschwüren.* Die sehr häufige Verwendung – rund 1,3 Millionen verkaufte Packungen pro Jahr in Deutschland – lässt vermuten, dass *Tyrosur* häufig unsachgemäß eingesetzt wird.

Virusmittel auf der Haut

Viruserkrankungen auf der Haut sind beispielsweise Warzen (siehe Kapitel 8.3.) oder »Fieberbläschen« (= Herpesvirus Typ I) auf den Lippen.
Herpes gehört zu den am weitesten verbreiteten Krankheiten der Welt. Etwa 90 Prozent aller Mitteleuropäer tragen dieses Virus in sich. Die erste Herpesinfektion passiert meist im Kleinkindalter, ohne dass irgendwelche Krankheitszeichen zu sehen sind – das Virus nistet sich im Körper ein und schlummert.
Durch Hormonveränderungen im Körper, durch Fieber, durch psychische Belastungen, Ekelgefühle, intensive Sonneneinwirkung etc. kann es geweckt werden und dann zu den bekannten Herpes-Anzeichen führen. Die Mehrzahl aller Herpes-Träger merkt jedoch nie etwas davon. Etwa 20 bis 30 Prozent aller Menschen leiden jedoch unter immer wiederkehrenden Fieberbläschen.
Oft ist der Herpes-Ausbruch begleitet von Fieber, schmerzender Mundschleimhaut und erheblichem Krankheitsgefühl. Am ansteckendsten ist die Phase, wenn die Bläschen prall gefüllt sind.
Herpes heilt meist narbenlos innerhalb von ein bis zwei Wochen von selbst ab.

Behandlung

Zur Behandlung von Warzen siehe Kapitel 8.3.

Aciclovir (enthalten in *Generika mit dem Namen Acic oder Aciclovir + Firmenbezeichnung*) ist das am häufigsten verwendete Mittel gegen »Fieberbläschen« auf den Lippen. Eine bedeutende Überlegenheit gegenüber Wirkstoff-freien Cremen oder Gelen, die lediglich austrocknend wirken, ist nicht nachweisbar. Außerdem fehlen sichere Belege dafür, dass Aciclovir vor der Übertragung des Virus auf andere

Personen schützt. Als Nebenwirkung von Aciclovir können gelegentlich Hautrötungen, Hautabschuppungen und allergische Reaktionen auftreten.
Die spezifische Wirksamkeit von Melissenblätterextrakt (enthalten z. B. in *Lomaherpan*) gegen »Fieberbläschen« ist ebenfalls zweifelhaft. Dieses Mittel wirkt durch die enthaltenen Zusatzstoffe abdeckend und austrocknend – sinnvolle Eigenschaften während der akuten Phase.
Zinksulfat (z. B. *Virudermin*) wirkt ebenfalls nicht spezifisch gegen die Viren, sondern deckt die Bläschen ab und beschleunigt damit die Austrocknung.

8.5. Mittel zur Wundbehandlung und gegen Hautinfektionen

Präparat	Wichtigste Nebenwirkungen	Empfehlung
Acic Creme (D) Creme *Rezeptpflichtig* **Acic Creme bei Lippenherpes** (D) Creme *Rezeptfrei* **Acic-Fieberblasen-creme** (Ö) Creme *Rezeptfrei* **Aciclobeta Creme** (D) Creme *Rezeptpflichtig* Alle diese Mittel enthalten als *Wirkstoff* Aciclovir	Hautrötung, Hautschuppen, Hautbrennen	**Möglicherweise zweckmäßig zur** Behandlung von Herpes-Infektionen der Haut.
Aciclobeta Lippen-herpes (D) Creme *Rezeptfrei* **Aciclo-CT** (D) Creme *Rezeptfrei* **Aciclovir-CT Creme** (D) Creme *Rezeptpflichtig* **Aciclostad gegen Lippenherpes** (D) Creme *Rezeptfrei* **Aciclovir akut Creme – 1 A Pharma** (D) Creme *Rezeptfrei* Alle diese Mittel enthalten als *Wirkstoff* Aciclovir	Hautrötung, Hautschuppen, Hautbrennen	**Möglicherweise zweckmäßig zur** Behandlung von Herpes-Infektionen der Haut.

Präparat	Wichtigste Nebenwirkungen	Empfehlung
Aciclovir AL Creme (D) Creme *Rezeptfrei* **Aciclovir Creme – 1 A Pharma** (D) Creme *Rezeptpflichtig* **Aciclovir Genericon** (Ö) Creme *Rezeptpflichtig* **Aciclovir Heumann** (D) Creme *Rezeptpflichtig* Alle diese Mittel enthalten als *Wirkstoff* Aciclovir	Hautrötung, Hautschuppen, Hautbrennen	**Möglicherweise zweckmäßig zur** Behandlung von Herpes-Infektionen der Haut.
Aciclovir-ratiopharm (D) Creme *Rezeptpflichtig* **Aciclovir-ratiopharm** (D) Lippenherpescreme *Rezeptfrei* Alle diese Mittel enthalten als *Wirkstoff* Aciclovir	Hautrötung, Hautschuppen, Hautbrennen	**Möglicherweise zweckmäßig zur** Behandlung von Herpes-Infektionen der Haut.
Alkohol 70 % Madaus (D) Lösung Äthanol	Hautreizung, Hautaustrocknung und Entfettung	**Nur zweckmäßig zur** Desinfektion der Haut.
Bactroban (Ö) Salbe, Creme Mupirocin *Rezeptpflichtig*	Häufig Hautreizungen (z. B. Brennen). Sehr selten allergische Hauterscheinungen (z. B. Jucken, Rötung, Bläschen)	**Therapeutisch zweckmäßig nur** bei Mupirocin-empfindlichen Krankheitserregern, wenn Desinfektionsmittel nicht angewendet werden können.
Baneocin (Ö) Puder, Salbe Bacitracin, Neomycin *Rezeptpflichtig*	Relativ häufig allergische Hauterscheinungen (z. B. Jucken, Rötung, Bläschen). Bei großflächiger und lang dauernder Anwendung Nieren- und Gehörschäden möglich (z. B. Taubheit)	**Abzuraten** Wenig sinnvolle Kombination von zwei Antibiotika. Die Anwendung von Neomycin auf der Haut ist wegen der möglichen schweren Nebenwirkungen nicht mehr vertretbar.

Präparat	Wichtigste Nebenwirkungen	Empfehlung
Bepanthen Lösung (D/Ö) Lösung *Konservierungsstoff:* Methylhydroxybenzoat (Parastoff) **Bepanthen Wund- und Heilsalbe** (D) Salbe **Bepanthen Creme** (Ö) Creme *Wirkstoff:* Dexpanthenol	Allergische Hautreaktionen gegen Parastoffe möglich	**Wenig zweckmäßig** Therapeutische Wirksamkeit zur Wundbehandlung zweifelhaft. Wegen geringer Schädlichkeit als Hautpflegemittel vertretbar.
Bepanthen Antiseptische Wundcreme (D) Creme **Bepanthen plus** (Ö) Creme Chlorhexidin, Dexpanthenol	Licht-Überempfindlichkeit. Selten Allergien. Nicht in der Schwangerschaft anwenden	**Wenig zweckmäßig zur** Hautdesinfektion. Enthält schwach wirksames Desinfektionsmittel (Chlorhexidin) und Hautpflegemittel (Dexpanthenol).
Betaisodona (D/Ö) Lösung, Salbe, Wundgaze, nur Ö: Creme Povidon-Jod *Rezeptpflichtig (nur Wundgaze in Ö)*	Sehr selten allergische Erscheinungen (z. B. Jucken), Störungen der Schilddrüsenfunktion möglich	**Therapeutisch zweckmäßig nur** zur Desinfektion der Haut, Schleimhaut und Wunden. Wegen der Gefahr eines Sekretstaus sollten Salben nicht auf offene Wunden aufgetragen werden.
Brand- und Wundgel – Medice N (D) Gel Benzethonium, Polidocanol, Harnstoff	Hautreizungen. Selten allergische Hauterscheinungen (z. B. Jucken, Rötung, Bläschen)	**Abzuraten** bei den vom Hersteller angegebenen Anwendungsgebieten (z. B. Verbrennungen, Verätzungen, Sonnenbrand) wegen zweifelhafter therapeutischer Wirksamkeit und Nebenwirkungen von Benzethonium.
Braunovidon (D) Salbe, Salbengaze Povidon-Jod	Sehr selten allergische Erscheinungen (z. B. Jucken), Störungen der Schilddrüsenfunktion möglich	**Therapeutisch zweckmäßig nur** zur Desinfektion der Haut, Schleimhaut und Wunden. Wegen der Gefahr eines Sekretstaus sollten Salben nicht auf offene Wunden aufgetragen werden.
Calendumed (D/Ö) Salbe, Gel, nur D: Creme Ringelblumenurtinktur	Hautreizungen. Selten allergische Hauterkrankungen	**Abzuraten** bei den vom Hersteller angegebenen Anwendungsgebieten, wie z. B. Hauteiterungen und Verbrennungen. Homöopathisches Mittel. Therapeutische Wirksamkeit zweifelhaft.

Präparat	Wichtigste Nebenwirkungen	Empfehlung
Chlorhexidinpuder (D) Pulver Chlorhexidin	Licht-Überempfindlichkeit. Selten Allergien. Nicht in der Schwangerschaft anwenden	**Wenig zweckmäßig zur** Hautdesinfektion.
Combudoron (D) Gel, Flüssigkeit Ethanol, Arnica montana, Pl. Tota rec., Herba urtica urens	Allergische Erscheinungen (z. B. Juckreiz, Rötung, Bläschen an der Haut)	**Wenig zweckmäßig Pflanzliches Mittel. Therapeutische Wirksamkeit** zweifelhaft bei den vom Hersteller angegebenen Anwendungsgebieten (z. B. Verbrennungen, Sonnenbrand, Insektenstiche). Schwaches Desinfektionsmittel (enthält Alkohol). Gel kühlt.
Contractubex (D/Ö) Gel, Salbe Extr. Cepae, Heparin, Allantoin	Selten Hautreizungen	**Wenig zweckmäßig** Zweifelhafte therapeutische Wirksamkeit bei den vom Hersteller angegebenen Anwendungsgebieten (Behandlung bestimmter Narben und Kontrakturen). Anwendung vertretbar bei leichten Störungen der Narbenbildung.
Cutasept F/ -G (D) farblose Lösung F, gefärbte Lösung G **Cutasept Desinfektionslösung** (Ö) Lösung Propanol, Benzalkonium	Hautreizung, Hautaustrocknung und Entfettung. Selten Allergien	**Nur zweckmäßig zur** Desinfektion der Haut.
Desitin (D/Ö) Salbe, Salbenspray, nur Ö: Fettpuder Lebertran, Zinkoxid	Selten allergische Hauterscheinungen (z. B. Juckreiz, Rötung, Bläschen)	**Wenig zweckmäßig zur** Wundbehandlung. Wegen geringer Schädlichkeit zur Pflege oder zur Behandlung von Wundsein vertretbar.
Fenistil Pencivir bei Lippenherpes (D) Creme Penciclovir	Hautrötung, Hautschuppen, Hautbrennen	**Möglicherweise zweckmäßig zur** Behandlung von Herpes-Infektionen der Haut.
Flammazine (D/Ö) Creme Sulfadiazin-Silber *Rezeptpflichtig*	Relativ häufig allergische Hauterscheinungen (z. B. Jucken, Rötung, Bläschen)	**Abzuraten** Sulfonamide zum Auftragen auf die Haut sind nicht sinnvoll.

Präparat	Wichtigste Nebenwirkungen	Empfehlung
Freka-cid (D) Salbe, Puderspray Povidon-Jod	Sehr selten allergische Erscheinungen (z. B. Jucken), Störungen der Schilddrüsenfunktion möglich	**Therapeutisch zweckmäßig nur** zur Desinfektion der Haut, Schleimhaut und Wunden. Wegen der Gefahr eines Sekretstaus sollten Salben nicht auf offene Wunden aufgetragen werden.
Fucidin (Ö) Salbe Fusidinsäure *Rezeptpflichtig*	Hautrötung	**Therapeutisch zweckmäßig nur** bei Infektionen mit Fusidinsäure-empfindlichen Krankheitserregern, wenn Desinfektionsmittel nicht angewendet werden können.
Fucidine (D) Salbe, Creme, Wundgaze Fusidinsäure *Rezeptpflichtig*	Hautrötung	**Therapeutisch zweckmäßig nur** bei Infektionen mit Fusidinsäure-empfindlichen Krankheitserregern, wenn Desinfektionsmittel nicht angewendet werden können.
Furacin – Sol (D) Salbe Nitrofural *Rezeptpflichtig*	Hautreizung (Jucken, Rötung, Bläschen), Verdacht auf Schädigung der Spermien, Tumorverdacht bei lang dauernder Anwendung	**Abzuraten** Vertretbar nur bei Infektionen mit Nitrofural-empfindlichen Krankheitserregern, wenn andere Desinfektionsmittel nicht angewendet werden können.
Gentamycin (D) Creme, Salbe Gentamicin *Rezeptpflichtig*	Allergische Hauterscheinungen (z. B. Jucken, Rötung, Bläschen)	**Abzuraten** Vertretbar nur in begründeten Ausnahmefällen. Antibiotika wie Gentamicin sollten wegen der Gefahr von Resistenzentwicklung und Allergisierung nicht auf die Haut aufgetragen werden. Desinfektionsmittel sind vorzuziehen.
Hametum Extrakt (D) Flüssigkeit Hamamelis-Destillate	Keine wesentlichen zu erwarten	**Nur zweckmäßig zur** Desinfektion der Haut (enthält Alkohol).
Hametum Creme (D) Creme **Hametum Wund- und Heilsalbe** (D/Ö) Salbe Hamamelis-Destillate	Keine wesentlichen zu erwarten	**Nur zweckmäßig als** Hautpflegemittel. Pflanzliches Mittel. Wegen der Gefahr eines Sekretstaus sollten Salben nicht auf offene Wunden aufgetragen werden.

Präparat	Wichtigste Nebenwirkungen	Empfehlung
Hansaplast Med Wund-Desinfektionsspray (D/Ö) Spray Clorhexidin	Allergisches Kontaktekzem möglich	**Nur zweckmäßig zur** Desinfektion der Haut.
Ichthoseptal (D) Creme, Lösung Chloramphenicol, Ichthyol *Rezeptpflichtig*	Allergische Hauterscheinungen (z. B. Juckreiz, Rötung, Bläschen). Schwere allgemeine Nebenwirkungen (Blutschäden, Leberschäden) sind nicht auszuschließen. Entwicklung Chloramphenicol-resistenter Bakterien	**Abzuraten** Wenig sinnvolle Kombination von Antibiotikum (Chloramphenicol) mit Schieferöl (Ichthyol). Die Anwendung von Chloramphenicol auf der Haut ist nicht vertretbar.
Ilon (D/Ö) Abszess-Salbe Lärchenterpentin, Terpentinöl	Hautreizungen, selten allergische Hauterscheinungen (z. B. Jucken, Rötung, Bläschen)	**Nur zweckmäßig** zur Beschleunigung der »Reifung« von Abszessen der Haut (z. B. Furunkel). Kombination von Hautreizmittel und Desinfektionsmittel.
InfectoPyoderm (D) Salbe Mupirocin *Rezeptpflichtig*	Häufig Hautreizungen (z. B. Brennen). Sehr selten allergische Hauterscheinungen (z. B. Jucken, Rötung, Bläschen)	**Therapeutisch zweckmäßig nur** bei Infektionen mit Mupirocin-empfindlichen Krankheitserregern, wenn Desinfektionsmittel nicht angewendet werden können.
Iruxol N (D) Salbe **Iruxolum mono-Salbe** (Ö) Salbe Clostridiopeptidase *Rezeptpflichtig (Ö)*	Hautreizungen (z. B. Juckreiz, Rötung)	**Nur zweckmäßig** zur kurzfristigen Anwendung zur Wundreinigung bei alten, verkrusteten Geschwüren.
Isopropylalkohol 70 % (D) Lösung Isopropanol	Hautreizung, Hautaustrocknung und Entfettung	**Nur zweckmäßig zur** Desinfektion der Haut.
Kamillan (D) Lösung Extrakte aus Kamille und Schafgarbe	Selten allergische Reaktionen	**Wenig zweckmäßig** zur Behandlung bakterieller Haut- und Schleimhauterkrankungen und zum Einnehmen. Pflanzliches Mittel. Als Badezusatz vertretbar.
Kamillin-Extern-Robugen (D) Lösung Alkoholischer (Propanol) Kamillenauszug	Keine nennenswerten zu erwarten	**Wenig zweckmäßig** zur Behandlung bakterieller Hauterkrankungen. Pflanzliches Mittel. Als Zusatz zu Spülungen und Bädern vertretbar.

Präparat	Wichtigste Nebenwirkungen	Empfehlung
Kamillin Konzentrat Robugen (D) Lösung Alkoholischer (Ethanol) Kamillenauszug	Keine nennenswerten zu erwarten	**Wenig zweckmäßig** bei den vom Hersteller angegebenen Gebieten zur innerlichen Anwendung (z. B. Entzündungen im Gastrointestinaltrakt). Wenig zweckmäßig zur Behandlung bakterieller Hauterkrankungen. Pflanzliches Mittel. Als Zusatz zu Spülungen und Bädern vertretbar.
Kamillosan (D/Ö) Creme *Konservierungsstoffe:* Methy- und Propyl-hydroxybenzoat (Parastoffe) **Kamillosan Konzentrat** (D/Ö) Flüssigkeit **Kamillosan Wund- und Heilbad** (D) Flüssigkeit *Wirkstoff:* Alkoholischer (Ethanol) Kamillenauszug	Allergische Hautreaktionen gegen Parastoffe möglich. Konzentrat enthält Alkohol!	**Wenig zweckmäßig** zur lokalen Behandlung bakterieller Haut und Schleimhauterkrankungen. Pflanzliches Mittel. Als Zusatz zu Spülungen und Bädern vertretbar.
Kodan (D) Tinktur Propanol, Biphenylol	Hautreizung, Hautaustrocknung und Entfettung	**Nur zweckmäßig zur** Desinfektion der Haut. Kombination von Desinfektionsmitteln.
Kodan forte (Ö) Tinktur farblos/ gefärbt Isopropanol, Propanol, Biphenylol, Wasserstoffperoxid	Hautreizung, Hautaustrocknung und Entfettung	**Nur zweckmäßig zur** Desinfektion der Haut. Kombination von Desinfektionsmitteln.
Leukase (Ö) Puder, Salbe Framycetin, Trypsin *Rezeptpflichtig*	Relativ häufig allergische Hauterscheinungen (z. B. Jucken, Rötung, Bläschen). Bei großflächiger und lang dauernder Anwendung Nieren- und Gehörschäden (z. B. Taubheit) möglich, Allergisierung gegen Framycetin	**Abzuraten** Wenig sinnvolle Kombination von Ferment (Trypsin) und Antibiotikum (Framycetin). Framycetin besteht hauptsächlich aus Neomycin B, dessen Anwendung auf der Haut nicht mehr vertretbar ist.
Leukase N (D) Salbe, Puder Framycetin *Rezeptpflichtig*	Relativ häufig allergische Hauterscheinungen (z. B. Jucken, Rötung, Bläschen). Bei großflächiger und lang dauernder Anwendung Nieren- und Gehörschäden (z. B. Taubheit) möglich, Allergisierung gegen Framycetin	**Abzuraten** Framycetin besteht hauptsächlich aus Neomycin B, dessen Anwendung auf der Haut nicht vertretbar ist.

Präparat	Wichtigste Nebenwirkungen	Empfehlung
Leukase N Kegel (D) Kegel Framycetin, Lidocain *Rezeptpflichtig*	Relativ häufig allergische Hauterscheinungen (z. B. Jucken, Rötung, Bläschen). Bei großflächiger und lang dauernder Anwendung Nieren- und Gehörschäden (z. B. Taubheit) möglich, Allergisierung gegen Framycetin	**Abzuraten** Framycetin besteht hauptsächlich aus Neomycin B, dessen Anwendung auf der Haut nicht vertretbar ist.
Lipactin (D/Ö) Gel *Konservierungsstoff:* Phenoxyethanol; *Wirkstoff:* Zinksulfat, Heparin	Brennen, allergische Reaktionen	**Nur zweckmäßig** bei Herpes-Infektionen. Therapeutische Wirkung von Heparin zweifelhaft.
Linola-sept (D) Creme Clioquinol	Hautreizung, bei längerer Anwendung Störungen der Schilddrüsenfunktion möglich	**Nur zweckmäßig zur** Desinfektion der Haut.
Lomaherpan (D/Ö) Creme Trockenextrakt aus Melissenblättern	Keine nennenswerten zu erwarten	**Naturheilmittel** Pflanzliches Mittel zur Behandlung von Infektionen mit Herpes-simplex-Viren. Therapeutische Wirksamkeit fraglich. Vertretbar wegen geringer Schädlichkeit.
Mercurochrom-Jod (D) Salbe, Lösung Povidon-Jod	Sehr selten allergische Erscheinungen (z. B. Jucken), Störungen der Schilddrüsenfunktion möglich	**Therapeutisch zweckmäßig nur** zur Desinfektion der Haut, Schleimhaut und Wunden. Wegen der Gefahr eines Sekretstaus sollten Salben nicht auf offene Wunden aufgetragen werden.
Mirfulan (D/Ö) Salbe **Mirfulan Spray N** (D/Ö) Spray *Hilfsstoffe Salbe:* u. a. Harnstoff, Hamamelisextrakt *Wirkstoffe:* Lebertran (Vit. A), Zinkoxid; *Spray zusätzlich:* Levomenol (= Wirkstoff Bisabolol aus Kamille)	Hautreizungen (z. B. Jucken) möglich	**Zweckmäßig** als Hautpflegemittel

Präparat	Wichtigste Nebenwirkungen	Empfehlung
Mitosyl N (D) Salbe *Hilfsstoffe:* u. a. Lebertran, Geraniumöl; *Wirkstoff:* Zinkoxid	Keine wesentlichen zu erwarten	**Zweckmäßig** als Hautpflegemittel z. B. bei juckenden Hauterkrankungen und Ekzemen. Zinksalbe.
Nebacetin (D/Ö) Salbe, nur D: Puder-Spray Neomycin, Bacitracin *Rezeptpflichtig*	Relativ häufig allergische Hauterscheinungen (z. B. Jucken, Rötung, Bläschen). Bei großflächiger und lang dauernder Anwendung Nieren- und Gehörschäden (z. B. Taubheit) möglich	**Abzuraten** Wenig sinnvolle Kombination von zwei Antibiotika. Die Anwendung von Neomycin auf der Haut ist wegen der möglichen schweren Nebenwirkungen nicht mehr vertretbar.
Nebacetin (D/Ö) Lösung (Trockensubstanz und Lösungsmittel) **Nebacetin siccum** (D) Trockensubstanz Neomycin, Bacitracin *Rezeptpflichtig*	Relativ häufig allergische Hauterscheinungen (z. B. Jucken, Rötung, Bläschen). Bei großflächiger und lang dauernder Anwendung Nieren- und Gehörschäden (z. B. Taubheit) möglich	**Abzuraten** Wenig sinnvolle Kombination von zwei Antibiotika. Die Anwendung von Neomycin auf der Haut und als Blasenspülung ist wegen der möglichen schweren Nebenwirkungen nicht mehr vertretbar.
Octenisept (D/Ö) Lösung **Octenisept Wunddesinfektion** (D/Ö) Lösung Octenidin, Phenoxyethanol	Hautreizung, Hautaustrocknung und Entfettung	**Nur zweckmäßig zur** Desinfektion der Haut. Kombination von Desinfektionsmitteln.
Oleo-Tüll Imprägnierte Wundgaze (D) Wundgaze Vaselin	Keine wesentlichen zu erwarten	**Zweckmäßig** zur Wundversorgung. Wirkstofffreie Salbengrundlage (Vaselin).
Pantederm N (D) Salbe Zinkoxid	Keine wesentlichen zu erwarten	**Zweckmäßig** als Hautpflegemittel z. B. bei juckenden Hauterkrankungen und Ekzemen. Zinksalbe.
Panthenol-Creme LAW (D) Creme *Konservierungsstoffe:* Propyl- und Methylhydroxybenzoat (Parastoffe) **Panthenol-CT Creme** (D) Creme **Panthenol Heumann Creme** (D) Creme *Wirkstoff:* Dexpanthenol	Allergische Hautreaktionen gegen Parastoffe möglich	**Nur zweckmäßig** als Hautpflegemittel.

Präparat	Wichtigste Nebenwirkungen	Empfehlung
Panthenol-ratiopharm Wundbalsam (D) Creme **Panthenol-Salbe Lichtenstein** (D) Salbe **Panthenol Lösung Lichtenstein** (D) Lösung *Konservierungsstoffe:* Propyl- und Methyl-hydroxybenzoat (Parastoffe) **Panthenol-Sandoz Creme** (D) Creme **Panthenol Spray** (D) Schaum *Wirkstoff:* Dexpanthenol	Allergische Hautreaktionen gegen Parastoffe möglich	**Nur zweckmäßig** als Hautpflegemittel.
Polysept (D) Salbe, Lösung Povidon-Jod	Sehr selten allergische Erscheinungen (z. B. Jucken), Störungen der Schilddrüsenfunktion möglich	**Therapeutisch zweckmäßig nur** zur Desinfektion der Haut, Schleimhaut und Wunden. Wegen der Gefahr eines Sekretstaus sollten Salben nicht auf offene Wunden aufgetragen werden.
PVP-Jod AL (D) Lösung, Salbe **PVP-Jod Hexal** (D) Salbe **PVP-Jod-ratiopharm** (D) Salbe **PVP-Jod-Salbe Lichtenstein** (D) Salbe Povidon-Jod	Sehr selten allergische Erscheinungen (z. B. Jucken), Störungen der Schilddrüsenfunktion möglich	**Therapeutisch zweckmäßig nur zur** Desinfektion der Haut, Schleimhaut und Wunden. Wegen der Gefahr eines Sekretstaus sollten Salben nicht auf offene Wunden aufgetragen werden.
Pyolysin (D) Salbe Salicylsäure, Pyolysin, Zinkoxid	Allergische Erscheinungen (z. B. Juckreiz, Rötung, Bläschen an der Haut). Hautreizungen	**Abzuraten** bei den vom Hersteller angegebenen Anwendungsgebieten (z. B. infizierte Wunden, Unterschenkelgeschwüre). Zinksalbe mit hautaufweichendem Stoff (Salicylsäure) und Bakterienbestandteilen (Pyolysin). Wegen der Gefahr eines Sekretstaus sollten Salben nicht auf offene Wunden aufgetragen werden.

Präparat	Wichtigste Nebenwirkungen	Empfehlung
Refobacin (D/Ö) Creme Gentamicin *Rezeptpflichtig*	Allergische Hauterscheinungen (z. B. Jucken, Rötung, Bläschen)	**Abzuraten** Vertretbar nur in begründeten Ausnahmefällen. Antibiotika wie Gentamicin sollten wegen der Gefahr von Resistenzentwicklung und Allergisierung nicht auf die Haut aufgetragen werden. Desinfektionsmittel sind vorzuziehen.
Retterspitz Äußerlich (D) Flüssigkeit *Hilfsstoff:* Bergamottöl; *Wirkstoffe:* Citronensäure, Weinsäure, Thymol, Arnikatinktur, Rosmarinöl, Aluminiummkaliumsulfat	Allergische Erscheinungen (z. B. Juckreiz, Rötung, Bläschen an der Haut) durch Arnika und Bergamottöl	**Wenig zweckmäßig** bei den vom Hersteller angegebenen Anwendungsgebieten (z. B. bakterielle Entzündungen).
Rivanol (D) Tabl. zum Auflösen, Lösung, Salbe Ethacridinlactat	Hautschäden bei Lichteinwirkung möglich, selten allergische Hauterscheinungen (z. B. Jucken, Rötung, Bläschen). Nicht in der Schwangerschaft anwenden	**Abzuraten** Die Anwendung dieses Desinfektionsmittels gilt als überholt.
Sofra-Tüll Sine (D) Imprägnierte Baumwollgaze mit wirkstofffreier Salbengrundlage Vaseline, Lanolin *Rezeptpflichtig*	Keine wesentlichen zu erwarten	**Zweckmäßig** zum Abdecken von Wunden.
Sterillium (D/Ö) Lösung **Sterillium pure** (D) Lösung **Sterillium Desinfektionstuch** (D) Propanol, Mecetroniumetilsulfat	Hautreizung, Hautaustrocknung und Entfettung	**Zweckmäßig zur** Desinfektion der Haut. Kombination von Desinfektionsmitteln.

Präparat	Wichtigste Nebenwirkungen	Empfehlung
Tannosynt Creme gegen Entzündung und Juckreiz (D) Creme *Konservierungsstoff:* Phenoxyethanol **Tannosynt flüssig** (D/Ö) Badezusatz **Tannosynt Lotio** (D/Ö) Schüttelmixtur *Konservierungsstoff:* Methylhydroxybenzoat (Parastoff) *Wirkstoffe:* Synthetische Gerbstoffe	Reizerscheinungen möglich. Allergische Reaktionen gegen Parastoffe bei Lotio möglich	**Wenig zweckmäßig** bei den vom Hersteller angegebenen Anwendungsgebieten (z. B. entzündliche und juckende Hauterkrankungen). Enthält einen Stoff mit adstringierender Wirkung (Gerbstoff).
Tyrosur (D) Gel, Puder Tyrothricin, Cetylpyridinium	Allergische Hauterscheinungen (z. B. Jucken, Rötung, Bläschen) möglich	**Nur zweckmäßig bei** Tyrothricin/Cetylpyridinium-empfindlichen Erregern, wenn Desinfektionsmittel oder Lokalantibiotika als Einstoffpräparate nicht angewendet werden können. Die Anwendung von Lokalantibiotika ist bei Wundinfektionen, Abszessen, kleinflächigen Verbrühungen und Verbrennungen sowie Unterschenkelgeschwüren nicht sinnvoll.
Virudermin (D) Gel Zinksulfat	Keine wesentlichen zu erwarten	**Zweckmäßig** bei Herpes-Infektionen.
Wasserstoffperoxid-Lösung 3 % (D) Lösung Wasserstoffperoxid	Keine wesentlichen zu erwarten	**Zweckmäßig** für Spülungen von entzündeten Wunden und von Haut und Schleimhäuten.
Wecesin Pulver (D) Pulver, Salbe Arnika, Ringelblume, Echinacea (Sonnenhut), Quarz, Antimon (Stibium)	Allergische Hauterscheinungen (z. B. Jucken, Rötung, Bläschen) möglich	**Abzuraten** bei Wunden und Ekzemen und zur Nabelpflege bei Neugeborenen (Pulver). Wenig zweckmäßig zur Regeneration von Haut und Schleimhäuten (Salbe). Naturheilmittel. Wirksamkeit zweifelhaft.
Weleda Calendula-Essenz (D) Tinktur zur äußerlichen Anwendung Ringelblume	Allergische Hauterscheinungen (z. B. Jucken, Rötung, Bläschen) möglich. Enthält Alkohol!	**Wenig zweckmäßig** bei Wunden und Entzündungen. Naturheilmittel. Wirksamkeit zweifelhaft. Leichte desinfizierende Wirkung durch Alkohol.

Präparat	Wichtigste Nebenwirkungen	Empfehlung
Zinkoxidemulsion LAW (D) Emulsion **Zinkoxidsalbe LAW** (D) Salbe Zinkoxid	Keine wesentlichen zu erwarten	**Zweckmäßig** bei juckenden Hauterkrankungen und Ekzemen.
Zinksalbe Lichtenstein (D) Salbe Zinkoxid	Keine wesentlichen zu erwarten	**Zweckmäßig** bei juckenden Hauterkrankungen und Ekzemen.
Zinksalbe von ct (D) Salbe Zinkoxid, Lebertran, Glycerol	Keine wesentlichen zu erwarten	**Zweckmäßig** bei juckenden Hauterkrankungen und Ekzemen.
Zovirax (D/Ö) Creme Aciclovir *Rezeptpflichtig*	Hautrötung, Hautschuppen, Hautbrennen	**Möglicherweise zweckmäßig** zur Behandlung von Herpes-Infektionen der Haut.
Zovirax Lippenherpescreme (D) Creme, Cremespender Aciclovir	Hautrötung, Hautschuppen, Hautbrennen	**Möglicherweise zweckmäßig** zur Behandlung von Herpes-Infektionen der Haut.

8.6. Pilzmittel

Pilzkrankheiten scheinen in den Industrieländern zunehmend häufiger aufzutreten. Einige Ursachen dieser »Pilzvermehrung« sind:

- Viele Medikamente schwächen die körperlichen Abwehrkräfte gegen Pilzerkrankungen – z. B. Breitspektrum-Antibiotika, Krebsmittel und bestimmte Entzündungshemmer (Glukokortikoide).
- Geänderte Essgewohnheiten: Der vermehrte Verzehr von Süßigkeiten und Kohlehydraten verringert den Schutz vor einer Pilzansteckung.
- Haustiere sind oft von Pilzen befallen, ohne dass man es ihnen ansieht. Der Mensch kann davon jedoch angesteckt werden.

Pilzinfektionen können überall am Körper auftreten. Am häufigsten sind folgende Stellen betroffen:

Fußpilz wird vor allem durch schlechtes Schuhwerk in Zusammenhang mit Schwitzen und Wärme begünstigt. Die Behandlung mit einem Pilzmittel dauert zwei bis vier Wochen, manchmal sogar länger, und sollte auf alle Fälle ein bis zwei Wochen nach Verschwinden der Symptome fortgesetzt werden.
Nagelpilze treten vermehrt in höherem Alter auf – bedingt durch krankhafte Nagelveränderungen können sich Pilze leichter festsetzen und ausbreiten. Diese Erkrankung ist schwer zu behandeln, dauert meist mehrere Monate und ist oft nicht erfolgreich, weil die Behandlung nicht konsequent genug durchgeführt wird.
Windeldermatitis (Windelsoor) entwickelt sich meist durch zu lange Einwirkung von Urin und Stuhl auf die Haut und ist die häufigste Pilzerkrankung im Säuglingsalter (siehe Kapitel 8.5.: Mittel zur Wundbehandlung und gegen Hautinfektionen).
Pilzinfektionen im Genitalbereich werden meist durch Geschlechtsverkehr übertragen (siehe dazu Kapitel 18.7.: Mittel gegen Entzündungen und Infektionen der Sexualorgane).
In den letzten Jahre ist die »*Darmsanierung*« in Mode gekommen. Die Angst vor einer Selbstvergiftung durch rückresorbierte »Darmgifte« trägt im deutschen Sprachraum geradezu neurotische Züge. Angeblich sollen »Darmgifte« die Ursache vieler chronischer Gelenk-, Gewebe- und Gefäßentzündungen sein.
Manche Naturheiler stellen auch gerne die Diagnose einer »Darmmykose« (Pilzbefall des Darms) – mit entsprechenden Behandlungsvorschlägen. Pilze im Stuhl sind jedoch nichts Krankhaftes. Die Fachpublikation »Arzneimittel-Kursbuch« weist darauf hin, dass sich bei 50 bis 75 Prozent der Bevölkerung Pilze im Stuhl befinden, ohne dass dies irgendeinen Krankheitswert hat. Nur wenn sich mehr als 1000 Hefen pro Gramm im Stuhl befinden, ist eine Behandlung möglicherweise sinnvoll.
Bei normalem Pilzbefund gibt es keinen vernünftigen Grund, sich einer *Darmreinigung* oder *Darmsanierung* zu unterziehen.

Achtung: *In Deutschland ist der Zusatz des Antipilzmittels Natamycin zur Behandlung von Hartkäse und Schnittkäse mit geschlossener Rinde oder Haut erlaubt. Natamycin ist auch ein – inzwischen allerdings nur noch selten verwendetes – Arzneimittel (enthalten z. B. in Pimafucin). Wer knapp entrindeten Käse isst, schluckt möglicherweise ein Antipilzmittel!*

Die Behandlung

von Pilzerkrankungen (Mykosen) ist aus mehreren Gründen schwierig:

- Sie sind ohne Laboruntersuchung oft nicht von bakteriellen Infektionen zu unterscheiden.
- Gleiche Pilze können verschiedene Krankheiten hervorrufen.
- Verschiedene Pilze können gleiche Krankheitserscheinungen verursachen.

Häufig werden Pilzerkrankungen ohne Aufsuchen eines Arztes selbst behandelt, da es inzwischen eine Reihe von rezeptfrei erhältlichen Mitteln gegen Pilze gibt. Im Zweifelsfall oder wenn sich kein Erfolg durch die Selbstbehandlung zeigt, sollte man besser einen Arzt aufsuchen.

Ob eine Krankheit durch einen Pilz verursacht ist, kann durch mikroskopische Untersuchungen festgestellt werden. Die genaue Art des Pilzes kann allerdings nur durch länger dauernde Laboruntersuchungen, die bis zu vier Wochen dauern können, ermittelt werden. Fachleute unterscheiden drei Pilzarten: Dermatophyten, Hefen (z. B. *Candida*) und Schimmelpilze.

Korrekterweise müsste der Arzt vor Behandlungsbeginn feststellen, um welche Pilze es sich handelt. Denn die vorhandenen Pilzmittel (Antimykotika) sind nicht gegen alle Pilzarten gleich gut wirksam. Viele Pilzmittel haben jedoch ein breites Wirkungsspektrum, sodass sie auch ohne genauere Bestimmung der Pilzart wirken können.

Bei Pilzmitteln zum Auftragen auf der Haut (Salben etc.) ist diese Vorgangsweise unter Umständen gerechtfertigt. Bei Pilzmitteln zum Einnehmen sollte jedoch unbedingt eine genaue Bestimmung der Pilzart vorgenommen werden, weil bei manchen schwerwiegende Nebenwirkungen auftreten können – vor allem Leber- oder Nierenschäden.

Wichtig: *Alle Pilzmittel, egal ob Salben, Nagellacke oder Tabletten, sollten unbedingt so lange verwendet bzw. eingenommen werden, wie es der Arzt vorschreibt, also unter Umständen mehrere Monate lang. Auch wenn die Krankheitszeichen auf der Haut nicht mehr sichtbar sind, können immer noch Pilze vorhanden sein. Bei einem vorzeitigen Abbruch der Behandlung besteht die Gefahr, dass die Pilzerkrankung wieder von neuem beginnt.*

8.6. Pilzmittel

Präparat	Wichtigste Nebenwirkungen	Empfehlung
Amiada (D) Tabl. Terbinafin *Rezeptpflichtig*	Kopfschmerzen, Magenschmerzen, Magen-Darm-Beschwerden, selten Störungen des Geschmackssinns. In einzelnen Fällen schwere Hautausschläge. Nicht in der Schwangerschaft oder Stillzeit verwenden	**Therapeutisch zweckmäßig zur** Behandlung von Dermatophyteninfektionen von Nägeln, wenn eine äußerliche Behandlung (z. B. mit Clotrimazol-haltigen Mitteln wie Canesten) nicht ausreicht. Bei innerlicher Anwendung sind Wirkstoffe mit Itraconazol (z. B. in Sempera) vorzuziehen.
Antifungol HEXAL (D) Lösung, Pumpspray, Creme **Antifungol HEXAL Heilpaste** (D) Paste *Hilfsstoffe:* Propylenglycol (nur Lösung, Pumspray), Zinkoxid (nur Paste); *Wirkstoff:* Clotrimazol	Hautbrennen, selten allergische Hautreizungen (Hautabschälung, auch Blasenbildung). Lösung und Pumpspray nicht auf Schleimhäuten und in der Augengegend verwenden	**Therapeutisch zweckmäßig bei** verschiedenen Pilzinfektionen der Haut mit Dermatophyten, Hefen (z. B. Candida) und Schimmelpilzen sowie bei speziellen bakteriellen Infektionen.
Batrafen (D) Lösung, Creme, Puder, Gel Ciclopirox *Rezeptpflichtig*	Selten Hautbrennen, Juckreiz. Nicht versehentlich in die Augen bringen	**Therapeutisch zweckmäßig bei** verschiedenen Pilzinfektionen der Haut. Breites Wirkspektrum wie bei dem Wirkstoff Clotramizol Auch in Kombination mit Pilzmitteln zum Schlucken.
Batrafen (Ö) Antimykotischer Nagellack Ciclopirox	Bei Kontakt mit der Haut Rötungen und Schuppung	**Therapeutisch zweckmäßig zur** Behandlung von Nagelpilz (3–4 Monate Anwendung), auf gründlich gereinigte Nägel auftragen.
Bifon (D) Creme **Bifonazol HEXAL** (D) Creme, Lösung Bifonazol	Selten allergische Hauterscheinungen (z. B. Hautjucken, Hautrötung, Bläschenbildung). Nicht versehentlich in die Augen bringen	**Therapeutisch zweckmäßig bei** verschiedenen Pilzinfektionen der Haut mit Dermateophyten, Hefen (z. B. Candida) und Schimmelpilzen sowie bei speziellen bakteriellen Infektionen.
Candio-Hermal (D) Drag. Nystatin	Gelegentlich Übelkeit, Erbrechen, Durchfälle	**Therapeutisch zweckmäßig nur** bei Soorinfektionen (Candida) des Magen-Darm-Trakts.

Präparat	Wichtigste Nebenwirkungen	Empfehlung
Candio-Hermal (D/Ö) Soft-Paste, nur D: Creme, Salbe, Fertigsusp., Mundgel Nystatin *Rezeptpflichtig (Ö)*	Selten allergische Hauterscheinungen (z. B. Hautjucken, Hautrötung, Bläschenbildung)	**Therapeutisch zweckmäßig nur** bei ganz bestimmten Pilzinfektionen (z. B. Candida = Soor) der Haut und Mundschleimhaut.
Canesten (D) Creme, Lösung, Spray **Canesten Clotrimazol** (Ö) Creme, Lösung, Spray *Hilfsstoff:* Propylenglycol (nur Lösung) *Wirkstoff:* Clotrimazol	Hautbrennen, selten allergische Hautreizungen (Hautabschälung, auch Blasenbildung). Lösung nicht auf Schleimhäuten und in der Augengegend verwenden	**Therapeutisch zweckmäßig bei** verschiedenen Pilzinfektionen der Haut mit Dermatophyten, Hefen (z. B. Candida) und Schimmelpilzen sowie bei speziellen bakteriellen Infektionen.
Canesten Bifonazol (Ö) Creme Bifonazol	Selten allergische Hauterscheinungen (z. B. Hautjucken, Hautrötung, Bläschenbildung). Nicht versehentlich in die Augen bringen	**Therapeutisch zweckmäßig bei** verschiedenen Pilzinfektionen der Haut mit Dermatophyten, Hefen (z. B. Candida) und Schimmelpilzen sowie bei speziellen bakteriellen Infektionen.
Canesten extra Bifonazol (D) Creme, Gel, Spray Bifonazol	Selten allergische Hauterscheinungen (z. B. Hautjucken, Hautrötung, Bläschenbildung). Nicht versehentlich in die Augen bringen	**Therapeutisch zweckmäßig bei** verschiedenen Pilzinfektionen der Haut mit Dermatophyten, Hefen (z. B. Candida) und Schimmelpilzen sowie bei speziellen bakteriellen Infektionen.
Canesten extra Nagelset (D) Salbe Bifonazol, Harnstoff	Selten allergische Hauterscheinungen (z. B. Hautjucken, Hautrötung, Bläschenbildung). Nicht versehentlich in die Augen bringen	**Therapeutisch zweckmäßig zur** Behandlung von Nagelpilz (3–4 Monate dauernde Anwendung). Auf gründlich gereinigte Nägel auftragen.
Canifug (D) Creme, Tropflösung *Hilfsstoff:* Propylenglycol (nur Tropflösung); *Wirkstoff:* Clotrimazol	Hautbrennen, selten allergische Hautreizungen (Hautabschälung, auch Blasenbildung). Tropflösung nicht auf Schleimhäuten und in der Augengegend verwenden	**Therapeutisch zweckmäßig bei** verschiedenen Pilzinfektionen der Haut mit Dermatophyten, Hefen (z. B. Candida) und Schimmelpilzen sowie bei speziellen bakteriellen Infektionen.
Ciclopoli (D) Creme, Lösung Ciclopirox *Rezeptpflichtig*	Bei Kontakt mit der Haut Rötungen und Schuppung	Therapeutisch zweckmäßig zur Behandlung von Nagelpilz (3-4 Monate Anwendung), auf gründlich gereinigte Nägel auftragen.

Präparat	Wichtigste Nebenwirkungen	Empfehlung
Cloderm (D) Lösung, Creme, Puder, Pumpspray **Clotrigalen** (D) Creme, Pumpspray **Clotrimazol – 1 A Pharma** (D) Creme **Clotrimazol AL** (D) Creme, Spray **Clotrimazol-CT** (D) Creme, Spray **Clotrimazol Genericon** (Ö) Creme, Salbe *Hilfsstoff:* Propylenglycol (nur Lösung, Pumpspray, Spray); *Wirkstoff:* Clotrimazol	Hautbrennen, selten allergische Hautreizungen (Hautabschälung, auch Blasenbildung). Lösung und Sprays nicht auf Schleimhäuten und in der Augengegend verwenden	**Therapeutisch zweckmäßig bei** verschiedenen Pilzinfektionen der Haut mit Dermatophyten, Hefen (z. B. Candida) und Schimmelpilzen sowie bei speziellen bakteriellen Infektionen.
Cutistad (D) Creme, Lösung, Puder, Spray Clotrimazol	Hautbrennen, selten allergische Hautreizungen (Hautabschälung, auch Blasenbildung)	**Therapeutisch zweckmäßig bei** verschiedenen Pilzinfektionen der Haut mit Dermatophyten, Hefen (z. B. Candida) und Schimmelpilzen sowie bei speziellen bakteriellen Infektionen.
Daktarin (Ö) Creme, dermat. Lösung, orales Gel Miconazol *Rezeptpflichtig (nur Gel)*	Selten Reizungen von Haut und Schleimhäuten, allergische Reaktionen	**Wenig zweckmäßig zur** Behandlung lokaler Pilzinfektionen. Der Wirkstoff Miconazol sollte zur Vermeidung von Resistenzentwicklungen der innerlichen (systemischen) Anwendung vorbehalten bleiben. Breites Wirkspektrum wie bei dem Wirkstoff Clotrimazol. Therapeutische Wirksamkeit bei Nagelpilzen zweifelhaft.
Epi-Pevaryl (D) Creme, Lotion, Spraylösung, P.v. Lösung, Puder Econazol	Häufig Hautrötungen, Hautreizungen, Hautbrennen	**Therapeutisch zweckmäßig bei** verschiedenen Pilzinfektionen der Haut. Breites Wirkspektrum wie bei dem Wirkstoff Clotrimazol, aber weniger erprobt.

Präparat	Wichtigste Nebenwirkungen	Empfehlung
Exoderil (D) Creme, Gel **Exoderil** (Ö) Creme, dermatologische Lösung Naftifin *Rezeptpflichtig (nur Creme in Ö)*	Häufig Brennen und Reizzustände der behandelten Hautpartien. Vereinzelt allergische Kontaktekzeme	**Therapeutisch zweckmäßig, wenn** Mittel mit dem Wirkstoff Clotrimazol (z. B. in Canesten) wegen Unverträglichkeit nicht angewendet werden können. Wirksam gegen Hefepilze, Dermatophyten und Schimmelpilze. Geringerer Erprobungsgrad als z. B. Clotrimazol.
Fluconazol – 1 A Pharma (D) Hartkaps. **Fluconazol AbZ** (D) Hartkaps. **Fluconazol AL** (D) Hartkaps. **Fluconazol Basics** (D) Kaps. **Fluconazol-CT** (D) Kaps. **Fluconazol-Gry** (D) Hartkaps. **Fluconazol Hexal** (D) Hartkaps. **Fluconazol-Isis** (D) Hartkaps. **Fluconazol ratiopharm** (D/Ö) Kaps. **Fluconazol Sandoz** (D) Hartkaps. **Fluconazol STADA** (D) Kaps. *Wirkstoff:* Fluconazol *Rezeptpflichtig*	Häufig Übelkeit, Kopfschmerzen, Schmerzen im Bauchraum, Erbrechen und Durchfall, Hautausschläge (bei Bläschenbildung oder ähnlichen Erscheinungen das Mittel sofort absetzen). Häufig Leberschäden	**Therapeutisch zweckmäßig bei** Pilzinfektionen der Haut, wenn die lokale Behandlung nicht ausreichend wirkt. Breites Wirkspektrum gegen Dermatophyten, Hefepilze und andere.
Fungizid-ratiopharm (D) Pumpspray, Creme Clotrimazol	Hautabschälung, auch Blasenbildung, allergische Hautreizungen, Hautbrennen	**Therapeutisch zweckmäßig bei** verschiedenen Pilzinfektionen der Haut mit Dermatophyten, Hefen (z. B. Candida) und Schimmelpilzen sowie bei speziellen bakteriellen Infektionen.
Gilt (D) Lösung, Pumpspray, Creme Clotrimazol	Hautabschälung, auch Blasenbildung, allergische Hautreizungen, Hautbrennen	**Therapeutisch zweckmäßig bei** verschiedenen Pilzinfektionen der Haut mit Dermatophyten, Hefen (z. B. Candida) und Schimmelpilzen sowie bei speziellen bakteriellen Infektionen.

Präparat	Wichtigste Nebenwirkungen	Empfehlung
Infectosoor (D) Zinksalbe Miconazol, Zinkoxid	Selten Reizungen der Haut, allergische Reaktionen	**Wenig zweckmäßig zur** Behandlung lokaler Pilzinfektionen. Der Wirkstoff Miconazol sollte zur Vermeidung von Resistenzentwicklungen der innerlichen (systemischen) Anwendung vorbehalten bleiben. Breites Wirkspektrum wie bei dem Wirkstoff Clotrimazol.
Itracol HEXAL (D) Kaps. **Itraconazol – 1 A Pharma** (D) Hartkaps. **Itraconazol AbZ** (D) Hartkaps. **Itraconazol AL** (D) Hartkaps. **Itraconazol-CT** (D) Hartkaps. **Itraconazol Heumann** (D) Hartkaps. **Itraconazol-ratiopharm** (D) Hartkaps. **Itraconazol Sandoz** (D) Kaps. **Itraconazol STADA** (D) Hartkaps. **Itraconazol Winthrop** (D) Hartkaps. *Wirkstoff:* Itraconazol *Rezeptpflichtig*	Kopfschmerzen, Magen-Darm- und Oberbauchbeschwerden, Verdauungsstörungen und Übelkeit, Leberreaktionen. Nicht bei Patienten mit Lebererkrankungen einsetzen	**Therapeutisch zweckmäßig zur** innerlichen Behandlung von verschiedenen Haut- und Nagelpilzen, Pilzerkrankungen der Scheide oder durch Pilze verursachte Hornhautentzündung des Auges, wenn äußerliche Behandlungen erfolglos bleiben
Lamisil (D/Ö) Dermgel, Spray, Creme Terbinafin *Rezeptpflichtig (Ö)*	Selten allergische Hauterscheinungen (z. B. Hautjucken, Hautrötung, Bläschenbildung). Nicht im Augen- und Mundbereich anwenden	**Therapeutisch zweckmäßig zur** Behandlung verschiedener Pilzinfektionen der Haut durch Dermatophyten, Hefen (z. B. Candida) und Schimmelpilzen. Mittel mit dem Wirkstoff Clotrimazol sind vorzuziehen.
Lamisil (D/Ö) Tabl. Terbinafin *Rezeptpflichtig*	Kopfschmerzen, Magenschmerzen, Magen-Darm-Beschwerden, selten Störungen des Geschmackssinns. In einzelnen Fällen schwere Hautausschläge. Nicht in der Schwangerschaft oder Stillzeit verwenden	**Therapeutisch zweckmäßig zur** Behandlung von Dermatophyten-Infektionen von Nägeln, wenn eine äußerliche Behandlung (z. B. mit Clotrimazol-haltigen Mitteln wie Canesten) nicht ausreicht. Bei innerlicher Anwendung sind Wirkstoffe mit Itraconazol (z. B. in Sempera) vorzuziehen.

Präparat	Wichtigste Nebenwirkungen	Empfehlung
Lederlind (D) Heilpaste Nystatin	Selten allergische Hauterscheinungen (z. B. Hautjucken, Hautrötung, Bläschenbildung)	**Therapeutisch zweckmäßig nur** bei ganz bestimmten Pilzinfektionen (z. B. Candida = Soor) der Haut und Mundschleimhaut.
Loceryl (D) Creme **Loceryl** (D/Ö) Nagellack Amorolfin	Selten Hautreizungen, allergische Erscheinungen (z. B. Hautjucken, Hautbrennen)	**Therapeutisch zweckmäßig bei** bestimmten Pilzinfektionen (Dermatophyten, Hefen). Der Nagellack ist eine spezielle Zubereitung und Mittel der Wahl für die lokale Behandlung von Nagelpilz (3–4 Monate dauernde Anwendung).
Metrocreme (D) Creme **Metrogel** (D) Gel Metronidazol *Rezeptpflichtig*	Hautreizungen (Brennen, Rötung, Juckreiz)	**Zweckmäßig** bei Rosacea (Röschenflechte).
Micotar (D) Creme, dermat. Lösung, Mundgel, Paste Miconazol *Rezeptpflichtig*	Selten Reizungen von Haut und Schleimhäuten, allergische Reaktionen	**Wenig zweckmäßig zur** Behandlung lokaler Pilzinfektionen. Der Wirkstoff Miconazol sollte zur Vermeidung von Resistenzentwicklungen der allgemeinen (systemischen) Anwendung vorbehalten bleiben. Breites Wirkspektrum wie bei dem Wirkstoff Clotrimazol.
Multilind (D) Paste Nystatin, Zinkoxid	Selten allergische Hauterscheinungen (z. B. Hautjucken, Hautrötung, Bläschenbildung)	**Therapeutisch zweckmäßig nur** bei ganz bestimmten Pilzinfektionen (z. B. Candida = Soor) der Haut und Mundschleimhaut.
Mycospor (D) Creme, Lösung Bifonazol	Selten allergische Hauterscheinungen (z. B. Hautjucken, Hautrötung, Bläschenbildung). Nicht versehentlich in die Augen bringen	**Therapeutisch zweckmäßig bei** verschiedenen Pilzinfektionen der Haut mit Dermatophyten, Hefen (z. B. Candida) und Schimmelpilzen sowie bei speziellen bakteriellen Infektionen.
Mycospor Nagelset (D) Salbe Bifonazol, Harnstoff	Selten allergische Hauterscheinungen (z. B. Hautjucken, Hautrötung, Bläschenbildung). Nicht versehentlich in die Augen bringen	**Therapeutisch zweckmäßig zur** Behandlung von Nagelpilz (3–4 Monate dauernde Anwendung). Auf gründlich gereinigte Nägel auftragen.

Präparat	Wichtigste Nebenwirkungen	Empfehlung
Mycostatin (Ö) Salbe, Paste, Drag., Lösung, orale Susp., *Wirkstoff:* Nystatin; *Paste zusätzlich:* Zinkoxid; *Susp. zusätzlich*: Benzoesäure *Rezeptpflichtig*	Selten allergische Hauterscheinungen (z. B. Hautjucken, Hautrötung, Bläschenbildung). Gelegentlich Übelkeit, Erbrechen, Durchfälle (nur Dragees)	**Therapeutisch zweckmäßig nur** bei ganz bestimmten Pilzinfektionen (z. B. Candida = Soor) der Haut und Mundschleimhaut. Dragees: zweckmäßig nur bei Soorinfektionen (Candida) des Magen-Darm-Trakts.
Mykoderm (D) Salbe Nystatin	Selten allergische Hauterscheinungen (z. B. Hautjucken, Hautrötung, Bläschenbildung)	**Therapeutisch zweckmäßig nur** bei ganz bestimmten Pilzinfektionen (z. B. Candida = Soor) der Haut und Mundschleimhaut.
Mykoderm Miconazolcreme (D) Creme Miconazol	Selten Reizungen von Haut und Schleimhäuten, allergische Reaktionen	**Wenig zweckmäßig zur** Behandlung lokaler Pilzinfektionen. Der Wirkstoff Miconazol sollte zur Vermeidung von Resistenzentwicklungen der innerlichen (systemischen) Anwendung vorbehalten bleiben. Breites Wirkspektrum wie bei dem Wirkstoff Clotrimazol.
Mykoderm Mundgel (D) Gel Miconazol *Rezeptpflichtig*	Selten Reizungen von Schleimhäuten, allergische Reaktionen	**Wenig zweckmäßig zur** Behandlung von Hefepilzinfektionen im Mund. Der Wirkstoff Miconazol sollte zur Vermeidung von Resistenzentwicklungen der allgemeinen (systemischen) Anwendung vorbehalten bleiben. Breites Wirkspektrum wie bei dem Wirkstoff Clotrimazol.
Mykohaug C (D) Creme Clotrimazol	Hautbrennen, Hautblasen, Hautablösungen, allergische Reaktionen. Nicht in der Augengegend verwenden	**Therapeutisch zweckmäßig bei** verschiedenen Pilzinfektionen der Haut mit Dermatophyten, Hefen (z. B. Candida) und Schimmelpilzen sowie bei speziellen bakteriellen Infektionen.
Mykosert (D) Creme Sertaconazol	Hautabschälung, auch Blasenbildung, allergische Hautreizungen, Hautbrennen	**Therapeutisch zweckmäßig bei** verschiedenen Pilzinfektionen, breites Spektrum (Dermatophyten, Hefen und Schimmelpilze).
Mykundex (D) Susp., Drag. Nystatin	Gelegentlich Übelkeit, Erbrechen, Durchfälle	**Therapeutisch zweckmäßig nur** bei Soorinfektionen (Candida) des Magen-Darm-Trakts.

Präparat	Wichtigste Nebenwirkungen	Empfehlung
Mykundex (D) Heilsalbe, Mono Salbe, Heilsalbe *Wirkstoff:* Nystatin; *Heilsalbe zusätzlich:* Zinkoxid	Selten allergische Hauterscheinungen (z. B. Hautjucken, Hautrötung, Bläschenbildung)	**Therapeutisch zweckmäßig nur** bei ganz bestimmten Pilzinfektionen (z. B. Candida = Soor) der Haut und Mundschleimhaut.
Nizoral (D/Ö) Creme, nur Ö: Shampoo Ketoconazol	Hautreizungen, Hautbrennen, Hautrötungen und andere allergische Reaktionen. Beim Auftragen auf die Kopfhaut Farbänderungen der Kopfhaare und selten Haarausfall möglich	**Therapeutisch zweckmäßig bei** verschiedenen Pilzinfektionen der Haut. Breites Wirkspektrum wie bei dem Wirkstoff Clotrimazol, aber weniger erprobt.
Nystaderm (D) Filmtabl., Susp., Mundgel Nystatin	Selten allergische Hauterscheinungen (z. B. Hautjucken, Hautrötung, Bläschenbildung). Gelegentlich Übelkeit, Erbrechen, Durchfall (Suspension, Tabletten)	**Therapeutisch zweckmäßig nur** bei Soorinfektionen (Candida) des Magen-Darm-Trakts und des Mundes (Mundgel).
Nystaderm (D) Creme, Paste Nystatin	Selten allergische Hauterscheinungen (z. B. Hautjucken, Hautrötung, Bläschenbildung)	**Therapeutisch zweckmäßig nur** bei ganz bestimmten Pilzinfektionen (z. B. Candida = Soor) der Haut.
Nystatin Holsten (D) Salbe, Susp., Puderspray **Nystatin Lederle** (D) Paste, Salbe Nystatin	Selten allergische Hauterscheinungen (z. B. Hautjucken, Hautrötung, Bläschenbildung)	**Therapeutisch zweckmäßig nur** bei ganz bestimmten Pilzinfektionen (z. B. Candida = Soor) der Haut und Mundschleimhaut.
Nystatin Holsten (D) Filmtabl. **Nystatin STADA** (D) Drag. Nystatin	Gelegentlich Übelkeit, Erbrechen, Durchfall	**Therapeutisch zweckmäßig nur** bei Soorinfektionen (Candida) des Magen-Darm-Trakts.
Pevaryl (Ö) Creme, Puder, Spraylösung, Hautmilch, Shampoo, Lösung, Paste Econazol *Rezeptpflichtig (nur Hautmilch, Shampoo, Lösung, Paste)*	Hautreizungen, Hautbrennen, Hautrötung	**Therapeutisch zweckmäßig zur** Behandlung von Pilzerkrankungen auf Haut und Nägeln, verursacht durch Dermatophyten, Hefen und Schimmelpilze (z. B. Candida = Soor).
Rosiced (D) Creme Metronidazol *Rezeptpflichtig*	Hautreizungen (Brennen, Rötung, Juckreiz)	**Zweckmäßig** bei Rosacea (Röschenflechte).

Präparat	Wichtigste Nebenwirkungen	Empfehlung
Sebiprox (D) Lösung Ciclopirox *Rezeptpflichtig*	Selten Hautbrennen, Juckreiz. Nicht versehentlich in die Augen bringen	**Therapeutisch zweckmäßig nur** bei verschiedenen Pilzinfektionen der Haut. Wirkspektrum wie bei dem Wirkstoff Clotrimazol. Auch in Kombination mit Pilzmitteln zum Schlucken.
Sempera/ 7 (D) Kaps., Lösung Itraconazol *Rezeptpflichtig*	Kopfschmerzen, Magen-Darm- und Oberbauchbeschwerden, Verdauungsstörungen und Übelkeit, Leberreaktionen. Nicht bei Patienten mit Lebererkrankungen einsetzen	**Therapeutisch zweckmäßig zur** innerlichen Behandlung von verschiedenen Haut- und Nagelpilzen, Pilzerkrankungen der Scheide oder einer durch Pilze verursachten Hornhautentzündung des Auges, wenn äußerliche Behandlungen erfolglos bleiben.
Sporanox (Ö) Kaps., Derm-Kaps., orale Lösung Itraconazol *Rezeptpflichtig*	Kopfschmerzen, Magen-Darm- und Oberbauchbeschwerden, Verdauungsstörungen und Übelkeit, Leberreaktionen. Nicht bei Patienten mit Lebererkrankungen einsetzen	**Therapeutisch zweckmäßig zur** innerlichen Behandlung von verschiedenen Haut- und Nagelpilzen, Pilzerkrankungen der Scheide oder einer durch Pilze verursachten Hornhautentzündung des Auges, wenn äußerliche Behandlungen erfolglos bleiben.
Terbinafin Genericon (Ö) Tabl. **Terbinafin Sandoz** (D) Tabl. Terbinafin *Rezeptpflichtig*	Kopfschmerzen, Magenschmerzen, Magen-Darm-Beschwerden, selten Störungen des Geschmackssinns. In einzelnen Fällen schwere Hautausschläge. Nicht in der Schwangerschaft oder Stillzeit verwenden	**Therapeutisch zweckmäßig zur** Behandlung von Dermatophyten-Infektionen von Nägeln, wenn eine äußerliche Behandlung (z. B. mit Clotrimazol-haltigen Mitteln wie Canesten) nicht ausreicht Bei innerlicher Anwendung sind Wirkstoffe mit Itraconazol (z. B. in Sempera) vorzuziehen.
Terzolin (D) Lösung, Creme Ketoconazol	Hautreizungen, Hautbrennen, Hautrötungen und andere allergische Reaktionen. Beim Auftragen auf die Kopfhaut Farbänderungen der Kopfhaare und selten Haarausfall möglich	**Therapeutisch zweckmäßig bei** verschiedenen Pilzinfektionen der Haut. Breites Wirkspektrum wie bei dem Wirkstoff Clotrimazol, aber weniger erprobt.

Präparat	Wichtigste Nebenwirkungen	Empfehlung
Vobamyk (D) Creme Miconazol	Selten Reizungen der Haut, allergische Reaktionen	**Wenig zweckmäßig zur** Behandlung lokaler Pilzinfektionen. Der Wirkstoff Miconazol sollte zur Vermeidung von Resistenzentwicklungen der innerlichen (systemischen) Anwendung vorbehalten bleiben. Breites Wirkspektrum wie bei dem Wirkstoff Clotrimazol.

8.7. Mittel gegen Läuse und Krätzmilben

Krätzmilben und Läuse sind kleine Insekten, die in bzw. auf der Haut leben können. Ekzemartige Hauterscheinungen, Juckreiz, Knötchen und Pusteln sind oft Hinweise für den Befall durch diese Tiere.

Läuse

Kopfläuse sind 2,5 bis 3 mm groß und »bewohnen« fast ausschließlich die Kopfhaut. Die Weibchen kleben ihre Eier (Nissen) dicht in der Nähe der Kopfhaut so fest ans Haar, dass sie durch einfaches Haarewaschen nicht entfernt werden können. Bei starker Verlausung werden Nissen auch am Bart, in Augenbrauen, Achselhaaren, an Kopftüchern, Schals usw. angeklebt.
Läuse stechen mehrmals am Tag mit ihrem Stechsaugrüssel in die Haut, um so an ihr »Nahrungsmittel« zu gelangen – menschliches Blut. Die Stiche verursachen Juckreiz und ekzemartige Hauterscheinungen, vorwiegend hinter und über den Ohren sowie am Hinterkopf und im Nacken. Im weiteren Verlauf können bakterielle Infektionen hinzukommen.
Kopfläuse können nicht springen oder fliegen, aber sehr schnell rennen. Die Übertragung von Kopfläusen kann durch gegenseitigen Kontakt von Kopfhaaren, durch einen ausgeliehenen Kamm, durch Hüte und Kopfbänder, aber auch durch Kontakt mit einem von Nissen belegten abgefallenen Haar zustande kommen. Auch Personen mit guter persönlicher Hygiene können von Kopfläusen befallen werden.
Kleiderläuse siedeln sich eher am Rumpf und an den Gliedmaßen an und rufen Juckreiz, Papeln, Quaddeln und Hauteiterungen hervor.
Filzläuse sitzen in Scham- und Achselhaaren, bei Kindern auch in Augenbrauen und Wimpern. Ihre Bisse erzeugen blaue Flecken.

Behandlung von Läusen

Eine chemiefreie und hundertprozentig wirksame Behandlung gegen Kopfläuse ist der radikale Kurzhaarschnitt. Für alle Personen, für die das nicht in Frage kommt – wohl die meisten –, gibt es chemische Läusemittel.
Eine ungefährliche, aber unsichere Möglichkeit ist das mehrfache Spülen der Haare mit lauwarmem Essigwasser (drei Löffel Essig auf einen Liter Wasser) und anschließendes Auskämmen der feuchten Haare mit einem Nissenkamm. Manche Nissen haften jedoch so fest, dass sie nicht ausgekämmt werden können. Die betreffenden Haare müssen nahe der Wurzel abgeschnitten werden.
Als wirksam und mit relativ wenigen Risiken behaftet gilt die Kombination von natürlichen *Pyrethrinen* und *Piperonylbutoxid* (enthalten in *Goldgeist forte*). Piperonylbutoxid ist kein direkter Wirkstoff gegen Läuse, sondern erhöht nur die Wirksamkeit von Pyrethrin.
Der Vorteil von Pyrethrinen: Sie gelangen nur in geringem Ausmaß über die Haut in den Körper. Die Anwendung ist auch bei Kindern relativ sicher. Der Nachteil: Am Ort der Anwendung können Gefühle von Taubheit und Kribbeln (sogenannte Parästhesien) sowie Kontaktekzeme auftreten.

Vorsicht: Das Mittel sollte nicht ins Auge oder in den Mund gelangen.

Die Fachzeitschrift »arznei-telegramm« rät ab von der Verwendung von Sprays (z. B. *Jacutin Pedicul Spray*; der Wirkstoff in diesem Mittel ist das synthetische Pyrethroid Allethrin in Kombination mit Piperonylbutoxid), weil Pyrethroide vermutlich am ehesten über die Lunge in den Körper gelangen und bei Sprays dieses Risiko am größten ist.

Vorbeugung gegen Neuansteckung

Wenn sieben bis neun Tage nach der Behandlung noch Läuse oder Larven zu finden sind, muss die Anwendung wiederholt werden. Familienmitglieder und enge Kontaktpersonen müssen ebenfalls behandelt werden.
Außer der Behandlung der Kopfhaare ist eine gründliche Reinigung der Kämme und der Haar- und Kleiderbürsten notwendig – zehn Minuten in 60° C heißes Wasser legen tötet mit Sicherheit alle Läuse und Nissen.
Kleidung und Bettwäsche müssen bei 60° C gewaschen werden. Hitzeempfindliche Textilien werden vier Wochen lang in einen Plastiksack fest verschlossen – damit werden alle Läuse und noch schlüp-

fende Larven ausgehungert. Textile Kopfstützen und Spielsachen sollten ebenfalls behandelt werden.
Ein Tag im Tiefkühlschrank – bei minus 10 bis minus 15° C – tötet die Läuse ebenfalls.
Bei *Kleiderläusen* und *Filzläusen* sollten wegen der Gefahr der Übertragung außer Kontaktpersonen auch Kleidung und Bett mit entsprechenden Mitteln (Insektiziden) »behandelt« werden.

Krätze (Skabies)

Verschiedene Milbenarten rufen krankhafte Veränderungen an der Haut hervor. Die wichtigste Art ist die Skabies. Sie gräbt kleine Gänge in die Hornschicht der Haut und verursacht nach zwei bis sechs Wochen Beschwerden. Starker, meist nächtlicher Juckreiz und kleine Knötchen und Pusteln an den Fingerseitenflächen, der Beugeseite der Handgelenke, Fußknöcheln und in der Genitalregion sind Anzeichen dafür, dass sich Skabies eingenistet haben.
Tierische Milben (von Hunden, Katzen, Tauben, Hühnern, Wellensittichen) befallen ebenfalls Menschen, graben jedoch keine Gänge. Krätze wird nur durch direkten Hautkontakt übertragen und tritt vor allem in Gemeinschaftseinrichtungen (Altenheimen, Pflegeheimen) auf.
Sorgfältige Körperpflege verhindert eine Infektion nicht. Sie führt allerdings dazu, dass man die Gänge nur sehr schwer erkennen kann. Fälschlicherweise wird der heftige Juckreiz, der nur zu leichten Hautveränderungen führt, von niedergelassenen Ärzten oft als »Allergie« oder »Ekzem« gedeutet und mit kortisonähnlichen Wirkstoffen behandelt. Dadurch geht die Entzündung zwar zurück, durch die Verringerung der Abwehrkräfte des Körpers kann es jedoch zu einer massiven Vermehrung der Milben kommen.

Behandlung von Krätze

Krätzmilben werden mit Permethrin (enthalten z. B. in *Infectosab, Infectopedicul*) behandelt. Als Alternative kann Crotamiton (enthalten z. B. in *Eraxil*) verwendet werden.
Für eine erfolgreiche Therapie ist es notwendig, die gesamte Körperoberfläche zu behandeln – mit Ausnahme von Gesicht und Haarboden. Wichtig ist auch die Behandlung unter den Fingernägeln. Der Juckreiz kann nach der Behandlung noch eine Zeit lang andauern.
Kontaktpersonen, Kleidung und Bett sollten ebenfalls »behandelt« werden.

8.7. Mittel gegen Läuse und Krätzmilben

Präparat	Wichtigste Nebenwirkungen	Empfehlung
Aesculo Gel L (D) Gel Kokosöl und Derivate	Allergische Erscheinungen (z. B. Juckreiz)	**Wenig zweckmäßig** gegen Kopfläuse. Wirksamkeit nicht ausreichend belegt. Bei Kopfläusen ist *Goldgeist* vorzuziehen.
Eraxil (D) Creme, Lotio *Konservierungsstoff:* Benzylalkohol; *Wirkstoff:* Crotamiton	Hautrötung, allergische Erscheinungen (z. B. Juckreiz)	**Nur zweckmäßig** gegen Krätzmilben, wenn Medikamente mit dem Wirkstoff Permetrin (z. B. Infectoscab) nicht angewendet werden können.
Goldgeist forte (D) Flüssigkeit *Konservierungsstoff:* Chlorocresol; *Hilfsstoff:* Piperonylbutoxid; *Wirkstoff:* Pyrethrumextrakt	Allergische Erscheinungen (z. B. Juckreiz), Augenreizungen	**Therapeutisch zweckmäßig** gegen Kopf-, Filz- und Kleiderläuse. Kombination von Pyrethrinen mit Piperonyloxid und Chlorocresol.
Infectopedicul (D) Lösung Permethrin	Augenreizungen, Juckreiz, Taubheitsgefühle in der Haut, Nervenschäden	**Therapeutisch zweckmäßig** bei Krätzmilben. Wegen der Möglichkeit schwerer Nebenwirkungen sind bei Läusen Medikamente mit Pyrethrinen (z. B. in Goldgeist forte) vorzuziehen.
Infectoscab (D) Lösung Permethrin	Augenreizungen, Juckreiz, Taubheitsgefühle in der Haut, Nervenschäden	**Therapeutisch zweckmäßig** bei Krätzmilben. Wegen der Möglichkeit schwerer Nebenwirkungen sind bei Läusen Medikamente mit Pyrethrinen (z. B. in Goldgeist forte) vorzuziehen.
Jacutin Pedicul Spray (D) Spray Allethrin, Piperonylbutoxid	Augenreizungen, Juckreiz, Taubheitsgefühle in der Haut. Vorsicht bei Asthma	**Abzuraten** Die Anwendung von Sprays erhöht bei Pyrethroiden wie etwa Allethrin die Gefahr von Nebenwirkungen.
Nydal L gegen Läuse und Nissen (D) Pumpspray Dimeticon, Triglyzeride, Jojobawachs	Allergische Hautreaktionen	**Wenig zweckmäßig** Es gibt bis jetzt keine ausreichenden Belege für die Wirksamkeit.

8.8. Sonstige Hautmittel

Dazu gehören Arzneien mit den unterschiedlichsten Inhaltsstoffen und Anwendungsgebieten. Die Wirksamkeit von Hautmitteln hängt oft nicht nur vom Wirkstoff, sondern auch vom Wirkstoffträger ab. Bedeutsam ist außerdem, um welche Zubereitungsform (Salbe, Creme, Emulsion usw.) es sich handelt. Viele Hautmittel enthalten überhaupt keine spezifischen Wirkstoffe (z. B. *Asche Basissalbe und -creme, Decoderm Basiscreme, Jellin Basis, Linola Creme, Linola Fett, Neribas*), sind aber trotzdem wichtige Medikamente zur Behandlung mancher Hautkrankheiten.

Diethyltoluamid

(enthalten z. B. in *Autan*) ist weltweit das am häufigsten verwendete Mittel zur Insektenabwehr. Es darf bei Säuglingen nicht angewendet werden. Bei Kindern nicht großflächig und nicht wiederholt auftragen.
Vorsicht: Wer ein Sonnenschutzmittel verwendet und danach Autan aufträgt, muss damit rechnen, dass der Lichtschutz um ein Drittel vermindert wird.

Betacarotin

(enthalten z. B. in *Carotaben*) wird bei bestimmten Hautkrankheiten und auch zur Hautbräunung verwendet. Die Herstellerfirma von *Carotaben* macht seriöserweise darauf aufmerksam, dass die erzielte Hautfärbung nicht vor Sonnenbrand schützt und dass unter Umständen ein Lichtschutzpräparat verwendet werden soll.

8.8. Sonstige Hautmittel

Präparat	Wichtigste Nebenwirkungen	Empfehlung
Alfason Basis Cresa (D) wirkstofffreie Salbengrundlage *Konservierungsstoff:* Methylhydroxybenzoat (Parastoff)	Allergische Hautreaktionen durch Parastoff möglich	**Zweckmäßig** Hautpflegemittel mit relativ hohem Fettgehalt.

Präparat	Wichtigste Nebenwirkungen	Empfehlung
Anaesthesin (D) Salbe, Creme **Anaesthesin N** (D) Puder Benzocain	Allergische Hautreaktionen möglich	**Wenig zweckmäßig** Vertretbar nur bei Anwendung auf schmerzenden Reizzuständen der Haut. Enthält lokal wirksamen schmerzhemmenden Wirkstoff (Benzocain).
Antihydral (D) Salbe Methenamin	Hautreizungen, allergische Reaktionen durch Formaldehyd	**Wenig zweckmäßig** bei starker Schweißabsonderung. Nur kurzfristig wirksam. Methenamon setzt Formaldehyd frei.
Asche Basis med Fettcreme (D) Creme wirkstofffreies Hautmittel	Keine wesentlichen zu erwarten	**Zweckmäßig** Hautpflegemittel mit niedrigem Fettgehalt.
Balneum Hermal (D/Ö) Flüssiger Badezusatz Sojabohnenöl	Keine wesentlichen zu erwarten	**Zweckmäßig zur** Hautpflege z. B. bei Neurodermitis (= endogenes Ekzem). Rückfettendes Ölbad.
Balneum Hermal plus (D/Ö) Flüssiger Badezusatz Sojabohnenöl, Polidocanol	Selten allergische Hauterscheinungen (z. B. Hautjucken)	**Zweckmäßig zur** Hautpflege z. B. bei Neurodermitis (= endogenes Ekzem). Rückfettendes Ölbad.
Basodexan Fettcreme (D) Fettcreme **Basodexan Salbe** (D) Salbe **Basodexan Softcreme** (D) Softcreme *Konservierungsstoff:* Phenoxyethanol; *Wirkstoff:* Harnstoff	Hautreizungen	**Therapeutisch zweckmäßig bei** trockenen und schuppenden Hautkrankheiten. Enthält hauterweichendes Mittel (Harnstoff).
Carotaben (D/Ö) Kaps. Betacarotin *Rezeptpflichtig (Ö)*	Gelbfärbung der Haut. Vorsicht bei Nierenstörungen. Bei Überdosierung Leberschäden möglich	**Möglicherweise zweckmäßig bei** Pigmentstörungen der Haut. Mittel zum Einnehmen. Schützt nicht vor Sonnenbrand. Vitamin-A-ähnliche Substanz (Betacarotin).

Präparat	Wichtigste Nebenwirkungen	Empfehlung
Decoderm Basiscreme (D) Creme *Konservierungsstoff:* Sorbinsäure; wirkstofffreies Hautmittel	Keine wesentlichen zu erwarten	**Zweckmäßig** Hautpflegemittel mit relativ hohem Wassergehalt.
Elacutan (D) Salbe, Creme Harnstoff	Hautreizungen	**Therapeutisch zweckmäßig bei** trockenen und schuppenden Hautkrankheiten. Enthält hauterweichendes Mittel (Harnstoff).
Eucerin Urea Salbe (D) Salbe Harnstoff	Hautreizungen	**Therapeutisch zweckmäßig bei** trockenen und schuppenden Hautkrankheiten. Enthält hauterweichendes Mittel (Harnstoff).
Hansaplast Sprühpflaster (D) Spray u. a. Methylacrylat	Keine wesentlichen zu erwarten	**Nur zweckmäßig** als Pflasterersatz bei kleinen Schnitt- und Schürfwunden.
Jellin Basis (D) Salbe, Creme *Konservierungsstoffe:* Methyl- und Propylhydroxybenzoat (Parastoffe); wirkstofffreies Hautmittel	Allergische Hauterscheinungen (z. B. Hautjucken) durch Parastoffe	**Zweckmäßig** Hautpflegemittel mit mittlerem (Salbe) und relativ niedrigem (Creme) Fettgehalt.
Linola Creme Ö/W (D) Creme (Öl in Wasser Emulsion) *Konservierungsstoff:* Methylhydroxybenzoat (Parastoff); *Wirkstoffe:* Ungesättigte Fettsäuren	Allergische Hauterscheinungen (z. B. Hautjucken) durch Parastoff	**Zweckmäßig** Hautpflegemittel mit relativ hohem Wasseranteil. Wirkstofffreie Salbengrundlage.
Linola-Fett (D) Creme (Wasser in Öl Emulsion) Ungesättigte Fettsäuren	Keine wesentlichen zu erwarten	**Zweckmäßig als** fettreiches Hautpflegemittel.

Präparat	Wichtigste Nebenwirkungen	Empfehlung
Linola Gamma (D) Creme *Konservierungsstoffe:* Butyl-, Ethyl-, Isobutyl-, und Methylhydroxybenzoat (Parastoffe) sowie Phenoxyethanol; *Wirkstoff:* Nachtkerzensamenöl (Gamolensäure)	Hautreizungen. Allergische Hauterscheinungen (z. B. Hautjucken), auch durch Parastoffe möglich	**Therapeutisch zweckmäßig nur** zur lokalen Anwendung bei trockener Haut. Keine spezifische Wirkung von Nachtkerzensamenöl zu erwarten.
Linola Urea (D) Creme *Konservierungsstoff:* Phenoxyethanol; *Wirkstoff:* Harnstoff	Hautreizungen	**Therapeutisch zweckmäßig bei** trockenen und schuppenden Hautkrankheiten.
Merz Spezial Dragees (Ö) Drag. **Merz Spezial Dragees N** (D) Drag. *Wirkstoffe:* Betacaroten, Vitamin A, B_1, B_2, B_6, B_{12}, C, E, Folsäure, Biotin, Eisen-II-Fumarat, Pantothenat, Nikotinsäure, Methionin; *in Ö zusätzlich:* Vit D_3, Orotsäure, Hefeextrakt, Hesperidin, Kola-Extrakt	Bei normaler Dosierung keine	**Wenig zweckmäßig** bei dem vom Hersteller angegebenen Anwendungsgebiet (Unterstützung der Hautfunktion, Vorbeugung von Hautschäden). Bei Vitaminmangel (selten) ist die gezielte Einnahme von Vitaminen vorzuziehen. Enthält Inhaltsstoffe mit zweifelhaftem therapeutischem Nutzen (Pantothenat, nur in Ö: Orotsäure und Hesperidin). Die Beimengung von Vitamin B_{12} ist nicht zweckmäßig.
Neribas (D) Creme, Salbe, Fettsalbe *Konservierungsstoff:* Methyl- und Propylhydroxybenzoat (Parastoffe) (nur Creme); wirkstofffreies Hautmittel	Allergische Hauterscheinungen (z. B. Hautjucken) durch Parastoff	**Zweckmäßig** Hautpflegemittel mit hohem (Fettsalbe), mittlerem (Salbe) und relativ niedrigem Fettgehalt (Creme).
Nubral (D) Salbe, Creme *Konservierungsstoff:* Methyl- und Propylhydroxybenzoat (Parastoffe); *Wirkstoff:* Harnstoff	Hautreizungen. Allergische Hauterscheinungen (z. B. Hautjucken) durch Parastoffe	**Therapeutisch zweckmäßig bei** trockenen und schuppenden Hautkrankheiten. Enthält hauterweichendes Mittel (Harnstoff).

Präparat	Wichtigste Nebenwirkungen	Empfehlung
Optiderm (D/Ö) Creme, Lotio *Konservierungsstoffe:* Benzylalkohol, Trometamol **Optiderm Fettcreme** (D/Ö) Creme *Wirkstoffe:* Harnstoff, Polidocanol	Hautreizungen	**Therapeutisch zweckmäßig bei** trockenen und schuppenden Hautkrankheiten.
Pelsana (Ö) Puder Zinc. undecylenic	Keine wesentlichen zu erwarten	**Zweckmäßig** wie andere Puder auch.
Pelsana Med-Bade-emulsion/ -Salbe (Ö) Badezusatz *Konservierungsstoffe:* u. a. Benzoesäureverbindungen (Parastoffe); *Wirkstoff:* u. a. Sonnenblumenöl	Allergische Hauterscheinungen (z. B. Hautjucken) durch Parastoffe	**Nur zweckmäßig als** Hautpflegemittel. Förderung der Wundheilung zweifelhaft (Salbe).
Widmer Remederm Basis-Creme (D) Creme *Konservierungsstoff:* Phenoxyethanol; *Wirkstoffe:* Harnstoff, Vitamin A und E, Dexpanthenol, Fettsäuren, Paraffin, Milchsäure u. a.	Hautreizungen	**Therapeutisch zweckmäßig bei** trockenen und schuppenden Hautkrankheiten. Enthält hauterweichendes Mittel (Harnstoff).

9. Kapitel: **Augen, Ohren**

9.1. Augenmittel

Beim Auge unterscheidet man zwischen Augenlidern, äußerem Auge und innerem Auge.
Die *Augenlider* sind bewegliche Gewebeteile, die das Auge schützen und Tränen auf der Oberfläche der Augen verteilen.
Das *äußere Auge* besteht aus den Tränendrüsen und den ableitenden Tränenwegen. Beim normalen Auge werden ständig Tränen produziert und wieder entfernt. Die Tränen halten die Hornhaut und die Bindehaut des Auges nass, schützen das Auge, schwemmen Fremdkörper aus und verhindern das Wachstum von Krankheitskeimen.
Das *innere Auge* (Augapfel) besteht aus drei Räumen: der vorderen Augenkammer, der hinteren Augenkammer und dem Glaskörperraum.

Bindehautentzündung (Konjunktivitis)

Bindehautentzündungen werden durch Bakterien, Chlamydien, Viren oder Pilze verursacht. Sie können allerdings auch durch physikalische, chemische oder mechanische Reize und allergische Reaktionen ausgelöst werden. Die Arzneimittelkommission der Deutschen Ärzteschaft empfiehlt, vor Beginn der Behandlung die Ursache der Entzündungen mit Laboruntersuchungen festzustellen.
Symptome der durch Bakterien verursachten Bindehautentzündung sind meistens verklebte, geschwollene Lider beim Aufwachen am Morgen. Die Entzündungen der Bindehaut betreffen immer beide Augen.

Behandlung der bakteriellen Bindehautentzündung

Ohne Behandlung dauert die bakterielle Entzündung normalerweise 10 bis14 Tage, mit Behandlung etwas kürzer. Zusätzlich zu Antibiotika-haltigen Augenmitteln (z. B. *Ciloxan, Ecolizin, Floxal, Fucithalmic, Gentamycin POS, Gentamytrex, Kanamycin-POS, Kanamytrex, Kan-Ophtal, Oftaquix, Polyspectran, Refobacin*) werden unter Umständen auch Mittel gegen Augenreizungen angewendet.
Mit bestimmten Antibiotika (Tetrazyklinen, Makroliden und Gyrasehemmern) lassen sich durch Chlamydien verursachte Augenentzün-

dungen (z. B. die »Schwimmbadkonjunktivitis«) äußerlich und innerlich behandeln. Solche Infektionen können auch sehr schwer verlaufen und sind in Afrika und Indien sehr häufig.

Behandlung der durch Viren ausgelösten Bindehautentzündung

Infektionen mit sogenannten Adenoviren können sehr unangenehm sein und sich sehr schnell verbreiten. Es droht im Gegensatz zur Herpesviren-Infektion aber keine Erblindung. In einigen Fällen bleiben über Monate oder Jahre Trübungen der Hornhaut bestehen.
Eine antivirale Therapie gibt es bis jetzt nicht. Hygiene ist das oberste Gebot, um eine Ausbreitung zu verhindern.

Behandlung der durch Herpes-Viren verursachten Hornhautentzündung

Wenn sicher ist, dass die Entzündung durch Herpes- oder Zosterviren verursacht ist, sollte mit Aciclovir (enthalten z. B. in *Acic Ophtal, Virupos, Zovirax*) behandelt werden. Die Beschwerden bessern sich innerhalb von vier Tagen.
Achtung: Bei Herpesvirusinfektionen dürfen keine Glukokortikoidhaltigen Salben oder Tropfen verwendet werden, weil sie die Ausbreitung der Infektion beschleunigen können. Bei anderen Viren ist die Verwendung von Glukokortikoiden in Ausnahmefällen vertretbar.

Behandlung von Augenreizungen

Je nachdem, ob eine Augenreizung durch Viren, Bakterien, Allergien oder durch chemische oder physikalische Reize (z. B. Operationen, Fremdstoffe im Auge etc.) verursacht sind, werden zusätzlich zu den Wirkstoffen, die gezielt gegen die Ursache gerichtet sind – Antibiotika, Virostatika, Antiallergika –, verschiedene andere Augenmittel verwendet:

- Naphazolin (enthalten z. B. *in Coldan, Coldistan, Ophtaguttal Agepha, Proculin*)
- Tramazolin (enthalten z. B. in *Biciron*)
- Tetryzolin (enthalten z. B. in *Berberil N, Berberil EDO, Ophtalmin N, Ophtalmin sine, Yxin*)
- Phenylephrin (enthalten z. B. in *Visadron*)

Weiterhin die entzündungshemmenden Wirkstoffe Diclofenac (enthalten z. B. in *Voltaren Ophta*) sowie das Antiseptikum Bibrocathol (enthalten z. B. in *Noviform, Posiformin*).

Zu den am häufigsten verwendeten Mittel zählen außerdem Kortison-Präparate (Glukokortikoide).

Kortisonähnliche Wirkstoffe (Glukokortikoide)

Glukokortikoide in Augenmitteln (z. B. *Dexa-sine* und andere) sind zwar sehr wirksame Substanzen gegen Entzündungen, haben jedoch beträchtliche Risiken.
Vor der Verwendung von Glukokortikoiden am Auge sollte der Arzt unbedingt abklären, ob eine Infektion durch Bakterien, Viren oder Pilze besteht. Glukokortikoide sollten bei Glaukom, bei Verletzungen der Hornhaut und bei Infektionen durch Bakterien, Viren oder Pilze nicht angewendet werden.
Wenn ein Glukokortikoid verordnet wird, sollte der Arzt den Patienten im Abstand weniger Tage zur Kontrolle bestellen. Dies ist notwendig, weil als Nebenwirkung der Augeninnendruck stark ansteigen kann – sogar bis zum Glaukomanfall.
Zwar normalisiert sich der Augeninnendruck wieder nach Absetzen des Medikaments, trotzdem kann eine Schädigung des Sehvermögens zurückbleiben.
Bei kurzfristiger Verwendung von Glukokortikoiden ist die Gefahr eines erhöhten Augeninnendrucks gering, bei längerer Verwendung ist das Risiko jedoch sehr hoch.

Vorbeugung gegen allergische Bindehautentzündung

Als Mittel zur Vorbeugung gegen allergische Bindehautentzündung hat sich Cromoglicinsäure bewährt (enthalten z. B. in *Cromoglin, Cromohexal, Crom-Ophtal/ -sine, Cromo-ratiopharm, Lomusol, Vividrin*).

Grüner Star (Glaukom)

Die Krankheit Grüner Star (Glaukom) ist die häufigste Erblindungsursache in Europa. Etwa ein Prozent aller Personen über 40 leidet an einem Glaukom, einer krankhaften Erhöhung des Augeninnendrucks. Am Beginn der Erkrankung merkt man meist nichts davon. Wenn Symptome wie Sehstörungen oder Schmerzen auftreten, ist der Sehnerv im Allgemeinen schon geschädigt. Verhindern lässt sich das am besten durch systematische Früherkennungsmaßnahmen.
Bei Alterssichtigkeit, die sich in der Regel mit 40 bis 45 Jahren bemerkbar macht, wird der Augenarzt normalerweise auch den Augen-

innendruck messen und kann damit ein vorhandenes Glaukom feststellen.

Behandlung

Die Behandlung des Glaukoms besteht darin, die Produktion oder den Abfluss von Augenkammerwasser zu verändern. Dadurch wird der Druck im Auge gesenkt. Die Dosierung muss individuell festgelegt werden. Die Arzneimittelkommission der Deutschen Ärzteschaft empfiehlt, als zusätzliche Maßnahme auch das Rauchen einzustellen, weil dadurch der Sehnerv wieder besser durchblutet wird. Gegen den Genuss von Kaffee, Tee oder Alkohol ist – in Maßen – jedoch nichts einzuwenden.

Chirurgische Maßnahmen zur Behandlung des Glaukoms sind inzwischen relativ sicher und in etwa 90 Prozent aller Fälle erfolgreich. Der Eingriff, der in zwei ambulanten Sitzungen durchgeführt werden kann, ist schmerzlos, dauert nur kurze Zeit und beeinträchtigt das Sehvermögen nicht. Heutzutage werden dazu auch Laserstrahlen verwendet.

Medikamente

Die Behandlung beginnt üblicherweise mit einer Pupillenverengung durch Pilocarpin (enthalten z. B. in *Pilocarpin Agepha, Pilocarpin-Ankerpharm, Pilomann*) oder mit dem Betablocker Timolol (enthalten z. B. in *Arutimol Augentropfen, Nyogel, Timocomod, Timolol CV, Timolol Novartis, Timomann, Tim-Ophtal/ -sine, Timoptic*). Timolol wirkt im Gegensatz zu Pilocarpin nicht pupillenverengend.

Pilocarpin hat eine relativ kurze Wirkungsdauer. Wie häufig es eingeträufelt werden muss, ist individuell sehr verschieden (bis zu viermal täglich). Pilocarpin ist möglicherweise besser wirksam als Timolol, hat jedoch den Nachteil, dass es von jüngeren Menschen und Kurzsichtigen schlechter vertragen wird und dass die Pupillenverengung beim Lenken von Fahrzeugen unangenehm ist. Pilocarpin kann bei Patienten mit Weitsichtigkeit das Nahsehen verbessern.

Timolol ist ein Betablocker und hat eine andere Wirkung als Pilocarpin, ist jedoch angenehmer in der Anwendung, weil die Wirkung länger anhält und dieses Medikament nur zweimal täglich eingeträufelt werden muss.

Außer den beiden Standard-Mitteln Pilocarpin und Timolol gibt es eine Reihe von weiteren Wirkstoffen zur Behandlung des Glaukoms, die ähnlich wirken und ebenfalls sinnvoll sind, z. B. die Betablocker Betaxolol (enthalten z. B. in *Betoptic S*), Levobunolol (enthalten z. B. in *Vistagan*), Metipranolol (enthalten in *Betamann, Betamann EDO*) und der Wirkstoff Clonidin (enthalten z. B. in *Isoglaucon, Clonid-Ophtal/ -sine*).
Prostadglandine wie Latanoprost (in *Xalatan*) und Carboanhydrasehemmer wie Dorzolamid (in *Trusopt*) senken den Augeninnendruck ähnlich stark wie Betablocker. Wegen ihrer Nebenwirkungen sollten sie aber nur angewendet werden, wenn die bewährten Standardmittel versagen.

Achtung: Es gibt eine ganze Reihe von Arzneimitteln, die als Nebenwirkung den Augeninnendruck erhöhen. Das bedeutet, dass man – wenn man unter einem Glaukom leidet und Glaukommittel nimmt – Medikamente mit solchen Nebenwirkungen nicht verwenden sollte.

Nebenwirkungen

Nebenwirkungen sind bei allen Glaukommitteln wesentlich häufiger, als bis vor kurzem angenommen wurde. Manchmal sind sie so stark, dass dadurch die Aktivitäten des täglichen Lebens stark eingeschränkt werden. Die in Augenmitteln enthaltenen Konservierungsmittel können ebenfalls relativ häufig Nebenwirkungen verursachen – besonders allergische Erscheinungen.

Nebenwirkungen bei Betablockern:

Diese Wirkstoffe können Asthmaanfälle und Herzversagen auslösen und Durchblutungsstörungen der Gliedmaßen verschlimmern. Eine mögliche Nebenwirkung ist Impotenz. Außerdem kann der Herzschlag verlangsamt werden, und es können zentralnervöse Störungen (z. B. Halluzinationen) auftreten.

Metipranolol (enthalten z. B. in *Betamann*) kann in hohen Dosierungen (z. B. 0,6-prozentige Konzentration anstatt 0,1-prozentige) Augenentzündungen verursachen. In Großbritannien wurden diese hohen Konzentrationen deshalb verboten, in Deutschland werden sie jedoch weiterhin angewendet.

Nebenwirkungen bei Pilocarpin: Häufig treten lokale Reizungen und krampfartige Verengungen der Pupillen auf – dies kann besonders beim Autolenken sehr unangenehm sein.

Nebenwirkungen bei Clonidin: Besonders bei höheren Konzentrationen können Blutdrucksenkungen auftreten sowie Benommenheit und Gedämpftheit.

Nebenwirkungen bei Latanoprost: Angina, Verfärbung der Iris.

Nebenwirkungen bei Dorzolamid: Häufig Allergien.

Grauer Star (Katarakt)

Bei dieser Krankheit, die nicht eine Folge natürlicher Alterungsprozesse ist, trübt sich die Augenlinse – sie wird grau.

Behandlung

Bei keinem einzigen Mittel, das von Firmen gegen den Grauen Star empfohlen wird, gibt es eine nachgewiesene Wirksamkeit. Deshalb lautet unsere Empfehlung zu allen diesen Mitteln (*Antikataraktikum N, Conjunctisan A): »Wenig zweckmäßig«* oder *»Abzuraten«*. Auch Brillen, Diät oder körperliche Übungen sind – wenn sich der Graue Star einmal gebildet hat – nutzlos.
Die einzig sinnvolle Maßnahme ist der chirurgische Austausch der Linsen, eine Operation, die in den meisten Fällen erfolgreich ist und relativ wenige Komplikationen mit sich bringt.

Makuladageneration

Die altersabhängige Makuladegeneration ist in unseren Breitengraden eine der häufigsten Ursachen für Erblindung. Diese Erkrankung beruht auf einem allmählichen Versagen von Augenzellen, Abbauprodukte von Fotozellen zu entsorgen.
Symptome der Makuladegeneration sind Verzerrungen (gerade Linien werden zum Beispiel als Wellen wahrgenommen) und dass mit dem Auge fixierte Objekte im Zentrum des Sichtfeldes nicht mehr wahrgenommen werden können (das Sehvermögen an den Wahrnehmungsrändern bleibt erhalten).
Man unterscheidet zwischen trockener und feuchter Makuladegeneration. Bei der trockenen nimmt die Sehfähigkeit über Jahre langsam ab, bei der feuchten kann kann das sehr rasch passieren, innerhalb von Wochen oder Monaten.

Behandlung

Bei der trockenen Makuladegeneration kann eine hoch dosierte Behandlung mit den Vitaminen C, E, mit Betakarotin, Zink und Kupfer das Fortschreiten der Erkrankung möglicherweise geringfügig verzögern. Der Nutzen dieser Behandlung ist allerdings sehr umstritten.

Bei der feuchten Makuladegeneration gibt es zwei einander sehr ähnliche Medikamente:

– Bevacizumab (enthalten in *Avastin*) ist ein Medikament gegen Darmkrebs, bei dem ein Arzt zufällig entdeckt hat, dass es in geringerer Dosierung auch gegen feuchte Makuladegeneration wirkt. Das Medikament wird ins Auge gespritzt. Es gibt bis jetzt allerdings keine kontrollierten klinischen Studien über die Wirksamkeit. Nutzen und optimale Dosierung müssen erst geprüft werden. Der Vorteil dieses Mittels: Es ist verhältnismäßig billig (etwa 25 Euro). Die Marketingtricks der schweizerischen Pharmafirmen Novartis und Roche haben jedoch dazu geführt, dass das Mittel zwar in Österreich, aber nicht mehr in Deutschland verwendet werden darf.
– Ranibizumab (enthalten z. B. in *Lucentis*) ist chemisch sehr ähnlich wie *Avastin*. Es verhindert bei fast allen Patienten eine Sehverschlechterung und bringt bei etwa einem Drittel aller Patienten sogar eine Sehverbesserung. Der Nachteil dieses Medikaments: Eine Behandlung kostet etwa 15.000 Euro. Das kann sich kaum jemand leisten. Und wenn die Krankenkassen das bei allen Patienten bezahlen würden, wären sie innerhalb kurzer Zeit pleite. Die beiden Schweizer Pharmafirmen Roche und Novartis wollen offenbar um jeden Preis Geschäfte machen - koste es, was es wolle.

Mittel zur Pupillenerweiterung (Mydriatika)

Diese Mittel (z. B. *Mydriaticum Agepha, Mydriaticum Stulln*) werden zu diagnostischen Zwecken benützt. Das bedeutet: Die Pupille wird erweitert, damit der Arzt besser ins Augeninnere sehen kann.

Sonstige Augenmittel

Bei kleineren Augenverletzungen werden häufig Augenmittel verwendet, die Dexpanthenol enthalten (z. B. *Bepanthen, Corneregel/-EDO*). Dieser Inhaltsstoff hat keine spezifische Wirkung, ist jedoch als Mittel zur »Augenpflege« vertretbar. Dexpanthenol-Präparate werden auch gegen »trockene Augen« verwendet.

Wichtige Hinweise bei allen Augenmitteln

Wegen der Gefahr der Verunreinigung sollte man eine Berührung der Austrittsöffnung der Behälter von Augenmitteln unbedingt vermeiden. Alle Augenpräparate sollten nach Ansicht der Amerikanischen Apothekervereinigung ein Ablaufdatum haben und nicht länger als drei Monate aufbewahrt werden oder in Gebrauch sein.

Augentropfen oder -salben können schwere systemische (= im ganzen Körper wirksame) Nebenerscheinungen auslösen, denn nur etwa 3 bis 6 Prozent eines auf das Auge aufgebrachten gelösten Arzneimittels gelangen in das Auge. Der überwiegende Teil gelangt über Bindehaut und Schleimhaut der abführenden Tränenwege in den Blutkreislauf. Phenylephrin-haltige Augenmittel (z. B. *Visadron*) sollten deshalb in der Schwangerschaft nicht verwendet werden.

9.1.1. Augenmittel

Präparat	Wichtigste Nebenwirkungen	Empfehlung
Acic Ophtal (D) Augensalbe Aciclovir *Rezeptpflichtig*	Selten leichtes Augenbrennen	**Therapeutisch zweckmäßig bei** Infektionen des Auges mit Herpes-simplex-Viren.
Allergodil (D/Ö) Augentropfen *Konservierungsstoff*: Benzalkonium; *Wirkstoff*: Azelastin *Rezeptpflichtig*	Schleimhautreizungen, Müdigkeit, Geschmacksstörungen, selten allergische Reaktionen z. B. durch Konservierungsstoff	**Wenig zweckmäßig** Enthält Antihistaminikum (Azelastin) – zweifelhafte vorbeugende und therapeutische Wirksamkeit bei allergischen Entzündungen am Auge.
Allergopos N (D) Augentropfen *Hilfsstoff*: Borsäure; *Konservierungsstoff*: Chlorhexidin *Wirkstoffe*: Antazolin, Tetryzolin	Selten allergische Erscheinungen am Auge (z. B. Juckreiz, Rötung). Bei Nachlassen der Wirkung Bindehautschwellung möglich	**Abzuraten** bei Bindehautentzündungen. Wenig sinnvolle Kombination von gefäßverengendem Wirkstoff (Tetryzolin) mit einem Antihistaminikum (Antazolin – zweifelhafte Wirksamkeit am Auge).
Alomide (D) Augentropfen *Konservierungsstoff*: Benzalkonium **Alomide SE** (D) Augentropfen in Einmaldosen (ohne Konservierungsstoff) *Wirkstoff*: Lodoxamid	Häufig Augenbrennen, Sehstörungen, Augenentzündungen. Selten allergische Erscheinungen am Auge, Kopfschmerzen, Müdigkeit	**Möglicherweise zweckmäßig zur** Behandlung allergischer Erkrankungen des Auges, wenn ähnliche, aber besser verträgliche Wirkstoffe (wie z. B. Cromoglicinsäure) nicht wirksam sind. Das Mittel ohne Konservierungsstoff ist vorzuziehen.

Präparat	Wichtigste Nebenwirkungen	Empfehlung
Alphagan (D/Ö) Augentropfen *Konservierungsstoff*: Benzalkonium; *Wirkstoff*: Brimonidin *Rezeptpflichtig*	Müdigkeit, Mundtrockenheit, Blutdrucksenkung. Häufig allergische Erscheinungen am Auge (z. B. Juckreiz, Rötung), auch durch den Konservierungsstoff	**Möglicherweise zweckmäßig zur** Senkung des Augeninnendrucks (Glaukom = Grüner Star). Vertretbar, wenn bewährte Mittel mit Betablockern nicht ausreichend wirken oder nicht angewendet werden können. Wirkt ähnlich wie Clonidin.
Antikataraktikum N (D) Augentropfen *Konservierungsstoff*: Chlorhexidin; *Wirkstoff*: Inosinmonophosphat	Selten allergische Erscheinungen am Auge (z. B. Juckreiz, Rötung) durch Konservierungsstoff	**Wenig zweckmäßig** Therapeutische Wirksamkeit von Inosin bei Linsentrübung und Störung der Scharfeinstellung der Augen zweifelhaft.
Aquapred-N (D) Augentropfen *Konservierungsstoff*: Benzalkonium; *Wirkstoffe*: Chloramphenicol, Prednisolon *Rezeptpflichtig*	Verminderte Abwehrkraft, insbesondere gegen Viren und Pilze, Epithelschäden am Auge, Glaukom (Erhöhung des Augeninnendrucks), Verminderung des Sehvermögens. Chloramphenicol: lebensgefährliche Blutschäden möglich	**Nur zweckmäßig zur** kurzfristigen Anwendung bei Chloramphenicol-empfindlichen Erregern, wenn die Anwendung des Präparats unter Beobachtung eines erfahrenen Arztes erfolgt. Kombination von kortisonähnlichem Wirkstoff (Prednisolon) mit Antibiotikum (Chloramphenicol)
Arutimol Augentropfen (D) Augentropfen *Konservierungsstoff*: Benzalkonium **Arutimol uno Augentropfen** (D) Augentropfen (ohne Konservierungsstoff) *Wirkstoff*: Timolol *Rezeptpflichtig*	Brennen der Augen, Kopfschmerzen, Verlangsamung des Pulses, Asthmaanfälle möglich. Selten allergische Erscheinungen am Auge (z. B. Juckreiz, Rötung) durch Konservierungsstoff	**Therapeutisch zweckmäßig zur** Behandlung des erhöhten Augeninnendrucks (Glaukom = Grüner Star). Betablocker. Das Mittel ohne Konservierungsstoff ist vorzuziehen.
Augentropfen Stulln Mono (D) Augentropfen *Hilfsstoff*: Borsäure *Wirkstoffe*: Aesculin, Digitalisextrakt *Rezeptpflichtig*	Selten allergische Erscheinungen am Auge (z. B. Juckreiz, Rötung)	**Abzuraten** Wenig sinnvolle Kombination von Herzmittel (Digitalisextrakt), das am Auge nicht verwendet werden sollte, mit Desinfektionsmitteln.

Präparat	Wichtigste Nebenwirkungen	Empfehlung
Azopt Augentropfen-suspension (D/Ö) Augentropfen *Konservierungsstoff:* Benzalkonium; *Wirkstoff:* Brinzolamid *Rezeptpflichtig*	Häufig Brennen und Stechen und allergische Erscheinungen am Auge (z. B. Juckreiz, Rötung). Geschmacksstörungen, Bindehautentzündung	**Therapeutisch zweckmäßig zur** Behandlung des erhöhten Augeninnendrucks (Glaukom = Grüner Star), wenn Standardmittel wie Betablocker oder Pilocarpin nicht ausreichend wirken. Carboanhydrasehemmer (Brinzolamid).
Bepanthen (D) Augen- und Nasensalbe Dexpanthenol	Keine wesentlichen bekannt	**Nur zweckmäßig zum** Schutz und zur Pflege von Augen und Nase sowie zur Linderung bei Nasenentzündungen. Dexpanthenol hat keine spezifische Wirkung.
Berberil N Augentropfen (D) Augentropfen *Konservierungsstoff:* Benzalkonium **Berberil-EDO** (D) Augentropfen (ohne Konservierungsstoffe) *Wirkstoff:* Tetryzolin	Selten allergische Erscheinungen am Auge (z. B. Juckreiz, Rötung). Bei Nachlassen der Wirkung Bindehautschwellung möglich	**Therapeutisch zweckmäßig bei** Reizzuständen des Auges (Hyperämie). Enthält gefäßverengenden Wirkstoff (Tetryzolin). Das Mittel ohne Konservierungsstoff ist vorzuziehen.
Betagentam Augensalbe (D) Salbe *Konservierungsstoffe:* Chlorobutanol, Benzylalkohol **Betagentam Augentropfen** (D) Tropfen *Konservierungsstoff:* Benzalkonium; *Wirkstoff:* Betamethason *Rezeptpflichtig*	Verminderte Abwehrkraft, insbesondere gegen Viren und Pilze, Epithelschäden am Auge, Glaukom (Erhöhung des Augeninnendrucks). Selten allergische Erscheinungen am Auge (z. B. Juckreiz, Rötung) durch Konservierungsstoff	**Nur zweckmäßig, wenn** die Anwendung des Präparats unter genauer Beobachtung eines erfahrenen Arztes erfolgt. Enthält einen kortisonähnlichen Wirkstoff (Betamethason).
Betamann (D) Augentropfen *Konservierungsstoff:* Benzalkonium **Betamann EDO** (D) Augentropfen (ohne Konservierungsstoffe) *Wirkstoff:* Metipranolol *Rezeptpflichtig*	Brennen der Augen, Kopfschmerzen, Verlangsamung des Pulses, Asthmaanfälle möglich. Selten allergische Erscheinungen am Auge (z. B. Juckreiz, Rötung) durch Konservierungsstoff	**Therapeutisch zweckmäßig bei** erhöhtem Augeninnendruck (Glaukom = Grüner Star). Betablocker. Das Mittel ohne Konservierungsstoff ist vorzuziehen. Von der Anwendung des höherkonzentrierten Mittels (0,6 %) ist wegen der Gefahr einer Augenentzündung abzuraten.

Präparat	Wichtigste Nebenwirkungen	Empfehlung
Betnesol (Ö) Augen-, Ohren- und Nasentropfen *Konservierungsstoff:* Benzalkonium; *Wirkstoff:* Betamethason *Rezeptpflichtig*	Verminderte Abwehrkraft, insbesondere gegen Viren und Pilze, Epithelschäden am Auge, Glaukom (Erhöhung des Augeninnendrucks). Selten allergische Erscheinungen am Auge (z. B. Juckreiz, Rötung) durch Konservierungsstoff	**Nur zweckmäßig, wenn** die Anwendung des Präparats unter genauer Beobachtung eines erfahrenen Arztes erfolgt. Enthält einen kortisonähnlichen Wirkstoff (Betamethason).
Betnesol N (Ö) Augen-, Ohren- und Nasentropfen *Konservierungsstoff:* Benzalkonium **Betnesol N** (Ö) Augensalbe *Wirkstoffe:* Betamethason, Neomycin *Rezeptpflichtig*	Verminderte Abwehrkraft, insbesondere gegen Viren und Pilze, Epithelschäden am Auge, Glaukom (Erhöhung des Augeninnendrucks). Relativ große Gefahr der Allergisierung gegen den Wirkstoff Neomycin	**Abzuraten** Kombination von kortisonähnlichem Wirkstoff (Betamethason) mit unzweckmäßigem Antibiotikum (Neomycin).
Betoptic S (Ö) Augensusp. *Konservierungsstoff:* Benzalkonium; *Wirkstoff:* Betaxolol *Rezeptpflichtig*	Brennen der Augen, Kopfschmerzen, Verlangsamung des Pulses, Asthmaanfälle möglich. Selten allergische Erscheinungen am Auge (z. B. Juckreiz, Rötung) durch Konservierungsstoff	**Therapeutisch zweckmäßig bei** erhöhtem Augeninnendruck (Glaukom = Grüner Star). Betablocker.
Biciron Augentropfen (D) Augentropfen *Konservierungsstoff:* Benzalkonium; *Wirkstoff:* Tramazolin	Erhöhung des Augeninnendrucks (Glaukom). Selten allergische Erscheinungen am Auge (z. B. Juckreiz, Rötung) durch Konservierungsstoff. Bei Nachlassen der Wirkung Bindehautschwellung möglich	**Therapeutisch zweckmäßig bei** Reizzuständen des Auges (Hyperämie). Enthält gefäßverengenden Wirkstoff (Tramazolin).
Ciloxan (D/Ö) Augentropfen *Konservierungsstoff:* Benzalkonium; *Wirkstoff:* Ciprofloxacin *Rezeptpflichtig*	Allergische Erscheinung am Auge (z. B. Juckreiz, Rötungen), Augenreizungen, Übelkeit, Geschmacksstörungen	**Therapeutisch zweckmäßig nur** bei Infektionen mit Ciprofloxacin-empfindlichen Problemkeimen.

Präparat	Wichtigste Nebenwirkungen	Empfehlung
Clonid-Ophtal (D) Augentropfen *Konservierungsstoff:* Benzalkonium **Clonid-Ophtal sine** (D) Augentropfen in Eindosisbehälter (ohne Konservierungsstoffe) *Wirkstoff:* Clonidin *Rezeptpflichtig*	Müdigkeit, Mundtrockenheit, Blutdrucksenkung. Selten allergische Erscheinungen am Auge (z. B. Juckreiz, Rötung), auch durch Konservierungsstoff	**Möglicherweise zweckmäßig zur** Senkung des Augeninnendrucks (Glaukom = Grüner Star). Der Wirkstoff Clonidin aktiviert Alpharezeptoren. Das Mittel ohne Konservierungsstoff ist vorzuziehen.
Coldan (Ö) Augentropfen *Konservierungsstoff:* Hydroxybenzoesäure; *Wirkstoff:* Naphazolin *Rezeptpflichtig*	Selten allergische Erscheinungen am Auge (z. B. Juckreiz, Rötung) durch Konservierungsstoff. Bei Nachlassen der Wirkung Bindehautschwellung möglich	**Möglicherweise zweckmäßig bei** Reizzuständen des Auges (Hyperämie). Enthält gefäßverengenden Wirkstoff (Naphazolin).
Coldistan (Ö) Augentropfen *Konservierungsstoff:* Hydroxybenzoesäure; *Wirkstoffe:* Diphenhydramin, Naphazolin *Rezeptpflichtig*	Schleimhautreizungen, bei Nachlassen der Wirkung Bindehautschwellung möglich	**Abzuraten** Wenig sinnvolle Kombination von gefäßverengendem Mittel (Naphazolin) und Antihistaminikum (Diphenhydramin – zweifelhafte Wirksamkeit am Auge).
Conjunctisan A (D) Augentropfen *Hilfsstoff:* Natriumdodecylsulfat (Detergens); *Wirkstoffe:* Homöopathische Verdünnungen von Lysaten tierischer Organe (Rind), Deslanosid und Aesculin	Selten allergische Erscheinungen am Auge (z. B. Juckreiz, Rötung)	**Homöopathisches Mittel** Abzuraten bei den vom Hersteller angegebenen Anwendungsgebieten (z. B. Altersstar). Zweifelhafte therapeutische Wirksamkeit.
Corneregel (D/Ö) Augengel *Konservierungsstoff:* Cetrimid **Corneregel Fluid** (D) Augentropfen *Konservierungsstoff:* Cetrimid **Corneregel EDO** (D) Augentropfen (ohne Konservierungsstoff) *Wirkstoff:* Dexpanthenol *Rezeptpflichtig (Ö)*	Selten allergische Erscheinungen am Auge (z. B. Juckreiz, Rötung) durch Konservierungsstoff	**Möglicherweise zweckmäßig bei** Augenreizungen. Dexpanthenol hat keine spezifische Wirkung. Mittel ohne Konservierungsstoff ist vorzuziehen.

Präparat	Wichtigste Nebenwirkungen	Empfehlung
Cortison Kemicetin (Ö) Tropfen Chloramphenicol, Hydrocortison *Rezeptpflichtig*	Verminderte Abwehrkraft, insbesondere gegen Viren und Pilze, Epithelschäden am Auge, Glaukom (Erhöhung des Augeninnendrucks). Lebensgefährliche Blutschäden möglich	**Nur zweckmäßig zur** kurzfristigen Anwendung bei Chloramphenicol-empfindlichen Erregern, wenn andere Antibiotika nicht verwendet werden können und die Anwendung des Präparats unter Beobachtung eines erfahrenen Arztes erfolgt. Kombination von kortisonähnlichem Wirkstoff (Hydrocortison) mit Antibiotikum (Chloramphenicol).
Cosopt (D/Ö) Augentropfen *Konservierungsstoff:* Benzalkonium; *Wirkstoff:* Timolol, Dorzolamid *Rezeptpflichtig*	Brennen und Stechen der Augen, Kopfschmerzen, Verlangsamung des Pulses, Asthmaanfälle möglich. Häufig allergische Erscheinungen am Auge (z. B. Juckreiz, Rötung). Geschmacksstörungen, Bindehautentzündung	**Therapeutisch zweckmäßig zur** Behandlung des erhöhten Augeninnendrucks (Glaukom = Grüner Star), wenn Mittel mit nur einem Wirkstoff nicht ausreichend wirken. Kombination von Betablocker (Timolol) mit Carboanhydrasehemmer (Dorzolamid).
Cromoglin Augentropfen (Ö) Augentropfen *Konservierungsstoff:* Benzalkonium; *Wirkstoff:* Cromoglicinsäure *Rezeptpflichtig*	Selten Augenreizungen. Selten allergische Erscheinungen am Auge (z. B. Juckreiz, Rötung) durch Konservierungsstoff	**Therapeutisch zweckmäßig zur** Vorbeugung allergischer Erkrankungen des Auges.
Cromohexal Augentropfen (D) Augentropfen *Konservierungsstoff:* Benzalkonium Cromohexal **Augentropfen UD** (D) Ein-Dosisbehälter (ohne Konservierungsstoffe) *Wirkstoff:* Cromoglicinsäure	Selten Augenreizungen. Selten allergische Erscheinungen am Auge (z. B. Juckreiz, Rötung) durch Konservierungsstoff	**Therapeutisch zweckmäßig zur** Vorbeugung allergischer Erkrankungen des Auges. Mittel ohne Konservierungsstoff sind vorzuziehen.

Präparat	Wichtigste Nebenwirkungen	Empfehlung
Crom-Ophtal (D) Augentropfen *Konservierungsstoff:* Benzalkonium **Crom-Ophtal Augentropfen sine** (D) Eindosisbehälter (ohne Konservierungsstoffe) **Crom-Ophtal Kombipackung** (D) Augentropfen und Nasenspray *Wirkstoff:* Cromoglicinsäure	Selten Augenreizungen. Selten allergische Erscheinungen am Auge (z. B. Juckreiz, Rötung) durch Konservierungsstoff	**Therapeutisch zweckmäßig zur** Vorbeugung allergischer Erkrankungen des Auges. Mittel ohne Konservierungsstoff sind vorzuziehen.
Cromo-ratiopharm Augentropfen (D) Augentropfen *Konservierungsstoff:* Benzalkonium **Cromo-ratiopharm Augentropfen Einzeldosis** (D) (ohne Konservierungsstoffe) **Cromo-ratiopharm Kombipackung** (D) Augen- und Nasentropfen *Wirkstoff:* Cromoglicinsäure	Selten Augenreizungen. Selten allergische Erscheinungen am Auge (z. B. Juckreiz, Rötung) durch Konservierungsstoff	**Therapeutisch zweckmäßig zur** Vorbeugung allergischer Erkrankungen des Auges. Mittel ohne Konservierungsstoff sind vorzuziehen.
Dexagel (D) Visköse Augentropfen *Konservierungsstoff:* Thiomersal; *Wirkstoff:* Dexamethason *Rezeptpflichtig*	Verminderte Abwehrkraft, insbesondere gegen Viren und Pilze, Epithelschäden am Auge, Glaukom (Erhöhung des Augeninnendrucks). Allergie gegen Quecksilberverbindung (Thiomersal) möglich	**Nur zweckmäßig, wenn** die Anwendung des Präparats unter genauer Beobachtung eines erfahrenen Arztes erfolgt. Kortisonähnlicher Wirkstoff (Dexamethason).
Dexa-Gentamicin (D) Augensalbe **Dexa-Gentamicin** (D) Augentropfen *Konservierungsstoff:* Benzalkonium **Dexa-Gentamicin** (D) Kombipackung (Augentropfen und Augensalbe) *Wirkstoffe:* Dexamethason, Gentamicin *Rezeptpflichtig*	Verminderte Abwehrkraft, insbesondere gegen Viren und Pilze, Epithelschäden am Auge, Glaukom (Erhöhung des Augeninnendrucks). Gefahr der Allergisierung gegen Gentamicin und Konservierungsstoff	**Nur zweckmäßig zur** kurzfristigen Anwendung bei Gentamicin-empfindlichen Erregern, wenn die Anwendung des Präparats unter Beobachtung eines erfahrenen Arztes erfolgt. Kombination von kortisonähnlichem Wirkstoff (Dexamethason) mit Antibiotikum (Gentamicin).

Präparat	Wichtigste Nebenwirkungen	Empfehlung
Dexagenta-POS (Ö) Augentropfen *Konservierungsstoff:* Benzalkonium **Dexagenta-POS** (Ö) Augensalbe *Wirkstoffe:* Dexamethason, Gentamicin *Rezeptpflichtig*	Verminderte Abwehrkraft, insbesondere gegen Viren und Pilze, Epithelschäden am Auge, Glaukom (Erhöhung des Augeninnendrucks). Gefahr der Allergisierung gegen Gentamicin und Konservierungsstoff	**Nur zweckmäßig zur** kurzfristigen Anwendung bei Gentamycin-empfindlichen Erregern, wenn die Anwendung des Präparats unter Beobachtung eines erfahrenen Arztes erfolgt. Kombination von kortisonähnlichem Wirkstoff (Dexamethason) mit Antibiotikum (Gentamicin).
Dexamytrex-Augensalbe (D) Augensalbe *Konservierungsstoff:* Chlorobutanol **Dexamytrex-Augentropfen** (D) Augentropfen *Konservierungsstoff:* Cetrimid **Dexamytrex-Augensalbe/ Augentropfen** (D) Kombipackung *Konservierungsstoffe:* Chlorobutanol (in Augensalbe); Cetrimid (in Augentropfen) *Wirkstoffe:* Dexamethason, Gentamicin *Rezeptpflichtig*	Verminderte Abwehrkraft, insbesondere gegen Viren und Pilze, Epithelschäden am Auge, Glaukom (Erhöhung des Augeninnendrucks). Gefahr der Allergisierung gegen Gentamicin und Konservierungsstoffe	**Nur zweckmäßig zur** kurzfristigen Anwendung bei Gentamycin-empfindlichen Erregern, wenn die Anwendung des Präparats unter Beobachtung eines erfahrenen Arztes erfolgt. Kombination von kortisonähnlichem Wirkstoff (Dexamethason) mit Antibiotikum (Gentamicin).
Dexa Polyspectran (D) Augentropfen Dexamethason, Polymyxin-B, Neomycin *Rezeptpflichtig*	Verminderte Abwehrkraft, insbesondere gegen Viren und Pilze, Epithelschäden am Auge, Glaukom (Erhöhung des Augeninnendrucks). Relativ große Gefahr der Allergisierung durch Neomycin	**Abzuraten** Nicht sinnvolle Kombination von entzündungshemmendem kortisonähnlichen Wirkstoff (Dexamethason) mit mehreren antibiotisch wirksamen Stoffen (Polymyxin-B, Neomycin).
Dexapos (D) Augentropfen *Konservierungsstoff:* Thiomersal; *Wirkstoff:* Dexamethason *Rezeptpflichtig*	Verminderte Abwehrkraft, insbesondere gegen Viren und Pilze, Epithelschäden am Auge, Glaukom (Erhöhung des Augeninnendrucks). Allergie gegen Quecksilberverbindung (Thiomersal) möglich	**Nur zweckmäßig, wenn** die Anwendung des Präparats unter genauer Beobachtung eines erfahrenen Arztes erfolgt. Kortisonähnlicher Wirkstoff (Dexamethason).

Präparat	Wichtigste Nebenwirkungen	Empfehlung
Dexa-sine (D) Augentropfen *Konservierungsstoff:* Benzalkonium **Dexa-sine SE** (D) Augentropfen in Einmaldosen (ohne Konservierungsstoff) *Wirkstoff:* Dexamethason *Rezeptpflichtig*	Verminderte Abwehrkraft, insbesondere gegen Viren und Pilze, Epithelschäden am Auge, Glaukom (Erhöhung des Augeninnendrucks). Selten allergische Erscheinungen am Auge (z. B. Juckreiz, Rötung) durch Konservierungsstoff	**Nur zweckmäßig, wenn** die Anwendung des Präparats unter genauer Beobachtung eines erfahrenen Arztes erfolgt. Enthält einen kortisonähnlichen Wirkstoff (Dexamethason). Das Mittel ohne Konservierungsstoff ist vorzuziehen.
Ecolicin Augensalbe (D) Augensalbe **Ecolicin Augentropfen** (D) Augentropfen *Konservierungssstoff:* Benzalkonium; *Wirkstoffe:* Erythromycin, Colistin *Rezeptpflichtig*	Allergisierung gegen Erythromycin und Colistin	**Abzuraten** Nicht sinnvolle Kombination von Antibiotika. Präparate mit einem einzigen Wirkstoff sind vorzuziehen.
Efflumidex (D) Augentropfen *Konservierungsstoff:* Benzalkonium; *Wirkstoff:* Fluorometholon *Rezeptpflichtig*	Verminderte Abwehrkraft, insbesondere gegen Viren und Pilze, Epithelschäden am Auge, gelegentlich Erhöhung des Augeninnendrucks (selten Glaukom). Linsentrübung	**Nur zweckmäßig, wenn** die Anwendung des Medikaments unter genauer Beobachtung eines erfahrenen Arztes erfolgt. Kortison-ähnlicher Wirkstoff (Fluorometholon).
Euphrasia D3 Augentropfen (D) Augentropfen *Hilfsstoffstoff:* Borsäure; Wirkstoffe: Euphrasia off. D2, Rosenöl D7	Selten allergische Erscheinungen am Auge (z. B. Juckreiz, Rötungen)	**Homöopathisches Mittel** Vertretbar, wenn die Anwendung als wirksam empfunden und eine notwendige Anwendung therapeutisch zweckmäßiger Mittel nicht unterlassen wird.
Ficortril Augensalbe (D) Augensalbe Hydrocortison *Rezeptpflichtig*	Verminderte Abwehrkraft, insbesondere gegen Viren und Pilze, Epithelschäden am Auge, Glaukom (Erhöhung des Augeninnendrucks)	**Therapeutisch zweckmäßig** Relativ schwacher, kortisonähnlicher Wirkstoff (Hydrocortison) mit geringer Gefahr von unerwünschten Wirkungen.

Präparat	Wichtigste Nebenwirkungen	Empfehlung
Floxal Augensalbe (D/Ö) Augensalbe **Floxal Augentropfen** (D/Ö) Augentropfen *Konservierungssstoff*: Benzalkonium **Floxal EDO** (D) Augentropfen (ohne Konservierungsstoffe) **Floxal Augensalbe/ Augentropfen** (D) Kombipackung (Augensalbe und Augentropfen) *Wirkstoff:* Ofloxacin *Rezeptpflichtig*	Allergische Erscheinungen am Auge (z. B. Juckreiz, Rötungen), Augenreizungen	**Therapeutisch zweckmäßig nur** bei Infektionen mit empfindlichen Problemkeimen. Das Mittel ohne Konservierungsstoff ist vorzuziehen. Enthält als Wirkstoff das Antibiotikum Ofloxacin (Gyrasehemmer).
Fucithalmic visköse Augentropfen (D/Ö) nur D: Augentropfen *Konservierungsstoff:* Benzalkonium; nur Ö: Augengel *Konservierungsstoff:* Benzalkonium *Wirkstoff:* Fusidinsäure *Rezeptpflichtig*	Augenreizungen. Selten allergische Erscheinungen am Auge (z. B. Juckreiz, Rötungen) durch Konservierungsstoff	**Therapeutisch zweckmäßig nur** bei Infektionen mit Fusidinsäure-empfindlichen Keimen.
Gentamicin-POS (D) Augensalbe **Gentamicin-POS** (D) Augentropfen *Konservierungsstoff:* Benzalkonium **Gentamicin-POS** (D) Kombipackung (Augentopfen und Augensalbe) **Gentamycin** (D) Augensalbe **Gentamycin** (D) Augentropfen *Konservierungsstoff:* Benzalkonium; *Wirkstoff:* Gentamicin *Rezeptpflichtig*	Allergische Erscheinungen am Auge (z. B. Juckreiz, Rötungen)	**Therapeutisch zweckmäßig** bei Infektionen mit empfindlichen Problemkeimen. Enthält als Wirkstoff das Antibiotikum Gentamicin (Aminoglykosid).

Präparat	Wichtigste Nebenwirkungen	Empfehlung
Gentamytrex-Augensalbe (D) Augensalbe *Konservierungsstoff:* Chlorobutanol **Gentamytrex in der Ophtiole** (D) Augentropfen *Konservierungsstoff:* Benzalkonium **Gentamytrex in der Ophtiole Kombipack** (D) Augensalbe und Augentropfen **Gentax** (Ö) Augensalbe **Gentax** (Ö) Augentropfen *Konservierungsstoff:* Benzoesäureester (Parastoffe); *Wirkstoff:* Gentamicin *Rezeptpflichtig*	Allergische Erscheinungen am Auge (z. B. Juckreiz, Rötungen)	**Therapeutisch zweckmäßig** bei Infektionen mit empfindlichen Problemkeimen. Enthält als Wirkstoff das Antibiotikum Gentamicin (Aminoglykosid).
Heparin-POS (D) Augensalbe **Heparin-POS** (D) Augentropfen *Konservierungsstoff:* Thiomersal **Heparin-POS** (D) Kombipackung (Augensalbe und Augentropfen) *Wirkstoff:* Heparin	Tropfen: Allergie gegen Quecksilberverbindung (Thiomersal) möglich. Salbe: keine wesentlichen zu erwarten	**Wenig zweckmäßig bei** Verbrennungen und Verätzungen. Therapeutische Wirksamkeit von Heparin am Auge zweifelhaft. **(Heparin-POS Augensalbe und Heparin-POS Kombipackung wurden aus dem Handel genommen)**
Hydoftal (Ö) Augentropfen *Konservierungsstoff:* Benzalkonium **Hydoftal** (Ö) Augensalbe *Wirkstoffe:* Hydrokortison, Neomycin *Rezeptpflichtig*	Verminderte Abwehrkraft, insbesondere gegen Viren und Pilze, Epithelschäden am Auge, Glaukom (Erhöhung des Augeninnendrucks). Verminderung des Sehvermögens. Relativ große Gefahr der Allergisierung durch Neomycin	**Abzuraten** Kombination von kortisonähnlichem Wirkstoff (Hydrokortison) mit unzweckmäßigem Antibiotikum (Neomycin).
Hydoftal sine neomycino (Ö) Augentropfen *Konservierungsstoff:* Benzalkonium; *Wirkstoffe:* Hydrokortison *Rezeptpflichtig*	Verminderte Abwehrkraft, insbesondere gegen Viren und Pilze, Epithelschäden am Auge, Glaukom (Erhöhung des Augeninnendrucks)	**Therapeutisch zweckmäßig** Relativ schwacher, kortisonähnlicher Wirkstoff (Hydrokortison) mit geringerer Gefahr von unerwünschten Wirkungen.

Präparat	Wichtigste Nebenwirkungen	Empfehlung
Hydrocortison-POS N (D) Augensalbe Hydrokortison *Rezeptpflichtig*	Verminderte Abwehrkraft, insbesondere gegen Viren und Pilze, Epithelschäden am Auge, Glaukom (Erhöhung des Augeninnendrucks)	**Therapeutisch zweckmäßig** Relativ schwacher, kortisonähnlicher Wirkstoff (Hydrokortison) mit geringerer Gefahr von unerwünschten Wirkungen.
Inflanefran (D) Augentropfen, Forte-Augentropfen *Hilfstoff:* Borsäure; *Konservierungsstoff:* Benzalkonium; *Wirkstoff:* Prednisolon *Rezeptpflichtig*	Verminderte Abwehrkraft, insbesondere gegen Viren und Pilze, Epithelschäden am Auge, Glaukom (Erhöhung des Augeninnendrucks). Selten allergische Erscheinungen am Auge (z. B. Juckreiz, Rötung) durch Konservierungsstoffe	**Nur zweckmäßig, wenn** die Anwendung des Präparats unter genauer Beobachtung eines erfahrenen Arztes erfolgt. Enthält kortisonähnlichen Wirkstoff (Prednisolon).
Isoglaucon (D/Ö) Augentropfen *Konservierungsstoff:* Benzalkonium; *Wirkstoff:* Clonidin *Rezeptpflichtig*	Müdigkeit, Mundtrockenheit, Blutdrucksenkung. Selten allergische Erscheinungen am Auge (z. B. Juckreiz, Rötung) durch Konservierungsstoff	**Möglicherweise zweckmäßig zur** Senkung des Augeninnendrucks (Glaukom = Grüner Star). Der Wirkstoff Clonidin aktiviert Alpharezeptoren. Wirkstoffgleiche Mittel ohne Konservierungsstoffe sind vorzuziehen.
Isopto-Max (D) Augensalbe **Isopto-Max** (D) Augentropfensusp. *Konservierungsstoff:* Benzalkonium **Isopto-Max** (D) Kombipackung, Augensalbe/Augentropfensusp., *Wirkstoffe:* Dexamethason, Neomycin, Polymyxin-B *Rezeptpflichtig*	Verminderte Abwehrkraft, insbesondere gegen Viren und Pilze, Epithelschäden am Auge, Glaukom (Erhöhung des Augeninnendrucks). Verminderung des Sehvermögens. Relativ große Gefahr der Allergisierung durch Neomycin	**Abzuraten** Kombination von kortisonähnlichem Wirkstoff (Dexamethason) mit unzweckmäßigem Antibiotikum (Neomycin)
Kanamycin-POS (D) Augensalbe **Kanamycin-POS** (D) Augentropfen *Hilfsstoff:* Borsäure *Wirkstoff:* Kanamycin *Rezeptpflichtig*	Allergische Erscheinungen am Auge (z. B. Juckreiz, Rötungen)	**Therapeutisch zweckmäßig** bei Infektionen mit empfindlichen Problemkeimen. Enthält als Wirkstoff das Antibiotikum Kanamycin (Aminoglykosid).

Präparat	Wichtigste Nebenwirkungen	Empfehlung
Kanamytrex (D) Augensalbe **Kanamytrex** (D) Augentropfen *Hilfsstoff:* Borsäure **Kanamytrex** (D) Kombipackung (Augensalbe und Augentropfen **Kan-Ophtal** (D) Augensalbe **Kan-Ophtal** (D) Augentropfen *Konservierungsstoff:* Cetrimid; *Wirkstoff:* Kanamycin *Rezeptpflichtig*	Allergische Erscheinungen am Auge (z. B. Juckreiz, Rötungen)	**Therapeutisch zweckmäßig** bei Infektionen mit empfindlichen Problemkeimen. Enthält als Wirkstoff das Antibiotikum Kanamycin (Aminoglykosid).
Kemicetin (Ö) Augensalbe Chloramphenicol *Rezeptpflichtig*	Lebensgefährliche Blutschäden möglich, allergische Erscheinungen am Auge (z. B. Juckreiz, Rötungen)	**Nur zweckmäßig zur** kurzfristigen Anwendung bei Infektionen mit Chloramphenicol-empfindlichen Erregern, wenn andere Antibiotika nicht verwendet werden können.
Livocab-Augentropfen (D) Tropfen *Konservierungsstoff:* Benzalkonium **Livocab-Kombi** (D) Augentropfen und Nasenspray **Livostin** (Ö) Augentropfen *Konservierungsstoff:* Benzalkonium; *Wirkstoff:* Levocabastin	Reizerscheinungen am Auge, Müdigkeit, Kopfschmerzen. Verfärbung weicher Kontaktlinsen. Müdigkeit, Kopfschmerzen. Selten allergische Erscheinungen am Auge (z. B. Juckreiz, Rötung) durch Konservierungsstoff	**Möglicherweise zweckmäßig** bei allergischen Augenreizungen. Antihistaminikum (Levocabastin).
Lomusol (Ö) Augentropfen *Konservierungsstoff:* Benzalkonium; *Wirkstoff:* Cromoglicinsäure *Rezeptpflichtig*	Selten Augenreizungen. Selten allergische Erscheinungen am Auge (z. B. Juckreiz, Rötung) durch Konservierungsstoff	**Therapeutisch zweckmäßig zur** Vorbeugung allergischer Erkrankungen des Auges.

Präparat	Wichtigste Nebenwirkungen	Empfehlung
Lucentis Injektionslösung (D) Durchstechflaschen Ranibizumab	*Nebenwirkungen am Auge:* Augenschmerzen, Bindehautentzündung, Einblutungen in die Retina, Erhöhung des Augeninnendrucks, Augenentzündungen, Katarakt (Linsentrübung), Erblindung, Beeinträchtigung der Sehfähigkeit, trockenes Auge. *Allgemeine Nebenwirkungen:* Kopfschmerzen, erhöhter Blutdruck, arterielle Blutgerinnsel, Gefäßerkrankungen mit tödlichem Ausgang, Herzinfarkte, Vorhofflimmern, Schlaganfälle	**Möglicherweise zweckmäßig** Vertretbar bei der feuchten, altersabhängigen Makuladegeneration (AMD) nur in begründeten Ausnahmefällen. Nicht ausreichend erprobt. Enthält Antikörper (Ranibizumab) gegen einen Wachstumsfaktor.
Lumigan (D/Ö) Augentropfen *Konservierungsstoff:* Benzalkonium; *Wirkstoff:* Bimatoprost *Rezeptpflichtig*	Häufig verstärkte Durchblutung der Bindehaut (rote Augen), Reizerscheinungen am Auge (Brennen, Rötung, Jucken), auch durch allergische Reaktionen. Verfärbung von Iris, Lidern und Wimpern. Kopfschmerzen, Bluthochdruck	**Therapeutisch zweckmäßig zur** Behandlung des erhöhten Augeninnendrucks (Glaukom = Grüner Star), nur wenn Standardmittel wie z. B. Betablocker oder Pilocarpin nicht ausreichend wirken. Prostaglandin, ähnlich wie Latanoprost. Noch relativ wenig erprobt.
Mydriaticum Agepha (Ö) Augentropfen *Konservierungsstoff:* Phenylmercurinitrat; *Wirkstoff:* Tropicamid *Rezeptpflichtig*	Sehstörungen. Allergisierung gegen Quecksilberverbindung möglich	**Zweckmäßig zur** kurzfristigen Pupillenerweiterung (z. B. für die Diagnoseerstellung).
Mydriaticum Stulln (D) Augentropfen *Konservierungsstoff:* Phenylmercurinitrat; *Wirkstoff:* Tropicamid *Rezeptpflichtig*	Sehstörungen. Allergisierung gegen Quecksilberverbindung möglich	**Zweckmäßig zur** kurzfristigen Pupillenerweiterung (z. B. für die Diagnoseerstellung).
Noviform (D) Augensalbe Bibrocathol **Nicht mehr im Handel**	Selten allergische Erscheinungen	**Therapeutisch zweckmäßig bei** Bindehautentzündung.
Nyogel (D) Augengel *Konservierungsstoff:* Benzalkonium; *Wirkstoff:* Timolol *Rezeptpflichtig*	Brennen der Augen, Kopfschmerzen, Verlangsamung des Pulses, Asthmaanfälle möglich. Allergische Erscheinungen am Auge möglich	**Therapeutisch zweckmäßig zur** Behandlung des erhöhten Augeninnendrucks (Glaukom = Grüner Star). Betablocker.

Präparat	Wichtigste Nebenwirkungen	Empfehlung
Oculotect Augentropfen (D) Augentropfen *Konservierungsstoff:* Chlorhexidin; *Wirkstoffe:* Retinolpalmitat (Vit. A), Hypromellose	Selten allergische Erscheinungen am Auge (z. B. Juckreiz, Rötung)	**Möglicherweise zweckmäßig bei** Augenreizungen. Vitamin A hat keine spezifische Wirkung. Wenig zweckmäßig als Tränenersatzmittel. Die Beimengung von Vitamin A ist überflüssig.
Oftaquix (D) Augentropfen *Konservierungsstoff:* Benzalkonium; *Wirkstoff:* Levofloxacin *Rezeptpflichtig*	Allergische Erscheinung am Auge (z. B. Juckreiz, Rötungen), Augenreizungen, Übelkeit, Geschmacksstörungen	**Therapeutisch zweckmäßig nur** bei Infektionen mit Levofloxacin-empfindlichen Problemkeimen. Wirkt wie das bewährte Antibiotikum Ciprofloxacin (Gyrasehemmer).
Oleovit (Ö) Augensalbe *Konservierungsstoff:* Benzalkonium; *Wirkstoffe:* Vitamin A, Panthenol *Rezeptpflichtig*	Selten allergische Erscheinungen am Auge (z. B. Juckreiz, Rötung) durch Konservierungsstoff	**Möglicherweise zweckmäßig bei** Augenreizungen. Vitamin A und Panthenol haben keine spezifischen Wirkungen.
Opatanol (D) Augentropfen *Konservierungsstoff:* Benzalkonium; *Wirkstoff:* Olopatadin *Rezeptpflichtig*	Reizerscheinungen am Auge. Müdigkeit. Trockenes Auge, trockene Nase. Verfärbung weicher Kontaktlinsen. Selten allergische Erscheinungen am Auge (z. B. Juckreiz, Rötung) durch Konservierungsstoff	**Möglicherweise zweckmäßig** bei allergischen Augenreizungen. Antihistaminikum (Olopatadin). Weniger erprobtes Mittel.
Ophtaguttal Agepha (Ö) Augentropfen *Hilfsstoff:* Borsäure; *Konservierungsstoff:* Benzalkonium; *Wirkstoffe:* Zinksulfat und Naphazolin	Selten allergische Erscheinungen am Auge (z. B. Juckreiz, Rötung) durch Konservierungsstoffe. Bei Nachlassen der Wirkung Bindehautschwellung	**Möglicherweise zweckmäßig bei** Reizzuständen des Auges (Hyperämie). Kombination von gefäßverengendem Wirkstoff (Naphazolin) und einem Mittel, das andere Stoffe aufnimmt (Adsorbens).
Ophtalmin-N Augentropfen (D) Tropfen *Konservierungsstoff:* Benzalkonium **Ophtalmin-N sine** (D) Augentropfen (ohne Konservierungsstoff) *Wirkstoff:* Tetryzolin	Selten allergische Erscheinungen am Auge (z. B. Juckreiz, Rötung). Bei Nachlassen der Wirkung Bindehautschwellung möglich	**Therapeutisch zweckmäßig bei** Reizzuständen des Auges (Hyperämie). Enthält gefäßverengenden Wirkstoff (Tetryzolin). Das Mittel ohne Konservierungsstoff ist vorzuziehen.

Präparat	Wichtigste Nebenwirkungen	Empfehlung
Oxytetracylin-Augensalbe Jenapharm (D) Augensalbe Oxytetracyclin *Rezeptpflichtig*	Allergische Erscheinungen am Auge (z. B. Juckreiz, Rötung)	**Therapeutisch zweckmäßig nur** bei Infektionen mit Chlamydien. Enthält als Wirkstoff das Antibiotikum Oxytetracyclin (Tetracyclin).
Oxytetracyclin-Prednisolon-Augensalbe Jenapharm (D) Augensalbe Prednisolon, Oxytetracyclin *Rezeptpflichtig*	Verminderte Abwehrkraft, insbesondere gegen Viren und Pilze, Epithelschäden am Auge, Glaukom (Erhöhung des Augeninnendrucks)	**Abzuraten** Kombination von kortisonähnlichem Wirkstoff (Prednisolon) mit einem Antibiotikum (Oxytetracyclin). Vertretbar nur in Ausnahmefällen bei Infektionen mit empfindlichen Chlamydien, wenn die Anwendung des Präparats unter genauer Beobachtung eines erfahrenen Arztes erfolgt.
Pan-Ophtal (D/Ö) Augentropfen **Pan-Ophtal** (D/Ö) Augengel *Konservierungsstoff:* Cetrimid **Pan-Ophtal Augensalbe** (D/Ö) Salbe *Konservierungsstoff:* Chlorobutanol; Wirkstoff: Dexpanthenol *Rezeptpflichtig (Ö)*	Selten allergische Erscheinungen am Auge (z. B. Juckreiz, Rötung) durch Konservierungsstoff	**Möglicherweise zweckmäßig bei** Augenreizungen. Dexpanthenol hat keine spezifische Wirkung.
Pilocarpin Agepha (Ö) Augensalbe **Pilocarpin Ankerphram** (D) Augentropfen, Augenöl **Pilomann** (D) Augentropfen *Konservierungsstoff:* Cetrimid **Pilomann-ÖL** (D) Augentropfen **Pilopos** (D) Augentropfen *Konservierungsstoff:* Benzalkonium; *Wirkstoff:* Pilocarpin *Rezeptpflichtig*	Lokale Reizung, krampfartige Verengung der Pupillen	**Therapeutisch zweckmäßig zur** Behandlung des erhöhten Augeninnendrucks (Glaukom = Grüner Star). Enthält Wirkstoff (Cholinesterasehemmer), der den Abbau von Acetylcholin hemmt (Pilocarpin).

Präparat	Wichtigste Nebenwirkungen	Empfehlung
Polyspectran Augentropfen (D) Tropfen **Polyspectran Augensalbe** (D) Salbe Polymyxin-B, Neomycin, Bacitracin *Tropfen:* Gramicidin statt Bacitracin *Rezeptpflichtig*	Relativ häufig allergische Erscheinungen am Auge (z. B. Juckreiz, Rötung)	**Abzuraten** Vertretbar nur in Ausnahmefällen, bis der Krankheitserreger identifiziert ist. Antibiotika-Kombination mit unzweckmäßigem Neomycin.
Posiformin (D) Augensalbe Bibrocathol	Selten allergische Erscheinungen	**Therapeutisch zweckmäßig bei** Bindehautentzündung.
Predni-Ophtal Gel (D) Augengel *Konservierungsstoff:* Cetrimid; *Wirkstoff:* Prednisolon *Rezeptpflichtig*	Verminderte Abwehrkraft, insbesondere gegen Viren und Pilze, Epithelschäden am Auge, Glaukom (Erhöhung des Augeninnendrucks)	**Nur zweckmäßig, wenn** die Anwendung des Präparates unter genauer Beobachtung eines erfahrenen Arztes erfolgt. Enthält kortisonähnlichen Wirkstoff (Prednisolon).
Prednisolon-Augensalbe Jenapharm (D) Augensalbe Prednisolon *Rezeptpflichtig*	Verminderte Abwehrkraft, insbesondere gegen Viren und Pilze, Epithelschäden am Auge, Glaukom (Erhöhung des Augeninnendrucks)	**Nur zweckmäßig, wenn** die Anwendung des Präparates unter genauer Beobachtung eines erfahrenen Arztes erfolgt. Enthält kortisonähnlichen Wirkstoff (Prednisolon).
Proculin (D) Augentropfen *Hilfsstoff:* Borsäure; *Konservierungsstoff:* Benzalkonium; *Wirkstoff:* Naphazolin	Selten allergische Erscheinungen am Auge (z. B. Juckreiz, Rötung) durch Konservierungsstoffe. Bei Nachlassen der Wirkung Bindehautschwellung möglich	**Möglicherweise zweckmäßig bei** Reizzuständen des Auges (Hyperämie). Enthält gefäßverengenden Wirkstoff (Naphazolin).
Refobacin Augensalbe (D/Ö) Augensalbe **Refobacin Augentropfen** (D/Ö) Augentropfen *Konservierungsstoff:* Benzalkonium **Refobacin Kombinationspackung** (D/Ö) Augensalbe und Augentropfen *Wirkstoff:* Gentamicin *Rezeptpflichtig*	Allergische Erscheinungen am Auge (z. B. Juckreiz, Rötungen)	**Therapeutisch zweckmäßig** bei Infektionen mit empfindlichen Problemkeimen. Enthält als Wirkstoff das Antibiotikum Gentamicin (Aminoglykosid).

Präparat	Wichtigste Nebenwirkungen	Empfehlung
Regepithel (D) Salbe Vitamin A, B_1, Calcium-Pantothenat	Keine wesentlichen zu erwarten	**Wenig zweckmäßig bei** den vom Hersteller angegebenen Anwendungsgebieten (Hornhautschäden).
Sophtal-POS N (D) Augentropfen, Augenbad Hilfsstoff: Borsäure; *Konservierungsstoff*: Chlorhexidin; *Wirkstoff*: Salicylsäure	Augenreizungen möglich. Selten allergische Erscheinungen (z. B. Juckreiz, Rötung) durch Konservierungsstoffe	**Möglicherweise zweckmäßig** bei den vom Hersteller angegebenen Anwendungsgebieten (z. B. Lidrandentzündung).
Spersadex Augentropfen (D) Augentropfen *Konservierungsstoff*: Benzalkonium; *Wirkstoff*: Dexamethason *Rezeptpflichtig*	Verminderte Abwehrkraft, insbesondere gegen Viren und Pilze, Epithelschäden am Auge, Glaukom (Erhöhung des Augeninnendrucks). Allergie gegen Quecksilberverbindung (Thiomersal) möglich	**Nur zweckmäßig, wenn** die Anwendung des Präparats unter genauer Beobachtung eines erfahrenen Arztes erfolgt. Kortisonähnlicher Wirkstoff (Dexamethason).
Terracortril N Betamethason + Gentamicin (D) Augensalbe *Konservierungsstoffe:* Chlorobutanol, Benzylalkohol **Terracortril N Betamethason + Gentamicin Augentropfen** (D) Augentropfen *Konservierungsstoff*: Benzalkonium; *Wirkstoffe:* Betamethason, Gentamicin *Rezeptpflichtig*	Verminderte Abwehrkraft, insbesondere gegen Viren und Pilze, Epithelschäden am Auge, Glaukom (Erhöhung des Augeninnendrucks). Gefahr der Allergisierung gegen Gentamycin und Konservierungsstoffe	**Nur zweckmäßig zur** kurzfristigen Anwendung bei Gentamicin-empfindlichen Erregern, wenn die Anwendung des Präparats unter Beobachtung eines erfahrenen Arztes erfolgt. Kombination von kortisonähnlichem Wirkstoff (Dexamethason) mit Antibiotikum (Gentamicin).
Terramycin N Gentamicinsulfat Augensalbe (D) Augensalbe *Konservierungsstoff*: Benzalkonium; *Wirkstoff*: Gentamicin *Rezeptpflichtig*	Allergische Erscheinungen am Auge (z. B. Juckreiz, Rötungen)	**Therapeutisch zweckmäßig** bei Infektionen mit empfindlichen Problemkeimen. Enthält als Wirkstoff das Antibiotikum Gentamicin (Aminoglykosid)

Präparat	Wichtigste Nebenwirkungen	Empfehlung
Timo-Comod (D) Augentropfen (ohne Konservierungsstoffe) **TimoEDO** (D) Augentropfen (ohne Konservierungsstoffe) **TimoHexal Augentropfen** (D) Augentropfen *Konservierungsstoff:* Benzalkonium **Timolol CV Augentropfen** (D) Augentropfen *Konservierungsstoff:* Benzalkonium; *Wirkstoff:* Timolol *Rezeptpflichtig*	Brennen der Augen, Kopfschmerzen, Verlangsamung des Pulses, Asthmaanfälle möglich	**Therapeutisch zweckmäßig zur** Behandlung des erhöhten Augeninnendrucks (Glaukom = Grüner Star). Betablocker (Timolol). Wirkstoffgleiche Mittel ohne Konservierungsstoffe sind vorzuziehen.
Timolol Novartis (Ö) Augentropfen *Konservierungsstoff:* Benzalkonium **Timolol-POS** (D) Augentropfen *Konservierungsstoff:* Benzalkonium **Timomann** (D) Augentropfen *Konservierungsstoff:* Benzalkonium **Tim-Ophtal** (D/Ö) Augentropfen *Konservierungsstoff:* Benzalkonium; *Wirkstoff:* Timolol *Rezeptpflichtig*	Brennen der Augen, Kopfschmerzen, Verlangsamung des Pulses, Asthmaanfälle möglich	**Therapeutisch zweckmäßig zur** Behandlung des erhöhten Augeninnendrucks (Glaukom = Grüner Star). Betablocker (Timolol). Wirkstoffgleiche Mittel ohne Konservierungsstoffe sind vorzuziehen.
Tim-Ophtal sine (D) Augentropfen ohne Konservierungsstoffe **Timo-Stulln** (D) Augentropfen *Konservierungsstoff:* Benzalkonium **Timo-Stulln UD** (D) Augentropfen ohne Konservierungsstoffe **Timoptic** (Ö) Augentropfen *Konservierungsstoff:* Benzalkonium; *Wirkstoff:* Timilol *Rezeptpflichtig*	Brennen der Augen, Kopfschmerzen, Verlangsamung des Pulses, Asthmaanfälle möglich	**Therapeutisch zweckmäßig zur** Behandlung des erhöhten Augeninnendrucks (Glaukom = Grüner Star). Betablocker (Timolol). Wirkstoffgleiche Mittel ohne Konservierungsstoffe sind vorzuziehen.

Präparat	Wichtigste Nebenwirkungen	Empfehlung
Totocortin (D) Augentropfen *Konservierungsstoff:* Cetrimid; *Wirkstoff:* Dexamethason *Rezeptpflichtig*	Verminderte Abwehrkraft, insbesondere gegen Viren und Pilze, Epithelschäden am Auge, Glaukom (Erhöhung des Augeninnendrucks). Selten allergische Erscheinungen (z. B. Juckreiz, Rötung) durch Konservierungsstoffe	**Nur zweckmäßig, wenn** die Anwendung des Präparats unter genauer Beobachtung eines erfahrenen Arztes erfolgt. Kortisonähnlicher Wirkstoff (Dexamethason).
Travatan (D/Ö) Augentropfen *Konservierungsstoff:* Benzalkonium; *Wirkstoff:* Travoprost *Rezeptpflichtig*	Häufig verstärkte Durchblutung der Bindehaut (rote Augen), Reizerscheinungen am Auge (Brennen, Rötung, Jucken), auch durch allergische Reaktionen. Verfärbung von Iris, Lidern und Wimpern. Kopfschmerzen, Bluthochdruck, Herzschmerzen	**Therapeutisch zweckmäßig zur** Behandlung des erhöhten Augeninnendrucks (Glaukom = Grüner Star), nur wenn Standardmittel wie z. B. Betablocker oder Pilocarpin nicht ausreichend wirken. *Travatan* wirkt ähnlich wie *Xalatan*, ist aber weniger erprobt.
Trusopt (D/Ö) Augentropfen *Konservierungsstoff:* Benzalkonium; *Wirkstoff:* Dorzolamid *Rezeptpflichtig*	Häufig Brennen und Stechen und allergische Erscheinungen am Auge (z. B. Juckreiz, Rötung). Geschmacksstörungen, Bindehautentzündung	**Therapeutisch zweckmäßig zur** Behandlung des erhöhten Augeninnendrucks (Glaukom = Grüner Star), wenn Standardmittel wie Betablocker oder Pilocarpin nicht ausreichend wirken. Carboanhydrasehemmer.
Ultracortenol (D/Ö) Augensalbe **Ultracortenol** (D/Ö) Augentropfen *Hilfsstoff:* Borsäure; *Konservierungsstoff:* Benzalkonium; *Wirkstoff:* Prednisolon *Rezeptpflichtig*	Verminderte Abwehrkraft, insbesondere gegen Viren und Pilze, Epithelschäden am Auge, Glaukom (Erhöhung des Augeninnendrucks). Selten allergische Erscheinungen (z. B. Juckreiz, Rötung) durch Konservierungsstoffe	**Nur zweckmäßig, wenn** die Anwendung des Präparats unter genauer Beobachtung eines erfahrenen Arztes erfolgt. Kortisonähnlicher Wirkstoff (Prednisolon).
Virupos (D/Ö) Augensalbe Aciclovir *Rezeptpflichtig*	Selten leichtes Augenbrennen	**Therapeutisch zweckmäßig bei** Infektionen des Auges mit Herpes-simplex-Viren.
Visadron (D/Ö) Augentropfen *Hilfsstoff:* Borsäure; *Konservierungsstoff:* Benzalkonium; *Wirkstoff:* Phenylephrin	Selten allergische Erscheinungen (z. B. Juckreiz, Rötung) durch Konservierungsstoffe. Bei Nachlassen der Wirkung Bindehautschwellung möglich	**Therapeutisch zweckmäßig bei** Reizzuständen des Auges (Hyperämie). Enthält ein gefäßverengendes Mittel (Phenylephrin).

Präparat	Wichtigste Nebenwirkungen	Empfehlung
Vistagan Liquifilm (D/Ö) Augentropfen *Konservierungsstoff:* Benzalkonium **Vistagan Liquifilm O.K.** (D/Ö) Augentropfen (ohne Konservierungsstoffe) *Wirkstoff:* Levobunolol *Rezeptpflichtig*	Brennen der Augen, Kopfschmerzen, Verlangsamung des Pulses, Asthmaanfälle möglich. Selten allergische Erscheinungen (z. B. Juckreiz, Rötung) durch Konservierungsstoff	**Therapeutisch zweckmäßig zur** Behandlung des erhöhten Augeninnendrucks (Glaukom = Grüner Star). Betablocker. Das Mittel ohne Konservierungsstoff ist vorzuziehen.
Vitafluid (D) Augentropfen *Konservierungsstoff:* Chlorobutanol **Vitagel** (D) Augengel *Konservierungsstoff:* Cetrimid; *Wirkstoff:* Retinolpalmitat (Vit. A)	Keine wesentlichen zu erwarten	**Möglicherweise zweckmäßig bei** Augenreizungen. Vitamin A hat keine spezifische Wirkung.
Vividrin akut Azelastin antiallergische Augentropfen (D/Ö) Augentropfen *Konservierungsstoff:* Benzalkonium; *Wirkstoff:* Azelastin	Schleimhautreizungen, Müdigkeit, Geschmackstörungen, selten allergische Reaktionen z. B. durch Konservierungsstoff	**Wenig zweckmäßig** Enthält Antihistaminikum (Azelastin) – zweifelhafte vorbeugende und therapeutische Wirksamkeit bei allergischen Entzündungen am Auge.
Vividrin antiallergische Augentropfen (D/Ö) Augentropfen *Konservierungsstoff:* Benzalkonium **Vividrin iso EDO antiallergische Augentropfen** (D) Augentropfen (ohne Konservierungsstoff) *Wirkstoff:* Cromoglicinsäure *Rezeptpflichtig (Ö)*	Selten allergische Erscheinungen am Auge (z. B. Juckreiz, Rötung) durch Konservierungsstoff	**Therapeutisch zweckmäßig zur** Vorbeugung allergischer Erkrankungen des Auges. Das Mittel ohne Konservierungsstoff ist vorzuziehen.

Präparat	Wichtigste Nebenwirkungen	Empfehlung
Voltaren ophtha (D/Ö) Augentropfen *Konservierungsstoff:* Benzalkonium **Voltaren ophtha sine** (D/Ö) Augentropfen *Hilfsstoff:* Borsäure; *Konservierungsstoff:* Trometamol; *Wirkstoff:* Diclofenac *Rezeptpflichtig*	Augenreizungen möglich. Selten allergische Erscheinungen am Auge (z. B. Juckreiz, Rötung) durch Konservierungsstoff	**Therapeutisch zweckmäßig zur** Behandlung von Entzündungen bei Augenoperationen.
Xalacom (D/Ö) Augentropfen *Konservierungsstoff:* Benzalkonium; *Wirkstoffe:* Latanaprost, Timolol *Rezeptpflichtig*	Reizerscheinungen am Auge (Brennen, Rötung), auch allergische Reaktionen (Juckreiz, Rötung). Verfärbung von Iris, Lidern und Wimpern. Herz-, Gelenk- und Muskelschmerzen. Verlangsamung des Pulses, Asthmaanfälle möglich	**Therapeutisch zweckmäßig zur** Behandlung des erhöhten Augeninnendrucks (Glaukom = Grüner Star), wenn das Standardmittel Timolol alleine nicht ausreichend wirkt. Kombination von Betablocker (Timolol) und Prostaglandin (Latanoprost).
Xalatan (D/Ö) Augentropfen *Konservierungsstoff:* Benzalkonium; *Wirkstoff:* Latanaprost *Rezeptpflichtig*	Reizerscheinungen am Auge (Brennen, Rötung), auch allergische Reaktionen (Juckreiz, Rötung). Verfärbung von Iris, Lidern und Wimpern. Herz-, Gelenk- und Muskelschmerzen	**Therapeutisch zweckmäßig zur** Behandlung des erhöhten Augeninnendrucks (Glaukom = Grüner Star), nur wenn Standardmittel wie z. B. Betablocker oder Pilocarpin nicht ausreichend wirken. Prostaglandin.
Zaditen ophta Augentropfen (D/Ö) Augentropfen *Konservierungsstoff:* Benzalkonium **Zaditen ophta sine Augentropfen** (D/Ö) Augentropfen (ohne Konservierungsstoffe) *Wirkstoff:* Ketotifen *Rezeptpflichtig*	Reizerscheinungen am Auge, Erhöhung des Augeninnendrucks möglich. Müdigkeit, Kopfschmerzen. Selten allergische Erscheinungen am Auge (z. B. Juckreiz, Rötung) durch Konservierungsstoff	**Möglicherweise zweckmäßig** bei allergischen Augenreizungen. Antihistaminikum. Das Mittel ohne Konservierungsstoff ist vorzuziehen.
Zovirax (D/Ö) Augensalbe Aciclovir *Rezeptpflichtig*	Selten leichtes Augenbrennen	**Therapeutisch zweckmäßig bei** Infektionen des Auges mit Herpes-simplex-Viren.

9.1.2. Tränenersatzmittel (Filmbildner)

Klimaanlagen und auch Kontaktlinsen können trockene, schmerzhafte Augen verursachen. Trockene Augen sind außerdem eine häufige Alterserscheinung. Zur Linderung von Beschwerden werden Tränenersatzmittel verwendet, die alle gleichermaßen als zweckmäßig eingestuft werden (außer sie enthalten unnötige Beimengungen wie etwa Vitamin A):
Carbomer (enthalten z. B. in *Aqua Tears*), Hyaluronsäure (enthalten z. B. in *Hylo Comod*), Hydroxyethylcellulose (enthalten z. B. in *Lacrigel*), Hypromellose (enthalten z. B. in *Artelac/ -EDO*), Povidon (enthalten z. B. in *Arufil*), Polyvinylalkohol (enthalten z. B. in Lacrimal). Kombinationen dieser Inhaltsstoffe (z. B. in *Lacrisic OK, Siccaprotect*) sind ebenfalls zweckmäßig.
Von diesen Tränenersatzmitteln sind jene vorzuziehen, die keine Konservierungsmittel enthalten: Sie sind meist dadurch erkennbar, dass sie zusätzlich zum namen die Bezeichnung EDO, SE oder sine tragen.

9.1.2. Tränenersatzmittel

Präparat	Wichtigste Nebenwirkungen	Empfehlung
AquaTears – Augengel (Ö) Gel zum Eintropfen *Konservierungsstoff:* Benzalkonium; *Wirkstoff:* Carbomer	Selten allergische Erscheinungen am Auge (z. B. Juckreiz, Rötung) durch Konservierungsstoff	**Therapeutisch zweckmäßig als** Tränenersatzmittel. Mittel ohne Konservierungsstoffe sind vorzuziehen
Artelac (D/Ö) Augentropfen *Konservierungsstoff:* Cetrimid **Artelac EDO** (D/Ö) Augentropfen (ohne Konservierungsstoffe) *Wirkstoff:* Hypromellose	Selten allergische Erscheinungen am Auge (z. B. Juckreiz, Rötung) durch Konservierungsstoff	**Therapeutisch zweckmäßig als** Tränenersatzmittel. Das Mittel ohne Konservierungsstoff ist vorzuziehen.
Artelac advanced EDO/ -MDO Benetzungslösung (D) Augentropfen Hyaluronsäure	Keine wesentlichen zu erwarten	**Therapeutisch zweckmäßig als** Tränenersatzmittel.

Präparat	Wichtigste Nebenwirkungen	Empfehlung
Arufil (D) Augentropfen *Konservierungsstoff:* Benzalkonium **Arufil uno** (D) Augentropfen (ohne Konservierungsstoff) *Wirkstoff:* Povidon	Selten allergische Erscheinungen am Auge (z. B. Juckreiz, Rötung) durch Konservierungsstoff	**Therapeutisch zweckmäßig als** Tränenersatzmittel. Das Mittel ohne Konservierungsstoff ist vorzuziehen.
Arufil Gel C (D) Augentropfen *Konservierungsstoff:* Cetrimid; *Wirkstoff:* Carbomer	Selten allergische Erscheinungen am Auge (z. B. Juckreiz, Rötung) durch Konservierungsstoff	**Therapeutisch zweckmäßig als** Tränenersatzmittel. Mittel ohne Konservierungsstoffe sind vorzuziehen.
Berberil Dry Eye Augentropfen (D) Augentropfen *Konservierungsstoff:* Cetrimid **Berberil-EDO Augentropfen** (D) Augentropfen (ohne Konservierungsstoff) *Wirkstoff:* Hypromellose	Selten allergische Erscheinungen am Auge (z. B. Juckreiz, Rötung) durch Konservierungsstoff	**Therapeutisch zweckmäßig als** Tränenersatzmittel. Das Mittel ohne Konservierungsstoff ist vorzuziehen.
Cellufresh (D) Augentropfen *Konservierungsstoff:* Purite; *Wirkstoff:* Carboxymethylcellulose (Carmellose)	Allergische Erscheinungen am Auge (z. B. Juckreiz, Rötung) durch den Konservierungsstoff sind nicht auszuschließen	**Therapeutisch zweckmäßig als** Tränenersatzmittel. Mittel ohne Konservierungsstoffe sind vorzuziehen.
Dispatenol (D) Augentropfen *Konservierungsstoff:* Benzalkonium; *Wirkstoffe:* Dexpanthenol, Polyvinylalkohol	Selten allergische Erscheinungen am Auge (z. B. Juckreiz, Rötung) durch Konservierungsstoff	**Therapeutisch zweckmäßig** Tränenersatzmittel mit Zusatz von Dexpanthenol (hat keine spezifische Wirkung). Mittel ohne Konservierungsstoffe sind vorzuziehen.
GenTeal (D) Lösung *Hilfsstoff:* Borsäure; *Konservierungsstoff:* Perborat; *Wirkstoff:* Hypromellose	Selten allergische Erscheinungen am Auge (z. B. Juckreiz, Rötung) durch Konservierungsstoff	**Therapeutisch zweckmäßig als** Tränenersatzmittel. Mittel ohne Konservierungsstoffe sind vorzuziehen.

Präparat	Wichtigste Nebenwirkungen	Empfehlung
Hya-Ophthal system (D) Augentropfen (ohne Konservierungsstoff) **Hylo-Comod** (D) Augentropfen (ohne Konservierungsstoff) Hyaluronsäure	Keine wesentlichen zu erwarten	**Therapeutisch zweckmäßig als** Tränenersatzmittel.
Hylo-Care (D) Augentropfen (ohne Konservierungsstoff) Hyaluronsäure, Dexpanthenol	Keine wesentlichen zu erwarten	**Therapeutisch zweckmäßig** Tränenersatzmittel mit Zusatz von Dexpanthenol (hat keine spezifische Wirkung).
Hyalo-Vision Gel sine (D) Augengel (ohne Konservierungsstoff) **Hyalo-Vision sine** (D) Augentropfen (ohne Konservierungsstoff) **Hyalo-Vision HD** (D) Augentropfen *Konservierungsstoff:* Polihexanid; *Wirkstoff:* Hyaluronsäure	Selten allergische Erscheinungen am Auge (z. B. Juckreiz, Rötung) durch Konservierungsstoffe	**Therapeutisch zweckmäßig als** Tränenersatzmittel. Die Mittel ohne Konservierungsstoffe sind vorzuziehen.
Lacophtal (D) Augentropfen *Hilfsstoff:* Borsäure; *Konservierungsstoff:* Cetrimid **Lacophtal sine** (D) Augentropfen *Hilfsstoff:* Borsäure; *Wirkstoff:* Povidon	Selten allergische Erscheinungen am Auge (z. B. Juckreiz, Rötung) durch Konservierungsstoffe	**Therapeutisch zweckmäßig als** Tränenersatzmittel. Das Mittel ohne Konservierungsstoffe ist vorzuziehen.
Lacrigel C Augengel (D) Augentropfen *Konservierungsstoff:* Cetrimid **Lacrigel C sine Augengel** (D) Augentropfen (ohne Konservierungsstoff) *Wirkstoff:* Carbomer	Selten allergische Erscheinungen am Auge (z. B. Juckreiz, Rötung) durch Konservierungsstoff	**Therapeutisch zweckmäßig als** Tränenersatzmittel. Das Mittel ohne Konservierungsstoff ist vorzuziehen.
Lacrimal O.K. (D) Augentropfen Povidon, Polyvinylalkohol	Keine wesentlichen zu erwarten	**Therapeutisch zweckmäßig als** Tränenersatzmittel.

Präparat	Wichtigste Nebenwirkungen	Empfehlung
Lacrisic Augentropfen (D) Augentropfen *Konservierungsstoff:* Benzalkonium **Lacrisic SE Augentropfen** (D) Augentropfen (ohne Konservierungsstoffe) *Wirkstoffe:* Hypromellose, Povidon, Glycerol	Selten allergische Erscheinungen am Auge (z. B. Juckreiz, Rötung) durch Konservierungsstoff	**Therapeutisch zweckmäßig als** Tränenersatzmittel. Das Mittel ohne Konservierungsstoffe ist vorzuziehen.
Liposic Augengel (D) Augengel *Konservierungsstoff:* Cetrimid **Liposic EDO** (D) Augengel (ohne Konservierungsstoffe) **Liposic Fluid** (D) Augengel *Konservierungsstoff:* Cetrimid; *Wirkstoff:* Carbomer	Selten allergische Erscheinungen am Auge (z. B. Juckreiz, Rötung) durch Konservierungsstoff	**Therapeutisch zweckmäßig als** Tränenersatzmittel. Das Mittel ohne Konservierungsstoff ist vorzuziehen.
Liquifilm N (D) Augentropfen *Konservierungsstoff:* Benzalkonium; *Wirkstoff:* Polyvinylalkohol	Selten allergische Erscheinungen am Auge (z. B. Juckreiz, Rötung) durch Konservierungsstoff	**Therapeutisch zweckmäßig als** Tränenersatzmittel. Mittel ohne Konservierungsstoffe sind vorzuziehen.
Oculotect fluid PVD (D/Ö) Augentropfen *Hilfsstoff:* Borsäure; *Konservierungsstoff:* Benzalkonium **Oculotect fluid sine PVD** (D) Augentropfen in Einmalpipetten *Hilfsstoff:* Borsäure **Oculotect fluid Einmalaugentropfen** (Ö) Augentropfen in Einmalpipetten *Hilfsstoff:* Borsäure; *Wirkstoff:* Povidon	Selten allergische Erscheinungen am Auge (z. B. Juckreiz, Rötung) durch Konservierungsmittel	**Therapeutisch zweckmäßig als** Tränenersatzmittel. Die Mittel ohne Konservierungsstoffe sind vorzuziehen.

Präparat	Wichtigste Nebenwirkungen	Empfehlung
Oxyal NA (D/Ö) Augentropfen *Hilfsstoff:* Borsäure; *Konservierungsstoff:* OXYD; *Wirkstoff:* Hyaluronsäure	Selten allergische Erscheinungen am Auge (z. B. Juckreiz, Rötung) durch Konservierungsstoff	**Therapeutisch zweckmäßig als** Tränenersatzmittel. Mittel ohne Konservierungsstoffe sind vorzuziehen.
Protagent (D/Ö) Augentropfen *Hilfsstoff:* Borsäure; *Konservierungsstoff:* Benzalkonium; *Wirkstoff:* Povidon **Protagent SE** (D/Ö) Augentropfen in Einmaldosen *Hilfsstoff:* Borsäure; *Wirkstoff:* Povidon	Selten allergische Erscheinungen am Auge (z. B. Juckreiz, Rötung) durch Konservierungsstoff	**Therapeutisch zweckmäßig als** Tränenersatzmittel. Das Mittel ohne Konservierungsstoffe ist vorzuziehen.
Siccaprotect (D/Ö) Augentropfen *Konservierungsstoff:* Benzalkonium; *Wirkstoffe:* Polyvinylalkohol, Dexpanthenol	Selten allergische Erscheinungen am Auge (z. B. Juckreiz, Rötung) durch Konservierungsstoff	**Therapeutisch zweckmäßig als** Tränenersatzmittel. Wirksamkeit von Dexpanthenol ist zweifelhaft. Mittel ohne Konservierungsstoffe sind vorzuziehen.
Sic-Ophtal N (D) Augentropfen *Konservierungsstoff:* Cetrimid **Sic-Ophtal sine** (D) Augentropfen in Einmalpipetten (ohne Konservierungsstoffe) *Wirkstoff:* Hypromellose	Selten allergische Erscheinungen am Auge (z. B. Juckreiz, Rötung) durch Konservierungsstoff	**Therapeutisch zweckmäßig als** Tränenersatzmittel. Das Mittel ohne Konservierungsstoff ist vorzuziehen.
Systane Benetzungstropfen für die Augen (D) Augentropfen *Hilfsstoff:* Borsäure; *Wirkstoff:* Macrogol 400	Keine wesentlichen zu erwarten	**Therapeutisch zweckmäßig als** Tränenersatzmittel.
Tears Again (D) liposomales Augenspay Sojalecithin, Retinolpalmitat (Vit A), Vitamin E	Selten allergische Erscheinungen am Auge (z. B. Juckreiz, Rötung)	**Möglicherweise zweckmäßig als** Tränenersatzmittel. Die Anwendung als Spray ist weniger zuverlässig als von Tropfen. Die Beimengung von Vitaminen ist überflüssig.

Präparat	Wichtigste Nebenwirkungen	Empfehlung
Thilo-Tears Gel (D) Augengel *Konservierungsstoff:* Benzalkonium **Thilo-Tears SE** (D) Augengel in Einmaldosen (ohne Konservierungsstoffe) *Wirkstoff:* Carbomer	Selten allergische Erscheinungen am Auge (z. B. Juckreiz, Rötung) durch Konservierungsstoff	**Therapeutisch zweckmäßig als** Tränenersatzmittel. Das Mittel ohne Konservierungsstoff ist vorzuziehen.
Vidisept (D) Augentropfen *Konservierungsstoff:* Cetrimid **Vidisept EDO** (D) Augentropfen *Hilfsstoff:* Borsäure; *Wirkstoff:* Povidon	Selten allergische Erscheinungen am Auge (z. B. Juckreiz, Rötung) durch Konservierungsstoff	**Therapeutisch zweckmäßig als** Tränenersatzmittel. Mittel ohne Konservierungsstoffe sind vorzuziehen.
Vidisic (D/Ö) Augengel *Konservierungsstoff:* Cetrimid; *Wirkstoff:* Carbomer	Selten allergische Erscheinungen am Auge (z. B. Juckreiz, Rötung) durch Konservierungsstoff	**Therapeutisch zweckmäßig als** Tränenersatzmittel. Mittel ohne Konservierungsstoffe sind vorzuziehen.
Visc-Ophtal (D) Augengel *Konservierungsstoff:* Cetrimid **Visc-Ophtal sine** (D) Augengel (ohne Konservierungsstoff) *Wirkstoff:* Carbomer	Selten allergische Erscheinungen am Auge (z. B. Juckreiz, Rötung) durch Konservierungsstoff	**Therapeutisch zweckmäßig als** Tränenersatzmittel. Das Mittel ohne Konservierungsstoff ist vorzuziehen.
Visine Müde Augen (D) Lösung *Konservierungsstoff:* Benzalkonium **Visine Müde Augen sensitiv** (D) Lösung (ohne Konservierungsstoff) *Wirkstoff:* Polysaccharid aus Tamarindensamen	Augenreizung, Verfärbung weicher Kontaktlinsen. Selten allergische Erscheinungen am Auge (z. B. Juckreiz, Rötung)	**Möglicherweise zweckmäßig als** Tränenersatzmittel. Das Mittel ohne Konservierungsstoff ist vorzuziehen.

Präparat	Wichtigste Nebenwirkungen	Empfehlung
Vismed (D) Augentropfen ohne Konservierungsstoff **Vismed Gel** (D) Augentropfen (ohne Konservierungsstoff) **Vismed light** (D) Augentropfen *Konservierungsstoff:* Polyhexanid **Vismed multi** (D) Augentropfen (ohne Konservierungsstoff) *Wirkstoff:* Hyaluronsäure	Selten allergische Erscheinungen am Auge (z. B. Juckreiz, Rötung) durch Konservierungsstoff	**Therapeutisch zweckmäßig als** Tränenersatzmittel. Die Mittel ohne Konservierungsstoff sind vorzuziehen.
Wet-Commod (D) Augentropfen (ohne Konservierungsstoff) Povidon	Keine wesentlichen zu erwarten	**Therapeutisch zweckmäßig als** Tränenersatzmittel.

9.2. Ohrenmittel

Anzeichen für Ohrenleiden sind Schmerzen, teilweiser Hörverlust, eitriger Ausfluss, Fieber etc. Als Folge zunehmender und andauernder Lärmbelastung in Beruf und Freizeit nehmen bleibende Hörschäden erheblich zu.
Bei den Ohrenerkrankungen unterscheidet man zwischen Erkrankungen der äußeren Ohren, Mittelohrentzündungen und Erkrankungen des Innenohrs.

Erkrankungen des äußeren Ohres (Otitis Externa)

Zum äußeren Ohr gehören Ohrmuschel und Gehörgang.
Eine häufige Ursache von äußeren Gehörgangsentzündungen ist die Verwendung von Wattestäbchen zur Ohrreinigung, weil damit der schützende Fettfilm beseitigt wird.

Die *Behandlung* von Hautentzündungen des äußeren Ohres umfasst:
- Reinigung der Haut
- Verringerung von Schwellungen
- Behandlung der Infektion

– Verhinderung weiterer Infektionen (Verhinderung des Kratzens oder Reibens am Ohr).

Medikamente bei Erkrankungen des äußeren Gehörganges enthalten hauptsächlich Wirkstoffe zur Behandlung von Hautentzündungen (lokal anwendbare Antibiotika und Kortisone). Antibiotika-haltige Tropfen sollten nur als Einzelsubstanzen und nicht länger als maximal eine Woche angewendet werden. Bei langer Anwendung besteht die Gefahr von Pilzinfektionen. Manche Antibiotika können allergische Hautreaktionen auslösen (z. B. Mittel, die Neomycin enthalten).
Nur in Ausnahmefällen können Kombinationen von Antibiotika mit Glukokortikoiden sinnvoll sein (z. B. *Betnesol N, Otosporin*).

Wichtig: »Eine Behandlung der Otitis externa mit Ohrentropfen ist in der Regel nicht angezeigt!«, warnt das »Deutsche Ärzteblatt«.

Mittelohrentzündungen (Otitis Media)

Die Mittelohrentzündung ist eine der häufigsten Infektionen bei Kindern. Oft treten Mittelohrentzündungen zusammen mit Nasen- und Rachenerkrankungen auf. Ursachen der Mittelohrentzündung sind Infektionen mit Bakterien und Viren.
Achtung: Passivrauchen begünstigt bei Kleinkindern Infektionen der oberen Atemwege und damit das Risiko von akuten Mittelohrentzündungen.
Kinder mit körperlicher Behinderung (gespaltenem Gaumen oder Lippe), geistiger Behinderung oder Kinder aus unteren sozialen Schichten laufen nach Ansicht einer amerikanischen Fachzeitschrift große Gefahr, dass bei ihnen Mittelohrentzündungen nicht diagnostiziert und behandelt werden. Das kann schwerwiegende Folgen auf den Erwerb sprachlicher und schulischer Fähigkeiten haben und zu scheuem, zurückgezogenem Verhalten führen.

Die Therapie der verschiedenen Formen von Mittelohrentzündungen umfasst:
– Behandlung der Infektion
– Belüftung des Mittelohrs
– Wiederherstellung der normalen Funktion der Ohrtrompete.

Akute Mittelohrentzündung

Die häufigsten Symptome dieser Erkrankung sind scharfe, stechende Schmerzen, verursacht durch Druckänderung im Mittelohr bei Verschluss der Ohrtuben (= Ohrtrompeten) sowie Verlust des Hörvermögens, Fieber und Unwohlsein.

Behandlung

Die routinemäßige Verordnung von Antibiotika zum Schlucken ist umstritten. Empfehlenswert ist die Einnahme von Antibiotika jedoch bei kleinen Kindern unter zwei Jahren – wegen erhöhter Gefährdung durch Schwerhörigkeit – und bei eitrigem Trommelfell.
Allein die Einnahme von Schmerzmitteln wie Paracetamol (enthalten z. B. in *Ben-u-ron*) und abschwellenden Nasentropfen (z. B. *Nasivin*) – ohne Antibiotikatherapie – führt in 90 Prozent aller Fälle innerhalb von drei Tagen zu einem Abklingen der Ohrenschmerzen und zu einer Heilung. Die abschwellenden Nasentropfen bewirken, dass die »Tube« (Verbindungsgang zwischen Mittelohr und Nase) wieder durchgängig und das Mittelohr »belüftet« wird.
Die Beeinträchtigung des Hörvermögens kann allerdings mehrere Wochen andauern – egal ob mit oder ohne Antibiotika behandelt wird. Fachleute empfehlen als beste antibiotische Substanz Breitspektrumpenicilline.
Das Berliner »Arzneimittel-Kursbuch« bewertet Ohrentropfen mit Antibiotika (z. B. *Panotile Cipro, Polyspectran HC*), kortisonähnlichen Wirkstoffen (z. B. *Otobacid N, Otosporin, Polyspectran HC*) oder Schmerzmitteln (z. B. *Otalgan*) als nutzlos. Und das »Deutsche Ärzteblatt« warnt: »Eine Behandlung der akuten Mittelohrentzündung mit handelsüblichen Ohrentropfen ist nicht angezeigt!«

Chronische Mittelohrentzündung

Diese Erkrankung tritt am häufigsten bei Kleinkindern auf und wird verursacht durch:
- falsche Behandlung einer akuten Mittelohrentzündung,
- immer wiederkehrende Infektion der oberen Atemwege (durch Bakterien oder Viren verursacht) in Zusammenhang mit einer nicht funktionierenden Ohrtrompete (= Verbindung zwischen Ohr und Nase).

Mit zunehmendem Alter steigt die Chance, dass chronische Mittelohrentzündungen bei Kindern von selbst heilen – ab dem 6. Lebensjahr praktisch immer.
Es gibt derzeit keine anerkannte Standardbehandlung bei chronischer Mittelohrentzündung. Meist wird zunächst ein Breitspektrum-

penicillin oder eine Trimethoprim-Sulfonamid-Kombination (siehe Tabelle 10.1.4) zum Schlucken verordnet.
Chronische Mittelohrentzündungen, bei denen Medikamente keine Wirkung zeigen, sollten unter Umständen operativ behandelt werden.

Sonstige Ohrenmittel

Die amerikanische Apothekervereinigung rät ab von der Anwendung mechanischer Reinigungsmittel (z. B. *Wattestäbchen*), weil dadurch die normale Reinigungstätigkeit des Ohres beeinträchtigt wird und häufig Gehörgangsentzündungen entstehen.
Örtlich wirkende Schmerzmittel (enthalten z. B. in *Otalgan, Otobacid N*) werden von der amerikanischen Gesundheitsbehörde FDA weder als wirksam noch als sicher bezeichnet. Sie können allergische Reaktionen auslösen und sollten in Ohrentropfen nicht verwendet werden.
Wenn Schmerzmittel notwendig sind, dann sollten Tabletten oder Zäpfchen genommen werden.

Mittel bei Ohrschmalzpfropfen

Zum Aufweichen von verhärteten Ohrschmalzpfropfen sind Mittel wie *Cerumenex* oder *Otowaxol* sinnvoll. Denselben Zweck erfüllt aber auch ins Ohr eingeträufeltes Olivenöl.

Homöopathische Mittel

Im deutschsprachigen Raum greifen Patienten zunehmend häufiger zu homöopathischen Mitteln gegen Ohrbeschwerden – zum Beispiel zu *Otovowen*, das gegen verschiedenste Erkrankungen empfohlen wird: Mittelohrentzündung, Mittelohreiterung, Ohrensausen etc.
Es gibt bis jetzt keinen überzeugenden Nachweis für eine therapeutische Wirksamkeit von *Otovowen*. Viele Ohrenerkrankungen heilen ohnedies spontan – egal, ob ein Antibiotikum oder ein homöopathisches Medikament verwendet wird. Der Vorteil von homöopathischen Medikamenten besteht darin, dass keine Nebenwirkungen zu erwarten sind.
Auf keinen Fall sollte man bei Säuglingen und Kindern mit Ohrenerkrankungen allein auf die Wirkung homöopathischer Mittel vertrauen, ohne dass ein Arzt vorher die Ursache der Erkrankung genau abgeklärt hat.

9.2. Ohrenmittel (mit Antibiotika und/oder Glukokortikoiden)

Präparat	Wichtigste Nebenwirkungen	Empfehlung
Audispray Ohrhygiene (D) Spray Meerwasser	Keine wesentlichen zu erwarten	**Zweckmäßig zur** Befeuchtung des äußeren Ohres.
Betnesol (Ö) A-O-N-Tropfen *Konservierungsstoff:* Benzalkonium; *Wirkstoff:* Betamethason *Rezeptpflichtig*	Erhöhte Infektionsgefahr, insbesondere für Pilze und Bakterien. Allergisierung gegen Konservierungsstoff möglich	**Therapeutisch zweckmäßig zur** kurzfristigen Behandlung von Ekzemen des äußeren Gehörganges. Enthält kortisonähnlichen Wirkstoff (Betamethason).
Betnesol N (Ö) A-O-N-Tropfen *Konservierungsstoff:* Benzalkonium; *Wirkstoffe:* Betamethason, Neomycin *Rezeptpflichtig*	Erhöhte Infektionsgefahr, insbesondere für Pilze und Bakterien. Relativ großes Risko der Allergisierung auf Neomycin. Hör- und Gleichgewichtsstörungen möglich	**Abzuraten** Vertretbar nur in begründeten Ausnahmefällen bei bakteriellen Entzündungen des äußeren Gehörganges mit starken Schwellungen. Kombination eines kortisonähnlichen Wirkstoffs (Betamethason) mit einem bedenklichen Antibiotikum (Neomycin).
Cerumenex N (D) Tropfen Ölsäure-Polypeptid-Kondensat, Propylenglycol	Keine wesentlichen zu erwarten	**Nur zweckmäßig zur** Aufweichung von verhärteten Pfropfen aus Ohrenschmalz.
Ciloxan (D) Ohrentropfen, Lösung Ciprofloxacin	Kopfschmerzen, Schwindel, allergische Reaktionen mit Juckreiz und Brennen	**Wenig zweckmäßig** Vertretbar nur in begründeten Ausnahmefällen bei bakteriellen Entzündungen des äußeren Gehörganges. Enthält (siehe *Panctile Cipro*) wirksames Antibiotikum (Ciprofloxacin).
Otalgan (D) Ohrentropfen Phenazon, Procain, Glycerol	Relativ häufig allergische Erscheinungen (z. B. Juckreiz)	**Abzuraten** bei akuter Mittelohrentzündung. Wenig sinnvolle Kombination von örtlich angewendetem Schmerzmittel (Phenazon) mit einem örtlich wirkenden Betäubungsmittel (Procain).
Otalgan (Ö) Ohrentropfen Phenazon, Lidocain, Glycerin *Rezeptpflichtig*	Allergische Erscheinungen (z. B. Juckreiz)	**Abzuraten** bei akuter Mittelohrentzündung. Wenig sinnvolle Kombination von örtlich angewendetem Schmerzmittel (Phenazon) mit einem örtlich wirkenden Betäubungsmittel (Lidocain).

Präparat	Wichtigste Nebenwirkungen	Empfehlung
Otobacid N (D) Ohrentropfen Dexamethason, Cinchocain, Butandiol *Rezeptpflichtig*	Erhöhte Infektionsgefahr, insbesondere für Pilze und Bakterien. Allergisierung gegen Lokalanästhetikum möglich	**Abzuraten** bei Gehörgangekzem und akuter Mittelohrentzündung. Nicht sinnvolle Kombination von kortisonähnlichem Wirkstoff (Dexamethason) mit örtlich wirksamem Betäubungsmittel (Cinchocain)
Otosporin (Ö) Susp. Polymyxin-B, Neomycin, Hydrocortison *Rezeptpflichtig*	Erhöhte Infektionsgefahr, insbesondere für Pilze. Relativ großes Risiko der Allergisierung auf Neomycin. Hör- und Gleichgewichtsstörungen möglich	**Abzuraten** Vertretbar nur in begründeten Ausnahmefällen bei bakteriellen Entzündungen des äußeren Gehörganges mit starken Schwellungen, bis der Erreger identifiziert ist. Kombination von kortisonähnlichem Wirkstoff (Hydrokortison) mit bedenklichen Antibiotika.
Otovowen (D) Tropfen Urtinkur aus Kamille und Purpursonnenhut (Echinacea), homöopathische Verdünnungen	Allergische Hautreaktionen. Vorsicht bei Schilddrüsenerkrankungen und Jodüberempfindlichkeit. Tropfen enthalten Alkohol!	**Homöopathisches Mittel** zum Einnehmen. Abzuraten bei den vom Hersteller angegebenen Anwendungsgebieten wie z. B Mittelohrentzündung. Seltene, aber schwere Nebenwirkungen möglich. Therapeutische Wirksamkeit zweifelhaft.
Otowaxol (D) Lösung Docusat, Alkohol, Glycerol	Keine wesentlichen zu erwarten	**Nur zweckmäßig zur** Aufweichung von verhärteten Pfropfen aus Ohrenschmalz.
Panotile Cipro (D) Ohrentropfen Ciprofloxacin *Rezeptpflichtig*	Kopfschmerzen, Schwindel, allergische Reaktionen mit Juckreiz und Brennen.	**Abzuraten** bei den vom Hersteller angegebenen Anwendungsgebieten wie z. B. Mittelohrentzündung. Vertretbar nur in begründeten Ausnahmefällen bei bakteriellen Entzündungen des äußeren Gehörganges Enthält wirksames Antibiotikum (Ciprofloxacin).
Polyspectran HC (D) Salbe Polymyxin-B, Bacitracin, Hydrokortison *Rezeptpflichtig*	Erhöhte Infektionsgefahr, insbesondere für Pilze. Hör- und Gleichgewichtsstörungen möglich	**Abzuraten** Vertretbar nur in begründeten Ausnahmefällen bei bakteriellen Entzündungen des äußeren Gehörganges mit starken Schwellungen, bis der Erreger identifiziert ist. Kombination von kortisonähnlichem Wirkstoff (Hydrokortison) mit Antibiotika.

10. Kapitel: **Infektionen**

Das Ansehen der Schulmedizin beruht sicherlich zu einem großen Teil auf der Entwicklung und Verwendung wirksamer Mittel gegen Infektionen mit Bakterien (Antibiotika und Chemotherapeutika) und Arzneimitteln zur Verhinderung von Virusinfektionen (Impfungen). Häufige infektionsbedingte Todesursachen in Deutschland sind Lungenentzündung (geschätzt 4.000 bis 8.000 Tote pro Jahr), echte Grippe, Hepatitis B und C (zusammen etwa 3.800 Tote pro Jahr), Tuberkulose (etwa 1.000 Tote pro Jahr) und AIDS (etwa 600 Tote pro Jahr). Gemessen an der Zahl der Packungen gehören Mittel gegen Infektionen nicht mehr zu den am häufigsten verschriebenen Medikamenten – in Deutschland waren es im Jahr 2006 im niedergelassenen Bereich etwa 55 Millionen.

Ursache von Infektionen

Infektionen können von folgenden Mikroorganismen ausgelöst werden:

- Viren (eine typische Viruserkrankung ist die Grippe)
- Bakterien
- Pilzen (typische Erkrankung: Fußpilz, Soor)
- Protozoen (typische Protozoen-Erkrankungen sind Malaria und Trichomonaden)
- Würmern (hauptsächlich Eingeweidewürmer)
- Prionen

Viele dieser Mikroorganismen befinden sich ständig im Körper und auf der Haut, ohne eine Infektion auszulösen.

Der Körper des Menschen verfügt über zwei besondere Mechanismen, um mit krankheitsverursachenden Erregern fertig zu werden:

1. Unspezifische Abwehr:

Dazu gehören verschiedene Milch- und Fettsäuren in Schweiß und Talg; Tränen, Speichel und Urin, die bakterientötende Bestandteile enthalten; die Haut selbst, die fremden Organismen den Zutritt zum Körper verwehrt; und verschiedene Abwehrzellen im Körper (Granulozyten, Makrophagen und andere). Die unspezifische Abwehr richtet sich allgemein gegen Fremdstoffe und wird sehr schnell wirksam. Fieber oder Entzündung von Gewebe sind z. B. solche Abwehrmechanismen. Bei der unspezifischen Abwehr treten in vermehrtem Maße weiße Blutkörperchen aus der Blutbahn aus und fressen die eindringenden Erreger auf. In größerem Ausmaß werden diese Reaktionen als Eiter sichtbar.

2. Spezifische Abwehr:

Sie setzt langsamer ein als die unspezifische Abwehr. Der Körper beginnt Stoffe zu entwickeln, die ganz gezielt gegen Eindringlinge wirken. Wenn der Körper einmal gelernt hat, sich gegen eine bestimmte Art von Krankheitserregern zu wehren, reagiert er beim nächsten Mal wesentlich schneller. Diese spezifische Infektionsabwehr stellt oft einen lebenslangen Schutz dar (Immunität).
Von den spezifischen und unspezifischen Abwehrkräften des Körpers hängt es ab, ob die eindringenden Erreger überhaupt die Möglichkeit haben, eine Krankheit zu verursachen. Ist die Abwehrlage eines Menschen – z. B. aufgrund von schlechter Ernährung, schlechtem allgemeinen Gesundheitszustand, Einnahme bestimmter Medikamente wie Glukokortikoiden (siehe Kapitel 7) – geschwächt, dann ist der Körper relativ ungeschützt gegen Krankheitserreger.
Die medikamentöse Therapie gegen Bakterien ist am weitesten entwickelt. Gegen Viren gibt es bis jetzt nur wenige wirksame Substanzen, aussichtsreicher als eine chemische Therapie ist der vorbeugende Schutz (Impfungen).

Welche Medikamente gegen Infektionen?

Eine medikamentöse Behandlung ist nur dann zielführend, wenn die Substanz auch imstande ist, den Krankheitserreger wirksam zu bekämpfen. Mittel gegen Bakterien sind z. B. unwirksam gegen Viren. Deshalb ist es notwendig, vor Beginn einer Therapie gegen Infektionen möglichst genau die Art des Erregers festzustellen. Das kann entweder durch Laboruntersuchung (von Blut, Urin etc.) geschehen oder anhand von Erfahrungswerten vermutet werden.
Ein großes Problem bei der medikamentösen Behandlung von Infektionen besteht darin, dass es nicht nur verschiedene Erregergattungen (Pilze, Bakterien etc.) gibt, sondern innerhalb jeder Gattung wieder unzählige Arten. Kein Medikament ist jedoch gegen alle Erregerarten wirksam. Ein Antibiotikum, das gegen relativ viele verschiedene Bakterienarten wirkt, bezeichnet man als Breitspektrum-Antibiotikum.

Der Vorteil von Breitspektrum-Medikamenten besteht darin, dass der Arzt auch ohne Laboruntersuchung eine gewisse Sicherheit haben kann, den spezifischen Krankheitserreger erfolgreich zu bekämpfen. Die Auswahl eines Medikaments hängt allerdings nicht nur vom Wirkungsspektrum, sondern auch von einer Reihe weiterer Faktoren ab: von den Nebenwirkungen, wie schnell die Substanz vom Körper ausgeschieden wird, ob die Substanz in genügender Menge an den Ort der Infektion gelangt etc.

Antibiotika – Beruhigungsmittel des Arztes?

Relativ übereinstimmend wird in der medizinischen Fachliteratur die Meinung vertreten, dass Antibiotika viel zu häufig verschrieben werden, besonders bei Erkältungskrankheiten. Diese sind fast immer von Viren verursacht – und Antibiotika sind dabei vollkommen unwirksam.
Ende des Jahres 2007 wurde eine große englische Studie veröffentlicht, bei der der Verlauf von Erkältungskrankheiten an mehr als 3 Millionen Patienten untersucht wurde. Ergebnis: Die Behandlung mit Antibiotika kann das Risiko von ernsthaften medizinischen Komplikationen nur bei Infektionen der unteren Atemwege geringfügig vermindern.

Folgen der unnötigen Antibiotika-Verschreibungen

Nebenwirkungen: Mittel gegen Infektionen sind zwar sehr wirksam, jedoch nicht ungefährlich. Sie können schwerwiegende unerwünschte Wirkungen verursachen.
Etwa jeder zwölfte mit Antibiotika behandelte Patient ist davon betroffen. Am häufigsten zeigen sich Nebenwirkungen auf der Haut (allergische Reaktionen) und im Magen-Darm-Bereich (Durchfall etc.). Manche Antibiotika können jedoch auch Leber, Blut, Nieren und Gehör schädigen.
Resistenz: Krankheitserreger verfügen über erstaunliche Fähigkeiten: Sie sind imstande zu lernen und Abwehrmaßnahmen gegen Antibiotika zu entwickeln. Dadurch können sie »unverwundbar« werden. Wenn Krankheitserreger einmal »im Kampf gegen ein Antibiotikum« diese Fähigkeit erworben haben, dann kann sie durch Zellteilung weitervererbt und sogar durch Kontakt auf andere Erreger übertragen werden.

10.1. Mittel gegen bakterielle Infektionen (Antibiotika)

Krankheitsverursachende Bakterien können durch die körpereigene Abwehr (siehe die Einleitung zu diesem Kapitel) und/oder unterstützend durch Antibiotika bekämpft werden. In der Medizin werden Dutzende von unterschiedlich wirkenden antibiotischen Substanzen verwendet – häufig jedoch ohne ausreichende medizinische Begründung. Die Folge dieser unsachgemäßen Verschreibungen sind:

- unnötige Belastungen des Patienten durch Nebenwirkungen,
- unnötige Kosten der Sozialversicherungen
- und langfristig das Unwirksamwerden von Antibiotika gegenüber krankheitsverursachenden Keimen (Resistenzentwicklung).

Die wichtigsten antibakteriell wirkenden Substanzen

Die in der Medizin verwendeten antibakteriellen Substanzen unterscheiden sich – zum Teil beträchtlich – nach Art der Wirkung, Nebenwirkungen, Dauer der Wirkung im Körper etc. Je nachdem, ob ein Antibiotikum gegen wenige oder viele verschiedene Bakterien wirksam ist, spricht man von einem Schmal- oder Breitspektrum-Antibiotikum.

Die wichtigsten antibakteriellen Substanzen sind:

- Penicilline mit schmalem Wirkungsspektrum (Penicillin G und V)
- Penicilline mit breitem Wirkungsspektrum (Amoxicillin u. a.)
- Cephalosporine
- Trimethoprim und Sulfonamid-Kombinationen
- Tetrazykline
- Makrolide
- Aminoglykoside
- Gyrasehemmer

Unbedingt beachten:

- Dosierungsvorschriften sollen genau eingehalten werden.
- Antibiotika auf alle Fälle so lange einnehmen, wie vom Arzt verschrieben. Keinesfalls Therapie absetzen, weil die Krankheitssymptome verschwinden.
- Nicht vollständig aufgebrauchte Packungen nicht an andere weitergeben oder selbst in einem »ähnlichen« Krankheitsfall wieder verwenden.

Welches Antibiotikum?

Um zu entscheiden, welches Antibiotikum für eine Therapie am sinnvollsten ist, muss der Arzt – zumindest annähernd, am besten jedoch durch Laborbefunde – die für die Infektion verantwortlichen Krankheitserreger bestimmen.
Erst dann kann – unter Abwägung der Wirkungen und Nebenwirkungen – entschieden werden, welches das geeignete Medikament ist. Die Empfehlungen dafür unterscheiden sich in der Literatur zum Teil beträchtlich. Je nach Erfahrung und medizinischer Schule werden Ärzte deshalb unter Umständen zu verschiedenen Entscheidungen kommen.

10.1.1. Penicilline mit schmalem Wirkungsspektrum

Penicilline hemmen das Wachstum der Bakterienzellwand. Penicillin, das in Form von Tabletten eingenommen werden kann, hat die Bezeichnung V (= Phenoxymethylpenicillin), Penicillin, das injiziert wird, die Bezeichnung G (= Benzylpenicillin). Weitere Penicilline sind Propicillin (z. B. *Bacillin Mega*) und Flucloxacillin (z. B. *Floxapen*). Penicilline sind aufgrund ihrer Wirkungsweise relativ gut verträglich für den Körper. Deshalb können sie auch Säuglingen und Schwangeren verabreicht werden. Die Anwendung von Penicillinen ist nur dann gefährlich, wenn jemand eine spezifische Abwehrreaktion (Penicillinallergie) entwickelt hat.

Wichtigste Nebenwirkungen

Überempfindlichkeit (Hautausschlag, Hautjucken). In seltenen Fällen kann es zu bedrohlichen Reaktionen mit Blutdruckabfall, Atemstörungen und Kollaps kommen. Daher sollten Patienten mit bekannter Penicillinallergie solche Mittel nicht verwenden.

10.1.1. Penicilline mit schmalem Wirkungsspektrum

Präparat	Wichtigste Nebenwirkungen	Empfehlung
Arcasin (D) Filmtabl., Saft, Trockensaft Phenoxymethylpenicillin (Penicillin V) *Rezeptpflichtig*	Überempfindlichkeit (Allergien, z. B. Hautausschläge)	**Therapeutisch zweckmäßig bei** Infektionen mit Penicillin-empfindlichen Krankheitserregern, wie z. B. bei Angina, Scharlach, Lungenentzündung, Zahninfektionen, Lues und Gonorrhoe. Standardpenicillin zum Einnehmen.

Präparat	Wichtigste Nebenwirkungen	Empfehlung
Baycillin Mega (D) Filmtabl. Propicillin *Rezeptpflichtig*	Überempfindlichkeit (Allergien, z. B. Hautausschläge)	**Therapeutisch zweckmäßig bei** Infektionen mit Penicillin-empfindlichen Krankheitserregern, wie z. B. bei Angina, Scharlach, Lungenentzündung, Zahninfektionen, Lues und Gonorrhoe.
Floxapen (Ö) Kaps., Trockenstechamp. Flucloxacillin *Rezeptpflichtig*	Überempfindlichkeit (Allergien, z. B. Hautausschläge), Leberschäden	**Therapeutisch zweckmäßig nur** bei leichten Infektionen mit Flucloxacillin-empfindlichen penicillinasebildenden Staphylokokken. Spezialpenicillin.
InfectoBicillin Saft (D) Saft Phenoxymethylpenicillin-Benzathin (Penicillin V) *Rezeptpflichtig*	Überempfindlichkeit (Allergien, z. B. Hautausschläge), auch gegen Konservierungsstoffe	**Therapeutisch zweckmäßig bei** Infektionen mit Penicillin-empfindlichen Krankheitserregern, wie z. B. bei Angina, Scharlach, Lungenentzündung, Zahninfektionen, Lues und Gonorrhoe. Enthält weniger erprobtes Benzathin-Penicillin.
Infectocillin (D) Saft, Tabl., Mega Tabl. Phenoxymethylpenicillin (Penicillin V) *Rezeptpflichtig*	Überempfindlichkeit (Allergien, z. B. Hautausschläge), auch gegen Konservierungsstoffe im Saft	**Therapeutisch zweckmäßig bei** Infektionen mit Penicillin-empfindlichen Krankheitserregern, wie z. B. bei Angina, Scharlach, Lungenentzündung, Zahninfektionen, Lues und Gonorrhoe. Standardpenicillin zum Einnehmen.
Isocillin/ Mega (D) Filmtabl. **Isocillin Saft** (D) Saft Phenoxymethylpenicillin (Penicillin V) *Rezeptpflichtig*	Überempfindlichkeit (Allergien, z. B. Hautausschläge), auch gegen Konservierungsstoffe im Saft	**Therapeutisch zweckmäßig bei** Infektionen mit Penicillin-empfindlichen Krankheitserregern, wie z. B. bei Angina, Scharlach, Lungenentzündung, Zahninfektionen, Lues und Gonorrhoe. Standardpenicillin zum Einnehmen.
Megacillin oral/ Mega/ Trockensaft (D) Filmtabl., Saft Phenoxymethylpenicillin (Penicillin V) *Rezeptpflichtig*	Überempfindlichkeit (Allergien, z. B. Hautausschläge), auch gegen Konservierungsstoffe im Saft	**Therapeutisch zweckmäßig bei** Infektionen mit Penicillin-empfindlichen Krankheitserregern, wie z. B. bei Angina, Scharlach, Lungenentzündung, Zahninfektionen, Lues und Gonorrhoe. Standardpenicillin zum Einnehmen.

Präparat	Wichtigste Nebenwirkungen	Empfehlung
Ospen (Ö) Filmtabl., Saft Phenoxymethylpenicillin (Penicillin V) *Rezeptpflichtig*	Überempfindlichkeit (Allergien, z. B. Hautausschläge)	**Therapeutisch zweckmäßig bei** Infektionen mit Penicillin-empfindlichen Krankheitserregern, wie z. B. bei Angina, Scharlach, Lungenentzündung, Zahninfektionen, Lues und Gonorrhoe. Standardpenicillin zum Einnehmen.
Pen – 1 A Pharma (D) Mega-Filmtabl. **Penbene** (Ö) Filmtabl., Trockensaft **Penbeta** (D) Megatabl., Megafilmtabl., TS-Trockensubstanz **PenHEXAL** (D) Mega-Filmtabl., Saft, Pulver **Penicillin AbZ** (D) Mega-Filmtabl. **Penicillin Heumann** (D) Mega Trockensubstanz, Mega-Filmtabl. **Penicillin Sandoz** (D) Mega-Granulat, Filmtabl., Mega-Filmtabl. *Wirkstoff:* Phenoxymethyl- penicillin (Penicillin V) *Rezeptpflichtig*	Überempfindlichkeit (Allergien, z. B. Hautausschläge), auch gegen Konservierungsstoffe in Penbeta TS-Trockensubstanz	**Therapeutisch zweckmäßig bei** Infektionen mit Penicillin-empfindlichen Krankheitserregern, wie z. B. bei Angina, Scharlach, Lungenentzündung, Zahninfektionen, Lues und Gonorrhoe. Standardpenicillin zum Einnehmen.
Penicillin V acis (D) Tabl. **Penicillin V AL** (D) Mega-Tabl., **Penicillin V-CT** (D) Filmtabl. **Penicillin V dura** (D) Mega-Filmtabl. **Penicillin V-ratiopharm** (D) Filmtabl., Mega-Filmtabl., TS-Lösung **Penicillin V Stada/ Mega** (D) Filmtabl., Tabl. **Penicillin V Wolff** (D) Filmtabl., Mega-Filmtabl., Saft *Wirkstoff:* Phenoxymethyl- penicillin (Penicillin V) *Rezeptpflichtig*	Überempfindlichkeit (Allergien, z. B. Hautausschläge), auch gegen Konservierungsstoffe in Penicillin V-ratiopharm TS-Lösung	**Therapeutisch zweckmäßig bei** Infektionen mit Penicillin-empfindlichen Krankheitserregern, wie z. B. bei Angina, Scharlach, Lungenentzündung, Zahninfektionen, Lues und Gonorrhoe. Standardpenicillin zum Einnehmen.

Präparat	Wichtigste Nebenwirkungen	Empfehlung
Staphylex (D) Kaps., Trockensaft **Staphylex Injektion/ Infusion** (D) Trockensubstanz Flucloxacillin *Rezeptpflichtig*	Überempfindlichkeit (Allergien, z. B. Hautausschläge), Leberschäden	**Therapeutisch zweckmäßig nur bei** leichten Infektionen mit Flucloxacillin-empfindlichen penicillinasebildenden Staphylokokken. Spezialpenicillin.

10.1.2. Breitspektrum-Penicilline (Amoxicillin)

Breitspektrum-Penicilline haben große Ähnlichkeit mit den Schmalspektrum-Penicillinen. Sie sind jedoch gegen ein wesentlich breiteres Spektrum verschiedener Bakterien (sowohl grampositive als auch gramnegative) wirksam.

Wichtigste Nebenwirkungen

Sie werden vom Körper ähnlich gut vertragen wie die Schmalspektrum-Penicilline, verursachen jedoch häufiger Hautausschläge.

10.1.2. Breitspektrum-Penicilline

Präparat	Wichtigste Nebenwirkungen	Empfehlung
Amoclav (D) Filmtabl., Trockensaft Amoxicillin, Clavulansäure *Rezeptpflichtig*	Überempfindlichkeit (Allergien, z. B. Hautausschläge), Magen-Darm-Störungen, Leberschäden, auch lebensbedrohliche Formen möglich	**Therapeutisch zweckmäßig nur** in begründeten Ausnahmefällen. Erweitertes antibakterielles Spektrum von Amoxicillin durch Kombination mit einem Hemmstoff bakterieller Enzyme (Clavulansäure), die Amoxicillin zerstören.
Amoxi – 1 A Pharma (D) Filmtabl., Trockensubstanz **Amoxibeta** (D) Tabs, Tabl., Trockensubstanz, Tabl. zur Herstellung einer Susp., Brausetabl. **Amoxi-CT** (D) Filmtabl., Trockensubstanz, Brausetabl. **AmoxiHefa** (D) Tabl., Saft *Wirkstoff:* Amoxicillin *Rezeptpflichtig*	Überempfindlichkeit (Allergien, z. B. Hautausschläge), Magen-Darm-Störungen	**Therapeutisch zweckmäßig bei** Infektionen mit Amoxicillin-empfindlichen Krankheitserregern, wie z. B. bei Entzündungen von Bronchien, Nasennebenhöhlen und Harnwegen. Bewährtes Mittel zum Einnehmen.

Präparat	Wichtigste Nebenwirkungen	Empfehlung
AmoxiHEXAL (D) Filmtabl., Brausetabl., Pulver, forte-Saft, HP-Filmtabl. **AmoxiLich** (D) Trockensubstanz **Amoximerck** (D) Filmtabl. **Amoxi-Sandoz** (D) Filmtabl., Braustabl., Pulver **Amoxi-Tablinen** (D) Tabl **Amoxi Wolff** (D) Filmtabl., Trockensubstanz *Wirkstoff:* Amoxicillin *Rezeptpflichtig*	Überempfindlichkeit (Allergien, z. B. Hautausschläge), Magen-Darm-Störungen	**Therapeutisch zweckmäßig bei** Infektionen mit Amoxicillin-empfindlichen Krankheitserregern, wie z. B. bei Entzündungen von Bronchien, Nasennebenhöhlen und Harnwegen. Bewährtes Mittel zum Einnehmen.
AmoxiClav – 1 A Pharma (D) Filmtabl., Saft **AmoxiClav Basics** (D) Filmtabl. **AmoxiClav beta** (D) Tabl. **AmoxiClav-CT** (D) Filmtabl., Trockensaft **AmoxiClav-PUREN** (D) Tabl. **AmoxiClavulan – 1 A Pharma** (Ö) Filmtabl., Trockensaft **Amoxi-Clavulan AL** (D) Pulver, Tabl. **Amoxi-Clavulan Stada** (D) Filmtabl., Trockensaft *Wirkstoffe:* Amoxicillin, Clavulansäure *Rezeptpflichtig*	Überempfindlichkeit (Allergien, z. B. Hautausschläge), Magen-Darm-Störungen, Leberschäden, auch lebensbedrohliche Formen möglich	**Therapeutisch zweckmäßig nur** in begründeten Ausnahmefällen. Erweitertes antibakterielles Spektrum von Amoxicillin durch Kombination mit einem Hemmstoff bakterieller Enzyme (Clavulansäure), die Amoxicillin zerstören.
Amoxicillin AbZ (D) Filmtabl. **Amoxicillin acis** (D) Tabl., Saft **Amoxicillin AL** (D) Filmtabl., Brausetabl., Trockensubstanz *Wirkstoff:* Amoxicillin *Rezeptpflichtig*	Überempfindlichkeit (Allergien, z. B. Hautausschläge), Magen-Darm-Störungen	**Therapeutisch zweckmäßig bei** Infektionen mit Amoxicillin-empfindlichen Krankheitserregern, wie z. B. bei Entzündungen von Bronchien, Nasennebenhöhlen und Harnwegen. Bewährtes Mittel zum Einnehmen.

Präparat	Wichtigste Nebenwirkungen	Empfehlung
Amoxicillin Heumann (D) Filmtabl., Brausetabl., Trockensubstanz **Amoxicillin plus Heumann** (D) Filmtabl. **Amoxicillin-ratiopharm** (D/Ö) Filmtabl., Trockensaft, Brausetabl. **Amoxicillin Stada** (D) Filmtabl., Brausetabl., Susp. *Wirkstoff:* Amoxicillin *Rezeptpflichtig*	Überempfindlichkeit (Allergien, z. B. Hautausschläge), Magen-Darm-Störungen	**Therapeutisch zweckmäßig bei** Infektionen mit Amoxicillin-empfindlichen Krankheitserregern, wie z. B. bei Entzündungen von Bronchien, Nasennebenhöhlen und Harnwegen. Bewährtes Mittel zum Einnehmen.
Amoxicillin-ratiopharm comp. (D) Filmtabl., Susp. Amoxicillin, Clavulansäure *Rezeptpflichtig*	Überempfindlichkeit (Allergien, z. B. Hautausschläge), Magen-Darm-Störungen, Leberschäden, auch lebensbedrohliche Formen möglich	**Therapeutisch zweckmäßig nur** in begründeten Ausnahmefällen. Erweitertes antibakterielles Spektrum von Amoxicillin durch Kombination mit einem Hemmstoff bakterieller Enzyme (Clavulansäure), die Amoxicillin zerstören.
Amoxypen (D) Tabl., Granulat, Trockensubstanz Amoxicillin *Rezeptpflichtig*	Überempfindlichkeit (Allergien, z. B. Hautausschläge), Magen-Darm-Störungen	**Therapeutisch zweckmäßig bei** Infektionen mit Amoxicillin-empfindlichen Krankheitserregern, wie z. B. bei Entzündungen von Bronchien, Nasennebenhöhlen und Harnwegen. Bewährtes Mittel zum Einnehmen.
Augmentan (D) Filmtabl., Trinktabl., Tropfen, Trockensaft, Forte Trockensaft, Kindersaft, Injektionslösung Amoxicillin, Clavulansäure *Rezeptpflichtig*	Überempfindlichkeit (Allergien, z. B. Hautausschläge), Magen-Darm-Störungen, Leberschäden, auch lebensbedrohliche Formen möglich	**Therapeutisch zweckmäßig nur** in begründeten Ausnahmefällen. Erweitertes antibakterielles Spektrum von Amoxicillin durch Kombination mit einem Hemmstoff bakterieller Enzyme (Clavulansäure), die Amoxicillin zerstören.
Augmentin (Ö) Filmtabl., lösliche Tabl., Trockensaft, Duo-Trockensaft, Injektionslösung Amoxicillin, Clavulansäure *Rezeptpflichtig*	Überempfindlichkeit (Allergien, z. B. Hautausschläge), Magen-Darm-Störungen, Leberschäden, auch lebensbedrohliche Formen möglich	**Therapeutisch zweckmäßig nur** in begründeten Ausnahmefällen. Erweitertes antibakterielles Spektrum von Amoxicillin durch Kombination mit einem Hemmstoff bakterieller Enzyme (Clavulansäure), die Amoxicillin zerstören.

Präparat	Wichtigste Nebenwirkungen	Empfehlung
Clamoxyl (Ö) Kaps., Kautabl., Trockensaft Amoxicillin *Rezeptpflichtig*	Überempfindlichkeit (Allergien, z. B. Hautausschläge), Magen-Darm-Störungen	**Therapeutisch zweckmäßig bei** Infektionen mit Amoxicillin-empfindlichen Krankheitserregern, wie z. B. bei Entzündungen von Bronchien, Nasennebenhöhlen und Harnwegen. Bewährtes Mittel zum Einnehmen.
Flanamox (D) Kaps. Amoxicillin, Flucloxacillin *Rezeptpflichtig*	Überempfinglichkeit (Allergien, z. B. Hautausschlag), Magen-Darm-Störungen	**Therapeutisch zweckmäßig nur** in begründeten Ausnahmefällen. Erweitertes antibakterielles Spektrum von Amoxicillin durch Kombination mit einem speziell gegen Staphylokokken wirksamen, penicillinasefesten Penicillin (Flucloxacillin).
Infectomox (D) Tabl., Brausetabl., Pulver zur Herstellung einer Susp. **Jutamox** (D) Tabl., Trockensaft **Ospamox** (D/Ö) Filmtabl., Granulat Amoxicillin *Rezeptpflichtig*	Überempfindlichkeit (Allergien, z. B. Hautausschläge), Magen-Darm-Störungen	**Therapeutisch zweckmäßig bei** Infektionen mit Amoxicillin-empfindlichen Krankheitserregern, wie z. B. bei Entzündungen von Bronchien, Nasennebenhöhlen und Harnwegen. Bewährtes Mittel zum Einnehmen.
Unacid PD (Ö) Filmtabl., Trockensubstanz Sultamicillin (= Amoxicillin + Sulbactam) *Rezeptpflichtig*	Überempfindlichkeit (Allergien, z. B. Hautausschläge), Magen-Darm-Störungen, Leberschäden, Müdigkeit, Kopfschmerzen	**Therapeutisch zweckmäßig** in begründeten Ausnahmefällen. Erweitertes antibakterielles Spektrum von Amoxicillin durch Kombination mit Sulbactam, einem Hemmstoff bakterieller Enzyme, die Amoxicillin zerstören.

10.1.3. Cephalosporine

Cephalosporine sind den Penicillinen chemisch ähnlich. Ein Großteil dieser Mittel ist ebenfalls relativ gut verträglich. Cephalosporine haben ein breites Wirkungsspektrum und sollten nur dann verwendet werden, wenn Penicilline unzureichend wirken oder wenn eine Penicillinallergie besteht. Im Kampf um Marktanteile wurden neue Cephalosporine aggressiv als Mittel für banale Infektionen im Hals-Nasen-Ohren-Bereich beworben, obwohl diese Infektionen zumeist mit einfachen Penicillinen behandelbar wären.

Wichtigste Nebenwirkungen

Allergische Reaktionen sind selten, Cephalosporine können jedoch Durchfall und in seltenen Fällen auch lebensbedrohliche Dickdarmentzündungen verursachen.

Beim Cephalosporin Cefepim (enthalten z. B. in *Maxipime*) tauchte Ende des Jahres 2007 der Verdacht auf, dass eine Behandlung damit zu einer erhöhten Sterblichkeit führt. Die US-Gesundheitsbehörde FDA überprüft nun diesen Verdacht.

10.1.3. Cephalosporine

Präparat	Wichtigste Nebenwirkungen	Empfehlung
Biocef (Ö) Filmtabl., Granulat Cefpodoxim-Proxetil *Rezeptpflichtig*	Überempfindlichkeit (Allergien, z. B. Hautausschläge), Magen-Darm-Störungen, Pilzinfektion der Scheide. Blutschäden. Pseudomembranöse, lebensbedrohliche Dickdarmentzündung möglich	**Nur zweckmäßig zur** oralen Behandlung (Einnahme durch den Mund) bei problematischen Infektionen besonders der Atem- und Harnwege,wenn andere Antibiotika wie z. B. Amoxicillin oder Makrolide nicht geeignet sind.
Cec (D) Filmtabl., Brausetabl., Trockensaft, forte Trockensaft **Cec Hexal** (Ö) Filmtabl., Trockensaft Cefaclor *Rezeptpflichtig*	Überempfindlichkeit (Allergien, z. B. Hautausschläge), Übelkeit, Durchfall, Blutschäden, Pilzinfektion der Scheide. Pseudomembranöse, lebensbedrohliche Dickdarmentzündung möglich	**Nur zweckmäßig zur** oralen Behandlung (Einnahme durch den Mund) bei Infektionen besonders der Atem- und Harnwege, wenn andere Antibiotika wie z. B. Amoxicillin oder Makrolide nicht geeignet sind.
Ceclor (Ö) Granulat, Duofilmtabl. Cefaclor *Rezeptpflichtig*	Überempfindlichkeit (Allergien, z. B. Hautausschläge), Magen-Darm-Störungen, Pilzinfektion der Scheide, Blutschäden. Pseudomembranöse, lebensbedrohliche Dickdarmentzündung möglich	**Nur zweckmäßig zur** oralen Behandlung (Einnahme durch den Mund) bei Infektionen besonders der Atem- und Harnwege, wenn andere Antibiotika wie z. B. Amoxicillin oder Makrolide nicht geeignet sind.
Cefaclor – 1 A Pharma (D) Filmtabl., Trockensaft **Cefaclor acis** (D) Brausetabl., Saft, Filmtabl. **Cefaclor AL** (D) Kaps., Sirup *Wirkstoff:* Cefaclor *Rezeptpflichtig*	Überempfindlichkeit (Allergien, z. B. Hautausschläge), Magen-Darm-Störungen, Pilzinfektion der Scheide, Blutschäden. Pseudomembranöse, lebensbedrohliche Dickdarmentzündung möglich	**Nur zweckmäßig zur** oralen Behandlung (Einnahme durch den Mund) bei problematischen Infektionen besonders der Atem- und Harnwege, wenn andere Antibiotika wie z. B. Amoxicillin oder Makrolide nicht geeignet sind.

Präparat	Wichtigste Nebenwirkungen	Empfehlung
Cefaclor Basics (D) Hartkaps., Kaps., Granulat **Cefaclor beta** (D) Filmtabl., Trockensaft **Cefaclor-CT** (D) Trockensaft, Hartkaps. **Cefaclor-ratiopharm** (D) Kaps., Brausetabl., Granulat **Cefaclor-Sandoz** (D) Brausetabl., Granulat, Hartkaps. **Cefaclor STADA** (D) Hartkaps., Trockensaft **Cefaclor-Wolff** (D) Kaps., Granulat *Wirkstoff:* Cefaclor *Rezeptpflichtig*	Überempfindlichkeit (Allergien, z. B. Hautausschläge), Magen-Darm-Störungen, Pilzinfektion der Scheide, Blutschäden. Pseudomembranöse, lebensbedrohliche Dickdarmentzündung möglich	**Nur zweckmäßig zur** oralen Behandlung (Einnahme durch den Mund) bei problematischen Infektionen besonders der Atem- und Harnwege, wenn andere Antibiotika wie z. B. Amoxicillin oder Makrolide nicht geeignet sind.
Cefixdura (D) Filmtabl., Saft **Cefixim – 1 A Pharma** (D) Filmtabl. **Cefixim beta** (D) Filmtabl., Granulat **Cefixim-CT** (D) Granulat **Cefixim HEXAL** (D/Ö) Filmtabl. **Cefixim-ratiopharm** (D) Filmtabl., Trinktabl. **Cefixim Sandoz** (D/Ö) Filmtabl. **Cefixim STADA** (D) Filmtabl. **Cephoral** (D) Filmtabl., Trockensaft, Susp. *Wirkstoff:* Cefixim *Rezeptpflichtig*	Überempfindlichkeit (Allergien, z. B. Hautausschläge), Magen-Darm-Störungen, Pilzinfektion der Scheide. Blutschäden. Pseudomembranöse, lebensbedrohliche Dickdarmentzündung möglich. Blutungsneigung	**Nur zweckmäßig zur** oralen Behandlung (Einnahme durch den Mund) bei problematischen Infektionen besonders der Atem- und Harnwege, wenn andere Antibiotika wie z. B. Amoxicillin oder Makrolide nicht geeignet sind.
Cefpodoxim – 1 A Pharma (D) Filmtabl., Pulver **Cefpodoxim AL** (D) Filmtabl. **Cefpodoxim beta** (D) Filmtabl. **Cefpodoxim-CT** (D) Filmtabl. *Wirkstoff:* Cefpodoxim *Rezeptpflichtig*	Überempfindlichkeit (Allergien, z. B. Hautausschläge), Magen-Darm-Störungen, Pilzinfektion der Scheide. Blutschäden. Pseudomembranöse, lebensbedrohliche Dickdarmentzündung möglich	**Nur zweckmäßig zur** oralen Behandlung (Einnahme durch den Mund) bei problematischen Infektionen besonders der Atem- und Harnwege, wenn andere Antibiotika wie z. B. Amoxicillin oder Makrolide nicht geeignet sind.

Präparat	Wichtigste Nebenwirkungen	Empfehlung
Cefpodoxim-dura (D) Filmtabl., Pulver **Cefpodoxim HEXAL** (D) Filmtabl., Pulver **Cefpodoxim-ratiopharm** (D) Filmtabl. **Cefpodoxim Sandoz** (D) Filmtabl. **Cefpodoxim STADA** (D) Filmtabl. *Wirkstoff:* Cefpodoxim *Rezeptpflichtig*	Überempfindlichkeit (Allergien, z. B. Hautausschläge), Magen-Darm-Störungen, Pilzinfektion der Scheide. Blutschäden. Pseudomembranöse, lebensbedrohliche Dickdarmentzündung möglich	**Nur zweckmäßig zur** oralen Behandlung (Einnahme durch den Mund) bei problematischen Infektionen besonders der Atem- und Harnwege, wenn andere Antibiotika wie z. B. Amoxicillin oder Makrolide nicht geeignet sind.
Cefudura – 1 A Pharma (D) Filmtabl. **CefuHexal** (D) Granulat, Filmtabl. **Cefurax** (D) Filmtabl., **Cefuro-Puren** (D) Filmtabl. **Cefurox Basics** (D) Filmtabl. **Cefuroxim AL** (D) Filmtabl. **Cefuroxim beta** (D) Filmtabl. **Cefuroxim-CT** (D) Filmtabl., Trockensaft **Cefuroxim Heumann** (D) Filmtabl. **Cefuroxim-ratiopharm** (D) Filmtabl., Granulat, Durchstichflasche **Cefuroxim Sandoz** (D) Pulver, Tabl. **Cefuroxim STADA** (D) Tabl. **Cefurox WOLFF** (D) Filmtabl *Wirkstoff:* Cefuroxim-Axetil *Rezeptpflichtig*	Überempfindlichkeit (Allergien, z. B. Hautausschläge), Magen-Darm-Störungen, Pilzinfektion der Scheide. Blutschäden. Pseudomembranöse, lebensbedrohliche Dickdarmentzündung möglich	**Nur zweckmäßig zur** oralen Behandlung (Einnahme durch den Mund) bei problematischen Infektionen besonders der Atem- und Harnwege, wenn andere Antibiotika wie z. B. Amoxicillin oder Makrolide versagen. Erweitertes Spektrum, aber relativ schlechte Resorption.
Cephalexin-ratiopharm (D) Filmtabl., Trockensaft **Cephalobene** (Ö) Filmtabl. Cefalexin *Rezeptpflichtig*	Überempfindlichkeit (Allergien, z. B. Hautausschläge), Magen-Darm-Störungen, Pilzinfektion der Scheide, Blutschäden. Pseudomembranöse, lebensbedrohliche Dickdarmentzündung möglich	**Wenig zweckmäßig zur** oralen Behandlung (Einnahme durch den Mund) bei Problemkeimen. Bei wichtigen Keimen nur relativ schwach wirksam. Wird durch bakterielle Enzyme (ß-Lactamasen) zerstört.

Präparat	Wichtigste Nebenwirkungen	Empfehlung
Claforan (D/Ö) Injektionslösung Cefotaxim *Rezeptpflichtig*	Überempfindlichkeit (Allergien, z. B. Hautausschläge), Magen-Darm-Störungen, Pilzinfektion der Scheide, Blutschäden. Pseudomembranöse, lebensbedrohliche Dickdarmentzündung möglich	**Therapeutisch zweckmäßig zur** Infusionsbehandlung von Infektionen mit problematischen Krankheitserregern (Problemkeimen). Bewährtes Mittel.
Duracef (Ö) Kaps., Tabl., Trockensaft Cefadroxil *Rezeptpflichtig*	Überempfindlichkeit (Allergien, z. B. Hautausschläge), Magen-Darm-Störungen, Pilzinfektion der Scheide, Blutschäden. Pseudomembranöse, lebensbedrohliche Dickdarmentzündung möglich	**Wenig zweckmäßig zur** oralen Behandlung (Einnahme durch den Mund) bei Problemkeimen. Nicht stabil gegen bakterielle Enzyme, die Cefadroxil zerstören können.
Elobact (D) Filmtabl., Trockensaft, Granulat Cefuroxim-Axetil *Rezeptpflichtig*	Überempfindlichkeit (Allergien, z. B. Hautausschläge), Magen-Darm-Störungen, Pilzinfektion der Scheide, Blutschäden. Pseudomembranöse, lebensbedrohliche Dickdarmentzündung möglich	**Nur zweckmäßig zur** oralen Behandlung (Einnahme durch den Mund) bei problematischen Infektionen besonders der Atem- und Harnwege, wenn andere Antibiotika wie z. B. Amoxicillin oder Makrolide versagen. Erweitertes Spektrum, aber relativ schlechte Resorption.
Grüncef (D) Tabl., lösliche Tabl., Trockensaft Cefadroxil *Rezeptpflichtig*	Überempfindlichkeit (Allergien, z. B. Hautausschläge), Magen-Darm-Störungen, Pilzinfektion der Scheide. Blutschäden. Pseudomembranöse, lebensbedrohliche Dickdarmentzündung möglich	**Wenig zweckmäßig zur** oralen Behandlung (Einnahme durch den Mund) bei Problemkeimen. Nicht stabil gegen bakterielle Enzyme, die Cefadroxil zerstören können.
Infectocef (D) Kaps., Saft Cefaclor *Rezeptpflichtig*	Überempfindlichkeit (Allergien, z. B. Hautausschläge), Magen-Darm-Störungen, Pilzinfektion der Scheide, Blutschäden. Pseudomembranöse, lebensbedrohliche Dickdarmentzündung möglich	**Nur zweckmäßig zur** oralen Behandlung (Einnahme durch den Mund) bei Infektionen besonders der Atem- und Harnwege, wenn andere Antibiotika wie z. B. Amoxicillin oder Makrolide nicht geeignet sind.

Präparat	Wichtigste Nebenwirkungen	Empfehlung
Keflex (Ö) Filmtabl. Cefalexin *Rezeptpflichtig*	Überempfindlichkeit (Allergien, z. B. Hautausschläge), Magen-Darm-Störungen, Pilzinfektion der Scheide, Blutschäden. Pseudomembranöse, lebensbedrohliche Dickdarmentzündung möglich	**Wenig zweckmäßig zur** oralen Behandlung (Einnahme durch den Mund) bei Problemkeimen. Nicht stabil gegen bakterielle Enzyme, die Cefalexin zerstören können.
Kefzol (Ö) Injektionslösung Cefazolin *Rezeptpflichtig*	Überempfindlichkeit (Allergien, z. B. Hautausschläge), Magen-Darm-Störungen, Pilzinfektion der Scheide, Blutschäden. Pseudomembranöse, lebensbedrohliche Dickdarmentzündung möglich	**Therapeutisch zweckmäßig zur** Infusionsbehandlung von Infektionen mit problematischen Krankheitserregern, besonders von Staphylokokken. Bewährtes Mittel.
Keimax (D) Kaps., Trockensaft, mini Pulver Ceftibuten *Rezeptpflichtig*	Überempfindlichkeit (Allergien, z. B. Hautausschläge), Magen-Darm-Störungen, Pilzinfektion der Scheide, Blutschäden. Pseudomembranöse, lebensbedrohliche Dickdarmentzündung möglich	**Möglicherweise zweckmäßig bei** Infektionen der Harnwege mit Ceftibuten-empfindlichen Problemkeimen. Neueres Oral-Cephalosporin mit guter Resorption.
Lorafem (D) Kaps. Loracarbef *Rezeptpflichtig*	Überempfindlichkeit (Allergien, z. B. Hautausschläge), Magen-Darm-Störungen, Pilzinfektion der Scheide. Blutschäden. Pseudomembranöse, lebensbedrohliche Dickdarmentzündung möglich	**Nur zweckmäßig zur** oralen Behandlung (Einnahme durch den Mund) bei problematischen Infektionen besonders der Atem- und Harnwege, wenn andere Antibiotika wie z. B. Amoxicillin oder Makrolide nicht geeignet sind.
Maxipime (D/Ö) Trockensubstanz zur Injektion Cefepim *Rezeptpflichtig*	Überempfindlichkeit (Allergien, z. B. Hautausschläge), Magen-Darm-Störungen, Pilzinfektion der Scheide, Blutschäden. Pseudomembranöse, lebensbedrohliche Dickdarmentzündung möglich	**Therapeutisch zweckmäßig zur** Infusionsbehandlung von Infektionen mit problematischen Krankheitserregern (Problemkeimen). Neues Mittel, noch relativ wenig erprobt.
Orelox (D) Filmtabl., junior Granulat Cefpodoxim-Proxetil *Rezeptpflichtig*	Überempfindlichkeit (Allergien, z. B. Hautausschläge), Magen-Darm-Störungen, Pilzinfektion der Scheide. Blutschäden. Pseudomembranöse, lebensbedrohliche Dickdarmentzündung möglich	**Nur zweckmäßig zur** oralen Behandlung (Einnahme durch den Mund) bei problematischen Infektionen besonders der Atem- und Harnwege, wenn andere Antibiotika wie z. B. Amoxicillin oder Makrolide nicht geeignet sind.

Präparat	Wichtigste Nebenwirkungen	Empfehlung
Ospexin (Ö) Filmtabl., Granulat Cefalexin *Rezeptpflichtig*	Überempfindlichkeit (Allergien, z. B. Hautausschläge), Magen-Darm-Störungen, Pilzinfektion der Scheide, Blutschäden. Pseudomembranöse, lebensbedrohliche Dickdarmentzündung möglich	**Wenig zweckmäßig zur** oralen Behandlung (Einnahme durch den Mund) bei Problemkeimen. Nicht stabil gegen bakterielle Enzyme, die Cefalexin zerstören können.
Podomexef (D) Filmtabl., Saft Cefpodoxim-Proxetil *Rezeptpflichtig*	Überempfindlichkeit (Allergien, z. B. Hautausschläge), Magen-Darm-Störungen, Pilzinfektion der Scheide. Blutschäden. Pseudomembranöse, lebensbedrohliche Dickdarmentzündung möglich	**Nur zweckmäßig zur** oralen Behandlung (Einnahme durch den Mund) bei problematischen Infektionen besonders der Atem- und Harnwege, wenn andere Antibiotika wie z. B. Amoxicillin oder Makrolide nicht geeignet sind.
Spizef (D/Ö) Trockensubstanz zur Injektion und Infusion Cefotiam *Rezeptpflichtig*	Überempfindlichkeit (Allergien, z. B. Hautausschläge), Magen-Darm-Störungen, Pilzinfektion der Scheide, Blutschäden. Pseudomembranöse, lebensbedrohliche Dickdarmentzündung möglich	**Therapeutisch zweckmäßig zur** Infusionsbehandlung von Infektionen mit problematischen Krankheitserregern (Problemkeimen). Bewährtes Mittel mit breitem Wirkungsspektrum.
Suprax (D) Filmtabl., Saft Cefixim *Rezeptpflichtig*	Überempfindlichkeit (Allergien, z. B. Hautausschläge), Magen-Darm-Störungen, Pilzinfektion der Scheide. Blutschäden. Pseudomembranöse, lebensbedrohliche Dickdarmentzündung möglich	**Nur zweckmäßig zur** oralen Behandlung (Einnahme durch den Mund) bei problematischen Infektionen besonders der Atem- und Harnwege, wenn andere Antibiotika wie z. B. Amoxicillin oder Makrolide nicht geeignet sind.
Tricef (Ö) Filmtabl., Trockensaft Cefixim *Rezeptpflichtig*	Überempfindlichkeit (Allergien, z. B. Hautausschläge), Magen-Darm-Störungen, Pilzinfektion der Scheide. Blutschäden. Pseudomembranöse, lebensbedrohliche Dickdarmentzündung möglich	**Nur zweckmäßig zur** oralen Behandlung (Einnahme durch den Mund) bei problematischen Infektionen besonders der Atem- und Harnwege, wenn andere Antibiotika wie z. B. Amoxicillin oder Makrolide nicht geeignet sind.
Zinnat (D/Ö) Filmtabl., Trockensaft, nur Ö: Granulat Cefuroxim-Axetil *Rezeptpflichtig*	Überempfindlichkeit (Allergien, z. B. Hautausschläge), Magen-Darm-Störungen, Pilzinfektion der Scheide, Blutschäden. Pseudomembranöse, lebensbedrohliche Dickdarmentzündung möglich	**Nur zweckmäßig zur** oralen Behandlung (Einnahme durch den Mund) bei problematischen Infektionen besonders der Atem- und Harnwege, wenn andere Antibiotika wie z. B. Amoxicillin oder Makrolide versagen. Erweitertes Spektrum, aber relativ schlechte Resorption.

10.1.4. Trimethoprim und Trimethoprim-Sulfonamid-Kombinationen

Die gemeinsame Anwendung von Trimethoprim und Sulfonamid ist eine der wenigen festen Arzneimittelkombinationen, die bei Fachleuten unumstritten ist. Beide Substanzen stören den Stoffwechsel der Bakterien. Die Kombination hat ein breites Wirkungsspektrum.
Bei unkomplizierten Harnwegsinfektionen genügt es oft, nur Trimethoprim allein zu verwenden (z. B. *Infectotrimet*). Der Vorteil: weniger Nebenwirkungen. Der Nachteil: erhöhtes Resistenzrisiko.

Wichtigste Nebenwirkungen

Allergische Reaktionen (Hautausschlag, Jucken), Magen-Darm-Störungen, Blutbildschäden. Bei längerer Verwendung dieser Medikamente (über 14 Tage) sind regelmäßige Kontrollen des Blutbildes notwendig.

Warnhinweis: Stillende Mütter und Säuglinge bis zum dritten Lebensmonat sollten diese Medikamente nicht einnehmen.

10.1.4. Trimethoprim und Trimethoprim-Sulfonamid-Kombinationen

Präparat	Wichtigste Nebenwirkungen	Empfehlung
Berlocid (D) Tabl. **Cotrim 960 – 1 A Pharma** (D) Tabl. **Cotrim AbZ** (D) Tabl. **Cotrim-CT** (D) Tabl. **Cotrim Heumann** (D) forte-Tabl. **Cotrim Hexal forte** (D) Tabl. **Cotrim K-/ -E-ratiopharm** (D) Saft **Cotrim-Sandoz** (D) Tabl., Susp. **Cotrimstada/ forte** (D) Tabl., forte-Tabl. Lösung **Cotrim-ratiopharm/ -forte** (D) Tabl. Trimethoprim, Sulfamethoxazol *Rezeptpflichtig*	Magen-Darm-Störungen, allergische Erscheinungen (z. B. Hauterscheinungen, Fieber), Blutschäden	**Therapeutisch zweckmäßig bei** Infektionen mit Sulfonamid-empfindlichen Krankheitserregern insbesondere bei Harnwegsinfektionen. Sinnvolle Kombination.

Präparat	Wichtigste Nebenwirkungen	Empfehlung
Cotrimoxazol AL (D) Tabl., Fortetabl. **Cotrimoxazol Genericon** (Ö) Tabl. Trimethoprim, Sulfamethoxazol *Rezeptpflichtig*	Magen-Darm-Störungen, allergische Erscheinungen (z. B. Hauterscheinungen, Fieber), Blutschäden	**Therapeutisch zweckmäßig bei** Infektionen mit Sulfonamid-empfindlichen Krankheitserregern, insbesondere bei Harnwegsinfektionen. Sinnvolle Kombination.
Eusaprim (D/Ö) Konzentrat zur Infusion **Eusaprim E/ K** (D/Ö) Susp., Forte-Tabl. Trimethoprim, Sulfamethoxazol *Rezeptpflichtig*	Magen-Darm-Störungen, allergische Erscheinungen (z. B. Hauterscheinungen, Fieber), Blutschäden	**Therapeutisch zweckmäßig bei** Infektionen mit Sulfonamid-empfindlichen Krankheitserregern, insbesondere bei Harnwegsinfektionen. Sinnvolle Kombination.
Infectotrimet (D) Saft, Tabl. Trimethoprim *Rezeptpflichtig*	Magen-Darm-Störungen, selten allergische Erscheinungen (z. B. Hauterscheinungen, Fieber), selten Blutschäden	**Therapeutisch zweckmäßig bei** unkomplizierten Harnwegsinfektionen.
Kepinol (D) Tabl., Fortetabl., Susp. Trimethoprim, Sulfamethoxazol *Rezeptpflichtig*	Magen-Darm-Störungen, allergische Erscheinungen (z. B. Hauterscheinungen, Fieber), Blutschäden	**Therapeutisch zweckmäßig bei** Infektionen mit Sulfonamid-empfindlichen Krankheitserregern, insbesondere bei Harnwegsinfektionen. Sinnvolle Kombination.
Lidaprim (Ö) Tabl., Forte Filmtabl., Tabl. für Kinder, orale Susp., Infusionsflasche Trimethoprim, Sulfametrol *Rezeptpflichtig*	Magen-Darm-Störungen, allergische Erscheinungen (z. B. Hauterscheinungen, Fieber), Blutschäden	**Therapeutisch zweckmäßig bei** Infektionen mit Sulfonamid-empfindlichen Krankheitserregern, insbesondere bei Harnwegsinfektionen. Sinnvolle Kombination.
Oecotrim (Ö) Fortetabl. Trimethoprim, Sulfamethoxazol *Rezeptpflichtig*	Magen-Darm-Störungen, allergische Erscheinungen (z. B. Hauterscheinungen, Fieber), Blutschäden	**Therapeutisch zweckmäßig bei** Infektionen mit Sulfonamid-empfindlichen Krankheitserregern, insbesondere bei Harnwegsinfektionen. Sinnvolle Kombination.
TMS/ forte (D) Tabl. Trimethoprim, Sulfamethoxazol *Rezeptpflichtig*	Magen-Darm-Störungen, allergische Erscheinungen (z. B. Hauterscheinungen, Fieber), Blutschäden	**Therapeutisch zweckmäßig bei** Infektionen mit Sulfonamid-empfindlichen Krankheitserregern, insbesondere bei Harnwegsinfektionen. Sinnvolle Kombination.

10.1.5. Tetrazykline

Tetrazykline, wie etwa der Wirkstoff Doxycyclin, besitzen ein breites Wirkungsspektrum und gehören zu den gut verträglichen Antibiotika. Wegen der häufigen Verwendung von Tetrazyklinen sind zahlreiche Bakterienstämme gegen dieses Antibiotikum resistent geworden.

Wichtigste Nebenwirkungen: Übelkeit, Erbrechen, Durchfall.

Warnhinweise: Tetrazykline können in der Wachstumsphase von Kindern dauerhafte Zahnschäden (Verfärbung der Zähne, erhöhte Kariesanfälligkeit) verursachen. Schwangere ab dem zweiten Drittel der Schwangerschaft und Kinder bis zum vollendeten neunten Lebensjahr sollten deshalb auf keinen Fall Tetrazykline verwenden.

Tabletten sollten mit viel Flüssigkeit eingenommen werden, weil sonst schwere Speiseröhrenschäden auftreten können.

10.1.5. Tetrazykline

Präparat	Wichtigste Nebenwirkungen	Empfehlung
Antodox (D) Hartkaps. **Doxy** (D) Kaps. **Doxy – 1 A Pharma** (D) Tabl. **Doxybene** (Ö) Kaps., lösliche Tabl **Doxy-CT** (D) Hartkaps., Tabl. **Doxycyclin AbZ** (D) Tabl. **Doxycyclin AL** (D) Tabl. Hartkaps. **Doxycyclin Basics** (D) Tabl. **Doxycyclin Heumann** (D) Tabl. *Wirkstoff:* Doxycyclin *Rezeptpflichtig*	Magen-Darm-Störungen, Erbrechen, Durchfall, Leberschädigung, Licht-Überempfindlichkeit, Zahn- und Knochenschäden bei Kindern	**Therapeutisch zweckmäßig bei** Infektionen mit Doxycyclin-empfindlichen Krankheitserregern, wie z. B. bei Entzündung von Lunge, Bronchien und Galle, unspezifischer Entzündung der Harnröhre und seltenen Erkrankungen wie Cholera, Pest und Brucellosen. Lange bewährtes Tetracyclin-Derivat.
Doxycyclin-ratiopharm (D) Kaps., Injektionslösung **Doxycyclin Sandoz** (D) Tabl. **Doxycyclin STADA** (D) Tabs, Tabl., Filmtabl. **Doxyderma** (D) Tabl. *Wirkstoff:* Doxycyclin *Rezeptpflichtig*	Magen-Darm-Störungen, Erbrechen, Durchfall, Leberschädigung, Licht-Überempfindlichkeit, Zahn- und Knochenschäden bei Kindern	**Therapeutisch zweckmäßig bei** Infektionen mit Doxycyclin-empfindlichen Krankheitserregern wie z. B. bei Entzündung von Lunge, Bronchien und Galle, unspezifischer Entzündung der Harnröhre und seltenen Erkrankungen wie Cholera, Pest und Brucellosen. Lange bewährtes Tetracyclin-Derivat.

Präparat	Wichtigste Nebenwirkungen	Empfehlung
Doxydyn (Ö) Filmtabl. **DoxyHEXAL** (D) Tabl., Injektionslösung **Doxymerck** (D) Tabl. **Doxymono** (D) Tabl. **Doxy-M-ratiopharm** (D) Tabl. **Doxy-N-Tablinen** (D) Tabl. **Doxy-Wolff** (D) Filmtabl., Tabs *Wirkstoff:* Doxycyclin *Rezeptpflichtig*	Magen-Darm-Störungen, Erbrechen, Durchfall, Leberschädigung, Licht-Überempfindlichkeit, Zahn- und Knochenschäden bei Kindern	**Therapeutisch zweckmäßig bei** Infektionen mit Doxycyclin-empfindlichen Krankheitserregern, wie z. B. bei Entzündung von Lunge, Bronchien und Galle, unspezifischer Entzündung der Harnröhre und seltenen Erkrankungen wie Cholera, Pest und Brucellosen. Lange bewährtes Tetracyclin-Derivat.

10.1.6. Makrolide

Makrolide haben ein relativ schmales Wirkungsspektrum und wirken vor allem gegen grampositive Keime. Sie werden meistens bei bakteriellen Infektionen der Lunge (zum Beispiel atypische Lungenentzündung, die häufig bei Kindern auftritt), bei Keuchhusten und bei der Legionärskrankheit verwendet und sind, ähnlich wie die Penicilline und Cephalosporine, gut verträglich. Makrolide werden hauptsächlich dann verwendet, wenn Penicilline oder Cephalosporine wegen Allergien oder Resistenz (Unwirksamkeit) nicht eingesetzt werden können.
Ende des Jahres 2006 empfahl ein Beratergremium der US-Gesundheitsbehörde, dass der Wirkstoff Telithromycin (enthalten z. B. in *Ketek*) nur noch zur Behandlung von ambulant erworbener Lungenentzündung verwendet werden darf.
Wichtigste Nebenwirkungen: allergische Erscheinungen und Übelkeit, Erbrechen und Durchfall. Bei vorgeschädigtem Herzen können Makrolide lebensbedrohliche Herzrhythmusstörungen verursachen.

10.1.6. Makrolide und ähnliche Wirkstoffe

Präparat	Wichtigste Nebenwirkungen	Empfehlung
Azithromycin – 1 A Pharma (D) Filmtabl., Pulver **Azithromycin AbZ** (D) Filmtabl. **Azithromycin AL** (D) Filmtabl. *Wirkstoff:* Azithromycin *Rezeptpflichtig*	Magen-Darm-Störungen, Leberschäden (auch lebensbedrohliche Formen), schwere Hautausschläge möglich, psychische Veränderungen	**Therapeutisch zweckmäßig, wenn** wegen einer Penicillinallergie oder -resistenz Penicilline nicht angewendet werden können. Zweckmäßig bei bestimmten Formen der Lungenentzündung, z. B. bei sog. atypischer Pneumonie und Legionärskrankheit.

Präparat	Wichtigste Nebenwirkungen	Empfehlung
Azithromycin AWD (D) Filmtabl. **Azithromycin-CT** (D) Filmtabl. **Azithromycin dura** (D) Filmtabl. **Azithromycin HEXAL** (D) Filmtabl., Pulver **Azithromycin-ratiopharm** (D/Ö) Filmtabl. **Azithromycin Sandoz** (D) Filmtabl., Pulver **Azithromycin STADA** (D) Filmtabl., Pulver **Azithromycin Winthrop** (D) Filmtabl. *Wirkstoff:* Azithromycin *Rezeptpflichtig*	Magen-Darm-Störungen, Leberschäden (auch lebensbedrohliche Formen), schwere Hautausschläge möglich, psychische Veränderungen	**Therapeutisch zweckmäßig, wenn** wegen einer Penicillinallergie oder -resistenz Penicilline nicht angewendet werden können. Zweckmäßig bei bestimmten Formen der Lungenentzündung, z. B. bei sog. atypischer Pneumonie und Legionärskrankheit.
Clarithromycin – 1 A Pharma (D/Ö) Filmtabl., nur D: Granulat **Clarithromycin AbZ** (D) Filmtabl. **Clarithromycin AL** (D) Filmtabl., Granulat **Clarithromycin Basics** (D) Filmtabl., Granulat **Clarithromycin-CT** (D) Filmtabl., Granulat **Clarithromycin dura** (D) Filmtabl. *Wirkstoff:* Clarithromycin *Rezeptpflichtig*	Magen-Darm-Störungen, selten allergische Erscheinungen (z. B. Hautausschläge). Häufig Kopfschmerzen. Reversible Zahnverfärbung	**Therapeutisch zweckmäßig,** wenn wegen einer Penicillinallergie oder -resistenz Penicilline nicht angewendet werden können. Zweckmäßig zur antibiotischen Kombinationsbehandlung bei Magenulkus.
Clarithromycin Heumann (D) Filmtabl. **Clarithromycin HEXAL** (D/Ö) Filmtabl., nur D: Granulat **Clarithromycin-ratiopharm** (D/Ö) Filmtabl. **Clarithromycin Sandoz** (D/Ö) Filmtabl., Granulat **Clarithromycin STADA** (D/Ö) Filmtabl., nur D: Granulat **Clarithromycin-Teva** (D) Filmtabl. *Wirkstoff:* Clarithromycin *Rezeptpflichtig*	Magen-Darm-Störungen, selten allergische Erscheinungen (z. B. Hautausschläge). Häufig Kopfschmerzen. Reversible Zahnverfärbung	**Therapeutisch zweckmäßig,** wenn wegen einer Penicillinallergie oder -resistenz Penicilline nicht angewendet werden können. Zweckmäßig zur antibiotischen Kombinationsbehandlung bei Magenulkus.

Präparat	Wichtigste Nebenwirkungen	Empfehlung
Clindabeta (D) Hartkaps. **Clindac Hexal** (Ö) Kaps., Filmtabl. **ClindaHEXAL** (D) Hartkaps., Filmtabl., Injektionslösung **Clinda Lich** (D) Granulat **Clindalind** (D) Kaps., Filmtabl. **Clindamycin – 1 A Pharma** (D/Ö) Hartkaps., Filmtabl. **Clindamycin AbZ** (D) Kaps. **Clindamycin acis** (D) Kaps. **Clindamycin AL** (D) Kaps. Wirkstoff: Clindamycin *Rezeptpflichtig*	Übelkeit, Erbrechen, blutig-schleimige Durchfälle, gefährliche Dickdarmentzündung, Hautausschläge	**Therapeutisch zweckmäßig bei** problematischen Infektionen (Problemkeimen), wenn andere Antibiotika versagen. Wirkstoff mit Makrolid-ähnlicher Wirkung.
Clindamycin-CT (D) Hartkaps. **Clindamycin dura** (D) Kaps. **Clindamycin Heumann** (D) Kaps. **Clindamycin-ratiopharm** (D) Kaps., Tabl., Injektionslösg. **Clindamycin Sandoz** (D) Kaps., Filmtabl. **Clinda-saar** (D) Filmtabl., Amp. **Clindastad** (D) Hartkaps. **Clinda-Wolff** (D) Hartkaps. *Wirkstoff:* Clindamycin *Rezeptpflichtig*	Übelkeit, Erbrechen, blutig-schleimige Durchfälle, gefährliche Dickdarmentzündung, Hautausschläge	**Therapeutisch zweckmäßig bei** problematischen Infektionen (Problemkeimen), wenn andere Antibiotika versagen. Wirkstoff mit Makrolid-ähnlicher Wirkung.
Clin Sanorania (D) Kaps. Clindamycin *Rezeptpflichtig*	Übelkeit, Erbrechen, blutig-schleimige Durchfälle, gefährliche Dickdarmentzündung, Hautausschläge	**Therapeutisch zweckmäßig bei** problematischen Infektionen (Problemkeimen), wenn andere Antibiotika versagen. Wirkstoff mit Makrolid-ähnlicher Wirkung.
Dalacin C (Ö) Granulat, Kaps., Amp. Clindamycin *Rezeptpflichtig*	Übelkeit, Erbrechen, blutig-schleimige Durchfälle, gefährliche Dickdarmentzündung, Hautausschläge	**Therapeutisch zweckmäßig bei** problematischen Infektionen (Problemkeimen), wenn andere Antibiotika versagen. Wirkstoff mit Makrolid-ähnlicher Wirkung.

Präparat	Wichtigste Nebenwirkungen	Empfehlung
Ery – 1 A Pharma (D) Filmtabl. **Erybeta** (D) Filmtabl., Granulat **EryHEXAL** (D) Filmtabl., Granulat **Erysec** (D) Tabl. **Erythrocin** (Ö) Filmtabl., Granulat **Erythro-CT** (D) Filmtabl., Granulat **Erythromycin acis** (D) Filmtabl. **Erythromycin AL** (D) Filmtabl. **Erythromycin Genericon** (Ö) Pulver **Erythromycin Heumann** (D) Filmtabl. **Erythromycin-ratiopharm** (D) Filmtabl., Granulat **Erythromycin STADA** (D) Filmtabl., Granulat **Erythromycin-Wolff** (D) Filmtabl. **Erythromycin** (D) Filmtabl., Saft *Wirkstoff:* Erythromycin *Rezeptpflichtig*	Magen-Darm-Störungen, Leberschäden, selten allergische Erscheinungen (z. B. Hautausschläge), auch durch Konservierungsstoffe	**Therapeutisch zweckmäßig, wenn** wegen einer Penicillinallergie oder -resistenz Penicilline nicht angewendet werden können. Zweckmäßig bei bestimmten Formen der Lungenentzündung, z. B bei sog. atypischer Pneumonie und Legionärskrankheit. Zweckmäßig bei Kindern mit bakteriellen Infektionen der Atmungsorgane.
Infectomycin (D) Saft Erythromycin *Rezeptpflichtig*	Magen-Darm-Störungen, Leberschäden, selten allergische Erscheinungen (z. B. Hautausschläge)	**Therapeutisch zweckmäßig, wenn** wegen einer Penicillinallergie oder -resistenz Penicilline nicht angewendet werden können. Zweckmäßig bei bestimmten Formen der Lungenentzündung, z. B. bei sog. atypischer Pneumonie und Legionärskrankheit. Zweckmäßig bei Kindern mit bakteriellen Infektionen der Atmungsorgane.
Ketek (D/Ö) Filmtabl. Telitromycin *Rezeptpflichtig*	Magen-Darm-Störungen, schwere Leberschäden, starke Sehstörungen, selten allergische Erscheinungen (z. B. Hautausschläge), lebensbedrohliche Rhythmusstörungen bei vorgeschädigtem Herzen möglich	**Abzuraten** Vertretbar nur in begründeten Ausnahmefällen bei einer Penicillinallergie oder Resistenz gegen Penicilline, Cephalosporine und Makrolide, z. B. bei bakteriellen Infektionen der Atemwege. Neues, noch unzureichend erprobtes Antibiotikum.

Präparat	Wichtigste Nebenwirkungen	Empfehlung
Klacid (D/Ö) Filmtabl., forte-Filmtabl., Retardtabl., Pulver, Granulat Clarithromycin *Rezeptpflichtig*	Magen-Darm-Störungen, Leberschäden, selten allergische Erscheinungen (z. B. Hautausschläge). Häufig Kopfschmerzen. Reversible Zahnverfärbungen	**Therapeutisch zweckmäßig, wenn** wegen einer Penicillinallergie oder -resistenz Penicilline nicht angewendet werden können. Zweckmäßig zur antibiotischen Kombinationsbehandlung bei Magenulkus.
Roxi – 1 A Pharma (D) **Roxi Basics** (D) **Roxibeta** (D) **Roxi-CT** (D) **roxidura** (D) **Roxi-Fatol** (D) **Roxigamma** (D) **Roxigrün** (D) **RoxiHefa** (D) **RoxiHEXAL** (D) **Roxi-Puren** (D) **Roxi-Q** (D) **Roxi TAD** (D) **Roxithro-Lich** (D) Filmtabletten *Wirkstoff:* Roxithromycin *Rezeptpflichtig*	Magen-Darm-Störungen, Leberschäden, selten allergische Erscheinungen (z. B. Hautausschläge), selten Kopfschmerzen	**Therapeutisch zweckmäßig, wenn** wegen einer Penicillinallergie oder -resistenz Penicilline nicht angewendet werden können. Zweckmäßig bei bestimmten Formen der Lungenentzündung, z. B. bei sog. atypischer Pneumonie und Legionärskrankheit.
Roxithromycin AbZ (D) **Roxithromycin AL** (D) **Roxithromycin Genericon** (Ö) **Roxithromycin Heumann** (D) **Roxithromycin-ratiopharm** (D) **Roxithromycin Sandoz** (D/Ö) **Roxithromycin STADA** (D) **Roxithromycin** (D) **Roxi-Wolff** (D) Filmtabletten *Wirkstoff:* Roxithromycin *Rezeptpflichtig*	Magen-Darm-Störungen, Leberschäden, selten allergische Erscheinungen (z. B. Hautausschläge), selten Kopfschmerzen	**Therapeutisch zweckmäßig, wenn** wegen einer Penicillinallergie oder -resistenz Penicilline nicht angewendet werden können. Zweckmäßig bei bestimmten Formen der Lungenentzündung, z. B. bei sog. atypischer Pneumonie und Legionärskrankheit.

Präparat	Wichtigste Nebenwirkungen	Empfehlung
Rulid (D) Filmtabl. **Rulide** (Ö) Filmtabl., lösliche Tabl. Roxithromycin *Rezeptpflichtig*	Magen-Darm-Störungen, Leberschäden, selten allergische Erscheinungen (z. B. Hautausschläge), selten Kopfschmerzen	**Therapeutisch zweckmäßig, wenn** wegen einer Penicillinallergie oder -resistenz Penicilline nicht angewendet werden können. Zweckmäßig bei bestimmten Formen der Lungenentzündung, z. B. bei sog. atypischer Pneumonie und Legionärskrankheit.
Sobelin (D) Kaps., Granulat, Amp. Clindamycin *Rezeptpflichtig*	Übelkeit, Erbrechen, blutig-schleimige Durchfälle, gefährliche Dickdarmentzündung, Hautausschläge	**Therapeutisch zweckmäßig bei** problematischen Infektionen (Problemkeimer), wenn andere Antibiotika versagen. Wirkstoff mit Makrolid-ähnlicher Wirkung.
Zithromax (D/Ö) Trockensaft, Filmtabl., nur Ö: lösliches Pulver Azithromycin *Rezeptpflichtig*	Magen-Darm-Störungen, Leberschäden (auch lebensbedrohliche Formen), schwere Hautausschläge möglich, psychische Veränderungen	**Therapeutisch zweckmäßig, wenn** wegen einer Penicillinallergie oder -resistenz Penicilline nicht angewendet werden können. Zweckmäßig bei bestimmten Formen der Lungenentzündung, z. B. bei sog. atypischer Pneumonie und Legionärskrankheit.

10.1.7. Gyrasehemmer (Fluorchinolone)

Das Wirksamkeitsspektrum der Gyrasehemmer ist breit und entspricht etwa dem der neuen Cephalosporine oder der Aminoglykoside. Gyrasehemmer werden vorwiegend bei Harnwegsinfekten verschrieben.

Wichtigste Nebenwirkungen: Häufig treten Magen-Darm-Beschwerden (Übelkeit, Erbrechen, Durchfall) und Überempfindlichkeitserscheinungen auf. Außerdem zeigen sich relativ oft neurologische und psychiatrische Veränderungen (Unruhe, Benommenheit, Verwirrtheit, Schlafstörungen, Halluzinationen, Krampfanfälle).

In seltenen Fällen kann es zu schwerwiegenden Nebenwirkungen kommen: Sehnenrisse (bei Auftreten von Sehnenschmerzen sollte die Therapie sofort abgebrochen werden), schwerer, anhaltender Durchfall, Leberschäden, schwere Überempfindlichkeitsreaktionen (Hautausschläge, Anschwellen des Gesichts).

10.1.7. Gyrasehemmer

Präparat	Wichtigste Nebenwirkungen	Empfehlung
Actimax (D) Filmtabl. **Avalox** (D) Filmtabl. **Avelox** (Ö) Filmtabl., Infusionslösung Moxifloxacin *Rezeptpflichtig*	Relativ häufig: Magen-Darm-Störungen, zentralnervöse Störungen (z. B. psychotische Erregungszustände, Schwindel, Kopfschmerzen, Verwirrtheitszustände, Krampfanfälle). Leberschäden. Allergische Hautreaktionen (Rötung, Juckreiz), Knorpel- und Sehnenschäden	**Therapeutisch zweckmäßig bei** Infektionen mit Moxafloxacin-empfindlichen Problemkeimen. Nur vertretbar, wenn andere, besser verträgliche Antibiotika (z. B. Penicilline) nicht angewendet werden können. Darf bei Kindern und Jugendlichen nicht angewendet werden.
Cipro – 1 A Pharma (D/Ö) Filmtabl. **Cipro-acis** (D) Filmtabl. **Cipro Basics** (D) Filmtabl. **Ciprobay** (D) Filmtabl., Saft, Infusionslösung **Ciprobay Uro** (D) Filmtabl. **Ciprobeta/ -Uro** (D) Filmtabl. **Ciprodoc** (D) Filmtabl. **Ciprodura** (D) Filmtabl *Wirkstoff:* Ciprofloxacin *Rezeptpflichtig*	Relativ häufig: Magen-Darm-Störungen, zentralnervöse Störungen (z. B. psychotische Erregungszustände, Schwindel, Kopfschmerzen, Verwirrtheitszustände, Krampfanfälle). Leberschäden. Allergische Hautreaktionen (Rötung, Juckreiz), Knorpel- und Sehnenschäden	**Therapeutisch zweckmäßig bei** Infektionen mit Ciprofloxacin-empfindlichen Problemkeimen. Nur vertretbar, wenn andere, besser verträgliche Antibiotika (z. B. Penicilline) nicht angewendet werden können. Darf bei Kindern und Jugendlichen nur bei schweren, mit anderen Mitteln nicht therapierbaren Infektionen angewendet werden. 100-mg-Tabletten nur bei unkomplizierten Harnwegsinfektionen bei Frauen. Lang bewährtes Mittel.
Ciprofat (D) Filmtabl. **Ciprofloxacin AbZ** (D) Filmtabl. **Ciprofloxacin AL/ -Uro** (D) Filmtabl. **Ciprofloxacin AWD** (D) Filmtabl. **Ciprofloxacin Genericon** (Ö) Filmtabl **Ciprofloxacin Heumann/ -Uro** (D) Filmtabl. **Ciprofloxacin KSK** (D) Filmtabl. **Ciprofloxacin-ratiopharm** (D/Ö) Filmtabl. **Ciprofloxacin real** (D) Filmtabl. *Wirkstoff:* Ciprofloxacin *Rezeptpflichtig*	Relativ häufig: Magen-Darm-Störungen, zentralnervöse Störungen (z. B. psychotische Erregungszustände, Schwindel, Kopfschmerzen, Verwirrtheitszustände, Krampfanfälle). Leberschäden. Allergische Hautreaktionen (Rötung, Juckreiz), Knorpel- und Sehnenschäden	**Therapeutisch zweckmäßig bei** Infektionen mit Ciprofloxacin-empfindlichen Problemkeimen. Nur vertretbar, wenn andere, besser verträgliche Antibiotika (z. B. Penicilline) nicht angewendet werden können. Darf bei Kindern und Jugendlichen nur bei schweren, mit anderen Mitteln nicht therapierbaren Infektionen angewendet werden. 100-mg-Tabletten nur bei unkomplizierten Harnwegsinfektionen bei Frauen. Lang bewährtes Mittel.

Präparat	Wichtigste Nebenwirkungen	Empfehlung
Ciprofloxacin Sandoz (D/Ö) Filmtabl. **Ciprofloxacin STADA** (D) Filmtabl. **Ciprofloxacin TAD** (D) Filmtabl. **Ciprofloxacin-Uropharm** (D) Filmtabl. **Ciproflox-CT** (D) Filmtabl. **Ciproflox-Puren** (D) Filmtabl. **CiprofloxHEXAL** (D) Filmtabl., Infusionslösung **Cipro-Q** (D) Filmtabl. **Ciprox** (D) Filmtabl. *Wirkstoff:* Ciprofloxacin *Rezeptpflichtig*	Relativ häufig: Magen-Darm-Störungen, zentralnervöse Störungen (z. B. psychotische Erregungszustände, Schwindel, Kopfschmerzen, Verwirrtheitszustände, Krampfanfälle). Leberschäden. Allergische Hautreaktionen (Rötung, Juckreiz), Knorpel- und Sehnenschäden	**Therapeutisch zweckmäßig bei** Infektionen mit Ciprofloxacin-empfindlichen Problemkeimen. Nur vertretbar, wenn andere, besser verträgliche Antibiotika (z. B. Penicilline) nicht angewendet werden können. Darf bei Kindern und Jugendlichen nur bei schweren, mit anderen Mitteln nicht therapierbaren Infektionen angewendet werden. 100-mg-Tabletten nur bei unkomplizierten Harnwegsinfektionen bei Frauen. Lang bewährtes Mittel.
Enoxor (D) Filmtabl. Enoxacin *Rezeptpflichtig*	Häufig zentralnervöse Störungen (z. B. Schwindel, Kopfschmerzen, Verwirrtheitszustände, Krampfanfälle), Magen-Darm-Störungen, Licht-Überempfindlichkeit. Allergische Hautreaktionen (Rötung, Juckreiz), Knorpel- und Sehnenschäden	**Abzuraten** Wegen besserer Wirksamkeit und geringerer Nebenwirkungen sind Standardmittel wie z. B. Ciprofloxacin vorzuziehen. Darf bei Kindern und Jugendlichen nicht angewendet werden.
Firin (D) Filmtabl. Norfloxacin *Rezeptpflichtig*	Relativ häufig: Magen-Darm-Störungen, zentralnervöse Störungen (z. B. Schwindel, Kopfschmerzen, Verwirrtheitszustände, Krampfanfälle). Allergische Hautreaktionen (Rötung, Juckreiz), Knorpel- und Sehnenschäden	**Therapeutisch zweckmäßig nur** bei Infektionen der Harnwege mit Norfloxacin-empfindlichen Problemkeimen, wenn andere, besser verträgliche Antibiotika (z. B. Penicilline) nicht angewendet werden können. Darf bei Kindern und Jugendlichen nicht angewendet werden.
Keciflox (D) Filmtabl. Ciprofloxacin *Rezeptpflichtig*	Relativ häufig: Magen-Darm-Störungen, zentralnervöse Störungen (z. B. psychotische Erregungszustände, Schwindel, Kopfschmerzen, Verwirrtheitszustände, Krampfanfälle). Leberschäden. Allergische Hautreaktionen (Rötung, Juckreiz), Knorpel- und Sehnenschäden	**Therapeutisch zweckmäßig bei** Infektionen mit Ciprofloxacin-empfindlichen Problemkeimen. Nur vertretbar, wenn andere, besser verträgliche Antibiotika (z. B. Penicilline) nicht angewendet werden können. Darf bei Kindern und Jugendlichen nur bei schweren, mit anderen Mitteln nicht therapierbaren Infektionen angewendet werden. Lang bewährtes Mittel.

Präparat	Wichtigste Nebenwirkungen	Empfehlung
Norflox – 1 A Pharma (D) **Norfloxacin AbZ** (D) **Norfloxacin AL** (D) **Norfloxacin Heumann** (D) **Norfloxacin-ratiopharm** (D/Ö) **Norfloxacin Sandoz** (Ö) **Norfloxacin Stada** (D) **Norflox-CT** (D) **Norflox Sandoz** (D) **Norflox-Uropharm** (D) Filmtabletten *Wirkstoff:* Norfloxacin *Rezeptpflichtig*	Relativ häufig: Magen-Darm-Störungen, zentralnervöse Störungen (z. B. Schwindel, Kopfschmerzen, Verwirrtheitszustände, Krampfanfälle). Allergische Hautreaktionen (Rötung, Juckreiz), Knorpel- und Sehnenschäden	**Therapeutisch zweckmäßig nur bei** Infektionen der Harnwege mit Norfloxacin-empfindlichen Problemkeimen, wenn andere, besser verträgliche Antibiotika (z. B. Penicilline) nicht angewendet werden können. Darf bei Kindern und Jugendlichen nicht angewendet werden.
Oflox Basics (D) **Ofloxacin – 1 A Pharma** (D) **Ofloxacin AbZ** (D) **Ofloxacin AL** (D) **Ofloxacin Arcana** (Ö) **Ofloxacin Heumann** (D) **Ofloxacin-ratiopharm** (D/Ö) **Ofloxacin STADA** (D) **Ofloxbeta/ -Uro** (D) **Oflox-CT** (D) **Oflox-Sandoz** (D) Filmtabletten *Wirkstoff:* Ofloxacin *Rezeptpflichtig*	Relativ häufig: Magen-Darm-Störungen, zentralnervöse Störungen (z. B. psychotische Erregungszustände, Schwindel, Kopfschmerzen, Verwirrtheitszustände, Krampfanfälle). Leberschäden, allergische Hautreaktionen (Rötung, Juckreiz), Knorpel- und Sehnenschäden	**Therapeutisch zweckmäßig nur bei** Infektionen mit Ofloxacin-empfindlichen Problemkeimen. Nur vertretbar, wenn andere, besser verträgliche Antibiotika (z. B. Penicilline) nicht angewendet werden können. Darf bei Kindern und Jugendlichen nicht angewendet werden. 100-mg-Tabletten nur für unkomplizierte Harnwegsinfektionen bei Frauen.
Tarivid (D/Ö) Filmtabl. Infusionslösung Ofloxacin *Rezeptpflichtig*	Relativ häufig: Magen-Darm-Störungen, zentralnervöse Störungen (z. B. psychotische Erregungszustände, Schwindel, Kopfschmerzen, Verwirrtheitszustände, Krampfanfälle). Leberschäden, allergische Hautreaktionen (Rötung, Juckreiz), Knorpel- und Sehnenschäden	**Therapeutisch zweckmäßig nur bei** Infektionen mit Ofloxacin-empfindlichen Problemkeimen. Nur vertretbar, wenn andere, besser verträgliche Antibiotika (z. B. Penicilline) nicht angewendet werden können. Darf bei Kindern und Jugendlichen nicht angewendet werden. 100-mg-Tabletten nur für unkomplizierte Harnwegsinfektionen bei Frauen.

Präparat	Wichtigste Nebenwirkungen	Empfehlung
Tavanic (D/Ö) Filmtabl., Infusionslösung Levofloxacin *Rezeptpflichtig*	Relativ häufig: Magen-Darm-Störungen, zentralnervöse Störungen (z. B. psychotische Erregungszustände, Schwindel, Kopfschmerzen, Verwirrtheitszustände, Krampfanfälle). Leberschäden, allergische Hautreaktionen (Rötung, Juckreiz), Knorpel- und Sehnenschäden	**Therapeutisch zweckmäßig nur bei** Infektionen mit Levofloxacin-empfindlichen Problemkeimen. Nur vertretbar, wenn andere, besser verträgliche Antibiotika (z. B. Penicilline) nicht angewendet werden können. Darf bei Kindern und Jugendlichen nicht angewendet werden.

10.1.8. Aminoglykoside und Metronidazol

Aminoglykoside haben ein sehr breites Wirkungsspektrum und werden vor allem bei schweren, lebensbedrohlichen Infektionen verwendet.

Wichtigste Nebenwirkungen: schwere Hör- und Nierenschäden. Die Gefahr dieser Nebenwirkungen kann durch genaue Überwachung des Blutspiegels verringert werden. Eine Therapie mit diesen Medikamenten sollte deshalb nur im Krankenhaus erfolgen, warnt der englische Antibiotika-Fachmann J. A. Gray.

Wichtigste Nebenwirkungen: Magen-Darm-Störungen, Übelkeit, Erbrechen, Appetitverlust. Selten Blutschäden, psychische Störungen, Überempfindlichkeitsreaktionen, Pilzinfektionen.

Metronidazol hat ein spezielles Wirkungsspektrum. Es wird vorwiegend bei Trichomonaden-Infektionen und in Kombination mit anderen Antibiotika zur Behandlung von Magengeschwüren verwendet.

10.1.8. Aminoglykoside und Metronidazol

Präparat	Wichtigste Nebenwirkungen	Empfehlung
Anaerobex (Ö) Filmtab., Infusionsflasche, Zäpfchen Metronidazol *Rezeptpflichtig*	Magen-Darm-Störungen, Übelkeit, Erbrechen, Appetitverlust. Selten: Blutschäden, psychische Störungen, Überempfindlichkeitsreaktionen (z. B. Hautausschläge). Vorsicht: Keinen Alkohol einnehmen, da es zu Unverträglichkeitserscheinungen (Kopfschmerzen, Hitzegefühl) kommen kann!	**Therapeutisch zweckmäßig bei** Metronidazol-empfindlichen Krankheitserregern (z. B. anaerobe Bakterien und Trichomonaden). Tabletten zur Kombinationsbehandlung bei Magenulkus geeignet.

Präparat	Wichtigste Nebenwirkungen	Empfehlung
Anlin (D) Filmtabl. **Clont** (D) Filmtabl. **Flagyl** (D) Filmtabl. Metronidazol *Rezeptpflichtig*	Magen-Darm-Störungen, Übelkeit, Erbrechen, Appetitverlust. Selten: Blutschäden, psychische Störungen, Überempfindlichkeitsreaktionen (z. B. Hautausschläge). Vorsicht: Keinen Alkohol einnehmen, da es zu Unverträglichkeitserscheinungen (Kopfschmerzen, Hitzegefühl) kommen kann!	**Therapeutisch zweckmäßig bei** Metronidazol-empfindlichen Krankheitserregern (z. B. anaerobe Bakterien und Trichomonaden). Zur Kombinationsbehandlung bei Magenulkus geeignet.
Gentamicin HEXAL (D) **Gentamicin-ratiopharm** (D) **Gentamicin Sandoz** (Ö) **Gentamycin-mp** (D) Ampullen *Wirkstoff:* Gentamicinsulfat *Rezeptpflichtig*	Schwere Nieren- und Gehörschäden	**Therapeutisch zweckmäßig zur** Infusionsbehandlung von Gentamicin-empfindlichen Problemkeimen.
Gernebcin (D) Injektionslösung Tobramycin *Rezeptpflichtig*	Schwere Nieren- und Gehörschäden	**Therapeutisch zweckmäßig zur** Infusionsbehandlung von Tobramycin-empfindlichen Problemkeimen.
Metronidazol AL (D) Tabl. **Metronidazol Arcana** (Ö) Tabl., Kaps. **Metronidazol Artesan-Drossapharm** (D) Tabl. **Metronidazol-CT** (D) Tabl. **Metronidazol Genericon** (Ö) Infusionsflasche **Metronidazol Heumann** (D) Tabl. **Metronidazol HEXAL** (D) Tabl. **Metronidazol Lindopharm** (D) Tabl. **Metronidazol-ratiopharm** (D) Tabl., Infusionslösung **Metronidazol Sandoz** (D) Tabl. **Metronidazol STADA** (D) Tabl. *Wirkstoff:* Metronidazol *Rezeptpflichtig*	Magen-Darm-Störungen, Übelkeit, Erbrechen, Appetitverlust. Selten: Blutschäden, psychische Störungen, Überempfindlichkeitsreaktionen (z. B. Hautausschläge). Vorsicht: Keinen Alkohol einnehmen, da es zu Unverträglichkeitserscheinungen (Kopfschmerzen, Hitzegefühl) kommen kann!	**Therapeutisch zweckmäßig bei** Metronidazol-empfindlichen Krankheitserregern (z. B. anaerobe Bakterien und Trichomonaden). Zur Kombinationsbehandlung bei Magenulkus geeignet.

Präparat	Wichtigste Nebenwirkungen	Empfehlung
Refobacin (D/Ö) Amp. Gentamicin *Rezeptpflichtig*	Schwere Nieren- und Gehörschäden	**Therapeutisch zweckmäßig zur** Infusionsbehandlung von Gentamicin-empfindlichen Problemkeimen.
Tobrasix (Ö) Amp. Tobramycin *Rezeptpflichtig*	Schwere Nieren- und Gehörschäden	**Therapeutisch zweckmäßig zur** Infusionsbehandlung von Tobramycin-empfindlichen Problemkeimen.

10.2. Tuberkulosemittel

Um die Jahrhundertwende gehörte die Tuberkulose zu den häufigsten Todesursachen in Europa. Seit den fünfziger Jahren sinkt die Zahl der Erkrankungen ständig – vor allem wegen verbesserter hygienischer und sozialpolitischer Maßnahmen. 2005 erkrankten in Deutschland etwa 6.000 Menschen an Tuberkulose; 188 starben daran.
An Tuberkulose leiden vor allem Menschen aus sozialen Randgruppen – Asylbewerber, Kriegsflüchtlinge, Obdachlose, Alkohol- und Drogenabhängige, Strafgefangene und HIV-Infizierte. Rund zehn Prozent aller neuen Tuberkulose-Erkrankungen werden wochenlang nicht als solche erkannt, sondern fälschlicherweise meist als Lungenentzündung diagnostiziert.

Ursache der Erkrankung

Tuberkulose wird verursacht durch Tuberkelbakterien. Wenn die körpereigenen Abwehrkräfte intakt sind, dann führt eine Infektion mit diesen Bakterien nicht zu einer Erkrankung. Wenn eine Erkrankung unbehandelt bleibt, können andere Personen angesteckt werden. Eine unbehandelte Tuberkulose kann tödlich enden.

Behandlung

Die einzig wirksame Behandlung dieser gefährlichen Erkrankung besteht in der Einnahme von Medikamenten. Ursprünglich war es üblich, Tuberkulose-Patienten in einem Krankenhaus zu isolieren. Heutzutage erfolgt die Behandlung jedoch häufig oder zumindest zeitweise ambulant. Eine Voraussetzung dafür ist jedoch, dass Patienten die notwendigen Medikamente verlässlich einnehmen, weil sonst die Ge-

fahr besteht, dass die Tuberkelbakterien Resistenzen entwickeln und die Medikamente unwirksam werden.
Zur Vorbeugung einer Resistenzentwicklung erfolgt die Behandlung immer mit mehreren Medikamenten, meistens drei oder vier.
Wichtig: Der Erfolg einer Behandlung hängt von der genauen Einnahme der vorgeschriebenen Medikamente ab. Man sollte keineswegs eigenmächtig mit der Einnahme von Medikamenten aufhören, wenn man sich besser fühlt und keine Krankheitsanzeichen mehr verspürt. Das Nichteinhalten der verordneten Therapie gilt als Hauptursache dafür, dass eine Behandlung nicht wirkt.
Als Alternative zur Behandlung, bei der der Patient täglich Medikamente schluckt, gilt die »Therapie mit Unterbrechungen«. Bei dieser Therapie werden die Medikamente dreimal pro Woche gespritzt.

Medikamente

Die Auswahl der Medikamente hängt von der Empfindlichkeit der Tuberkelbakterien ab. Dies muss unter Umständen durch Laboruntersuchungen geklärt werden. Die Behandlung mehrfach resistenter Tuberkulose sollte nur von erfahrenen Lungenfachärzten durchgeführt werden.
Bei allen Medikamenten können – meistens im Zeitraum zwischen der dritten und achten Woche nach Beginn der Behandlung – Überempfindlichkeitsreaktionen auftreten. Die wichtigsten Symptome dafür sind Fieber, erhöhter Pulsschlag, Appetitlosigkeit und Unwohlsein. Alle Tuberkulose-Medikamente können auch »Vergiftungserscheinungen« verursachen.

Isoniazid

(enthalten z. B. in *INH »Agepha«, INH »Waldheim«, Isozid, Isozid-compositum N*). Als Nebenwirkungen treten vorwiegend zentralnervöse Störungen wie Schwindel, Kopfschmerzen und Benommenheit auf. Mögliche Nebenwirkungen sind außerdem: Nervenentzündung (periphere Neuritis), Magen-Darm-Störungen, allergische Erscheinungen, Blutschäden. In seltenen Fällen können Leberschäden und akute Psychosen auftreten.
Zur Verhinderung von Nervenentzündungen sollten Vitamin-B_6-Präparate (siehe Tabelle 14.3.) eingenommen werden. In manchen Isoniazid-Präparaten ist dieses Vitamin bereits als fixer Bestandteil enthalten.

Rifampicin

(enthalten z. B. in *Eremfat, Rifa, Rifampicin Hefa, Rifoldin*). Mögliche Nebenwirkungen sind Magen-Darm-Störungen, Schwindel, Kopfschmerzen, rötliche Verfärbung von Urin, Schweiß, Speichel, Tränen und schwere Leberschäden. Rifampicin beschleunigt den Abbau von Hormonen und macht deshalb die Empfängnisverhütung durch die Pille unsicher.

Ethambutol

(enthalten z. B. in *EMB-Fatol, Etibi, Myambutol*). Als einzig bedeutsame Nebenwirkung können Sehstörungen bei Überdosierung auftreten. Bei den derzeit üblichen Dosierungen ist diese Gefahr allerdings sehr gering. Bei Auftreten von Sehstörungen sollten keine weiteren Tabletten eingenommen und sofort ein Arzt aufgesucht werden.

Pyrazinamid

(enthalten z. B. in *Pyrafat*). Diese Substanz spielt bei Kurzzeittherapien in der Anfangsphase der Behandlung eine wichtige Rolle. Das Risiko einer Leberschädigung ist wesentlich geringer, als bisher angenommen wurde. Gelbfärbung der Augen oder der Haut können ein Hinweis auf Leberschädigung sein.

Streptomycin

(enthalten z. B. in *Streptomycin Hefa, Strepto-Fatol*). Diese Substanz kann nur i. m. (intramuskulär = in den Muskel gespritzt) gegeben werden. Die wichtigsten Nebenwirkungen sind: Schädigung des Hörvermögens und Nierenschäden.

10.2. Tuberkulosemittel

Präparat	Wichtigste Nebenwirkungen	Empfehlung
EMB-Fatol (D) Filmtabl., Injektionslösung Ethambutol *Rezeptpflichtig*	Selten Sehstörungen, Verstopfung, sehr selten Gicht	**Therapeutisch zweckmäßig nur** in Kombination mit anderen Tuberkulose-Mitteln.
Eremfat (D/Ö) Filmtabl., Sirup, Trockensubstanz Rifampicin *Rezeptpflichtig*	Leberschäden (auch schwere Formen möglich), Magen-Darm-Störungen, Schwindel, Kopfschmerzen, Empfängnisverhütung durch die Pille unsicher	**Therapeutisch zweckmäßig nur** in Kombination mit anderen Tuberkulose-Mitteln.

Präparat	Wichtigste Nebenwirkungen	Empfehlung
Etibi (Ö) Amp., Tabl. Ethambutol *Rezeptpflichtig*	Selten Sehstörungen (Arzt aufsuchen), Verstopfung, sehr selten Gicht	**Therapeutisch zweckmäßig nur** in Kombination mit anderen Tuberkulose-Mitteln.
INH Agepha (Ö) Tabl., **INH Waldheim** (Ö) Tabl. Isoniazid *Rezeptpflichtig*	Schwindel, Kopfschmerzen, Magen-Darm-Störungen, Leberschäden (vereinzelt schwere Formen möglich), Blutschäden, Nervenschäden	**Therapeutisch zweckmäßig** Lang bewährtes Mittel.
Isozid (D) Tabl., Trockensubstanz Isoniazid *Rezeptpflichtig*	Schwindel, Kopfschmerzen, Magen-Darm-Störungen, Leberschäden (vereinzelt schwere Formen möglich), Blutschäden, Nervenschäden	**Therapeutisch zweckmäßig** Lang bewährtes Mittel.
Isozid-comp N (D) Tabl., Filmtabl. Isoniazid, Vitamin B_6 *Rezeptpflichtig*	Schwindel, Kopfschmerzen, Magen-Darm-Störungen, Leberschäden (vereinzelt schwere Formen möglich), Blutschäden, Nervenschäden	**Therapeutisch zweckmäßig** Sinnvolle Kombination von Isoniazid mit Vitamin B_6.
Myambutol (D/Ö) Filmtabl., Injektionslösung Ethambutol *Rezeptpflichtig*	Selten Sehstörungen, Verstopfung, sehr selten Gicht	**Therapeutisch zweckmäßig nur** in Kombination mit anderen Tuberkulose-Mitteln.
Pyrafat (D/Ö) Tabl., Filmtabl. Pyrazinamid *Rezeptpflichtig*	Leberschäden, Fieber, Appetitlosigkeit, Übelkeit, Licht-Überempfindlichkeit der Haut	**Nur zweckmäßig bei** Beginn der Kombinationsbehandlung mit anderen Tuberkulose-Mitteln. Maximal zwei Monate verwenden.
Rifa (D) Drag., Trockensubstanz Rifampicin *Rezeptpflichtig*	Leberschäden (auch schwere Formen möglich), Magen-Darm-Störungen, Schwindel, Kopfschmerzen, Empfängnisverhütung durch die Pille unsicher	**Therapeutisch zweckmäßig** Lang bewährtes Mittel.
Rifampicin Hefa (D) Drag., Kaps., Amp. Rifampicin *Rezeptpflichtig*	Leberschäden (auch schwere Formen möglich), Magen-Darm-Störungen, Schwindel, Kopfschmerzen, Empfängnisverhütung durch die Pille unsicher	**Therapeutisch zweckmäßig** Lang bewährtes Mittel.

Präparat	Wichtigste Nebenwirkungen	Empfehlung
Rifoldin (Ö) Kaps., Drag., Sirup, Trockensubstanz Rifampicin *Rezeptpflichtig*	Leberschäden (auch schwere Formen möglich), Magen-Darm-Störungen, Schwindel, Kopfschmerzen, Empfängnisverhütung durch die Pille unsicher	**Therapeutisch zweckmäßig** Lang bewährtes Mittel.
Rifoldin INH (Ö) Drag. Rifampicin, Isoniazid *Rezeptpflichtig*	Schwindel, Kopfschmerzen, Magen-Darm-Störungen, Leberschäden (vereinzelt schwere Formen möglich), Blutschäden, Nervenschäden, Empfängnisverhütung durch die Pille unsicher	**Abzuraten** Fixe Kombinationen von Mitteln gegen Tuberkulose (Rifampicin, Isoniazid) sind nicht sinnvoll. Eine individuelle Dosierung der Einzelwirkstoffe ist notwendig, hier jedoch nicht möglich.

10.3. Virusmittel

Viren werden üblicherweise danach unterteilt, ob sie Ribonucleinsäure (RNA) oder Desoxyribonucleinsäure (DNA) enthalten.
RNA-Viren können folgende typische Krankheiten verursachen: Durchfall, Erkältung, Kinderlähmung, Grippe, Röteln, Gelbfieber, Mumps, Masern, Tollwut etc.
DNA-Viren sind Verursacher folgender Krankheiten: Warzen, akute Atemwegserkrankungen, Lippenherpes, Geschlechtsherpes, Windpocken, Blattern, Gürtelrose etc.
Die meisten Viruserkrankungen sind akute Prozesse. Chronische Verläufe sind selten (z. B. Warzen). Akute Erkrankungen klingen normalerweise dann wieder ab, wenn der Körper genügend Abwehrmechanismen entwickelt hat. Bei einigen Viruserkrankungen wird durch eine einmalige Infektion ein lebenslanger Schutz geschaffen.
Einige Viren haben die Fähigkeit, sich über einen längeren Zeitraum in Körperzellen aufzuhalten, ohne aktiv zu werden und Krankheitssymptome zu verursachen. Diese latente Infektion kann plötzlich als Krankheit wieder ausbrechen.
Eine Reihe von Viruserkrankungen wird ausführlich in anderen Kapiteln behandelt (z. B. Kapitel 4: Grippe, Erkältung; Kapitel 8.5.: Mittel zur Wundbehandlung und gegen Hautinfektionen; Kapitel 10.4.: Impfstoffe und Mittel zur Stärkung der Immunabwehr).

Behandlung

Viren besitzen – im Gegensatz zu den Bakterien – keinen eigenen Stoffwechsel und können sich deshalb nur in Verbindung mit anderen lebenden Zellen (pflanzliche, tierische, menschliche) vermehren. Wegen dieser engen Verbindung ist es schwierig, das Virus gezielt abzutöten. Eine Therapie, die Viren schädigt, schädigt gleichzeitig meist auch die Körperzellen.

Mittel gegen Viren verhindern lediglich eine weitere Ausbreitung der Erkrankung. Die derzeit vorhandenen Medikamente wirken nur während des Wachstumsprozesses der Viren, nicht jedoch auf inaktive Viren. Die Viren selbst müssen von der körpereigenen Abwehr bekämpft werden.

Da bei Viruserkrankungen die Therapiemöglichkeiten mit Medikamenten nach wie vor sehr begrenzt sind, besteht die Behandlung meistens aus Bettruhe und der Einnahme von schmerzstillenden und entzündungshemmenden Mitteln.

Die wirksamste Bekämpfung einiger Viruserkrankungen besteht in einer aktiven Impfung (siehe dazu Kapitel 10.4.: Impfstoffe).

Herpes

Siehe Kapitel 8.5.: Virusmittel auf der Haut.

Herpes zoster (Gürtelrose)

Gürtelrose wird durch dasselbe Virus verursacht, das auch Windpocken auslöst – Varicella-Zoster. Gürtelrose kann an allen Teilen des Körpers auftreten und macht sich durch brennende Schmerzen, Rötung und Bläschen bemerkbar. Die Bläschen erscheinen entlang der Nerven, verkrusten und hinterlassen nach zwei bis drei Wochen kleine Narben. Die brennenden Schmerzen können monatelang andauern.

Zur Behandlung werden antivirale Mittel wie Aciclovir (enthalten z. B. in *Acic, Generika mit dem Namen Aciclovir + Firmenbezeichnung, Virzin, Zovirax*), Brivudin (enthalten z. B. in *Zostex*) oder Valaciclovir (enthalten z. B. in *Valtrex/ S*) verwendet.

Diese Medikamente mindern den Schmerz während der akuten Phase, haben jedoch keinen Einfluss auf die nachfolgenden Neuralgien. Wenn das Auge von Gürtelrose betroffen ist, vermindern diese Medikamente die Komplikationen, die zu Blindheit führen können.

AIDS

AIDS wird durch das sogenannte HI-Virus (Humanes Immunschwäche-Virus) hervorgerufen, das 1984 entdeckt wurde. Als Folge der Infektion kommt es nach Jahren zu einer langsamen Verminderung einer bestimmten Art der weißen Blutkörperchen, der sog. CD4-positiven Zellen. Diese Zellen bilden einen Teil der »Wachmannschaft« des Körpers, zuständig für den Schutz gegen Krebszellen und Krankheitskeime. Durch die Ansteckung mit dem HI-Virus kann sich der Körper gegen krank machende Einflüsse nicht mehr schützen.

In Deutschland haben sich seit den 80er Jahren bis Ende 2006 etwa 67.000 Menschen mit HIV infiziert. Davon sind nach Schätzungen etwa 13.500 an AIDS gestorben und etwa 26.000 an AIDS erkrankt. Derzeit leben nach Schätzungen des Robert-Koch-Instituts in Deutschland etwa 40.000 HIV-Infizierte.

Im Jahr 2006 infizierten sich in Deutschland etwa 2.500 Personen neu mit HIV. Im Vergleich dazu die Zahl der getöteten Straßenverkehrsteilnehmer im Jahr 2006: 5.094. Nach wie vor erfolgt die überwiegende Zahl der Neuinfektionen (etwa 2/3 aller Neuinfektionen) durch homosexuelle Kontakte bei Männern. Deren Zahl steigt von Jahr zu Jahr, während diese bei Heterosexuellen relativ konstant bleibt. Im Jahr 2006 infizierten sich in Deutschland lediglich etwa 150 Frauen durch heterosexuellen Geschlechtsverkehr.

In Österreich infizieren sich jedes Jahr insgesamt rund 450 Personen mit HIV. Diese Infektionsrate ist in den letzten Jahren relativ konstant geblieben.

Das Risiko, durch heterosexuellen Geschlechtsverkehr mit HIV infiziert zu werden, ist sowohl in Deutschland als auch in Österreich sehr niedrig. Einen relativ zuverlässigen Schutz bietet jedoch nur die Verwendung von Kondomen bei Geschlechtsverkehr.

Das Auftreten und der Verlauf von AIDS kann durch die Einnahme von Medikamenten zwar nicht aufgehalten, aber verzögert und gemildert werden. Meist handelt es sich um eine Kombination von zwei oder drei verschiedenen Wirkstoffen. Häufig verwendete Mittel sind: *Epivir, Famvir, Kaletra, Rebetol, Retrovir, Sustiva, Trizivir, Valtrex/ S, Videx, Viramune, Zerit.* Auf jeden Fall ist eine individuell abgestimmte Therapie notwendig, da alle Medikamente beträchtliche Nebenwirkungen und damit eine Einschränkung der Lebensqualität verursachen können.

10.3. Virusmittel

Präparat	Wichtigste Nebenwirkungen	Empfehlung
Acerpes (D) Tabl. **Acic/ PI** (D) Tabl., Trockensubstanz zur Infusion Aciclovir *Rezeptpflichtig*	Hautausschläge, Nierenfunktionsstörungen, Venenreizungen bei Injektionen	**Therapeutisch zweckmäßig bei** schweren Infektionen mit Herpes simplex und Varizellen-Viren (z. B. Herpes genitalis, Gürtelrose) und zur Vorbeugung von Herpes-simplex-Infektionen. Injektionen auch bei Gehirnentzündung.
Aciclobeta (D) Tabl. **Aciclostad** (D/Ö) Tabl. Aciclovir *Rezeptpflichtig*	Hautausschläge, Nierenfunktionsstörungen	**Therapeutisch zweckmäßig bei** schweren Infektionen mit Herpes simplex und Varizellen-Viren (z. B. Herpes genitalis, Gürtelrose) und zur Vorbeugung von Herpes-simplex-Infektionen.
Aciclovir – 1 A Pharma (D) Tabl. **Aciclovir AL** (D) Tabl. **Aciclovir-CT** (D) Tabl. **Aciclovir Genericon** (Ö) Tabl. **Aciclovir Heumann** (D) Tabl. **Aciclovir Lindopharm** (D) Tabl. **Aciclovir-ratiopharm** (D) Filmtabl., Amp. *Wirkstoff:* Aciclovir *Rezeptpflichtig*	Hautausschläge, Nierenfunktionsstörungen, Venenreizungen bei Injektionen	**Therapeutisch zweckmäßig bei** schweren Infektionen mit Herpes simplex und Varizellen-Viren (z. B. Herpes genitalis, Gürtelrose) und zur Vorbeugung von Herpes-simplex-Infektionen.
Combivir (D/Ö) Filmtabl. Lamivudin, Zidovudin *Rezeptpflichtig*	Übelkeit, Erbrechen, Kopfschmerzen, Schwindel, allergische Reaktionen, Blutzuckererhöhung, Bauchschmerzen, auch als Anzeichen einer lebensbedrohlichen Ansäuerung des Blutes (Laktatacidose), schwere Blutbildungsstörungen, Leberschäden, Fieber	**Therapeutisch zweckmäßig zur** Kombinationsbehandlung von HIV-Infektionen bzw. AIDS mit weiteren Wirkstoffen. Kombination antiretroviraler Wirkstoffe.

Präparat	Wichtigste Nebenwirkungen	Empfehlung
Epivir (D/Ö) Filmtabl., Lösung Lamivudin *Rezeptpflichtig*	Übelkeit, Erbrechen, Kopfschmerzen, Schwindel, allergische Reaktionen, Blutzuckererhöhung, Bauchschmerzen, auch als Anzeichen einer lebensbedrohlichen Ansäuerung des Blutes (Laktatacidose), schwere Blutbildungsstörungen, Leberschäden, Fieber	**Therapeutisch zweckmäßig zur** Kombinationsbehandlung von HIV-Infektionen bzw. AIDS. Antiretroviraler Wirkstoff.
Famvir (D/Ö) Filmtabl. **Famvir Zoster** (D) Filmtabl. Famciclovir *Rezeptpflichtig*	Kopfschmerzen, Müdigkeit, Verwirrtheit, Übelkeit, Hautjucken	**Therapeutisch zweckmäßig bei** schweren Infektionen mit Herpes und Varizellen-Viren (z. B. Herpes genitalis und Zoster = Gürtelrose). Noch relativ wenig erprobt.
Hepsera (D/Ö) Tabl. Adefovirdipivoxil *Rezeptpflichtig*	Kopf- und Bauchschmerzen, Übelkeit, Durchfall, Hautjucken, Abmagerung	**Therapeutisch zweckmäßig bei** chronischer Hepatitis B.
Kaletra (D) Lösung, Weichkaps. Lopinavir, Ritonavir *Rezeptpflichtig*	Häufig Magen-Darm-Störungen, Blutbildungsstörungen, Fettstoffwechselstörungen, Hautausschläge, Kopfschmerzen, Schlafstörungen, Veränderung der Fettverteilung, Blutzuckererhöhung, Schwindel, Bluthochdruck, Geschmacksstörungen, Abmagerung	**Therapeutisch zweckmäßig** Sinnvolle Kombination zur Behandlung von HIV-Infektionen bzw. AIDS. Proteasehemmer.
Rebetol Hartkapseln (D/Ö) Kaps. Ribavirin *Rezeptpflichtig*	Blutschäden (Anämie), Kopfschmerzen, Magenschmerzen, Muskel- und Gelenkschmerzen, grippeähnliche Symptome mit Fieber und Schüttelfrost, Atembeschwerden, psychische Veränderungen	**Möglicherweise zweckmäßig zur** Kombinationsbehandlung mit Interferonen bei Infektionen mit Hepatitis-C-Viren.
Retrovir (D/Ö) Kaps., Filmtabl., Lösung, nur D: Infusionslösung Zidovudin *Rezeptpflichtig*	Schwere Blutarmut, Magen-Darm-Störungen, Kopfschmerzen, Schwindel, Schlafstörungen, Durchfall, Erbrechen, Leberschäden, Blutschäden, allergische Reaktionen, Blutzuckererhöhung, lebensbedrohliche Ansäuerung des Blutes, Veränderung der Fettverteilung	**Therapeutisch zweckmäßig zur** Kombinationsbehandlung von HIV-Infektionen bzw. AIDS. Antiretroviraler Wirkstoff.

Präparat	Wichtigste Nebenwirkungen	Empfehlung
Sustiva (D) Hartkaps., Filmtabl. Efavirenz *Rezeptpflichtig*	Kopfschmerzen, Übelkeit, Magen-Darm-Störungen, Müdigkeit, Allergien, Fieber, Schwindel, psychische Veränderungen	**Therapeutisch zweckmäßig zur** Kombinationsbehandlung von HIV-Infektionen und AIDS. Antiretroviraler Wirkstoff.
Tamiflu (D/Ö) Hartkaps., Pulver Oseltamivir *Rezeptpflichtig*	Atembeschwerden mit Bronchospasmen, Kopfschmerzen, Müdigkeit, Übelkeit, Erbrechen, Magenschmerzen	**Abzuraten** Therapeutische Wirksamkeit bei echter Virusgrippe (Influenza) und zur Vorbeugung zweifelhaft. Vorbeugung einer Grippeinfektion durch Impfung ist vorzuziehen. Noch unzureichend erprobt. Vertretbar nur in Notfällen bei starker Gefährdung durch Influenza.
Trizivir (D/Ö) Filmtabl. Abacavir, Lamivudin, Zidovudin *Rezeptpflichtig*	Schwere Blutarmut, Magen-Darm-Störungen, Kopfschmerzen, Schwindel, Schlafstörungen, Durchfall, Erbrechen, Leberschäden, Blutschäden, allergische Reaktionen, Blutzuckererhöhung, lebensbedrohliche Ansäuerung des Blutes, Veränderung der Fettverteilung	**Therapeutisch zweckmäßig zur** Kombinationsbehandlung von HIV-Infektionen bzw. AIDS, wenn vorher die Wirkstoffe in entsprechender Einzeldosierung erfolgreich eingesetzt wurden. Antiretrovirale Wirkstoffe.
Truvada (D/Ö) Filmtabl Emtricitabin, Tenofovir *Rezeptpflichtig*	Schwere Blutarmut, Magen-Darm-Störungen, Kopfschmerzen, Schwindel, Schlafstörungen, Durchfall, Erbrechen, Leberschäden, Blutschäden, allergische Reaktionen, Blutzuckererhöhung, lebensbedrohliche Ansäuerung des Blutes, Veränderung der Fettverteilung, Bauchspeicheldrüsenentzündung möglich	**Therapeutisch zweckmäßig zur** Behandlung von HIV-Infektionen bzw. AIDS.
Valtrex/ S (D) Filmtabl. Valaciclovir *Rezeptpflichtig*	Kopfschmerzen, Magen-Darm-Störungen, Hautausschläge, Nierenfunktionsstörungen	**Therapeutisch zweckmäßig bei** schweren Infektionen mit Herpes und Varizellen-Viren (z. B. Herpes genitalis und Zoster = Gürtelrose). Noch relativ wenig erprobt.
Viramune (D/Ö) Susp., Tabl. Nevirapin *Rezeptpflichtig*	Häufig Hautreaktionen, Kopfschmerzen, Fieber, schwere Leberschäden, lebensbedrohliche Allergien	**Therapeutisch zweckmäßig zur** Kombinationsbehandlung von HIV-Infektionen bzw. AIDS. Antiretroviraler Wirkstoff.

Präparat	Wichtigste Nebenwirkungen	Empfehlung
Virzin (D) Tabl. Aciclovir *Rezeptpflichtig*	Hautausschläge, Nierenfunktionsstörungen, Venenreizungen bei Injektionen	**Therapeutisch zweckmäßig bei** schweren Infektionen mit Herpes simplex und Varizellen-Viren (z. B. Herpes genitalis, Gürtelrose) und zur Vorbeugung von Herpes-simplex-Infektionen.
Videx (D/Ö) Kaps., Pulver Didanosin *Rezeptpflichtig*	Entzündung der Bauchspeicheldrüse, Nervenschäden, Nierenfunktionsstörungen	**Möglicherweise zweckmäßig zur** Kombinationsbehandlung von HIV-Infektionen und AIDS. Antiretroviraler Wirkstoff.
Zerit (D/Ö) Kaps., Pulver Stavudin *Rezeptpflichtig*	Entzündung der Bauchspeicheldrüse, Nervenschäden, Durchfall, Erbrechen, Hautausschlag, Leberschäden, Blutschäden, allergische Reaktionen, Blutzuckererhöhung, lebensbedrohliche Ansäuerung des Blutes, Veränderung der Fettverteilung	**Möglicherweise zweckmäßig zur** Kombinationsbehandlung von HIV-Infektionen bzw. AIDS. Antiretroviraler Wirkstoff.
Ziagen (D/Ö) Lösung, Filmtabl. Abacavir *Rezeptpflichtig*	Durchfall, Erbrechen, Hautausschlag, Leberschäden, Blutschäden, allergische Reaktionen, Blutzuckererhöhung, lebensbedrohliche Ansäuerung des Blutes, Veränderung der Fettverteilung	**Möglicherweise zweckmäßig zur** Kombinationsbehandlung von HIV-Infektionen bzw. AIDS. Antiretroviraler Wirkstoff.
Zostex (D) Tabl. Brivudin *Rezeptpflichtig*	Übelkeit, Erbrechen, Magenverstimmung, Kopfschmerz, Hautausschlag, Leberschäden, Müdigkeit	**Therapeutisch zweckmäßig bei** schweren Infektionen mit Herpes Simplex und Varizellen-Zoster-Viren und zur Vorbeugung von Herpes-simplex-Infektionen.
Zovirax (D/Ö) Filmtabl., Susp., Trockensubstanz Aciclovir *Rezeptpflichtig*	Hautausschläge, Nierenfunktionsstörungen, Venenreizungen bei Injektionen	**Therapeutisch zweckmäßig bei** schweren Infektionen mit Herpes simplex und Varizellen-Viren (z. B. Herpes genitalis, Gürtelrose) und zur Vorbeugung von Herpes-simplex-Infektionen. Injektionen auch bei Gehirnentzündung.

10.4. Impfstoffe und Mittel zur Stärkung der Immunabwehr

Wenn ein Virus oder eine Bakterie in den menschlichen Körper eindringt, produziert dieser nach einiger Zeit speziell gegen den Eindringling gerichtete Abwehrstoffe, sogenannte Antikörper. Diese Antikörper machen den Krankheitserreger unschädlich. Hat der Körper diese Fähigkeit einmal erworben, dann besteht oft für einen längeren Zeitraum (in manchen Fällen sogar lebenslang) die Möglichkeit, schnell und in großen Mengen diesen Abwehrstoff zu produzieren. Falls wieder ein Krankheitserreger derselben Art in den Körper eindringt, wird er sofort von den Antikörpern vernichtet und kann keine Krankheit mehr verursachen. Das nennt man Immunität.

Immunisierung

Der Sinn einer Impfung besteht darin, dass der Körper lernt, Abwehrstoffe zu entwickeln, ohne zu erkranken. Dies geschieht, indem dem Körper ungefährlich gemachte Krankheitserreger (Impfstoffe) zugeführt werden.
Besonders bei Viruserkrankungen, gegen die es keine oder nur schlecht wirkende Medikamente gibt, sind Impfungen oft nützlich. Die meisten Impfungen werden im frühen Kindesalter durchgeführt. Die amtlichen Empfehlungen, wann welche Impfungen sinnvollerweise absolviert werden sollen, unterscheiden sich in Österreich und Deutschland nur geringfügig.

Impfempfehlungen in Deutschland und Österreich

Aufgrund neuer Forschungsergebnisse und sich ändernder Krankheitssituationen im Land ändern sich von Zeit zu Zeit auch die Impfempfehlungen für Kinder und Erwachsene. Den jeweils gültigen Impfplan können Sie von Ihrem Gesundheitsamt bekommen.

Cholera

Eine Impfung gegen Cholera wird weltweit von keinem einzigen Land mehr vorgeschrieben. Die Weltgesundheitsorganisation (WHO) hat diese Impfung aufgrund der geringen Wirksamkeit aus den internationalen Gesundheitsvorschriften herausgenommen. Selbst in Epidemiezeiten erkranken nur etwa 15 Prozent aller Personen, die sich mit Cholera infiziert haben. Gefährdet sind Menschen in schlechten sozialen und hygienischen Verhältnissen.

Die Impfung bietet keinen sicheren Schutz und ist zudem nur für kurze Zeit (zwei bis drei Monate) wirksam.
Als Nebenwirkungen können Unwohlsein, Fieber, Gewebsverhärtungen und entzündliche Hautrötungen an der Einstichstelle auftreten.

Diphtherie und Tetanus

Eine Impfung schützt nicht gegen die Ausbreitung dieser Krankheiten, sondern nur gegen die Folgen der Giftstoffe dieser Krankheitserreger.
Nach der Grundimpfung mit Tetanus- und Diphtherie-Impfstoffen (im 1., 2., 6. und 11. bis 12. Lebensjahr) sollte die Tetanus-Impfung alle 10 Jahre wieder aufgefrischt werden. Jährlich erkranken in Deutschland etwa 15 Personen an Tetanus, die Hälfte dieser Erkrankungen endet tödlich.

Zeckenimpfung (Frühsommer-Meningoencephalitis-FSME)

FSME ist eine Virusinfektion, die Erkrankungen des Gehirns und Rückenmarks verursacht. Hauptüberträger ist der »gemeine Holzbock«, die verbreitetste heimische Zeckenart. In seltenen Fällen kann FSME auch durch den Genuss nichtpasteurisierter Milch von Ziegen und Schafen übertragen werden. Die Gebiete, in denen FSME-befallene Zecken häufig vorkommen, sind meist streng umgrenzt. In Deutschland betrifft dies vor allem Gebiete in den Bundesländern Bayern und Baden-Württemberg, in Österreich die Flußniederungen entlang der Donau sowie Teile von Kärnten, Steiermark und Burgenland. Außerhalb dieser Regionen ist das Risiko gering.
In der Bundesrepublik ist in Gegenden mit FSME-Vorkommen nur etwa jede 1.000ste Zecke Trägerin des FSME-Virus. In der Donauebene östlich von Wien ist es jedoch jede 30ste bis 40ste Zecke, deshalb ist hier auch das Risiko einer Erkrankung größer.
Mit einer Impfung erreicht man einen Schutz gegen das FSME-Virus von etwa 90 Prozent über mehrere Jahre.
Als *Nebenwirkungen* der Impfung können Fieber, Kopfschmerzen, Unwohlsein, neurologische Komplikationen, wie z. B. Polyneuritis, Multiple Sklerose, sowie Gewebsverhärtungen und entzündliche Hautrötungen an der Einstichstelle auftreten.

Lyme-Borreliose

Ebenfalls durch Zecken kann die sogenannte Lyme-Borreliose übertragen werden, eine bakterielle Infektion. Dagegen gibt es keine Impfmöglichkeit, obwohl Zecken sehr viel häufiger Bakterien vom Typ Bor-

relien tragen als FSME-Viren. Das Risiko der Erkrankung durch Borreliose ist daher sehr viel höher als das Risiko durch FSME.
Die Durchseuchung der Zecken mit dem Bakterium, das die Lyme-Borreliose verursacht, ist im Gegensatz zu FSME nicht auf streng umgrenzte Gebiete beschränkt, sondern betrifft alle Regionen Europas. Zur Vorbeugung sollte man den Körper regelmäßig nach Zecken absuchen, diese in Kopfnähe greifen und ohne Druck auf den Hinterleib nach oben herausziehen. *Nicht mit Öl, Lack oder Klebstoff abtöten, weil dies die Erregerübertragung fördert.*
Die Erkrankung verläuft in mehreren Stadien, verläuft meistens leicht und beginnt häufig mit einer scheibchenförmigen Entzündung an der Einstichstelle – Tage oder Wochen nach dem Zeckenbiss. Lyme-Borreliose ist mit Antibiotika gut behandelbar.

Grippe

Die echte Grippe (Influenza) ist durch Viren verursacht. Das Risiko, an einer echten Grippeinfektion zu sterben, steigt mit zunehmendem Alter. Für folgende Personen wird eine Impfung empfohlen: Menschen über 60 sowie gesundheitlich besonders gefährdete Patienten mit Herzkrankheiten, Asthma, chronischen Nierenkrankheiten und Zuckerkrankheit. Außerdem für Angehörige von grippegefährdeten Personen, die im selben Haushalt leben, und für medizinisches Personal, das mit grippegefährdeten Patienten in Kontakt kommt.

Schweinegrippe: Im September 2009 gab die unabhängige Berliner Fachzeitschrift »arznei-telegramm« folgende Impfempfehlung ab: »Angesichts des milden Verlaufs der Schweinegrippe und der offenen Sicherheitsfragen raten wir beim derzeitigen Stand des Wissens von der vorgesehenen Massenimpfung ab.«

Hepatitis

Hepatitis A (Reisehepatitis) wird durch Wasser und Nahrungsmittel übertragen. Deutsche und Österreicher stecken sich meist nicht im eigenen Land an, sondern auf Reisen in Länder, in denen Hepatitis A weit verbreitet ist (Afrika, Asien, Südamerika). Etwa 50.000 Deutsche erkranken jährlich daran. Gegen *Hepatitis A* gibt es einen wirksamen Impfstoff (*Havrix*). Nach der ersten Impfung gibt es einen Schutz von etwa 70 Prozent, nach der zweiten fast 100, nach der dritten hält der Schutz etwa zehn Jahre.

Gegen *Hepatitis B* (Infektiöse Gelbsucht; meist durch sexuellen Verkehr, verunreinigte Spritzen oder Transfusionen übertragen) steht

seit einigen Jahren ein sicherer Impfstoff zur Verfügung (*Engerix B, HBVAXPRO*). Geimpft werden sollten alle Personen, die ein erhöhtes Risiko haben, an Hepatitis B zu erkranken: Ärzte, Pflegepersonal, Dialysepatienten etc. Jedes Jahr infizieren sich etwa 50.000 Deutsche mit Hepatitis B. Die Erkrankung dauert im Allgemeinen etwa 12 Wochen und heilt zwar in etwa 85 Prozent aller Fälle folgenlos ab, kann jedoch auch tödlich verlaufen.
Die Impfung verursacht keine ernsthaften Nebenwirkungen. Bei etwa jedem 10. Patienten treten Druckschmerzen an der Einstichstelle auf. Es gibt auch einen kombinierten Impfstoff gegen Hepatitis A und B (*Twinrix*).

Gegen *Hepatitis C* gibt es derzeit keinen Impfstoff. Die Übertragung von Hepatitis C erfolgt meist durch gemeinsame Nadelbenützung bei Drogensüchtigen, durch Tätowierungen und Dialysen, selten durch sexuellen Kontakt. Hepatitis C kann mit Interferonen und antiviralen Mitteln wie dem Wirkstoff Ribavirin behandelt werden. Eine heilende Wirkung wird in etwa 50 Prozent aller Fälle erzielt.

HPV-Impfung

2007 wurde mit großem Mediengetöse und falschen Behauptungen des Herstellers Sanofi Pasteur MSD der HPV-Impfstoff *Gardasil* auf den Markt gedrückt. In Presseaussendungen behauptete die Firma, Gebärmutterhalskrebs sei die zweithäufigste krebsbedingte Todesursache bei Frauen zwischen 15 und 44 Jahren, ausgelöst durch das humane Papillomvirus (HPV), das weit verbreitet sei und leicht übertragen werden könne.
Die von Medien verbreitete Botschaft suggerierte, dass damit erstmals eine Vorbeugung gegen diesen bei jungen Frauen häufig auftretenden Krebs möglich sei.Tatsache ist: Gebärmutterhalskrebs ist in Deutschland und Österreich relativ selten und lag in Deutschland im Jahr 2006 nicht an zweiter, sondern nur an neunter Stelle aller Krebserkrankungen. In Österreich ist die Situation ähnlich.
Es gibt bis jetzt auch keinen Nachweis, dass der Impfstoff vor Gebärmutterhalskrebs schützt. Um das nachzuweisen, müssten Studien durchgeführt werden, die mindestens 20–25 Jahre dauern.
Nachgewiesen ist bis jetzt nur, dass eine 3fache Impfung mit *Gardasil* etwa vier Jahre lang Schutz bietet vor der Entwicklung bestimmter – nicht aller! – Zellveränderungen am Gebärmutterhals, die als Vorstufen von Gebärmutterhalskrebs gelten. Immer vorausgesetzt, die Frau

ist zum Zeitpunkt der Impfung noch nicht mit HP-Viren infiziert. Gegen etwa 30 Prozent der krebsverursachenden Viren wirkt der Impfstoff überhaupt nicht! *Gardasil* schützt allerdings auch vor Viren, die Genitalwarzen verursachen – das betrifft Frauen und Männer bzw. Jungen.

Wenn überhaupt, dann ist eine Impfung nur sinnvoll bei Mädchen und Frauen im Alter zwischen 9–26 Jahren, die noch keinen Geschlechtsverkehr hatten. Die Impfung bietet keinen Schutz für Frauen, die bereits mit HP-Viren infiziert sind.

Achtung: Der Großteil aller Infektionen mit HPV hat keinerlei Auswirkungen auf die Gesundheit. Bei 80 Prozent der Frauen bleibt die Infektion unauffällig. Außerdem hat die Infektion eine hohe Selbstheilungstendenz: Von 60 infizierten Frauen haben 59 nach einem Jahr die Infektion besiegt. Die Impfung ist kein Ersatz für regelmäßige PAP-Abstriche zur Früherkennung von Gebärmutterhalskrebs. Auch geimpfte Mädchen und Frauen sollten diese Früherkennung regelmäßig durchführen lassen!

Unsere Empfehlung: Gardasil ist möglicherweise sinnvoll zur Vorbeugung gegen Gebärmutterhalskrebs und Genitalwarzen. Aufgrund der derzeit mangelhaften Datenlage und des unsicheren Nutzens ist es aber nicht sinnvoll, dass Krankenkassen generell die Kosten für die Impfung erstatten.

Kinderlähmung (Polio)

Seit der routinemäßigen Impfung aller Kinder gegen Polio ist diese Krankheit in den westlichen Industriestaaten praktisch ausgestorben. Das hat dazu geführt, dass die Zahl der Impfungen gegen Kinderlähmung abgenommen hat. Fachleute warnen deshalb vor der Gefahr neuer Kinderlähmungsfälle.

Keuchhusten (Pertussis)

Keuchhusten war früher eine gefährliche Krankheit. Heute verläuft sie meist wesentlich milder. Manche Komplikationen sind durch Antibiotika-Behandlung vermeidbar – jedoch nur dann, wenn gleich am Beginn der Erkrankung behandelt wird; meist wird dieser Zeitpunkt jedoch verpasst.

In den ersten drei Lebensmonaten, in denen Keuchhusten am gefährlichsten ist, darf nicht geimpft werden, und die Impfungen bieten nur kurzfristigen und unsicheren Schutz.

Keuchhustenimpfungen werden sowohl in Deutschland als auch in Österreich für alle Säuglinge und Kleinkinder empfohlen. Wegen der großen Impflücken der letzten Jahre ist die Zahl der Keuchhustenfälle gestiegen.
Die Impfung erfolgt ab dem dritten Monat dreimal im Abstand von 4 bis 8 Wochen und einmal nach ca. einem Jahr.

Masern und Mumps

Vor der Entwicklung von wirksamen Impfstoffen waren Masern und Mumps relativ häufig auftretende Kinderkrankheiten.
Der zweckmäßigste Zeitpunkt für eine Impfung ist im zweiten Lebensjahr, aber nach dem 15. Lebensmonat. Zusätzlich schlägt die deutsche Impfkommission eine zweite Masernimpfung im sechsten Lebensjahr zum Schuleintritt vor.

Als *Nebenwirkungen* können Fieber, Hautausschläge und Druckempfindlichkeit an der Einstichstelle auftreten.

Meningokokken

Die deutsche Impfkommission empfiehlt die Impfung für alle Kinder im 2. Lebensjahr. Als Nebenwirkungen können auftreten: Fieber, Reizbarkeit, Magen-Darm-Störungen, Reaktionen an der Injektionsstelle. In seltenen Fällen auch schwerwiegende Nebenwirkungen wie etwa Krampfanfälle.

Pneumokokken-Impfung

Atemwegserkrankungen, die durch Bakterien (z. B. Pneumokokken) verursacht werden, sind relativ häufig. Die deutsche Impfkommission empfiehlt die Impfung für Kinder ab dem 2. Lebensmonat.
Eine Impfung bei Jugendlichen und Erwachsenen wird lediglich bei sehr seltenen Krankheiten wie z. B. Splenektomie (operative Entfernung der Milz), bei Sichelzellanämie (Blutkrankheit), bei Immundefekten (z. B. HIV-Erkrankungen), bei chronischen Erkrankunen an Herz, Lungen, Nieren oder Stoffwechselerkrankungen wie etwa Diabetes mellitus empfohlen.
Als *Nebenwirkung* der Impfung können Fieber, Rötung und Empfindlichkeit an der Einstichstelle auftreten.

Röteln

Röteln kann man nur einmal im Leben bekommen. Durch die Erkrankung erwirbt man sich einen lebenslangen Schutz vor einer Wiedererkrankung. Bei Schwangeren können Röteln zu Missbildungen des Embryos führen. Deshalb sollten Mädchen im 13. Lebensjahr, die nicht bereits eine Röteln-Erkrankung gehabt haben, geimpft werden. Innerhalb von drei Monaten nach der Impfung sollte eine Schwangerschaft vermieden werden.
Als *Nebenwirkungen* können Fieber, Hautausschläge, Gewebsverhärtungen und Empfindlichkeit an der Einstichstelle auftreten.

Haemophilus

Seit einigen Jahren gibt es einen wirksamen und risikoarmen Impfstoff (HIB) gegen die sogenannten Haemophilus-Bakterien, welche bei Säuglingen und Kleinkindern eine schwere, eitrige Gehirnhautentzündung und lebensbedrohende Kehlkopfentzündungen hervorrufen können. Diese Impfung wird für alle Säuglinge empfohlen.

Tollwut

Die Tollwut-Schutzimpfung wird normalerweise nur dann durchgeführt, wenn eine Person durch ein tollwütiges oder tollwutverdächtiges Tier gebissen wurde oder wenn verletzte Haut mit Speichel des Tieres in Kontakt gekommen ist.
Nicht jeder Biss oder jeder Kratzer durch ein tollwütiges Tier führt beim Menschen zur Erkrankung an Tollwut. Das Risiko zu erkranken liegt bei 15 bis 20 Prozent. Eine Erkrankung ohne Behandlung endet jedoch ausnahmslos tödlich.
Bei besonders gefährdeten Personen (z. B. Jägern) ist eine vorbeugende Einnahme von Impfstoffen zweckmäßig (z. B. mit *Rabipur*).
Als *Nebenwirkung* können häufig Fieber, Kopfschmerz und Unwohlsein auftreten.

Tuberkulose (BCG)

Anfang 1998 änderte die »Ständige Impfkommission« in Deutschland ihre Empfehlung zur Tuberkuloseimpfung: Wegen des geringen Risikos und wegen der schwerwiegenden unerwünschten Wirkungen wird die Impfung nun nicht mehr generell empfohlen.
Als *Nebenwirkung* einer Impfung können Lymphknotenentzündungen und Entzündungen an der Einstichstelle auftreten.

Typhus und Paratyphus

Diese schweren Fieberkrankheiten werden durch Nahrungsmittel übertragen und treten infolge guter hygienischer Verhältnisse in Europa nur noch selten auf. In Nord- und Zentralafrika besteht ein relativ großes Risiko einer Infektion mit Typhus, in Südostasien und Fernost mit Paratyphus.
Eine Schluckimpfung (*Typhoral L*) bietet nur unsicheren Schutz (Wirksamkeit etwa 60 Prozent). Zuverlässiger sind allgemein gültige Vorsorgeregeln beim Essen und Trinken. Bei gleichzeitiger Einnahme mit Antibiotika (z. B. Malariaprophylaxe) wird die Schluckimpfung unwirksam.

Passive Immunisierung – Immunglobuline

Außer der Möglichkeit, den Körper anzuregen, selbst Abwehrstoffe zu produzieren (Impfung), kann man dem Körper auch fertige Abwehrstoffe (Immunglobuline) zuführen. Diese »passive Immunisierung« bietet jedoch nur kurzfristigen Schutz vor Erkrankungen (höchstens einige Monate). Bei nachgewiesener Ansteckungsmöglichkeit mit manchen Erkrankungen (Masern, Leberentzündung [Hepatitis]), Tollwut, Tetanus, Zeckenencephalitis, Diphtherie und Kinderlähmung) kann die sofortige Verwendung wirksamer Immunglobuline den Ausbruch der Erkrankung verhindern. Bestimmte Immunglobuline können eine Rhesussensibilisierung verhindern.
Die Herstellerfirmen werden nicht müde, diese sehr teuren Präparate immer wieder für die verschiedensten schweren Krankheitsformen anzupreisen. Dabei können diese Präparate, die aus menschlichem Serum gewonnen werden, selbst Viruserkrankungen übertragen (wie alle Blutprodukte) und zu lebensbedrohlichen, allergischen Reaktionen führen.
Immunglobuline werden vor allem bei Patienten verwendet, deren körpereigenes Abwehrsystem krankhaft gestört ist (humorale Immundefekte).
Zunehmend häufiger werden Immunglobuline auch bei schweren bakteriellen Allgemeininfektionen verwendet. Die Fachzeitschrift »arznei-telegramm« beurteilt die Wirkung allerdings als »fraglich«. Die Internationale Vereinigung der Immunologischen Gesellschaften (IUIS) hat gemeinsam mit der Weltgesundheitsorganisation (WHO) eine Erklärung abgegeben, in der die häufige, unnötige Anwendung von Immunglobulinen kritisiert wird.

Mehrfachimpfstoffe

In letzter Zeit ist der Verdacht aufgetaucht, dass die Verwendung von Mehrfachimpfstoffen bei Kindern möglicherweise ein erhöhtes Risiko von plötzlichem Kindstod bewirkt. Dieser Verdacht ist bis jetzt aber noch nicht sicher belegt. Es werden weitere Untersuchungen durchgeführt.

10.4.1. Impfstoffe

Präparat	Wichtigste Nebenwirkungen	Empfehlung
Begrivac (D/Ö) Injektion Influenza-Virus-Antigene *Weitere Bestandteile:* Hühnereiweiß (Spuren) *Rezeptpflichtig*	Fieber, lokale Reaktionen an der Einstichstelle, Kopfschmerzen, Muskelschmerzen, sehr selten Nervenschäden	**Therapeutisch zweckmäßig zur** Vorbeugung der echten Virusgrippe bei gefährdeten Personen. Zweifelhafte Wirksamkeit bei älteren Menschen.
Boostrix (D/Ö) Injektion Diphtherie-Toxoid, Tetanus-Toxoid, Pertussis-Antigene *Rezeptpflichtig*	Fieber, Erbrechen, Kopfschmerzen, Appetitlosigkeit, Durchfall, lokale Reaktionen an der Einstichstelle, selten Krampfanfälle	**Therapeutisch zweckmäßig zur** Vorbeugung gegen Diphterie, Tetanus und Keuchhusten. Dreifach-Impfstoff. Dauer des Impfschutzes gegen Keuchhusten bis jetzt nicht bekannt.
Diphtherie Adsorbat Impfstoff (D/Ö) Susp. Diphtherie-Toxoid *Rezeptpflichtig*	Fieber, lokale Reaktionen an der Einstichstelle, Magen-Darm-Beschwerden	**Therapeutisch zweckmäßig zur** Vorbeugung von Diphtherie bei Kindern und Erwachsenen. Empfehlenswert.
Encepur/ Erwachsene/ Kinder (D/Ö) Susp. zur i.m. Injektion Inaktiviertes FSME-Virus *Weitere Bestandteile:* Neomycin, Gentamycin, Chlortetracyclin *Rezeptpflichtig*	Fieber, lokale Reaktionen an der Einstichstelle, Kopfschmerzen, Übelkeit, Muskelschmerzen, grippeähnliche Symptome, allergische Reaktionen, neurologische Komplikationen, Entzündungen von Nerven und Gehirn möglich	**Therapeutisch zweckmäßig zur** Vorbeugung der Frühsommer-Meningoencephalitis (FSME) durch Zeckenbisse. Anwendung nur in Risikogebieten bei gefährdeten Personen (z. B. Jägern, Waldarbeitern) vertretbar.
Engerix-B Erwachsene (D/Ö) Susp. **Engerix-B Kinder** (D/Ö) Susp. Hepatitis-B-Antigen; *Weitere Bestandteile:* Thiomersal *Rezeptpflichtig*	Magen-Darm-Störungen, Fieber, lokale Reaktionen an der Einstichstelle, Übelkeit, Durchfall, Erbrechen, Kopfschmerzen, Appetitlosigkeit	**Therapeutisch zweckmäßig zur** Vorbeugung von Leberentzündung (Hepatitis B) bei gefährdeten Personen.

Präparat	Wichtigste Nebenwirkungen	Empfehlung
Fluad (D/Ö) Susp. Influenza-Virus-Antigene; *Weitere Bestandteile:* Adjuvans MF59C.1, Kanamycin, Neomycin, Hühnereiweiß (Spuren) *Rezeptpflichtig*	Fieber, lokale Reaktionen an der Einstichstelle, sehr selten Nervenschäden	**Therapeutisch zweckmäßig zur** Vorbeugung der echten Virusgrippe (Influenza) bei gefährdeten Personen. Zweifelhafte Wirksamkeit bei älteren Menschen.
FSME-IMMUN/ Junior (Ö) Susp. zur i.m. Injektion Inaktiviertes FSME-Virus; *Weitere Bestandteile:* Thiomersal, Humanalbumin, Gentamycin, Neomycin *Rezeptpflichtig*	Fieber, lokale Reaktionen an der Einstichstelle, Kopfschmerzen, Übelkeit, Muskelschmerzen, grippeähnliche Symptome, allergische Reaktionen, neurologische Komplikationen, Entzündungen von Nerven und Gehirn möglich	**Therapeutisch zweckmäßig zur** Vorbeugung der Frühsommer-Meningoencephalitis (FSME) durch Zeckenbisse nur in Risikogebieten bei gefährdeten Personen (z. B. Jägern, Waldarbeitern).
Gardasil (D/Ö) Fertigspritze Humaner Papillomvirus-Impfstoff (gentechnisch hergestellte L1-Protein Partikel der Virustypen 5, 11, 16, 18) *Rezeptpflichtig*	Sehr häufig Fieber, lokale Reaktionen an der Injektionsstelle (Schmerz, Schwellung, Blutung). Übelkeit und Erbrechen. Selten Nesselsucht, krampfartige Atemnot. Allergische Schockreaktionen möglich. Injektion in Gefäße unbedingt vermeiden. Akute Todesfälle nach der Impfung sind beschrieben	**Abzuraten** zur Vorbeugung gegen Gebärmutterhalskrebs. Vertretbar zu Vorbeugung von Infektionen mit HPV-Viren (aber nur vom Typ 5, 11, 16 und 18), die Genitalwarzen und abnorme Veränderungen des Gebärmutterhalses (zervikale Dysplasien) verursachen können. Der Nachweis der Wirksamkeit gegen Krebs fehlt bislang. Nur vorbeugend wirksam gegen vorwiegend durch Sexualkontakte übertragene Infektionen mit Papillomviren, nicht bei bestehenden Infektionen.
Grippe-Impfstoff-ratiopharm (D) Injektionssusp. **Grippe-Impfstoff Stada** (D) Injektionssusp. Hämagglutin von Grippeviren; *Weitere Bestandteile:* Neomycin, Hühnereiweiß (Spuren) *Rezeptpflichtig*	Fieber, lokale Reaktionen an der Einstichstelle, Kopfschmerzen, Muskelschmerzen, sehr selten Nervenschäden	**Therapeutisch zweckmäßig zur** Vorbeugung der echten Virusgrippe (Influenza) bei gefährdeten Personen. Bietet keinen Schutz vor banalen, im allgemeinen Sprachgebrauch als »Grippe« bezeichneten Erkrankungen. Zweifelhafte Wirksamkeit bei älteren Menschen.

Präparat	Wichtigste Nebenwirkungen	Empfehlung
Havrix/ 1440/ 720 Kinder Hepatitis-A-Impfstoff (D/Ö) Susp. abgeschwächte Hepatitis-A-Viren; *Weitere Bestandteile:* Framycetin *Rezeptpflichtig*	Magen-Darm-Störungen, Fieber, Übelkeit, Durchfall, Erbrechen, Kopfschmerzen, Appetitlosigkeit, lokale Reaktionen an der Einstichstelle	**Therapeutisch zweckmäßig zur** Vorbeugung von Leberentzündung (Hepatitis A) bei gefährdeten Personen.
HBVAXPRO (D/Ö) Injektion Hepatitis-B-Impfstoff *Rezeptpflichtig*	Magen-Darm-Störungen, Fieber, lokale Reaktionen an der Einstichstelle	**Therapeutisch zweckmäßig zur** Vorbeugung von Leberentzündung (Hepatitis B) bei gefährdeten Personen.
Infanrix Hexa (D/Ö) Susp. Diphtherie-Toxoid, Tetanus-Toxoid, Pertussis-Antigene, Hepatitis-B-Antigene, Hämophilus infl. Antigene, inaktivierte Polio-Viren *Rezeptpflichtig*	Fieber, lokale Reaktionen an der Einstichstelle, Fieber, Durchfall, anhaltendes Schreien, selten Nervenschäden. Möglicherweise erhöhtes Risiko für plötzlichen Kindstod	**Nur zweckmäßig,** wenn aus zwingenden Gründen zusätzlich zur Impfung gegen Diphtherie, Tetanus, Keuchhusten und Kinderlähmung eine gleichzeitige Impfung gegen Hepatitis B und Hämophilusbakterien (lösen z. B. Krupp und Hirnhautentzündung aus) notwendig ist. Sechsfach-Impfstoff.
Influsplit SSW (D) Susp. Influenza-Virus-Antigene (Hämagglutinin); *Weitere Bestandteile:* Thiomersal, Gentamycin, Hühnereiweiß (Spuren) *Rezeptpflichtig*	Fieber, lokale Reaktionen an der Einstichstelle, Kopfschmerzen, Muskelschmerzen, sehr selten Nervenschäden	**Therapeutisch zweckmäßig zur** Vorbeugung der echten Virusgrippe (Influenza) bei gefährdeten Personen. Zweifelhafte Wirksamkeit bei älteren Menschen.
Influvac (D/Ö) Susp. Influenza-Virus-Antigene; *Weitere Bestandteile:* Thiomersal, Cetrimonium, Gentamycin, Hühnereiweiß (Spuren) *Rezeptpflichtig*	Fieber, lokale Reaktionen an der Einstichstelle, Kopfschmerzen, Muskelschmerzen, sehr selten Nervenschäden	**Therapeutisch zweckmäßig zur** Vorbeugung der echten Virusgrippe (Influenza) bei gefährdeten Personen. Zweifelhafte Wirksamkeit bei älteren Menschen.
IPV Mérieux (D) Susp. Inaktivierte Polioviren; *Weitere Bestandteile:* Neomycin, Streptomycin, Polymyxin B *Rezeptpflichtig*	Fieber, lokale Reaktionen an der Einstichstelle	**Therapeutisch zweckmäßig zur** Vorbeugung von Kinderlähmung. Empfehlenswert.

Präparat	Wichtigste Nebenwirkungen	Empfehlung
Mencevax ACWY (D/Ö) Trockensubstanz Meningokokkenpoly-saccharid-Antigen *Rezeptpflichtig*	Fieber, lokale Reaktionen an der Einstichstelle, Kopfschmerzen, Übelkeit, Erbrechen, Muskelschmerzen, Reizbarkeit und Appetitlosigkeit bei Kleinkindern	**Nur zweckmäßig zur** Vorbeugung von bakterieller Hirnhautentzündung durch bestimmte Meningokokken (Untergruppen ACWY), die vorwiegend in tropischen und subtropischen Gebieten vorkommen.
Menjugate (D) Fertigspritze Meningokokken-Impfstoff *Rezeptpflichtig*	Fieber, lokale Reaktionen an der Einstichstelle, Kopfschmerzen, Übelkeit, Erbrechen, Muskelschmerzen, Reizbarkeit und Appetitlosigkeit bei Kleinkindern	**Therapeutisch zweckmäßig nur** gegen Meningokokken der Gruppe C.
MMR-Triplovax (D) Trockensubstanz zur Injektion Abgeschwächte Viren: Masern, Mumps, Röteln; *Weitere Bestandteile:* Humanalbumin, Neomycin *Rezeptpflichtig*	Schwindel, Fieber, Kopfschmerzen, Übelkeit, Erbrechen, lokale Reaktionen an der Einstichstelle. Bei Kleinkindern auch Weinen, Gereiztheit, Benommenheit, Schlafprobleme. Selten dramatische allergische Reaktionen und Krampfanfälle	**Therapeutisch zweckmäßig zur** Vorbeugung von Masern, Mumps und Röteln.
Mutagrip (D) Susp. Inaktivierte Grippeviren; *Weitere Bestandteile:* Neomycin, Hühnereiweiß (Spuren) *Rezeptpflichtig*	Fieber, lokale Reaktionen an der Einstichstelle, Kopfschmerzen, Muskelschmerzen, sehr selten Nervenschäden	**Therapeutisch zweckmäßig zur** Vorbeugung der echten Virusgrippe (Influenza) bei gefährdeten Personen. Zweifelhafte Wirksamkeit bei älteren Menschen.
Pneumo 23 Vaccine Mérieux (Ö) Fertigspritze Streptococcus pneumoniae (Pneumokokken) Antigene *Rezeptpflichtig*	Fieber, lokale Reaktionen an der Einstichstelle, Blutschäden, Nervenschäden, Übelkeit, Erbrechen, Lymphknotenschwellungen, Kopfschmerzen, Muskelschmerzen	**Nur zweckmäßig zur** Vorbeugung von bakteriellen Infektionen mit Pneumokokken (Lungenentzündung) bei verminderter Immunabwehr (z. B. nach Milzentfernung).
Pneumovax 23 (D) Durchstechflasche Streptococcus pneumoniae (Pneumokokken) Antigene *Rezeptpflichtig*	Fieber, lokale Reaktionen an der Einstichstelle, Blutschäden, Nervenschäden, Übelkeit, Erbrechen, Lymphknotenschwellungen, Kopfschmerzen, Muskelschmerzen	**Nur zweckmäßig zur** Vorbeugung von bakteriellen Infektionen mit Pneumokokken (Lungenentzündung) bei verminderter Immunabwehr (z. B. nach Milzentfernung).

Präparat	Wichtigste Nebenwirkungen	Empfehlung
Polio Salk (Ö) Susp. Inaktivierte Polioviren; *Weitere Bestandteile:* Neomycin, Streptomycin, Polymyxin B *Rezeptpflichtig*	Fieber, lokale Reaktionen an der Einstichstelle, Blutschäden, Nervenschäden, Übelkeit, Erbrechen, Lymphknotenschwellungen, Kopfschmerzen, Muskelschmerzen	**Therapeutisch zweckmäßig zur** Vorbeugung von Kinderlähmung. Empfehlenswert.
Prevenar (D/Ö) Fertigspritze Pneumokokkenpolysaccharid *Rezeptpflichtig*	Fieber, lokale Reaktionen an der Einstichstelle, Blutschäden, Nervenschäden, Übelkeit, Erbrechen, Lymphknotenschwellungen, Kopfschmerzen, Muskelschmerzen	**Nur zweckmäßig zur** Vorbeugung von bakteriellen Infektionen mit Pneumokokken (Lungenentzündung) bei verminderter Immunabwehr (z. B. nach Milzentfernung).
Priorix (D/Ö) Trockensubstanz Abgeschwächte Viren: Masern, Mumps, Röteln; *Weitere Bestandteile:* Humanalbumin, Neomycin *Rezeptpflichtig*	Schwindel, Fieber, Kopfschmerzen, Übelkeit, Erbrechen, lokale Reaktionen an der Einstichstelle. Bei Kleinkindern auch Weinen, Gereiztheit, Benommenheit, Schlafprobleme. Selten dramatische allergische Reaktionen und Krampfanfälle	**Therapeutisch zweckmäßig zur** Vorbeugung von Masern, Mumps und Röteln.
Rabipur (D/Ö) Injektion inaktiviertes Tollwut-Virus *Rezeptpflichtig*	Grippeähnliche Beschwerden, Kopfschmerzen, Übelkeit, Unwohlsein, Muskelschmerzen, lokale Reaktionen an der Einstichstelle. Selten Nervenschäden möglich	**Therapeutisch zweckmäßig zur** Vorbeugung gegen Tollwut nur bei besonders gefährdeten Personen (Jägern, Tierärzten). Auch nach einem verdächtigen Biss ist die Impfung noch sinnvoll.
Repevax (D/Ö) Susp. Diphtherie-Toxoid, Tetanus-Toxoid, Pertussis-Antigene, inaktivierte Polio-Viren *Rezeptpflichtig*	Fieber, Erbrechen, Kopfschmerzen, Appetitlosigkeit, Durchfall, lokale Reaktionen an der Einstichstelle, selten Krampfanfälle	**Therapeutisch zweckmäßig zur** Vorbeugung von Diphtherie, Tetanus, Keuchhusten und Kinderlähmung. Empfehlenswert.
Revaxis (D) Susp. Tetanus- und Diphtherie-Toxoid, inaktivierte Polioviren; *Weitere Bestandteile:* Neomycin, Streptomycin, Polymyxin B *Rezeptpflichtig*	Fieber, Erbrechen, Kopfschmerzen, Appetitlosigkeit, Durchfall, lokale Reaktionen an der Einstichstelle, selten Krampfanfälle	**Nur zweckmäßig zur** Auffrischimpfung nach Grundimmunisierung gegen Tetanus, Diphtherie und Kinderlähmung. Empfehlenswert.

Präparat	Wichtigste Nebenwirkungen	Empfehlung
Röteln-Impfstoff HDC Mérieux (D) Trockensubstanz Abgeschwächte Röteln-Viren; *Weitere Bestandteile:* Neomycin, Humanalbumin *Rezeptpflichtig*	Häufig Lymphknotenschwellungen, Hauterscheinungen (Exantheme), Fieber und Magen-Darm-Störungen	**Therapeutisch zweckmäßig zur** Vorbeugung von Röteln.
Sandovac (Ö) Injektionslösung Inaktivierte Grippeviren; *Weitere Bestandteile:* Cetrimid, Thiomersal, Hühnereiweiß (Spuren) *Rezeptpflichtig*	Fieber, lokale Reaktionen an der Einstichstelle, Kopfschmerzen, Muskelschmerzen, sehr selten Nervenschäden	**Therapeutisch zweckmäßig zur** Vorbeugung der echten Virusgrippe (Influenza) bei gefährdeten Personen. Zweifelhafte Wirksamkeit bei älteren Menschen.
TD-Impfstoff Mérieux (D) Susp. Tetanus- und Diphtherie-Toxoid, *Rezeptpflichtig*	Fieber, lokale Reaktionen an der Einstichstelle, Magen-Darm-Beschwerden	**Therapeutisch zweckmäßig zur** Vorbeugung von Tetanus und Diphtherie. Empfehlenswert.
TD-Virelon (D) Fertigspritze Tetanus- und Diphtherie-Toxoid, inaktivierte Polioviren *Rezeptpflichtig*	Magen-Darm-Störungen, Fieber, Übelkeit, Durchfall, Erbrechen, Kopfschmerzen, Appetitlosigkeit, lokale Reaktionen an der Einstichstelle	**Therapeutisch zweckmäßig zur** Vorbeugung von Tetanus, Kinderlähmung und Diphtherie. Empfehlenswert.
Td-pur (D/Ö) Fertigspritze Tetanus- und Diphtherie-Toxoid *Rezeptpflichtig*	Fieber, Kopfschmerzen, Magen-Darm-Störungen, lokale Reaktionen an der Einstichstelle	**Therapeutisch zweckmäßig zur** Vorbeugung von Tetanus und Diphtherie. Empfehlenswert.
Tetanol pur (D/Ö) Fertigspritze Tetanus-Toxoid *Rezeptpflichtig*	Fieber, Kopfschmerzen, Magen-Darm-Störungen, lokale Reaktionen an der Einstichstelle	**Therapeutisch zweckmäßig zur** Vorbeugung von Tetanus. Empfehlenswert.
Twinrix Erwachsene/ Kinder (D/Ö) Fertigspritze abgeschwächte Hepatitis-A- und -B-Viren; *Hilfsstoff:* Neomycin *Rezeptpflichtig*	Magen-Darm-Störungen, Fieber, Übelkeit, Durchfall, Erbrechen, Kopfschmerzen, Appetitlosigkeit, lokale Reaktionen an der Einstichstelle	**Therapeutisch zweckmäßig zur** Vorbeugung von Leberentzündung (Hepatitis A und B) bei gefährdeten Personen.

Präparat	Wichtigste Nebenwirkungen	Empfehlung
Typhim Vi (D/Ö) Fertigspritze Salmonella Typhi Antigene *Rezeptpflichtig*	Lokale Reaktionen an der Einstichstelle, Fieber, Magen-Darm-Beschwerden, Muskelschmerzen	**Therapeutisch zweckmäßig zur** Vorbeugung von Typhus (Salmonelleninfektion). Relativ geringe Schutzwirkung.
Varilrix (D/Ö) Injektion Varicella-Lebendviren *Rezeptpflichtig*	Fieber, lokale Reaktionen an der Einstichstelle, Magen-Darm-Beschwerden, Muskelschmerzen	**Abzuraten** zur Vorbeugung gegen Windpocken (Varicella). Relativ geringe Schutzwirkung. Vertretbar nur bei Risikopatienten.

10.4.2. Immunglobuline

Präparat	Wichtigste Nebenwirkungen	Empfehlung
Beriglobin (D) Amp. **Beriglobulin P** (D) Amp. Immun-Globulinlösung vom Menschen mit Hepatitis-A-Antikörpern *Rezeptpflichtig*	Lokale Reaktionen an der Einstichstelle, kurz dauerndes Fieber, Möglichkeit schwerer allergischer Reaktionen (Schock)	**Therapeutisch zweckmäßig** zur kurzfristigen Vorbeugung von Hepatitis A und bei Immunglobulinmangel.
Octagam (D/Ö) Infusionslösung Immun-Globulin G vom Menschen *Rezeptpflichtig*	Kurz dauerndes Fieber, Möglichkeit schwerer allergischer Reaktionen (Schock)	**Therapeutisch zweckmäßig** bei Immunglobulinmangel.
Partobulin SDF (D/Ö) Fertigspritze Anti-D-Immunglobulin vom Menschen *Rezeptpflichtig*	Lokale Reaktionen an der Einstichstelle, kurz dauerndes Fieber, Möglichkeit schwerer allergischer Reaktionen (Schock)	**Therapeutisch zweckmäßig zur** Verhinderung einer Rhesusfaktor-Unverträglichkeit bei der Mutter.
Rhesogam (D) Amp. Rhesogam P (Ö) Amp. Anti-D-Immunglobulin vom Menschen *Rezeptpflichtig*	Lokale Reaktionen an der Einstichstelle, kurz dauerndes Fieber, Möglichkeit schwerer allergischer Reaktionen (Schock)	**Therapeutisch zweckmäßig zur** Verhinderung einer Rhesusfaktor-Unverträglichkeit bei der Mutter.
Rhophylac (D) Fertigspritze Anti-D-Immunglobulin vom Menschen *Rezeptpflichtig*	Lokale Reaktionen an der Einstichstelle, kurz dauerndes Fieber, Möglichkeit schwerer allergischer Reaktionen (Schock)	**Therapeutisch zweckmäßig zur** Verhinderung einer Rhesusfaktor-Unverträglichkeit bei der Mutter.

Präparat	Wichtigste Nebenwirkungen	Empfehlung
Tetabulin (D/Ö) Fertigspritze Tetanus-Antitoxin *Rezeptpflichtig*	Lokale Reaktionen an der Einstichstelle, kurzzeitige Temperaturerhöhung. Bei Sensibilisierung schwere allergische Reaktionen möglich (Schock)	**Therapeutisch zweckmäßig zur** Sofortvorbeugung des Wundstarrkrampfs (Tetanus).
Tetagam N (D) Lösung **Tetagam P** (Ö) Lösung Tetanus-Antitoxin vom Menschen *Rezeptpflichtig*	Lokale Reaktionen an der Einstichstelle, kurzzeitige Temperaturerhöhung. Bei Sensibilisierung schwere allergische Reaktionen möglich (Schock)	**Therapeutisch zweckmäßig zur** Sofortvorbeugung des Wundstarrkrampfs (Tetanus).

10.4.3. Sonstige Mittel zur Stärkung der Immunabwehr

Ein intaktes Immunsystem wird mit vielen Gesundheitsgefahren (Infektionen, Gifte, Stress etc.) von allein fertig und sorgt auf unsichtbare Weise dafür, dass wir gesund bleiben. Wenn das Immunsystem noch nicht voll entwickelt (bei Kindern) oder geschwächt (bei alten Menschen) oder beschädigt ist (aufgrund von äußeren oder inneren Belastungen), wird der Körper anfällig für Krankheiten.
Bis hierher herrscht noch weitgehende Übereinstimmung zwischen Schulmedizin und Naturheilkunde bzw. Alternativmedizin.
Während aber in der Schulmedizin der Schwerpunkt auf der gezielten Behandlung der entstandenen Krankheiten liegt, sind die Konzepte der Alternativmedizin vorwiegend auf die Stärkung des Immunsystems ausgerichtet. Das Zauberwort heißt: Immunstimulation. Dahinter steckt die Idee, dass über die Stärkung des Immunsystems der Körper aus eigener Kraft wieder dafür sorgen soll, gesund zu werden und gesund zu bleiben. Was auf den ersten Blick einleuchtend und manchmal durchaus sinnvoll ist, gerät bei manchen Methoden der Alternativmedizin jedoch zur Quacksalberei.

Stärkung oder Schädigung?

Das menschliche Immunsystem ist ein so kompliziertes Zusammenspiel unterschiedlicher Faktoren und reagiert von Mensch zu Mensch oft so verschieden, dass ein simpler Eingriff wie etwa das Schlucken eines bestimmten Medikaments auch das Gegenteil von dem bewirken kann, was beabsichtigt war.

Unbestritten ist, auch in der Schulmedizin, dass gewisse allgemeine Stärkungsmethoden des Immunsystems sinnvoll sind, etwa Kneipptherapie, Kuren, sportliche Betätigung, Entspannung, ausgewogene Ernährung, sogenannter positiver Stress etc.
Aber auch hier gilt: Die individuelle Dosis ist von Mensch zu Mensch verschieden: Was für den einen gesund ist, schädigt den anderen.
Die Alternativmedizin arbeitet mit »immunstimulierenden Medikamenten«, die das Immunsystem stärken sollen. Häufig haben solche Mittel jedoch beträchtliche Nebenwirkungen und bewirken manchmal das Gegenteil von dem, was beabsichtigt ist: Sie machen krank anstatt gesund.

Fragwürdig: Echinacea

Ein prominentes Beispiel ist das pflanzliche Mittel *Echinacin*, das aus Sonnenhutkraut (Echinacea) hergestellt wird. Als zunehmend häufiger Berichte über lebensbedrohliche Nebenwirkungen von *Echinacin*-Injektionen bekannt wurden – darunter tödlich verlaufene Schockzustände, monströse Zungen- und Mundschwellungen mit Atemnot –, versuchte der Hersteller Madaus eine entsprechende Veröffentlichung der Arzneimittelkommission der Deutschen Ärzteschaft mit juristischen Mitteln zu unterdrücken. Ende der 90er Jahre wurden *Echinacin*-Ampullen endlich vom Markt gezogen, nicht jedoch *Echinacin* als Mittel zum Schlucken.
Nebenwirkungen von Echinacea-haltigen Medikamenten zum Schlucken: Überempfindlichkeitsreaktionen, Hautausschlag, Juckreiz, selten Gesichtsschwellung, Atemnot, Schwindel, Blutdruckabfall.
Die Fachzeitschrift »arznei-telegramm« weist außerdem darauf hin, dass nachprüfbare Belege für eine Steigerung von Abwehrkräften fehlen. Schlussfolgerung: »Ein unnötig riskantes Arzneimittel von zweifelhaftem Nutzen«.
Dasselbe gilt für alle anderen Mittel, die Echinacea enthalten (z. B. *Echinacea-ratiopharm, Echinacea Stada, Echinacin, Esberitox mono, Esberitox N, Lymphdiaral*).

Homöopathische Mittel

In einer großen Übersicht über veröffentlichte Studien zur Wirksamkeit homöopathischer Arzneimittel kam eine britisch-schweizerische Arbeitsgruppe von Medizinern im Jahr 2005 in der Fachzeitschrift *Lancet* zum Schluss, dass ein spezifischer Nutzen letztlich nicht nachgewiesen werden kann.

10.4.3. Sonstige Mittel zur Stärkung der Immunabwehr

Präparat	Wichtigste Nebenwirkungen	Empfehlung
Angocin Anti-Infekt N (D) Filmtabl. Kapuzinerkressenkraut, Meerrettichwurzel	Magen-Darm-Störungen	**Naturheilmittel** mit pflanzlichen Inhaltsstoffen. Therapeutische Wirksamkeit bei Infektionen der Harn- und Atemwege zweifelhaft.
Broncho-Vaxom Kinder/ Erwachsene (D/Ö) Kaps. **Broncho-Vaxom Kinder Granulat** (D) Granulat Lyophilisierte Bakterienextrakte *Rezeptpflichtig*	Magen-Darm-Störungen, allergische Reaktionen, Fieber	**Wenig zweckmäßig** Therapeutische Wirksamkeit bei wiederholten Infektionen der Atemwege zweifelhaft.
Echinacin Madaus (D/Ö) Capsetten, Tabl., Saft, nur D: Liquidum, nur Ö: Tropfen Presssaft aus Purpursonnenhutkraut (Echinaceae purp.)	Fieber. Hautausschlag, Juckreiz. Schwere allgemeine allergische Reaktionen möglich. Liquidum und Tropfen enthalten Alkohol!	**Abzuraten** wegen der möglichen schweren Nebenwirkungen. Naturheilmittel mit pflanzlichen Inhaltsstoffen. Therapeutische Wirksamkeit bei wiederholten Atemwegsinfekten sowie bei Harnwegsinfektionen zweifelhaft.
Echinacea-ratiopharm (D) Tabl., Liquidum **Echinacea-ratiopharm** (Ö) Tabl. Tropfen Presssaft aus Purpursonnenhutkraut (Echinaceae purp.)	Fieber. Hautausschlag, Juckreiz. Schwere allgemeine allergische Reaktionen möglich. Liquid und Tropfen enthalten Alkohol!	**Abzuraten** wegen der möglichen schweren Nebenwirkungen. Naturheilmittel mit pflanzlichen Inhaltsstoffen. Therapeutische Wirksamkeit bei wiederholten Atemwegsinfekten sowie bei Harnwegsinfektionen zweifelhaft.
Echinacea Stada/ Classic/ Junior/ Lutschtabletten (D) Lösung, Lutschtabl. Presssaft aus Purpursonnenhutkraut (Echinaceae purp.)	Fieber. Hautausschlag, Juckreiz. Schwere allgemeine allergische Reaktionen möglich. Classic Lösung enthält Alkohol!	**Abzuraten** wegen der möglichen schweren Nebenwirkungen. Naturheilmittel mit pflanzlichen Inhaltsstoffen. Therapeutische Wirksamkeit bei wiederholten Atemwegsinfekten sowie bei Harnwegsinfektionen zweifelhaft.
Eleu-Kokk (D) Drag. Lösung, M Lösung Extrakt aus Eleutherococcussenticosus -Wurzeln (russ. Ginseng)	Durchfälle, Hauterscheinungen, Blutdruckanstieg möglich. Lösung enthält Alkohol!	**Naturheilmittel** mit pflanzlichen Inhaltsstoffen. Therapeutische Wirksamkeit zur Steigerung der Widerstandskräfte zweifelhaft.

Präparat	Wichtigste Nebenwirkungen	Empfehlung
Engystol/ -N (D/Ö) Tabl., Amp. Homöopathische Zubereitungen: Vincetoxicum, Schwefel *Rezeptpflichtig nur Ampullen (Ö)*	Keine wesentlichen bekannt	**Homöopathisches Mittel** Therapeutische Wirksamkeit bei den vom Hersteller angegebenen Anwendungsgebieten (z. B. Erkältungskrankheiten) zweifelhaft. Von der Injektion des Mittels ist abzuraten.
Esberitox mono Tabletten/ Tropfen (D/Ö) Tabl., Tropfen Presssaft aus Purpursonnenhutkraut	Fieber. Hautausschlag, Juckreiz. Schwere allgemeine allergische Reaktionen möglich. Tropfen enthalten Alkohol!	**Abzuraten** wegen der möglichen schweren Nebenwirkungen. Naturheilmittel mit pflanzlichen Inhaltsstoffen. Therapeutische Wirksamkeit bei wiederholten Atemwegsinfekten sowie Harnwegsinfektionen zweifelhaft.
Esberitox (Ö) Tabl., Lösung Extrakt aus Herb. Thujae, Rad. Baptisiae, Rad. Echinaceae (Purpursonnenhutwurzel)	Fieber. Hautausschlag, Juckreiz. Schwere allgemeine allergische Reaktionen möglich. Lösung enthält Alkohol!	**Abzuraten** wegen der möglichen schweren Nebenwirkungen. Naturheilmittel mit pflanzlichen Inhaltsstoffen. Therapeutische Wirksamkeit zur Steigerung der Abwehrkräfte (Immunstimulation) zweifelhaft.
Luivac (D/Ö) Tabl. Bakterienlysate	Magen-Darm-Störungen, allergische Reaktionen	**Wenig zweckmäßig** Therapeutische Wirksamkeit bei wiederholten Infektionen der Atemwege zweifelhaft.
Lymphdiaral Basistropfen (D) Tropfen Homöopathische Zubereitungen: u. a. Sonnenhutkraut-Urtinktur, Arsen	Fieber. Hautausschlag, Juckreiz. Schwere allgemeine allergische Reaktionen möglich. Tropfen enthalten Alkohol!	**Abzuraten** wegen der möglichen schweren Nebenwirkungen. Homöopathisches Mittel. Therapeutische Wirksamkeit bei den vom Hersteller angegebenen Anwendungsgebieten (z. B. Lymphdrüsenerkrankungen) zweifelhaft.
Lymphomyosot (D/Ö) Tabl., Tropfen, Amp. Zahlreiche homöopathische Zubereitungen: u. a. Jod	Störung der Schilddrüsenfunktion. Tropfen enthalten Alkohol. Ampullen: Allergische Reaktionen möglich	**Homöopathisches Mittel** Therapeutische Wirksamkeit bei den vom Hersteller angegebenen Anwendungsgebieten für Tropfen und Ampullen (Neigung zu Ödem und Infektanfälligkeit, Mandelentzündung u. a.) zweifelhaft. Von der Injektion des Mittels ist abzuraten.

Präparat	Wichtigste Nebenwirkungen	Empfehlung
Symbioflor I (D) Tropfen **Symbioflor** (Ö) Tropfen Lebende und tote Darmbakterien (Enterococcus faecalis) *Rezeptpflichtig (Ö)*	Magen-Darm-Störungen, Kopfschmerzen, Mundtrockenheit	**Wenig zweckmäßig** Therapeutische Wirksamkeit zweifelhaft bei den vom Hersteller angegebenen Anwendungsgebieten (z. B. Regulierung körpereigener Abwehrkräfte, gastrointestinale Störungen, Infekte der oberen Atemwege).
Symbioflor II (D) Tropfen Lebende und tote Darmbakterien (Escherichia coli)	Magen-Darm-Störungen. Vorsicht bei bestehenden Erkrankungen im Magen-Darm-Bereich. Nicht bei akuten Entzündungen der Gallenblase oder der Bauchspeicheldrüse verwenden	**Abzuraten** Therapeutische Wirksamkeit zweifelhaft bei den vom Hersteller angegebenen Anwendungsgebieten (z. B. Regulierung der körpereigenen Abwehrkräfte, Magen-Darm-Störungen). Gefahr, dass Antibiotika-Resistenzen übertragen werden.

10.5. Malaria-Mittel

Malaria wird durch den Stich der weiblichen Anophelesmücke übertragen. Die Mücke sticht einen Malaria-Infizierten und nimmt mit seinem Blut die Erreger auf. Diese entwickeln sich in der Mücke fort und wandern in die Speicheldrüsen der Mücke.
Beim nächsten Stich gelangen die Erreger in das Blut des Gestochenen, werden zu seiner Leber transportiert und vermehren sich. Schließlich dringen die Erreger in die roten Blutkörperchen des gestochenen Menschen ein und bringen sie zum Platzen – dadurch wird ein Fieberschub ausgelöst. Dies wiederholt sich in rhythmischen Abständen alle paar Tage. Die Zeit, die zwischen dem Mückenstich und dem Auftreten von Fieber vergeht, kann je nach Art des Malaria-Erregers eine bis vier Wochen dauern.

Allgemeine Vorbeugungsmaßnahmen gegen Malaria

Zur Vorbeugung gegen die in manchen Fällen lebensgefährliche Malaria-Krankheit sollte man folgende Maßnahmen beachten:

- Die meisten Anophelesmücken stechen in der Abenddämmerung oder im Morgengrauen. Besonders in dieser Zeit sollte man sich also in Räumen aufhalten, in die keine Mücken eindringen können.
- Der wichtigste Schutz gegen Anophelesmücken ist ein Moskitonetz, das in vielen Reiseländern zur Standardausrüstung von Hotelzimmern gehört. Wer in Gegenden ohne entsprechende Hotels

reist, sollte ein auch bei uns im Handel erhältliches Moskitonetz mitnehmen. Sinnvoll ist es außerdem, Türen und Fenster mit entsprechenden Netzen zu sichern.

– Wer sich abends oder nachts im Freien aufhält, sollte den Mücken möglichst wenig nackte Haut bieten und sich mit einem insektenabweisenden Stoff (Repellent) schützen (z. B. *Autan, Pellit-Mücken-Gel* etc.). Diese Mittel wirken etwa sechs bis acht Stunden lang.
– Insektensprays und Elektroverdampfer zum Schutz von Schlaf- und Wohnräumen sind zwar wirksam, haben jedoch zwei Nachteile: Sie können beim Menschen Nebenwirkungen wie Atembeschwerden, Unwohlsein, Übelkeit und Kopfschmerzen verursachen. Und treibgashaltige Sprays schädigen die Umwelt.

Malaria-Vorbeugung durch Medikamente

In Deutschland werden jährlich etwa 1.500 Fälle von Malaria registriert. Tendenz: steigend. Die Krankheit ist immer »importiert«.
Durch die Einnahme von Medikamenten kann man das Risiko einer Malaria-Erkrankung zwar verringern, aber nicht gänzlich ausschalten. Außerdem können bei allen Malaria-Mitteln Nebenwirkungen auftreten, die das Wohlbefinden stark beeinträchtigen oder in seltenen Fällen sogar gefährlich sind.
Weil immer häufiger Malaria-Erreger vorkommen, die gegen die eingenommenen Medikamente resistent sind, verändern sich die Empfehlungen zur Vorbeugung (Prophylaxe) ständig. Der Schutz vor Malaria wird damit zunehmend problematischer. Man sollte vor einer Reise auf alle Fälle die neuesten Empfehlungen bei einem Tropeninstitut einholen.

Welches Medikament?

Um zu entscheiden, welche Vorbeugung für Sie am besten ist, müssen Sie folgende Fragen beantworten:

– Ist Ihr Reiseland ein Malariagebiet?
– Wie groß ist das Malariarisiko? Bei der Vorbeugung mit den Medikamenten Chloroquin (*Resochin* [D/Ö]) oder Mefloquin (*Lariam* [D/Ö]) ist das Risiko, wegen einer schweren Nebenwirkung das Krankenhaus aufsuchen zu müssen, etwa 1:10.000. Das Risiko können Sie bei Tropeninstituten erfragen. Reisen Sie in ein Gebiet mit einem Malariarisiko kleiner als 1:10.000, können Sie eventuell auf die medikamentöse Vorbeugung verzichten. In diesem Fall sollten Sie jedoch eine Notfallbehandlung mit sich führen.

Wenn Sie eine Vorbeugung mit Medikamenten durchführen, sollten Sie Folgendes beachten:

Beginnen Sie ein bis zwei Wochen vor der Abreise. Erstens hat damit der Blutspiegel des Medikaments schon bei der Ankunft im Reiseland einen schützenden Pegel erreicht; und außerdem können Sie dadurch noch zu Hause die Verträglichkeit des Mittels testen.

- Halten Sie sich während des Aufenthalts an die Einnahmevorschriften.
- Nehmen Sie das Medikament auch nach der Rückkehr noch vier Wochen lang weiter ein. Wenn sich Malariaerreger in der Leber befinden, schwärmen sie in den kommenden vier Wochen ins Blut aus. Dort kann sie das Medikament unschädlich machen.

Medikamente

1. Resochin:

Als Standardmedikament für die Malaria-Prophylaxe gilt nach wie vor *Resochin* (D/Ö). Die Einnahme – zwei Tabletten pro Woche für Erwachsene – muss eine Woche vor dem Aufenthalt im malariaverseuchten Gebiet beginnen und noch vier Wochen nach dem Verlassen des Gebiets fortgesetzt werden.
Als *Nebenwirkungen* können Magenbeschwerden, Übelkeit, Schwindel und Kopfschmerzen auftreten. Das Medikament wird besser vertragen, wenn man es abends nach dem Essen einnimmt. Die Gefahr von Netzhautschäden besteht hauptsächlich bei lang dauernder, hochdosierter Einnahme von *Resochin*; bei der für die Malaria-Prophylaxe üblichen Dosierung tritt diese Nebenwirkung extrem selten auf.
In Gegenden mit Resistenzen und mittelgroßem Risiko kann *Resochin* mit *Paludrine* (enthält den Wirkstoff Proguanil) kombiniert werden.

2. Mefloquin:

In Ländern mit hohem Risiko und *Resochin*-Resistenzen kann zur Vorbeugung das Mittel *Lariam* (enthält den Wirkstoff Mefloquin) eingenommen werden, und zwar in einer Dosierung von einer Tablette pro Woche über maximal acht Wochen. *Lariam* sollte nicht eingenommen werden von Schwangeren, Kindern unter 15 Kilogramm Körpergewicht, Patienten mit Krampfanfällen, psychiatrischen Erkrankungen und Patienten, die gleichzeitig Betablocker oder Kalzium-Antagonisten einnehmen.

Nebenwirkungen wie Übelkeit, Erbrechen, Benommenheit und Schwindel treten häufig auf. Neuerdings gibt es viele Berichte über schwerwiegende psychische Nebenwirkungen wie Depressionen, Halluzinationen und Panikattacken. Mehr als drei Viertel aller Störwirkungen zeigen sich bereits nach der dritten Tablette. Wer erstmals *Lariam* verwendet, sollte damit etwa zweieinhalb Wochen vor der Reise beginnen, damit beim Auftreten von Problemen noch Zeit bleibt, auf ein anderes Medikament zu wechseln.

3. Fixkombination Atovaquon + Proguanil:
Diese Kombination (enthalten z. B. in *Malarone*) gilt als Alternative zu Mefloquin. *Malarone* darf nur für maximal vierwöchige Reisen verwendet werden. Die Einnahme kann bereits eine Woche nach Verlassen des malariaverseuchten Gebiets beendet werden.

Malaria-Behandlung für den Notfall

Wenn Sie auf die vorbeugende Einnahme von Malaria-Medikamenten verzichten, sollten Sie folgende Notfall-Ausrüstung mitnehmen:

- Verzichten Sie auf Schnelltests wie *Mala Quick Test*, weil das Ergebnis sehr unsicher ist.
- Bei Verdacht auf Malaria – Fieber über 38,5° C ab einer Woche nach der Einreise in ein Malaria-Gebiet sowie Kopf- und Gliederschmerzen – sollten Sie als Notfall-Behandlung unbedingt ein Medikament schlucken. Sie können wählen zwischen *Lariam* oder *Malarone*. Besprechen Sie vor Ihrer Reise mit einem Arzt, was für Sie am günstigsten ist. Schreiben Sie sich genau auf, wie viele Tabletten und in welchem Abstand Sie diese im Notfall einnehmen müssen.
- Wenn Sie mit Malaria infiziert sind, sollten Sie unbedingt und in jedem Fall innerhalb von 24 Stunden einen Arzt/eine Ärztin aufsuchen – auch dann, wenn Sie die Notfall-Behandlung durchführen. Je mehr Zeit zwischen dem ersten Auftreten von Malaria-Anzeichen und einer optimalen Behandlung vergeht, umso geringer wird Ihre Überlebenschance. Malaria ist häufig eine lebensgefährliche Erkrankung!

Erkundigen Sie sich vor der Reise bei einem Tropeninstitut, welches Malaria-Risiko besteht und welches Medikament Sie zur Prophylaxe anwenden sollen.

Malaria-Anzeichen können sehr vieldeutig sein:

Fieber, Kopf-, Bauch- und Gliederschmerzen, Schweißausbrüche, Durchfall. Suchen Sie unverzüglich einen Arzt auf, wenn Sie unter unerklärlichen Beschwerden dieser Art leiden, und sagen Sie ihm, dass Sie in einem Malaria-Gebiet Urlaub gemacht haben.

Malaria-Vorbeugung durch Homöopathie?

Immer wieder liest man von homöopathischen Medikamenten, die zur Vorbeugung gegen Malaria wirksam sein sollen. Der »Deutsche Zentralverein Homöopathischer Ärzte« und die »Deutsche Homöopathische Union« stellen dazu unmissverständlich fest, dass für Malaria »keine vorbeugenden homöopathischen Medikamente existieren« und zur Vorbeugung außer den üblichen Maßnahmen die anerkannten Malaria-Mittel verwendet werden sollen.

10.5. Malaria-Mittel

Präparat	Wichtigste Nebenwirkungen	Empfehlung
Lariam (D/Ö) Tabl. Mefloquin *Rezeptpflichtig*	Schwindel, Übelkeit, Durchfall, Herzrhythmusstörungen, psychotische Reaktionen	**Therapeutisch zweckmäßig zur** Behandlung bei Chloroquin-(Resochin-)resistenten Erregern. Zur Vorbeugung nur in besonderen Fällen verwenden.
Malarone/ Junior (D/Ö) Filmtabl. Atovaquon, Proguanil *Rezeptpflichtig*	Magen-Darm-Beschwerden, Kopfschmerzen, Husten	**Therapeutisch zweckmäßig zur** Behandlung bei unkomplizierter Malaria tropica. Malariamittel der Reserve. Noch relativ wenig erprobt.
Paludrine (D/Ö) Tabl. Proguanil *Rezeptpflichtig*	Magen-Darm-Beschwerden, selten Haarausfall, Hauterscheinungen	**Therapeutisch zweckmäßig zur** Vorbeugung (insbesondere zur Langzeitvorbeugung), bei höherem Risiko nur zusammen mit Chloroquin (z. B. Resochin).
Resochin (D/Ö) Filmtabl., nur D: Junior Tabl. Chloroquin *Rezeptpflichtig*	Übelkeit, Schwindel	**Therapeutisch zweckmäßig zur** Vorbeugung und Behandlung von Malaria, wenn die Krankheitserreger Chloroquin-empfindlich sind.

11. Kapitel: **Erkrankungen der Harnwege**

11.1. Mittel gegen Harnwegsinfektionen (siehe auch Kapitel 10. Antibiotika)

Etwa jede zweite Frau – vor allem jüngere Frauen – und jeder achte Mann erkranken im Laufe des Lebens an einem Harnwegsinfekt. Die überwiegende Zahl der Harnwegsinfektionen wird als »unkompliziert« bezeichnet – vor allem Frauen sind davon betroffen. Als »kompliziert« gelten alle Harnwegsinfektionen bei Schwangeren, Männern, Kindern unter 12 Jahren, bei Harnwegsanomalien oder chronischen Erkrankungen wie z. B. Diabetes.

Unkomplizierte Harnwegsinfektionen bei der Frau (Blasenentzündungen)

Entgegen der landläufigen Meinung entstehen Harnwegsinfektionen (Blasenentzündungen) praktisch nie durch Sitzen auf kalten Bänken oder durch das Tragen von noch feuchten Badeanzügen. Eine experimentelle Untersuchung aus Norwegen legt jedoch den Verdacht nahe, dass kalte Füße die Rückfallhäufigkeit von Harnwegsinfektionen erhöhen. Anzeichen für unkomplizierte Blasenentzündungen sind häufiger Drang zum Wasserlassen und Schmerzen beim Wasserlassen.
Bei unkomplizierten Harnwegsinfektionen (Blasenentzündungen) genügt für die Diagnose der Streifentest. Entgegen mancher Empfehlungen wird kein sogenannter Mittelstrahlharn benötigt, sondern einfach nur etwas Harn.

Behandlung

Bei Frauen unter 65 Jahren genügt meist eine Kurzzeitbehandlung (3 Tage lang) mit 2 x täglich Trimethoprim (enthalten z. B. in *Infectotrimet, Triprim*) oder Cotrimoxazol (enthalten z. B. in *Generika mit dem Namen Cotrim oder Cotrimoxazol + Firmenbezeichnung;* siehe Tabelle 10.1.4.). Damit werden etwa 90 Prozent aller Erkrankungen geheilt. Eine über drei Tage verteilte Einnahme derselben Medikamente ist genauso wirkungsvoll wie die Einmaltherapie. Cotrimoxazol ist ein Kombinationspräparat, bestehend aus Trimethoprim und Sulfamethoxazol.

Eine länger dauernde Behandlung – 7 bis 14 Tage – hat keinerlei Vorteile, verursacht jedoch häufiger unerwünschte Wirkungen wie Ausfluss und Heranbildung resistenter Keime.
Falls Trimethoprim oder Cotrimoxazol nicht verwendet werden können (zum Beispiel von Schwangeren, Zuckerkranken), kommen andere Antibiotika wie Breitspektrum-Penicilline (siehe Tabelle 10.1.2.), Cephalosporine (siehe Tabelle 10.1.3.), Gyrasehemmer wie Ofloxazin (enthalten z. B. in *Generika mit dem Namen Ofloxacin + Firmenbezeichnung*) oder Ciprofloxacin (enthalten z. B. in *Generika mit den Namen Cipro oder Ciprofloxacin + Firmenbezeichnung*) in Betracht. In diesem Fall dauert die Therapie meist länger. Bei Amoxicillin zum Beispiel sieben Tage.
Nitrofurantoin (enthalten z. B. in *Furadantin retard, Nifurantin, Nifuretten, Nitrofurantoin retard-ratiopharm, Nitrofurantoin »Agepha«, Uro-Tablinen*) gilt wegen der schweren Nebenwirkungen als überholt, wird in Deutschland jedoch immer noch häufig verwendet – etwa 400.000 Packungen pro Jahr. Offenbar halten viele Ärzte nichts von Weiterbildung.

Nierenbeckenentzündungen

Außer bei Schwangeren beginnt die Behandlung üblicherweise mit der Einnahme des Antibiotikums Cotrimoxazol (enthalten z. B. in *Generika mit dem Namen Cotrim oder Cotrimoxazol + Firmenbezeichnung;* siehe Tabelle 10.1.4) für die Dauer von 10 bis 14 Tagen. Gleichzeitig sollte ein Antibiogramm angefertigt werden – eine Laboruntersuchung, in der genau festgestellt wird, welches Antibiotikum gegen die Krankheitskeime am besten wirkt. Falls die begonnene Therapie mit Cotrimoxazol nach zwei bis drei Tagen nicht wirkt, muss auf das als wirksam ermittelte Medikament umgestellt werden.

Immer wieder auftretende, unkomplizierte Harnwegsinfektionen bei Frauen

Bei jeder vierten Frau tritt nach einer Behandlung erneut eine Harnwegsinfektion auf. Diese Rückfälle sind in fast allen Fällen auf erneute Infektion zurückzuführen und nicht auf mangelnde Wirksamkeit der Therapie.

Folgende Faktoren können Rückfälle begünstigen:
– Scheidendiaphragmen
– spermizide Vaginalcremes

- die Verwendung von Intimsprays, desinfizierenden Lösungen und scharfen Seifen
- Ausfluss
- durch Geschlechtsverkehr können Keime in die Harnröhre gedrückt werden. Der weitverbreitete Ratschlag, Frauen mit häufig wiederkehrenden Harnwegsinfekten sollten unmittelbar nach dem Geschlechtsverkehr die Blase entleeren, hat sich als nutzlos erwiesen.

Bei mehr als drei Rückfällen im Jahr kann eine längere (etwa ein halbes Jahr dauernde), niedrig dosierte Therapie mit Cotrimoxazol (enthalten z. B. in *Generika mit dem Namen Cotrim oder Cotrimoxazol + Firmenbezeichnung;* siehe Tabelle 10.1.4) durchgeführt werden.
Bei schweren Harnwegsinfektionen ist meist eine Behandlung im Krankenhaus notwendig.

Harnwegsinfektionen beim Mann

Bei Männern können Harnwegsinfektionen durch verschiedene Krankheitskeime (Chlamydien, Gonokokken etc.), aber auch durch Prostataerkrankungen verursacht sein. Dies sollte in jedem Fall vor Beginn einer Behandlung abgeklärt werden. Je nach Ursache werden unterschiedliche Antibiotika verwendet.
Häufig verwendete Medikamente sind Cotrimoxazol (enthalten z. B. in *Generika mit dem Namen Cotrim oder Cotrimoxazol + Firmenbezeichnung;* siehe Tabelle 10.1.4) oder Ofloxazin (enthalten z. B. in *Generika mit dem Namen Ofloxacin + Firmenbezeichnung*). Die Behandlung dauert meist 10 bis 14 Tage.

Harnröhrenentzündungen, die durch Chlamydien (bakterienähnliche Krankheitskeime) verursacht werden

Chlamydien sind die häufigsten sexuell übertragenen Infektionskeime. Man schätzt, dass etwa jeder zehnte bis zwanzigste sexuell aktive Erwachsene von solchen Keimen befallen ist. Frauen werden bei ungeschütztem Verkehr leichter angesteckt als Männer. Die Infektion verläuft oft schleichend und ohne Beschwerden. Bei Männern kann die Infektion in der Folge schmerzhafte Harnröhrenentzündungen, Ausfluss und Nebenhodenentzündungen verursachen, bei Frauen Entzündungen des Gebärmutterhalses, der Gebärmutterschleimhaut und der Eileiter mit nachfolgender Sterilität.
Die Diagnose erfolgt meist mit Hilfe von Abstrichen.

Die Behandlung besteht üblicherweise in der Einnahme des Antibiotikums Doxycyclin (enthalten z. B. in *Generika mit dem Namen Doxy + Firmenbezeichnung;* siehe Tabelle 10.1.5.). Schwangere müssen andere Antibiotika wie z. B. Erythromycin verwenden. Die Therapie dauert sieben bis zehn Tage.

Harnwegsinfektionen bei Kindern

Etwa fünf Prozent aller Mädchen und etwa ein Prozent aller Knaben erkranken während der Kindheit an einer Harnwegsinfektion. Über die Ursache des häufigeren Auftretens bei Mädchen gibt es bei Medizinern widersprüchliche Ansichten. Manchmal zeigt sich ein Harninfekt bei Kindern nur durch Bettnässen.
Eine Behandlung sollte – mit Ausnahme von heftigen akuten Erkrankungen – erst nach sorgfältigen klinischen, Labor- und eventuell Ultraschall-Untersuchungen begonnen werden, um etwa einen Harnstau auszuschließen.
Der häufigste Fehler in der Diagnostik von Harnwegsinfektionen ist die Unterlassung einer notwendigen Harnuntersuchung.

Behandlung

Bei unkomplizierten Harnwegsinfektionen sind Antibiotika wie Trimethoprim (enthalten z. B. in *Infectotrimet, Triprim*), Cotrimoxazol (enthalten z. B. in *Generika mit dem Namen Cotrim oder Cotrimoxazol + Firmenbezeichnung;* siehe Tabelle 10.1.4) oder Breitspektrum-Penicilline (siehe Tabelle 10.1.2.) sinnvoll.

Bakterien im Urin (asymptomatische Bakteriurie)

Normalerweise ist Urin keimfrei. Bei etwa 40 Prozent aller alten Menschen befinden sich jedoch Bakterien im Urin, ohne dass sich daraus irgendwelche Beschwerden ergeben. Eine Behandlung ist nur in Ausnahmefällen notwendig (z. B. bei Schwangeren).

Antibiotika bei Katheterträgern

Der vorbeugende Einsatz von Antibiotika zur Verhinderung von Harnwegsinfektionen bei Katheterträgern ist im Allgemeinen nutzlos.
Im Vordergrund der Maßnahmen sollte die sorgfältige örtliche Pflege stehen.

Pflanzliche und alternativmedizinische Mittel zur Behandlung von Harnwegsinfektionen

Das Trinken größerer Mengen von Flüssigkeit bewirkt eine vermehrte Wasserausscheidung der Niere – eine sinnvolle Maßnahme bei allen Harnwegsinfektionen, von der man sich jedoch keine Heilung erwarten darf.

Gefährlich kann diese Maßnahme (sogenannte »Durchspülungstherapie«) dann werden, wenn dadurch eine notwendige Antibiotikatherapie versäumt wird. Durch Trinken und »Durchspülen« allein kann eine vorhandene Infektion nicht beseitigt werden.

Statt der angebotenen Nierentees wie *H+S Blasen- und Nierentee, Harntee 400* oder *Sidroga Nieren- und Blasentee* können problemlos Tees aus dem Lebensmittelhandel verwendet werden. Diese erfüllen denselben Zweck.

Arzneimittel, die Bärentraubenblätter enthalten (z. B. *Arctuvan, Cystinol, Uvalysat Bürger*), können Übelkeit und Brechreiz verursachen und wirken bei längerer Anwendung stopfend.

11.1. Mittel bei Harnwegsinfektionen (weitere Antibiotika siehe Kapitel 10)

Präparat	Wichtigste Nebenwirkungen	Empfehlung
Aqualibra (D) Filmtabl. Extrakt aus Hauhechselwurzeln, Orthosiphonblättern, Goldrutenkraut	Selten allergische Hautreaktionen	**Wenig zweckmäßig** Pflanzliches Mittel. Zweifelhafte therapeutische Wirksamkeit bei Durchspülungstherapie. Vertretbar wegen geringer Schädlichkeit, wenn eine notwendige Anwendung antibiotisch wirksamer Substanzen nicht verzögert oder unterlassen wird.
Arctuvan Bärentraubenblätter (D) Filmtabl. Bärentraubenblätterextrakt	Übelkeit, Erbrechen	**Wenig zweckmäßig** Pflanzliches Mittel. Zweifelhafte therapeutische Wirksamkeit bei den vom Hersteller angegebenen Anwendungsgebieten (z. B. Entzündungen der Harnwege). Vertretbar wegen geringer Schädlichkeit, wenn eine notwendige Anwendung antibiotisch wirksamer Substanzen nicht verzögert oder unterlassen wird.

Präparat	Wichtigste Nebenwirkungen	Empfehlung
Blasen- und Nierentee (D) Tee Bärentraubenblätter, Birkenblätter, Queckenwurzelstock, Brennesselkraut Ringelblumenblüten	Keine wesentlichen zu erwarten	**Zweckmäßig wie andere Tees** durch Spüleffekt.
Canephron N Dragees (D) überzogene Tabl. **Canephron N Tropfen** (D) Tropfen Pulver bzw. Extrakt (Tropfen) aus Tausendgüldenkraut, Liebstöcklwurzel, Rosmarinblätter	Selten allergische Hautreaktionen. Tropfen enthalten Alkohol!	**Wenig zweckmäßig** Pflanzliches Mittel. Zweifelhafte therapeutische Wirksamkeit bei den vom Hersteller angegebenen Anwendungsgebieten (z. B. Infektionen und chronische Entzündungen der Harnwege). Vertretbar wegen geringer Schädlichkeit, wenn eine notwendige Anwendung antibiotisch wirksamer Substanzen nicht verzögert oder unterlassen wird.
Ciprobay (D) Infusionslösung und Granulat **Ciprofloxacin Redibag** (D) Infusionslösung **CiproHexal** (D) Infusionslösung *Wirkstoff:* Ciprofloxacin *Rezeptpflichtig*	Relativ häufig: Magen-Darm-Störungen, zentralnervöse Störungen (z. B. psychotische Erregungszustände, Schwindel, Kopfschmerzen, Verwirrtheitszustände, Krampfanfälle). Leberschäden. Allergische Hautreaktionen (Rötung, Juckreiz), Knorpel- und Sehnenschäden	**Therapeutisch zweckmäßig bei** Infektionen der Harnwege mit Ciprofloxacin-empfindlichen Problemkeimen. Nur vertretbar, wenn andere, besser verträgliche Antibiotika (z. B. Penicilline) nicht angewendet werden können. 100-mg-Tabletten nur bei unkomplizierten Harnwegsinfektionen bei Frauen. Darf bei Kindern und Jugendlichen nur bei schweren, mit anderen Mitteln nicht therapierbaren Infektionen angewendet werden. Lange bewährtes Mittel.
Ciprobay Uro (D) **Cipro – 1 A Pharma** (D) **CIPRO BASICS** (D) **Ciprobay** (D) **Ciprobay Uro** (D) **Ciprobeta** (D) **Ciprobeta Uro** (D) **Ciprodoc** (D) **Ciprofat** (D) Filmtabletten *Wirkstoff:* Ciprofloxacin *Rezeptpflichtig*	Relativ häufig: Magen-Darm-Störungen, zentralnervöse Störungen (z. B. psychotische Erregungszustände, Schwindel, Kopfschmerzen, Verwirrtheitszustände, Krampfanfälle). Leberschäden. Allergische Hautreaktionen (Rötung, Juckreiz), Knorpel- und Sehnenschäden	**Therapeutisch zweckmäßig bei** Infektionen der Harnwege mit Ciprofloxacin-empfindlichen Problemkeimen. Nur vertretbar, wenn andere, besser verträgliche Antibiotika (z. B. Penicilline) nicht angewendet werden können. 100-mg-Tabletten nur bei unkomplizierten Harnwegsinfektionen bei Frauen. Darf bei Kindern und Jugendlichen nur bei schweren, mit anderen Mitteln nicht therapierbaren Infektionen angewendet werden. Lange bewährtes Mittel.

Präparat	Wichtigste Nebenwirkungen	Empfehlung
Ciprofloxacin AbZ (D) **Ciprofloxacin AL uro** (D) **Ciprofloxacin AL** (D) **Ciprofloxacin AWD** (D) **Ciprofloxacin axcount** (D) **Ciprofloxacin-ratiopharm** (D) Filmtabletten *Wirkstoff:* Ciprofloxacin *Rezeptpflichtig*	Relativ häufig: Magen-Darm-Störungen, zentralnervöse Störungen (z. B. psychotische Erregungszustände, Schwindel, Kopfschmerzen, Verwirrtheitszustände, Krampfanfälle). Leberschäden. Allergische Hautreaktionen (Rötung, Juckreiz), Knorpel- und Sehnenschäden	**Therapeutisch zweckmäßig bei** Infektionen der Harnwege mit Ciprofloxacin-empfindlichen Problemkeimen. Nur vertretbar, wenn andere, besser verträgliche Antibiotika (z. B. Penicilline) nicht angewendet werden können. 100-mg-Tabletten nur bei unkomplizierten Harnwegsinfektionen bei Frauen. Darf bei Kindern und Jugendlichen nur bei schweren, mit anderen Mitteln nicht therapierbaren Infektionen angewendet werden. Lange bewährtes Mittel.
Ciprofloxacin real (D) **Ciprofloxacin Redibag** (D) **Ciprofloxacin Sandoz** (D) **Ciprofloxacin STADA** (D) **Ciprofloxacin TAD** (D) **Ciproflox-CT** (D) **Ciproflox-PUREN** (D) **CiproHexal** (D) **Cipro-Q** (D) **Cipro-saar** (D) **Ciprox** (D) Filmtabletten *Wirkstoff:* Ciprofloxacin *Rezeptpflichtig*	Relativ häufig: Magen-Darm-Störungen, zentralnervöse Störungen (z. B. psychotische Erregungszustände, Schwindel, Kopfschmerzen, Verwirrtheitszustände, Krampfanfälle). Leberschäden. Allergische Hautreaktionen (Rötung, Juckreiz), Knorpel- und Sehnenschäden	**Therapeutisch zweckmäßig bei** Infektionen der Harnwege mit Ciprofloxacin-empfindlichen Problemkeimen. Nur vertretbar, wenn andere, besser verträgliche Antibiotika (z. B. Penicilline) nicht angewendet werden können. 100-mg-Tabletten nur bei unkomplizierten Harnwegsinfektionen bei Frauen. Darf bei Kindern und Jugendlichen nur bei schweren, mit anderen Mitteln nicht therapierbaren Infektionen angewendet werden. Lange bewährtes Mittel.
Cystinol akut Dragees (D) überzogene Tabl. Extrakt aus Bärentraubenblättern	Magen-Darm-Beschwerden (Übelkeit, Erbrechen), allergische Hautreaktionen	**Wenig zweckmäßig** Pflanzliches Mittel. Zweifelhafte therapeutische Wirksamkeit bei den vom Hersteller angegebenen Anwendungsgebieten (z. B. entzündliche Erkrankungen der ableitenden Harnwege). Vertretbar wegen geringer Schädlichkeit, wenn eine notwendige Anwendung antibiotisch wirksamer Substanzen nicht verzögert oder unterlassen wird.

Präparat	Wichtigste Nebenwirkungen	Empfehlung
Cystinol long Kapseln (D) Kaps. Extrakt aus Goldrutenkraut	Allergische Hautreaktionen	**Wenig zweckmäßig** Pflanzliches Mittel. Zweifelhafte therapeutische Wirksamkeit bei den vom Hersteller angegebenen Anwendungsgebieten (z. B. Durchspülungstherapie). Vertretbar wegen geringer Schädlichkeit, wenn eine notwendige Anwendung antibiotisch wirksamer Substanzen nicht verzögert oder unterlassen wird.
Cystinol N (D) Lösung Extrakte aus Goldrutenkraut und Bärentraubenblättern	Magen-Darm-Beschwerden, allergische Hautreaktionen	**Wenig zweckmäßig** Pflanzliches Mittel. Zweifelhafte therapeutische Wirksamkeit bei den vom Hersteller angegebenen Anwendungsgebieten (z. B. entzündliche Erkrankungen der ableitenden Harnwege). Vertretbar wegen geringer Schädlichkeit, wenn eine notwendige Anwendung antibiotisch wirksamer Substanzen nicht verzögert oder unterlassen wird.
Furadantin retard (D/Ö) Kaps. Nitrofurantoin *Rezeptpflichtig*	Übelkeit, Erbrechen, Lähmungen, schwere Leberschäden, bleibende Lungenschäden (Lungenfibrose)	**Abzuraten** wegen sehr schwerer Nebenwirkungen, besonders bei Langzeittherapie. Antibakteriell wirkender Inhaltsstoff (Nitrofurantoin).
H+S Blasen- und Nierentee (D) Tee Pfefferminze, Bärentraubenblätter, Schachtelhalm, Birkenblätter, Bohnenhülsen, Süßholzwurzeln	Keine wesentlichen bekannt	**Zweckmäßig wie andere Tees** durch Spüleffekt.
Harntee 400 TAD (D) Granulat Trockenextrakt aus Birkenblättern, Orthosiphonblättern, Goldrutenktaut	Keine wesentlichen bekannt	**Zweckmäßig wie andere Tees** durch Spüleffekt.

Präparat	Wichtigste Nebenwirkungen	Empfehlung
Heumann Blasen- und Nierentee Solubitrat uro (D) Teeaufgusspulver Extrakte Birkenblättern, Goldrutenkraut	Keine wesentlichen bekannt	**Zweckmäßig wie andere Tees** durch Spüleffekt.
Monuril (D/Ö) Granulat Fosfomycin *Rezeptpflichtig*	Übelkeit, Durchfall, selten allergische Erscheinungen (z. B. Hautausschläge, Juckreiz)	**Therapeutisch zweckmäßig bei** unkomplizierten Harnwegsinfektionen mit Fosfomycin-empfindlichen Krankheitserregern, wenn andere Antibiotika nicht angewendet werden können.
Nifurantin (D) Drag. Nitrofurantoin *Rezeptpflichtig*	Übelkeit, Erbrechen, Lähmungen, schwere Leberschäden, bleibende Lungenschäden (Lungenfibrose)	**Abzuraten** wegen besonders schwerer Nebenwirkungen, besonders bei Langzeittherapie. Antibakteriell wirkender Inhaltsstoff (Nitrofurantoin).
Nifuretten (D) Drag. Nitrofurantoin *Rezeptpflichtig*	Übelkeit, Erbrechen, Lähmungen, schwere Leberschäden, bleibende Lungenschäden (Lungenfibrose)	**Abzuraten** wegen besonders schwerer Nebenwirkungen, besonders bei Langzeittherapie. Antibakteriell wirkender Inhaltsstoff (Nitrofurantoin).
Nitrofurantoin retard-ratiopharm (D) Kaps. **Nitrofurantoin Agepha** (Ö) Tabl. Nitrofurantoin *Rezeptpflichtig*	Übelkeit, Erbrechen, Lähmungen, schwere Leberschäden, bleibende Lungenschäden (Lungenfibrose)	**Abzuraten** wegen besonders schwerer Nebenwirkungen, besonders bei Langzeittherapie. Antibakteriell wirkender Inhaltsstoff (Nitrofurantoin).
Nitroxolin midi/ -forte (D) Kaps. Nitroxolin *Rezeptpflichtig*	Magen-Darm-Störungen, allergische Erscheinungen (z. B. Hauterscheinungen, Fieber), Blutschäden	**Abzuraten** Therapeutische Wirksamkeit zweifelhaft. Besser wirksame und verträgliche Antibiotika (z. B. Cotrimoxazol) sind vorzuziehen.

Präparat	Wichtigste Nebenwirkungen	Empfehlung
Ofloxacin – 1 A Pharma (D) **Ofloxacin AbZ** (D) **Ofloxacin AL** (D) **Ofloxacin-ratiopharm** (D) **Ofloxacin STADA uro** (D) **Ofloxacin STADA** (D) **Ofloxbeta Uro** (D) **Ofloxbeta** (D) **Oflox-CT** (D) **Oflox-Sandoz** (D) Filmtabletten *Wirkstoff:* Ofloxacin *Rezeptpflichtig*	Relativ häufig: Magen-Darm-Störungen, zentralnervöse Störungen (z. B. psychotische Erregungszustände, Schwindel, Kopfschmerzen, Verwirrtheitszustände, Krampfanfälle). Leberschäden, allergische Hautreaktionen (Rötung, Juckreiz), Knorpel- und Sehnenschäden	**Therapeutisch zweckmäßig nur bei** Infektionen mit Ofloxacin-empfindlichen Problemkeimen. Nur vertretbar, wenn andere, besser verträgliche Antibiotika (z. B. Penicilline) nicht angewendet werden können. 100-mg-Tabletten nur für unkomplizierte Harnwegsinfektionen bei Frauen. Darf bei Kindern und Jugendlichen nicht angewendet werden.
Sidroga Nieren- und Blasentee (D) Tee Bärentraubenblätter, Schachtelhalm, Birkenblätter, Orthosiphonblätter	Keine wesentlichen bekannt	**Zweckmäßig wie andere Tees** durch Spüleffekt.
Solidago Steiner (D) Tabl. **Solidagoren mono** (D) Hartkaps. Extrakt aus echtem Goldrutenkraut	Magen-Darm-Beschwerden, allergische Hautreaktionen	**Wenig zweckmäßig** Pflanzliches Mittel. Zweifelhafte therapeutische Wirksamkeit bei den vom Hersteller angegebenen Anwendungsgebieten (z. B. Harnwegsentzündungen, Harnsteine). Vertretbar wegen geringer Schädlichkeit, wenn eine notwendige Anwendung antibiotisch wirksamer Substanzen nicht verzögert oder unterlassen wird.
Uro-Nebacetin N (D) Spüllösung Neomycin *Rezeptpflichtig*	Häufig allergische Erscheinungen, Blasenkrämpfe	**Abzuraten** wegen der Gefahr von Nebenwirkungen und der Entwicklung von resistenten Keimen. Das Antibiotikum Neomycin sollte nicht mehr angewendet werden.
Uropurat (Ö) Tee Bärentraubenblätter u. a. pflanzliche Stoffe	Keine wesentlichen zu erwarten	**Zweckmäßig wie andere Tees** durch Spüleffekt.

Präparat	Wichtigste Nebenwirkungen	Empfehlung
Uro-Tablinen (D) Tabl. Nitrofurantoin *Rezeptpflichtig*	Übelkeit, Erbrechen, Lähmungen, schwere Leberschäden, bleibende Lungenschäden (Lungenfibrose)	**Abzuraten** wegen besonders schwerer Nebenwirkungen, besonders bei Langzeittherapie. Antibakteriell wirkender Inhaltsstoff (Nitrofurantoin).
Uro-Tarivid (D) Filmtabl. Ofloxacin *Rezeptpflichtig*	Relativ häufig: Magen-Darm-Störungen, zentralnervöse Störungen (z. B. psychotische Erregungszustände, Schwindel, Kopfschmerzen, Verwirrtheitszustände, Krampfanfälle). Leberschäden, allergische Hautreaktionen (Rötung, Juckreiz), Knorpel- und Sehnenschäden	**Therapeutisch zweckmäßig nur bei** Infektionen mit Ofloxacin-empfindlichen Problemkeimen. Nur vertretbar, wenn andere, besser verträgliche Antibiotika (z. B. Penicilline) nicht angewendet werden können. Darf bei Kindern und Jugendlichen nicht angewendet werden.
Uvalysat Bürger (D) Drag., Lösung Extrakt aus Bärentraubenblättern	Übelkeit, Erbrechen. Lösung enthält Alkohol!	**Wenig zweckmäßig** Pflanzliches Mittel. Therapeutische Wirksamkeit zweifelhaft bei den vom Hersteller angegebenen Anwendungsgebieten (entzündliche Erkrankungen der ableitenden Harnwege). Vertretbar wegen geringer Schädlichkeit, wenn eine notwendige Anwendung antibiotisch wirksamer Substanzen nicht verzögert oder unterlassen wird.
Vollmers präparierter grüner Hafertee N (D) Tee Haferkraut, Brennnesselkraut, Alpenfrauenmantelkraut	Keine wesentlichen zu erwarten	**Zweckmäßig wie andere Tees** durch Spüleffekt.

11.2. Sonstige Harnwegsmittel

Synthetische Mittel gegen Prostataerkrankungen

Jeder zweite Mann über 65 hat eine vergrößerte Prostata. Wenn keine Beschwerden auftreten, ist auch keine Behandlung notwendig. Bei etwa jedem zweiten Mann mit vergrößerter Prostata entwickeln sich jedoch mit der Zeit Blasenentleerungsstörungen.

Bei leichten und mittelschweren Beschwerden sind Wirkstoffe vom Typ der Alpha-Rezeptorenblocker wie Alfuzosin (enthalten z. B. in *Generika mit dem Namen Alfuzosin + Firmenbezeichnung*), Doxazosin (enthalten z. B. in *Uriduct*), Tamsulozin (enthalten z. B. in *Generika mit dem Namen Tamsulozin + Firmenbezeichnung*), Terazosin (enthalten z. B. in *Generika mit dem Namen Terazosin + Firmenbezeichnung*) oder Tolterodin (enthalten z. B. in *Detrusitol*) zweckmäßig.
Vorsicht: Einige dieser Medikamente können die Blutdruckregulation und die Standsicherheit beim Aufstehen beeinflussen.
Die neue amerikanische Leitlinie zur Behandlung von Prostatabeschwerden empfiehlt, sich am Leidensdruck der Patienten zu orientieren: Auch bei starken Beschwerden, aber geringem Leidensdruck wird kontrolliertes Abwarten empfohlen. Eine Operation mit Entfernung der Prostata lindert Beschwerden zwar besser als Arzneimittel, die Zahl der langfristigen Komplikationen (Ejakulations-, Erektions- und Potenzprobleme) ist jedoch höher.
Der Wirkstoff Finasterid (enthalten in *Proscar*) wird von der Berliner Fachpublikation »Arzneimittel-Kursbuch« kritisch beurteilt: »Umstrittenes Therapieprinzip. Bringt für weniger als die Hälfte der Anwender mit gutartiger Prostatavergrößerung mäßige, zum Teil aber auch ausgeprägte Linderung der subjektiv empfundenen Beschwerden. Die Prostatagröße nimmt mitunter ausgeprägt ab. Objektive Messgrößen wie der Harnfluss nehmen nur gering zu oder bleiben unverändert (etwa der Restharn). Wer auf Finasterid anspricht, lässt sich erst nach einigen Behandlungsmonaten abschätzen.
Ob Finasterid den Betroffenen langfristig eine Operation erspart, erscheint zweifelhaft. Damit der Effekt erhalten bleibt, müsste das Mittel lebenslang eingenommen werden. Die Langzeitverträglichkeit ist nicht gesichert. Anwender können unter Störung von Libido, Potenz und Ejakulation und an Brustvergrößerung (Gynäkomastie) leiden.«

Pflanzliche Mittel zur Prostatabehandlung

Bei allen pflanzlichen Mitteln – Brennnessel-Extrakten, Kürbiskern, Kürbissamen, Beta-Sitosterin, Pollenextrakt, Sägepalmenfruchtextrakt – ist zweifelhaft, ob sie einen therapeutischen Nutzen haben, der über den Placebo-Effekt hinausgeht. In den USA ist der freie Verkauf aller Pflanzenmittel sogar verboten. Begründung: Nicht bewiesene

Wirksamkeit; die Einnahme vermittle den Patienten eine falsche Sicherheit.

Mittel bei Reizblase und Harninkontinenz

Es gibt eine ganze Reihe unterschiedlicher Wirkstoffe, die gegen Reizblase oder Harninkontinenz beworben werden: Oxybutynin (enthalten z. B. in *Generika mit dem Namen Oxybutynin + Firmenbezeichnung*), Propiverin (enthalten z. B. in *Mictonetten, Mictonorm*), Trospium (enthalten z. B. in *Spasmex, Spasmolyt, Spasmo-Urgenin*). Die therapeutische Wirksamkeit dieser Mittel gilt als zweifelhaft. Ein Therapieversuch ist jedoch vertretbar.
Der Wirkstoff Duloxetin (enthalten z. B. in *Yentreve*) wird nicht nur gegen Harninkontinenz, sondern unter dem Namen *Cymbalta* auch gegen Depressionen verwendet. Die amerikanische Arzneimittelbehörde hat wegen der möglichen Risiken (z. B. erhöhte Suizidgefahr) die Zulassung als Mittel gegen Harninkontinenz verweigert. Wir raten ab von der Verwendung.

Methionin

(enthalten z. B. in *Acimethin, Methionin AL, Methionin-ratiopharm, Methionin Stada*) wird zur Ansäuerung des Urins verwendet. Dies kann die Wirkung z. B. von Penicillinen verbessern. Es ist auch geeignet zur Vorbeugung von Nierensteinen (Phophatsteinen). Seine eigene antibakterielle Wirkung ist unzureichend.

11.2. Sonstige Harnwegsmittel

Präparat	Wichtigste Nebenwirkungen	Empfehlung
Acimethin (D/Ö) Filmtabl. Methionin	Ansäuerung des Blutes. Magen-Darm-Störungen	**Nur zweckmäßig zur** Ansäuerung des Urins zur Vorbeugung von Phosphatsteinen. Nicht geeignet zur Behandlung von Harnwegsinfektionen. Nur geringe Wirkungsverstärkung von bewährten Antibiotika (Ampicillin, Carbenicillin).

Präparat	Wichtigste Nebenwirkungen	Empfehlung
Alfunar (D) **Alfuzosin – 1 A Pharma** (D) **Alfuzosin AbZ** (D) **Alfuzosin AL** (D) **Alfuzosin beta** (D) **Alfuzosin-CT** (D) **Alfuzosin Hexal** (D) **Alfuzosin-ratiopharm** (D) **Alfuzosin-Sandoz** (D) **Alfuzosin Stada** (D) **Alfuzosin Winthrop** (D) Retardtabletten *Wirkstoff:* Alfuzosin *Rezeptpflichtig*	Blutdruckabfall, Schwindel bei Lageveränderungen des Körpers, Herzrhythmusstörungen, Durchblutungsstörungen der Herzkranzgefäße möglich, häufig Kopfschmerzen, Atemnot, Magen-Darm-Störungen, Hautausschlag	**Möglicherweise zweckmäßig zur** Verbesserung des Urinflusses bei Prostatavergrößerung (Alpha-Blocker).
Alna (D/Ö) Retardkaps. Tamsolusin *Rezeptpflichtig*	Blutdruckabfall, Schwindel bei Lageveränderungen des Körpers, Herzrhythmusstörungen, Durchblutungsstörungen der Herzkranzgefäße möglich, häufig Kopfschmerzen, Atemnot, Magen-Darm-Störungen, Hautausschlag	**Möglicherweise zweckmäßig zur** Verbesserung des Urinflusses bei Prostatavergrößerung (Alpha-Blocker).
Azuprostat Sandoz (D) Weichkaps. Phytosterol (Beta-Sitosterin)	Keine wesentlichen bekannt	**Wenig zweckmäßig** Zweifelhafte therapeutische Wirksamkeit bei vom Hersteller empfohlenem Anwendungsgebiet (vergrößerte Prostata). Vertretbar wegen geringer Schädlichkeit.
Avodart (D/Ö) Weichkaps. Dutasterid *Rezeptpflichtig*	Libidoverlust, Impotenz, Ejakulationsstörungen, Brustdrüsenschwellung, Allergien	**Wenig zweckmäßig zur** Verbesserung des Urinflusses bei Prostatavergrößerung (Hemmstoff der Bildung des männlichen Sexualhormons).
Bazoton N/ uno (D) Kaps., Filmtabl. Brennnesselwurzel-Extrakt (Sapogenin)	Magen-Darm-Störungen möglich	**Wenig zweckmäßig** Pflanzliches Mittel. Zweifelhafte therapeutische Wirksamkeit bei einer Prostatavergrößerung. Vertretbar wegen geringer Schädlichkeit.

Präparat	Wichtigste Nebenwirkungen	Empfehlung
Detrusitol (D/Ö) Filmabl. **Detrusitol retard** (D) Hartkaps. Tolterodin *Rezeptpflichtig*	Häufig Bauchschmerzen, Magen-Darm-Störungen, Mundtrockenheit, Kopfschmerzen, Schwindel, Müdigkeit, Pulsbeschleunigung, Sehstörungen	**Wenig zweckmäßig** bei Störungen des Wasserlassens (z. B. häufiges Wasserlassen und verstärkter Harndrang, Dysurie). Therapeutische Wirksamkeit des krampflösend (atropinartig) wirkenden Inhaltsstoffs zweifelhaft.
Ditropan (Ö) Tabl. **Dridase** (D) Tabl. Oxybutynin *Rezeptpflichtig*	Müdigkeit, Mundtrockenheit, Pulsbeschleunigung, Sehstörungen	**Wenig zweckmäßig** bei Störungen des Wasserlassens (z. B. häufiges Wasserlassen und verstärkter Harndrang, Dysurie). Therapeutische Wirksamkeit des krampflösend (atropinartig) wirkenden Inhaltsstoffs zweifelhaft.
Emselex (D) Tabl. Darifenacin *Rezeptpflichtig*	Müdigkeit, Mundtrockenheit, Verstopfung, Übelkeit, trockene Augen, Sehstörungen	**Wenig zweckmäßig** bei Störungen des Wasserlassens (z. B. häufiges Wasserlassen und verstärkter Harndrang, Dysurie). Therapeutische Wirksamkeit des krampflösend (atropinartig) wirkenden Inhaltsstoffs zweifelhaft. Noch relativ wenig erprobt.
Flotrin (D) Tabl. Terazosin *Rezeptpflichtig*	Blutdruckabfall, Schwindel bei Lageveränderungen des Körpers, Herzrhythmusstörungen, Durchblutungsstörungen der Herzkranzgefäße möglich, häufig Kopfschmerzen, Atemnot, Magen-Darm-Störungen, Hautausschlag	**Möglicherweise zweckmäßig zur** Verbesserung des Urinflusses bei Prostatavergrößerung (Alpha-Blocker).
Granu Fink Blase Kürbiskern Kapseln (D) Weichkaps., Kerne **Granu Fink Kürbiskerne** (D) Kerne **Granu Fink Kürbiskern Granulat** (D) Granulat Kürbissamen, Kürbisöl (nur Kapseln)	Keine wesentlichen zu erwarten	**Wenig zweckmäßig**. Pflanzliches Mittel. Zweifelhafte therapeutische Wirksamkeit bei den vom Hersteller angegebenen Anwendungsgebieten (z. B. zur Stärkung der Blasenfunktion). Vertretbar wegen geringer Schädlichkeit.

Präparat	Wichtigste Nebenwirkungen	Empfehlung
Granu Fink Femina Kapseln (D) Kaps. Kürbissamenöl, Extrakte aus Gewürzsumachrinde und Hopfenzapfen	Keine wesentlichen zu erwarten	**Wenig zweckmäßig.** Pflanzliches Mittel. Zweifelhafte therapeutische Wirksamkeit bei den vom Hersteller angegebenen Anwendungsgebieten (z. B. zur Stärkung der Blasenfunktion). Vertretbar wegen geringer Schädlichkeit.
Granu Fink Prosta (D) Kaps. Kürbissamen, -öl, Sägepalmen-Früchteextrakt	Keine wesentlichen zu erwarten	**Wenig zweckmäßig.** Pflanzliches Mittel. Zweifelhafte therapeutische Wirksamkeit bei den vom Hersteller angegebenen Anwendungsgebieten (z. B. zur Stärkung der Blasenfunktion). Vertretbar wegen geringer Schädlichkeit.
Harzol (D/Ö) Kaps. Phytosterol (Beta-Sitosterin)	Keine wesentlichen bekannt	**Wenig zweckmäßig** Zweifelhafte therapeutische Wirksamkeit bei vom Hersteller empfohlenem Anwendungsgebiet (vergrößerte Prostata). Vertretbar wegen geringer Schädlichkeit.
Methionin AL (D) **Methionin-CT** (D) **Methionin Hexal** (D) **Methionin Sandoz** (D) **Methionin-Teva** (D) **Methiotrans** (D) Filmtabletten *Wirkstoff:* Methionin	Ansäuerung des Blutes. Magen-Darm-Störungen	**Nur zweckmäßig zur** Ansäuerung des Urins zur Vorbeugung von Phosphatsteinen. Nicht geeignet zur Behandlung von Harnwegsinfektionen. Nur geringe Wirkungsverstärkung von bewährten Antibiotika (Ampicillin, Carbenicillin).
Mictonetten (D) Drag. **Mictonorm** (D) Drag. Propiverin *Rezeptpflichtig*	Mundtrockenheit, Sehstörungen, Pulsbeschleunigung	**Wenig zweckmäßig bei** Störungen des Wasserlassens. Therapeutische Wirksamkeit des krampflösend (atropinartig) wirkenden Inhaltsstoffs (Propiverin) zweifelhaft.
Omnic (D) Retardkaps. Tamsolusin *Rezeptpflichtig*	Blutdruckabfall, Schwindel bei Lageveränderungen des Körpers, Herzrhythmusstörungen, Durchblutungsstörungen der Herzkranzgefäße möglich, häufig Kopfschmerzen, Atemnot, Magen-Darm-Störungen, Hautausschlag	**Möglicherweise zweckmäßig zur** Verbesserung des Urinflusses bei Prostatavergrößerung (Alpha-Blocker).

Präparat	Wichtigste Nebenwirkungen	Empfehlung
Oxybugamma (D) **Oxybutin Holsten** (D) **Oxybuton** (D) **Oxybutynin AbZ** (D) **Oxybutynin AL** (D) **Oxybutynin-CT** (D) **Oxybutynin Hexal** (D/Ö) **Oxybutyninhydrochlorid Sandoz** (D) **Oxybutynin MaxMedic** (D) **Oxybutynin-ratiopharm** (D) **Oxybutynin Stada** (D) **Oxymedin** (D) Tabletten *Wirkstoff:* Oxybutynin *Rezeptpflichtig*	Müdigkeit, Mundtrockenheit, Pulsbeschleunigung, Sehstörungen	**Wenig zweckmäßig** bei Störungen des Wasserlassens (z. B. häufiges Wasserlassen und verstärkter Harndrang, Dysurie). Therapeutische Wirksamkeit des krampflösend (atropinartig) wirkenden Inhaltsstoffs zweifelhaft.
Proscar (D/Ö) Filmtabl. Finasterid *Rezeptpflichtig*	Libidoverlust, Impotenz, Ejakulationsstörungen, Brustdrüsenschwellung, Allergien	**Wenig zweckmäßig zur** Verbesserung des Urinflusses bei Prostatavergrößerung (Hemmstoff der Bildung des männlichen Sexualhormons).
Prosta Fink Forte (D) Weichkaps. Kürbissamenextrakt	Keine wesentlichen bekannt	**Wenig zweckmäßig** Pflanzliches Mittel. Zweifelhafte therapeutische Wirksamkeit bei dem vom Hersteller angegebenen Anwendungsgebiet (Beschwerden beim Wasserlassen bei Prostatavergrößerung). Vertretbar wegen geringer Schädlichkeit.
Prostacure (D) retardierte Hartkaps. **Prostadil** (D) Hartkaps. mit veränderter Wirkstofffreisetzung **Prostalitan** (D) Hartkaps. mit veränderter Wirkstofffreisetzung **Prostazid** (D) retardierte Hartkaps. *Wirkstoff:* Tamsulosin *Rezeptpflichtig*	Blutdruckabfall, Schwindel bei Lageveränderungen des Körpers, Herzrhythmusstörungen, Durchblutungsstörungen der Herzkranzgefäße möglich, häufig Kopfschmerzen, Atemnot, Magen-Darm-Störungen, Hautausschlag	**Möglicherweise zweckmäßig zur** Verbesserung des Urinflusses bei Prostatavergrößerung (Alpha-Blocker).

Präparat	Wichtigste Nebenwirkungen	Empfehlung
Prostagutt Forte (D) Kaps., Lösung Extrakt aus Sägepalmenfrüchten und Brennnesselwurzeln	Magen-Darm-Störungen möglich. Lösung enthält Alkohol	**Wenig zweckmäßig** Pflanzliches Mittel. Zweifelhafte therapeutische Wirksamkeit bei den vom Hersteller angegebenen Anwendungsgebieten (z. B. Harnentleerungsstörung bei Prostatavergrößerung). Vertretbar wegen geringer Schädlichkeit.
Prostagutt mono/ uno (D) Kaps. Extrakt aus Sägepalmenfrüchten	Magen-Darm-Störungen möglich	**Wenig zweckmäßig** Pflanzliches Mittel. Zweifelhafte therapeutische Wirksamkeit bei den vom Hersteller angegebenen Anwendungsgebieten (z. B. Harnentleerungsstörung bei Prostatavergrößerung). Vertretbar wegen geringer Schädlichkeit.
Prostamed (D) Kautabl. Kürbisglobulin, Kürbissamenpulver, Extrakt aus Riesengoldrutenkraut und Zitterpappelblättern	Keine wesentlichen bekannt	**Wenig zweckmäßig** Pflanzliches Mittel. Zweifelhafte therapeutische Wirksamkeit bei den vom Hersteller angegebenen Anwendungsgebieten (z. B. Harnentleerungsstörung bei Prostatavergrößerung). Vertretbar wegen geringer Schädlichkeit.
Prostess (D) Kaps. Sägepalmen-Früchteextrakt	Magen-Darm-Störungen möglich	**Wenig zweckmäßig** Pflanzliches Mittel. Zweifelhafte therapeutische Wirksamkeit bei den vom Hersteller angegebenen Anwendungsgebieten (z. B. Störungen beim Wasserlassen bei Prostatavergrößerung). Vertretbar wegen geringer Schädlichkeit.
Spasmex (D) Filmtabl., Tabl. **Spasmo-lyt** (D) Filmtabl., überzogene Tabl. Trospium *Rezeptpflichtig*	Mundtrockenheit, Sehstörungen, Pulsbeschleunigung	**Wenig zweckmäßig bei** Störungen des Wasserlassens (z. B. häufiges Wasserlassen und verstärkter Harndrang, Dysurie). Therapeutische Wirksamkeit des krampflösend (atropinartig) wirkenden Inhaltsstoffs (Trospium) zweifelhaft.

Präparat	Wichtigste Nebenwirkungen	Empfehlung
Spasmo Urgenin TC (D) Filmtabl. Trospium *Rezeptpflichtig*	Mundtrockenheit, Sehstörungen, Pulsbeschleunigung	**Wenig zweckmäßig bei** Störungen des Wasserlassens (z. B. häufiges Wasserlassen und verstärkter Harndrang, Dysurie). Therapeutische Wirksamkeit des krampflösend (atropinartig) wirkenden Inhaltsstoffs (Trospium) zweifelhaft.
Spasyt (D) Tabl. Oxybutynin *Rezeptpflichtig*	Müdigkeit, Mundtrockenheit, Pulsbeschleunigung, Sehstörungen	**Wenig zweckmäßig** Störungen des Wasserlassens (z. B. häufiges Wasserlassen und verstärkter Harndrang, Dysurie). Therapeutische Wirksamkeit des krampflösend (atropinartig) wirkenden Inhaltsstoffs zweifelhaft.
Tadin (D) retardierte Hartkaps. Tamsulosin *Rezeptpflichtig*	Blutdruckabfall, Schwindel bei Lageveränderungen des Körpers, Herzrhythmusstörungen, Durchblutungsstörungen der Herzkranzgefäße möglich, häufig Kopfschmerzen, Atemnot, Magen-Darm-Störungen, Hautausschlag	**Möglicherweise zweckmäßig zur** Verbesserung des Urinflusses bei Prostatavergrößerung (Alpha-Blocker).
Talso N/ -Uno N (D/Ö) Kaps. Sägepalmenfrucht-extrakt	Selten Magenbeschwerden	**Wenig zweckmäßig** Pflanzliches Mittel. Therapeutische Wirksamkeit zweifelhaft bei den vom Hersteller angegebenen Anwendungsgebieten (z. B. Schwierigkeiten des Wasserlassens bei Prostataerkrankung). Vertretbar wegen geringer Schädlichkeit.
Tamsublock (D) **Tamsulo-Isis** (D) **Tamsulosin AbZ** (D) **Tamsulosin AL** (D) **Tamsulosin beta retard** (D) **Tamsulosin-CT** (D) **Tamsulosin HEXAL retard** (D) Hartkapseln mit veränderter Wirkstofffreisetzung *Wirkstoff:* Tamsulosin *Rezeptpflichtig*	Blutdruckabfall, Schwindel bei Lageveränderungen des Körpers, Herzrhythmusstörungen, Durchblutungsstörungen der Herzkranzgefäße möglich, häufig Kopfschmerzen, Atemnot, Magen-Darm-Störungen, Hautausschlag	**Möglicherweise zweckmäßig zur** Verbesserung des Urinflusses bei Prostatavergrößerung (Alpha-Blocker).

Präparat	Wichtigste Nebenwirkungen	Empfehlung
Tamsulosinhydrochlorid AWD (D) **Tamsulosin-ratiopharm** (D) **Tamsulosin-Sandoz** (D) **Tamsulosin STADA** (D) **Tamsulosin Winthrop** (D) **Tamsumedin** (D) **Tamsunar** (D) **Tamsu-Q** (D) Hartkapseln mit veränderter Wirkstofffreisetzung *Wirkstoff:* Tamsulosin *Rezeptpflichtig*	Blutdruckabfall, Schwindel bei Lageveränderungen des Körpers, Herzrhythmusstörungen, Durchblutungsstörungen der Herzkranzgefäße möglich, häufig Kopfschmerzen, Atemnot, Magen-Darm-Störungen, Hautausschlag	**Möglicherweise zweckmäßig zur** Verbesserung des Urinflusses bei Prostatavergrößerung (Alpha-Blocker).
Terablock Start (D) **Teranar Init** (D) **Tera TAD Start** (D) **Terazid Start** (D) **Terazoflo** (D) **Terazosin – 1 A Pharma** (D) **Terazosin AbZ** (D) **Terazosin AL** (D) **Terazosin AWD** (D) **Terazosin beta** (D) **Terazosin-CT** (D). **Terazosin HEXAL** (D) **Terazosin-ratiopharm** (D) **Terazosin Sandoz Start** (D) **Terazosin STADA** (D) **Terazosin Winthrop Start** (D) Tabletten *Wirkstoff:* Terazosin *Rezeptpflichtig*	Blutdruckabfall, Schwindel bei Lageveränderungen des Körpers, Herzrhythmusstörungen, Durchblutungsstörungen der Herzkranzgefäße möglich, häufig Kopfschmerzen, Atemnot, Magen-Darm-Störungen, Hautausschlag	**Möglicherweise zweckmäßig zur** Verbesserung des Urinflusses bei Prostatavergrößerung (Alpha-Blocker).
Uralyt-U (D/Ö) Granulat Kalium-Natrium-hydrogencitrat *Rezeptpflichtig (Ö)*	Wegen des Gehalts an Natrium bzw. Kaliumsalzen sind Störungen bei Hypertonie bzw. Herzerkrankungen möglich	**Therapeutisch zweckmäßig zur** Alkalisierung des Harns z. B. zur Vermeidung von Oxalat-Steinen.
Urgenin (Ö) Tropfen Sägepalmenfruchtextrakt, Echinacin *Rezeptpflichtig*	Fieber. Hautausschlag, Juckreiz. Schwere allgemeine allergische Reaktionen möglich	**Abzuraten** Pflanzliches Mittel. Therapeutische Wirksamkeit zweifelhaft bei den vom Hersteller angegebenen Anwendungsgebieten (z. B. Reizblase, Prostataerkrankung).

Präparat	Wichtigste Nebenwirkungen	Empfehlung
Uriduct (D) Tabl. Doxazosin *Rezeptpflichtig*	Blutdruckabfall, Schwindel bei Lageveränderungen des Körpers, Herzrhythmusstörungen, Durchblutungsstörungen der Herzkranzgefäße möglich, häufig Kopfschmerzen, Atemnot, Magen-Darm-Störungen, Hautausschlag	**Möglicherweise zweckmäßig zur** Verbesserung des Urinflusses bei Prostatavergrößerung (Alpha-Blocker, auch als blutdrucksenkendes Mittel verwendet).
Urion (D) Filmtabl., Retardtabl. Alfuzosin *Rezeptpflichtig*	Blutdruckabfall, Schwindel bei Lageveränderungen des Körpers, Herzrhythmusstörungen, Durchblutungsstörungen der Herzkranzgefäße möglich, häufig Kopfschmerzen, Atemnot, Magen-Darm-Störungen, Hautausschlag	**Möglicherweise zweckmäßig zur** Verbesserung des Urinflusses bei Prostatavergrößerung (Alpha-Blocker).
UroXatral (D) Filmtabl., Retardtabl. Alfuzosin *Rezeptpflichtig*	Blutdruckabfall, Schwindel bei Lageveränderungen des Körpers, Herzrhythmusstörungen, Durchblutungsstörungen der Herzkranzgefäße möglich, häufig Kopfschmerzen, Atemnot, Magen-Darm-Störungen, Hautausschlag	**Möglicherweise zweckmäßig zur** Verbesserung des Urinflusses bei Prostatavergrößerung (Alpha-Blocker).
Vesikur (D) Tabl. Solifenacin *Rezeptpflichtig*	Müdigkeit, Mundtrockenheit, Verstopfung, Übelkeit, trockene Augen, Sehstörungen	**Wenig zweckmäßig** bei Störungen des Wasserlassens (z. B. häufiges Wasserlassen und verstärkter Harndrang, Dysurie). Therapeutische Wirksamkeit des krampflösend (atropinartig) wirkenden Inhaltsstoffs zweifelhaft. Noch relativ wenig erprobt.
Yentreve (D) magensaftresistente Hartkaps. Duloxetin *Rezeptpflichtig*	Übelkeit, Müdigkeit, Mundtrockenheit, Verstopfung, Schwindel, Blutdrucksteigerung, Sehstörungen. Leberschäden. Eingeschränktes Reaktionsvermögen, Selbstmordgefahr. Entzugserscheinungen bei Absetzen des Medikaments	**Abzuraten** bei Belastungsinkontinenz bei Frauen wegen schwerer Nebenwirkungen und zweifelhafter Wirksamkeit. Enthält Antidepressivum (Duloxetin). Noch wenig erprobt. Das Medikament wurde in den USA für diese Indikation nicht zugelassen.

12. Kapitel: **Herz, Kreislauf**

Die Lebenserwartung in Deutschland und Österreich steigt und steigt: Männer werden im Durchschnitt 76 Jahre alt, Frauen 82. Eine Folge des steigenden Durchschnittsalters ist die Zunahme von chronischen Krankheiten, besonders im Herz-Kreislauf-Bereich.
In den vergangenen 30 Jahren gab es große Anstrengungen vonseiten der medizinischen Forschung, Ursachen von Herz-Kreislauf-Erkrankungen aufzuspüren, Vorbeugemaßnahmen zu entwickeln und neue Behandlungsmethoden zu etablieren.
Mediziner sind sich darüber einig, dass die meisten Herz-Kreislauf-Leiden nicht durch einen, sondern durch mehrere Faktoren verursacht werden – sie werden »Risikofaktoren« genannt.
Rauchen gilt als einer der wichtigsten; außerdem Bluthochdruck, hohe Blutfettwerte, Übergewicht, Bewegungsmangel, beruflicher Stress und einige weitere.
Das Konzept der Mediziner klingt einfach: Wenn man die Ursachen der Erkrankung – die Risikofaktoren – ausschaltet oder verringert, dann muss auch die Zahl der Herz-Kreislauf-Erkrankungen sinken.
Die einfachste und vor allem von Pharmafirmen propagierte Behandlungsmöglichkeit schien das Pillenschlucken zu sein: gegen zu hohen Blutdruck, gegen zu hohe Cholesterinwerte, gegen Übergewicht und so weiter. Nicht alle Medikamente sind jedoch gleichermaßen von Nutzen; bei manchen überwiegt der Schaden.
Heute herrscht in der seriösen Medizin Übereinstimmung darüber, dass nichtmedikamentöse Maßnahmen – aufhören zu rauchen, regelmäßige körperliche Aktivität, eine abwechslungsreiche, fettarme Ernährung (sogenannte Mittelmeerkost) – in den meisten Fällen das Risiko von Herz-Kreislauf-Erkrankungen viel nachhaltiger senken als Medikamente.

12.1. Mittel gegen Bluthochdruck

Der Blutdruck des Menschen ist innerhalb von 24 Stunden großen Schwankungen unterworfen – je nachdem, ob man schläft, sitzt, Sport treibt oder nervös ist. Wie ist es also möglich, von normalem oder erhöhtem Blutdruck zu sprechen?

Der Blutdruck gilt als erhöht, wenn jemand im Tagesdurchschnitt Werte hat, die höher sind als 140/90 mm Hg. Die erste Zahl ist der sogenannte systolische Wert. Er wird gemessen, wenn das vom sich zusammenziehenden Herzen ausgeworfene Blut wie eine Welle durch die Adern läuft. Die zweite Zahl ist der sogenannte diastolische Wert, wenn das Blut zwischen zwei Wellen ruhig durch die Adern weiterfließt, während das Herz erschlafft und sich wieder mit Blut füllt.

Für die Beurteilung des Bluthochdruck-Risikos werden der systolische wie der diastolische Wert herangezogen:

- leichter Hochdruck: systolische Werte 140–159 mm Hg, diastolische Werte von 90–99 mm Hg
- mittelschwerer Hochdruck: systolische Werte 160–179 mm Hg, diastolische Werte von 100–109 mm Hg
- schwerer Hochdruck: systolische Werte von 180 mm Hg und höher, diastolische Werte von 110 mm Hg und höher

In Deutschland haben nach Schätzungen etwa 15 bis 20 Millionen Menschen erhöhten Blutdruck.

Blutdruck – falsche Messergebnisse

Erhöhter Blutdruck sollte durch mehrfache Messungen an mindestens zwei verschiedenen Tagen festgestellt und begründet werden.

Üblicherweise erhöht sich der Blutdruck, wenn die Messung im Sprechzimmer des Arztes vorgenommen wird. Ursache dafür ist die erhöhte psychische Spannung und Nervosität, die bei fast allen Patienten beim Arztbesuch auftritt.

Blutdruckmessungen, die zu Beginn eines Arztbesuches gemacht werden, führen deshalb regelmäßig zu einem überhöhten Blutdruckwert. Einen annähernd richtigen Wert erhält man bei Selbstmessungen oder bei Messungen in der Apotheke oder wenn der Arzt über einen Zeitraum von 10 Minuten drei bis vier Messungen vornimmt und davon nur der Wert der letzten Messung herangezogen wird.

Ist Bluthochdruck gefährlich?

Erhöhter Blutdruck steigert das Risiko, ein Herz-, Nieren- oder Kreislaufleiden zu bekommen. Als Patient merkt man davon nichts – außer bei sehr hohen Blutdruckwerten oder wenn die Steigerung innerhalb kurzer Zeit vor sich geht.

Erhöhter Blutdruck sinkt bei vielen Menschen ohne Behandlung (in etwa 30 Prozent der Fälle) wieder auf normale Werte. Das Risiko, dass

aus einem unbehandelten, leicht erhöhten Blutdruck mit der Zeit ein schwerer Bluthochdruck wird, wird vor allem von der Pharmaindustrie übertrieben. Dies ist nur bei etwa jedem fünften Patienten der Fall. Deshalb sollte – außer bei stark erhöhten Werten – nicht gleich mit Medikamenten behandelt, sondern zunächst beobachtet und der Blutdruck regelmäßig kontrolliert werden.
Bei Werten über 160/100 mm Hg sollte man eine wirksame Behandlung innerhalb eines Monats, bei Werten über 180/110 mm Hg innerhalb einer Woche beginnen.
Wenn bereits andere Erkrankungen wie bestimmte Durchblutungsstörungen, Diabetes, Nieren-, Herz- oder bestimmte Augenerkrankungen vorliegen, ist es sinnvoll, auch schon bei leichtem Bluthochdruck sofort mit Medikamenten zu behandeln.

Ursachen von Bluthochdruck

In 90 bis 95 Prozent aller Fälle lässt sich keine spezifische Ursache für die Blutdruckerhöhung finden. Für die restliche Zahl der Fälle können Nierenleiden, bestimmte Hormonkrankheiten, Nebenwirkungen von Medikamenten, hoher Bleigehalt im Blut und anderes verantwortlich gemacht werden.

Selbsthilfe

Heutzutage empfehlen fast alle seriösen Publikationen als erste Maßnahme eine Behandlung ohne Medikamente. Falls nicht wegen der Höhe des Blutdrucks (höher als 180/110 mm Hg) eine sofortige medikamentöse Behandlung notwendig ist, sollten zunächst folgende Maßnahmen getroffen werden, wobei man sich zusammen mit dem Arzt überlegen sollte, welche davon am ehesten erfolgreich durchgeführt werden können:

- auf Rauchen verzichten
- starken Alkoholkonsum einschränken (mäßiger Alkoholkonsum ist jedoch günstig – außer Sie sind Alkoholiker)
- mehr Bewegung (Laufen, Walking, Schwimmen, Gymnastik)
- Einschränkung des Salzkonsums. Das bringt allerdings nicht allzuviel und auch nur bei salzempfindlichen Menschen – das ist etwa jeder zweite Hochdruckpatient. Hauptquellen von Salz sind Brot und Fertiggerichte.

Der Nutzen einer Gewichtsverminderung ist fraglich. Auch wenn Medikamente genommen werden müssen, um den Blutdruck auf normale

Werte zu senken, sind zusätzlich nichtmedikamentöse Maßnahmen sinnvoll.

Medikamentöse Behandlung

Wenn nichtmedikamentöse Maßnahmen nicht wirken oder wenn schwerwiegende Begleiterkrankungen vorliegen, ist es sinnvoll, bei höheren Werten als 140/90 mm Hg eine medikamentöse Behandlung zu beginnen. Das Risiko für Folgeerkrankungen wie Herzinfarkt, Schlaganfall, Nierenerkrankungen und Augenschädigungen wird dadurch nachweislich verringert.

Die Wahl des Medikaments hängt von eventuell vorhandenen anderen Krankheiten und von den möglichen Nebenwirkungen des Medikaments ab. Das Kriterium für den Nutzen eines Medikaments ist nicht allein die Blutdrucksenkung, sondern auch, ob Komplikationen bei der Behandlung vermieden werden können und ob langfristig die Lebenserwartung erhöht wird.

Üblicherweise geht man nach einem Stufenplan vor, bis die notwendige Senkung des Blutdrucks erreicht ist.

In der weitverbreiteten Empfehlung der »Deutschen Liga zur Bekämpfung des hohen Blutdrucks e. V.« kommen neuere Erkenntnisse über Nutzen und Risiken einiger Wirkstoffgruppen – z. B. Diuretika, Kalzium-Antagonisten und ACE-Hemmer – offenbar nicht zum Ausdruck. Wir empfehlen ein Vorgehen laut der Fachpublikation Arzneimittelkursbuch:

Normalerweise sollte die Behandlung mit einem niedrig dosierten entwässernden Mittel vom Typ der Thiazid-Diuretika (z. B. den Wirkstoff Hydrochlorothiazid, enthalten z. B. in *Generika mit dem Namen HCT + Firmenbezeichnung*) oder Chlorthalidon (enthalten z. B. in *Hygroton, Hydrosan*) beginnen, wobei Tagesdosierungen von 12,5 bis 25 mg ausreichen. In bestimmten Fällen von Unverträglichkeit oder bestehenden Begleiterkrankungen kann es auch sinnvoll sein, mit einem anderen blutdrucksenkenden Mittel zu beginnen.

Die früher übliche Empfehlung, die Betablocker für jüngere und Diuretika für ältere Patienten vorsah, gilt aufgrund des derzeitigen Wissensstandes nicht mehr.

Wird der Blutdruck mit einem entwässernden Mittel (Diuretikum) nicht ausreichend gesenkt, nimmt man noch ein zweites hinzu. Welches das beste dieser zusätzlichen Mittel ist, wurde von der Medizin bis jetzt noch nicht ausreichend geklärt. Als sinnvoll gelten ACE-Hemmer, lang wirksame Kalzium-Antagonisten oder Betablocker wie Me-

toprolol. Die Entscheidung sollte im Einzelfall von bestehenden Begleiterkrankungen und der Verträglichkeit abhängig gemacht werden. Ist der Blutdruck noch immer nicht normalisiert, kann die Dosis gesteigert oder die Therapie eventuell durch ein weiteres Medikament ergänzt werden. In diesem Fall kommen Angiotensin-II-Hemmer (Sartane), gefäßerweiternde Wirkstoffe wie Dihydralazin und Minoxidil, zentral wirksame Stoffe wie Clonidin oder Methyldopa sowie Alpha-1-Rezeptorenblocker wie Doxazosin in Frage.
Wenn der erwünschte Blutdruck erreicht ist, sollte man auf sogenannte Kombinationsmedikamente (= Medikamente mit mehreren Wirkstoffen) umsteigen, die den Inhaltsstoffen und der Dosierung der Einzelsubstanzen entsprechen.

Betablocker

Folgende Wirkstoffe sind Betablocker:
- Atenolol (enthalten z. B. in *Generika mit dem Namen Atenolol + Firmenbezeichnung*)
- Betaxolol (enthalten z. B. in *Kerlone*)
- Bisoprolol (enthalten z. B. in *Generika mit dem Namen Bisoprolol + Firmenbezeichnung*)
- Carvedilol (enthalten z. B. in *Generika mit dem Namen Carvedilol + Firmenbezeichnung*)
- Celiprolol (enthalten z. B. in *Generika mit dem Namen Celiprolol + Firmenbezeichnung*)
- Metoprolol (enthalten z. B. in *Generika mit dem Namen Metoprolol + Firmenbezeichnung*)
- Nebivolol (enthalten z. B. in *Nebilet*)
- Pindolol (enthalten z. B. in *Generika mit dem Namen Pindolol + Firmenbezeichnung*)
- Propranolol (enthalten z. B. in *Generika mit dem Namen Propranolol + Firmenbezeichnung*)
- Talinolol (enthalten z. B. in *Cordanum*)

Betablocker senken nachweislich die Häufigkeit von Herz-Kreislauf-Erkrankungen und die Sterblichkeit von Hochdruckpatienten. Nach Meinung internationaler Experten gelten sie deshalb bei der Behandlung des Bluthochdrucks als Standardmedikamente.
Nach neueren Erkenntnissen scheint der Betablocker Atenolol schlechter vor den Folgeerkrankungen von Bluthochdruck zu schützen als andere Betablocker. Für die anderen Betablocker gilt: Falls einer nicht wirkt,

hat es wenig Sinn, auf einen anderen umzusteigen, weil alle etwa das gleiche Wirkprinzip haben.
Unterschiede bestehen vor allem bei den *Nebenwirkungen*: Relativ häufig sind Schwindel, Benommenheit, Verlangsamung des Pulses. Weniger häufig sind Atemschwierigkeiten, Verwirrtheitszustände (besonders bei älteren Personen), Depressionen, reduzierte Aufmerksamkeit, Anschwellen der Fußknöchel, Füße oder Beine sowie kalte Hände oder Füße. Betablocker können außerdem die Sexualität einschränken (z. B. Potenzstörungen verursachen).
Wer an Asthma, Zuckerkrankheit oder Durchblutungsstörungen der Gliedmaßen leidet, sollte Betablocker nur in speziell begründeten Fällen verwenden. In manchen Fällen ist es sinnvoll, fixe Kombinationen von Betablockern mit anderen Wirkstoffen zu verwenden, zum Beispiel Betablocker + Diuretikum (*Atenolol comp-ratiopharm, Beloc comp, Beloc Zok comp, Bisohexal plus, Concor Plus, Metodura comp.*) oder Betablocker + Kalzium-Antagonist (*Belnif, Nif-Ten*) oder Betablocker + Diuretikum + gefäßerweiterndes Mittel (*Triloc*).

Diuretika

Thiazid-Diuretika als Einzelwirkstoffe (enthalten z. B. in *Generika mit dem Namen HCT + Firmenbezeichnung*) oder in fixer Kombination mit anderen Wirkstoffen (z. B. *Beloc comp, Beloc Zok comp*) sind ähnlich wirkungsvoll wie Betablocker, jedoch wesentlich billiger. Da als Nebenwirkung dieser Substanzen der Kaliumspiegel im Blut absinkt, verordnen die Ärzte häufig zusätzlich zu Thiazid-Diuretika routinemäßig Wirkstoffe, die das Kalium im Organismus zurückhalten. Die routinemäßige Verschreibung von sogenannten kaliumsparenden Diuretika ist jedoch nicht sinnvoll und in manchen Fällen (besonders bei älteren Patienten) – wegen der Gefahr von Hyperkaliämie (zu viel Kalium im Blut) – sogar gefährlich. Der Körper hat normalerweise genügend Kalium im Gewebe gespeichert, um den erhöhten Bedarf bei einer Hochdruck-Therapie mit Diuretika zu decken.
Kalium kann auch durch eine sinnvolle Ernährung dem Körper zugeführt werden. Viel Kalium ist z. B. in Walnüssen, Bananen oder Vollkornbrot enthalten.

Kalzium-Antagonisten

Folgende Wirkstoffe sind Kalzium-Antagonisten:
– Amlodipin (enthalten z. B. *in Generika mit dem Namen Amlo oder Amlodipin + Firmenbezeichnung*)

- Diltiazem (enthalten z. B. in *Generika mit dem Namen Diltiazem + Firmenbezeichnung*)
- Felodipin (enthalten z. B. *in Generika mit dem Namen Felodipin + Firmenbezeichnung*)
- Lercanidipin (enthalten z. B. in *Carmen*)
- Lacidipin (enthalten z. B. in *Motens*)
- Nifedipin (enthalten z. B. in *Adalat, in Generika mit dem Namen Nifedipin + Firmenbezeichnung)*
- Nilvadipin (enthalten z. B. in *Tensan*)
- Nisoldipin (enthalten z. B. in *Baymycard*)
- Nitrendipin (enthalten z. B. in *Bayotensin, in Generika mit dem Namen Nitrendipin + Firmenbezeichnung*)
- Verapamil (enthalten z. B. in *Generika mit dem Namen Verapamil + Firmenbezeichnung).*

Der Nutzen mancher Kalzium-Antagonisten bei Bluthochdruck ist umstritten, und die Lebenserwartung wird möglicherweise verringert anstatt gesteigert. Besonders bei Diabetikern ist von einer Therapie mit Kalzium-Antagonisten dringend abzuraten!
Solche Mittel sollten zur Behandlung des Bluthochdrucks nur dann verwendet werden, wenn andere Medikamente wie Betablocker oder Diuretika nicht wirken oder aufgrund schon bestehender Krankheit nicht eingenommen werden dürfen (Kontraindikationen).

ACE-Hemmer

Es werden immer wieder neue ACE-Hemmer auf den Markt gebracht, obwohl diese sich in Wirkung und Nebenwirkung kaum von den beiden Standardpräparaten
- Captopril (enthalten z. B. in *Generika mit dem Namen Captopril + Firmenbezeichnung*)
- und Enalapril (enthalten z. B. in *Generika mit dem Namen Capropril + Firmenbezeichnung*) unterscheiden.

Zu den neueren ACE-Wirkstoffen zählen:
- Benazepril (enthalten z. B. in *Generika mit dem Namen Benazepril + Firmenbezeichnung*)
- Cilazapril (enthalten z. B. in *Dynorm Plus, Inhibace Roche*)
- Fosinopril (enthalten z. B. in *Fosinorm, Fositens*)
- Lisinopril (enthalten z. B. in *Generika mit dem Namen Lisinopril + Firmenbezeichnung*)
- Quinapril (enthalten z. B. in *Accupro, Accuzide*)

- Ramipril (enthalten z. B. in *Generika mit dem Namen Ramipril + Firmenbezeichnung*)
- Spirapril (enthalten z. B. in *Quadropril*)
- Trandolapril (enthalten z. B. in *Tarka*)

ACE-Hemmer gelten inzwischen als Standardmittel zur Behandlung von Bluthochdruck. Sie können aber unangenehme Nebenwirkungen haben: unstillbarer Reizhusten bei 15–33 Prozent aller Patient(inn)en (besonders bei Frauen), Kaliumüberschuss im Körper, Blutbildstörungen und selten lebensbedrohliche Überempfindlichkeitsreaktionen (angioneurotisches Ödem).

Doxazosin

Die Einnahme von Doxazosin (enthalten z. B. in *Generika mit dem Namen Doxazosin + Firmenbezeichnung*) kann zweckmäßig sein, wenn andere Standardmedikamente zur Behandlung des hohen Blutdrucks versagen. In einer neuen Untersuchung wurde der Nutzen dieser Medikamente jedoch in Zweifel gezogen.
Nach Beginn der Einnahme dieser Medikamente treten häufig (in mehr als zehn Prozent aller Fälle) Schwächezustände und Schwindel auf, besonders bei Lageveränderungen des Körpers (z. B. vom Sitzen zum Stehen). Weniger häufige Nebenwirkungen sind: Brustschmerzen, plötzliche Schwächezustände, unregelmäßige Herzschläge, Kurzatmigkeit, Anschwellen der Beine, Gewichtszunahme.

Reserpin

Dieser Wirkstoff ist enthalten in *Brinerdin, Briserin N, Triniton*. Reserpin wird wegen der möglichen schweren Nebenwirkungen zunehmend seltener verwendet.
Nebenwirkungen: Reserpin wirkt dämpfend und kann schwere Depressionen mit Selbstmordneigungen auslösen. Anzeichen dafür sind unübliche Stimmungsveränderungen, Albträume oder Schlaflosigkeit gegen Morgen. In solchen Fällen sollte man sofort den Arzt aufsuchen. Außerdem können die Nasenschleimhäute anschwellen, Magen-Darm-Störungen (Durchfall, Übelkeit, Erbrechen), Müdigkeit, Potenzstörungen und Herzrhythmusstörungen auftreten.

Clonidin

Dieser Wirkstoff ist enthalten z. B. in *Catapresan, Clonidin-ratiopharm* und sollte wegen der häufig auftretenden Nebenwirkungen –

Benommenheit, eingeschränktes Reaktionsvermögen, Kopfschmerzen, Verlust von sexuellem Empfinden – nur in Ausnahmefällen verwendet werden. Schon wenn die Einnahme von Clonidin ein- oder zweimal vergessen wird, können schwere Hochdruckkrisen ausgelöst werden.

Dihydralazin und Hydralazin

Diese beiden ähnlichen Wirkstoffe werden meist mit anderen Hochdruckmitteln kombiniert und sind enthalten in Nepresol, Triloc, Triniton.
Wegen ausgeprägter immunallergischer Nebenwirkungen sollten diese Wirkstoffe nur dann verwendet werden, wenn andere Hochdruckmittel versagen.
Bei Autofahrern oder Personen, deren berufliche Tätigkeit erhöhte Aufmerksamkeit erfordert, kann die Einnahme von (Di-)Hydralazin Probleme verursachen, weil als Nebenwirkung Schwindel und Kopfschmerzen auftreten können. Diese Nebenwirkungen treten besonders bei schnellen Lageveränderungen des Körpers (z. B. vom Sitzen zum Stehen) auf.

Angiotensin-II-Antagonisten (Sartane)

Folgende Wirkstoffe zählen zu dieser Gruppe:
- Candesartan (enthalten z. B. in *Aprovel, Blopress*)
- Eprosartan (enthalten z. B. in *Emestar*)
- Irbesartan (enthalten z. B. in *Aprovel, Karvea*)
- Losartan (enthalten z. B. in *Lorzaar*)
- Olmesartan (enthalten z. B. in *Olmetec*)
- Telmisartan (enthalten z. B. in *Kinzalmono, Micardis*)
- Valsartan (enthalten z. B. in *Diovan, Provas*)

Es gibt auch Arzmeittel, die feste Kombinationen von Angiotensin-II-Hemmern mit anderen blutdrucksenkenden Wirkstoffen enthalten, z. B. *Blopress plus, Coaprovel, Codiovan, Emestar plus, Karvezide, Lorzaar plus, Micardis plus, Provas comp.*
Angiotensin-II-Hemmer vermindern die Wirkung des körpereigenen, gefäßverengenden Stoffes Angiotensin II. Dadurch erweitern sich die Blutgefäße, sinkt der Blutdruck und das Herz wird entlastet. Angiotensin-II-Antagonisten sind im Vergleich zu den ähnlich wirkenden ACE-Hemmern (z. B. *Captobeta*) weniger erprobt. Ihr langfristiger Nutzen bei Bluthochdruck ist immer noch umstritten. Sie sollten nur

dann verwendet werden, wenn ein ACE-Hemmer nicht vertragen wird oder andere Mittel nicht verwendet werden können.
Als Nebenwirkungen treten häufig Magen-Darm-Störungen, Kopfschmerzen, Schwindel, Müdigkeit und Atemwegsinfektionen auf. In seltenen Fällen außerdem Leberschäden, Quincke-Ödeme (massive Rötung und Schwellung des Gesichts) und Hyperkaliämie (Anzeichen dafür können sein: Unlust, Schwäche, Verwirrtheit, Herzprobleme).

Bluthochdruck – lebenslang behandeln?

Wenn durch Behandlung mit Medikamenten der Blutdruck mehr als ein Jahr lang im Normbereich bleibt, kann der Versuch einer vorsichtigen Dosisverminderung unternommen werden. Das sollte aber nur in enger Zusammenarbeit mit dem behandelnden Arzt/der behandelnden Ärztin geschehen.

Behandlung von akuten Hochdruckkrisen

Situationen, in denen der Blutdruck sehr rasch und stark ansteigt und verbunden ist mit Kopfschmerzen, Erbrechen, Verwirrtheit, Sehstörungen, Unruhe, Krämpfen, Herzschwäche oder Angina-Pectoris-artigen Schmerzen, zählen zu den medizinischen Notfällen. Unter Umständen ist sogar ein Krankenhausaufenthalt mit einer intensiven medizinischen Behandlung notwendig.
Häufig verwendete Medikamente sind sogenannte Nitro-Präparate: Glycerolnitrat (enthalten z. B. in *Nitrangin, Nitrolingual*) oder Urapidil (enthalten z. B. in *Ebrantil*).

12.1. Mittel gegen Bluthochdruck

Präparat	Wichtigste Nebenwirkungen	Empfehlung
Accupro (D/Ö) Filmtabl. Quinapril *Rezeptpflichtig*	Häufig Husten. Entzündungen der Atemwege (selten lebensbedrohliche Schwellungen mit Atemnot). Magen-Darm-Störungen, Übelkeit, Kopfschmerzen, Schwindel (besonders bei Lagewechsel), Hauterscheinungen (z. B. Ausschlag), Haarausfall. Störungen des Salzhaushaltes (zu viel Kalium im Blut)	**Therapeutisch zweckmäßig nur bei** schwereren Formen des Bluthochdrucks und bei Herzinsuffizienz. Der Langzeitnutzen von ACE-Hemmern wie Quinapril bei leichtem Hochdruck ist nicht nachgewiesen.

Präparat	Wichtigste Nebenwirkungen	Empfehlung
Accuzide (D/Ö) **Accuzide diuplus** (D) **Accuzide forte** (Ö) Filmtabletten *Wirkstoffe:* Quinapril, Hydrochlorothiazid *Rezeptpflichtig*	Häufig Husten. Entzündungen der Atemwege (selten lebensbedrohliche Anschwellungen mit Atemnot). Magen-Darm-Störungen, Übelkeit, Kopfschmerzen, Schwindel (besonders bei Lagewechsel), Hauterscheinungen (z. B. Ausschlag), Haarausfall. Salz- und Wasserverlust. Vorsicht bei Gicht!	**Therapeutisch zweckmäßig nur bei** schwereren Formen des Bluthochdrucks. Sinnvolle Kombination von ACE-Hemmer (Quinapril) mit Diuretikum (Hydrochlorothiazid).
Acecomb (Ö) Tabl., Mite Tabl., Semi Tabl. Lisinopril, Hydrochlorothiazid *Rezeptpflichtig*	Häufig Husten. Entzündungen der Atemwege (selten lebensbedrohliche Schwellungen mit Atemnot). Magen-Darm-Störungen, Übelkeit, Kopfschmerzen, Schwindel (besonders bei Lagewechsel), Hauterscheinungen (z. B. Ausschlag), Haarausfall. Salz- und Wasserverlust. Vorsicht bei Gicht!	**Therapeutisch zweckmäßig nur bei** schwereren Formen des Bluthochdrucks. Sinnvolle Kombination von ACE-Hemmer (Lisinopril) mit Diuretikum (Hydrochlorothiazid).
ACE Hemmer-ratiopharm (D) Tabl. Captopril *Rezeptpflichtig*	Häufig Husten. Entzündungen der Atemwege (selten lebensbedrohliche Schwellungen mit Atemnot). Magen-Darm-Störungen, Kopfschmerzen, Schwindel, Hauterscheinungen (z. B. Ausschlag), Blutschäden, Geschmacksstörungen, Haarausfall. Störungen des Salzhaushaltes (zu viel Kalium im Blut)	**Therapeutisch zweckmäßig nur bei** schwereren Formen des Bluthochdrucks und Herzinsuffizienz. Der Langzeitnutzen von ACE-Hemmern wie Captopril bei leichtem Hochdruck ist nicht nachgewiesen.
ACE Hemmer-ratiopharm comp. (D) Tabl. Captopril, Hydrochlorothiazid *Rezeptpflichtig*	Häufig Husten. Entzündungen der Atemwege (selten lebensbedrohliche Schwellungen mit Atemnot). Magen-Darm-Störungen, Kopfschmerzen, Schwindel, Hauterscheinungen (z. B. Ausschlag), Blutschäden, Geschmacksstörungen, Haarausfall. Salz- und Wasserverlust. Vorsicht bei Gicht!	**Therapeutisch zweckmäßig nur bei** schwereren Formen des Bluthochdrucks. Sinnvolle Kombination von ACE-Hemmer (Captopril) mit Diuretikum (Hydrochlorothiazid).

Präparat	Wichtigste Nebenwirkungen	Empfehlung
Acemin (Ö) Tabl. Lisinopril *Rezeptpflichtig*	Häufig Husten. Entzündungen der Atemwege (selten lebensbedrohliche Schwellungen mit Atemnot). Magen-Darm-Störungen, Übelkeit, Kopfschmerzen, Schwindel (besonders bei Lagewechsel), Hauterscheinungen (z. B. Ausschlag), Haarausfall. Störungen des Salzhaushaltes (zu viel Kalium im Blut)	**Therapeutisch zweckmäßig nur bei** schwereren Formen des Bluthochdrucks und bei Herzinsuffizienz. Der Langzeitnutzen von ACE-Hemmern wie Lisinopril bei leichtem Hochdruck ist nicht nachgewiesen.
Acerbon (D) Tabl. **Acerbon Cor** (D) Tabl. Lisinopril *Rezeptpflichtig*	Häufig Husten. Entzündungen der Atemwege (selten lebensbedrohliche Schwellungen mit Atemnot). Magen-Darm-Störungen, Übelkeit, Kopfschmerzen, Schwindel (besonders bei Lagewechsel), Hauterscheinungen (z. B. Ausschlag), Haarausfall. Störungen des Salzhaushaltes (zu viel Kalium im Blut)	**Therapeutisch zweckmäßig nur bei** schwereren Formen des Bluthochdrucks und bei Herzinsuffizienz. Der Langzeitnutzen von ACE-Hemmern wie Lisinopril bei leichtem Hochdruck ist nicht nachgewiesen.
Acercomp/ -mite (D) Tabl. Lisinopril, Hydrochlorothiazid *Rezeptpflichtig*	Häufig Husten. Entzündungen der Atemwege (selten lebensbedrohliche Anschwellungen mit Atemnot). Magen-Darm-Störungen, Übelkeit, Kopfschmerzen, Schwindel (besonders bei Lagewechsel), Hauterscheinungen (z. B. Ausschlag), Haarausfall. Salz- und Wasserverlust. Vorsicht bei Gicht!	**Therapeutisch zweckmäßig nur bei** schwereren Formen des Bluthochdrucks. Sinnvolle Kombination von ACE-Hemmer (Lisinopril) mit Diuretikum (Hydrochlorothiazid).
Adalat (D) Kaps. **Adalat SL** (D) Rapidretardtabl. **Adalat retard** (D/Ö) Retardtabl. **Adalat 2-Phasen/ Eins** (Ö) Kaps. **Adalat T** (Ö) Kaps., Filmtabl. Nifedipin *Rezeptpflichtig*	Kopfdruck, Gesichtsrötung, Beinödeme, Übelkeit, Magen-Darm-Störungen, Herzrasen, schwere Durchblutungsstörungen der Herzkranzgefäße bis zum Herzinfarkt möglich	**Nur zweckmäßig bei** schwererem Bluthochdruck in Kombination mit anderen bewährten Mitteln (z. B. Diuretika). Kalzium-Antagonist. Therapeutische Wirksamkeit zweifelhaft bei leichtem Bluthochdruck. Nicht retardierte Kapseln und Tabletten sind zur Langzeitbehandlung des Bluthochdrucks nicht geeignet.

Präparat	Wichtigste Nebenwirkungen	Empfehlung
Adocomp (D) Tabl. Captopril, Hydrochlorothiazid *Rezeptpflichtig*	Häufig Husten. Entzündungen der Atemwege (selten lebensbedrohliche Schwellungen mit Atemnot). Magen-Darm-Störungen, Kopfschmerzen, Schwindel, Hauterscheinungen (z. B. Ausschlag), Blutschäden, Geschmacksstörungen, Haarausfall. Salz- und Wasserverlust. Vorsicht bei Gicht!	**Therapeutisch zweckmäßig nur bei** schwereren Formen des Bluthochdrucks. Sinnvolle Kombination von ACE-Hemmer (Captopril) mit Diuretikum (Hydrochlorothiazid).
Adocor (D) Tabl. Captopril *Rezeptpflichtig*	Häufig Husten. Entzündungen der Atemwege (selten lebensbedrohliche Schwellungen mit Atemnot). Magen-Darm-Störungen, Kopfschmerzen, Schwindel, Hauterscheinungen (z. B. Ausschlag), Blutschäden, Geschmacksstörungen, Haarausfall. Störungen des Salzhaushaltes (zu viel Kalium im Blut)	**Therapeutisch zweckmäßig nur bei** schwereren Formen des Bluthochdrucks und bei Herzinsuffizienz. Der Langzeitnutzen von ACE-Hemmern wie Captopril bei leichtem Hochdruck ist nicht nachgewiesen.
Amlobesilat Sandoz (D) **Amlobeta besilat** (D) **Amlocard** (D) **Amloclair** (D) **Amlodigamma** (D) **Amlodipin accedo** (D) **Amlodipin AAA-Pharma** (D) Tabletten *Wirkstoff:* Amlodipin *Rezeptpflichtig*	Kopfdruck, Gesichtsrötung, Beinödeme, Übelkeit, Herzrasen, Durchblutungsstörungen des Herzens, Magen-Darm-Störungen	**Therapeutisch zweckmäßig bei** Bluthochdruck (Kalzium-Antagonist mit langer Wirkungsdauer).
Amlodipin – 1 A Pharma (D/Ö) **Amlodipin AbZ** (D) **Amlodipin axcount** (D) **Amlodipin BASICS** (D) **Amlodipin-CT** (D) **Amlodipin HEXAL** (D/Ö) **Amlodipin Kwizda** (D) **Amlodipin KSK** (D) **Amlodipin Heumann** (D) **Amlodipin-ratiopharm** (D/Ö) Tabletten *Wirkstoff:* Amlodipin *Rezeptpflichtig*	Kopfdruck, Gesichtsrötung, Beinödeme, Übelkeit, Herzrasen, Durchblutungsstörungen des Herzens, Magen-Darm-Störungen	**Therapeutisch zweckmäßig bei** Bluthochdruck (Kalzium-Antagonist mit langer Wirkungsdauer).

Präparat	Wichtigste Nebenwirkungen	Empfehlung
Amlodipin Sandoz (D/Ö) **Amlodipin STADA** (D) **Amlodoc** (D) **AMLO-ISIS 5** (D) **AmloLich** (D) **Amlo-Q** (D) **Amlo TAD** (D) **Amlo Wolff** (D) **Amparo** (D) Tabletten *Wirkstoff:* Amlodipin *Rezeptpflichtig*	Kopfdruck, Gesichtsrötung, Beinödeme, Übelkeit, Herzrasen, Durchblutungsstörungen des Herzens, Magen-Darm-Störungen	**Therapeutisch zweckmäßig bei** Bluthochdruck (Kalzium-Antagonist mit langer Wirkungsdauer).
Andante (D) Retardtabl. Bunazosin *Rezeptpflichtig*	Schwindel bei Lageveränderungen, Mattigkeit, Kopfschmerzen, Übelkeit	**Wenig zweckmäßig** Vertretbar nur bei schweren Formen des Bluthochdrucks, wenn andere, besser verträgliche Mittel nicht angewendet werden können. Alpha-Blocker.
Aprical/ retard (D) Kaps., Retard-Hartkaps., Lösung Nifedipin *Rezeptpflichtig*	Kopfdruck, Gesichtsrötung, Beinödeme, Übelkeit, Herzrasen, erhöhtes Herzinfarktrisiko, Magen-Darm-Störungen	**Nur zweckmäßig bei** schwererem Bluthochdruck in Kombination mit anderen bewährten Mitteln (z. B. Diuretika). Kalzium-Antagonist. Therapeutische Wirksamkeit zweifelhaft bei leichtem Bluthochdruck. Nicht retardierte Kapseln und Lösung sind zur Langzeitbehandlung des Bluthochdrucks nicht geeignet.
Aprovel (D) Filmtabl. Irbesartan *Rezeptpflichtig*	Magen-Darm-Störungen, Blutdruckabfall bei Lagewechsel, Atemnot, Kopfschmerzen, Schlafstörungen, Schwindel, Durchfall, Leberschäden, Muskelschmerzen, Hauterscheinungen (z. B. Ausschlag), Haarausfall. Störungen des Salzhaushaltes (zu viel Kalium im Blut)	**Möglicherweise zweckmäßig bei** Bluthochdruck (AT-Rezeptor-Hemmer bzw. Sartan). Vertretbar nur, wenn die besser erprobten ACE-Hemmer (z. B. Enalapril) nicht eingesetzt werden können. Noch unzureichende Erprobung bei Langzeitanwendung.

Präparat	Wichtigste Nebenwirkungen	Empfehlung
Arelix ACE (D) Tabl. Ramipril, Piretanid *Rezeptpflichtig*	Häufig Husten. Entzündungen der Atemwege (selten lebensbedrohliche Anschwellungen mit Atemnot). Magen-Darm-Störungen, Übelkeit, Kopfschmerzen, Schwindel (besonders bei Lagewechsel), Hauterscheinungen (z. B. Ausschlag), Haarausfall. Salz- und Wasserverlust. Vorsicht bei Gicht!	**Therapeutisch zweckmäßig nur bei** schwereren Formen des Bluthochdrucks. Sinnvolle Kombination von ACE-Hemmer (Ramipril) mit Diuretikum (Piretanid).
Atacand (D/Ö) Tabl. Candesartan *Rezeptpflichtig*	Magen-Darm-Störungen, Blutdruckabfall bei Lagewechsel, Atemnot, Kopfschmerzen, Schlafstörungen, Schwindel, Durchfall, Leberschäden, Muskelschmerzen, Hauterscheinungen (z. B. Ausschlag), Haarausfall. Störungen des Salzhaushaltes (zu viel Kalium im Blut)	**Möglicherweise zweckmäßig bei** Bluthochdruck (AT-Rezeptor-Hemmer bzw. Sartan). Vertretbar nur, wenn die besser erprobten ACE-Hemmer (z. B. Enalapril) nicht eingesetzt werden können. Noch unzureichende Erprobung bei Langzeitanwendung.
Atacand plus (D/Ö) Tabl., nur Ö: mite Tabl. Candesartan, Hydrochlorothiazid *Rezeptpflichtig*	Magen-Darm-Störungen, Blutdruckabfall bei Lagewechsel, Atemnot, Kopfschmerzen, Schlafstörungen, Schwindel, Durchfall, Leberschäden, Muskelschmerzen, Hauterscheinungen (z. B. Ausschlag), Haarausfall. Salz- und Wasserverlust. Vorsicht bei Gicht!	**Möglicherweise zweckmäßig bei** schwereren Formen des Bluthochdrucks. Sinnvolle Kombination von AT-Rezeptor-Hemmer (Candesartan) mit Diuretikum (Hydrochlorothiazid). Noch unzureichende Erprobung bei Langzeitanwendung.
Atebeta (D) **AteHEXAL** (D) **Ate Lich** (D) **Atenogamma** (D) **Ateno-ISIS** (D) **Atenolol – 1 A Pharma** (D) **Atenolol AbZ** (D) **Atenolol AL** (D) **Atenolol-CT** (D) **Atenolol Genericon** (Ö) **Atenolol Heumann** (D) **Atenolol PB** (D) **Atenolol-ratiopharm** (D) **Atenolol Sandoz** (D) **Atenolol STADA** (D) Filmtabletten *Wirkstoff:* Atenolol *Rezeptpflichtig*	Langsamer Puls, Herzschwäche, Atemnot bei körperlicher Belastung, psychische Veränderungen (z. B. Schlafstörungen), Einschränkung der Sexualität. Vorsicht bei Asthma, Zuckerkrankheit und Durchblutungsstörungen der Gliedmaßen! Erhöhtes Schlaganfallrisiko. Schwere Herzschädigungen bei plötzlichem Absetzen des Medikaments möglich	**Möglicherweise zweckmäßig bei** Bluthochdruck. Der Nutzen des Betablockers Atenolol ist bei einer Langzeittherapie wegen erhöhter Risiken umstritten.

Präparat	Wichtigste Nebenwirkungen	Empfehlung
Atenolol comp.-ratiopharm (D) Filmtabl., mite-Filmtabl. Atenolol, Chlorthalidon *Rezeptpflichtig*	Störungen des Salzhaushaltes, langsamer Puls, psychische Veränderungen (z. B. Schlafstörungen), Herzschwäche, Atemnot bei körperlicher Belastung, Einschränkung der Sexualität. Vorsicht bei Gicht, Zuckerkrankheit, Asthma, Durchblutungsstörungen der Gliedmaßen! Erhöhtes Schlaganfallrisiko. Schwere Herzschädigungen bei plötzlichem Absetzen des Medikaments möglich	**Möglicherweise zweckmäßig bei** Bluthochdruck. Kombination von Betablocker (Atenolol) und langwirksamem Diuretikum (Chlorthalidon). Der Nutzen des Betablockers Atenolol bei einer Langzeittherapie ist wegen erhöhter Risiken umstritten.
Baymycard RR (D) Manteltabl. Nisoldipin *Rezeptpflichtig*	Sehr häufig Kopfschmerzen, Kopfdruck, Gesichtsrötung, Beinödeme, Übelkeit, Herzrasen, erhöhtes Herzinfarktrisiko, Magen-Darm-Störungen	**Wenig zweckmäßig bei** Bluthochdruck. Kalzium-Antagonist (Nisoldipin) ohne Vorteile gegenüber Nifedipin, aber mit stärkeren Nebenwirkungen.
Bayotensin (D) Tabl., mite Tabl. Nitrendipin *Rezeptpflichtig*	Kopfdruck, Gesichtsrötung, Beinödeme, Übelkeit, erhöhtes Herzinfarktrisiko, Herzrasen, Magen-Darm-Störungen	**Nur zweckmäßig bei** schwererem Bluthochdruck in Kombination mit anderen bewährten Mitteln (z. B. Diuretika). Therapeutische Wirksamkeit zweifelhaft bei leichtem Bluthochdruck. Kalzium-Antagonist.
Baypress (Ö) Tabl. Nitrendipin *Rezeptpflichtig*	Kopfdruck, Gesichtsrötung, Beinödeme, Übelkeit, Herzrasen, erhöhtes Herzinfarktrisiko, Magen-Darm-Störungen	**Nur zweckmäßig bei** schwererem Bluthochdruck in Kombination mit anderen bewährten Mitteln (z. B. Diuretika). Therapeutische Wirksamkeit zweifelhaft bei leichtem Bluthochdruck. Kalzium-Antagonist.
Belnif (D) Retardkaps. Metoprolol, Nifedipin *Rezeptpflichtig*	Ödeme, langsamer Puls, Herzschwäche, Atemnot bei körperlicher Belastung, Einschränkung der Sexualität. Vorsicht bei Asthma und Zuckerkrankheit! Schwere Herzschädigungen bei plötzlichem Absetzen des Medikaments möglich	**Wenig zweckmäßig** Vertretbar nur bei schwereren Hochdruckformen, wenn gleichzeitig ein Diuretikum angewendet wird. Kombination von Kalzium-Antagonist (Nifedipin) mit Betablocker (Metoprolol).

Präparat	Wichtigste Nebenwirkungen	Empfehlung
Beloc (Ö) Tabl. **Beloc-Duriles** (Ö) Retard-Filmtabl. **Beloc-Zok/ mite/ forte** (D) Retardtabl. teilbar Metoprolol *Rezeptpflichtig*	Psychische Veränderungen (z. B. Schlafstörungen), langsamer Puls, Herzschwäche, Atemnot bei körperlicher Belastung, Einschränkung der Sexualität. Vorsicht bei Asthma, Zuckerkrankheit und Durchblutungsstörungen der Gliedmaßen! Schwere Herzschädigungen bei plötzlichem Absetzen des Medikaments möglich	**Therapeutisch zweckmäßig bei** Bluthochdruck, Angina Pectoris und Herzrhythmusstörungen. Beloc-Zok ist auch zur Behandlung der Herzinsuffizienz zweckmäßig. Betablocker.
Beloc comp (Ö) Retardtabl. **Beloc-Zok comp** (D) Retardtabl. Metoprolol, Hydrochlorothiazid *Rezeptpflichtig*	Störungen des Salzhaushaltes, langsamer Puls, psychische Veränderungen (z. B. Schlafstörungen), Herzschwäche, Atemnot bei körperlicher Belastung, Einschränkung der Sexualität. Vorsicht bei Gicht, Zuckerkrankheit, Asthma, Durchblutungsstörungen der Gliedmaßen! Schwere Herzschädigungen bei plötzlichem Absetzen des Medikaments möglich	**Therapeutisch zweckmäßig bei** Bluthochdruck. Sinnvolle Kombination von Betablocker (Metoprolol) und Diuretikum (Hydrochlorothiazid).
Benalapril (D) Tabl. Enalapril *Rezeptpflichtig*	Häufig Husten. Entzündungen der Atemwege (selten lebensbedrohliche Schwellungen mit Atemnot). Magen-Darm-Störungen, Übelkeit, Kopfschmerzen, Schwindel (besonders bei Lagewechsel), Hauterscheinungen (z. B. Ausschlag), Haarausfall. Störungen des Salzhaushaltes (zu viel Kalium im Blut)	**Therapeutisch zweckmäßig nur bei** schwereren Formen des Bluthochdrucks und bei Herzinsuffizienz. Der Langzeitnutzen von ACE-Hemmern wie Enalapril bei leichtem Hochdruck ist nicht nachgewiesen.
Benalapril plus (D) Tabl. Enalapril, Hydrochlorothiazid *Rezeptpflichtig*	Häufig Husten. Entzündungen der Atemwege (selten lebensbedrohliche Anschwellungen mit Atemnot). Magen-Darm-Störungen, Übelkeit, Kopfschmerzen, Schwindel (besonders bei Lagewechsel), Hauterscheinungen (z. B. Ausschlag), Haarausfall. Salz- und Wasserverlust. Vorsicht bei Gicht!	**Therapeutisch zweckmäßig nur bei** schwereren Formen des Bluthochdrucks. Sinnvolle Kombination von ACE-Hemmer (Enalapril) mit Diuretikum (Hydrochlorothiazid).

Präparat	Wichtigste Nebenwirkungen	Empfehlung
BisoAPS (D) **Bisobeta** (D) **Bisobloc** (D) **Bisogamma** (D) **Biso-Hennig** (D) **BisoHEXAL** (D) Filmtabletten *Wirkstoff:* Bisoprolol *Rezeptpflichtig*	Verminderte Tränenproduktion, langsamer Puls, Herzschwäche, Atemnot bei körperlicher Belastung, Einschränkung der Sexualität. Vorsicht bei Gicht, Asthma, Zuckerkrankheit und Durchblutungsstörungen der Gliedmaßen! Schwere Herzschädigungen bei plötzlichem Absetzen des Medikaments möglich	**Therapeutisch zweckmäßig bei** Bluthochdruck und Angina Pectoris, niedrig dosierte Präparate auch zur Behandlung der Herzinsuffizienz. Bewährter Betablocker (Bisoprolol).
Biso Lich (D) **Bisomerck** (D) **Bisoprolol Arcana** (Ö) **Bisoprolol-corax** (D) **Bisoprolol-CT** (D) **Bisoprolol Heumann** (D) Filmtabletten *Wirkstoff:* Bisoprolol *Rezeptpflichtig*	Verminderte Tränenproduktion, langsamer Puls, Herzschwäche, Atemnot bei körperlicher Belastung, Einschränkung der Sexualität. Vorsicht bei Gicht, Asthma, Zuckerkrankheit und Durchblutungsstörungen der Gliedmaßen! Schwere Herzschädigungen bei plötzlichem Absetzen des Medikaments möglich	**Therapeutisch zweckmäßig bei** Bluthochdruck und Angina Pectoris, niedrig dosierte Präparate auch zur Behandlung der Herzinsuffizienz. Bewährter Betablocker (Bisoprolol).
Bisoprolol-ratiopharm (D) **Biso-Puren** (D) **Bisomerck** (D) **Bisoprolol – 1 A Pharma** (D) **Bisoprolol AbZ** (D) **Bisoprolol AL** (D) Filmtabletten *Wirkstoff:* Bisoprolol *Rezeptpflichtig*	Verminderte Tränenproduktion, langsamer Puls, Herzschwäche, Atemnot bei körperlicher Belastung, Einschränkung der Sexualität. Vorsicht bei Gicht, Asthma, Zuckerkrankheit und Durchblutungsstörungen der Gliedmaßen! Schwere Herzschädigungen bei plötzlichem Absetzen des Medikaments möglich	**Therapeutisch zweckmäßig bei** Bluthochdruck und Angina Pectoris, niedrig dosierte Präparate auch zur Behandlung der Herzinsuffizienz. Bewährter Betablocker (Bisoprolol).
Bisoprolol AWD (D) **Bisoprolol Sandoz** (D) **Bisoprolol STADA** (D) **Bisoprolol TAD** (D) Filmtabletten *Wirkstoff:* Bisoprolol *Rezeptpflichtig*	Verminderte Tränenproduktion, langsamer Puls, Herzschwäche, Atemnot bei körperlicher Belastung, Einschränkung der Sexualität. Vorsicht bei Gicht, Asthma, Zuckerkrankheit und Durchblutungsstörungen der Gliedmaßen! Schwere Herzschädigungen bei plötzlichem Absetzen des Medikaments möglich	**Therapeutisch zweckmäßig bei** Bluthochdruck und Angina Pectoris, niedrig dosierte Präparate auch zur Behandlung der Herzinsuffizienz. Bewährter Betablocker (Bisoprolol).

Präparat	Wichtigste Nebenwirkungen	Empfehlung
Biso Hexal plus (D) **Biso Lich comp** (D) **Bisomerck plus** (D) **Bisoplus Stada** (D) **Bisoprolol AbZ** (D) **Bisoprolol comp.-CT** (D) **Bisoprolol-HCT Arcana** (Ö) **Bisoprolol HCTad** (D) **Bisoprolol HCT AWD** (D) **Bisoprolol HCT Sandoz** (D) **Bisoprolol plus – 1 A Pharma** (D) **Bisoprolol-ratiopharm comp** (D/Ö) Filmtabletten *Wirkstoffe:* Bisoprolol, Hydrochlorothiazid *Rezeptpflichtig*	Verminderte Tränenproduktion, Störungen des Salzhaushaltes, langsamer Puls, psychische Veränderungen (z. B. Schlafstörungen), Herzschwäche, Atemnot bei körperlicher Belastung, Einschränkung der Sexualität. Vorsicht bei Gicht, Zuckerkrankheit, Asthma, Durchblutungsstörungen der Gliedmaßen! Schwere Herzschädigungen bei plötzlichem Absetzen des Medikaments möglich	**Therapeutisch zweckmäßig** bei Bluthochdruck. Sinnvolle Kombination von Betablocker (Bisoprolol) und Diuretikum (Hydrochlorothiazid).
Blopress (D/Ö) Tabl. Candesartan *Rezeptpflichtig*	Magen-Darm-Störungen, Blutdruckabfall bei Lagewechsel des Körpers, Atemnot, Kopfschmerzen, Schlafstörungen, Schwindel, Durchfall, Leberschäden, Muskelschmerzen, Hauterscheinungen (z. B. Ausschlag), Haarausfall. Störungen des Salzhaushaltes (zu viel Kalium im Blut)	**Möglicherweise zweckmäßig bei** Bluthochdruck (AT-Rezeptor-Hemmer bzw. Sartan). Vertretbar nur, wenn wenn die besser erprobten ACE-Hemmer (z. B. Enalapril) nicht eingesetzt werden können. Noch unzureichende Erprobung bei Langzeitanwendung.
Blopress plus (D/Ö) Tabl. Candesartan, Hydrochlorothiazid *Rezeptpflichtig*	Magen-Darm-Störungen, Blutdruckabfall bei Lagewechsel, Atemnot, Kopfschmerzen, Schlafstörungen, Schwindel, Durchfall, Leberschäden, Muskelschmerzen, Hauterscheinungen (z. B. Ausschlag), Haarausfall. Salz- und Wasserverlust. Vorsicht bei Gicht!	**Möglicherweise zweckmäßig bei** schwereren Formen des Bluthochdrucks. Sinnvolle Kombination von AT-Rezeptor-Hemmer (Candesartan) mit Diuretikum (Hydrochlorothiazid). Noch unzureichende Erprobung bei Langzeitanwendung.
Brinerdin (Ö) Drag., Mitedrag. Reserpin, Clopamid, Dihydroergocristin *Rezeptpflichtig*	Müdigkeit, Depressionen, Potenzstörungen, Hauterscheinungen (z. B. Juckreiz), Magen-Darm-Störungen, Störungen des Salzhaushaltes. Vorsicht bei Gicht, Zuckerkrankheit und Asthma! Eingeschränktes Reaktionsvermögen	**Abzuraten** Die Verwendung dieses Mittels ist überholt. Der Zusatz des zweifelhaft wirksamen Dihydroergocristin zu einer Kombination von Diuretikum (Clopamid) mit einem Hochdruckmittel (Reserpin) ist überflüssig.

Präparat	Wichtigste Nebenwirkungen	Empfehlung
Briserin N (D) Drag., Mitedrag. Reserpin, Clopamid *Rezeptpflichtig*	Müdigkeit, Depressionen, Potenzstörungen, Hauterscheinungen (z. B. Juckreiz), Magen-Darm-Störungen, Störungen des Salzhaushaltes. Vorsicht bei Gicht, Zuckerkrankheit und Asthma! Eingeschränktes Reaktionsvermögen	**Abzuraten** Die Verwendung dieses Mittels ist überholt. Kombination von Diuretikum (Clopamid) mit einem Hochdruckmittel (Reserpin).
Capozide (D/Ö) Tabl., Mite Tabl., nur Ö: Forte Tabl. Captopril, Hydrochlorothiazid *Rezeptpflichtig*	Häufig Husten. Entzündungen der Atemwege (selten lebensbedrohliche Schwellungen mit Atemnot). Magen-Darm-Störungen, Kopfschmerzen, Schwindel, Hauterscheinungen (z. B. Ausschlag), Blutschäden, Geschmacksstörungen, Haarausfall. Salz- und Wasserverlust. Vorsicht bei Gicht!	**Therapeutisch zweckmäßig nur bei** schwereren Formen des Bluthochdrucks. Sinnvolle Kombination von ACE-Hemmer (Captopril) mit Diuretikum (Hydrochlorothiazid).
Captobeta (D) **Capto-CT** (D) **Capto-doc** (D) **Capto-dura** (D) **Captoflux** (D) **Captogamma** (D) **Captohexal** (D) **Capto-Isis** (D) **Capto-Lich** (D) **Capto Puren** (D) **Captopress/ -Cor** (D) Tabletten *Wirkstoff:* Captopril *Rezeptpflichtig*	Häufig Husten. Entzündungen der Atemwege (selten lebensbedrohliche Schwellungen mit Atemnot). Magen-Darm-Störungen, Kopfschmerzen, Schwindel, Hauterscheinungen (z. B. Ausschlag), Blutschäden, Geschmacksstörungen, Haarausfall. Störungen des Salzhaushaltes (zu viel Kalium im Blut)	**Therapeutisch zweckmäßig nur bei** schwereren Formen des Bluthochdrucks und bei Herzinsuffizienz. Der Langzeitnutzen von ACE-Hemmern wie Captopril bei leichtem Hochdruck ist nicht nachgewiesen.
Captopril – 1 A Pharma (D) **Captopril AbZ** (D) **Captopril AL** (D) **Captopril axcount** (D) **Captopril Genericon** (Ö) **Captopril Heumann** (D) **Captopril PB** (D) **Captopril Pfleger** (D) **Captopril Sandoz** (D) **Captopril Stada** (D) **Captopril Verla** (D) Tabletten *Wirkstoff:* Captopril *Rezeptpflichtig*	Häufig Husten. Entzündungen der Atemwege (selten lebensbedrohliche Schwellungen mit Atemnot). Magen-Darm-Störungen, Kopfschmerzen, Schwindel, Hauterscheinungen (z. B. Ausschlag), Blutschäden, Geschmacksstörungen, Haarausfall. Störungen des Salzhaushaltes (zu viel Kalium im Blut)	**Therapeutisch zweckmäßig nur bei** schwereren Formen des Bluthochdrucks und bei Herzinsuffizienz. Der Langzeitnutzen von ACE-Hemmern wie Captopril bei leichtem Hochdruck ist nicht nachgewiesen.

Präparat	Wichtigste Nebenwirkungen	Empfehlung
Captohexal comp. (D) **Capto-ISIS plus** (D) **Captopril-HCT Stada** (D) Tabletten *Wirkstoffe:* Captopril, Hydrochlorothiazid *Rezeptpflichtig*	Häufig Husten. Entzündungen der Atemwege (selten lebensbedrohliche Schwellungen mit Atemnot). Magen-Darm-Störungen, Kopfschmerzen, Schwindel, Hauterscheinungen (z. B. Ausschlag), Blutschäden, Geschmacksstörungen, Haarausfall. Salz- und Wasserverlust. Vorsicht bei Gicht	**Therapeutisch zweckmäßig nur bei** schwereren Formen des Bluthochdrucks. Sinnvolle Kombination von ACE-Hemmer (Captopril) mit Diuretikum (Hydrochlorothiazid).
Cardular PP (D) Tabl. Doxazosin *Rezeptpflichtig*	Schwindel bei Lageveränderungen des Körpers, Mattigkeit, Kopfschmerzen, Übelkeit, Durchblutungsstörungen der Herzkranzgefäße möglich. Eingeschränktes Reaktionsvermögen	**Wenig zweckmäßig** Vertretbar nur bei schweren Formen des Bluthochdrucks, wenn andere, besser verträgliche Mittel nicht angewendet werden können. Alpha-Blocker.
Carmen (D) Filmtabl. Lercanidipin *Rezeptpflichtig*	Kopfschmerzen, Kopfdruck, Gesichtsrötung, Beinödeme, Übelkeit, erhöhtes Herzinfarktrisiko, Herzrasen, Magen-Darm-Störungen	**Möglicherweise zweckmäßig bei** schwererem Bluthochdruck in Kombination mit anderen bewährten Mitteln (z. B. Diuretika). Therapeutische Wirksamkeit zweifelhaft bei leichtem Bluthochdruck. Kalzium-Antagonist, noch relativ wenig erprobt.
CarLich (D) Filmtabl. **Carvecard** (D) Tabl. **Carvedigamma** (D) Filmtabl. **Carvedilol – 1 A Pharma** (D) Tabl. **Carvedilol AbZ** (D) Filmtabl. **Carvedilol AL** (D) Tabl. **Carvedilol beta** (D) Tabl. **carvedilol-corax** (D) Filmtabl. *Wirkstoff:* Carvedilol *Rezeptpflichtig*	Müdigkeit, Schwindel bei Lagewechsel des Körpers, langsamer Puls, Herzschwäche, Atemnot bei körperlicher Belastung, Einschränkung der Sexualität. Vorsicht bei Asthma und Zuckerkrankheit! Schwere Herzschädigungen bei plötzlichem Absetzen des Medikaments möglich	**Therapeutisch zweckmäßig bei** Bluthochdruck. Betablocker (Carvedilol) mit zusätzlicher gefäßerweiternder Wirkung eines Alphablockers. Auch zur Behandlung der Herzinsuffizienz geeignet.

Präparat	Wichtigste Nebenwirkungen	Empfehlung
Carvedilol-CT (D) Tabl. **Carvedilol dura** (D) Filmtabl. **Carvedilol Hexal** (D) Tabl. **Carvedilol-Isis** (D) Filmtabl. **Carvedilol-ratiopharm** (D) Tabl. **Carvedilol Sandoz** (D) Tabl. **Carvedilol Stada** (D) Tabl. **Carve-Q** (D) Tabl. **Carve TAD** (D) Tabl. *Wirkstoff:* Carvedilol *Rezeptpflichtig*	Müdigkeit, Schwindel bei Lagewechsel des Körpers, langsamer Puls, Herzschwäche, Atemnot bei körperlicher Belastung, Einschränkung der Sexualität. Vorsicht bei Asthma und Zuckerkrankheit! Schwere Herzschädigungen bei plötzlichem Absetzen des Medikaments möglich	**Therapeutisch zweckmäßig bei** Bluthochdruck. Betablocker (Carvedilol) mit zusätzlicher gefäßerweiternder Wirkung eines Alphablockers. Auch zur Behandlung der Herzinsuffizienz geeignet.
Catapresan (D/Ö) Tabl. Clonidin *Rezeptpflichtig*	Häufig Mundtrockenheit, Müdigkeit, langsamer Puls; seltener Verschlimmerung von Depressionen, Potenzstörungen, Magen-Darm-Beschwerden. Vorsicht: Medikament nicht plötzlich absetzen, weil dadurch schwere Hochdruck-Krisen ausgelöst werden können! Eingeschränktes Reaktionsvermögen	**Abzuraten** Vertretbar nur, wenn Medikamente mit geringeren Nebenwirkungen nicht ausreichend wirksam sind.
Celipro Lich (D) **Celiprolol-CT** (D) **Celiprolol-ratiopharm** (D) Filmtabletten *Wirkstoff:* Celiprolol *Rezeptpflichtig*	Schlafstörungen, Müdigkeit, Schwindel bei Lagewechsel, langsamer Puls, Herzschwäche, Atemnot bei körperlicher Belastung, Einschränkung der Sexualität. Vorsicht bei Asthma und Zuckerkrankheit! Schwere Herzschädigungen bei plötzlichem Absetzen des Medikaments möglich	**Therapeutisch zweckmäßig bei** Bluthochdruck und Angina Pectoris. Noch weniger umfangreich erprobt.
Cibacen (D) Filmtabl. Benazepril *Rezeptpflichtig*	Häufig Husten. Magen-Darm-Störungen, Atemnot, Kopfschmerzen, Schwindel, Hauterscheinungen (z. B. Ausschlag), Blutschäden, Geschmacksstörungen, Haarausfall. Störungen des Salzhaushaltes (zu viel Kalium im Blut)	**Therapeutisch zweckmäßig nur bei** schwereren Formen des Bluthochdrucks. Der Langzeitnutzen von ACE-Hemmern wie Benazepril bei leichtem Hochdruck ist nicht nachgewiesen.

Präparat	Wichtigste Nebenwirkungen	Empfehlung
Cibadrex (D) Filmtabl. Benazepril, Hydrochlorothiazid *Rezeptpflichtig*	Häufig Husten. Entzündungen der Atemwege (selten lebensbedrohliche Anschwellungen mit Atemnot). Magen-Darm-Störungen, Übelkeit, Kopfschmerzen, Schwindel (besonders bei Lagewechsel), Hauterscheinungen (z. B. Ausschlag), Haarausfall. Salz- und Wasserverlust. Vorsicht bei Gicht!	**Therapeutisch zweckmäßig nur bei** schwereren Formen des Bluthochdrucks. Sinnvolle Kombination von ACE-Hemmer (Benazepril) mit Diuretikum (Hydrochlorothiazid).
Clonidin-ratiopharm/ retard-ratiopharm (D) Kaps., Retardkaps. Clonidin *Rezeptpflichtig*	Häufig Mundtrockenheit, Müdigkeit, langsamer Puls; seltener Verschlimmerung von Depressionen, Potenzstörungen, Magen-Darm-Beschwerden. Vorsicht: Medikament nicht plötzlich absetzen, weil dadurch schwere Hochdruck-Krisen ausgelöst werden können! Einschränkung des Reaktionsvermögens möglich	**Abzuraten** Vertretbar nur, wenn Medikamente mit geringeren Nebenwirkungen nicht ausreichend wirksam sind.
Coaprovel (D) Filmtabl. Irbesartan, Hydrochlorothiazid *Rezeptpflichtig*	Magen-Darm-Störungen, Blutdruckabfall bei Lagewechsel, Atemnot, Kopfschmerzen, Schlafstörungen, Schwindel, Durchfall, Leberschäden, Muskelschmerzen, Hauterscheinungen (z. B. Ausschlag), Haarausfall. Salz- und Wasserverlust. Vorsicht bei Gicht!	**Möglicherweise zweckmäßig bei** schwereren Formen des Bluthochdrucks. Sinnvolle Kombination von AT-Rezeptor-Hemmer (Irbesartan) mit Diuretikum (Hydrochlorothiazid). Noch unzureichende Erprobung bei Langzeitanwendung.
CoDiovan (D/Ö) Filmtabl. Valsartan, Hydrochlorothiazid *Rezeptpflichtig*	Magen-Darm-Störungen, Blutdruckabfall bei Lagewechsel, Atemnot, Kopfschmerzen, Schlafstörungen, Schwindel, Durchfall, Leberschäden, Muskelschmerzen, Hauterscheinungen (z. B. Ausschlag), Haarausfall. Salz- und Wasserverlust. Vorsicht bei Gicht!	**Möglicherweise zweckmäßig bei** schwereren Formen des Bluthochdrucks. Sinnvolle Kombination von AT-Rezeptor-Hemmer (Valsartan) mit Diuretikum (Hydrochlorothiazid). Noch unzureichende Erprobung bei Langzeitanwendung.

Präparat	Wichtigste Nebenwirkungen	Empfehlung
Concor (D/Ö) Filmtabl. **Concor COR** (D/Ö) Filmtabl. Bisoprolol *Rezeptpflichtig*	Verminderte Tränenproduktion, langsamer Puls, Herzschwäche, Atemnot bei körperlicher Belastung, Einschränkung der Sexualität. Vorsicht bei Asthma, Zuckerkrankheit und Durchblutungsstörungen der Gliedmaßen! Schwere Herzschädigungen bei plötzlichem Absetzen des Medikaments möglich	**Therapeutisch zweckmäßig bei** Bluthochdruck und Angina Pectoris (Betablocker). *Concor COR* ist auch bei Herzinsuffizienz therapeutisch zweckmäßig.
Concor plus (D/Ö) Filmtabl. Bisoprolol, Hydrochlorothiazid *Rezeptpflichtig*	Störungen des Salz- und Wasserhaushaltes. Verminderte Tränenproduktion, langsamer Puls, Herzschwäche, Atemnot bei körperlicher Belastung, Einschränkung der Sexualität. Vorsicht bei Gicht, Asthma, Zuckerkrankheit und Durchblutungsstörungen der Gliedmaßen! Schwere Herzschädigungen bei plötzlichem Absetzen des Medikaments möglich	**Therapeutisch zweckmäßig bei** Bluthochdruck. Sinnvolle Kombination von Betablocker (Bisoprolol) und Diuretikum (Hydrochlorothiazid).
Cordanum (D) Filmtabl. Talinolol *Rezeptpflichtig*	Langsamer Puls, Herzschwäche, Atemnot bei körperlicher Belastung, Einschränkung der Sexualität. Vorsicht bei Asthma, Zuckerkrankheit und Durchblutungsstörungen der Gliedmaßen! Schwere Herzschädigungen bei plötzlichem Absetzen des Medikaments möglich	**Therapeutisch zweckmäßig bei** Bluthochdruck, Angina Pectoris und Herzrhythmusstörungen (Betablocker). Noch wenig umfangreich erprobt.
Cordinate (D) Filmtabl. Valsartan *Rezeptpflichtig*	Magen-Darm-Störungen, Blutdruckabfall bei Lagewechsel des Körpers, Atemnot, Kopfschmerzen, Schlafstörungen, Schwindel, Durchfall, Leberschäden, Muskelschmerzen, Hauterscheinungen (z. B. Ausschlag), Haarausfall. Störungen des Salzhaushaltes (zu viel Kalium im Blut)	**Möglicherweise zweckmäßig bei** Bluthochdruck (AT-Rezeptor-Hemmer bzw. Sartan). Vertretbar nur, wenn die besser erprobten ACE-Hemmer (z. B. Enalapril) nicht eingesetzt werden können. Noch unzureichende Erprobung bei Langzeitanwendung.

Präparat	Wichtigste Nebenwirkungen	Empfehlung
Cordinate plus (D) Filmtabl. Valsartan, Hydrochlorothiazid *Rezeptpflichtig*	Magen-Darm-Störungen, Blutdruckabfall bei Lagewechsel, Atemnot, Kopfschmerzen, Schlafstörungen, Schwindel, Durchfall, Leberschäden, Muskelschmerzen, Hauterscheinungen (z. B. Ausschlag), Haarausfall. Salz- und Wasserverlust. Vorsicht bei Gicht!	**Möglicherweise zweckmäßig bei** schwereren Formen des Bluthochdrucks. Sinnvolle Kombination von AT-Rezeptor-Hemmer (Valsartan) mit Diuretikum (Hydrochlorothiazid). Noch unzureichende Erprobung bei Langzeitanwendung.
CO-Renitec (Ö) Tabl. Enalapril, Hydrochlorothiazid *Rezeptpflichtig*	Häufig Husten. Entzündungen der Atemwege (selten lebensbedrohliche Anschwellungen mit Atemnot). Magen-Darm-Störungen, Übelkeit, Kopfschmerzen, Schwindel (besonders bei Lagewechsel), Hauterscheinungen (z. B. Ausschlag), Haarausfall. Salz- und Wasserverlust. Vorsicht bei Gicht!	**Therapeutisch zweckmäßig nur bei** schwereren Formen des Bluthochdrucks. Sinnvolle Kombination von ACE-Hemmer (Enalapril) mit Diuretikum (Hydrochlorothiazid).
Corifeo (D) Filmtabl. Lercanidipin *Rezeptpflichtig*	Kopfschmerzen, Kopfdruck, Gesichtsrötung, Beinödeme, Übelkeit, erhöhtes Herzinfarktrisiko, Herzrasen, Magen-Darm-Störungen	**Möglicherweise zweckmäßig bei** schwererem Bluthochdruck in Kombination mit anderen bewährten Mitteln (z. B. Diuretika). Therapeutische Wirksamkeit zweifelhaft bei leichtem Bluthochdruck. Kalzium-Antagonist, noch relativ wenig erprobt.
Corinfar/ retard (D) Retardtabl. **Corinfar Tropflösung** (D) Lösung Nifedipin *Rezeptpflichtig*	Kopfdruck, Gesichtsrötung, Beinödeme, Übelkeit, Magen-Darm-Störungen, Herzrasen, schwere Durchblutungsstörungen der Herzkranzgefäße bis zum Herzinfarkt möglich	**Nur zweckmäßig bei** schwererem Bluthochdruck in Kombination mit anderen bewährten Mitteln (z. B. Diuretika). Kalzium-Antagonist. Therapeutische Wirksamkeit zweifelhaft bei leichtem Bluthochdruck. Die Lösung ist zur Langzeitbehandlung des Bluthochdrucks nicht geeignet.
Corvo (D) Tabl. Enalapril *Rezeptpflichtig*	Häufig Husten. Entzündungen der Atemwege (selten lebensbedrohliche Schwellungen mit Atemnot). Magen-Darm-Störungen, Übelkeit, Kopfschmerzen, Schwindel (besonders bei Lagewechsel), Hauterscheinungen (z. B. Ausschlag), Haarausfall. Störungen des Salzhaushaltes (zu viel Kalium im Blut)	**Therapeutisch zweckmäßig nur bei** schwereren Formen des Bluthochdrucks und bei Herzinsuffizienz. Der Langzeitnutzen von ACE-Hemmern wie Enalapril bei leichtem Hochdruck ist nicht nachgewiesen.

Präparat	Wichtigste Nebenwirkungen	Empfehlung
Cosaar (Ö) Filmtabl. Losartan *Rezeptpflichtig*	Magen-Darm-Störungen, Blutdruckabfall bei Lagewechsel des Körpers, Atemnot, Kopfschmerzen, Schlafstörungen, Schwindel, Durchfall, Leberschäden, Muskelschmerzen, Hauterscheinungen (z. B. Ausschlag), Haarausfall. Störungen des Salzhaushaltes (zu viel Kalium im Blut)	**Möglicherweise zweckmäßig bei** Bluthochdruck (AT-Rezeptor-Hemmer bzw. Sartan). Vertretbar nur, wenn die besser erprobten ACE-Hemmer (z. B. Enalapril) nicht eingesetzt werden können. Noch unzureichende Erprobung bei Langzeitanwendung.
Cosaar plus (Ö) Filmtabl. Losartan, Hydrochlorothiazid *Rezeptpflichtig*	Magen-Darm-Störungen, Blutdruckabfall bei Lagewechsel, Atemnot, Kopfschmerzen, Schlafstörungen, Schwindel, Durchfall, Leberschäden, Hauterscheinungen (z. B. Ausschlag), Haarausfall. Salz- und Wasserverlust. Vorsicht bei Gicht!	**Möglicherweise zweckmäßig bei** schwereren Formen des Bluthochdrucks. Sinnvolle Kombination von AT-Rezeptor-Blocker (Losartan) mit Diuretikum (Hydrochlorothiazid). Noch unzureichende Erprobung bei Langzeitanwendung.
Coversum (D/Ö) Tabl. Perindopril *Rezeptpflichtig*	Häufig Husten. Entzündungen der Atemwege (selten lebensbedrohliche Schwellungen mit Atemnot). Magen-Darm-Störungen, Übelkeit, Kopfschmerzen, Schwindel (besonders bei Lagewechsel), Hauterscheinungen (z. B. Ausschlag), Haarausfall. Störungen des Salzhaushaltes (zu viel Kalium im Blut)	**Therapeutisch zweckmäßig nur bei** schwereren Formen des Bluthochdrucks und bei Herzinsuffizienz. Der Langzeitnutzen von ACE-Hemmern wie Perindopril bei leichtem Hochdruck ist nicht nachgewiesen.
Coversum Combi (D) Tabl. Perindopril, Indapamid *Rezeptpflichtig*	Häufig Husten. Entzündungen der Atemwege (selten lebensbedrohliche Anschwellungen mit Atemnot). Magen-Darm-Störungen, Übelkeit, Kopfschmerzen, Schwindel (besonders bei Lagewechsel), Hauterscheinungen (z. B. Ausschlag), Haarausfall. Salz- und Wasserverlust. Vorsicht bei Gicht!	**Therapeutisch zweckmäßig nur bei** schwereren Formen des Bluthochdrucks. Sinnvolle Kombination von ACE-Hemmer (Perindopril) mit Diuretikum (Indapamid).
Cynt (D) Filmtabl. Moxonidin *Rezeptpflichtig*	Häufig Kopfschmerzen, Mundtrockenheit, Müdigkeit; seltener Verschlimmerung von Depressionen, Potenzstörungen, Magen-Darm-Beschwerden. Einschränkung des Reaktionsvermögens möglich	**Wenig zweckmäßig** Vertretbar nur, wenn Medikamente mit geringeren Nebenwirkungen nicht ausreichend wirksam sind. Zentral wirkendes, den Sympathikus dämpfendes Mittel (Imidazolin-Rezeptor-Agonist).

Präparat	Wichtigste Nebenwirkungen	Empfehlung
Debax (Ö) Tabl. Captopril *Rezeptpflichtig*	Häufig Husten. Entzündungen der Atemwege (selten lebensbedrohliche Schwellungen mit Atemnot). Magen-Darm-Störungen, Kopfschmerzen, Schwindel, Hauterscheinungen (z. B. Ausschlag), Blutschäden, Geschmacksstörungen, Haarausfall. Störungen des Salzhaushaltes (zu viel Kalium im Blut)	**Therapeutisch zweckmäßig nur bei** schwereren Formen des Bluthochdrucks und bei Herzinsuffizienz. Der Langzeitnutzen von ACE-Hemmern wie Captopril bei leichtem Hochdruck ist nicht nachgewiesen.
Delix protect (D) Tabl. **Delix protect Startset** (D) Tabl. Ramipril *Rezeptpflichtig*	Häufig Husten. Entzündungen der Atemwege (selten lebensbedrohliche Schwellungen mit Atemnot). Magen-Darm-Störungen, Übelkeit, Kopfschmerzen, Schwindel (besonders bei Lagewechsel), Hauterscheinungen (z. B. Ausschlag), Haarausfall. Störungen des Salzhaushaltes (zu viel Kalium im Blut)	**Therapeutisch zweckmäßig nur bei** schwereren Formen des Bluthochdrucks und bei Herzinsuffizienz. Der Langzeitnutzen von ACE-Hemmern wie Ramipril bei leichtem Hochdruck ist nicht nachgewiesen.
Delix plus (D) Tabl. Ramipril, Hydrochlorothiazid *Rezeptpflichtig*	Häufig Husten. Entzündungen der Atemwege (selten lebensbedrohliche Anschwellungen mit Atemnot). Magen-Darm-Störungen, Übelkeit, Kopfschmerzen, Schwindel (besonders bei Lagewechsel), Hauterscheinungen (z. B. Ausschlag), Haarausfall. Salz- und Wasserverlust. Vorsicht bei Gicht!	**Therapeutisch zweckmäßig nur bei** schwereren Formen des Bluthochdrucks. Sinnvolle Kombination von ACE-Hemmer (Ramipril) mit Diuretikum (Hydrochlorothiazid).
Delmuno (D) Retardtabl. Felodipin, Ramipril *Rezeptpflichtig*	Häufig Husten, Beinödeme, Herzschwäche, Magen-Darm-Störungen, Übelkeit, Kopfdruck, Gesichtsrötung, Entzündungen der Atemwege (selten lebensbedrohliche Schwellungen mit Atemnot), Schwindel (besonders bei Lagewechsel), Hauterscheinungen (z. B. Ausschlag), Haarausfall. Störungen des Salzhaushaltes (zu viel Kalium im Blut)	**Wenig zweckmäßig** Vertretbar nur bei schweren Hochdruckformen. Kombination von problematischem Kalzium-Antagonist (Felodipin) mit ACE-Hemmer (Ramipril).

Präparat	Wichtigste Nebenwirkungen	Empfehlung
Diblocin PP (D) Retardtabl. Doxazosin *Rezeptpflichtig*	Schwindel bei Lageveränderungen des Körpers, Mattigkeit, Kopfschmerzen, Übelkeit, Durchblutungsstörungen der Herzkranzgefäße möglich. Eingeschränktes Reaktionsvermögen	**Wenig zweckmäßig** Vertretbar nur bei schweren Formen des Bluthochdrucks, wenn andere, besser verträgliche Mittel nicht angewendet werden können (Alpha-Blocker).
Dilatrend (D/Ö) Tabl. Carvedilol *Rezeptpflichtig*	Müdigkeit, Schwindel bei Lagewechsel des Körpers, langsamer Puls, Herzschwäche, Atemnot bei körperlicher Belastung, Einschränkung der Sexualität. Vorsicht bei Asthma und Zuckerkrankheit! Schwere Herzschädigungen bei plötzlichem Absetzen des Medikaments möglich	**Therapeutisch zweckmäßig bei** Bluthochdruck (Betablocker mit zusätzlicher gefäßerweiternder Wirkung eines Alphablockers). Auch zur Behandlung der Herzinsuffizienz geeignet.
Diltahexal (D) Filmtabl., Retardtabl., Retardkaps **Diltiazem Genericon** (Ö) Filmtabl. **Diltiazem-ratiopharm/ retard-ratiopharm** (D/Ö) Tabl., Retardkaps. **Dilzem/ retard/ uno** (D/Ö) Tabl., Retardtabl., Retardkaps. *Wirkstoff:* Diltiazem *Rezeptpflichtig*	Gelegentlich Übelkeit, Müdigkeit, Kopfschmerzen, allergische Hauterscheinungen. Selten Magen-Darm-Störungen, Herzrhythmusstörungen. Bei hoher Dosierung Knöchelödeme	**Wenig zweckmäßig bei** Bluthochdruck (Kalzium-Antagonist mit besonderen Wirkungen am Herz). Therapeutisch zweckmäßig bei bestimmten Herzrhythmusstörungen und Angina Pectoris.
Diovan (D/Ö) Kaps. Valsartan *Rezeptpflichtig*	Magen-Darm-Störungen, Blutdruckabfall bei Lagewechsel des Körpers, Atemnot, Kopfschmerzen, Schlafstörungen, Schwindel, Durchfall, Leberschäden, Muskelschmerzen, Hauterscheinungen (z. B. Ausschlag), Haarausfall. Störungen des Salzhaushaltes (zu viel Kalium im Blut)	**Möglicherweise zweckmäßig bei** Bluthochdruck (AT-Rezeptor-Hemmer bzw. Sartan). Vertretbar nur, wenn die besser erprobten ACE-Hemmer (z. B. Enalapril) nicht eingesetzt werden können. Noch unzureichende Erprobung bei Langzeitanwendung.
Dociton/ retard (D) Filmtabl., Retardkaps. Propranolol *Rezeptpflichtig*	Langsamer Puls, Herzschwäche, Atemnot bei körperlicher Belastung, Einschränkung der Sexualität. Vorsicht bei Asthma, Zuckerkrankheit und Durchblutungsstörungen der Gliedmaßen! Schwere Herzschädigungen bei plötzlichem Absetzen des Medikaments möglich	**Therapeutisch zweckmäßig bei** Bluthochdruck, Angina Pectoris und Herzrhythmusstörungen (Betablocker).

Präparat	Wichtigste Nebenwirkungen	Empfehlung
Doxacor (D) Tabl. **Doxagamma** (D) Tabl. **Doxanar** (D) Tabl. **DOXA-PUREN** (D) Tabl. **Doxazoflo** (D) Tabl. **Doxazomerck** (D) Tabl. **Doxazosin – 1 A Pharma** (D) Tabl. **Doxazosin AbZ** (D) Retardtabl. *Wirkstoff:* Doxazosin *Rezeptpflichtig*	Schwindel bei Lageveränderungen des Körpers, Mattigkeit, Kopfschmerzen, Übelkeit, Durchblutungsstörungen der Herzkranzgefäße möglich. Eingeschränktes Reaktionsvermögen	**Wenig zweckmäßig** Vertretbar nur bei schweren Formen des Bluthochdrucks, wenn andere, besser verträgliche Mittel nicht angewendet werden können. Alpha-Blocker.
Doxazosin AL (D) Tabl., Retardtabl. **Doxazosin AWD** (D) Retardtabl. **Doxazosin Arcana** (Ö) Tabl. **Doxazosin Genericon** (Ö) Tabl. **Doxazosin beta** (D) Tabl. **Doxazosin-CT 1** (D) Tabl., Retardtabl. *Wirkstoff:* Doxazosin *Rezeptpflichtig*	Schwindel bei Lageveränderungen des Körpers, Mattigkeit, Kopfschmerzen, Übelkeit, Durchblutungsstörungen der Herzkranzgefäße möglich. Eingeschränktes Reaktionsvermögen	**Wenig zweckmäßig** Vertretbar nur bei schweren Formen des Bluthochdrucks, wenn andere, besser verträgliche Mittel nicht angewendet werden können. Alpha-Blocker.
Doxazosin dura (D) Tabl., Retardtabl. **Doxazosin-ratiopharm** (D/Ö) Tabl., Retardtabl. **Doxazosin Sandoz** (D) Tabl. **Doxazosin STADA** (D) Tabl., Retardtabl. **Doxazosin TAD** (D) Tabl. **Doxazosin-Wolff** (D) Tabl. *Wirkstoff:* Doxazosin *Rezeptpflichtig*	Schwindel bei Lageveränderungen des Körpers, Mattigkeit, Kopfschmerzen, Übelkeit, Durchblutungsstörungen der Herzkranzgefäße möglich. Eingeschränktes Reaktionsvermögen	**Wenig zweckmäßig** Vertretbar nur bei schweren Formen des Bluthochdrucks, wenn andere, besser verträgliche Mittel nicht angewendet werden können. Alpha-Blocker.
Duranifin/ retard/ T/ uno (D) Weichkaps., Retardtabl., Filmtabl. Nifedipin *Rezeptpflichtig*	Kopfdruck, Gesichtsrötung, Beinödeme, Übelkeit, Magen-Darm-Störungen, Herzrasen, schwere Durchblutungsstörungen der Herzkranzgefäße bis zum Herzinfarkt möglich	**Nur zweckmäßig bei** schwererem Bluthochdruck in Kombination mit anderen bewährten Mitteln (z. B. Diuretika). Therapeutische Wirksamkeit zweifelhaft bei leichtem Bluthochdruck. Kalzium-Antagonist. Weichkapseln sind zur Langzeitbehandlung des Bluthochdrucks nicht geeignet.

Präparat	Wichtigste Nebenwirkungen	Empfehlung
Dynacil (D) Tabl. Fosinopril *Rezeptpflichtig*	Häufig Husten. Entzündungen der Atemwege (selten lebensbedrohliche Schwellungen mit Atemnot). Magen-Darm-Störungen, Übelkeit, Kopfschmerzen, Schwindel (besonders bei Lagewechsel), Hauterscheinungen (z. B. Ausschlag), Haarausfall. Störungen des Salzhaushaltes (zu viel Kalium im Blut)	**Therapeutisch zweckmäßig nur bei** schwereren Formen des Bluthochdrucks und bei Herzinsuffizienz. Der Langzeitnutzen von ACE-Hemmern wie Fosinopril bei leichtem Hochdruck ist nicht nachgewiesen.
Dynorm Plus (D) Filmtabl. Cilazapril, Hydrochlorothiazid *Rezeptpflichtig*	Häufig Husten. Entzündungen der Atemwege (selten lebensbedrohliche Anschwellungen mit Atemnot). Magen-Darm-Störungen, Übelkeit, Kopfschmerzen, Schwindel (besonders bei Lagewechsel), Hauterscheinungen (z. B. Ausschlag), Haarausfall. Salz- und Wasserverlust. Vorsicht bei Gicht!	**Therapeutisch zweckmäßig nur bei** schwereren Formen des Bluthochdrucks. Sinnvolle Kombination von ACE-Hemmer (Cilazapril) mit Diuretikum (Hydrochlorothiazid).
Ebrantil (D/Ö) Amp., Retardkaps. Urapidil *Rezeptpflichtig*	Schwindel bei Lageveränderungen des Körpers, Mattigkeit, Kopfschmerzen, Übelkeit	**Nur zweckmäßig bei** schweren Formen des Bluthochdrucks, z. B. bei Hochdruckkrisen.
Emestar plus (D/Ö) Filmtabl. Eprosartan, Hydrochlorothiazid *Rezeptpflichtig*	Magen-Darm-Störungen, Blutdruckabfall bei Lagewechsel des Körpers, Atemnot, Kopfschmerzen, Schlafstörungen, Schwindel, Durchfall, Leberschäden, Muskelschmerzen, Hauterscheinungen (z. B. Ausschlag), Haarausfall. Salz- und Wasserverlust. Vorsicht bei Gicht!	**Möglicherweise zweckmäßig bei** schweren Formen des Bluthochdruck. Sinnvolle Kombination von AT-Rezeptor-Blocker (Eprosartan) mit Diuretikum (Hydrochlorothiazid). Noch unzureichende Erprobung bei Langzeitanwendung.
Enabeta (D) **Enadigal** (D) **Enadura** (D) **Ena-Hennig** (D) **Enahexal** (D) **Enalagamma** (D) **Enalapril –** **1 A Pharma** (Ö) Tabletten *Wirkstoff*: Enalapril *Rezeptpflichtig*	Häufig Husten. Entzündungen der Atemwege (selten lebensbedrohliche Schwellungen mit Atemnot). Magen-Darm-Störungen, Übelkeit, Kopfschmerzen, Schwindel (besonders bei Lagewechsel), Hauterscheinungen (z. B. Ausschlag), Haarausfall. Störungen des Salzhaushaltes (zu viel Kalium im Blut)	**Therapeutisch zweckmäßig nur bei** schwereren Formen des Bluthochdrucks und bei Herzinsuffizienz. Der Langzeitnutzen von ACE-Hemmern wie Enalapril bei leichtem Hochdruck ist nicht nachgewiesen.

Präparat	Wichtigste Nebenwirkungen	Empfehlung
Enalapril AbZ (D) **Enalapril AL** (D) **Enalapril AWD** (D) **Enalapril Genericon** (Ö) **Enalapril axcount** (D) **Enalapril-corax** (D) **Enalapril-CT** (D) **Enalapril Heumann** (D) **Enalapril-ratiopharm** (D/Ö) **Enalapril-saar** (D) **Enalapril Sandoz** (D) **Enalapril Stada** (D) **Enalapril Verla** (D) **EnaLich** (D) **Enalapril-Puren** (D) Tabletten *Wirkstoff*: Enalapril *Rezeptpflichtig*	Häufig Husten. Entzündungen der Atemwege (selten lebensbedrohliche Schwellungen mit Atemnot). Magen-Darm-Störungen, Übelkeit, Kopfschmerzen, Schwindel (besonders bei Lagewechsel), Hauterscheinungen (z. B. Ausschlag), Haarausfall. Störungen des Salzhaushaltes (zu viel Kalium im Blut)	**Therapeutisch zweckmäßig nur bei** schwereren Formen des Bluthochdrucks und bei Herzinsuffizienz. Der Langzeitnutzen von ACE-Hemmern wie Enalapril bei leichtem Hochdruck ist nicht nachgewiesen.
Enabeta comp (D) **Enalagamma HCT** (D) **Enalapril comp. AbZ** (D) **Enalapril comp-CT** (D) **Enalapril-corax comp.** (D) **Enalapril HCT AWD** (D) **Enalapril HCT Sandoz** (D) **Enalapril plus – 1 A Pharma** (D) Tabletten *Wirkstoffe*: Enalapril, Hydrochlorothiazid *Rezeptpflichtig*	Häufig Husten. Entzündungen der Atemwege (selten lebensbedrohliche Anschwellungen mit Atemnot). Magen-Darm-Störungen, Übelkeit, Kopfschmerzen, Schwindel (besonders bei Lagewechsel), Hauterscheinungen (z. B. Ausschlag), Haarausfall. Salz- und Wasserverlust. Vorsicht bei Gicht!	**Therapeutisch zweckmäßig nur bei** schwereren Formen des Bluthochdrucks. Sinnvolle Kombination von ACE-Hemmer (Enalapril) mit Diuretikum (Hydrochlorothiazid).
Enalapril-ratiopharm comp. (D) **Enalapril saar plus** (D) **Enalapril Verla plus** (D) **Enala-Q comp.** (D) **Enahexal comp** (D) **EnaLich comp** (D) **Enaplus AL** (D) **Enaplus Stada** (D) Tabletten *Wirkstoffe*: Enalapril, Hydrochlorothiazid *Rezeptpflichtig*	Häufig Husten. Entzündungen der Atemwege (selten lebensbedrohliche Anschwellungen mit Atemnot). Magen-Darm-Störungen, Übelkeit, Kopfschmerzen, Schwindel (besonders bei Lagewechsel), Hauterscheinungen (z. B. Ausschlag), Haarausfall. Salz- und Wasserverlust. Vorsicht bei Gicht!	**Therapeutisch zweckmäßig nur bei** schwereren Formen des Bluthochdrucks. Sinnvolle Kombination von ACE-Hemmer (Enalapril) mit Diuretikum (Hydrochlorothiazid).

Präparat	Wichtigste Nebenwirkungen	Empfehlung
Eneas (D) Tabl. Enalapril, Nitrendipin *Rezeptpflichtig*	Häufig Husten. Entzündungen der Atemwege (selten lebensbedrohliche Schwellungen mit Atemnot). Magen-Darm-Störungen, Übelkeit, Kopfschmerzen, Schwindel (besonders bei Lagewechsel), Hauterscheinungen (z. B. Ausschlag), Haarausfall. Störungen des Salzhaushaltes (zu viel Kalium im Blut)	**Nur zweckmäßig bei** schwereren Formen des Bluthochdrucks und bei Herzinsuffizienz. Der Langzeitnutzen von ACE-Hemmern wie Enalapril bei leichtem Hochdruck ist nicht nachgewiesen.
Escor (D) Retardkaps., Filmtabl. Nilvadipin *Rezeptpflichtig*	Kopfdruck, Gesichtsrötung, Beinödeme, Übelkeit, Herzrasen, Magen-Darm-Störungen, erhöhtes Herzinfarktrisiko	**Nur zweckmäßig bei** schwererem Bluthochdruck in Kombination mit anderen bewährten Mitteln (z. B. Diuretika). Therapeutische Wirksamkeit zweifelhaft bei leichtem Bluthochdruck. Weniger erprobter Kalzium-Antagonist.
Falicard/ retard/ RR/ uno (D) Filmtabl., Retardtabl. Verapamil *Rezeptpflichtig*	Magen-Darm-Störungen, Übelkeit, Ödeme, Kopfdruck, Störungen des Herzrhythmus, Verstärkung einer Herzschwäche	**Wenig zweckmäßig bei** Bluthochdruck (Kalzium-Antagonist mit besonderen Wirkungen am Herz). Therapeutisch zweckmäßig bei bestimmten Herzrhythmusstörungen und Angina Pectoris.
Felobeta (D) **Felocor** (D) **Felodipin – 1 A Pharma** (D) **Felodipin AbZ** (D) **Felodipin AL** (D) **Felodipin-CT 1** (D) **Felodipin dura 1** (D) **Felodipin Heumann** (D) **Felodipin-ratiopharm** (D/Ö) **Felodipin Sandoz** (D) **Felodipin STADA** (D) **Felodipin TAD** (D) **Felogamma** (D) **Felo-Puren** (D) Retardtabletten *Wirkstoff:* Felodipin *Rezeptpflichtig*	Sehr häufig Kopfschmerzen, Kopfdruck, Gesichtsrötung, Beinödeme, Übelkeit, Herzrhythmusstörungen, Herzrasen, Magen-Darm-Störungen, erhöhtes Herzinfarktrisiko	**Wenig zweckmäßig bei** Bluthochdruck. Kalzium-Antagonist (Felodipin) ohne Vorteile gegenüber Nifedipin, aber mit stärkeren Nebenwirkungen.

Präparat	Wichtigste Nebenwirkungen	Empfehlung
Fortzaar (D) Filmtabl. Losartan, Hydrochlorothiazid *Rezeptpflichtig*	Magen-Darm-Störungen, Blutdruckabfall bei Lagewechsel, Atemnot, Kopfschmerzen, Schlafstörungen, Schwindel, Durchfall, Leberschäden, Muskelschmerzen, Hauterscheinungen (z. B. Ausschlag), Haarausfall. Salz- und Wasserverlust. Vorsicht bei Gicht!	**Möglicherweise zweckmäßig bei** schwereren Formen des Bluthochdrucks. Sinnvolle Kombination von AT-Rezeptor-Blocker (Losartan) mit Diuretikum (Hydrochlorothiazid). Noch unzureichend Erprobung bei Langzeitanwendung
Fosinorm (D) Tabl. Fosinopril *Rezeptpflichtig*	Häufig Husten. Entzündungen der Atemwege (selten lebensbedrohliche Schwellungen mit Atemnot). Magen-Darm-Störungen, Übelkeit, Kopfschmerzen, Schwindel (besonders bei Lagewechsel), Hauterscheinungen (z. B. Ausschlag), Haarausfall. Störungen des Salzhaushaltes (zu viel Kalium im Blut)	**Therapeutisch zweckmäßig nur bei** schwereren Formen des Bluthochdrucks und bei Herzinsuffizienz. Der Langzeitnutzen von ACE-Hemmern wie Fosinopril bei leichtem Hochdruck ist nicht nachgewiesen.
Fositens (Ö) Tabl. Fosinopril *Rezeptpflichtig*	Häufig Husten. Entzündungen der Atemwege (selten lebensbedrohliche Schwellungen mit Atemnot). Magen-Darm-Störungen, Übelkeit, Kopfschmerzen, Schwindel (besonders bei Lagewechsel), Hauterscheinungen (z. B. Ausschlag), Haarausfall. Störungen des Salzhaushaltes (zu viel Kalium im Blut)	**Therapeutisch zweckmäßig nur bei** schwereren Formen des Bluthochdrucks und bei Herzinsuffizienz. Der Langzeitnutzen von ACE-Hemmern wie Fosinopril bei leichtem Hochdruck ist nicht nachgewiesen.
Hypren (Ö) Kaps. Ramipril *Rezeptpflichtig*	Häufig Husten. Entzündungen der Atemwege (selten lebensbedrohliche Schwellungen mit Atemnot). Magen-Darm-Störungen, Übelkeit, Kopfschmerzen, Schwindel (besonders bei Lagewechsel), Hauterscheinungen (z. B. Ausschlag), Haarausfall. Störungen des Salzhaushaltes (zu viel Kalium im Blut)	**Therapeutisch zweckmäßig nur bei** schwereren Formen des Bluthochdrucks. Der Langzeitnutzen von ACE-Hemmern wie Ramipril bei leichtem Hochdruck ist nicht nachgewiesen.

Präparat	Wichtigste Nebenwirkungen	Empfehlung
Hypren Plus (Ö) Tabl., Fortetabl. Ramipril, Hydrochlorothiazid *Rezeptpflichtig*	Häufig Husten. Entzündungen der Atemwege (selten lebensbedrohliche Anschwellungen mit Atemnot). Magen-Darm-Störungen, Übelkeit, Kopfschmerzen, Schwindel (besonders bei Lagewechsel), Hauterscheinungen (z. B. Ausschlag), Haarausfall. Salz- und Wasserverlust. Vorsicht bei Gicht!	**Therapeutisch zweckmäßig nur bei** schwereren Formen des Bluthochdrucks. Sinnvolle Kombination von ACE-Hemmer (Ramipril) mit Diuretikum (Hydrochlorothiazid).
Inderal (Ö) Filmtabl. Propranolol *Rezeptpflichtig*	Langsamer Puls, Herzschwäche, Atemnot bei körperlicher Belastung, Einschränkung der Sexualität. Vorsicht bei Asthma, Zuckerkrankheit und Durchblutungsstörungen der Gliedmaßen! Schwere Herzschädigungen bei plötzlichem Absetzen des Medikaments möglich	**Therapeutisch zweckmäßig bei** Bluthochdruck, Angina Pectoris und Herzrhythmusstörungen (Betablocker).
Inhibace Plus Roche (Ö) Filmtabl. Cilazapril, Hydrochlorothiazid *Rezeptpflichtig*	Häufig Husten. Entzündungen der Atemwege (selten lebensbedrohliche Anschwellungen mit Atemnot). Magen-Darm-Störungen, Übelkeit, Kopfschmerzen, Schwindel (besonders bei Lagewechsel), Hauterscheinungen (z. B. Ausschlag), Haarausfall. Salz- und Wasserverlust. Vorsicht bei Gicht!	**Therapeutisch zweckmäßig nur bei** schwereren Formen des Bluthochdrucks. Sinnvolle Kombination von ACE-Hemmer (Cilazapril) mit Diuretikum (Hydrochlorothiazid).
Inhibace Roche (Ö) Filmtabl. Cilazapril *Rezeptpflichtig*	Häufig Husten. Entzündungen der Atemwege (selten lebensbedrohliche Schwellungen mit Atemnot). Magen-Darm-Störungen, Übelkeit, Kopfschmerzen, Schwindel (besonders bei Lagewechsel), Hauterscheinungen (z. B. Ausschlag), Haarausfall. Störungen des Salzhaushaltes (zu viel Kalium im Blut)	**Therapeutisch zweckmäßig nur bei** schwereren Formen des Bluthochdrucks. Der Langzeitnutzen von ACE-Hemmern wie Cilazapril bei leichtem Hochdruck ist nicht nachgewiesen.

Präparat	Wichtigste Nebenwirkungen	Empfehlung
Isoptin RR (D/Ö) Retardtabl. Verapamil *Rezeptpflichtig*	Magen-Darm-Störungen, Übelkeit, Ödeme, Kopfdruck, Störungen des Herzrhythmus, Verstärkung einer Herzschwäche	**Wenig zweckmäßig bei** Bluthochdruck (Kalzium-Antagonist mit besonderen Wirkungen am Herz). Therapeutisch zweckmäßig bei bestimmten Herzrhythmusstörungen und Angina Pectoris.
Jeprolol/ retard (D) Filmtbl., Retardtabl. **Jutabloc/ retard** (D) Filmtbl., Retardtabl. Metoprolol *Rezeptpflichtig*	Häufig Magen-Darm-Störungen und Übelkeit, psychische Veränderungen (z. B. Schlafstörungen), langsamer Puls, Herzschwäche, Atemnot bei körperlicher Belastung, Einschränkung der Sexualität. Vorsicht bei Asthma, Zuckerkrankheit und Durchblutungsstörungen der Gliedmaßen! Schwere Herzschädigungen bei plötzlichem Absetzen des Medikaments möglich	**Therapeutisch zweckmäßig bei** Bluthochdruck, Angina Pectoris und Herzrhythmusstörungen (Betablocker).
Jutadilat Retard (D) Retardtabl. Nifedipin *Rezeptpflichtig*	Kopfdruck, Gesichtsrötung, Beinödeme, Übelkeit, Magen-Darm-Störungen, Herzrasen, schwere Durchblutungsstörungen der Herzkranzgefäße bis zum Herzinfarkt möglich	**Nur zweckmäßig bei** schwererem Bluthochdruck in Kombination mit anderen bewährten Mitteln (z. B. Diuretika). Kalzium-Antagonist. Therapeutische Wirksamkeit zweifelhaft bei leichtem Bluthochdruck.
Jutaxan (D) Tabl. Enalapril *Rezeptpflichtig*	Häufig Husten. Entzündungen der Atemwege (selten lebensbedrohliche Schwellungen mit Atemnot). Magen-Darm-Störungen, Übelkeit, Kopfschmerzen, Schwindel (besonders bei Lagewechsel), Hauterscheinungen (z. B. Ausschlag), Haarausfall. Störungen des Salzhaushaltes (zu viel Kalium im Blut)	**Therapeutisch zweckmäßig nur bei** schwereren Formen des Bluthochdrucks und bei Herzinsuffizienz. Der Langzeitnutzen von ACE-Hemmern wie Enalapril bei leichtem Hochdruck ist nicht nachgewiesen.

Präparat	Wichtigste Nebenwirkungen	Empfehlung
Karvea (D/Ö) Filmtabl. Irbesartan *Rezeptpflichtig*	Magen-Darm-Störungen, Blutdruckabfall bei Lagewechsel, Atemnot, Kopfschmerzen, Schlafstörungen, Schwindel, Durchfall, Leberschäden, Muskelschmerzen, Hauterscheinungen (z. B. Ausschlag), Haarausfall. Störungen des Salzhaushaltes (zu viel Kalium im Blut)	**Möglicherweise zweckmäßig bei** Bluthochdruck (AT-Rezeptor-Hemmer bzw. Sartan). Vertretbar nur, wenn die besser erprobten ACE-Hemmer (z. B. Enalapril) nicht eingesetzt werden können. Noch unzureichende Erprobung bei Langzeitanwendung.
Karvezide (D/Ö) Filmtabl. Irbesartan, Hydrochlorothiazid *Rezeptpflichtig*	Magen-Darm-Störungen, Blutdruckabfall bei Lagewechsel, Atemnot, Kopfschmerzen, Schlafstörungen, Schwindel, Durchfall, Leberschäden, Muskelschmerzen, Hauterscheinungen (z. B. Ausschlag), Haarausfall. Salz- und Wasserverlust. Vorsicht bei Gicht!	**Möglicherweise zweckmäßig bei** schwereren Formen des Bluthochdrucks. Sinnvolle Kombination von AT-Rezeptor-Blocker (Irbesartan) mit Diuretikum (Hydrochlorothiazid). Noch unzureichende Erprobung bei Langzeitanwendung.
Kerlone/ mite (D) Lacktabl., Filmtabl. Betaxolol *Rezeptpflichtig*	Langsamer Puls, Herzschwäche, Atemnot bei körperlicher Belastung, Einschränkung der Sexualität. Vorsicht bei Asthma, Zuckerkrankheit und Durchblutungsstörungen der Gliedmaßen! Schwere Herzschädigungen bei plötzlichem Absetzen des Medikaments möglich	**Therapeutisch zweckmäßig bei** Bluthochdruck (Betablocker).
Kinzalkomb (D/Ö) Filmtabl. Telmisartan, Hydrochlorothiazid *Rezeptpflichtig*	Magen-Darm-Störungen, Blutdruckabfall bei Lagewechsel, Atemnot, Kopfschmerzen, Schlafstörungen, Schwindel, Durchfall, Leberschäden, Muskelschmerzen, Hauterscheinungen (z. B. Ausschlag), Haarausfall. Salz- und Wasserverlust. Vorsicht bei Gicht!	**Möglicherweise zweckmäßig bei** schwereren Formen des Bluthochdrucks. Sinnvolle Kombination von AT-Rezeptor-Blocker (Telmisartan) mit Diuretikum (Hydrochlorothiazid). Noch unzureichende Erprobung bei Langzeitanwendung.
Kinzalmono (D/Ö) Tabl. Telmisartan *Rezeptpflichtig*	Magen-Darm-Störungen, Blutdruckabfall bei Lagewechsel des Körpers, Atemnot, Kopfschmerzen, Schlafstörungen, Schwindel, Durchfall, Leberschäden, Muskelschmerzen, Hauterscheinungen (z. B. Ausschlag), Haarausfall. Störungen des Salzhaushaltes (zu viel Kalium im Blut)	**Möglicherweise zweckmäßig bei** Bluthochdruck (AT-Rezeptor-Blocker bzw. Sartan). Vertretbar nur, wenn die besser erprobten ACE-Hemmer (z. B. Enalapril) nicht eingesetzt werden können. Noch unzureichende Erprobung bei Langzeitanwendung.

Präparat	Wichtigste Nebenwirkungen	Empfehlung
Lisibeta (D/Ö) **Lisidigal** (D) **Lisidoc** (D) **Lisigamma** (D/Ö) **Lisi-Hennig** (D) **Lisihexal** (D/Ö) **Lisi Lich** (D/Ö) **Lisi-Puren** (D/Ö) **Lisinopril – 1 A Pharma** (D) **Lisinopril AbZ** (D) **Lisinopril AL** (D) **Lisinopril Arcana** (Ö) **Lisinopril AWD** (D) **Lisinopril-corax** (D) **Lisinopril-CT** (D) **Lisinopril-Q** (D) **Lisinopril Genericon** (Ö) **Lisinopril Heumann** (D) **Lisinopril-ratiopharm** (D/Ö) **Lisinopril Sandoz** (D) **Lisinopril Stada** (D) Tabletten *Wirkstoff:* Lisinopril *Rezeptpflichtig*	Häufig Husten. Entzündungen der Atemwege (selten lebensbedrohliche Schwellungen mit Atemnot). Magen-Darm-Störungen, Übelkeit, Kopfschmerzen, Schwindel (besonders bei Lagewechsel), Hauterscheinungen (z. B. Ausschlag), Haarausfall. Störungen des Salzhaushaltes (zu viel Kalium im Blut)	**Therapeutisch zweckmäßig nur bei** schwereren Formen des Bluthochdrucks und bei Herzinsuffizienz. Der Langzeitnutzen von ACE-Hemmern wie Lisinopril bei leichtem Hochdruck ist nicht nachgewiesen.
Lisibeta comp (D) **Lisihexal comp** (D/Ö) **Lisinopril-ratiopharm comp.** (D) Tabletten *Wirkstoffe:* Lisinopril, Hydrochlorothiazid *Rezeptpflichtig*	Häufig Husten. Entzündungen der Atemwege (selten lebensbedrohliche Schwellungen mit Atemnot). Magen-Darm-Störungen, Übelkeit, Kopfschmerzen, Schwindel (besonders bei Lagewechsel), Hauterscheinungen (z. B. Ausschlag), Haarausfall. Salz- und Wasserverlust. Vorsicht bei Gicht!	**Therapeutisch zweckmäßig nur bei** schwereren Formen des Bluthochdrucks. Sinnvolle Kombination von ACE-Hemmer (Lisinopril) mit Diuretikum (Hydrochlorothiazid).
Lopirin/ Cor (D/Ö) Tabl. Captopril *Rezeptpflichtig*	Häufig Husten. Entzündungen der Atemwege (selten lebensbedrohliche Schwellungen mit Atemnot). Magen-Darm-Störungen, Kopfschmerzen, Schwindel, Hauterscheinungen (z. B. Ausschlag), Blutschäden, Geschmacksstörungen, Haarausfall. Störungen des Salzhaushaltes (zu viel Kalium im Blut)	**Therapeutisch zweckmäßig nur bei** schwereren Formen des Bluthochdrucks und bei Herzinsuffizienz. Der Langzeitnutzen von ACE-Hemmern wie Captopril bei leichtem Hochdruck ist nicht nachgewiesen.

Präparat	Wichtigste Nebenwirkungen	Empfehlung
Lopresor/ mite (D) Filmtabl. Metoprolol *Rezeptpflichtig*	Häufig Magen-Darm-Störungen und Übelkeit, psychische Veränderungen (z. B. Schlafstörungen), langsamer Puls, Herzschwäche, Atemnot bei körperlicher Belastung, Einschränkung der Sexualität. Vorsicht bei Asthma, Zuckerkrankheit und Durchblutungsstörungen der Gliedmaßen! Schwere Herzschädigungen bei plötzlichem Absetzen des Medikaments möglich	**Therapeutisch zweckmäßig bei** Bluthochdruck, Angina Pectoris und Herzrhythmusstörungen (Betablocker).
Lorzaar/ Start/ Protect (D) Filmtabl. Losartan *Rezeptpflichtig*	Magen-Darm-Störungen, Blutdruckabfall bei Lagewechsel, Atemnot, Kopfschmerzen, Schlafstörungen, Schwindel, Durchfall, Leberschäden, Muskelschmerzen, Hauterscheinungen (z. B. Ausschlag), Haarausfall. Störungen des Salzhaushaltes (zu viel Kalium im Blut)	**Möglicherweise zweckmäßig bei** Bluthochdruck (AT-Rezeptor-Hemmer bzw. Sartan). Vertretbar nur, wenn die besser erprobten ACE-Hemmer (z. B. Enalapril) nicht eingesetzt werden können. Noch unzureichende Erprobung bei Langzeitanwendung.
Lorzaar plus (D) Filmtabl., Forte-Tabl. Losartan, Hydrochlorothiazid *Rezeptpflichtig*	Magen-Darm-Störungen, Blutdruckabfall bei Lagewechsel, Atemnot, Kopfschmerzen, Schlafstörungen, Schwindel, Durchfall, Leberschäden, Muskelschmerzen, Hauterscheinungen (z. B. Ausschlag), Haarausfall. Salz- und Wasserverlust. Vorsicht bei Gicht!	**Möglicherweise zweckmäßig bei** schwereren Formen des Bluthochdrucks. Sinnvolle Kombination von AT-Rezeptor-Hemmer (Losartan) mit Diuretikum (Hydrochlorothiazid). Noch unzureichende Erprobung bei Langzeitanwendung.
Meprolol/ retard (D) Tabl., Retardtabl. **Metobeta/ retard** (D) Tabl., Retardtabl. **Metodoc/ retard** (D) Tabl., Retardtabl. **metodura/ retard** (D) Tabl., Retardtabl. **Meto-Hennig/ retard** (D) Tabl., Retardtabl. Wirkstoff: Metoprolol *Rezeptpflichtig*	Häufig Magen-Darm-Störungen und Übelkeit, psychische Veränderungen (z. B. Schlafstörungen), langsamer Puls, Herzschwäche, Atemnot bei körperlicher Belastung, Einschränkung der Sexualität. Vorsicht bei Asthma, Zuckerkrankheit und Durchblutungsstörungen der Gliedmaßen! Schwere Herzschädigungen bei plötzlichem Absetzen des Medikaments möglich	**Therapeutisch zweckmäßig bei** Bluthochdruck, Angina Pectoris und Herzrhythmusstörungen (Betablocker).

Präparat	Wichtigste Nebenwirkungen	Empfehlung
Metohexal/ retard (D/Ö) Tabl., Retardtabl. **Meto Isis** (D) Tabl., Retardtabl. **Metoprogamma/ retard** (D) Tabl., Retardtabl. **Metoprolol – 1 A Pharma** (D/Ö) Tabl., Retardtabl. **Metoprolol retard – 1 A Pharma** (D) Tabl., Retardtabl. **Metoprolol AbZ** (D) Tabl., Retardtabl. **Metoprolol AbZ O.K.** (D) Tabl., Retardtabl. *Wirkstoff:* Metoprolol *Rezeptpflichtig*	Häufig Magen-Darm-Störungen und Übelkeit, psychische Veränderungen (z. B. Schlafstörungen), langsamer Puls, Herzschwäche, Atemnot bei körperlicher Belastung, Einschränkung der Sexualität. Vorsicht bei Asthma, Zuckerkrankheit und Durchblutungsstörungen der Gliedmaßen! Schwere Herzschädigungen bei plötzlichem Absetzen des Medikaments möglich	**Therapeutisch zweckmäßig bei** Bluthochdruck, Angina Pectoris und Herzrhythmusstörungen (Betablocker).
Metoprolol AL/ retard (D) Tabl., Retardtabl. **metoprolol-corax** (D) Tabl., Retardtabl. **Metoprolol-CT** (D) Tabl., Retardtabl. **Metoprolol-CT ZERO** (D) Tabl., Retardtabl. **Metoprolol Genericon** (Ö) Tabl., Retardtabl. **Metoprolol Heumann** (D) Tabl., Retardtabl. *Wirkstoff:* Metoprolol *Rezeptpflichtig*	Häufig Magen-Darm-Störungen und Übelkeit, psychische Veränderungen (z. B. Schlafstörungen), langsamer Puls, Herzschwäche, Atemnot bei körperlicher Belastung, Einschränkung der Sexualität. Vorsicht bei Asthma, Zuckerkrankheit und Durchblutungsstörungen der Gliedmaßen! Schwere Herzschädigungen bei plötzlichem Absetzen des Medikaments möglich	**Therapeutisch zweckmäßig bei** Bluthochdruck, Angina Pectoris und Herzrhythmusstörungen (Betablocker).
Metoprolol-ratiopharm/ retard (D) Tabl., Retardtabl. **Metoprolol-ratiopharm NK** (D) Tabl., Retardtabl. **Metoprolol Sandoz/ retard** (D) Tabl., Retardtabl. **Metoprolol Stada/ retard** (D/Ö) Tabl., Retardtabl. **Metoprolol Verla/ retard** (D) Tabl., Retardtabl. **Meto-Tablinen** (D) Tabl., Retardtabl. *Wirkstoff:* Metoprolol *Rezeptpflichtig*	Häufig Magen-Darm-Störungen und Übelkeit, psychische Veränderungen (z. B. Schlafstörungen), langsamer Puls, Herzschwäche, Atemnot bei körperlicher Belastung, Einschränkung der Sexualität. Vorsicht bei Asthma, Zuckerkrankheit und Durchblutungsstörungen der Gliedmaßen! Schwere Herzschädigungen bei plötzlichem Absetzen des Medikaments möglich	**Therapeutisch zweckmäßig bei** Bluthochdruck, Angina Pectoris und Herzrhythmusstörungen (Betablocker).

Präparat	Wichtigste Nebenwirkungen	Empfehlung
Metoprololsuccinat – 1 A Pharma (D) Retardtabl. **Metoprolol-Wolff retard** (D) Retardtabl. **Metoprolol-Z AL** ((D) Retardtabl. **Metoprolol ZOT STADA** (D) Retardtabl. *Wirkstoff:* Metoprolol *Rezeptpflichtig*	Häufig Magen-Darm-Störungen und Übelkeit, psychische Veränderungen (z. B. Schlafstörungen), langsamer Puls, Herzschwäche, Atemnot bei körperlicher Belastung, Einschränkung der Sexualität. Vorsicht bei Asthma, Zuckerkrankheit und Durchblutungsstörungen der Gliedmaßen! Schwere Herzschädigungen bei plötzlichem Absetzen des Medikaments möglich	**Therapeutisch zweckmäßig bei** Bluthochdruck, Angina Pectoris und Herzrhythmusstörungen (Betablocker).
metodura comp (D) Tabl. **Metohexal comp** (D) Tabl. **MetoHEXAL Succ comp** (D) Tabl. **Metoprolol comp. AbZ** (D) Tabl. **Metoprolol comp.-CT** (D) Tabl. **Metoprolol HCT Sandoz** (D) Tabl. *Wirkstoffe:* Metoprolol, Hydrochlorothiazid *Rezeptpflichtig*	Häufig Magen-Darm-Störungen und Übelkeit, psychische Veränderungen (z. B. Schlafstörungen), langsamer Puls, Herzschwäche, Atemnot bei körperlicher Belastung, Einschränkung der Sexualität, Salz- und Wasserverlust. Vorsicht bei Asthma, Gicht, Zuckerkrankheit und Durchblutungsstörungen der Gliedmaßen! Schwere Herzschädigungen bei plötzlichem Absetzen des Medikaments möglich	**Therapeutisch zweckmäßig bei** Bluthochdruck. Sinnvolle Kombination von Betablocker (Metoprolol) mit Diuretikum (Hydrochlorothiazid).
Metoprolol NOK Sandoz (D) Retardtabl. **Metoprolol-ratiopharm comp** (D) Tabl. **Metoprololsuccinat plus – 1 A Pharma** (D) Retardtabl. **Metostad comp.** (D) Tabl. **Meto-Succinat HCT Sandoz** (D) Retardtabl. *Wirkstoffe:* Metoprolol, Hydrochlorothiazid *Rezeptpflichtig*	Häufig Magen-Darm-Störungen und Übelkeit, psychische Veränderungen (z. B. Schlafstörungen), langsamer Puls, Herzschwäche, Atemnot bei körperlicher Belastung, Einschränkung der Sexualität, Salz- und Wasserverlust. Vorsicht bei Asthma, Gicht, Zuckerkrankheit und Durchblutungsstörungen der Gliedmaßen! Schwere Herzschädigungen bei plötzlichem Absetzen des Medikaments möglich	**Therapeutisch zweckmäßig bei** Bluthochdruck. Sinnvolle Kombination von Betablocker (Metoprolol) mit Diuretikum (Hydrochlorothiazid).

Präparat	Wichtigste Nebenwirkungen	Empfehlung
Micardis (D/Ö) Tabl. Telmisartan *Rezeptpflichtig*	Magen-Darm-Störungen, Blutdruckabfall bei Lagewechsel des Körpers, Atemnot, Kopfschmerzen, Schlafstörungen, Schwindel, Durchfall, Leberschäden, Muskelschmerzen, Hauterscheinungen (z. B. Ausschlag), Haarausfall. Störungen des Salzhaushaltes (zu viel Kalium im Blut)	**Möglicherweise zweckmäßig bei** Bluthochdruck (AT-Rezeptor-Blocker bzw. Sartan). Vertretbar nur, wenn die erprobten ACE-Hemmer (z. B. Enalapril) nicht eingesetzt werden können. Noch unzureichende Erprobung bei Langzeitanwendung.
MicardisPlus (D/Ö) Filmtabl. Telmisartan, Hydrochlorothiazid *Rezeptpflichtig*	Magen-Darm-Störungen, Blutdruckabfall bei Lagewechsel, Atemnot, Kopfschmerzen, Schlafstörungen, Schwindel, Durchfall, Leberschäden, Muskelschmerzen, Hauterscheinungen (z. B. Ausschlag), Haarausfall. Salz- und Wasserverlust. Vorsicht bei Gicht!	**Möglicherweise zweckmäßig bei** schwereren Formen des Bluthochdrucks. Sinnvolle Kombination von AT-Rezeptor-Blocker (Telmisartan) mit Diuretikum (Hydrochlorothiazid). Noch unzureichende Erprobung bei Langzeitanwendung.
Mobloc (D) Retardtabl. Metoprolol, Felodipin *Rezeptpflichtig*	Ödeme, langsamer Puls, Herzschwäche, Atemnot bei körperlicher Belastung, Einschränkung der Sexualität. Vorsicht bei Asthma, Zuckerkrankheit und Durchblutungsstörungen der Gliedmaßen! Schwere Herzschädigungen bei plötzlichem Absetzen des Medikaments möglich	**Wenig zweckmäßig** Vertretbar nur bei schweren Hochdruckformen, wenn gleichzeitig ein Diuretikum angewendet wird. Kombination von problematischem Kalzium-Antagonist (Felodipin) mit Betablocker (Metoprolol).
Moxobeta (D) **Moxocard** (D) **moxodura** (D) **Moxogamma** (D) **Moxonidin – 1 A Pharma** (D) **Moxonidin AbZ** (D) **Moxonidin AL** (D) **moxonidin-corax** (D) **Moxonidin-CT** (D) **Moxonidin HEXAL** (D) **MOXONIDIN-ISIS** (D) **Moxonidin-ratiopharm** (D) **Moxonidin Sandoz** (D) **Moxonidin STADA** (D) Filmtabletten *Wirkstoff:* Moxonidin *Rezeptpflichtig*	Häufig Kopfschmerzen, Mundtrockenheit, Müdigkeit; seltener Verschlimmerung von Depressionen, Potenzstörungen, Magen-Darm-Beschwerden. Einschränkung des Reaktionsvermögens möglich	**Wenig zweckmäßig** Vertretbar nur, wenn Medikamente mit geringeren Nebenwirkungen nicht ausreichend wirksam sind. Zentral wirkendes, den Sympathikus dämpfendes Mittel (Imidazolin-Rezeptor-Agonist).

Präparat	Wichtigste Nebenwirkungen	Empfehlung
Nebilet (D) Tabl. Nebivolol *Rezeptpflichtig*	Müdigkeit, Schwindel bei Lagewechsel des Körpers, langsamer Puls, Herzschwäche, Atemnot bei körperlicher Belastung, Einschränkung der Sexualität. Vorsicht bei Asthma und Zuckerkrankheit! Schwere Herzschädigungen bei plötzlichem Absetzen des Medikaments möglich	**Therapeutisch zweckmäßig bei** Bluthochdruck (Betablocker mit zusätzlicher gefäßerweiternder Wirkung). Für eine Langzeitanwendung noch unzureichend erprobt.
Nepresol/ forte (D/Ö) Tabl. Dihydralazin *Rezeptpflichtig*	Schwindel, besonders bei Lageveränderungen des Körpers. Herzklopfen, nach langer Anwendung rheumaähnliche Beschwerden	**Therapeutisch zweckmäßig zur** Langzeitanwendung nur in Kombination mit anderen Mitteln wie z. B. Betablockern.
Nifeclair (D) Kaps., Retardtabl., Filmtabl. **nife-CT** (D) Kaps., Retardtabl., Filmtabl., Lösung **Nifedipat** (D) Kaps., Retardkaps., Retardtabl. **Nifedipin AbZ** (D) Kaps., Retardkaps., Retardtabl. **Nifedipin AL** (D) Kaps., Retardkaps., Retardtabl. *Wirkstoff:* Nifedipin *Rezeptpflichtig*	Kopfdruck, Gesichtsrötung, Beinödeme, Übelkeit, Herzrasen, schwere Durchblutungsstörungen der Herzkranzgefäße bis zum Herzinfarkt möglich. Magen-Darm-Störungen	**Nur zweckmäßig bei** schwererem Bluthochdruck in Kombination mit anderen bewährten Mitteln (z. B. Diuretika). Therapeutische Wirksamkeit zweifelhaft bei leichtem Bluthochdruck. Kalzium-Antagonist. Nicht retardierte Tabletten und Kapseln sowie Tropfen sind zur Langzeitbehandlung des Bluthochdrucks nicht geeignet.
Nifedipin PB retard (D) Kaps., Retardkaps., Retardtabl. **Nifedipin Genericon** (Ö) Kaps., Retardtabl. **Nifedipin Heumann** (D) Kaps., Retardkaps., Retardtabl. **Nifedipin-ratiopharm** (D) Weichkaps., SL-Retardkaps., Tropf. **Nifedipin retard-ratiopharm** (D) Retardtabl., Retard-Kaps. *Wirkstoff:* Nifedipin *Rezeptpflichtig*	Kopfdruck, Gesichtsrötung, Beinödeme, Übelkeit, Herzrasen, schwere Durchblutungsstörungen der Herzkranzgefäße bis zum Herzinfarkt möglich. Magen-Darm-Störungen	**Nur zweckmäßig bei** schwererem Bluthochdruck in Kombination mit anderen bewährten Mitteln (z. B. Diuretika). Therapeutische Wirksamkeit zweifelhaft bei leichtem Bluthochdruck. Kalzium-Antagonist. Nicht retardierte Tabletten und Kapseln sowie Tropfen sind zur Langzeitbehandlung des Bluthochdrucks nicht geeignet.

Präparat	Wichtigste Nebenwirkungen	Empfehlung
Nifedipin Sandoz (D) Weichkaps., Retardtabl. **Nifedipin STADA/ uno** (D/Ö) Weichkaps., überzogene Tabl., Retard-Hartkaps., Retardtabl. **Nifedipin Verla** (D) Kaps., Retardtabl. **Nifehexal/ retard/ uno** (D) Kaps., Retardtabl., Manteltabl., Lösung **Nifelat Retard** (D) Retardtabl. **Nificor/ retard** (D) Kaps., Retardtabl. *Wirkstoff:* Nifedipin *Rezeptpflichtig*	Kopfdruck, Gesichtsrötung, Beinödeme, Übelkeit, Herzrasen, schwere Durchblutungsstörungen der Herzkranzgefäße bis zum Herzinfarkt möglich. Magen-Darm-Störungen	**Nur zweckmäßig bei** schwererem Bluthochdruck in Kombination mit anderen bewährten Mitteln (z. B. Diuretika). Therapeutische Wirksamkeit zweifelhaft bei leichtem Bluthochdruck. Kalzium-Antagonist. Nicht retardierte Tabletten und Kapseln sowie Tropfen sind zur Langzeitbehandlung des Bluthochdrucks nicht geeignet.
Nif-Ten (D) **Niften/ mite** (Ö) Retardkaps. Atenolol, Nifedipin *Rezeptpflichtig*	Ödeme, langsamer Puls, Herzschwäche, Atemnot bei körperlicher Belastung, Einschränkung der Sexualität. Vorsicht bei Asthma und Zuckerkrankheit! Schwere Herzschädigungen bei plötzlichem Absetzen des Medikaments möglich	**Wenig zweckmäßig** Vertretbar nur bei schwereren Hochdruckformen, wenn gleichzeitig ein Diuretikum angewendet wird. Kombination von gefäßerweiternd wirkendem Kalziumantagonist (Nifedipin) mit Betablocker (Atenolol).
Nitregamma (D) Filmtabl. **Nitrendidoc** (D) Filmtabl. **Nitrendipin – 1 A Pharma** (D) Tabl. **Nitrendipin Apogepha** (D) Tabl. **Nitrendipin JENAPHARM** (D) Tabl. **Nitrendipin AbZ** (D) Tabl. **Nitrendipin AL** (D) Filmtabl. **Nitrendipin beta** (D) Tabl. **Nitrendipin-CT** (D) Tabl. *Wirkstoff:* Nitrendipin *Rezeptpflichtig*	Kopfschmerzen, Kopfdruck, Gesichtsrötung, Beinödeme, Übelkeit, Herzrasen, Magen-Darm-Störungen. Erhöhtes Herzinfarktrisiko	**Nur zweckmäßig bei** schwererem Bluthochdruck in Kombination mit anderen bewährten Mitteln (z. B. Diuretika). Kalzium-Antagonist. Therapeutische Wirksamkeit zweifelhaft bei leichtem Bluthochdruck.

Präparat	Wichtigste Nebenwirkungen	Empfehlung
Nitrendipin-ratiopharm (D) Tabl. **Nitrendipin Sandoz** (D) Tabl. **Nitrendipin Stada** (D) Tabl. **Nitren Lich** (D) Filmtabl. **Nitrensal** (D) Filmtabl. **Nitrepress** (D) Tabl. **Nitre-Puren** (D) Tabl. *Wirkstoff:* Nitrendipin *Rezeptpflichtig*	Kopfschmerzen, Kopfdruck, Gesichtsrötung, Beinödeme, Übelkeit, Herzrasen, Magen-Darm-Störungen. Erhöhtes Herzinfarktrisiko	**Nur zweckmäßig bei** schwererem Bluthochdruck in Kombination mit anderen bewährten Mitteln (z. B. Diuretika). Kalzium-Antagonist. Therapeutische Wirksamkeit zweifelhaft bei leichtem Bluthochdruck.
Norvasc (D/Ö) Tabl. Amlodipin *Rezeptpflichtig*	Kopfdruck, Gesichtsrötung, Beinödeme, Übelkeit, Herzrasen, Durchblutungsstörungen des Herzens, Magen-Darm-Störungen	**Therapeutisch zweckmäßig bei** Bluthochdruck (Kalzium-Antagonist mit langer Wirkungsdauer). Für Langzeitanwendung noch unzureichend erprobt.
Obsidan (D) Tabl. Propranolol *Rezeptpflichtig*	Langsamer Puls, Herzschwäche, Atemnot bei körperlicher Belastung, Einschränkung der Sexualität. Vorsicht bei Asthma, Zuckerkrankheit und Durchblutungsstörungen der Gliedmaßen! Schwere Herzschädigungen bei plötzlichem Absetzen des Medikaments möglich	**Therapeutisch zweckmäßig bei** Bluthochdruck, Angina Pectoris und Herzrhythmusstörungen (Betablocker).
Olmetec (D/Ö) Filmtabl. Olmesartan *Rezeptpflichtig*	Magen-Darm-Störungen, Blutdruckabfall bei Lagewechsel des Körpers, Atemnot, Kopfschmerzen, Schlafstörungen, Schwindel, Durchfall, Leberschäden, Muskelschmerzen, Hauterscheinungen (z. B. Ausschlag), Haarausfall. Störungen des Salzhaushaltes (zu viel Kalium im Blut)	**Möglicherweise zweckmäßig bei** Bluthochdruck (AT-Rezeptor-Blocker). Vertretbar nur, wenn die besser erprobten ACE-Hemmer (z. B. Enalapril) nicht eingesetzt werden können. Noch unzureichende Erprobung bei Langzeitanwendung.
Olmetec plus (D/Ö) Filmtabl. Olmesartan, Hydrochlorothiazid *Rezeptpflichtig*	Magen-Darm-Störungen, Blutdruckabfall bei Lagewechsel des Körpers, Atemnot, Kopfschmerzen, Schlafstörungen, Schwindel, Durchfall, Leberschäden, Muskelschmerzen, Hauterscheinungen (z. B. Ausschlag), Haarausfall. Salz- und Wasserverlust. Vorsicht bei Gicht!	**Möglicherweise zweckmäßig bei** schwereren Formen von Bluthochdruck (AT-Rezeptor-Blocker). Sinnvolle Kombination von AT-Rezeptor-Blocker (Olmesartan) mit Diuretikum (Hydrochlorothiazid). Noch unzureichende Erprobung bei Langzeitanwendung.

Präparat	Wichtigste Nebenwirkungen	Empfehlung
Physiotens (D) Filmtabl. Moxonidin *Rezeptpflichtig*	Häufig Kopfschmerzen, Mundtrockenheit, Müdigkeit; seltener Verschlimmerung von Depressionen, Potenzstörungen, Magen-Darm-Beschwerden. Einschränkung des Reaktionsvermögens möglich	**Wenig zweckmäßig** Vertretbar nur, wenn Medikamente mit geringeren Nebenwirkungen nicht ausreichend wirksam sind. Zentral wirkendes, den Sympathikus dämpfendes Mittel (Imidazolin-Rezeptor-Agonist).
Pidilat retard (D) Retardtabl. Nifedipin *Rezeptpflichtig*	Kopfdruck, Gesichtsrötung, Beinödeme, Übelkeit, Herzrasen, Magen-Darm-Störungen. Schwere Durchblutungsstörungen der Herzkranzgefäße bis zum Herzinfarkt möglich	**Nur zweckmäßig bei** schwererem Bluthochdruck in Kombination mit anderen bewährten Mitteln (z. B. Diuretika). Kalzium-Antagonist. Therapeutische Wirksamkeit zweifelhaft bei leichtem Bluthochdruck.
Plendil retard (Ö) Retardfilmtabl. Felodipin *Rezeptpflichtig*	Sehr häufig Kopfschmerzen, Kopfdruck, Gesichtsrötung, Beinödeme, Übelkeit, Herzrhythmusstörungen, Herzrasen, Magen-Darm-Störungen, erhöhtes Herzinfarktrisiko	**Wenig zweckmäßig bei** Bluthochdruck. Kalzium-Antagonist (Felodipin) ohne Vorteile gegenüber Nifedipin, aber mit stärkeren Nebenwirkungen.
Prelis (D) Filmtabl., Retardtabl. Metoprolol *Rezeptpflichtig*	Häufig Magen-Darm-Störungen und Übelkeit, psychische Veränderungen (z. B. Schlafstörungen), langsamer Puls, Herzschwäche, Atemnot bei körperlicher Belastung, Einschränkung der Sexualität. Vorsicht bei Asthma, Zuckerkrankheit und Durchblutungsstörungen der Gliedmaßen! Schwere Herzschädigungen bei plötzlichem Absetzen des Medikaments möglich	**Therapeutisch zweckmäßig bei** Bluthochdruck, Angina Pectoris und Herzrhythmusstörungen (Betablocker).
Pres (D) Tabl. Enalapril *Rezeptpflichtig*	Häufig Husten. Entzündungen der Atemwege (selten lebensbedrohliche Schwellungen mit Atemnot). Magen-Darm-Störungen, Übelkeit, Kopfschmerzen, Schwindel (besonders bei Lagewechsel), Hauterscheinungen (z. B. Ausschlag), Haarausfall. Störungen des Salzhaushaltes (zu viel Kalium im Blut)	**Therapeutisch zweckmäßig nur bei** schwereren Formen des Bluthochdrucks und bei Herzinsuffizienz. Der Langzeitnutzen von ACE-Hemmern wie Enalapril bei leichtem Hochdruck ist nicht nachgewiesen.

Präparat	Wichtigste Nebenwirkungen	Empfehlung
Pres Plus (D) Tabl., Enalapril, Hydrochlorothiazid *Rezeptpflichtig*	Häufig Husten. Entzündungen der Atemwege (selten lebensbedrohliche Anschwellungen mit Atemnot). Magen-Darm-Störungen, Übelkeit, Kopfschmerzen, Schwindel (besonders bei Lagewechsel), Hauterscheinungen (z. B. Ausschlag), Haarausfall. Salz- und Wasserverlust. Vorsicht bei Gicht!	**Therapeutisch zweckmäßig nur bei** schwereren Formen des Bluthochdrucks. Sinnvolle Kombination von ACE-Hemmer (Enalapril) mit Diuretikum (Hydrochlorothiazid).
Procorum/ retard/ senior (D) Filmtabl., Retartabl. **Procorum/ retard** (Ö) Filmtabl., Retardtabl. Gallopamil *Rezeptpflichtig*	Kopfdruck, Gesichtsrötung, Beinödeme, Übelkeit, Herzrasen, Magen-Darm-Störungen. Verstärkung einer Herzschwäche	**Wenig zweckmäßig bei** Bluthochdruck. Kalzium-Antagonist mit besonderen Wirkungen am Herzen. Therapeutisch zweckmäßig bei bestimmten Herzrhythmusstörungen und Angina Pectoris.
Propra-ratiopharm/ retard-ratiopharm (D) Filmtabl., Retardkaps. Propranolol *Rezeptpflichtig*	Langsamer Puls, Herzschwäche, Atemnot bei körperlicher Belastung, Einschränkung der Sexualität. Vorsicht bei Asthma, Zuckerkrankheit und Durchblutungsstörungen der Gliedmaßen! Schwere Herzschädigungen bei plötzlichem Absetzen des Medikaments möglich	**Therapeutisch zweckmäßig bei** Bluthochdruck, Angina Pectoris und Herzrhythmusstörungen (Betablocker).
Provas (D) Filmtabl. Valsartan *Rezeptpflichtig*	Magen-Darm-Störungen, Blutdruckabfall bei Lagewechsel des Körpers, Atemnot, Kopfschmerzen, Schlafstörungen, Schwindel, Durchfall, Leberschäden, Muskelschmerzen, Hauterscheinungen (z. B. Ausschlag), Haarausfall. Störungen des Salzhaushaltes (zu viel Kalium im Blut)	**Möglicherweise zweckmäßig bei** Bluthochdruck (AT-Rezeptor-Blocker). Vertretbar nur, wenn die besser erprobten ACE-Hemmer (z. B. Enalapril) nicht eingesetzt werden können. Noch unzureichende Erprobung bei Langzeitanwendung.
Provas comp (D) Filmtabl. Valsartan, Hydrochlorothiazid *Rezeptpflichtig*	Magen-Darm-Störungen, Blutdruckabfall bei Lagewechsel, Atemnot, Kopfschmerzen, Schlafstörungen, Schwindel, Durchfall, Leberschäden, Muskelschmerzen, Hauterscheinungen (z. B. Ausschlag), Haarausfall. Salz- und Wasserverlust. Vorsicht bei Gicht!	**Möglicherweise zweckmäßig bei** schwereren Formen des Bluthochdrucks. Sinnvolle Kombination von AT-Rezeptor-Blocker (Valsartan) mit Diuretikum (Hydrochlorothiazid). Noch unzureichende Erprobung bei Langzeitanwendung.

Präparat	Wichtigste Nebenwirkungen	Empfehlung
Quadropril (D) Tabl. Spirapril *Rezeptpflichtig*	Häufig Husten. Entzündungen der Atemwege (selten lebensbedrohliche Schwellungen mit Atemnot). Magen-Darm-Störungen, Übelkeit, Kopfschmerzen, Schwindel (besonders bei Lagewechsel), Hauterscheinungen (z. B. Ausschlag), Haarausfall. Störungen des Salzhaushaltes (zu viel Kalium im Blut)	**Therapeutisch zweckmäßig nur bei** schwereren Formen des Bluthochdrucks. Der Langzeitnutzen von ACE-Hemmern wie Spirapril bei leichtem Hochdruck ist nicht nachgewiesen.
Querto (D) Tabl. Carvedilol *Rezeptpflichtig*	Müdigkeit, Schwindel bei Lagewechsel, langsamer Puls, Herzschwäche, Atemnot bei körperlicher Belastung, Einschränkung der Sexualität. Vorsicht bei Asthma und Zuckerkrankheit! Schwere Herzschädigungen bei plötzlichem Absetzen des Medikaments möglich	**Therapeutisch zweckmäßig bei** Bluthochdruck (Betablocker mit zusätzlicher gefäßerweiternder Wirkung eines Alphablockers). Auch zur Behandlung der Herzinsuffizienz geeignet
QuinaLich (D) **Quinapril AL** (D) **Quinapril beta** (D) **Quinapril Hexal** (D) **Quinapril Stada** (D) Filmtabletten *Wirkstoff:* Quinapril *Rezeptpflichtig*	Häufig Husten. Entzündungen der Atemwege (selten lebensbedrohliche Schwellungen mit Atemnot). Magen-Darm-Störungen, Übelkeit, Kopfschmerzen, Schwindel (besonders bei Lagewechsel), Hauterscheinungen (z. B. Ausschlag), Haarausfall. Störungen des Salzhaushaltes (zu viel Kalium im Blut)	**Therapeutisch zweckmäßig nur bei** schwereren Formen des Bluthochdrucks und bei Herzinsuffizienz. Der Langzeitnutzen von ACE-Hemmern wie Quinapril bei leichtem Hochdruck ist nicht nachgewiesen.
QuinaLich comp (D) **Quinaplus AL** (D) **Quinaplus Stada** (D) **Quinapril beta comp** (D) **Quinapril Hexal comp** (D) Filmtabletten *Wirkstoffe:* Quinapril, Hydrochlorothiazid *Rezeptpflichtig*	Häufig Husten. Entzündungen der Atemwege (selten lebensbedrohliche Anschwellungen mit Atemnot). Magen-Darm-Störungen, Übelkeit, Kopfschmerzen, Schwindel (besonders bei Lagewechsel), Hauterscheinungen (z. B. Ausschlag), Haarausfall. Salz- und Wasserverlust. Vorsicht bei Gicht!	**Therapeutisch zweckmäßig nur bei** schwereren Formen des Bluthochdrucks. Sinnvolle Kombination von ACE-Hemmer (Quinapril) mit Diuretikum (Hydrochlorothiazid).

Präparat	Wichtigste Nebenwirkungen	Empfehlung
Ramicard (D) **Ramiclair** (D) **Ramigamma** (D) **RamiLich** (D) **Ramipril – 1 A Pharma** (D) **Ramipril AbZ** (D) **Ramipril AL** (D) **Ramipril beta** (D) **ramipril-corax** (D) Tabletten *Wirkstoff:* Ramipril *Rezeptpflichtig*	Häufig Husten. Entzündungen der Atemwege (selten lebensbedrohliche Schwellungen mit Atemnot). Magen-Darm-Störungen, Übelkeit, Kopfschmerzen, Schwindel (besonders bei Lagewechsel), Hauterscheinungen (z. B. Ausschlag), Haarausfall. Störungen des Salzhaushaltes (zu viel Kalium im Blut)	**Therapeutisch zweckmäßig nur bei** schwereren Formen des Bluthochdrucks. Der Langzeitnutzen von ACE-Hemmern wie Ramipril bei leichtem Hochdruck ist nicht nachgewiesen.
Ramipril-CT (D) **Ramipril dura** (D) **Ramipril HEXAL** (D) **RAMIPRIL-ISIS** (D) **Ramipril-ratiopharm** (D) **Ramipril Sandoz** (D) **Ramipril STADA** (D) **Ramipril TAD** (D) Tabletten *Wirkstoff:* Ramipril *Rezeptpflichtig*	Häufig Husten. Entzündungen der Atemwege (selten lebensbedrohliche Schwellungen mit Atemnot). Magen-Darm-Störungen, Übelkeit, Kopfschmerzen, Schwindel (besonders bei Lagewechsel), Hauterscheinungen (z. B. Ausschlag), Haarausfall. Störungen des Salzhaushaltes (zu viel Kalium im Blut)	**Therapeutisch zweckmäßig nur bei** schwereren Formen des Bluthochdrucks. Der Langzeitnutzen von ACE-Hemmern wie Ramipril bei leichtem Hochdruck ist nicht nachgewiesen.
Ramicard plus (D) **Ramiclair Plus** (D) **Ramigamma HCT** (D) **RamiLich comp** (D) **Ramiplus AL** (D) **Ramiplus STADA** (D) **Ramipril – 1 A Pharma plus** (D) **Ramipril beta comp** (D) **Ramipril comp. AbZ** (D) **Ramipril comp. -CT** (D) **ramipril-corax comp.** (D) **Ramipril dura plus** (D) **Ramipril HCTad** (D) **Ramipril HCT Sandoz** (D) **Ramipril HCT Hexal** (Ö) **Ramipril-HCT ratiopharm** (Ö) Tabletten *Wirkstoff:* Hydrochlorothiazid *Rezeptpflichtig*	Häufig Husten. Entzündungen der Atemwege (selten lebensbedrohliche Schwellungen mit Atemnot). Magen-Darm-Störungen, Übelkeit, Kopfschmerzen, Schwindel (besonders bei Lagewechsel), Hauterscheinungen (z. B. Ausschlag), Haarausfall. Salz- und Wasserverlust. Vorsicht bei Gicht!	**Therapeutisch zweckmäßig nur bei** schwereren Formen des Bluthochdrucks. Sinnvolle Kombination von ACE-Hemmer (Ramipril) mit Diuretikum (Hydrochlorothiazid).

Präparat	Wichtigste Nebenwirkungen	Empfehlung
Ramipril HEXAL comp (D) **RAMIPRIL-ISIS ® comp** (D) **Ramipril-ratiopharm comp.** (D) **Rami-Q comp.** (D) **Ramyro comp** (D) Tabletten *Wirkstoff:* Hydrochlorothiazid *Rezeptpflichtig*	Häufig Husten. Entzündungen der Atemwege (selten lebensbedrohliche Schwellungen mit Atemnot). Magen-Darm-Störungen, Übelkeit, Kopfschmerzen, Schwindel (besonders bei Lagewechsel), Hauterscheinungen (z. B. Ausschlag), Haarausfall. Salz- und Wasserverlust. Vorsicht bei Gicht!	**Therapeutisch zweckmäßig nur bei** schwereren Formen des Bluthochdrucks. Sinnvolle Kombination von ACE-Hemmer (Ramipril) mit Diuretikum (Hydrochlorothiazid).
Renacor (D) Tabl. Enalapril, Hydrochlorothiazid *Rezeptpflichtig*	Häufig Husten. Entzündungen der Atemwege (selten lebensbedrohliche Anschwellungen mit Atemnot). Magen-Darm-Störungen, Übelkeit, Kopfschmerzen, Schwindel (besonders bei Lagewechsel), Hauterscheinungen (z. B. Ausschlag), Haarausfall. Salz- und Wasserverlust. Vorsicht bei Gicht!	**Therapeutisch zweckmäßig nur bei** schwereren Formen des Bluthochdrucks. Sinnvolle Kombination von ACE-Hemmer (Enalapril) mit Diuretikum (Hydrochlorothiazid).
Renitec (Ö) Tabl. Enalapril *Rezeptpflichtig*	Häufig Husten. Entzündungen der Atemwege (selten lebensbedrohliche Schwellungen mit Atemnot). Magen-Darm-Störungen, Übelkeit, Kopfschmerzen, Schwindel (besonders bei Lagewechsel), Hauterscheinungen (z. B. Ausschlag), Haarausfall. Störungen des Salzhaushaltes (zu viel Kalium im Blut)	**Therapeutisch zweckmäßig nur bei** schwereren Formen des Bluthochdrucks und bei Herzinsuffizienz. Der Langzeitnutzen von ACE-Hemmern wie Enalapril bei leichtem Hochdruck ist nicht nachgewiesen.
Selectol (D/Ö) Filmtabl. Celiprolol *Rezeptpflichtig*	Kopfschmerzen, Schlafstörungen, Müdigkeit, Schwindel bei Lagewechsel, langsamer Puls, Herzschwäche, Atemnot bei körperlicher Belastung, Einschränkung der Sexualität. Vorsicht bei Asthma und Zuckerkrankheit! Schwere Herzschädigungen bei plötzlichem Absetzen des Medikaments möglich	**Therapeutisch zweckmäßig bei** Bluthochdruck. Noch relativ wenig erprobter Betablocker.

Präparat	Wichtigste Nebenwirkungen	Empfehlung
Supressin (Ö) Tabl. Doxazosin *Rezeptpflichtig*	Schwindel bei Lageveränderungen des Körpers, Mattigkeit, Kopfschmerzen, Übelkeit, Durchblutungsstörungen der Herzkranzgefäße möglich. Eingeschränktes Reaktionsvermögen	**Vertretbar nur bei** schweren Formen des Bluthochdrucks, wenn andere, besser verträgliche Mittel nicht angewendet werden können. Alpha-Blocker.
Tarka (D) Retardkaps. Verapamil, Trandolapril *Rezeptpflichtig*	Magen-Darm-Störungen, Übelkeit, Ödeme, Kopfdruck, Störungen des Herzrhythmus, Verstärkung einer Herzschwäche, häufig Husten, Atemnot, Kopfschmerzen, Schwindel, Hauterscheinungen (z. B. Ausschlag), Blutschäden, Geschmacksstörungen, Haarausfall	**Nur zweckmäßig bei** Bluthochdruck, wenn er mit Verapamil (Kalzium-Antagonist mit besonderen Wirkungen am Herz) und Trandolapril (ACE-Hemmer) als Einzelsubstanzen bereits gut eingestellt ist.
Tenormin (D/Ö) Filmtabl. Atenolol *Rezeptpflichtig*	Langsamer Puls, Herzschwäche, Atemnot bei körperlicher Belastung, psychische Veränderungen (z. B. Schlafstörungen), Einschränkung der Sexualität. Vorsicht bei Asthma, Zuckerkrankheit und Durchblutungsstörungen der Gliedmaßen! Erhöhtes Schlaganfallrisiko. Schwere Herzschädigungen bei plötzlichem Absetzen des Medikaments möglich	**Möglicherweise zweckmäßig bei** Bluthochdruck. Der Nutzen des Betablockers Atenolol ist bei einer Langzeittherapie wegen erhöhter Risiken umstritten.
Tensan retard (Ö) Retardkaps. Nilvadipin *Rezeptpflichtig*	Kopfschmerzen, Kopfdruck, Schwindel, Gesichtsrötung, Beinödeme, Übelkeit, Herzrasen, Magen-Darm-Störungen. Erhöhtes Herzinfarktrisiko	**Nur zweckmäßig bei** schwererem Bluthochdruck in Kombination mit anderen bewährten Mitteln (z. B. Diuretika). Therapeutische Wirksamkeit zweifelhaft bei leichtem Bluthochdruck. Kalzium-Antagonist.
Tensobon (D) Tabl. Captopril *Rezeptpflichtig*	Häufig Husten. Entzündungen der Atemwege (selten lebensbedrohliche Schwellungen mit Atemnot). Magen-Darm-Störungen, Kopfschmerzen, Schwindel. Hauterscheinungen (z. B. Ausschlag), Blutschäden, Geschmacksstörungen, Haarausfall. Störungen des Salzhaushaltes (zu viel Kalium im Blut)	**Therapeutisch zweckmäßig nur bei** schwereren Formen des Bluthochdrucks und bei Herzinsuffizienz. Der Langzeitnutzen von ACE-Hemmern wie Captopril bei leichtem Hochdruck ist nicht nachgewiesen.

Präparat	Wichtigste Nebenwirkungen	Empfehlung
Tensobon comp (D) Tabl. **Tensobon mini comp** (D) Tabl., mite Tabl. Captopril, Hydrochlorothiazid *Rezeptpflichtig*	Häufig Husten. Entzündungen der Atemwege (selten lebensbedrohliche Schwellungen mit Atemnot). Magen-Darm-Störungen, Kopfschmerzen, Schwindel, Hauterscheinungen (z. B. Ausschlag), Blutschäden, Geschmacksstörungen, Haarausfall. Salz- und Wasserverlust. Vorsicht bei Gicht!	**Therapeutisch zweckmäßig nur bei** schwereren Formen des Bluthochdrucks. Sinnvolle Kombination von ACE-Hemmer (Captopril) mit Diuretikum (Hydrochlorothiazid).
Teveten (Ö) Filmtabl. **Teveten mono** (D) Filmtabl. Eprosartan *Rezeptpflichtig*	Magen-Darm-Störungen, Blutdruckabfall bei Lagewechsel des Körpers, Atemnot, Kopfschmerzen, Schlafstörungen, Schwindel, Durchfall, Leberschäden, Muskelschmerzen, Hauterscheinungen (z. B. Ausschlag), Haarausfall. Störungen des Salzhaushaltes (zu viel Kalium im Blut)	**Möglicherweise zweckmäßig bei** Bluthochdruck (AT-Rezeptor-Blocker bzw. Sartan). Vertretbar nur, wenn die besser erprobten ACE-Hemmer (z. B. Enalapril) nicht eingesetzt werden können. Noch unzureichende Erprobung bei Langzeitanwendung.
Tri-Normin (D) Filmtabl. Atenolol, Chlorthalidon, Hydralazin *Rezeptpflichtig*	Langsamer Puls, Herzschwäche, Kopfschmerzen, Müdigkeit, psychische Veränderungen (z. B. Schlafstörungen), Störungen des Salzhaushaltes, Einschränkung der Sexualität. Vorsicht bei Gicht, Zuckerkrankheit und Asthma! Schwere Herzschädigungen bei plötzlichem Absetzen des Medikaments möglich. Selten Leber- und Nervenschäden, Gelenkschmerzen	**Therapeutisch zweckmäßig nur** zur Behandlung schwerer Hochdruckformen. Kombination von Betablocker (Atenolol), Diuretikum (Chlorthalidon) und gefäßerweiterndem Mittel (Hydralazin).
Triloc (D) Filmtabl. Metoprolol, Hydralazin, Hydrochlorothiazid *Rezeptpflichtig*	Langsamer Puls, Herzschwäche, Kopfschmerzen, Müdigkeit, psychische Veränderungen (z. B. Schlafstörungen), Störungen des Salzhaushaltes, Einschränkung der Sexualität. Vorsicht bei Gicht, Zuckerkrankheit und Asthma! Schwere Herzschädigungen bei plötzlichem Absetzen des Medikaments möglich. Selten Leber- und Nervenschäden, Gelenkschmerzen	**Therapeutisch zweckmäßig nur** zur Behandlung schwerer Hochdruckformen. Kombination von Betablocker (Metoprolol), Diuretikum (Hydrochlorothiazid) und gefäßerweiterndem Mittel (Hydralazin).

Präparat	Wichtigste Nebenwirkungen	Empfehlung
Triniton (D) Tabl. Reserpin, Dihydralazin, Hydrochlorothiazid *Rezeptpflichtig*	Müdigkeit, Depression, Potenzstörungen, Störungen des Salzhaushaltes, allergische Hauterscheinungen (z. B. Juckreiz), Magen-Darm-Störungen, Blutschäden. Vorsicht bei Gicht, Zuckerkrankheit und Asthma! Einschränkung des Reaktionsvermögens möglich	**Abzuraten** Die Verwendung dieses Mittels ist überholt. Kombination mit gefäßerweiterndem Inhaltsstoff (Dihydralazin), Diuretikum (Hydrochlorothiazid) und zentral wirkendem Hochdruckmittel (Reserpin).
Tritace (Ö) Kaps. Ramipril *Rezeptpflichtig*	Häufig Husten. Entzündungen der Atemwege (selten lebensbedrohliche Schwellungen mit Atemnot). Magen-Darm-Störungen, Übelkeit, Kopfschmerzen, Schwindel (besonders bei Lagewechsel), Hauterscheinungen (z. B. Ausschlag), Haarausfall. Störungen des Salzhaushaltes (zu viel Kalium im Blut)	**Therapeutisch zweckmäßig nur** bei schwereren Formen des Bluthochdrucks. Der Langzeitnutzen von ACE-Hemmern wie Ramipril bei leichtem Hochdruck ist nicht nachgewiesen.
Tritazide (Ö) Tabl. Ramipril, Hydrochlorothiazid *Rezeptpflichtig*	Häufig Husten. Entzündungen der Atemwege (selten lebensbedrohliche Anschwellungen mit Atemnot). Magen-Darm-Störungen, Übelkeit, Kopfschmerzen, Schwindel (besonders bei Lagewechsel), Hauterscheinungen (z. B. Ausschlag), Haarausfall. Salz- und Wasserverlust. Vorsicht bei Gicht!	**Therapeutisch zweckmäßig nur bei** schwereren Formen des Bluthochdrucks. Sinnvolle Kombination von ACE-Hemmer (Ramipril) mit Diuretikum (Hydrochlorothiazid).
Verabeta/ retard/ RR (D) Filmtabl., Retardtabl. **Vera-CT** (D) Tabl., Filmtabl., Retardtabl. **Veragamma/ retard** (D) überzogene Tabl., Retardtabl., Retardkaps. **VeraHexal/ retard** (D) Retardkaps. *Wirkstoff:* Verapamil *Rezeptpflichtig*	Magen-Darm-Störungen, Übelkeit, Ödeme, Kopfdruck, Störungen des Herzrhythmus, Verstärkung einer Herzschwäche	**Wenig zweckmäßig bei** Bluthochdruck. Kalzium-Antagonist mit besonderen Wirkungen am Herz. Therapeutisch zweckmäßig bei bestimmten Herzrhythmusstörungen und Angina Pectoris.

Präparat	Wichtigste Nebenwirkungen	Empfehlung
VeraHexal RR (D) Retardtabl. **Vera-Lich/ retard** (D) Retardtabl. **Veramex** (D) Filmtabl., Retardtabl. **Veranorm ISIS retard** (D) Retard-Hartkaps. **Verapamil – 1 A Pharma** (D) Filmtabl., Retardtabl. *Wirkstoff:* Verapamil *Rezeptpflichtig*	Magen-Darm-Störungen, Übelkeit, Ödeme, Kopfdruck, Störungen des Herzrhythmus, Verstärkung einer Herzschwäche	**Wenig zweckmäßig bei** Bluthochdruck. Kalzium-Antagonist mit besonderen Wirkungen am Herz. Therapeutisch zweckmäßig bei bestimmten Herzrhythmusstörungen und Angina Pectoris.
Verapamil AbZ (D) Filmtabl., Retardtabl. **Verapamil AL/ retard** (D) Filmtabl., Retardtabl. **Verapamil Henning/ retard** (D) Filmtabl., Retardtabl. **Verapamil-ratiopharm N** (D) Filmtabl. **Verapamil retard-ratiopharm N** (D) Retardtabl. **Verapamil Sandoz** (D) Filmtabl., Retardtabl. **Verapamil Verla/ retard** (D) Filmtabl., Retardtabl. **Veraoptinstada/ retard** (D) Filmtabl., Retardtabl. **Verapabene/ retard** (Ö) Filmtabl. **Verasal/ Retard** (D) Filmtabl., Retardtabl. *Wirkstoff:* Verapamil *Rezeptpflichtig*	Magen-Darm-Störungen, Übelkeit, Ödeme, Kopfdruck, Störungen des Herzrhythmus, Verstärkung einer Herzschwäche	**Wenig zweckmäßig bei** Bluthochdruck. Kalzium-Antagonist mit besonderen Wirkungen am Herz. Therapeutisch zweckmäßig bei bestimmten Herzrhythmusstörungen und Angina Pectoris.
Vesdil/ -protect (D) Tabl. Ramipril *Rezeptpflichtig*	Häufig Husten. Entzündungen der Atemwege (selten lebensbedrohliche Schwellungen mit Atemnot). Magen-Darm-Störungen, Übelkeit, Kopfschmerzen, Schwindel (besonders bei Lagewechsel), Hauterscheinungen (z. B. Ausschlag), Haarausfall. Störungen des Salzhaushaltes (zu viel Kalium im Blut)	**Therapeutisch zweckmäßig nur bei** schwereren Formen des Bluthochdrucks und bei Herzinsuffizienz. Der Langzeitnutzen von ACE-Hemmern wie Ramipril bei leichtem Hochdruck ist nicht nachgewiesen.

Präparat	Wichtigste Nebenwirkungen	Empfehlung
Vesdil plus (D) Tabl. Ramipril, Hydrochlorothiazid *Rezeptpflichtig*	Häufig Husten. Entzündungen der Atemwege (selten lebensbedrohliche Anschwellungen mit Atemnot). Magen-Darm-Störungen, Übelkeit, Kopfschmerzen, Schwindel (besonders bei Lagewechsel), Hauterscheinungen (z. B. Ausschlag), Haarausfall. Salz- und Wasserverlust. Vorsicht bei Gicht!	**Therapeutisch zweckmäßig nur bei** schwereren Formen des Bluthochdrucks. Sinnvolle Kombination von ACE-Hemmer (Ramipril) mit Diuretikum (Hydrochlorothiazid).
Visken/ mite/ retard (D/Ö) Tabl., Retardtabl., Tropfen Pindolol *Rezeptpflichtig*	Langsamer Puls, Herzschwäche, Atemnot bei körperlicher Belastung, Einschränkung der Sexualität. Vorsicht bei Asthma, Zuckerkrankheit und Durchblutungsstörungen der Gliedmaßen! Schwere Herzschädigungen bei plötzlichem Absetzen des Medikaments möglich	**Therapeutisch zweckmäßig bei** Bluthochdruck nur in besonderen Fällen (z. B. in der Schwangerschaft). Betablocker mit besonderen Eigenschaften (geringere blockierende Wirkung).
Votum (D) Filmabl. Olmesartan *Rezeptpflichtig*	Magen-Darm-Störungen, Blutdruckabfall bei Lagewechsel des Körpers, Atemnot, Kopfschmerzen, Schlafstörungen, Schwindel, Durchfall, Leberschäden, Muskelschmerzen, Hauterscheinungen (z. B. Ausschlag), Haarausfall. Störungen des Salzhaushaltes (zu viel Kalium im Blut)	**Möglicherweise zweckmäßig bei** Bluthochdruck (AT-Rezeptor-Blocker bzw. Sartan). Vertretbar nur, wenn die besser erprobten ACE-Hemmer (z. B. Enalapril) nicht eingesetzt werden können. Noch unzureichende Erprobung bei Langzeitanwendung.
Votum plus (D/Ö) Filmtabl. Olmesartan, Hydrochlorothiazid *Rezeptpflichtig*	Magen-Darm-Störungen, Blutdruckabfall bei Lagewechsel des Körpers, Atemnot, Kopfschmerzen, Schlafstörungen, Schwindel, Durchfall, Leberschäden, Muskelschmerzen, Hauterscheinungen (z. B. Ausschlag), Haarausfall. Salz- und Wasserverlust. Vorsicht bei Gicht!	**Möglicherweise zweckmäßig bei** Bluthochdruck (AT-Rezeptor-Hemmer). Sinnvolle Kombination von AT-Rezeptor-Blocker (Olmesartan) mit Diuretikum (Hydrochlorothiazid). Noch unzureichende Erprobung bei Langzeitanwendung.

Präparat	Wichtigste Nebenwirkungen	Empfehlung
Xanef (D) Tabl. **Xanef Cor** (D) Tabl. Enalapril *Rezeptpflichtig*	Häufig Husten. Entzündungen der Atemwege (selten lebensbedrohliche Schwellungen mit Atemnot). Magen-Darm-Störungen, Übelkeit, Kopfschmerzen, Schwindel (besonders bei Lagewechsel), Hauterscheinungen (z. B. Ausschlag), Haarausfall. Störungen des Salzhaushaltes (zu viel Kalium im Blut)	**Therapeutisch zweckmäßig nur bei** schwereren Formen des Bluthochdrucks und bei Herzinsuffizienz (*Xanef Cor*). Der Langzeitnutzen von ACE-Hemmern wie Enalapril bei leichtem Hochdruck ist nicht nachgewiesen.

12.2. Entwässernde Mittel (Diuretika)

Der Körper des Menschen besteht zu 50 bis 70 Prozent aus Wasser. Jeden Tag nimmt ein Erwachsener durchschnittlich zweieinhalb Liter Wasser zu sich. Bei Herzschwäche (Herzinsuffizienz), Venenschwäche (venöser Insuffizienz) oder wenn der Körper zu viel Flüssigkeit aufnimmt oder zu wenig Wasser ausscheidet, können Ödeme (Flüssigkeitsansammlungen im Gewebe) entstehen. Das kann von Bluthochdruck und Gewichtszunahme begleitet sein.
Diuretika sind Mittel, die die Ausscheidung von Flüssigkeit und Salzen aus dem Körper fördern. Dadurch können sie den Blutdruck senken und eine bestehende Herzschwäche verbessern.
Entwässernde Mittel werden hauptsächlich bei Bluthochdruck, Herzschwäche und zur Behandlung von Ödemen verwendet.
Ödeme können durch Störungen von Nieren, Herz und Leber, aber auch durch verschiedene Arzneimittel hervorgerufen werden, z. B. durch fast alle Rheumamittel.

»Idiopathische Ödeme«

Diese pompöse Diagnose erhalten meist Frauen im gebärfähigen Alter mit Ödemen in Gesicht und Beinen. Idiopathisches Ödem heißt nichts anderes als: Ödeme, deren Ursache unbekannt ist. Einige Ursachen sind jedoch bekannt.
Wer eine Fastendiät einhält und dann plötzlich eine große Mahlzeit zu sich nimmt, entwickelt als Reaktion darauf unter Umständen Ödeme, die aber nach kurzer Zeit von selbst wieder verschwinden.
Von vielen Frauen werden Diuretika auch missbräuchlich als Abmagerungsmittel benutzt. Wenn sie nach längerem Gebrauch plötzlich ab-

gesetzt werden, dann hat sich der Körper schon so auf das Medikament eingespielt, dass als Reaktion darauf verstärkt Ödeme entstehen (sogenannter Rebound-Effekt). Häufig wird von Ärzten in solchen Fällen als Therapie wieder ein Diuretikum verschrieben.
Daraus entwickelt sich oft ein Teufelskreis, der zu einer jahrelangen, unnötigen Einnahme von Diuretika führt. Die einzig wirksame Maßnahme besteht in der langsamen Verringerung des Diuretikums über einen Zeitraum von drei Wochen und einer kochsalzarmen Ernährung. Eine wirksame Behandlung von idiopathischen Ödemen umfasst den völligen Verzicht auf die Einnahme von Diuretika und – wie bei jeder Art von Sucht – eine psychotherapeutische Behandlung.

Prämenstruelles Syndrom

Kurz vor der Regel treten bei fast allen Frauen Wasseransammlungen im Gewebe (und damit verbunden ein leichter Gewichtsanstieg von ein bis zwei Kilogramm) auf. In der Fachsprache heißt das prämenstruelles Syndrom. Die Wasseransammlungen äußern sich häufig in einem Spannungsgefühl in der Brust und am Bauch. In diesem Fall sollten Sie jedoch keine Diuretika einnehmen, sondern während dieser Zeit weniger Flüssigkeit zu sich nehmen und salzarm essen.

Behandlung bei Ödemen

Als erste – häufig erfolgreiche – therapeutische Maßnahme gegen Ödeme empfiehlt die Arzneimittelkommission der Deutschen Ärzteschaft die Beseitigung der Ursachen: Behandlung von eventuell vorhandener Herzschwäche, bei Eiweißmangel (Hypoproteinämie) Eiweißersatz und das Absetzen von Medikamenten, die Ödeme verursachen können.
Wenn Herzschwäche die Ursache für die Ödeme ist, kann ein wassertreibendes Mittel allein oder in Kombination mit herzwirksamen Mitteln verwendet werden. Unterstützend können außerdem eine Hochlagerung der Beine und salzarme Nahrung wirken.

Medikamente

Die verschiedenen harntreibenden Mittel unterscheiden sich nach Art der Wirkung, Wirkungsstärke und Dauer der Wirkung. Es hängt vom Grundleiden ab, welches Diuretikum und welche Dosis verwendet werden.

Spironolacton

(enthalten z. B. in *Aldactone, Generika mit dem Namen Spiro oder Spironolacton + Firmenbezeichnung*). Präparate, die diese Substanz enthalten, sollten – so empfiehlt die amerikanische Gesundheitsbehörde – wegen der möglichen Nebenwirkungen (z. B. Schwellungen der Brust bei Männern, Einschränkung des Sexualtriebs, Regelstörungen etc.) nur dann verwendet werden, wenn andere Diuretika nicht verwendet werden können.
Vor der lang dauernden Einnahme von Spironolacton-haltigen Medikamenten wird abgeraten. Bei »zu viel« Aldosteron im Blut (Hyperaldosteronismus) ist dies aber nach wie vor notwendig und zweckmäßig.

Furosemid

(enthalten z. B. in *Generika mit dem Namen Furosemid + Firmenbezeichnung*). Furosemid ist ein stark und kurzzeitig wirkendes Diuretikum. Es wirkt auch dann noch, wenn andere Mittel (z. B. Thiazide) versagen, weil etwa die Nieren nicht mehr ausreichend funktionieren. Dieses stark wirkende Mittel hat viele und zum Teil schwere *Nebenwirkungen*:
Kaliumverlust, der sich in folgenden Anzeichen zeigt: trockener Mund, Durstgefühl, unregelmäßige Herzschläge, Stimmungsschwankungen, Muskelkrämpfe oder -schmerzen, Übelkeit, Erbrechen, unübliche Müdigkeit oder Schwäche, flacher Puls. Bei hoher Dosis: Taubheit.
Wenn Furosemid-Präparate längere Zeit eingenommen und dann plötzlich abgesetzt werden, können Ödeme entstehen (sog. Rebound-Effekt).
Die Diuretika Piretanid (enthalten z. B. in *Arelix sowie Generika mit dem Namen Piretanid + Firmenbezeichnung*) und Torasemid (enthalten z. B. in *Generika mit dem Namen Torasemid + Firmenbezeichnung*) haben ähnliche Wirkungen und Nebenwirkungen wie Furosemid, sind jedoch weniger erprobt.

Thiazid-Diuretika und ähnliche Wirkstoffe

Das wichtigste Thiazid-Diuretikum ist der Wirkstoff Hydrochlorothiazid (enthalten z. B. in *Aquaphor sowie Generika mit dem Namen HCT + Firmenbezeichnung).*
Thiazid-Diuretika sind die am besten verträglichen Diuretika und deshalb besonders zur Langzeittherapie (z. B. bei Bluthochdruck) geeignet. Zur Verminderung des Kaliumverlustes werden Thiazid-Diureti-

ka häufig kombiniert mit sogenannten kaliumsparenden Diuretika (z. B. *Generika mit dem Namen Triamteren comp. + Firmenbezeichnung*).
Kaliummangel, der durch Thiazid-Diuretika verursacht wird, ist jedoch selten schwerwiegend und führt nach Ansicht der Arzneimittelkommission der Deutschen Ärzteschaft normalerweise nicht zu einem klinisch bedeutsamen Kaliummangel im Körper.
Die routinemäßige Verordnung von Kaliumpräparaten ist unnötig und kann sogar (in einem von 100 Fällen) zu einem lebensbedrohlichen oder tödlichen Kaliumüberschuss führen.
Auch sogenannte »kaliumsparende« Medikamente bergen dieses Risiko, einen Kaliumüberschuss zu verursachen, in sich. Deshalb sollte der behandelnde Arzt in jedem Fall die Serumkaliumspiegel kontrollieren, besonders bei Diabetikern, Alten und Patienten, die gleichzeitig ACE-Hemmer, Angiotensin-II-Antagonisten oder Rheumamittel einnehmen.
Bei Durchfall, Erbrechen, Magersucht und bei der Einnahme bestimmter Medikamente (z. B. herzstärkender Mittel vom Typ der Glykoside) kann der Kaliumspiegel jedoch so weit fallen, dass eine Gesundheitsgefährdung auftritt. In diesem Fall muss der Kaliummangel ausgeglichen werden.
Wichtigste *Nebenwirkung* der Thiazid-Diuretika: Kaliumverlust, der sich in folgenden Anzeichen zeigt: trockener Mund, Durstgefühle, unregelmäßige Herzschläge, Stimmungsschwankungen, Muskelkrämpfe oder -schmerzen, Übelkeit, Erbrechen, unübliche Müdigkeit oder Schwäche, flacher Puls.
Vorsicht ist bei Patienten mit Gicht geboten, weil Thiazide unter Umständen einen Gichtanfall auslösen können. Bei Diabetikern kann die Anwendung zu Problemen mit der Einstellung des Blutzuckers führen.

Naturheilmittel und Arzneimittel der alternativen Heilkunde

Der Boom der alternativen Heilmittel macht auch vor den flüssigkeitsausscheidenden Mitteln nicht halt. *Biofax*, ein Medikament mit pflanzlichen Inhaltsstoffen, wird inzwischen so häufig verwendet, dass es den Sprung in unsere Tabelle schaffte.
Allen drei Inhaltsstoffen von *Biofax* (Birkenblätter, Hauhechelwurzel und Bohnenhülsen) wird eine entwässernde Wirkung zugeschrieben. Bei normaler Dosierung sind kaum Nebenwirkungen zu erwarten.

Ödeme in der Schwangerschaft

Ödeme in der Schwangerschaft sind eigentlich eine normale Reaktion des Körpers – sie treten bei vier von fünf Schwangeren auf. Die routinemäßige Verschreibung von Diuretika ist deshalb – warnt die Arzneimittelkommission der Deutschen Ärzteschaft – nicht sinnvoll und setzt Mutter und Kind unnötigen Gefahren aus.
Wegen der vermuteten Risiken für das Kind sollten Diuretika während der Schwangerschaft nur in begründeten Ausnahmefällen verwendet werden.

12.2. Entwässernde Mittel (Diuretika)

Präparat	Wichtigste Nebenwirkungen	Empfehlung
Aldactone (D/Ö) Drag., Kaps. Spironolacton *Rezeptpflichtig*	Hormonelle Veränderungen mit Potenz- und Regelstörungen, Vergrößerung der Brustdrüse bei Männern, Stimmveränderungen, Müdigkeit, Störungen des Salzhaushaltes (zu viel Kalium im Blut)	**Therapeutisch zweckmäßig zur** Wasserausschwemmung, wenn das Hormon Aldosteron im Blut erhöht ist (z. B. bei Leberzirrhose) und wenn andere Diuretika versagen. Kaliumsparendes Diuretikum (Spironolacton).
Aquaphor (D) Tabl. **Aquaphoril** (Ö) Tabl. **Aquex** (D) Tabl. Xipamid *Rezeptpflichtig*	Relativ geringe Störungen des Salzhaushaltes (Kochsalz- und Kaliumsalzverlust). Vorsicht bei Gicht und Zuckerkrankheit!	**Therapeutisch zweckmäßig zur** Wasserausschwemmung und bei Bluthochdruck.
Arelix/ mite 3-/ 6-Tabletten/ RR 6-Retardkapseln (D) Tabl., Retardkaps. Piretanid *Rezeptpflichtig*	Störungen des Salzhaushaltes (ausgeprägter Kochsalz- und Kaliumsalzverlust). Vorsicht bei Gicht und Zuckerkrankheit!	**Therapeutisch zweckmäßig** zur Wasserausschwemmung und bei Bluthochdruck. Stark wirkendes Diuretikum (vergleichbar mit Furosemid).
Biofax (D) Kaps. Birkenblätter, Hauhechelwurzel, Bohnenhülsen	Keine wesentlichen bekannt	**Naturheilmittel** mit pflanzlichen Inhaltsstoffen. Milde, entwässernde Wirkung möglich. Vertretbar, wenn eine notwendige Anwendung therapeutisch zweckmäßiger Mittel nicht unterlassen wird. Abzuraten bei dem vom Hersteller angegebenen Anwendungsgebiet »Anregung des Stoffwechsels, bei ernährungsbedingtem Übergewicht«.

Präparat	Wichtigste Nebenwirkungen	Empfehlung
dehydro sanol tri/ mite (D) Drag. **diucomp/ -mild** (D) überzogenen Tabl. Triamteren, Bemetizid *Rezeptpflichtig*	Störungen des Salzhaushaltes, lebensbedrohliche Kaliumanreicherung bei Nierenschäden möglich. Allergien. Vorsicht bei Gicht und Zuckerkrankheit!	**Therapeutisch zweckmäßig nur bei** Gefährdung durch Kalium- und Magnesiummangel. Kombination von Entwässerungsmitteln. Triamteren wirkt kaliumsparend.
Diuretikum Verla (D) Tabl. **Dytide H** (D/Ö) Tabl. Triamteren, Hydrochlorothiazid *Rezeptpflichtig*	Störungen des Salzhaushaltes, lebensbedrohliche Kaliumanreicherung bei Nierenschäden möglich. Allergien. Vorsicht bei Gicht und Zuckerkrankheit!	**Therapeutisch zweckmäßig nur bei** Gefährdung durch Kalium- und Magnesiummangel. Kombination von Entwässerungsmitteln. Triamteren wirkt kaliumsparend.
Esidrix (D) Tabl. Hydrochlorothiazid *Rezeptpflichtig*	Relativ geringe Störungen des Salzhaushaltes (Kochsalz- und Kaliumsalzverlust). Vorsicht bei Gicht und Zuckerkrankheit!	**Therapeutisch zweckmäßig** zur Wasserausschwemmung und bei Bluthochdruck. Bewährtes Diuretikum.
Fludex Retard (Ö) Filmtabl. Indapamid *Rezeptpflichtig*	Störungen des Salzhaushaltes. Allergien. Vorsicht bei Gicht und Zuckerkrankheit!	**Therapeutisch zweckmäßig zur** Wasserausschwemmung und bei Bluthochdruck.
Furanthril (D) Tabl. **Furobeta** (D) Tabl. **Furo-CT** (D) Retardkaps., Tabl. **Furogamma** (D) Tabl. **Furohexal** (Ö) Tabl. **FURO-PUREN** (D) Tabl. **Furorese/ long** (D) Tabl., Retard-Hartkaps. **Furosal** (D) Tabl. **Furosemid – 1 A Pharma** (D/Ö) Tabl. **Furosemid AbZ** (D) Tabl., Retard-Hartkaps. **Furosemid AL** (D) Tabl. **Furosemid Heumann** (D) Tabl. **Furosemid-ratiopharm/ long** (D) Tabl., Retard-Hartkaps. *Wirkstoff:* Furosemid *Rezeptpflichtig*	Ausgeprägte Störungen des Salzhaushaltes (z. B. Kochsalz- und Kaliumsalzverlust). Bei Überdosierung Kreislaufbeschwerden und vorübergehende Taubheit. Vorsicht bei Gicht und Zuckerkrankheit!	**Therapeutisch zweckmäßig** Lang bewährtes Präparat für Erkrankungen, bei denen ein stark wirkendes Diuretikum notwendig ist. Relativ kurz wirksames Schleifendiuretikum.

Präparat	Wichtigste Nebenwirkungen	Empfehlung
Furosemid Sandoz (D) Tabl., Retard-Hartkaps. **Furosemid Stada/ retard** (D) Tabl., Retard-Hartkapseln **Furosemid-TEVA** (D) Tabl. **Fusid** (D) Tabl. *Wirkstoff:* Furosemid *Rezeptpflichtig*	Ausgeprägte Störungen des Salzhaushaltes (z. B. Kochsalz- und Kaliumsalzverlust). Bei Überdosierung Kreislaufbeschwerden und vorübergehende Taubheit. Vorsicht bei Gicht und Zuckerkrankheit!	**Therapeutisch zweckmäßig** Lang bewährtes Präparat für Erkrankungen, bei denen ein stark wirkendes Diuretikum notwendig ist. Relativ kurz wirksames Schleifendiuretikum.
HCT – 1 A Pharma (D) **HCT Beta** (D) **HCT-CT** (D) **HCT-gamma** (D) **HCT Hexal** (D) **HCT-ISIS** (D) **HCT-ratiopharm** (D) **HCT Sandoz** (D) **HCTad** (D) Tabletten *Wirkstoff:* Hydrochlorothiazid *Rezeptpflichtig*	Relativ geringe Störungen des Salzhaushaltes (Kochsalz- und Kaliumsalzverlust). Vorsicht bei Gicht und Zuckerkrankheit!	**Therapeutisch zweckmäßig bei** Bluthochdruck und zur Wasserausschwemmung. Bewährtes Diuretikum (Hydrochlorothiazid).
Jenaspiron (D) Tabl. Spironolacton *Rezeptpflichtig*	Hormonelle Veränderungen mit Potenz- und Regelstörungen, Vergrößerung der Brustdrüse bei Männern, Stimmveränderungen, Müdigkeit, Störungen des Salzhaushaltes (zu viel Kalium im Blut)	**Therapeutisch zweckmäßig zur** Wasserausschwemmung, wenn das Hormon Aldosteron im Blut erhöht ist (z. B. bei Leberzirrhose) und wenn andere Diuretika versagen. Kaliumsparendes Diuretikum (Spironolacton).
Lasix/ Tabs/ long (D/Ö) Tabl., Retardkaps., Lösung Furosemid *Rezeptpflichtig*	Ausgeprägte Störungen des Salzhaushaltes (z. B. Kochsalz- und Kaliumsalzverlust). Bei Überdosierung Kreislaufbeschwerden und vorübergehende Taubheit. Vorsicht bei Gicht und Zuckerkrankheit!	**Therapeutisch zweckmäßig** Lang bewährtes Präparat für Erkrankungen, bei denen ein stark wirkendes Diuretikum notwendig ist. Relativ kurz wirksames Schleifendiuretikum.
Moduretic (Ö) Tabl. **Moduretik/ mite** (D) Tabl., Mite-Tabl. Hydrochlorothiazid, Amilorid *Rezeptpflichtig*	Störungen des Salzhaushaltes, lebensbedrohliche Kaliumanreicherung bei Nierenschäden möglich. Allergien. Vorsicht bei Gicht und Zuckerkrankheit!	**Therapeutisch zweckmäßig nur bei** Gefährdung durch Kalium- und Magnesiummangel. Kombination von Entwässerungsmitteln. Amilorid wirkt kaliumsparend.

Präparat	Wichtigste Nebenwirkungen	Empfehlung
Natrilix/ SR (D) Filmtabl., Retardtabl. Indapamid *Rezeptpflichtig*	Störungen des Salzhaushaltes (z. B. Kochsalz- und Kaliumsalzverlust). Allergien. Vorsicht bei Gicht und Zuckerkrankheit!	**Therapeutisch zweckmäßig zur** Wasserausschwemmung und bei Bluthochdruck.
Neotri (D) Filmtabl. Xipamid, Triamteren *Rezeptpflichtig*	Störungen des Salzhaushaltes, lebensbedrohliche Kaliumanreicherung bei Nierenschäden möglich. Allergien. Vorsicht bei Gicht und Zuckerkrankheit!	**Therapeutisch zweckmäßig nur** bei Gefährdung durch Kalium- und Magnesiummangel. Kombination von Entwässerungsmitteln. Triamteren wirkt kaliumsparend.
Nephral (D) Tabl. Triamteren, Hydrochlorothiazid *Rezeptpflichtig*	Störungen des Salzhaushaltes, lebensbedrohliche Kaliumanreicherung bei Nierenschäden möglich. Allergien. Vorsicht bei Gicht und Zuckerkrankheit!	**Therapeutisch zweckmäßig nur bei** Gefährdung durch Kalium- und Magnesiummangel. Kombination von Entwässerungsmitteln. Triamteren wirkt kaliumsparend.
Osyrol (D) Filmtabl. Spironolacton *Rezeptpflichtig*	Hormonelle Veränderungen mit Potenz- und Regelstörungen, Vergrößerung der Brustdrüse bei Männern, Stimmveränderungen, Müdigkeit, Störungen des Salzhaushaltes (zu viel Kalium im Blut)	**Therapeutisch zweckmäßig zur** Wasserausschwemmung, wenn das Hormon Aldosteron im Blut erhöht ist (z. B. bei Leberzirrhose) und wenn andere Diuretika versagen. Kaliumsparendes Diuretikum (Spironolacton).
Spiro comp.-ratiopharm/ comp forte (D) Lacktabl. **Spiro-D-Tablinen** (D) Tabl. Spironolacton, Furosemid *Rezeptpflichtig*	Hormonelle Veränderungen mit Potenz- und Regelstörungen, Vergrößerung der Brustdrüse bei Männern, Stimmveränderungen, Müdigkeit, ausgeprägte Störungen des Salzhaushaltes. Bei Überdosierung Kreislaufbeschwerden, Hörschäden. Vorsicht bei Gicht und Zuckerkrankheit!	**Nur zweckmäßig zur** Wasserausschwemmung, wenn das Hormon Aldosteron im Blut erhöht ist (z. B. bei Leberzirrhose). Der therapeutische Nutzen einer routinemäßig angewandten Kombination von kaliumsparendem (Spironolacton) mit stark wirksamem Diuretikum (Furosemid) ist zweifelhaft.
Spiro-CT (D) **Spirobeta** (D) **Spirogamma** (D) **Spirohexal** (Ö) **Spironolacton AAA-Pharma** (D) Tabletten *Wirkstoff:* Spironolacton *Rezeptpflichtig*	Hormonelle Veränderungen mit Potenz- und Regelstörungen, Vergrößerung der Brustdrüse bei Männern, Stimmveränderungen, Müdigkeit, Störungen des Salzhaushaltes (zu viel Kalium im Blut)	**Therapeutisch zweckmäßig zur** Wasserausschwemmung, wenn das Hormon Aldosteron im Blut erhöht ist (z. B. bei Leberzirrhose) und wenn andere Diuretika versagen. Kaliumsparendes Diuretikum (Spironolacton).

Präparat	Wichtigste Nebenwirkungen	Empfehlung
Spironolacton accedo (D) **Spironolacton AL** (D) **Spironolacton AWD** (D) **Spironolacton dura** (D) **Spironolacton Heumann** (D) Tabl. **Spironolacton HEXAL** (D) Tabl. **Spirono-ISIS** (D) Tabl. **Spironolacton-ratiopharm** (D) Tabl. **Spironolacton Sandoz** (D) Tabl. **Spironolacton STADA** (D) Tabl., Kaps. **Spironolacton TAD** (D) Tabl. *Wirkstoff:* Spironolacton *Rezeptpflichtig*	Hormonelle Veränderungen mit Potenz- und Regelstörungen, Vergrößerung der Brustdrüse bei Männern, Stimmveränderungen, Müdigkeit, Störungen des Salzhaushaltes (zu viel Kalium im Blut)	**Therapeutisch zweckmäßig zur** Wasserausschwemmung, wenn das Hormon Aldosteron im Blut erhöht ist (z. B. bei Leberzirrhose) und wenn andere Diuretika versagen. Kaliumsparendes Diuretikum (Spironolacton).
Toracard (D) **Toragamma** (D) **Torasemid – 1 A Pharma** (D) **Torasemid AbZ** (D) **Torasemid-Actavis** (D) **Torasemid AL** (D) **Torasemid beta** (D) **torasemid-corax** (D) **Torasemid-CT** (D) Tabletten *Wirkstoff:* Torasemid *Rezeptpflichtig*	Ausgeprägte Störungen des Salzhaushaltes (z. B. Kochsalz- und Kaliumsalzverlust). Vorsicht bei Gicht und Zuckerkrankheit!	**Therapeutisch zweckmäßig** zur Wasserausschwemmung und bei Bluthochdruck. Stark wirkendes Entwässerungsmittel, vergleichbar mit Furosemid. Länger wirkendes Schleifendiuretikum (Torasemid).
Torasemid HEXAL (D) **Torasemid-ratiopharm** (D) **Torasemid Sandoz** (D) **Torasemid STADA** (D) **Torasemid TAD** (D) **Torasid – GRY** (D) **Torem** (D) **Torem RR** (D) **Torem Cor** (D) Tabletten *Wirkstoff:* Torasemid *Rezeptpflichtig*	Ausgeprägte Störungen des Salzhaushaltes (z. B. Kochsalz- und Kaliumsalzverlust). Vorsicht bei Gicht und Zuckerkrankheit!	**Therapeutisch zweckmäßig** zur Wasserausschwemmung und bei Bluthochdruck. Stark wirkendes Entwässerungsmittel, vergleichbar mit Furosemid. Länger wirkendes Schleifendiuretikum (Torasemid).

Präparat	Wichtigste Nebenwirkungen	Empfehlung
Thiazid-comp.-Wolff (D) **Triampur comp** (D) **Triamteren comp.-CT** (D) **Triamteren Genericon** (Ö) **Triamteren comp.-ratiopharm** (D) **Triamteren/HCT AL** (D) **Triamteren HCT beta** (D) **Triamteren HCT Sandoz** (D) **Triarese** (D) **Tri.-Thiazid STADA** (D) **Triastad HCT** (Ö) **Turfa** (D) Tabletten *Wirkstoffe:* Triamteren, Hydrochlorothiazid *Rezeptpflichtig*	Störungen des Salzhaushaltes, lebensbedrohliche Kaliumanreicherung bei Nierenschäden möglich. Allergien. Vorsicht bei Gicht und Zuckerkrankheit!	**Therapeutisch zweckmäßig nur** bei Gefährdung durch Kalium- und Magnesiummangel. Kombination von bewährten Entwässerungsmitteln. Triamteren wirkt kaliumsparend.
Unat/ RR/ Cor (D) Tabl. Torasemid *Rezeptpflichtig*	Ausgeprägte Störungen des Salzhaushaltes (z. B. Kochsalz- und Kaliumsalzverlust). Vorsicht bei Gicht und Zuckerkrankheit!	**Therapeutisch zweckmäßig** zur Wasserausschwemmung und Bei Bluthochdruck. Stark wirkendes Entwässerungsmittel, vergleichbar mit Furosemid. Länger wirkendes Schleifendiuretikum (Torasemid).
verospiron (D) Tabl. Spironolacton *Rezeptpflichtig*	Hormonelle Veränderungen mit Potenz- und Regelstörungen, Vergrößerung der Brustdrüse bei Männern, Stimmveränderungen, Müdigkeit, Störungen des Salzhaushaltes (zu viel Kalium im Blut)	**Therapeutisch zweckmäßig zur** Wasserausschwemmung, wenn das Hormon Aldosteron im Blut erhöht ist (z. B. bei Leberzirrhose) und wenn andere Diuretika versagen. Kaliumsparendes Diuretikum (Spironolacton).
Xipagamma (D) **Xipa-Isis** (D) **Xipamid – 1 A Pharma** (D) **Xipamid AbZ** (D) **Xipamid AL** (D) **Xipamid beta** (D) **Xipamid-CT** (D) **Xipamid Hexal** (D) **Xipamid-ratiopharm** (D) **Xipamid Sandoz** (D) **Xipamid Stada** (D) **Xipa TAD** (D) Tabletten *Wirkstoff:* Xipamid *Rezeptpflichtig*	Relativ geringe Störungen des Salzhaushaltes (Kochsalz- und Kaliumsalzverlust). Vorsicht bei Gicht und Zuckerkrankheit!	**Therapeutisch zweckmäßig zur** Wasserausschwemmung und bei Bluthochdruck.

12.3. Mittel gegen Angina Pectoris

Das Herz kann seine Leistung nur dann aufrechterhalten, wenn es mit dem Blut genügend Sauerstoff erhält. Sind die Herzkranzgefäße verengt, kann bei körperlicher Anstrengung – wenn der Bedarf besonders groß ist – nicht mehr genügend Sauerstoff zum Herzmuskel transportiert werden. Dadurch entstehen heftige Schmerzen – ein sogenannter »Angina-Pectoris-Anfall«.

Angina Pectoris kann der Vorbote eines Herzinfarktes durch den plötzlichen Verschluss eines Herzkranzgefäßes sein. Die Medizin unterscheidet zwischen verschiedenen Formen von Angina Pectoris:

- Stabile Angina Pectoris: Schmerzanfälle treten üblicherweise unter körperlicher Belastung auf und die Beschwerden bleiben über Monate hinweg konstant.
- Instabile Angina Pectoris ist eine Herzerkrankung, die noch nicht älter als vier Wochen ist und bei der Dauer, Häufigkeit und Intensität der Anfälle zunehmen. Auch Anfälle im Ruhezustand sind möglich.
- Prinzmetal-Angina ist eine Herzerkrankung, bei der Beschwerden im Ruhezustand auftreten und bestimmte EKG-Muster vorhanden sind.

Die Therapie der Angina Pectoris besteht in den meisten Fällen darin, durch Medikamente den Sauerstoffbedarf des Herzens zu verringern. Wenn der Herzmuskel schwerer geschädigt ist, kann durch eine Ballon-Dilatation (Ausdehnung eines engen Herzkranzgefäßes – auch PTCA oder Angioplastie genannt), Einsetzen von »Stents« oder durch eine Bypass-Operation (operative Verpflanzung von Herzkranzgefäßen) eine Verbesserung der Sauerstoffzufuhr erreicht werden. Solche Eingriffe sind inzwischen Routinebehandlungen, aber trotzdem nicht risikolos. Die Entscheidung, welches Verfahren verwendet wird, hängt vom Zustand des Herzmuskels ab.

Behandlung

Im Rahmen der Behandlung der Angina Pectoris sollte – außer der Einnahme von Medikamenten – besonderes Gewicht auf folgende Maßnahmen gelegt werden:

- Aufhören zu rauchen: Das senkt die Rate von Herz-Kreislauf-Ereignissen nach sechs Jahren um 50 Prozent!
- regelmäßiges körperliches Training

- Verringerung von Übergewicht
- Vermeiden von psychischen Stresssituationen, plötzlichen Anstrengungen und plötzlichem starken Temperaturwechsel

Patienten mit sogenannter »stabiler Angina« sollten nach einer angemessenen Zeit der Ruhe zunehmend körperlich aktiv sein. Wenn Anfälle mit schweren Angstzuständen verbunden sind, können Beruhigungsmittel helfen.
Durch eine gezielte Behandlung bei einer »stabilen Angina« bleibt etwa jeder zweite Patient fünf Jahre oder länger symptomfrei. Die Lebenserwartung hängt davon ab, in welchem Ausmaß die Herzarterien geschädigt sind. Heftigkeit und Häufigkeit von Anfällen bieten jedoch keine sicheren Hinweise auf den Schweregrad der Erkrankung.

Medikamente

Zur Vorbeugung von Herzinfarkten wird für alle Patient(inn)en die Einnahme von niedrig dosierter Acetylsalicylsäure (ASS) empfohlen. Wenn das wegen Kontraindikationen nicht möglich ist, gilt der Wirkstoff Clopidogrel als Alternative. Außerdem sollten alle Patienten mit koronarer Herzkrankheit als vorbeugende Maßnahme einen Betablocker sowie einen Fettstoffsenker vom Typ der Statine nehmen.

Die medikamentöse Behandlung der Angina Pectoris hat zwei Ziele:
- akute Anfälle zu unterbrechen oder zu dämpfen und
- weitere Anfälle zu verhindern.

Mittel zur Unterbrechung oder kurzfristigen Vorbeugung von akuten Anfällen

Nitroglycerin – auch unter der Bezeichnung Glyceroltrinitrat bekannt (z. B. in *Corangin, Nitrangin, Nitrolingual*) – gilt als beste Substanz.
Nitroglycerin wird schon seit etwa 100 Jahren gegen Anfälle verwendet. Zur Verhinderung von Anfällen nehmen viele Patienten Nitroglycerin vor Situationen, in denen aufgrund körperlicher Anstrengungen Anfälle auftreten können: z. B. beim Treppensteigen oder beim Geschlechtsverkehr. Diese vorbeugende Einnahme bietet für etwa 20 bis 30 Minuten Schutz.
Die häufigsten Nebenwirkungen von Nitroglycerin sind Kopfschmerzen. Manchmal treten auch Schwächegefühle, Benommenheit, Hautrötung und in seltenen Fällen extremer Blutdruckabfall auf. Nur der Patient selbst kann bestimmen, wie hoch die benötigte Dosis ist.

Vorsicht: Durch zu hohe Dosierung können Anfälle in seltenen Fällen sogar verstärkt werden.

Mittel zur Verhinderung von Anfällen

Je nach Gesamtsituation des Patienten/der Patientin werden zur Verhinderung von Anfällen unterschiedliche Substanzen verwendet: organische Nitrate (sogenannte Langzeitnitrate), Betablocker oder Kalzium-Antagonisten, in Ausnahmefällen auch der Wirkstoff Molsidomin.

Organische Nitrate

Die einfachen Präparate mit den Inhaltsstoffen Isosorbiddinitrat (z. B. *Cedocard sowie Generika mit dem Namen ISDN + Firmenbezeichnung)* und Isosorbidmononitrat (enthalten z. B. in *Corangin, Generika mit dem Namen ISMN + Firmenbezeichnung*) wirken kürzer als Präparate mit verzögerter Wirkung (sogenannte Retard-Formen).

Wichtig: Bei allen Nitraten kann es – manchmal schon nach ein bis zwei Wochen – zu einer sogenannten »Toleranzentwicklung« kommen: Das heißt, die Wirkung des Medikaments lässt nach, sodass immer höhere Dosierungen verwendet werden müssen. Aus diesem Grund sollten Nitrate so eingenommen werden, dass sie nicht ununterbrochen 24 Stunden lang wirken – die Dosierung so wählen, dass es z. B. jede Nacht nitratfreie Intervalle gibt.

Die *Nebenwirkungen* von Nitraten sind ähnlich wie bei Nitroglycerin: am häufigsten Kopfschmerzen, manchmal Schwächegefühle, Benommenheit, Hautrötung und in seltenen Fällen extremer Blutdruckabfall.
Zu den therapeutisch wirksamen organischen Nitraten zählt auch der Wirkstoff Pentaerithrityltetranitrat/PETN (enthalten z. B. in *Pentalong*).

Betablocker

gehören zur Standardbehandlung bei Angina Pectoris. In seltenen Fällen verschlimmert sich die Krankheit durch die Einnahme von Betablockern.
Die Betablocker Atenolol (enthalten z. B. in *Generika mit dem Namen Atenolol + Firmenbezeichnung*) sowie Pindolol (enthalten z. B. *Visken*) haben besondere Eigenschaften und sollten deshalb bei Angina Pectoris nicht verwendet werden. Alle anderen Betablocker

(z. B. die Wirkstoffe Bisoprolol, Carvedilol, Celiprolol, Metoprolol und andere) unterscheiden sich in ihrer Wirkung kaum voneinander. Sie werden jedoch unterschiedlich schnell vom Körper ausgeschieden. Davon hängt es auch ab, ob ein Betablocker öfter als einmal täglich eingenommen werden muss.

Nebenwirkungen: verlangsamter Herzschlag, Benommenheit, Magen-Darm-Störungen (Durchfall, Übelkeit), psychische Störungen (besonders bei älteren Leuten Verwirrtheitszustände, Depressionen), Durchblutungsstörungen an den Gliedmaßen, Atemschwierigkeiten, eingeschränkte Sexualität (z. B. Potenzstörungen).

Vorsicht: *Mit der Einnahme von Betablockern darf man nicht plötzlich aufhören, weil sonst schwere Herzschädigungen auftreten können.*

Kalzium-Antagonisten

(z. B. *Adalat, Generika mit dem Namen Amlodipin + Firmenbezeichnung, Azupamil, Baymycard, Cordicant, Corinfar, Corotrend, Generika mit dem Namen Diltiazem + Firmenbezeichnung, Duranifin, Durasoptin, Escor, Falicard, Felocor, Isoptin, Generika mit dem Namen Nifedipin + Firmenbezeichnung, Norvasc, Pidilat, Procorum, Generika mit dem Namen Verapamil + Firmenbezeichnung*) sind zweckmäßig bei stabiler Angina Pectoris, wenn Betablocker wegen vorhandener Kontraindikationen nicht verwendet werden können.

Nebenwirkungen: In manchen Fällen kann der Blutdruck abfallen, und damit zusammenhängend können Kopfschmerzen, Verwirrtheit und schneller Herzschlag auftreten. Es gibt Hinweise, dass Kalzium-Antagonisten wie Nifedipin (enthalten z. B. in *Adalat, Aprical* etc.) das Risiko erhöhen, an den Folgen einer koronaren Herzkrankheit zu sterben.

Molsidomin

(enthalten z. B. in *Corvaton, Generika mit dem Namen Molsidomin + Firmenbezeichnung*). Dieser Wirkstoff sollte nur dann angewendet werden, wenn organische Nitrate nicht ausreichend wirken oder nicht angewendet werden können. Molsidomin kann auch in Kombination mit organischen Nitraten verwendet werden.

Nebenwirkungen: Kopfschmerzen, Übelkeit, allergische Hautreaktionen.

Trapidil

(enthalten in *Rocornal*) steigert zwar die Durchblutung in den gesunden Muskelteilen, aber nicht unbedingt in jenen, die geschädigt sind. Die Wirkung auf die Anfallhäufigkeit bei Angina Pectoris ist unsicherer als bei den bewährten Mitteln. Die Verwendung dieses Mittels ist höchstens in Ausnahmefällen sinnvoll.

ACE-Hemmer

(z. B. die Wirkstoffe Captopril, Enalapril und andere) sind nur dann sinnvoll, wenn auch andere Erkrankungen wie etwa Bluthochdruck oder Herzschwäche vorliegen.

12.3. Mittel gegen Angina Pectoris

Präparat	Wichtigste Nebenwirkungen	Empfehlung
Adalat (D/Ö) Kaps., nur D: Manteltabl., Retardtabl., SL-Rapidretardtabl., Filmtabl., nur Ö: Retardfilmtabl., 2-Phasen-Filmtabl. Nifedipin *Rezeptpflichtig*	Kopfdruck, Gesichtsrötung, Beinödeme, Übelkeit, Magen-Darm-Störungen, Herzrasen, schwere Durchblutungsstörungen der Herzkranzgefäße bis zum Herzinfarkt möglich	**Nur zweckmäßig zur** Behandlung der stabilen Angina Pectoris, wenn therapeutisch zweckmäßige Wirkstoffe wie Betablocker nicht angewendet werden können. Diese Empfehlung gilt nur für den Wirkstoff Nifedipin mit verzögerter Freisetzung (Retard-Form). Bei akutem Herzinfarkt oder instabiler Angina Pectoris darf Nifedipin nicht verwendet werden.
Atebeta (D) **AteHEXAL** (D) **Ate Lich** (D) **Atenogamma** (D) **Ateno-ISIS** (D) **Atenolan** (Ö) **Atenolol – 1 A Pharma** (D/Ö) **Atenolol AbZ** (D) Filmtabletten *Wirkstoff:* Atenolol *Rezeptpflichtig*	Langsamer Puls, Herzschwäche, Atemnot bei körperlicher Belastung, Einschränkung der Sexualität. Vorsicht bei Asthma, Zuckerkrankheit und Durchblutungsstörungen der Gliedmaßen! Schwere Herzschädigungen bei plötzlichem Absetzen des Medikaments möglich	**Therapeutisch zweckmäßig zur** Langzeitbehandlung der Angina Pectoris (Betablocker).

Präparat	Wichtigste Nebenwirkungen	Empfehlung
Atenolol AL (D) **Atenolol-CT** (D) **Atenolol Genericon** (Ö) **Atenolol Heumann** (D) **Atenolol PB** (D) **Atenolol-ratiopharm** (D/Ö) **Atenolol Sandoz** (D) **Atenolol STADA** (D/Ö) **Juvental** (D) Filmtabletten *Wirkstoff:* Atenolol *Rezeptpflichtig*	Langsamer Puls, Herzschwäche, Atemnot bei körperlicher Belastung, Einschränkung der Sexualität. Vorsicht bei Asthma, Zuckerkrankheit und Durchblutungsstörungen der Gliedmaßen! Schwere Herzschädigungen bei plötzlichem Absetzen des Medikaments möglich	**Therapeutisch zweckmäßig zur** Langzeitbehandlung der Angina Pectoris (Betablocker).
Azupamil (D) Drag. Verapamil *Rezeptpflichtig*	Magen-Darm-Störungen, Übelkeit, Ödeme, Kopfdruck, Störungen des Herzrhythmus, Verstärkung einer Herzschwäche	**Nur zweckmäßig zur** Behandlung der Angina Pectoris, wenn therapeutisch zweckmäßige Wirkstoffe wie Betablocker nicht angewendet werden können. Kalzium-Antagonist (Verapamil) mit besonderer Wirkung auf die Erregungsleitung am Herzen.
Baymycard (D) Filmtabl. Nisoldipin *Rezeptpflichtig*	Sehr häufig Kopfschmerzen, Kopfdruck, Gesichtsrötung, Beinödeme, Übelkeit, Herzrasen, erhöhtes Herzinfarktrisiko, Magen-Darm-Störungen	**Nur zweckmäßig zur** Behandlung der stabilen Angina Pectoris, wenn therapeutisch zweckmäßige Wirkstoffe wie Betablocker nicht angewendet werden können. Bei akutem Herzinfarkt oder instabiler Angina Pectoris darf der Kalzium-Antagonist Nisoldipin nicht verwendet werden.
Beloc (Ö) Tabl. **Beloc-Duriles** (Ö) Retard-Filmtabl. **Beloc-Zok/ mite/ forte** (D) Retardtabl. teilbar Metoprolol *Rezeptpflichtig*	Langsamer Puls, Herzschwäche, Atemnot bei körperlicher Belastung, Übelkeit, Einschränkung der Sexualität. Vorsicht bei Asthma, Zuckerkrankheit und Durchblutungsstörungen der Gliedmaßen! Schwere Herzschädigungen bei plötzlichem Absetzen des Medikaments möglich	**Therapeutisch zweckmäßig zur** Langzeitbehandlung der Angina Pectoris (Betablocker).

Präparat	Wichtigste Nebenwirkungen	Empfehlung
BisoAPS (D) **Bisobeta** (D) **Bisobloc** (D) **Bisogamma** (D) **Biso-Hennig** (D) **BisoHEXAL** (D) **Biso Lich** (D) **Bisomerck** (D) **Bisoprolol Arcana** (Ö) Filmtabletten *Wirkstoff:* Bisoprolol *Rezeptpflichtig*	Langsamer Puls, Herzschwäche, Atemnot bei körperlicher Belastung, Einschränkung der Sexualität. Vorsicht bei Asthma, Zuckerkrankheit und Durchblutungsstörungen der Gliedmaßen! Schwere Herzschädigungen bei plötzlichem Absetzen des Medikaments möglich	**Therapeutisch zweckmäßig zur** Langzeitbehandlung der Angina Pectoris (Betablocker).
Bisoprolol-corax (D) **Bisoprolol-CT** (D) **Bisoprolol Heumann** (D) **Bisoprolol Sandoz** (Ö) **Bisoprolol-ratiopharm** (D/Ö) **Biso-Puren** (D) **Bisomerck** (D) **Bisoprolol – 1 A Pharma** (D) **Bisoprolol AbZ** (D) **Bisoprolol AL** (D) Filmtabletten *Wirkstoff:* Bisoprolol *Rezeptpflichtig*	Langsamer Puls, Herzschwäche, Atemnot bei körperlicher Belastung, Einschränkung der Sexualität. Vorsicht bei Asthma, Zuckerkrankheit und Durchblutungsstörungen der Gliedmaßen! Schwere Herzschädigungen bei plötzlichem Absetzen des Medikaments möglich	**Therapeutisch zweckmäßig zur** Langzeitbehandlung der Angina Pectoris (Betablocker).
Bisoprolol AWD (D) **Bisoprolol-CT** (D) **Bisoprolol-ratiopharm** (D) **Bisoprolol Sandoz** (D) **Bisoprolol STADA** (D) **Bisoprolol TAD** (D) **Biso-Puren** (D) Filmtabletten *Wirkstoff:* Bisoprolol *Rezeptpflichtig*	Langsamer Puls, Herzschwäche, Atemnot bei körperlicher Belastung, Einschränkung der Sexualität. Vorsicht bei Asthma, Zuckerkrankheit und Durchblutungsstörungen der Gliedmaßen! Schwere Herzschädigungen bei plötzlichem Absetzen des Medikaments möglich	**Therapeutisch zweckmäßig zur** Langzeitbehandlung der Angina Pectoris (Betablocker).
Cedocard (Ö) Tabl., Retardtabl. Isosorbiddinitrat *Rezeptpflichtig*	Kopfschmerzen, Benommenheit, Übelkeit, Magen-Darm-Störungen, Blutdruckabfall, Herzklopfen. Bei hoher Dosierung Verengung der Herzkranzgefäße möglich	**Therapeutisch zweckmäßig zur** Langzeitbehandlung, nicht bei akutem Anfall. Bei falschem Dosierschema (ohne Intervall) ist ein Wirksamkeitsverlust möglich.

Präparat	Wichtigste Nebenwirkungen	Empfehlung
Concor (D/Ö) Filmtabl. Bisoprolol *Rezeptpflichtig*	Langsamer Puls, Herzschwäche, Atemnot bei körperlicher Belastung, Einschränkung der Sexualität. Vorsicht bei Asthma, Zuckerkrankheit und Durchblutungsstörungen der Gliedmaßen! Schwere Herzschädigungen bei plötzlichem Absetzen des Medikaments möglich	**Therapeutisch zweckmäßig zur** Langzeitbehandlung der Angina Pectoris (Betablocker).
Conpin (D) Tabl., Retardkaps. Isosorbidmononitrat *Rezeptpflichtig*	Kopfschmerzen, Benommenheit, Magen-Darm-Störungen, Blutdruckabfall, Herzklopfen. Bei hoher Dosierung Verengung der Herzkranzgefäße möglich	**Therapeutisch zweckmäßig zur** Langzeitbehandlung (Anfallsprophylaxe), nicht beim akuten Anfall. Bei falschem Dosierschema (ohne Intervall) ist ein Wirksamkeitsverlust möglich.
Corangin (D) Tabl., Retardtabl. Isosorbidmononitrat *Rezeptpflichtig*	Kopfschmerzen, Benommenheit, Magen-Darm-Störungen, Blutdruckabfall, Herzklopfen. Bei hoher Dosierung Verengung der Herzkranzgefäße möglich	**Therapeutisch zweckmäßig zur** Langzeitbehandlung (Anfallsprophylaxe), nicht beim akuten Anfall. Bei falschem Dosierschema (ohne Intervall) ist ein Wirksamkeitsverlust möglich.
Corangin Nitrokapseln (D) Kaps. **Corangin Nitrospray** (D) Glyceroltrinitrat *Rezeptpflichtig*	Kopfschmerzen, Benommenheit, Übelkeit, Magen-Darm-Störungen, Blutdruckabfall, Herzklopfen. Bei hoher Dosierung Verengung der Herzkranzgefäße	**Therapeutisch zweckmäßig nur bei** akutem Anfall und für die kurzzeitige Vorbeugung (Nitrokapsel zerbeißen, nicht schlucken!).
Corinfar (D) Retardtabl., Tropfen, Uno-Retardtabl. Nifedipin *Rezeptpflichtig*	Kopfdruck, Gesichtsrötung, Beinödeme, Übelkeit, Magen-Darm-Störungen, Herzrasen, schwere Durchblutungsstörungen der Herzkranzgefäße bis zum Herzinfarkt möglich	**Nur zweckmäßig zur** Behandlung der stabilen Angina Pectoris, wenn therapeutisch zweckmäßige Wirkstoffe wie Betablocker nicht angewendet werden können. Diese Empfehlung gilt nur für den Wirkstoff Nifedipin mit verzögerter Freisetzung (Retard-Form). Bei akutem Herzinfarkt oder instabiler Angina Pectoris darf Nifedipin nicht verwendet werden.

Präparat	Wichtigste Nebenwirkungen	Empfehlung
Corvaton (D) Tabl., Retardtabl., Fortetabl., Injektionslösung Molsidomin *Rezeptpflichtig*	Kopfschmerzen, Übelkeit, allergische Hautreaktionen	**Therapeutisch zweckmäßig** zur Behandlung der Angina Pectoris, wenn Nitrate nicht wirksam sind oder nicht vertragen werden.
Dilatrend (D/Ö) Tabl. Carvedilol *Rezeptpflichtig*	Langsamer Puls, Verstärkung einer Herzschwäche, Einschränkung der Sexualität. Vorsicht bei Asthma, Zuckerkrankheit und Durchblutungsstörungen der Gliedmaßen! Vorsicht: Medikament nicht plötzlich absetzen, weil sonst schwere Herzschädigungen auftreten können!	**Therapeutisch zweckmäßig zur** Langzeitbehandlung der Angina Pectoris (Betablocker). Weniger gezielte Wirkung (Selektivität) als andere Betablocker wie z. B. Bisoprolol, aber mit gefäßerweiternder Wirkung.
Diltahexal (D) Filmtabl., Retardtabl., Retardkaps. **Diltiazem AL** (D) Filmtabl., Retardkaps. **Diltiazem Genericon** (Ö) Retard-Filmtabl. **Diltiazem-ratiopharm** (D/Ö) Tabl., nur D: Retardkaps., nur Ö: Retard-Fimtabl. **Diltiazem Stada** (D) Filmtabl., Retardkaps. **Dilzem** (D/Ö) Tabl., Retardtabl., Retardkaps., *Wirkstoff:* Diltiazem *Rezeptpflichtig*	Gelegentlich Übelkeit, Müdigkeit, Kopfschmerzen, allergische Hauterscheinungen. Selten Magen-Darm-Störungen, Herzrhythmusstörungen. Knöchelödeme (Wassereinlagerung im Körpergewebe)	**Nur zweckmäßig zur** Behandlung der Angina Pectoris, wenn therapeutisch zweckmäßige Wirkstoffe wie Betablocker nicht angewendet werden können. Kalzium-Antagonist mit besonderer Wirkung auf die Erregungsleitung am Herzen.
Duranifin (D) Weichkaps., Retardtabl., Uno-Retardtabl., Filmtabl., Lösung Nifedipin *Rezeptpflichtig*	Kopfdruck, Gesichtsrötung, Beinödeme, Übelkeit, Magen-Darm-Störungen, Herzrasen, schwere Durchblutungsstörungen der Herzkranzgefäße bis zum Herzinfarkt möglich	**Nur zweckmäßig zur** Behandlung der stabilen Angina Pectoris, wenn therapeutisch zweckmäßige Wirkstoffe wie Betablocker nicht angewendet werden können. Diese Empfehlung gilt nur für den Wirkstoff Nifedipin mit verzögerter Freisetzung (Retard-Form). Bei akutem Herzinfarkt oder instabiler Angina Pectoris darf Nifedipin nicht verwendet werden.

Präparat	Wichtigste Nebenwirkungen	Empfehlung
Durasoptin (D) Filmtabl., Retardkaps. Verapamil *Rezeptpflichtig*	Magen-Darm-Störungen, Übelkeit, Ödeme, Kopfdruck, Störungen des Herzrhythmus, Verstärkung einer Herzschwäche	**Nur zweckmäßig zur** Behandlung der Angina Pectoris, wenn therapeutisch zweckmäßige Wirkstoffe wie Betablocker nicht angewendet werden können. Kalzium-Antagonist (Verapamil) mit besonderer Wirkung auf die Erregungsleitung am Herzen.
Falicard (D) Filmtabl., Retardtabl. Verapamil *Rezeptpflichtig*	Magen-Darm-Störungen, Übelkeit, Ödeme, Kopfdruck, Störungen des Herzrhythmus, Verstärkung einer Herzschwäche	**Nur zweckmäßig zur** Behandlung der Angina Pectoris, wenn therapeutisch zweckmäßige Wirkstoffe wie Betablocker nicht angewendet werden können. Kalzium-Antagonist (Verapamil) mit besonderer Wirkung auf die Erregungsleitung am Herzen.
ISDN-AL retard (D) Retard-Hartkaps. **ISDN-beta retard** (D) Retard-Hartkaps. **ISDN-CT** (D) Tabl. **ISDN ret. von CT** (D) Retardkaps. **ISDN Hexal retard** (D) Retard-Hartkaps. *Wirkstoff:* Isosorbiddinitrat *Rezeptpflichtig*	Kopfschmerzen, Benommenheit, Übelkeit, Magen-Darm-Störungen, Blutdruckabfall, Herzklopfen. Bei hoher Dosierung Verengung der Herzkranzgefäße möglich	**Therapeutisch zweckmäßig** zur Langzeitbehandlung der Angina Pectoris (Anfallsprophylaxe), nicht für den akuten Anfall. Bei falschem Dosierschema (ohne Intervall) ist ein Wirksamkeitsverlust möglich.
ISDN-Isis (D) Retardtabl. **ISDN-ratiopharm** (D) Tabl., Retardkaps. **ISDN Sandoz** (D) Retardkaps. **ISDN-Stada** (D) Tabl., Retard-Hartkaps. *Wirkstoff:* Isosorbiddinitrat *Rezeptpflichtig*	Kopfschmerzen, Benommenheit, Übelkeit, Magen-Darm-Störungen, Blutdruckabfall, Herzklopfen. Bei hoher Dosierung Verengung der Herzkranzgefäße möglich	**Therapeutisch zweckmäßig** zur Langzeitbehandlung der Angina Pectoris (Anfallsprophylaxe), nicht für den akuten Anfall. Bei falschem Dosierschema (ohne Intervall) ist ein Wirksamkeitsverlust möglich.

Präparat	Wichtigste Nebenwirkungen	Empfehlung
IS 5 mono-ratiopharm (D) Tabl. **IS 5 mono retard-ratiopharm** (D) Retardtabl. **ISMN – 1 A Phama** (D) Tabl. **ISMN AbZ/ -AbZ retard** (D) Tabl., Retardtabl. **ISMN AL/ -retard** (D) Tabl., Retardkaps., Retardtabl. **ISMN-CT** (D) Retardtabl. **ISMN Genericon** (Ö) Tabl., Retardtabl. *Wirkstoff:* Isosorbidmononitrat *Rezeptpflichtig*	Kopfschmerzen, Benommenheit, Übelkeit, Magen-Darm-Störungen, Blutdruckabfall, Herzklopfen. Bei hoher Dosierung Verengung der Herzkranzgefäße möglich	**Therapeutisch zweckmäßig** zur Langzeitbehandlung der Angina Pectoris (Anfallsprophylaxe), nicht für den akuten Anfall. Bei falschem Dosierschema (ohne Intervall) ist ein Wirksamkeitsverlust möglich.
ISMN Hexal (Ö) Tabl., Retardtabl. **ISMN PB retard** (D) Retardkaps. **ISMN-ratiopharm** (Ö) Tabl., Retardtabl. **ISMN Sandoz** (D) Tabl., Retardkaps., Retardtabl. **ISMN Stada** (D) Tabl., Retard-Hartkaps. **ISMN von ct** (D) Tabl. **Ismo** (D) Tabl., Retarddrag. *Wirkstoff:* Isosorbidmononitrat *Rezeptpflichtig*	Kopfschmerzen, Benommenheit, Übelkeit, Magen-Darm-Störungen, Blutdruckabfall, Herzklopfen. Bei hoher Dosierung Verengung der Herzkranzgefäße möglich	**Therapeutisch zweckmäßig** zur Langzeitbehandlung der Angina Pectoris (Anfallsprophylaxe), nicht für den akuten Anfall. Bei falschem Dosierschema (ohne Intervall) ist ein Wirksamkeitsverlust möglich.
Isoket (D/Ö) Salbe, Retardtabl., nur D: Tabl., Retardkaps. Isosorbiddinitrat *Rezeptpflichtig*	Kopfschmerzen, Benommenheit, Übelkeit, Magen-Darm-Störungen, Blutdruckabfall, Herzklopfen. Bei hoher Dosierung Verengung der Herzkranzgefäße möglich	**Therapeutisch zweckmäßig** zur Langzeitbehandlung der Angina Pectoris (Anfallsprophylaxe), nicht für den akuten Anfall. Bei falschem Dosierschema (ohne Intervall) ist ein Wirksamkeitsverlust möglich.
Isoket (D) Dosier-Pumpspray Isosorbiddinitrat *Rezeptpflichtig*	Kopfschmerzen, Benommenheit, Übelkeit, Magen-Darm-Störungen, Blutdruckabfall, Herzklopfen. Bei zu hoher Dosierung Verengung der Herzkranzgefäße	**Therapeutisch zweckmäßig bei** akutem Anfall und für die kurzzeitige Vorbeugung.

Präparat	Wichtigste Nebenwirkungen	Empfehlung
Iso Mack (D) Retardkaps. **Isomack** (Ö) Retardkaps. Isosorbiddinitrat *Rezeptpflichtig*	Kopfschmerzen, Benommenheit, Übelkeit, Magen-Darm-Störungen, Blutdruckabfall, Herzklopfen. Bei hoher Dosierung Verengung der Herzkranzgefäße möglich	**Therapeutisch zweckmäßig** zur Langzeitbehandlung der Angina Pectoris (Anfallsprophylaxe), nicht für den akuten Anfall. Bei falschem Dosierschema (ohne Intervall) ist ein Wirksamkeitsverlust möglich.
Iso Mack (D) Spray Isosorbiddinitrat *Rezeptpflichtig*	Kopfschmerzen, Benommenheit, Übelkeit, Magen-Darm-Störungen, Blutdruckabfall, Herzklopfen. Bei hoher Dosierung Verengung der Herzkranzgefäße möglich	**Therapeutisch zweckmäßig bei** akutem Anfall und für die kurzzeitige Vorbeugung.
Isomonat (Ö) Tabl., Retard-Drag. **Isomonit** (D) Tabl., Retardkaps., Retardtabl. Isosorbidmononitrat *Rezeptpflichtig*	Kopfschmerzen, Benommenheit, Übelkeit, Magen-Darm-Störungen, Blutdruckabfall, Herzklopfen. Bei hoher Dosierung Verengung der Herzkranzgefäße möglich	**Therapeutisch zweckmäßig zur** Langzeitbehandlung der Angina Pectoris (Anfallsprophylaxe), nicht für den akuten Anfall. Bei falschem Dosierschema (ohne Intervall) ist ein Wirksamkeitsverlust möglich.
Isoptin/ mite (D) Filmtabl. **Isoptin KHK retard** (D) Retardtabl. **Isoptin** (Ö) Drag. Retardfilmtabl. Verapamil *Rezeptpflichtig*	Magen-Darm-Störungen, Übelkeit, Ödeme, Kopfdruck, Störungen des Herzrhythmus, Verstärkung einer Herzschwäche	**Nur zweckmäßig zur** Behandlung der Angina Pectoris, wenn therapeutisch zweckmäßige Wirkstoffe wie Betablocker nicht angewendet werden können. Kalzium-Antagonist (Verapamil) mit besonderer Wirkung auf die Erregungsleitung am Herzen.
Lopresor/ mite (D) Filmtabl. Metoprolol *Rezeptpflichtig*	Langsamer Puls, Verstärkung einer Herzschwäche, Einschränkung der Sexualität. Vorsicht bei Asthma, Zuckerkrankheit und Durchblutungsstörungen der Gliedmaßen! Vorsicht: Medikament nicht plötzlich absetzen, weil sonst schwere Herzschädigungen auftreten können	**Therapeutisch zweckmäßig zur** Langzeitbehandlung der Angina Pectoris (Betablocker).

Präparat	Wichtigste Nebenwirkungen	Empfehlung
Meprolol/ Retard (D) Tabletten, Retardtabl. Metoprolol *Rezeptpflichtig*	Langsamer Puls, Verstärkung einer Herzschwäche, Einschränkung der Sexualität. Vorsicht bei Asthma, Zuckerkrankheit und Durchblutungsstörungen der Gliedmaßen! Vorsicht: Medikament nicht plötzlich absetzen, weil sonst schwere Herzschädigungen auftreten können	**Therapeutisch zweckmäßig zur** Langzeitbehandlung der Angina Pectoris (Betablocker).
Die folgende Liste enthält Medikamente, die so wie Meprolol als Wirkstoff Metoprolol enthalten. Sie werden als Generika bezeichnet und haben dieselben Nebenwirkungen und dieselbe Empfehlung wie Meprolol: *Alle rezeptpflichtig!*	**Mepro AP** (D) Retardtabl. **Metobeta/ retard** (D) Tabl., Retardtabl. **Metodoc/ retard** (D) Tabl., Retardtabl. **metodura/ retard** (D) Tabl., Retardtabl. **Meto-Hennig/ retard** (D) Tabl., Retardtabl. **Metohexal/ retard** (D/Ö) Tabl., Retardtabl. **Meto Isis** (D) Tabl., Retardtabl. **Metoprogamma/ retard** (D) Tabl., Retardtabl. **Metoprolol – 1 A Pharma** (D/Ö) Tabl., Retardtabl. **Metoprolol retard – 1 A Pharma** (D) Tabl., Retardtabl. **Metoprolol AbZ** (D) Tabl., Retardtabl. **Metoprolol AbZ O.K.** (D) Retardtabl. **Metoprolol AL/ retard** (D) Tabl., Retardtabl. **metoprolol-corax** (D) Tabl., Retardtabl. **Metoprolol-CT** (D) Tabl., Retardtabl. **Metoprolol-CT ZERO** (D) Tabl., Retardtabl. **Metoprolol Genericon** (Ö) Tabl., Retardtabl. **Metoprolol Heumann** (D) Tabl., Retardtabl. **Metoprolol-ratiopharm/ retard** (D) Tabl., Retardtabl. **Metoprolol-ratiopharm NK** (D) Retardtabl. **Metoprolol Sandoz/ retard** (D) Tabl., Retardtabl. **Metoprolol Stada/ retard** (D/Ö) Tabl., Retardtabl. **Metoprololsuccinat – 1 A Pharma** (D) Retardtabl. **Metoprolol Verla/ retard** (D) Tabl., Retardtabl. **Metoprolol-Wolff retard** (D) Retardtabl. **Metoprolol-Z AL** (D) Retardtabl. **Metoprolol ZOT STADA** (D) Retardtabl. **Meto-Tablinen** (D) Tabl., Retardtabl.	
Molsibeta (D) Tabl. **Molsibeta retard** (D) Retardtabl. **Molsidolat** (Ö) Tabl. **Molshexal** (D/Ö) Tabl. Retardtabl. **Molsihexal/ retard** (D/Ö) Tabl., Retardtabl. **Molsigamma** (D) Retardtabl. **Molsidomin – 1 A Pharma** (D/Ö) Tabl. **Molsidomin ret – 1 A Pharma** (D) Retardtabl. **Molsidomin AL** (D) Retardtabl. **Molsidomin-CT** (D) Tabl., Retardtabl. *Wirkstoff:* Molsidomin *Rezeptpflichtig*	Kopfschmerzen, Übelkeit, allergische Hautreaktionen	**Therapeutisch zweckmäßig zur** Behandlung der Angina Pectoris, wenn Nitrate nicht wirksam sind oder nicht vertragen werden.

Präparat	Wichtigste Nebenwirkungen	Empfehlung
Molsidomin Heumann (D) Tabl., Retardtabl **Molsidomin ratiopharm** (D) Tabl. **Molsidomin retard-ratiopharm** (D) Retardtabl. *Wirkstoff:* Molsidomin *Rezeptpflichtig*	Kopfschmerzen, Übelkeit, allergische Hautreaktionen	**Therapeutisch zweckmäßig zur** Behandlung der Angina Pectoris, wenn Nitrate nicht wirksam sind oder nicht vertragen werden.
Molsidomin Sandoz (D) Retardtabl. **Molsidomin Stada** (D) Retardtabl. **MolsiHexal** (D) Tabl., Retardtabl. **molsiket retard** (D) Retardtabl. **Molsi-Puren retard** (D) Retardtabl. *Wirkstoff:* Molsidomin *Rezeptpflichtig*	Kopfschmerzen, Übelkeit, allergische Hautreaktionen	**Therapeutisch zweckmäßig zur** Behandlung der Angina Pectoris, wenn Nitrate nicht wirksam sind oder nicht vertragen werden.
Mono 5-Wolff (D) Tabl. **Monobeta/ retard** (D) Tabl., Retard-Hartkaps., Retardtabl. **Monobeta retard T** (D) Retardtabl. **Monoclair/ retard** (D) Tabl., Retardkaps., Retardtabl. **mono-corax/ retard** (D) Tabl., Retardkaps. **Monolong** (D) Tabl., Retardkaps. **Mono Mack** (D/Ö) Tabl. **Mono Mack D/ -Depot** (D/Ö) Retardtabl. **Mono Mack Tropfen** (D/Ö) Lösung **Mononitrat Verla/ retard** (D) Tabl., Retard-Hartkaps. **Monopur/ retard** (D) Tabl., Retard-Hartkaps. *Wirkstoff:* Isosorbidmononitrat *Rezeptpflichtig*	Kopfschmerzen, Benommenheit, Übelkeit, Magen-Darm-Störungen, Blutdruckabfall, Herzklopfen. Bei hoher Dosierung Verengung der Herzkranzgefäße möglich	**Therapeutisch zweckmäßig zur** Langzeitbehandlung der Angina Pectoris (Anfallsprophylaxe), nicht für den akuten Anfall. Bei falschem Dosierschema (ohne Intervall) ist ein Wirksamkeitsverlust möglich.

Präparat	Wichtigste Nebenwirkungen	Empfehlung
Nifeclair (D) Kaps., Retardtabl., Filmtabl. **nife-CT** (D) Kaps., Retardtabl., Filmtabl., Lösung **Nifedipat** (D) Kaps., Retardkaps., Retardtabl. **Nifedipin AbZ** (D) Kaps., Retardkaps., Retardtabl. **Nifedipin AL** (D) Kaps., Retardkaps., Retardtabl. *Wirkstoff:* Nifedipin *Rezeptpflichtig*	Kopfdruck, Gesichtsrötung, Beinödeme, Übelkeit, Herzrasen, schwere Durchblutungsstörungen der Herzkranzgefäße bis zum Herzinfarkt möglich. Magen-Darm-Störungen	**Nur zweckmäßig zur** Behandlung der stabilen Angina Pectoris, wenn therapeutisch zweckmäßige Wirkstoffe wie Betablocker nicht angewendet werden können. Diese Empfehlung gilt nur für den Wirkstoff Nifedipin mit verzögerter Freisetzung (Retard-Form). Bei akutem Herzinfarkt oder instabiler Angina Pectoris darf Nifedipin nicht verwendet werden.
Nifedipin PB retard (D) Kaps., Retardkaps., Retardtabl. **Nifedipin Genericon** (Ö) Kaps., Retardtabl. **Nifedipin Heumann** (D) Kaps., Retardkaps., Retardtabl. **Nifedipin-ratiopharm** (D) Weichkaps., SL-Retardkaps., Tropf. **Nifedipin retard-ratiopharm** (D) Retardtabl., Retard-Kaps. *Wirkstoff:* Nifedipin *Rezeptpflichtig*	Kopfdruck, Gesichtsrötung, Beinödeme, Übelkeit, Herzrasen, schwere Durchblutungsstörungen der Herzkranzgefäße bis zum Herzinfarkt möglich. Magen-Darm-Störungen	**Nur zweckmäßig zur** Behandlung der stabilen Angina Pectoris, wenn therapeutisch zweckmäßige Wirkstoffe wie Betablocker nicht angewendet werden können. Diese Empfehlung gilt nur für den Wirkstoff Nifedipin mit verzögerter Freisetzung (Retard-Form). Bei akutem Herzinfarkt oder instabiler Angina Pectoris darf Nifedipin nicht verwendet werden.
Nifedipin Sandoz (D) Weichkaps., Retardtabl. **Nifedipin STADA/ uno** (D/Ö) Weichkaps., überzogene Tabl., Retard-Hartkaps., Retardtabl. **Nifedipin Verla** (D) Kaps., Retardtabl. **Nifehexal/ retard /uno** (D) Kaps., Retardtabl. Manteltabl., Lösung **Nifelat Retard** (D) Retardtabl. **Nificor/ retard** (D) Kaps., Retardtabl. *Wirkstoff:* Nifedipin *Rezeptpflichtig*	Kopfdruck, Gesichtsrötung, Beinödeme, Übelkeit, Magen-Darm-Störungen, Herzrasen, schwere Durchblutungsstörungen der Herzkranzgefäße bis zum Herzinfarkt möglich	**Nur zweckmäßig zur** Behandlung der stabilen Angina Pectoris, wenn therapeutisch zweckmäßige Wirkstoffe wie Betablocker nicht angewendet werden können. Diese Empfehlung gilt nur für den Wirkstoff Nifedipin mit verzögerter Freisetzung (Retard-Form). Bei akutem Herzinfarkt oder instabiler Angina Pectoris darf Nifedipin nicht verwendet werden.

Präparat	Wichtigste Nebenwirkungen	Empfehlung
Nitrolingual (D/Ö) Zerbeißkaps., Pumpspray, nur D: Zerbeiß-Mitekaps., Zerbeiß-Fortekaps. Glyceroltrinitrat (Nitroglycerin) *Rezeptpflichtig*	Kopfschmerzen, Benommenheit, Übelkeit, Magen-Darm-Störungen, Blutdruckabfall, Herzklopfen. Bei hoher Dosierung Verengung der Herzkranzgefäße	**Therapeutisch zweckmäßig zur** Behandlung von akuten Anfällen und für die kurzfristige Vorbeugung.
Nitrosorbon (D) Retard-Hartkaps. Isosorbiddinitrat *Rezeptpflichtig*	Kopfschmerzen, Benommenheit, Übelkeit, Magen-Darm-Störungen, Blutdruckabfall, Herzklopfen. Bei hoher Dosierung Verengung der Herzkranzgefäße möglich	**Therapeutisch zweckmäßig zur** Langzeitbehandlung der Angina Pectoris (Anfallsprophylaxe), nicht bei akutem Anfall. Bei falschem Dosierschema (ohne Intervall) ist ein Wirksamkeitsverlust möglich.
Norvasc (D/Ö) Tabl. Amlodipin *Rezeptpflichtig*	Kopfdruck, Gesichtsrötung, Beinödeme, Übelkeit, Herzrasen, Durchblutungsstörungen des Herzens, Magen-Darm-Störungen	**Nur zweckmäßig zur** Behandlung der stabilen Angina Pectoris, wenn therapeutisch zweckmäßige Wirkstoffe wie Betablocker nicht angewendet werden können. Bei akutem Herzinfarkt oder instabiler Angina Pectoris darf der Kalzium-Antagonist Amlodipin nicht verwendet werden.
Pentalong (D) Tabl. Pentaerithrityltetranitrat *Rezeptpflichtig*	Kopfschmerzen, Magen-Darm-Beschwerden, allergische Hauterscheinungen	**Nur zweckmäßig zur** Behandlung der Angina Pectoris, wenn andere Medikamente, die ein Nitrat enthalten (z. B. Isosorbiddi- oder -mononitrat, Ismo, ISDN-ratiopharm), nicht angewendet werden können.
Pidilat (D) Kaps., Retardtabl., Tropfen Nifedipin *Rezeptpflichtig*	Kopfdruck, Gesichtsrötung, Beinödeme, Übelkeit, Magen-Darm-Störungen, Herzrasen, schwere Durchblutungsstörungen der Herzkranzgefäße bis zum Herzinfarkt möglich	**Nur zweckmäßig zur** Behandlung der stabilen Angina Pectoris, wenn therapeutisch zweckmäßige Wirkstoffe wie Betablocker nicht angewendet werden können. Diese Empfehlung gilt nur für den Wirkstoff Nifedipin mit verzögerter Freisetzung (Retard-Form). Bei akutem Herzinfarkt oder instabiler Angina Pectoris darf Nifedipin nicht verwendet werden.

Präparat	Wichtigste Nebenwirkungen	Empfehlung
Procorum (D/Ö) Filmtabl. **Procorum retard/ senior** (D) Retardtabl., senior Filmtabl. Gallopamil *Rezeptpflichtig*	Übelkeit, Schwindel, Kopfschmerzen, Magen-Darm-Störungen, Herzrhythmusstörungen, Knöchelödeme	**Nur zweckmäßig zur** Behandlung der Angina Pectoris, wenn therapeutisch zweckmäßige Wirkstoffe wie Betablocker nicht angewendet werden können. Kalzium-Antagonist (Gallopamil) mit besonderer Wirkung auf die Erregungsleitung am Herzen.
Rocornal (D) Kaps. Trapidil *Rezeptpflichtig*	Magen-Darm-Beschwerden, Kopfschmerzen, Schwindel, Leberschäden	**Wenig zweckmäßig** zur Behandlung der koronaren Herzkrankheit. Gefäßerweiterndes Mittel. Vertretbar nur, wenn zweckmäßige Mittel nicht verwendet werden können. Bisher unzureichend erprobt.
Selectol (D/Ö) in Ö: Tabl., in D: Filmtabl. Celiprolol *Rezeptpflichtig*	Langsamer Puls, Verstärkung einer Herzschwäche, Einschränkung der Sexualität. Vorsicht bei Asthma, Zuckerkrankheit und Durchblutungsstörungen der Gliedmaßen! Vorsicht: Medikament nicht plötzlich absetzen, weil sonst schwere Herzschädigungen auftreten können!	**Therapeutisch zweckmäßig zur** Langzeitbehandlung der stabilen Angina Pectoris (Betablocker).
Syscor (Ö) Filmtabl. Nisoldipin *Rezeptpflichtig*	Sehr häufig Kopfschmerzen, Kopfdruck, Gesichtsrötung, Beinödeme, Übelkeit, Herzrasen, erhöhtes Herzinfarktrisiko, Magen-Darm-Störungen	**Nur zweckmäßig zur** Behandlung der stabilen Angina Pectoris, wenn therapeutisch zweckmäßige Wirkstoffe wie Betablocker nicht angewendet werden können. Bei akutem Herzinfarkt oder instabiler Angina Pectoris darf der Kalzium-Antagonist Nisoldipin nicht verwendet werden.
Tenormin (D/Ö) Filmtabl. Atenolol *Rezeptpflichtig*	Langsamer Puls, Verstärkung einer Herzschwäche, Einschränkung der Sexualität. Vorsicht bei Asthma, Zuckerkrankheit und Durchblutungsstörungen der Gliedmaßen! Vorsicht: Medikament nicht plötzlich absetzen, weil sonst schwere Herzschädigungen auftreten können!	**Therapeutisch zweckmäßig zur** Langzeitbehandlung der stabilen Angina Pectoris (Betablocker).

Präparat	Wichtigste Nebenwirkungen	Empfehlung
Verabeta (D) Filmtabl., Retardtabl. **Vera-CT** (D) Tabl., Filmtabl., Retardtabl. **Veragamma/ retard** (D) überzogene Tabl., Retardtabl., Retardkaps. **VeraHexal** (D) Filmtabl., Retard-Hartkaps. **VeraHexal RR** (D) Retardtabl. **Vera Lich** (D) Filmtabl., Retardtabl. *Wirkstoff:* Verapamil *Rezeptpflichtig*	Magen-Darm-Störungen, Übelkeit, Ödeme, Kopfdruck, Störungen des Herzrhythmus, Verstärkung einer Herzschwäche	**Nur zweckmäßig zur** Behandlung der Angina Pectoris, wenn therapeutisch zweckmäßige Wirkstoffe wie Betablocker nicht angewendet werden können. Kalzium-Antagonist (Verapamil) mit besonderer Wirkung auf die Erregungsleitung am Herzen.
Veramex (D) Filmtabl., Retardtabl. **Veranorm ISIS** (D) Retard-Hartkaps. **Verapamil – 1 A Pharma** (D) Filmtabl. **Verapamil retard – 1 A Pharma** (D) Retardtabl. **Verapamil AbZ** (D) Filmtabl., Retardtabl. **Verapamil AL** (D) Filmtabl., Retardtabl. **Verapamil Henning** (D) Filmtabl., Retardtabl. *Wirkstoff:* Verapamil *Rezeptpflichtig*	Magen-Darm-Störungen, Übelkeit, Ödeme, Kopfdruck, Störungen des Herzrhythmus, Verstärkung einer Herzschwäche	**Nur zweckmäßig zur** Behandlung der Angina Pectoris, wenn therapeutisch zweckmäßige Wirkstoffe wie Betablocker nicht angewendet werden können. Kalzium-Antagonist (Verapamil) mit besonderer Wirkung auf die Erregungsleitung am Herzen.
Verapamil-ratiopharm N (D) Filmtabl. **Verapamil retard-ratiopharm N** (D) Retardtabl. **Verapamil Sandoz** (D) Filmtabl., Retardtabl **Verapamil Verla** (D) Filmtabl., Retardtabl **Verasal** (D) Filmtabl., Retardtabl. **Veraoptinstada** (D) Filmtabl., Retardtabl. **Verapabene** (Ö) Filmtabl. **Verastad** (Ö) Filmtabl., Retard-Filmtabl. *Wirkstoff:* Verapamil *Rezeptpflichtig*	Magen-Darm-Störungen, Übelkeit, Ödeme, Kopfdruck, Störungen des Herzrhythmus, Verstärkung einer Herzschwäche	**Nur zweckmäßig zur** Behandlung der Angina Pectoris, wenn therapeutisch zweckmäßige Wirkstoffe wie Betablocker nicht angewendet werden können. Kalzium-Antagonist (Verapamil) mit besonderer Wirkung auf die Erregungsleitung am Herzen.

12.4. Durchblutungsfördernde Mittel

Solche Mittel können bei anfallsweise auftretenden (= funktionell bedingten) Durchblutungsstörungen unter Umständen kurzfristig sinnvoll sein. In den meisten Fällen handelt es sich jedoch um organisch bedingte (z. B. durch Arteriosklerose = »Gefäßverkalkung«) Durchblutungsstörungen, bei denen solche Mittel in der seriösen medizinischen Fachliteratur fast einhellig als »fragwürdig«, »enttäuschend«, »nutzlos« oder »nicht überzeugend nachgewiesen« bezeichnet werden.
Die Arzneimittelkommission der Deutschen Ärzteschaft ist in ihrer Bewertung solcher Mittel sogar noch schärfer:
Gefäßerweiternde Mittel führen »bei blutdruckneutraler Dosierung zu keiner Mehrdurchblutung«. Und: »Bei höherer Dosierung kommt es ... zu einer *unerwünschten Minderdurchblutung* der durchblutungsgestörten Region ...« Vernichtendes Urteil der Kommission: Die Verabreichung solcher Mittel »ist deshalb bei organischen Durchblutungsstörungen unangebracht«.
Das Urteil ihres eigenen Fachgremiums beeindruckt die deutschen Ärzte jedoch kaum: Im Jahr 2006 verschrieben sie immer noch 11 Millionen Packungen (im Jahr 1997 waren es noch mehr als 19 Millionen), fast immer bei organischen Durchblutungsstörungen.

Ursachen der Gefäßverengung in Armen und Beinen

Wenn die Gefäße verengt sind, ist die lebensnotwendige Versorgung des Gewebes mit Sauerstoff gefährdet. Ursachen dafür können sein:
- Abklemmungen von außen (z. B. »eingeschlafene Füße«)
- Verdickung der Gefäßwand
- anfallsweise auftretende Blutgefäßkrämpfe, bei denen die Blutgefäße noch intakt sind (z. B. Raynaud-Syndrom)
- Einengung durch Blutgerinnsel (Thrombosen, Embolien)
- Nebenwirkungen von Suchtmitteln wie Nikotin

Behandlung bei »Arterienverkalkung«

In neun von zehn Fällen sind Durchblutungsstörungen der Gliedmaßen (periphere Durchblutungsstörungen) durch »Arterienverkalkung« verursacht.
Aufhören zu rauchen, eine sinnvolle Diät, sich nicht extremer Kälte aussetzen, gezieltes körperliches Training, wenn notwendig: Behand-

lung von Zuckerkrankheit und zu hohem Cholesterinspiegel – dies sind die sinnvollsten Maßnahmen.
Gefäßerweiternde Mittel verursachen nach Meinung der amerikanischen Ärzteschaft bei dieser Erkrankung mehr Schaden als Nutzen. Auch die sogenannte »Claudicatio intermittens« (zeitweises Hinken) wird durch gefäßerweiternde Mittel nicht verbessert.

Der Claudicatio-Wirkstoff Pentoxifyllin (enthalten z. B. in *Claudicat, Generika mit dem Namen Pento oder Pentoxifyllin + Firmenbezeichnung, Trental*) ist in Deutschland ein häufig verwendetes Mittel. Die Fachpublikation »Arzneimittel-Kursbuch« bewertet Pentoxifyllin folgendermaßen: Wirksamkeit »nicht erwiesen« und therapeutischer Nutzen »nicht fassbar«. In Schweden erhielt dieses Mittel wegen des fragwürdigen Nutzens gar keine Zulassung. Die Fachwelt diskutiert mögliche Netzhautblutungen im Zusammenhang mit der Verwendung von Pentoxifyllin.

Auch alle anderen Wirkstoffe, die als durchblutungsfördernd gelten, werden von seriösen Fachleuten als fragwürdig bezeichnet:
- Buflomedil (enthalten in *Loftyl*)
- Cinnarizin (enthalten in *Cinnabene*)
- Dihydroergocristin, -cornin, -cryptin (enthalten in *Hydergin, Hydergin-Fas, Hydergin SRO*)
- Naftidrofuryl (enthalten in *Dusodril, Generika mit dem Namen Nafti + Firmenbezeichnung)*
- Nimodipin (enthalten in *Nimotop*)

Diese Mittel sind, wenn überhaupt, nur bei anfallsweise auftretenden (funktionell bedingten) Durchblutungsstörungen möglicherweise sinnvoll.
Bei Patienten im fortgeschrittenen Stadium von Arterienverkalkung kommen unter Umständen chirurgische oder angioplastische Maßnahmen in Frage, etwa wie die Erweiterung der Arterien mittels Ballonkatheter.

Ginkgo-Präparate

Arzneimittel, die Extrakte aus den Blättern des Ginkgo-Baumes enthalten (z. B. *Cefavora, Craton, Gingilobc, Gingobeta, Gingopret, Generika mit dem Namen Ginkgo + Firmenbezeichnung, Kaveri, Rökan, Tebonin*), sind in Deutschland Umsatzrenner und sollen gegen Hirnfunktionsstörungen und bei »Claudicatio intermittens« (zeitweises Hinken) nützen.

Sowohl die deutsche Fachpublikation »Arzneimittel-Kursbuch« als auch die österreichische Fachzeitschrift »Pharmainformation« stufen die Wirksamkeit von Ginkgo-Extrakten als fragwürdig ein. Wegen des geringen Risikos – als Nebenwirkungen können in seltenen Fällen Kopfschmerzen, allergische Hautreaktionen und Magen-Darm-Beschwerden auftreten – ist die Einnahme vertretbar.

Therapie bei anfallsweise auftretenden Durchblutungsstörungen (funktionell bedingt)

Gefäßkrämpfe treten meist in den Fingern auf. Sie werden blutleer und fühlen sich taub an. Diese Krämpfe sind oft durch psychischen Stress verursacht, können aber auch durch Kälte oder Substanzen wie Betablocker, das Kopfschmerz- und Migränemittel Ergotamin, das blutdrucksteigernde Mittel Dihydroergotamin oder das Parkinsonmittel Bromocriptin ausgelöst werden.
Anfälle von Gefäßkrämpfen können oft durch Vermeidung von Kälte und psychischem Stress verhindert werden. Beruhigung und Entspannung sind ebenfalls hilfreich.
Bei schweren Fällen, bei denen diese Maßnahmen nichts nützen, können gefäßerweiternde Mittel hilfreich sein. Sie sollten jedoch nur kurzfristig verwendet werden.

Therapie bei Durchblutungsstörungen des Gehirns

Generell gilt, dass
a) alle nichtmedikamentösen Behandlungsformen (aufhören zu rauchen, körperliche Bewegung, Ernährungsumstellung) nach übereinstimmender Meinung fast aller Fachleute Vorrang haben
b) durchblutungsfördernde Mittel, die beim akuten Schlaganfall im Krankenhaus eingesetzt werden können, nicht unbedingt zur Dauerbehandlung in Tablettenform geeignet sind. In vielen Fällen genügt eine »Ausklingphase« von drei bis sechs Monaten
c) eine Dauerbehandlung vor allem mit jenen Mitteln durchgeführt werden soll, für die ein Nutzen für die Anwendung: »Vorbeugung eines weiteren Schlaganfalls« nachgewiesen wurde (z. B. Acetylsalicylsäure, z. B. *Thrombo ASS*).

Schmerzen bei Durchblutungsstörungen

Bei Schmerzen kann die kurzfristige Einnahme von Mitteln wie Acetylsalicylsäure (z. B. *Aspirin, Generika mit dem Namen ASS + Fir-*

menbezeichnung) oder Codein (siehe z. B. in *Dolviran N*) sinnvoll sein. Die bei manchen durchblutungsfördernden Mitteln beobachtete Besserung der Krankheitserscheinungen beruht möglicherweise auf einer leichten schmerzlindernden Wirkung dieser Substanzen.

12.4. Durchblutungsfördernde Mittel

Präparat	Wichtigste Nebenwirkungen	Empfehlung
Agapurin (D) Retardtabl. Pentoxifyllin *Rezeptpflichtig*	Übelkeit, Magen-Darm-Störungen, Hautrötung, Blutdrucksenkung, periphere Ödeme	**Wenig zweckmäßig** Nur bei anfallsweise (funktionell bedingten) auftretenden Durchblutungsstörungen möglicherweise kurzfristig wirksam.
Cefavora (D/Ö) Tropfen Urtinkturen von Ginkgoblättern, Mistel, Weißdorn (Crataegus)	Allergische Hautreaktionen möglich. Tropfen enthalten Alkohol!	**Homöopathisches Mittel** mit Urtinkturen. Therapeutische Wirksamkeit zweifelhaft. Undefinierte Crataegus-Zubereitungen sollten nicht verwendet werden.
Cinnabene (Ö) Kaps. Cinnarizin *Rezeptpflichtig*	Müdigkeit, Schwitzen, Schwindel, Verwirrtheitszustände, Depressionen. Bei höheren Dosierungen sind Störungen des normalen Bewegungsablaufs möglich (Parkinsonismus)	**Abzuraten** bei Hirndurchblutungsstörungen und Hirnleistungsstörungen im Alter. Nur bei anfallsweise (funktionell bedingten) auftretenden Durchblutungsstörungen möglicherweise kurzfristig wirksam.
Claudicat (D) Retardtabl. Pentoxifyllin *Rezeptpflichtig*	Übelkeit, Magen-Darm-Störungen, Hautrötung, Blutdrucksenkung, periphere Ödeme	**Wenig zweckmäßig** Nur bei anfallsweise (funktionell bedingten) auftretenden Durchblutungsstörungen möglicherweise kurzfristig wirksam.
Craton (D) Filmtabl., Brausetabl. Trockenextrakt aus Ginkgo-biloba-Blättern	Kopfschmerzen, Magen-Darm-Beschwerden. Allergische Hautreaktionen möglich	**Wenig zweckmäßig** Pflanzliches Mittel. Therapeutische Wirksamkeit zweifelhaft. Vertretbar wegen des geringen Risikos.
Dusodril/ forte/ retard (D/Ö) Kaps., Filmtabl., Drag. Naftidrofuryl *Rezeptpflichtig*	Übelkeit, Magen-Darm-Störungen, Schwindel, Schlafstörungen	**Wenig zweckmäßig** Nur bei anfallsweise (funktionell bedingten) auftretenden Durchblutungsstörungen möglicherweise kurzfristig wirksam.

Präparat	Wichtigste Nebenwirkungen	Empfehlung
Gingiloba (D) Filmtabl., Lösung zum Einnehmen **Gingium** (D) Filmtabl., Lösung zum Einnehmen **Gingobeta** (D) Filmtabl., Lösung zum Einnehmen **Gingol** (Ö) Filmtabl. **Gingopret** (D) Filmtabl., Lösung zum Einnehmen **Ginkgo Duopharm** (D) Drag. Trockenextrakt aus Ginkgo-biloba-Blättern	Kopfschmerzen, Magen-Darm-Beschwerden. Allergische Hautreaktionen möglich	**Wenig zweckmäßig** Pflanzliches Mittel (Ginkgo-biloba-Extrakt). Therapeutische Wirksamkeit zweifelhaft. Vertretbar wegen des geringen Risikos.
Ginkgo biloba comp.-Hevert (D) Tropfen, Amp. Ginkgo biloba D3, Aurum coll. D8	Allergische Hautreaktionen möglich. Bei Injektionen sind schwere allergische Reaktionen nicht auszuschließen. Tropfen enthalten Alkohol!	**Wenig zweckmäßig** Homöopathisches Mittel. Therapeutische Wirksamkeit zweifelhaft. Vertretbar wegen des geringen Risikos. Von der Injektion ist abzuraten.
Ginkgo-Isis (D) Filmtabl. **Ginkgo Sandoz** (D) Filmtabl. **Ginkgo Stada** (D) Filmtabl., Tropfen **Ginkobil/ -N ratiopharm** (D) Filmtabl., Tropfen **Ginkopur** (D) Filmtabl., Tropfen Trockenextrakt aus Ginkgo-biloba-Blättern	Kopfschmerzen, Magen-Darm-Beschwerden. Allergische Hautreaktionen möglich	**Wenig zweckmäßig** Pflanzliches Mittel (Ginkgo-biloba-Extrakt). Therapeutische Wirksamkeit zweifelhaft. Vertretbar wegen des geringen Risikos.
Hydergin/ forte/ spezial (D/Ö) Tropflösung, Filmtabl., Tabl. Dihydroergocristin, -cornin, -cryptin *Rezeptpflichtig*	Durchblutungsstörungen in den Gliedmaßen. Selten erregende Wirkung mit Einschlafstörungen. Tropfen enthalten Alkohol!	**Wenig zweckmäßig** Die therapeutische Wirksamkeit bei Hirnleistungsstörungen und bei Bluthochdruck bei älteren Patienten (sogenanntem »Altershochdruck«) ist zweifelhaft.
Hydergin-Fas (Ö) **Hydergin SRO** (Ö) Filmtabletten *Wirkstoffe:* Dihydroergocristin, -cornin, -cryptin *Rezeptpflichtig*	Durchblutungsstörungen in den Gliedmaßen. Selten erregende Wirkung mit Einschlafstörungen. Tropfen enthalten Alkohol!	**Wenig zweckmäßig** Die therapeutische Wirksamkeit bei Durchblutungsstörungen des Gehirns (zerebrovaskuläre Insuffizienz) und bei sogenanntem »Altershochdruck« ist zweifelhaft.

Präparat	Wichtigste Nebenwirkungen	Empfehlung
Kaveri (D) Filmtabl., Tropfen Trockenextrakt aus Ginkgo biloba (Ginkgoflavonglykoside)	Kopfschmerzen, Magen-Darm-Beschwerden. Allergische Hautreaktionen möglich. Tropfen enthalten Alkohol!	**Wenig zweckmäßig** Pflanzliches Mittel. Therapeutische Wirksamkeit zweifelhaft. Vertretbar wegen des geringen Risikos.
Loftyl (Ö) Amp., Filmtabl., Retardfilmtabl. Buflomedil *Rezeptpflichtig*	Kopfschmerzen, Blutdrucksenkung, Pulsbeschleunigung und zentrale Erregung (besonders bei höherer Dosierung)	**Wenig zweckmäßig** Nur bei anfallsweise (funktionell bedingten) auftretenden Durchblutungsstörungen möglicherweise kurzfristig wirksam.
Nafri-CT retard (D) **Nafti Puren** (D **Nafti-ratiopharm retard** (D) **Naftilong** (D) Retard-Hartkapseln *Wirkstoff:* Naftidrofuryl *Rezeptpflichtig*	Übelkeit, Magen-Darm-Störungen, Schwindel, Schlafstörungen	**Wenig zweckmäßig** Nur bei anfallsweise (funktionell bedingten) auftretenden Durchblutungsstörungen möglicherweise kurzfristig wirksam.
Nimotop (D/Ö) Filmtabl. Nimodipin *Rezeptpflichtig*	Übelkeit, Magen-Darm-Beschwerden, Hautrötung und Hitzegefühl, langsamer Puls	**Wenig zweckmäßig bei** den vom Hersteller angegebenen Anwendungsgebieten wie z. B. Hirnleistungsstörungen im Alter. Therapeutische Wirkung zweifelhaft. Enthält Kalzium-Antagonist.
Pento AbZ (D) Retardtabl. **Pentomer** (Ö) Amp., Retard-Filmtabl. **PentoHexal** (D) Retardtabl., Injektionslösung, Infusionslösungskonzentrat *Wirkstoff:* Pentoxifyllin *Rezeptpflichtig*	Übelkeit, Magen-Darm-Störungen, Hautrötung, Blutdrucksenkung, periphere Ödeme	**Wenig zweckmäßig** Nur bei anfallsweise (funktionell bedingten) auftretenden Durchblutungsstörungen möglicherweise kurzfristig wirksam.
Pento-Puren (D) Retardkaps. **Pentox-CT** (D) Retardtabl., Injektionslösung, Infusionslösungskonzentrat **Pentoxi Genericon** (Ö) Retard-Filmtabl. *Wirkstoff:* Pentoxifyllin *Rezeptpflichtig*	Übelkeit, Magen-Darm-Störungen, Hautrötung, Blutdrucksenkung, periphere Ödeme	**Wenig zweckmäßig** Nur bei anfallsweise (funktionell bedingten) auftretenden Durchblutungsstörungen möglicherweise kurzfristig wirksam.

Präparat	Wichtigste Nebenwirkungen	Empfehlung
Pentoxifyllin-ratiopharm (D) Retardtabl., Injektionslösung, Infusionslösungskonzentrat **Pentoxifyllin Sandoz** (D) Retardtabl. **Pentoxifyllin Stada** (D) Retardtabl., Injektionslösung, Infusionslösungskonzentrat *Wirkstoff:* Pentoxifyllin *Rezeptpflichtig*	Übelkeit, Magen-Darm-Störungen, Hautrötung, Blutdrucksenkung, periphere Ödeme	**Wenig zweckmäßig** Nur bei anfallsweise (funktionell bedingten) auftretenden Durchblutungsstörungen möglicherweise kurzfristig wirksam.
Rökan/ novo/ plus (D) Filmtabl., Tropfen Trockenextrakt aus Ginkgo-biloba-Blättern	Kopfschmerzen, Magen-Darm-Beschwerden. Allergische Hautreaktionen möglich. Lösung enthält Alkohol!	**Wenig zweckmäßig** Pflanzliches Mittel. Therapeutische Wirksamkeit zweifelhaft. Vertretbar wegen des geringen Risikos.
Tebonin forte (D) Filmtabl., Lösung zum Einnehmen **Tebonin intens/ spezial** (D) Filmtabl. **Tebonin retard-Dragees** (Ö) Retarddrag. Trockenextrakt aus Ginkgo-biloba-Blättern *Rezeptpflichtig* (Ö)	Kopfschmerzen, Magen-Darm-Beschwerden. Allergische Hautreaktionen möglich	**Wenig zweckmäßig** Pflanzliches Mittel. Therapeutische Wirksamkeit bei Durchblutungsstörungen zweifelhaft. Vertretbar wegen des geringen Risikos.
Trental (D/Ö) Retardtabl., Retarddrag., nur Ö: Filmtabl. Pentoxifyllin *Rezeptpflichtig*	Übelkeit, Magen-Darm-Störungen, Hautrötung, Blutdrucksenkung, periphere Ödeme	**Wenig zweckmäßig** Nur bei anfallsweise (funktionell bedingten) auftretenden Durchblutungsstörungen möglicherweise kurzfristig wirksam.

12.5. Mittel gegen Herzschwäche

Von Herzschwäche (Herzinsuffizienz) spricht man, wenn das Herz nicht mehr genügend Kraft hat, um eine ausreichende Blutzirkulation zu gewährleisten.
Die Ursachen der Herzschwäche können vielfältig sein: Bluthochdruck, Herzmuskelentzündung, Herzinfarkt, akutes rheumatisches Fieber etc.

Behandlung der Herzschwäche

Folgende Maßnahmen gelten als sinnvoll:
- Behandlung der zugrunde liegenden Krankheit – falls möglich. Damit beseitigt man die Herzschwäche oft ganz oder zumindest teilweise.
- Körperliche Schonung und salzarme Diät (eine salzarme Diät ist jedoch nur bei sogenannten salzempfindlichen Personen sinnvoll). Diese beiden Maßnahmen werden nach Ansicht der Arzneimittelkommission der Deutschen Ärzteschaft wahrscheinlich zu wenig genützt.
- Als sinnvollste Medikamente bei Herzinsuffizienz gelten ACE-Hemmer und/oder harntreibende Mittel (Diuretika).
- Digitalis-Medikamente (z. B. *Beta-Acetyldigoxin-ratiopharm, Digimerck, Digitoxin AWD, Digostada, Digotab, Lanatilin, Novodigal, Stillacor*) kommen dann in Betracht, wenn ACE-Hemmer und Diuretika nicht ausreichend wirksam sind.
- Patienten, die ACE-Hemmer, Diuretika oder ein Digitalis-Mittel einnehmen, sollten dieses nicht eigenmächtig absetzen, weil sich der Gesundheitszustand dadurch erheblich verschlechtern kann.

ACE-Hemmer

Folgende Wirkstoffe zählen zur Gruppe der ACE-Hemmer:
- Benazepril (enthalten z. B. in *Generika mit dem Namen Benazepril + Firmenbezeichnung*)
- Captopril (enthalten z. B. in *Generika mit dem Namen Captopril + Firmenbezeichnung*)
- Cilazapril (enthalten z. B. in *Dynorm Plus, Inhibace Roche*)
- Enalapril (enthalten z. B. in *Generika mit dem Namen Capropril + Firmenbezeichnung*)
- Fosinopril (enthalten z. B. in *Fosinorm, Fositens*)

- Lisinopril (enthalten z. B. in *Generika mit dem Namen Lisinopril + Firmenbezeichnung*)
- Quinapril (enthalten z. B. in *Accupro, Accuzide*)
- Ramipril (enthalten z. B. in *Generika mit dem Namen Ramipril + Firmenbezeichnung*)
- Spirapril (enthalten z. B. in *Quadropril*)
- Trandolapril (enthalten z. B. in *Tarka*).

ACE-Hemmer wirken bei allen Schweregraden der chronischen Herzschwäche.

Ein Problem dieser Mittel sind die möglichen *Nebenwirkungen:* unstillbarer Reizhusten bei mehr als 10 Prozent aller Patienten, seltener auch Nierenfunktionsstörungen, lebensbedrohlicher Kaliumüberschuss im Körper sowie Blutbildungsstörungen und Leberschäden. Der Beginn einer Behandlung mit solchen Mitteln muss deshalb vorsichtig eingeleitet und vom Arzt sorgfältig überwacht werden.

Angiotensin-II-Antagonisten (Sartane)

Für solche Mittel (z. B. Losartan in *Cosaar, Lorzaar*) gibt es bei Herzschwäche bis jetzt keinen Nachweis dafür, dass sie besser wirken als die bewährten ACE-Hemmer. Auch die Sicherheit ist bis jetzt nur unzureichend belegt. Das Berliner »arznei-telegramm« kommt zu dem Schluss, dass diese Mittel bis jetzt nicht empfohlen werden können.

Entwässernde Mittel (Diuretika)

Bei chronischer Herzschwäche sind entwässernde Mittel vom Typ der Thiazide wie etwa *Esidrix* oder *Generika mit dem Namen HCT + Firmenbezeichnung* Mittel der ersten Wahl.

Digitalis (herzwirksame Glykoside)

Diese Mittel gelten seit einigen Jahren nicht mehr als erste Wahl bei der Behandlung der Herzschwäche und sollten nur dann verwendet werden, wenn ACE-Hemmer und Diuretika nicht verwendet werden können oder in ihrer Wirkung nicht ausreichen.

Es gibt folgende Digitalis-Wirkstoffe:
- Alpha-Acetyldigoxin (enthalten z. B. in *Lanatilin*)
- Beta-Acetyldigoxin (enthalten z. B. in *Beta-Acetyldigoxin-ratiopharm, Digostada, Digotab, Novodigal*)
- Digitoxin (enthalten z. B. in *Digimed, Digimerck, Digitoxin AWD*).

Da jedes Digitalis-Medikament individuell dosiert werden muss, sollte man wegen der Gefahr von Vergiftungen nur dann von einem Medikament auf ein anderes überwechseln, wenn es unbedingt notwendig ist.

Problem Dosierung bei Digitalis

Die Verwendung von Digitalis-Mitteln ist nicht ungefährlich, weil die Spannweite zwischen einer therapeutisch wirksamen Dosis und einer giftigen Dosis relativ klein ist. Die wirksame Dosierung von Digitalis-Präparaten ist nicht nur von Patient zu Patient verschieden, sondern schwankt auch beim selben Patienten. Sie muss daher individuell festgelegt werden und hängt vom Alter, vom Körpervolumen und eventuell bestehenden Schädigungen verschiedener Organe ab (Leber, Nieren).
Digitalis-Präparate zum Schlucken brauchen längere Zeit, um voll wirksam zu werden. Bei Digitoxin dauert es drei bis vier Wochen, falls nicht zu Beginn der Therapie höhere Dosierungen als bei einer Dauertherapie verabreicht werden. Die richtige Dosierung kann der Arzt nur durch genaue Beobachtung der Patienten feststellen.
Anzeichen von Vergiftungen können sein: Herzrhythmusstörungen, Sehstörungen, Erbrechen, Bauchschmerzen, psychische Störungen. Ältere Menschen haben oft andere Vergiftungssymptome als jüngere. Bei ihnen treten häufig Verwirrtheit, Depression und sogar Psychosen, bei jüngeren eher Erbrechen, Übelkeit und zu langsamer Herzrhythmus auf.
Wichtig: *Bei Anzeichen von Vergiftung sollte sofort ein Arzt aufgesucht werden!*

Pflanzliche Mittel

Abzuraten ist von pflanzlichen Kombinationsmitteln wie *Miroton*, weil die Wirksamkeit der Inhaltsstoffe zweifelhaft ist und diese außerdem unzureichend standardisiert sind. Zur Behandlung der Herzschwäche ist dies jedoch unbedingt notwendig.

Mittel für die kleine Herztherapie (»Altersherz«)

Die Wirksamkeit von Mitteln wie Weißdornextrakt (*Crataegutt, Diacard*) und anderen ist zwar fragwürdig, andererseits sind keine oder nur leichte Nebenwirkungen zu erwarten. Eine Verwendung von pflanzlichen oder homöopathischen Mitteln für die »kleine Herzther-

apie« halten wir für vertretbar, wenn damit nicht eine eventuell notwendige Behandlung mit wirksamen Mitteln unterlassen wird.
Diese Mittel werden vorzugsweise zur Unterstützung des Herzens eingesetzt. Zur Behandlung einer diagnostizierten Herzinsuffizienz sind sie dagegen ungeeignet.

12.5.1. Mittel gegen Herzschwäche

Präparat	Wichtigste Nebenwirkungen	Empfehlung
Accupro (D/Ö) Filmtabl. Quinalapril *Rezeptpflichtig*	Häufig Husten. Entzündungen der Atemwege (selten lebensbedrohliche Schwellungen mit Atemnot). Magen-Darm-Störungen, Übelkeit, Kopfschmerzen, Schwindel (besonders bei Lagewechsel), Hauterscheinungen (z. B. Ausschlag), Haarausfall. Störungen des Salzhaushaltes (zu viel Kalium im Blut)	**Therapeutisch zweckmäßig bei** Herzmuskelschwäche (Herzinsuffizienz). ACE-Hemmer.
ACE Hemmer-ratiopharm (D) Tabl. Captopril *Rezeptpflichtig*	Häufig Husten. Entzündungen der Atemwege (selten lebensbedrohliche Schwellungen mit Atemnot). Magen-Darm-Störungen, Kopfschmerzen, Schwindel, Hauterscheinungen (z. B. Ausschlag), Blutschäden, Geschmacksstörungen, Haarausfall. Störungen des Salzhaushaltes (zu viel Kalium im Blut)	**Therapeutisch zweckmäßig bei** Herzmuskelschwäche (Herzinsuffizienz). ACE-Hemmer.
Acemin (Ö) Tabl. Lisinopril *Rezeptpflichtig*	Häufig Husten. Entzündungen der Atemwege (selten lebensbedrohliche Schwellungen mit Atemnot). Magen-Darm-Störungen, Übelkeit, Kopfschmerzen, Schwindel (besonders bei Lagewechsel), Hauterscheinungen (z. B. Ausschlag), Haarausfall. Störungen des Salzhaushaltes (zu viel Kalium im Blut)	**Therapeutisch zweckmäßig bei** Herzmuskelschwäche (Herzinsuffizienz). ACE-Hemmer.

Präparat	Wichtigste Nebenwirkungen	Empfehlung
Acenorm Cor (D) Tabl. **Adocor** (D) Tabl. Captopril *Rezeptpflichtig*	Häufig Husten. Entzündungen der Atemwege (selten lebensbedrohliche Schwellungen mit Atemnot). Magen-Darm-Störungen, Kopfschmerzen, Schwindel, Hauterscheinungen (z. B. Ausschlag), Blutschäden, Geschmacksstörungen, Haarausfall. Störungen des Salzhaushaltes (zu viel Kalium im Blut)	**Therapeutisch zweckmäßig bei** Herzmuskelschwäche (Herzinsuffizienz). ACE-Hemmer.
Acerbon/ -Cor (D) Tabl. Lisinopril *Rezeptpflichtig*	Häufig Husten. Entzündungen der Atemwege (selten lebensbedrohliche Schwellungen mit Atemnot). Magen-Darm-Störungen, Übelkeit, Kopfschmerzen, Schwindel (besonders bei Lagewechsel), Hauterscheinungen (z. B. Ausschlag), Haarausfall. Störungen des Salzhaushaltes (zu viel Kalium im Blut)	**Therapeutisch zweckmäßig bei** Herzmuskelschwäche (Herzinsuffizienz). ACE-Hemmer.
Benalapril (D) Tabl. Enalapril *Rezeptpflichtig*	Häufig Husten. Entzündungen der Atemwege (selten lebensbedrohliche Schwellungen mit Atemnot). Magen-Darm-Störungen, Übelkeit, Kopfschmerzen, Schwindel (besonders bei Lagewechsel), Hauterscheinungen (z. B. Ausschlag), Haarausfall. Störungen des Salzhaushaltes (zu viel Kalium im Blut)	**Therapeutisch zweckmäßig bei** Herzmuskelschwäche (Herzinsuffizienz). ACE-Hemmer.
Beta-Acetyldigoxin-ratiopharm (D) Tabl. Beta-Acetyldigoxin *Rezeptpflichtig*	Bei Überdosierung Farbsehen, Brechreiz, Übelkeit, Herzrhythmusstörungen	**Nur zweckmäßig, wenn** ACE-Hemmer und Diuretika nicht ausreichend wirken. Dosierungs- und Einnahmevorschriften besonders genau beachten. Alte Menschen und Patienten mit Niereninsuffizienz (Nierenschwäche) sollten besser Digitoxin-Präparate (z. B. *Digimerck*) verwenden.

Präparat	Wichtigste Nebenwirkungen	Empfehlung
Captobeta (D) **Capto-CT** (D) **Capto-doc** (D) **Capto-dura** (D) **Captoflux** (D) **Captogamma** (D) **Captohexal** (D) **Capto-Isis** (D) **Capto-Lich** (D) **Capto Puren** (D) **Captopress/ -Cor** (D) **Captopril – 1 A Pharma** (D) Tabletten *Wirkstoff:* Captopril *Rezeptpflichtig*	Häufig Husten. Entzündungen der Atemwege (selten lebensbedrohliche Schwellungen mit Atemnot). Magen-Darm-Störungen, Kopfschmerzen, Schwindel, Hauterscheinungen (z. B. Ausschlag), Blutschäden, Geschmacksstörungen, Haarausfall. Störungen des Salzhaushaltes (zu viel Kalium im Blut)	**Therapeutisch zweckmäßig bei** Herzmuskelschwäche (Herzinsuffizienz). ACE-Hemmer.
Captopril AbZ (D) **Captopril AL** (D) **Captopril axcount** (D) **Captopril Genericon** (Ö). **Captopril Heumann** (D) **Captopril PB** (D) **Captopril Pfleger** (D) **Captopril-ratiopharm** (Ö) **Captopril Sandoz** (D) **Captopril Stada** (D) **Captopril Verla** (D) Tabletten *Wirkstoff:* Captopril *Rezeptpflichtig*	Häufig Husten. Entzündungen der Atemwege (selten lebensbedrohliche Schwellungen mit Atemnot). Magen-Darm-Störungen, Kopfschmerzen, Schwindel, Hauterscheinungen (z. B. Ausschlag), Blutschäden, Geschmacksstörungen, Haarausfall. Störungen des Salzhaushaltes (zu viel Kalium im Blut)	**Therapeutisch zweckmäßig bei** Herzmuskelschwäche (Herzinsuffizienz). ACE-Hemmer.
Cibacen (D) Filmtabl. Benazepril *Rezeptpflichtig*	Häufig Husten, Magen-Darm-Störungen, Atemnot, Kopfschmerzen, Schwindel, Hauterscheinungen (z. B. Ausschlag), Blutdruckabfall. Selten Blutschäden, Geschmacksstörungen, Haarausfall. Störungen des Salzhaushaltes (zu viel Kalium im Blut)	**Therapeutisch zweckmäßig bei** Herzmuskelschwäche (Herzinsuffizienz). ACE-Hemmer.

Präparat	Wichtigste Nebenwirkungen	Empfehlung
Concor COR (D/Ö) Filmtabl. Bisoprolol *Rezeptpflichtig*	Verminderte Tränenproduktion, langsamer Puls, Herzschwäche, Atemnot bei körperlicher Belastung, Einschränkung der Sexualität. Vorsicht bei Asthma, Zuckerkrankheit und Durchblutungsstörungen der Gliedmaßen! Schwere Herzschädigungen bei plötzlichem Absetzen des Medikaments möglich	**Therapeutisch zweckmäßig bei** Herzmuskelschwäche (Herzinsuffizienz). Betablocker.
Coric (D) Tabl., Mite-Tabl., Forte-Tabl. Lisinopril *Rezeptpflichtig*	Häufig Husten. Entzündungen der Atemwege (selten lebensbedrohliche Schwellungen mit Atemnot). Magen-Darm-Störungen, Übelkeit, Kopfschmerzen, Schwindel (besonders bei Lagewechsel), Hauterscheinungen (z. B. Ausschlag), Haarausfall. Störungen des Salzhaushaltes (zu viel Kalium im Blut)	**Therapeutisch zweckmäßig bei** Herzmuskelschwäche (Herzinsuffizienz). ACE-Hemmer.
Corvo (D) Tabl. Enalapril *Rezeptpflichtig*	Häufig Husten. Entzündungen der Atemwege (selten lebensbedrohliche Schwellungen mit Atemnot). Magen-Darm-Störungen, Übelkeit, Kopfschmerzen, Schwindel (besonders bei Lagewechsel), Hauterscheinungen (z. B. Ausschlag), Haarausfall. Störungen des Salzhaushaltes (zu viel Kalium im Blut)	**Therapeutisch zweckmäßig bei** Herzmuskelschwäche (Herzinsuffizienz). ACE-Hemmer.
Cosaar (Ö) Filmtabl. Losartan *Rezeptpflichtig*	Magen-Darm-Störungen, Blutdruckabfall bei Lagewechsel, Atemnot, Kopfschmerzen, Schlafstörungen, Schwindel, Durchfall, Leberschäden, Muskelschmerzen, Hauterscheinungen (z. B. Ausschlag), Haarausfall. Störungen des Salzhaushaltes (zu viel Kalium im Blut)	**Möglicherweise zweckmäßig bei** Herzschwäche. Vertretbar nur, wenn die besser erprobten ACE-Hemmer (z. B. Enalapril) nicht eingesetzt werden können. Noch unzureichende Erprobung von AT-Rezeptor-Blocker wie Losartan.

Präparat	Wichtigste Nebenwirkungen	Empfehlung
Coversum (D/Ö) Tabl. Perindopril *Rezeptpflichtig*	Häufig Husten. Entzündungen der Atemwege (selten lebensbedrohliche Schwellungen mit Atemnot). Magen-Darm-Störungen, Übelkeit, Kopfschmerzen, Schwindel (besonders bei Lagewechsel), Hauterscheinungen (z. B. Ausschlag), Haarausfall. Störungen des Salzhaushaltes (zu viel Kalium im Blut)	**Therapeutisch zweckmäßig bei** Herzmuskelschwäche (Herzinsuffizienz). ACE-Hemmer.
Debax (Ö) Tabl. Captopril *Rezeptpflichtig*	Häufig Husten. Entzündungen der Atemwege (selten lebensbedrohliche Schwellungen mit Atemnot). Magen-Darm-Störungen, Kopfschmerzen, Schwindel, Hauterscheinungen (z. B. Ausschlag), Blutschäden, Geschmacksstörungen, Haarausfall. Störungen des Salzhaushaltes (zu viel Kalium im Blut)	**Therapeutisch zweckmäßig bei** Herzmuskelschwäche (Herzinsuffizienz). ACE-Hemmer.
Delix/ protect (D) Tabl. Ramipril *Rezeptpflichtig*	Häufig Husten. Entzündungen der Atemwege (selten lebensbedrohliche Schwellungen mit Atemnot). Magen-Darm-Störungen, Übelkeit, Kopfschmerzen, Schwindel (besonders bei Lagewechsel), Hauterscheinungen (z. B. Ausschlag), Haarausfall. Störungen des Salzhaushaltes (zu viel Kalium im Blut)	**Therapeutisch zweckmäßig bei** geringer bis mäßiger Herzmuskelschwäche (Herzinsuffizienz) nach Herzinfarkt. ACE-Hemmer.
Digimed (D) Tabl. **Digimerck** (D/Ö) Tabl., Amp. **Digitoxin AWD** (D) Tabl. **Digitoxin Bürger** (D) Lösung Digitoxin *Rezeptpflichtig*	Bei Überdosierung Farbsehen, Brechreiz, Übelkeit, Herzrhythmusstörungen. Lösung enthält Alkohol	**Nur zweckmäßig, wenn** ACE-Hemmer und Diuretika nicht ausreichend wirken. Auch geeignet für alte Menschen und Patienten mit Niereninsuffizienz (Nierenschwäche). Dosierungs- und Einnahmevorschriften besonders genau beachten.

Präparat	Wichtigste Nebenwirkungen	Empfehlung
Digostada (D) Tabl., Mitetabl. **Digotab** (D) Tabl. **Digox-CT** (D) Tabl. Beta-Acetyldigoxin *Rezeptpflichtig*	Bei Überdosierung Farbsehen, Brechreiz, Übelkeit, Herzrhythmusstörungen	**Nur zweckmäßig, wenn** ACE-Hemmer und Diuretika nicht ausreichend wirken. Dosierungs- und Einnahmevorschriften besonders genau beachten. Alte Menschen und Patienten mit Niereninsuffizienz (Nierenschwäche) sollten besser Digitoxin-Präparate (z. B. *Digimerck*) verwenden.
Dilatrend (D/Ö) Tabl. Carvedilol *Rezeptpflichtig*	Müdigkeit, Schwindel bei Lagewechsel des Körpers, langsamer Puls, Herzschwäche, Atemnot bei körperlicher Belastung, Einschränkung der Sexualität. Vorsicht bei Asthma und Zuckerkrankheit! Schwere Herzschädigungen bei plötzlichem Absetzen des Medikaments möglich	**Therapeutisch zweckmäßig bei** Herzmuskelschwäche (Herzinsuffizienz). Betablocker.
Dynacil (D) Tabl. Fosinopril *Rezeptpflichtig*	Häufig Husten. Entzündungen der Atemwege (selten lebensbedrohliche Schwellungen mit Atemnot). Magen-Darm-Störungen, Übelkeit, Kopfschmerzen, Schwindel (besonders bei Lagewechsel), Hauterscheinungen (z. B. Ausschlag), Haarausfall. Störungen des Salzhaushaltes (zu viel Kalium im Blut)	**Therapeutisch zweckmäßig bei** Herzmuskelschwäche (Herzinsuffizienz). ACE-Hemmer.
Enabeta (D) **Enadigal** (D) **Enadura** (D) **Ena-Hennig** (D) **Enahexal** (D) **Enalagamma** (D) **Enalapril – 1 A Pharma** (Ö) **Enalapril AbZ** (D) Tabletten *Wirkstoff:* Enalapril *Rezeptpflichtig*	Häufig Husten. Entzündungen der Atemwege (selten lebensbedrohliche Schwellungen mit Atemnot). Magen-Darm-Störungen, Übelkeit, Kopfschmerzen, Schwindel (besonders bei Lagewechsel), Hauterscheinungen (z. B. Ausschlag), Haarausfall. Störungen des Salzhaushaltes (zu viel Kalium im Blut)	**Therapeutisch zweckmäßig bei** Herzmuskelschwäche (Herzinsuffizienz). ACE-Hemmer.

Präparat	Wichtigste Nebenwirkungen	Empfehlung
Enalapril AL (D) **Enalapril AWD** (D) **Enalapril Genericon** (Ö) **Enalapril axcount** (D) **Enalapril-corax** (D) **Enalapril-CT** (D) **Enalapril Heumann** (D) **Enalapril-ratiopharm** (D/Ö) Tabletten *Wirkstoff:* Enalapril *Rezeptpflichtig*	Häufig Husten. Entzündungen der Atemwege (selten lebensbedrohliche Schwellungen mit Atemnot). Magen-Darm-Störungen, Übelkeit, Kopfschmerzen, Schwindel (besonders bei Lagewechsel), Hauterscheinungen (z. B. Ausschlag), Haarausfall. Störungen des Salzhaushaltes (zu viel Kalium im Blut)	**Therapeutisch zweckmäßig bei** Herzmuskelschwäche (Herzinsuffizienz). ACE-Hemmer.
Enalapril-saar (D) **Enalapril Sandoz** (D) **Enalapril Stada** (D) **Enalapril Verla** (D) **EnaLich** (D) **Enalapril-Puren** (D) Tabletten *Wirkstoff:* Enalapril *Rezeptpflichtig*	Häufig Husten. Entzündungen der Atemwege (selten lebensbedrohliche Schwellungen mit Atemnot). Magen-Darm-Störungen, Übelkeit, Kopfschmerzen, Schwindel (besonders bei Lagewechsel), Hauterscheinungen (z. B. Ausschlag), Haarausfall. Störungen des Salzhaushaltes (zu viel Kalium im Blut)	**Therapeutisch zweckmäßig bei** Herzmuskelschwäche (Herzinsuffizienz). ACE-Hemmer.
Fosinorm (D) Tabl. **Fositens** (Ö) Tabl. Fosinopril *Rezeptpflichtig*	Häufig Husten. Entzündungen der Atemwege (selten lebensbedrohliche Schwellungen mit Atemnot). Magen-Darm-Störungen, Übelkeit, Kopfschmerzen, Schwindel (besonders bei Lagewechsel), Hauterscheinungen (z. B. Ausschlag), Haarausfall. Störungen des Salzhaushaltes (zu viel Kalium im Blut)	**Therapeutisch zweckmäßig bei** Herzmuskelschwäche (Herzinsuffizienz). ACE-Hemmer.
galacordin (D) Kaps., Fortetabl. Kalium- und Magnesiumhydrogenaspartat	Durchfall, Müdigkeit, Muskelschwäche	**Therapeutisch zweckmäßig** bei Kalium- und Magnesiummangel, z. B. bei Anwendung von herzstärkenden Mitteln (Glykosiden) und Diuretika.

Präparat	Wichtigste Nebenwirkungen	Empfehlung
Hypren (Ö) Kaps., Tabl. Ramipril *Rezeptpflichtig*	Häufig Husten. Entzündungen der Atemwege (selten lebensbedrohliche Schwellungen mit Atemnot). Magen-Darm-Störungen, Übelkeit, Kopfschmerzen, Schwindel (besonders bei Lagewechsel), Hauterscheinungen (z. B. Ausschlag), Haarausfall. Störungen des Salzhaushaltes (zu viel Kalium im Blut)	**Therapeutisch zweckmäßig bei** geringer bis mäßiger Herzmuskelschwäche (Herzinsuffizienz) nach Herzinfarkt. ACE-Hemmer.
Inhibace Roche (Ö) Filmtabl. Cilazapril *Rezeptpflichtig*	Häufig Husten. Entzündungen der Atemwege (selten lebensbedrohliche Schwellungen mit Atemnot). Magen-Darm-Störungen, Übelkeit, Kopfschmerzen, Schwindel (besonders bei Lagewechsel), Hauterscheinungen (z. B. Ausschlag), Haarausfall. Störungen des Salzhaushaltes (zu viel Kalium im Blut)	**Therapeutisch zweckmäßig bei** Herzmuskelschwäche (Herzinsuffizienz). ACE-Hemmer.
Kalium-Magnesium Apogepha (D) Tabl. Kalium- und Magnesium-adipat	Durchfall, Müdigkeit, Muskelschwäche	**Therapeutisch zweckmäßig bei** Kalium- und Magnesiummangel, z. B. bei Anwendung von herzstärkenden Mitteln (Glykosiden) und Diuretika.
Lanatilin (Ö) Tabl. Beta-Acetyldigoxin *Rezeptpflichtig*	Bei Überdosierung Farbsehen, Brechreiz, Übelkeit, Herzrhythmusstörungen	**Nur zweckmäßig, wenn** ACE-Hemmer und Diuretika nicht ausreichend wirken. Dosierungs- und Einnahmevorschriften besonders genau beachten. Alte Menschen und Patienten mit Niereninsuffizienz (Nierenschwäche) sollten besser Digitoxin-Präparate (z. B. *Digimerck*) verwenden.
Lanitop (D/Ö) Tabl., nur D: Mitetabl., E-Tabl., Lösung Metildigoxin *Rezeptpflichtig*	Bei Überdosierung Farbsehen, Brechreiz, Übelkeit, Herzrhythmusstörungen. Besonders bei älteren Menschen Verwirrtheitszustände möglich	**Nur zweckmäßig, wenn** ACE-Hemmer und Diuretika nicht ausreichend wirken. Dosierungs- und Einnahmevorschriften besonders genau beachten. Alte Menschen und Patienten mit Niereninsuffizienz (Nierenschwäche) sollten besser Digitoxin-Präparate (z. B. *Digimerck*) verwenden.

Präparat	Wichtigste Nebenwirkungen	Empfehlung
Lisibeta (D) **Lisidigal** (D) **Lisidoc** (D) **Lisigamma** (D/Ö) **Lisi-Hennig** (D) **Lisihexal** (D/Ö) **Lisi Lich** (D/Ö) Tabletten *Wirkstoff:* Lisinopril *Rezeptpflichtig*	Häufig Husten. Entzündungen der Atemwege (selten lebensbedrohliche Schwellungen mit Atemnot). Magen-Darm-Störungen, Übelkeit, Kopfschmerzen, Schwindel (besonders bei Lagewechsel), Hauterscheinungen (z. B. Ausschlag), Haarausfall. Störungen des Salzhaushaltes (zu viel Kalium im Blut)	**Therapeutisch zweckmäßig bei** Herzmuskelschwäche (Herzinsuffizienz). ACE-Hemmer.
Lisi-Puren (D/Ö) **Lisinopril – 1 A Pharma** (D) **Lisinopril AbZ** (D) **Lisinopri AL** (D) **Lisinopril Arcana** (Ö) **Lisinopril AWD** (D) Tabletten *Wirkstoff:* Lisinopril *Rezeptpflichtig*	Häufig Husten. Entzündungen der Atemwege (selten lebensbedrohliche Schwellungen mit Atemnot). Magen-Darm-Störungen, Übelkeit, Kopfschmerzen, Schwindel (besonders bei Lagewechsel), Hauterscheinungen (z. B. Ausschlag), Haarausfall. Störungen des Salzhaushaltes (zu viel Kalium im Blut)	**Therapeutisch zweckmäßig bei** Herzmuskelschwäche (Herzinsuffizienz). ACE-Hemmer.
Lisinopril-corax (D) **Lisinopril-CT** (D) **Lisinopril-Q** (D) **Lisinopril Genericon** (Ö) **Lisinopril Heumann** (D) **Lisinopril-ratiopharm** (D/Ö) **Lisinopril Sandoz** (D) **Lisinopril Stada** (D) Tabletten *Wirkstoff:* Lisinopril *Rezeptpflichtig*	Häufig Husten. Entzündungen der Atemwege (selten lebensbedrohliche Schwellungen mit Atemnot). Magen-Darm-Störungen, Übelkeit, Kopfschmerzen, Schwindel (besonders bei Lagewechsel), Hauterscheinungen (z. B. Ausschlag), Haarausfall. Störungen des Salzhaushaltes (zu viel Kalium im Blut)	**Therapeutisch zweckmäßig bei** Herzmuskelschwäche (Herzinsuffizienz). ACE-Hemmer.
Lopirin (D/Ö) Tabl. Captopril *Rezeptpflichtig*	Häufig Husten. Entzündungen der Atemwege (selten lebensbedrohliche Schwellungen mit Atemnot). Magen-Darm-Störungen, Kopfschmerzen, Schwindel, Hauterscheinungen (z. B. Ausschlag), Blutschäden, Geschmacksstörungen, Haarausfall. Störungen des Salzhaushaltes (zu viel Kalium im Blut)	**Therapeutisch zweckmäßig bei** Herzmuskelschwäche (Herzinsuffizienz). ACE-Hemmer.

Präparat	Wichtigste Nebenwirkungen	Empfehlung
Lorzaar/ Start/ -Protect (D) Filmtabl. Losartan *Rezeptpflichtig*	Magen-Darm-Störungen, Blutdruckabfall bei Lagewechsel des Körpers, Atemnot, Kopfschmerzen, Schlafstörungen, Schwindel, Durchfall, Leberschäden, Muskelschmerzen, Hauterscheinungen (z. B. Ausschlag), Haarausfall. Störungen des Salzhaushaltes (zu viel Kalium im Blut)	**Möglicherweise zweckmäßig bei** Herzschwäche. Vertretbar nur, wenn die besser erprobten ACE-Hemmer (z. B. Enalapril) nicht eingesetzt werden können. Noch unzureichende Erprobung von AT-Rezeptor-Hemmern wie Losartan.
Magium K (D) Tabl., Fortetabletten Kalium- und Magnesiumhydrogenaspartat	Durchfall, Müdigkeit, Muskelschwäche	**Therapeutisch zweckmäßig** bei Kalium- und Magnesiummangel, z. B. bei Anwendung von herzstärkenden Mitteln (Glykosiden).
Novodigal (D/Ö) Tabl., nur D: Mitetabl. Beta-Acetyldigoxin Amp.: Digoxin *Rezeptpflichtig*	Bei Überdosierung Farbsehen, Brechreiz, Übelkeit, Herzrhythmusstörungen	**Nur zweckmäßig, wenn** ACE-Hemmer und Diuretika nicht ausreichend wirken. Dosierungs- und Einnahmevorschriften besonders genau beachten. Alte Menschen und Patienten mit Niereninsuffizienz (Nierenschwäche) sollten besser Digitoxin-Präparate (z. B. *Digimerck*) verwenden.
Renitec (Ö) Tabl., Injektionslösung Enalapril *Rezeptpflichtig*	Häufig Husten. Entzündungen der Atemwege (selten lebensbedrohliche Schwellungen mit Atemnot). Magen-Darm-Störungen, Übelkeit, Kopfschmerzen, Schwindel (besonders bei Lagewechsel), Hauterscheinungen (z. B. Ausschlag), Haarausfall. Störungen des Salzhaushaltes (zu viel Kalium im Blut)	**Therapeutisch zweckmäßig bei** Herzmuskelschwäche (Herzinsuffizienz). ACE-Hemmer.
Tromcardin (D) Drag., Tabl., Fortetabl., Injektionslösung **Trommcardin** (Ö) Filmtabl., Infusion Kalium- und Magnesiumhydrogenaspartat *Rezeptpflichtig (Ö)*	Durchfall, Müdigkeit, Muskelschwäche	**Therapeutisch zweckmäßig bei** Kalium- und Magnesiummangel, z. B. bei Anwendung von herzstärkenden Mitteln (Glykosiden) und Diuretika.

Präparat	Wichtigste Nebenwirkungen	Empfehlung
Vesdil/ protect (D) Tabl. Ramipril *Rezeptpflichtig*	Häufig Husten. Entzündungen der Atemwege (selten lebensbedrohliche Schwellungen mit Atemnot). Magen-Darm-Störungen, Übelkeit, Kopfschmerzen, Schwindel (besonders bei Lagewechsel), Hauterscheinungen (z. B. Ausschlag), Haarausfall. Störungen des Salzhaushaltes (zu viel Kalium im Blut)	**Therapeutisch zweckmäßig bei** geringer bis mäßiger Herzmuskelschwäche (Herzinsuffizienz) nach Herzinfarkt. ACE-Hemmer.
Xanef (D) Tabl. Enalapril *Rezeptpflichtig*	Häufig Husten. Entzündungen der Atemwege (selten lebensbedrohliche Schwellungen mit Atemnot). Magen-Darm-Störungen, Übelkeit, Kopfschmerzen, Schwindel (besonders bei Lagewechsel), Hauterscheinungen (z. B. Ausschlag), Haarausfall. Störungen des Salzhaushaltes (zu viel Kalium im Blut)	**Therapeutisch zweckmäßig bei** Herzmuskelschwäche (Herzinsuffizienz). ACE-Hemmer.

12.5.2. Mittel für die »kleine Herztherapie« (z. B. »Altersherz«)

Präparat	Wichtigste Nebenwirkungen	Empfehlung
Bomacorin Weißdornextrakt N (D) Filmtabl. **Bomacorin Weißdorntropfen** (D) Tropfen Weißdornextrakt (Wirkstoffe sind Flavonoide)	Selten Magen-Darm-Beschwerden, Schwäche und Hautausschlag, Herzklopfen. Tropfen enthalten Alkohol!	**Wenig zweckmäßig zur** Behandlung von leichter Herzschwäche. Pflanzliches Mittel. Vertretbar bei Herzbeschwerden, wenn die Einnahme als wirksam empfunden und eine notwendige Anwendung therapeutisch zweckmäßiger Mittel nicht unterlassen wird.
Cralonin (D/Ö) Tropfen, Injektionslösung Weißdornextrakt D2 (Urtinktur in Injektionslösung) Sphigelia D2, Kalium carbonicum D3	Herzrhythmusstörungen (bei Injektionen). Tropfen enthalten Alkohol!	**Homöopathisches Mittel** Therapeutische Wirksamkeit zweifelhaft. Vertretbar wegen des geringen Risikos. Von der Injektion ist abzuraten.

Präparat	Wichtigste Nebenwirkungen	Empfehlung
Craegium/ novo (D) überzogene Tabl., Filmtabl Weißdornextrakt (Wirkstoffe sind Flavonoide)	Selten Magen-Darm-Beschwerden, Schwäche und Hautausschlag, Herzklopfen	**Wenig zweckmäßig zur** Behandlung von leichter Herzschwäche. Pflanzliches Mittel. Vertretbar bei Herzbeschwerden, wenn die Einnahme als wirksam empfunden und eine notwendige Anwendung therapeutisch zweckmäßiger Mittel nicht unterlassen wird.
Crataegan (Ö) Tropfen Weißdornextrakt (Wirkstoffe sind Flavonoide)	Selten Magen-Darm-Beschwerden, Schwäche und Hautausschlag, Herzklopfen. Tropfen enthalten Alkohol!	**Wenig zweckmäßig zur** Behandlung von leichter Herzschwäche. Pflanzliches Mittel. Vertretbar bei Herzbeschwerden, wenn die Einnahme als wirksam empfunden und eine notwendige Anwendung therapeutisch zweckmäßiger Mittel nicht unterlassen wird.
Crataegutt/ novo (D) Filmtabl., Tropfen **Crataegutt** (Ö) Tropfen Weißdornextrakt (stand. auf Procyanidine)	Selten Magen-Darm-Beschwerden, Schwäche und Hautausschlag, Herzklopfen. Tropfen enthalten Alkohol!	**Wenig zweckmäßig zur** Behandlung von leichter Herzschwäche. Pflanzliches Mittel. Vertretbar bei Herzbeschwerden, wenn die Einnahme als wirksam empfunden und eine notwendige Anwendung therapeutisch zweckmäßiger Mittel nicht unterlassen wird.
Diacard (D) Lösung Baldrian D1, Kampfer D2, Weißdorn D2, Cactus D2, Schwefelaether D1	Müdigkeit. Enthält Alkohol!	**Homöopathisches Mittel** Therapeutische Wirksamkeit bei funktionellen Herzbeschwerden zweifelhaft. Vertretbar wegen des geringen Risikos.
Korodin Herz-Kreislauf-Tropfen (D/Ö) Tropfen Kampfer, Weißdornbeerenextrakt	Selten Magen-Darm-Beschwerden, Schwäche und Hautausschlag, Herzklopfen	**Wenig zweckmäßig zur** Behandlung von funktionellen Herzbeschwerden und leichter Herzschwäche. Pflanzliches Mittel. Vertretbar bei Herzbeschwerden, wenn die Einnahme als wirksam empfunden und eine notwendige Anwendung therapeutisch zweckmäßiger Mittel nicht unterlassen wird. Reine Weißdornextrakte sind vorzuziehen.

Präparat	Wichtigste Nebenwirkungen	Empfehlung
Miroton (D) Drag., Fortedrag., Tropfen Extrakte aus Meerzwiebel, Maiglöckchen, Oleander, Adonis (Digitaloide) N-Fortedrag. und N-Forte Lösung ohne Oleanderextrakt	Überempfindlichkeitsreaktionen. Bei Überdosierung Farbsehen, Brechreiz, Übelkeit, Herzrhythmusstörungen. Tropfen enthalten Alkohol!	**Abzuraten** Die therapeutische Wirksamkeit der Inhaltsstoffe ist zweifelhaft. Zur Behandlung der Herzinsuffizienz (Herzschwäche) sind genaue Dosierungsangaben notwendig. Das ist bei diesem Präparat wegen unzureichender Standardisierung unmöglich.
Orthangin novo (D) Filmtabl. Weißdornblätterextrakt	Selten Magen-Darm-Beschwerden, Schwäche und Hautausschlag, Herzklopfen	**Wenig zweckmäßig zur** Behandlung von leichter Herzschwäche. Pflanzliches Mittel. Vertretbar bei Herzbeschwerden, wenn die Einnahme als wirksam empfunden und eine notwendige Anwendung therapeutisch zweckmäßiger Mittel nicht unterlassen wird.
Protecor (D) Kaps. Weißdornextrakt, Vitamin E, Magnesium-Komplex	Selten Magen-Darm-Beschwerden, Schwäche und Hautausschlag, Herzklopfen	**Wenig zweckmäßig bei** funktionellen Herzbeschwerden. Wenig sinnvolle Kombination. Die Wirksamkeit von Vitamin E und Magnesium bei Herzbeschwerden ist nicht gesichert.
Protecor novo (D) Filmtabl. Weißdornextrakt	Selten Magen-Darm-Beschwerden, Schwäche und Hautausschlag, Herzklopfen.	**Wenig zweckmäßig zur** Behandlung von leichter Herzschwäche. Pflanzliches Mittel Vertretbar bei Herzbeschwerden, wenn die Einnahme als wirksam empfunden und eine notwendige Anwendung therapeutisch zweckmäßiger Mittel nicht unterlassen wird.
Septacord (D) Drag. Kalium- und Magnesiumhydrogenaspartat, Weißdornextrakt	Selten Magen-Darm-Beschwerden, Schwäche und Hautausschlag, Herzklopfen	**Wenig zweckmäßig zur** Behandlung von leichter Herzschwäche. Die therapeutische Wirksamkeit von Kalium- und Magnesiumaspartat bei Herzmuskelschwäche ist zweifelhaft. Die Kombination mit pflanzlichen Extrakten ist nicht sinnvoll.

Präparat	Wichtigste Nebenwirkungen	Empfehlung
Sidroga Weißdorn-Tee (D/Ö) Teebeutel Weißdornblüten	Keine wesentlichen zu erwarten	**Naturheilmittel** Vertretbar zur unterstützenden Wirkung bei funktionellen Herzbeschwerden.
Spartiol (D) Tropfen Extrakt aus Besenginster	Blutdruckkrisen durch Tyramingehalt möglich. Enthält Alkohol!	**Wenig zweckmäßig** wegen gefährlicher Wechselwirkungen mit Antidepressiva (MAO-Hemmstoffen).

12.6. Mittel gegen Herzrhythmusstörungen

Die Pumpbewegungen des Herzens, Herzschläge genannt, werden durch elektrische Impulse ausgelöst. Diese Impulse entstehen »spontan« im Herzen selbst und können von bestimmten im Blut gelösten Stoffen und vom Nervensystem beeinflusst werden. Bei Erwachsenen schlägt das Herz im Sitzen durchschnittlich 60- bis 80-mal pro Minute. Bei Aufregung oder Anstrengung erhöht sich die Schlagzahl.
Ob der Herzrhythmus gestört ist, wird meist durch ein sogenanntes EKG (Elektrokardiogramm) festgestellt. Häufigste Rhythmusstörungen sind sogenannte »Extrasystolen« (zusätzliche Herzschläge), die vom Patienten als ein Stolpern des Herzschlages empfunden werden. Fachleute schätzen, dass in Deutschland jedes Jahr etwa 100.000 Menschen an Herzrhythmusstörungen sterben.

Rhythmusstörungen durch Medikamente

Bevor eine Therapie begonnen wird, sollte auf alle Fälle nach möglichen Ursachen der Herzrhythmusstörungen (Arrhythmien) gesucht werden (z. B. Schilddrüsenüberfunktion oder Herzmuskelentzündung).

Relativ häufig treten Rhythmusstörungen aufgrund von Nebenwirkungen verschiedener Medikamente auf:
– Antidepressiva
– das Bronchitis-/Asthmamittel Theophyllin
– Betablocker
– das herzstärkende Mittel Digitalis

Auch alle gegen Rhythmusstörungen verwendeten Medikamente können selbst Rhythmusstörungen verursachen.

Behandlung

Die zwei australischen Herzspezialisten Emmanuel Manolas und Graeme Homan meinen ironisch: »Ein wichtiges Prinzip in der Behandlung von Rhythmusstörungen besteht darin, dass der Patient behandelt werden sollte und nicht der EKG-Befund.«
Es gibt verschiedene Rhythmusstörungen. Nicht jede muss jedoch behandelt werden. Manche sind »harmlos« und sollten nicht mit riskanten Medikamenten behandelt werden. Sie können auch bei völlig Herzgesunden auftreten. Bei sehr häufigen Extrasystolen oder bei ernsteren Störungen wie »Vorhofflimmern« (wenn der Vorhof des Herzens sehr schnell schlägt) ist aber eine Behandlung notwendig.
Wenn Herzschläge ausfallen, weil der elektrische Impuls zwischen »Vorhof« und »Herzkammer« stecken bleibt, kann man heute auch sogenannte Herzschrittmacher chirurgisch einsetzen.

Medikamente

Meistens werden Rhythmusstörungen medikamentös behandelt. Das Problem bei allen Präparaten besteht darin, dass nicht mit Sicherheit gesagt werden kann, ob ein bestimmtes Medikament bei einer bestimmten Rhythmusstörung im Einzelfall erfolgreich sein wird oder nicht.
Außerdem können alle zurzeit erhältlichen Arzneimittel schwerwiegende Nebenwirkungen haben, sodass in jedem Fall der therapeutische Nutzen gegenüber dem potenziellen Schaden abzuwägen ist.
Für eine Behandlung von Rhythmusstörungen benötigt der Arzt/die Ärztin ein umfangreiches Wissen über die verschiedenen Medikamente. Deshalb ist oft die Zusammenarbeit mit Herzspezialist(inn)en notwendig.
Das am besten geeignete Medikament muss oft empirisch (d. h. aufgrund von Erfahrungen) herausgefunden werden.

Sinnvoll können folgende Medikamente sein:

– Betablocker wie etwa die Wirkstoffe Atenolol (enthalten z. B. in *Generika mit dem Namen Ate oder Atenolol + Firmenbezeichnung*), Metoprolol (enthalten z. B. in *Generika mit dem Namen Meto oder Metoprolol + Firmenbezeichnung*), Propranolol (enthalten z. B. in *Dociton* oder *Generika mit dem Namen Proprano-*

lol + Firmenbezeichnung), Sotalol (enthalten z. B. in *Generika mit dem Namen Sotalol + Firmenbezeichnung*)
- Kalzium-Antagonisten wie Amlodipin (enthalten z. B. in *Generika mit dem Namen Amlodipin + Firmenbezeichnung*) oder Nifedipin (enthalten z. B. in *Generika mit dem Namen Nifedipin + Firmenbezeichnung*)
- Propafenon (enthalten z. B. in *Generika mit dem Namen Propafenon + Firmenbezeichnung*)
- Digitalis-Glykoside (z. B. *Beta-Acetyl-Digoxin-ratiopharm, Digotab*)
- Amiodaron (enthalten z. B. in *Generika mit dem Namen Amiodoron + Firmenbezeichnung*)
- Flecainid (enthalten z. B. in *Aristocor* oder *Generika mit dem Namen Flecainid + Firmenbezeichnung*).

Diese Mittel müssen aber zuerst während des Krankenhaus-Aufenthaltes richtig eingestellt werden.

Kombinationspräparate (z. B. Cordichin)

Die Fachzeitschrift »arznei-telegramm« bezeichnet alle Kombinationspräparate gegen Herzrhythmusstörungen als »nicht sinnvoll«, sie sollten »nicht angewendet werden«. Unsere Empfehlungen für derartige Präparate lautet: Abzuraten.

12.6. Mittel gegen Herzrhythmusstörungen

Präparat	Wichtigste Nebenwirkungen	Empfehlung
Amiodarex (D) **Amiodaron – 1 A Pharma** (D) **Amiodaron AL 200** (D) **Amiodaron beta** (D) **Amiodaron-CT** (D) **Amiodaron-ratiopharm** (D) **Amiodaron Stada** (D) **Amiogamma** (D) **Amiohexal** (D) Tabletten *Wirkstoff:* Amiodaron *Rezeptpflichtig*	Lungenentzündung, Nervenerkrankungen und Schlafstörungen mit Albträumen, Sehstörungen, Herzrhythmusstörungen, Blutgerinnungsstörungen, Magen-Darm-Beschwerden und -Schmerzen, Grauverfärbung der Haut, Galle-Leber-Störungen. Wegen des hohen Jodgehaltes (36 %) Schilddrüsenunter- oder -überfunktion möglich, regelmäßige Kontrollen sind erforderlich. Sonnenlichtbestrahlung muss vermieden werden	**Therapeutisch zweckmäßig bei** Rhythmusstörungen, die auf andere Therapiemaßnahmen nicht ansprechen. Der Beginn der Therapie sollte nur in der Klinik erfolgen.

Präparat	Wichtigste Nebenwirkungen	Empfehlung
Aristocor (Ö) Tabl. Flecainid *Rezeptpflichtig*	Sehstörungen (Doppeltsehen), Magen-Darm-Störungen, Übelkeit, schwere Herzrhythmusstörungen möglich, Verstärkung einer Herzschwäche, Schwindel, Kopfschmerzen	**Nur zweckmäßig bei** lebensbedrohlichen Rhythmusstörungen. Das Mittel kann bei Anwendung nach einem Herzinfarkt die Sterblichkeit erhöhen. Der Therapiebeginn sollte im Krankenhaus erfolgen, akutes Linksherzversagen ist möglich. Nicht zur Dauerbehandlung geeignet.
Atebeta (D) **AteHEXAL** (D/Ö) **Ate Lich** (D) **Atenogamma** (D) **Ateno-ISIS** (D) **Atenolol – 1 A Pharma** (D) **Atenolol AbZ** (D) **Atenolol AL** (D) **Atenolol-CT** (D) **Atenolol Genericon** (Ö) **Atenolol Heumann** (D) **Atenolol PB** (D) **Atenolol-ratiopharm** (D) **Atenolol Sandoz** (D) **Atenolol STADA** (D) **Juvental** (D) Filmtabletten *Wirkstoff:* Atenolol *Rezeptpflichtig*	Langsamer Puls, Herzschwäche, Atemnot bei körperlicher Belastung, Einschränkung der Sexualität. Vorsicht bei Asthma, Zuckerkrankheit und Durchblutungsstörungen der Gliedmaßen! Schwere Herzschädigungen bei plötzlichem Absetzen des Medikaments möglich	**Therapeutisch zweckmäßig zur** Behandlung von Herzrhythmusstörungen mit hoher Frequenz (tachykarde Herzrhythmusstörungen). Beta-Rezeptoren-Blocker (Atenolol) mit belegter therapeutischer Wirksamkeit.
Beloc-Zok/ mite/ forte (D/Ö) Retardtabl. Metoprolol *Rezeptpflichtig*	Langsamer Puls, Herzschwäche, Atemnot bei körperlicher Belastung, Einschränkung der Sexualität. Vorsicht bei Asthma, Zuckerkrankheit und Durchblutungsstörungen der Gliedmaßen! Schwere Herzschädigungen bei plötzlichem Absetzen des Medikaments möglich	**Therapeutisch zweckmäßig zur** Behandlung von Herzrhythmusstörungen mit hoher Frequenz (tachykarde Herzrhythmusstörungen). Bewährter Beta-Rezeptoren-Blocker (Metoprolol) mit belegter therapeutischer Wirksamkeit.
Beta-Acetyldigoxin-ratiopharm (D) Tabl. Beta-Acetyldigoxin *Rezeptpflichtig*	Bei Überdosierung Farbsehen, Brechreiz, Übelkeit, Herzrhythmusstörungen	**Therapeutisch zweckmäßig zur** Behandlung von Herzrhythmusstörungen mit hoher Frequenz (Tachykardien). Herzglykosid.

Präparat	Wichtigste Nebenwirkungen	Empfehlung
Cordarex (D) Tabl. Amiodaron *Rezeptpflichtig*	Lungenentzündung, Nervenerkrankungen und Schlafstörungen mit Albträumen, Sehstörungen, Herzrhythmusstörungen, Blutgerinnungsstörungen, Magen-Darm-Beschwerden und -Schmerzen, Grauverfärbung der Haut, Galle-Leber-Störungen. Wegen des hohen Jodgehaltes (36 %) Schilddrüsenunter- oder -überfunktion möglich, regelmäßige Kontrollen sind daher erforderlich. Sonnenlichtbestrahlung muss vermieden werden	**Therapeutisch zweckmäßig bei** Rhythmusstörungen, die auf andere Therapiemaßnahmen nicht ansprechen. Der Beginn der Therapie sollte nur in der Klinik erfolgen.
Cordichin (D) Filmtabl. Verapamil, Chinidin *Rezeptpflichtig*	Magen-Darm-Störungen, Übelkeit, Ödeme, Kopfdruck, Blutdrucksenkung, Störungen des Herzrhythmus, Verstärkung einer Herzschwäche	**Abzuraten** Wenig sinnvolle Kombination von Kalzium-Antagonist (Verapamil) mit Antiarrhythmikum (Chinidin). Bei Herzrhythmusstörungen muss jeder einzelne Wirkstoff individuell dosiert werden.
Digotab (D) Tabl., Amp. Digoxin *Rezeptpflichtig*	Bei Überdosierung Farbsehen, Brechreiz, Übelkeit, Herzrhythmusstörungen	**Therapeutisch zweckmäßig zur** Behandlung von Herzrhythmusstörungen mit hoher Frequenz (Tachykardien). Herzglykosid (Digoxin).
Dociton (D) Filmtabl., Retardkaps. Propranolol *Rezeptpflichtig*	Langsamer Puls, Herzschwäche, Atemnot bei körperlicher Belastung, Einschränkung der Sexualität. Vorsicht bei Asthma, Zuckerkrankheit und Durchblutungsstörungen der Gliedmaßen! Schwere Herzschädigungen bei plötzlichem Absetzen des Medikaments möglich	**Therapeutisch zweckmäßig zur** Behandlung von Herzrhythmusstörungen mit hoher Frequenz (tachykarde Herzrhythmusstörungen). Bewährter Beta-Rezeptoren-Blocker (Propranolol) mit belegter therapeutischer Wirksamkeit.
Falicard (D) Filmtabl., Retardkaps., Retardtabl. Verapamil *Rezeptpflichtig*	Magen-Darm-Störungen, Übelkeit, Ödeme, Kopfdruck, Blutdrucksenkung, Störungen des Herzrhythmus, Verstärkung einer Herzschwäche	**Therapeutisch zweckmäßig zur** Behandlung von Herzrhythmusstörungen mit hoher Frequenz (Tachykardien). Kalzium-Antagonist (Verapamil).

Präparat	Wichtigste Nebenwirkungen	Empfehlung
Flecainid – 1 A Pharma (D) **Flecainidacetat AL** (D) **Flecainidacetat STADA** (D) **Flecainid Hexal** (D) **Flecainid-Isis** (D) **Flecainid-Sandoz** (D) Tabletten *Wirkstoff:* Flecainid *Rezeptpflichtig*	Sehstörungen (Doppeltsehen), Magen-Darm-Störungen, Übelkeit, schwere Herzrhythmusstörungen möglich, Verstärkung einer Herzschwäche, Schwindel, Kopfschmerzen	**Nur zweckmäßig bei** lebensbedrohlichen Rhythmusstörungen. Das Mittel Flecainid kann bei Anwendung nach einem Herzinfarkt die Sterblichkeit erhöhen. Der Therapiebeginn sollte im Krankenhaus erfolgen, akutes Linksherzversagen ist möglich. Nicht zur Dauerbehandlung geeignet.
Isoptin/ mite (D/Ö) Filmtabl., Retardtabl. nur Ö: Drag. Verapamil *Rezeptpflichtig*	Magen-Darm-Störungen, Übelkeit, Ödeme, Kopfdruck, Blutdrucksenkung, Störungen des Herzrhythmus, Verstärkung einer Herzschwäche	**Therapeutisch zweckmäßig zur** Behandlung von Herzrhythmusstörungen mit hoher Frequenz (Tachykardien). Kalzium-Antagonist (Verapamil).
Itrop (D/Ö) Filmtabl. Ipratropiumbromid *Rezeptpflichtig*	Häufig Mundtrockenheit, Verstopfung, Sehstörungen, Beschwerden beim Wasserlassen. Beeinträchtigung des Reaktionsvermögens, selten Herzrhythmusstörungen	**Möglicherweise zweckmäßig** Unzuverlässige Wirksamkeit des Inhaltsstoffes in Form von Tabletten. Anticholinergikum.
Lopresor (D) Injektionslösg., Mite-Filmtabl., Metoprolol *Rezeptpflichtig*	Langsamer Puls, Herzschwäche, Atemnot bei körperlicher Belastung, Einschränkung der Sexualität. Vorsicht bei Asthma, Zuckerkrankheit und Durchblutungsstörungen der Gliedmaßen! Schwere Herzschädigungen bei plötzlichem Absetzen des Medikaments möglich	**Therapeutisch zweckmäßig zur** Behandlung von Herzrhythmusstörungen mit hoher Frequenz (tachykarde Herzrhythmusstörungen). Beta-Rezeptoren-Blocker (Metoprolol) mit belegter therapeutischer Wirksamkeit.
Mepro AP (D) **Meprolol/ retard** (D) **Metobeta/ retard** (D) **Metodoc/ retard** (D) **metodura/ retard** (D) **Meto-Hennig/ retard** (D) **Metohexal/ retard** (D/Ö) **Meto Isis** (D) **Metoprogamma/ retard** (D) Tabletten, Retardtabletten *Wirkstoff:* Metoprolol *Rezeptpflichtig*	Langsamer Puls, Herzschwäche, Atemnot bei körperlicher Belastung, Einschränkung der Sexualität. Vorsicht bei Asthma, Zuckerkrankheit und Durchblutungsstörungen der Gliedmaßen! Schwere Herzschädigungen bei plötzlichem Absetzen des Medikaments möglich	**Therapeutisch zweckmäßig zur** Behandlung von Herzrhythmusstörungen mit hoher Frequenz (tachykarde Herzrhythmusstörungen). Beta-Rezeptoren-Blocker (Metoprolol) mit belegter therapeutischer Wirksamkeit.

Präparat	Wichtigste Nebenwirkungen	Empfehlung
Metoprolol – 1 A Pharma (D/Ö) **Metoprolol retard – 1 A Pharma** (D) **Metoprolol AbZ** (D) **Metoprolol AbZ O.K.** (D) **Metoprolol AL/ retard** (D) **metoprolol-corax** (D) **Metoprolol-CT** (D) **Metoprolol-CT ZERO** (D) Tabletten, Retardtabletten *Wirkstoff:* Metoprolol *Rezeptpflichtig*	Langsamer Puls, Herzschwäche, Atemnot bei körperlicher Belastung, Einschränkung der Sexualität. Vorsicht bei Asthma, Zuckerkrankheit und Durchblutungsstörungen der Gliedmaßen! Schwere Herzschädigungen bei plötzlichem Absetzen des Medikaments möglich	**Therapeutisch zweckmäßig zur** Behandlung von Herzrhythmusstörungen mit hoher Frequenz (tachykarde Herzrhythmusstörungen). Beta-Rezeptoren-Blocker (Metoprolol) mit belegter therapeutischer Wirksamkeit.
Metoprolol Genericon (Ö) **Metoprolol Heumann** (D) **Metoprolol-ratiopharm/ retard** (D) **Metoprolol-ratiopharm NK** (D) **Metoprolol Sandoz/ retard** (D) **Metoprolol Stada/ retard** (D/Ö) **Metoprololsuccinat – 1 A Pharma** (D) **Metoprolol Verla/ retard** (D) **Metoprolol-Wolff retard** (D) **Metoprolol-Z AL Retard** (D) **Metoprolol ZOT STADA Retard** (D) **Meto-Tablinen** (D) Tabletten, Retardtabletten *Wirkstoff:* Metoprolol *Rezeptpflichtig*	Langsamer Puls, Herzschwäche, Atemnot bei körperlicher Belastung, Einschränkung der Sexualität. Vorsicht bei Asthma, Zuckerkrankheit und Durchblutungsstörungen der Gliedmaßen! Schwere Herzschädigungen bei plötzlichem Absetzen des Medikaments möglich	**Therapeutisch zweckmäßig zur** Behandlung von Herzrhythmusstörungen mit hoher Frequenz (tachykarde Herzrhythmusstörungen). Beta-Rezeptoren-Blocker (Metoprolol) mit belegter therapeutischer Wirksamkeit.
Obsidan (D) Tabl., Injektionslösung Propranolol *Rezeptpflichtig*	Langsamer Puls, Herzschwäche, Atemnot bei körperlicher Belastung, Einschränkung der Sexualität. Vorsicht bei Asthma, Zuckerkrankheit und Durchblutungsstörungen der Gliedmaßen! Schwere Herzschädigungen bei plötzlichem Absetzen des Medikaments möglich	**Therapeutisch zweckmäßig zur** Behandlung von Herzrhythmusstörungen mit hoher Frequenz (tachykarde Herzrhythmusstörungen). Beta-Rezeptoren-Blocker (Propranolol) mit belegter therapeutischer Wirksamkeit.

Präparat	Wichtigste Nebenwirkungen	Empfehlung
Propafenon von ct (D) **Propafenon AL** (D) **Propafenon Genericon** (Ö) **Propafenon Hexal** (D) **Propafenon-ratiopharm** (D) **Propafenon Sandoz** (D) **Propafenon Stada** (D) Filmtabletten *Wirkstoff:* Propafenon *Rezeptpflichtig*	Herzrhythmusstörungen (häufig); Leberschäden, Mundtrockenheit, Kopfschmerzen, Sehstörungen, Schwindel, Kopfschmerzen, Übelkeit, Erbrechen, Verstopfung. Verstärkung einer Herzschwäche	**Nur zweckmäßig, wenn** andere Mittel gegen Herzrhythmusstörungen (z. B. Betablocker oder Kalzium-Antagonisten) nicht angewendet werden können. Anwendung nur bei bestimmten Rhythmusstörungen (supraventrikuläre und ventrikuläre Tachycardien). Nicht zur Dauerbehandlung geeignet.
Rytmonorm (D) Filmtabl., Drag. **Rytmonorm RS** (D) Retard-Hartkaps. **Rytmonorma** (Ö) Filmtabl. Propafenon *Rezeptpflichtig*	Herzrhythmusstörungen (häufig); Leberschäden, Mundtrockenheit, Kopfschmerzen, Sehstörungen, Schwindel, Kopfschmerzen, Übelkeit, Erbrechen, Verstopfung. Verstärkung einer Herzschwäche	**Nur zweckmäßig, wenn** andere Mittel gegen Herzrhythmusstörungen (z. B. Betablocker oder Kalzium-Antagonisten) nicht angewendet werden können. Anwendung nur bei bestimmten Rhythmusstörungen (supraventrikuläre und ventrikuläre Tachycardien). Nicht zur Dauertherapie geeignet.
Sedacoron (Ö) Tabl. Amiodaron *Rezeptpflichtig*	Lungenentzündung, Nervenerkrankungen und Schlafstörungen mit Albträumen, Sehstörungen, Herzrhythmusstörungen, Blutgerinnungsstörungen, Magen-Darm-Beschwerden und -Schmerzen, Grauverfärbung der Haut, Galle-Leber-Störungen. Wegen des hohen Jodgehaltes (36 %) Schilddrüsenunter- oder -überfunktion möglich, regelmäßige Kontrollen sind daher erforderlich. Sonnenlichtbestrahlung muss vermieden werden	**Therapeutisch zweckmäßig bei** Rhythmusstörungen, die auf andere Therapiemaßnahmen nicht ansprechen. Der Beginn der Therapie sollte nur in der Klinik erfolgen.
Sotabeta (D) Tabl. **Sotacor** (Ö) Tabl., Amp. **Sotagamma** (D) Tabl. **SotaHEXAL** (D) Tabl. **Sotalex** (D) Tabl., Injektionslösung **Sotalodoc** (D) Tabl. *Wirkstoff:* Sotalol *Rezeptpflichtig*	Langsamer Puls, Herzschwäche, Atemnot bei körperlicher Belastung, Einschränkung der Sexualität. Vorsicht bei Asthma, Zuckerkrankheit und Durchblutungsstörungen der Gliedmaßen! Schwere Herzschädigungen bei plötzlichem Absetzen des Medikaments möglich	**Nur zweckmäßig, wenn** andere Betablocker gegen Herzrhythmusstörungen nicht angewendet werden können. Anwendung nur bei bestimmten Rhythmusstörungen (supraventrikuläre und ventrikuläre Tachycardien). Nicht zur Dauertherapie geeignet. Betablocker mit besonderer Wirkung am Herzen.

Präparat	Wichtigste Nebenwirkungen	Empfehlung
Sotalol – 1 A Pharma (D) Tabl. **SOTALOL Carino** (D) Tabl., Injektionslösung **Sotalol AbZ** (D) Tabl. **Sotalol AL** (D) Tabl. **Sotalol-corax** (D) Tabl. **Sotalol-CT** (D) Tabl. *Wirkstoff:* Sotalol *Rezeptpflichtig*	Langsamer Puls, Herzschwäche, Atemnot bei körperlicher Belastung, Einschränkung der Sexualität. Vorsicht bei Asthma, Zuckerkrankheit und Durchblutungsstörungen der Gliedmaßen! Schwere Herzschädigungen bei plötzlichem Absetzen des Medikaments möglich	**Nur zweckmäßig, wenn** andere Betablocker gegen Herzrhythmusstörungen nicht angewendet werden können. Anwendung nur bei bestimmten Rhythmusstörungen (supraventrikuläre und ventrikuläre Tachycardien). Nicht zur Dauertherapie geeignet. Betablocker mit besonderer Wirkung am Herzen.
Sotalol-ratiopharm (D) Tabl. **Sotalol Sandoz** (D) Tabl. **Sotalol Verla** (D) Tabl. **SOTA-PUREN** (D) Tabl. **Sota-saar** (D) Tabl. **Sotastad** (D) Tabl. *Wirkstoff:* Sotalol *Rezeptpflichtig*	Langsamer Puls, Herzschwäche, Atemnot bei körperlicher Belastung, Einschränkung der Sexualität. Vorsicht bei Asthma, Zuckerkrankheit und Durchblutungsstörungen der Gliedmaßen! Schwere Herzschädigungen bei plötzlichem Absetzen des Medikaments möglich	**Nur zweckmäßig, wenn** andere Betablocker gegen Herzrhythmusstörungen nicht angewendet werden können. Anwendung nur bei bestimmten Rhythmusstörungen (supraventrikuläre und ventrikuläre Tachycardien). Nicht zur Dauertherapie geeignet. Betablocker mit besonderer Wirkung am Herz.
Tachmalcor (D) Drag. Detajmiumbitartrat *Rezeptpflichtig*	Magen-Darm-Beschwerden, Leberschäden, Kopfschmerzen, Sehstörungen, Übelkeit, Erbrechen. Verstärkung einer Herzschwäche. Schwere Herzrhythmusstörungen möglich	**Nur zweckmäßig, wenn** andere Antiarrhythmika nicht angewendet werden können. Nicht zur Dauerbehandlung geeignet.
Tambocor (D) Tabl., Mitetabl. Flecainid *Rezeptpflichtig*	Sehstörungen (Doppeltsehen), Magen-Darm-Störungen, Übelkeit, schwere Herzrhythmusstörungen möglich, Verstärkung einer Herzschwäche, Schwindel, Kopfschmerzen	**Nur zweckmäßig bei** lebensbedrohlichen Rhythmusstörungen. Das Mittel kann bei Anwendung nach einem Herzinfarkt die Sterblichkeit erhöhen. Der Therapiebeginn sollte im Krankenhaus erfolgen, akutes Linksherzversagen ist möglich. Nicht zur Dauerbehandlung geeignet.
Tenormin (D/Ö) Filmtabl. Atenolol *Rezeptpflichtig*	Langsamer Puls, Herzschwäche, Atemnot bei körperlicher Belastung, Einschränkung der Sexualität. Vorsicht bei Asthma, Zuckerkrankheit und Durchblutungsstörungen der Gliedmaßen! Schwere Herzschädigungen bei plötzlichem Absetzen des Medikaments möglich	**Therapeutisch zweckmäßig** zur Behandlung von Herzrhythmusstörungen mit hoher Frequenz (tachykarde Herzrhythmusstörungen). Beta-Rezeptoren-Blocker (Atenolol) mit belegter therapeutischer Wirksamkeit.

Präparat	Wichtigste Nebenwirkungen	Empfehlung
Verabeta (D) Filmtabl., Retardtabl. **Vera-CT** (D) Tabl., Filmtabl., Retardtabl. **Veragamma/ retard** (D) überzogene Tabl., Retardtabl., Retardkaps. **VeraHexal/ retard** (D) Retardkaps. *Wirkstoff:* Verapamil *Rezeptpflichtig*	Magen-Darm-Störungen, Übelkeit, Ödeme, Kopfdruck, Blutdrucksenkung, Störungen des Herzrhythmus, Verstärkung einer Herzschwäche	**Therapeutisch zweckmäßig zur** Behandlung von Herzrhythmusstörungen mit hoher Frequenz (Tachykardien). Kalzium-Antagonist (Verapamil).
VeraHexal RR (D) Retardtabl. **Vera-Lich/ retard** (D) Retardtabl. **Veramex** (D) Filmtabl., Retardtabl. **Veranorm ISIS retard** (D) Retard-Hartkaps. **Verapamil – 1 A Pharma** (D) Filmtabl., Retardtabl. **Verapamil retard – 1 A Pharma** (D) Filmtabl., **Verapamil AbZ** (D) Filmtabl., Retardtabl. **Verapamil AL/ retard** (D) Filmtabl., Retardtabl. **Verapamil Henning/ retard** (D) Filmtabl., Retardtabl. *Wirkstoff:* Verapamil *Rezeptpflichtig*	Magen-Darm-Störungen, Übelkeit, Ödeme, Kopfdruck, Blutdrucksenkung, Störungen des Herzrhythmus, Verstärkung einer Herzschwäche	**Therapeutisch zweckmäßig zur** Behandlung von Herzrhythmusstörungen mit hoher Frequenz (Tachykardien). Kalzium-Antagonist (Verapamil).
Verapamil-ratiopharm N (D) Filmtabl. **Verapamil retard-ratiopharm N** (D) Retardtabl. **Verapamil Sandoz** (D) Filmtabl., Retardtabl **Verapamil Verla/ retard** (D) Filmtabl., Retardtabl **Veraoptinstada/ retard** (D) Filmtabl., Retardtabl. **Verapabene/ retard** (Ö) Filmtabl. **Verasal/ Retard** (D) Filmtabl., Retardtabl. *Wirkstoff:* Verapamil *Rezeptpflichtig*	Magen-Darm-Störungen, Übelkeit, Ödeme, Kopfdruck, Blutdrucksenkung, Störungen des Herzrhythmus, Verstärkung einer Herzschwäche	**Therapeutisch zweckmäßig zur** Behandlung von Herzrhythmusstörungen mit hoher Frequenz (Tachykardien). Kalzium-Antagonist (Verapamil).

12.7. Mittel gegen Fettstoffwechselstörungen

Je älter ein Mensch wird, umso »verkalkter« werden die Blutgefäße: Sie verlieren an Elastizität, verhärten und verengen sich. Der medizinische Fachbegriff dafür heißt Artheriosklerose. Dies kann zu Bluthochdruck, Schlaganfällen, Herzinfarkt und Nierenerkrankungen führen.
Als Hauptursachen gelten zu hohe Fettstoffspiegel im Blut – diese verursachen allerdings keine Beschwerden. Erhöhte Fettstoffspiegel können nur durch Laboruntersuchungen festgestellt werden.

Fettstoff ist nicht gleich Fettstoff

Was der Arzt als »Cholesterinspiegel« im Labor bestimmt, ist die Summe des Cholesterins in verschiedenen Fetteilchen.
Triglyzeride sind die »klassischen« Fette, die wir mit der Nahrung aufnehmen. Ob viel Triglyzeride im Blut zu Arteriosklerose führen können, ist in der Medizin umstritten. Erhöhte Triglyzeridwerte sind für die Gesundheit weniger gefährlich als erhöhte Cholesterinwerte. Wenn die Werte um mehr als das Zehnfache erhöht sind, besteht jedoch Gefahr für die Bauchspeicheldrüse. Und bei Menschen mit Diabetes gelten erhöhte Triglyzeridwerte als Hinweis auf ein erhöhtes Gefäßrisiko.
Die mit der Nahrung aufgenommenen Fette sind im Blut eigentlich nicht löslich. Darum gibt es einen speziellen Transportmechanismus. Die verschiedenen Fettstoffe (Cholesterin, Triglyzeride, Phospholipide, freie Fettsäuren) »klammern« sich an dafür bestimmte Eiweiße, in der Fachsprache »Lipoproteine« genannt.

Mediziner haben festgestellt, dass es ganz unterschiedliche Lipoproteine gibt, die bei der Arterienverkalkung auch eine ganz unterschiedliche Rolle spielen:

- »Gute« Lipoproteine, die wahrscheinlich einen Schutz gegen die Arteriosklerose bilden, sind die HDL (high density lipoproteins = Lipoproteine mit hoher Dichte). Mehrere Untersuchungen haben gezeigt, dass koronare Herzerkrankungen, wie z. B. Angina Pectoris, um die Hälfte weniger oft auftreten, wenn die HDL-Werte von 30 Milligramm pro Deziliter auf 60 Milligramm pro Deziliter zunehmen.
- »Schlechte«, weil vermutlich blutgefäßschädigende Lipoproteine sind die LDL (low density lipoproteins = Lipoproteine mit niedriger Dichte). Das heißt, hohe LDL-Werte erhöhen die Wahrscheinlich-

keit, dass eine Arteriosklerose entsteht. Etwa zwei Drittel aller Fettstoffe im Blut werden in Form der LDL transportiert, während der Anteil der HDL nur etwa 20 bis 25 Prozent ausmacht.

Zu hohe Cholesterinwerte

Wie hoch ein »gesunder« Cholesterinspiegel sein darf, ist unter Experten ebenso umstritten wie die Tatsache, ob eine Senkung des Cholesterinspiegels in allen Fällen die Lebenserwartung steigert.
In den achtziger und neunziger Jahren gab es in der herrschenden Medizin eine regelrechte Cholesterin-Hysterie. Routinemäßig wurden fast alle Menschen mit hohen Cholesterinwerten mit Medikamenten behandelt, obwohl es damals keine seriösen Untersuchungen gab, in denen ein Nutzen dieser Behandlung nachgewiesen wurde. Inzwischen weiß man, dass eine medikamentöse Behandlung von hohen Cholesterinspiegeln nur in ganz bestimmten Fällen sinnvoll ist.

Aus dem derzeitigen Wissensstand der Medizin ergibt sich Folgendes:

1. Vorbeugung von Herz-Kreislauf-Komplikationen, wenn noch keine koronare Herzkrankheit vorliegt:
Es gibt derzeit keine gesicherte, unumstrittene Empfehlung bei erhöhten Cholesterinwerten – außer bei einer kleinen Gruppe von Patient(inn)en, die an sogenannter familiärer Hyperlipidämie leiden. Hohe Gesamtcholesterinwerte über 300 mg/dl ohne vorhandene Gefäßerkrankung (z. B. koronare Herzkrankheit oder Schlaganfall) sind noch kein ausreichender Grund, mit Medikamenten vom Typ der Statine zu behandeln.
Bei Männern bis zum Alter von 70 Jahren gibt es möglicherweise einen gewissen Nutzen, bei über 70-Jährigen ist kein Nutzen belegt. Frauen mit erhöhten Cholesterinwerten ohne koronare Herzkrankheit haben generell keinen Nutzen von einer Statin-Therapie.

2. Vorbeugung von Herz-Kreislauf-Komplikationen, wenn jemand eine schwere Begleiterkrankung wie Diabetes oder bereits eine Gefäßerkrankung hatte – z. B. eine koronare Herzkrankheit, einen Schlaganfall:
Eine Behandlung mit Medikamenten vom Typ der Statine ist sinnvoll für alle Patienten/Patientinnen, die Gesamtcholesterinwerte über 135 mg/dl haben, auch für über 70-Jährige und für Frauen.

Vor einer Cholesterinspiegel-Untersuchung sollten Sie 12 bis 16 Stunden nichts essen und am Abend vorher keinen Alkohol trinken. Während einer Abmagerungskur, nach Operationen oder im Verlauf schwerer Krankheiten schwankt der Cholesterinspiegel so stark, dass Messungen sinnlos sind.

Cholesterinwerte in der Schwangerschaft

Im letzten Drittel der Schwangerschaft erhöht sich der Cholesterinspiegel im Blutserum normalerweise um 35 Prozent – unabhängig von jeder Diät. Diese Erhöhung ist ein natürlicher körperlicher Vorgang. »Von Medikamenten zur Senkung der Fettstoffwerte während der Schwangerschaft wird abgeraten«, lautet deshalb die Empfehlung im Medikamentenhandbuch der Amerikanischen Ärzteschaft.

Ursachen von erhöhten Cholesterinwerten

Die meisten Störungen sind durch zu cholesterinreiche Nahrung (z. B. Eier, fette Milch und Milchprodukte, Fleisch und Wurstwaren) verursacht.
In manchen Fällen können aber auch eine Unterfunktion der Schilddrüse (Hypothyreose), Blutfarbstoffstörungen (Porphyrie), Lebererkrankungen, die »Pille«, Jugend-Zuckerkrankheit, Alkoholismus etc. schuld sein. Vor Beginn einer Behandlung ist deshalb eine genaue Untersuchung notwendig, die auch Schilddrüsen-, Leber-, Nieren- und Kohlehydrattoleranztests umfasst.

Behandlung ohne Medikamente

Wenn übermäßiger Alkoholkonsum, ein schlecht eingestellter Diabetes, eine Leber- oder Nierenerkrankung die erhöhten Fettstoffwerte verursacht haben, normalisiert sich der Zustand allein durch die Behandlung dieser Krankheiten.
Bei erhöhten Cholesterinwerten, die nicht durch eine Krankheit verursacht sind, besteht die sinnvollste Maßnahme darin, die Ernährungsgewohnheiten zu verändern.
Generell hat sich gezeigt, dass eine sogenannte Mittelmeerkost – viel Brot, Gemüse, Obst, eher Fisch anstelle von Fleisch, Olivenöl – sich auf die Lebenserwartung günstig auswirkt. Und zwar auch dann, wenn die Serum-Cholesterinspiegel nicht sinken. Es ist bekannt, dass bei manchen Menschen auch eine rigorose Diät die Fettstoffwerte nicht verringert.

Behandlung mit Medikamenten

Medikamente können eine Ernährungsumstellung nicht ersetzen. Die Wirkung von Arzneimitteln auf Cholesterinspiegel zeigt sich erst nach Tagen oder Wochen. Wenn nach spätestens drei Monaten die Wirkung nicht messbar ist, sollte der Arzt ein anderes Medikament verordnen. Als Standardmedikamente zur Behandlung hoher Cholesterinwerte gelten die Statine, auch Cholesterinsynthesehemmer (CSE) genannt.

Es gibt folgende Wirkstoffe:

- Atorvastatin, enthalten z. B. in *Sortis*
- Fluvastatin, enthalten z. B. in *Cranoc, Locol*
- Lovastatin, enthalten z. B. in *Mevacor, Mevinacor*
- Pravastatin, enthalten z. B. in *Generika mit dem Namen Pravastatin + Firmenbezeichnung*
- Simvastatin, enthalten z. B. in *Generika mit dem Namen Simvastatin + Firmenbezeichnung.*

Atorvastatin und Simvastatin gelten als die am besten untersuchten Wirkstoffe. Statine senken die Cholesterinwerte im Blut um 20 bis 40 Prozent – durch die Hemmung der Cholesterinbildung in den Zellen und eine damit verbundene schnellere Entfernung bestimmter Fette (Lipoproteine wie LDL) aus dem Blut.
Ob dadurch die Arterienverkalkung (Arteriosklerose) vorbeugend verringert wird, ist nach wie vor umstritten. Bei Patienten mit bestehenden Gefäßerkrankungen oder erhöhten Risiken wie Diabetes sind sie jedoch sinnvoll.
Als *Nebenwirkungen* können Muskel- und Gelenkbeschwerden, Kopfschmerzen, Schlafstörungen, Leber- und Nierenschäden auftreten. Lebensgefährliche Nebenwirkungen sind möglich, aber auch vermeidbar. Dazu muss die Behandlung mit niedriger Dosierung unter Kontrolle von Laborwerten beginnen (um eine eventuell beginnende Zerstörung von Leber- und Muskelzellen feststellen zu können).
Selten (bei höheren Dosen wahrscheinlich häufiger) treten Schmerzen oder Schwäche und Krämpfe in der Muskulatur von Armen und Beinen auf, die in Einzelfällen bis zur Zerstörung der Muskulatur (Rhabdomyolyse) gehen. Schon bei ersten Anzeichen solcher Beschwerden müssen Sie sich sofort mit Ihrem Arzt/Ihrer Ärztin in Verbindung setzen!
Wegen der Möglichkeit lebensbedrohlicher Muskelerkrankungen (Rhabdomyolyse) nicht gleichzeitig fettstoffsenkende Mittel aus der

Gruppe der Fibrate (z. B. Bezafibrat, Fenofibrat, Gemfibrozil) einnehmen.
Bei gleichzeitiger Verwendung der Makrolid-Antibiotika Erythromycin (z. B. *Eryheyxal*) bzw. Clarithromycin (z. B. *Biaxin HP*) oder bei gleichzeitiger Verwendung von Immunsuppressiva wie Ciclosporin (z. B. *Sandimmun*) oder dem Pilzmittel Itraconazol zum Schlucken (enthalten z. B. in *Sempera*) steigt das Risiko lebensbedrohlicher Muskelschäden.

Anionenaustauscherharze

wie der Wirkstoff Colestyramin (enthalten in *Quantalan zuckerfrei*) senken die Cholesterinspiegel um bis zu 20 Prozent. Die Verwendung von Colestyramin ist aber nur in speziellen Fällen sinnvoll. Als Nebenwirkungen treten häufig Brechreiz, Blähungen und Verstopfungen, aber auch Kopfschmerzen und Muskelschmerzen auf.

Fibrate

gelten als überholt, weil ihr Nutzen im Vergleich zu den Statinen geringer und weniger gut belegt ist.

Es gibt folgende Wirkstoffe vom Typ der Fibrate:
- Bezafibrat (enthalten z. B. in *Generika mit dem Namen Bezafibrat + Firmenbezeichnung*)
- Clofibrat (enthalten z. B. in *Duolip*)
- Fenofibrat (enthalten z. B. in *Generika mit dem Namen Feno oder Fenofibrat + Firmenbezeichnung*)
- Gemfibrozil (enthalten z. B. in *Gevilon*)

Fibrate können zu Leber- und Muskelschädigungen führen und stehen im Verdacht, krebsauslösend zu sein. Sie werden von uns als *wenig zweckmäßig* eingestuft. Zur Behandlung von erhöhten Cholesterinwerten sind andere Mittel wie Statine vorzuziehen. Fibrate haben aber nach wie vor einen gewissen Nutzen bei der Behandlung von erhöhten Triglyzeridwerten.

Fischöl-Präparate (Ameu, Omacor)

Der Nutzen solcher Mittel ist umstritten. In hoher Dosierung werden Triglyzeridwerte verringert, LDL-Cholesterin nur wenig (manchmal sogar erhöht!), HDL-Cholesterinwerte bleiben unverändert. Als Alternative zu solchen Mitteln empfiehlt die Fachpublikation »Arzneimittel-Kursbuch« eine Diät mit Makrelen und anderen Hochseefischen.

Knoblauch

Laut einer Entscheidung des Europäischen Gerichtshofes vom November 2007 sind Knoblauchkapseln keine Medikamente. Mit anderen Worten: Knoblauchkapseln wie etwa *Ilja Rogoff forte* oder *Kwai/-N* dienen nicht der Verhütung oder Heilung einer Krankheit.

12.7. Mittel gegen Fettstoffwechselstörungen

Präparat	Wichtigste Nebenwirkungen	Empfehlung
Ameu (D) Weichkaps. Lachsöl	Keine wesentlichen zu erwarten	**Wenig zweckmäßig als** unterstützendes Mittel bei erhöhten Cholesterinwerten. Sinnvoller ist die Aufnahme von Fischöl über die Ernährung (z. B. Lachs, Makrele).
Befibrat (D) Drag. Bezafibrat *Rezeptpflichtig*	Übelkeit, Magen-Darm-Störungen, Leberfunktionsstörungen, Muskelschmerzen, Muskelschwäche	**Möglicherweise zweckmäßig bei** den seltenen primären Hyperlipoproteinämien: z. B. familiärer Hypercholesterin- und Hypertriglyzeridämie und bei schweren sekundären Hypertriglyzeridämien.
BeL Simvastatin (D) Filmtabl. Simvastatin *Rezeptpflichtig*	Durchfall, Blähungen, Verstopfung, Hautausschlag, Leberschäden, Gedächtnisstörungen, Kopfschmerzen, Atemwegsinfektionen, Schwäche. Schmerzen, Schwäche und Krämpfe in der Muskulatur von Armen und Beinen, in Einzelfällen Zerstörung der Muskulatur möglich (bei höherer Dosierung häufiger)	**Therapeutisch zweckmäßig** zur Vorbeugung von Herzinfarkt (Reinfarktprophylaxe), Schlaganfall und Gefäßverschlüssen. Cholesterinsenker (CSE-Hemmstoff)

Präparat	Wichtigste Nebenwirkungen	Empfehlung
Bezabeta retard (D) Retardtabl. **Bezadoc** (D) Retardtabl. **Bezafibrat 400 ret – 1 A Pharma** (D) Retardtabl. **Bezafibrat – 1 A Pharma** (Ö) Retardfilmtab. **Bezafibrat AbZ** (D) Filmtabl., Retardtabl. **Bezafibrat AL 400 retard** (D) Retardtabl. **Bezafibrat Arcana** (Ö) Filmtabl. *Wirkstoff:* Bezafibrat *Rezeptpflichtig*	Übelkeit, Magen-Darm-Störungen, Leberfunktionsstörungen, Muskelschmerzen, Muskelschwäche	**Möglicherweise zweckmäßig bei** den seltenen primären Hyperlipoproteinämien: z. B. familiärer Hypercholesterin- und Hypertriglyzeridämie und bei schweren sekundären Hypertriglyzeridämien.
Bezafibrat-CT 200 mg (D) Filmtabl. **Bezafibrat-CT** (D) Retardtabl. **Bezafibrat Genericon** (Ö) Drag., Filmtabl. **Bezafibrat HEXAL** (D) Retardtabl. **Bezafibrat PB retard** (D) Retardtabl. **Bezafibrat-ratiopharm** (D) Filmtabl. **Bezafibrat-ratiopharm Retardtabletten** (D) Retardtabl. *Wirkstoff:* Bezafibrat *Rezeptpflichtig*	Übelkeit, Magen-Darm-Störungen, Leberfunktionsstörungen Muskelschmerzen, Muskelschwäche	**Möglicherweise zweckmäßig bei** den seltenen primären Hyperlipoproteinämien: z. B. familiärer Hypercholesterin- und Hypertriglyzeridämie und bei schweren sekundären Hypertriglyzeridämien.
Bezafibrat Sandoz (D) Retardtabl. **Bezafibrat STADA** (D) überzogene Tabl., Retardtabl. **Bezagamma** (D) überzogene Tabl. **Bezagamma retard** (D) Retardtabl. **Bezalip** (Ö) Filmtabl., Retardfilmtabl. **Cedur** (D) Drag., Retardtabl. *Wirkstoff:* Bezafibrat *Rezeptpflichtig*	Übelkeit, Magen-Darm-Störungen, Leberfunktionsstörungen, Muskelschmerzen, Muskelschwäche	**Möglicherweise zweckmäßig bei** den seltenen primären Hyperlipoproteinämien: z. B. familiärer Hypercholesterin- und Hypertriglyzeridämie und bei schweren sekundären Hypertriglyzeridämien.

Präparat	Wichtigste Nebenwirkungen	Empfehlung
Cil (D) Kaps. Fenofibrat *Rezeptpflichtig*	Hautausschlag, Kopfschmerzen, Gelenkschmerzen, Herzrhythmusstörungen, Übelkeit, Magen-Darm-Störungen, Leberfunktionsstörungen, Muskelschmerzen, Muskelschwäche	**Möglicherweise zweckmäßig bei** den seltenen primären Hyperlipoproteinämien: z. B. familiärer Hypercholesterin- und Hypertriglyzeridämie und bei schweren sekundären Hypertriglyzeridämien.
Cranoc (D) Kaps., Retardtabl. Fluvastatin *Rezeptpflichtig*	Durchfall, Blähungen, Verstopfung, Hautausschlag, Gelenkschmerzen, Leberschäden, Gedächtnisstörungen, Kopfschmerzen, Atemwegsinfektionen, Schwäche. Schmerzen, Schwäche und Krämpfe in der Muskulatur von Armen und Beinen, in Einzelfällen Zerstörung der Muskulatur möglich	**Therapeutisch zweckmäßig** zur Vorbeugung von Herzinfarkt (Reinfarktprophylaxe), Schlaganfall und Gefäßverschlüssen. Cholesterinsenker (CSE-Hemmstoff).
Denan (D) Filmtabl. Simvastatin *Rezeptpflichtig*	Durchfall, Blähungen, Verstopfung, Hautausschlag, Leberschäden, Gedächtnisstörungen, Kopfschmerzen, Atemwegsinfektionen, Schwäche. Schmerzen, Schwäche und Krämpfe in der Muskulatur von Armen und Beinen, in Einzelfällen Zerstörung der Muskulatur möglich (bei höherer Dosierung häufiger)	**Therapeutisch zweckmäßig zur** Vorbeugung von Herzinfarkt (Reinfarktprophylaxe), Schlaganfall und Gefäßverschlüssen. Cholesterinsenker (CSE-Hemmstoff).
Duolip (D/Ö) nur D: Tabl., nur Ö: Kaps. Etofyllinclofibrat *Rezeptpflichtig* **Nicht mehr im Handel**	Übelkeit, Magen-Darm-Störungen, Leberfunktionsstörungen, Muskelschmerzen	**Wenig zweckmäßig bei** Hyperlipoproteinämien. Wenig sinnvolle Kombination von Clofibrat und zweifelhaft wirksamem Etofyllin.
Durafenat (D) Kaps., Retardkaps. Fenofibrat *Rezeptpflichtig*	Hautausschlag, Kopfschmerzen, Gelenkschmerzen, Herzrhythmusstörungen, Übelkeit, Magen-Darm-Störungen, Leberfunktionsstörungen, Muskelschmerzen, Muskelschwäche	**Möglicherweise zweckmäßig bei** den seltenen primären Hyperlipoproteinämien: z. B. familiärer Hypercholesterin- und Hypertriglyzeridämie und bei schweren sekundären Hypertriglyceridämien.

Präparat	Wichtigste Nebenwirkungen	Empfehlung
Ezetrol (D) Tabl. Ezetemid *Rezeptpflichtig*	Magen-Darm-Beschwerden, Durchfall, Magenschmerzen, allergische Reaktionen, Leberschäden, Muskelschmerzen, Gelenkbeschwerden, Kopfschmerzen, Schwindel	**Therapeutisch zweckmäßig nur zur** Behandlung der seltenen familiären Hypercholesterinämie sowie Sitosterinämie.
Fenobeta retard (D) Hartkaps. retardiert **Fenofanton Retard** (D) Retardkaps. **Fenofibrat AbZ** (D) Kaps. **Fenofibrat AbZ** (D) Retardkaps. **Fenofibrat AL retard** (D) retardierte Hartkaps. *Wirkstoff:* Fenofibrat *Rezeptpflichtig*	Hautausschlag, Kopfschmerzen, Gelenkschmerzen, Herzrhythmusstörungen, Übelkeit, Magen-Darm-Störungen, Leberfunktionsstörungen, Muskelschmerzen, Muskelschwäche	**Möglicherweise zweckmäßig bei** den seltenen primären Hyperlipoproteinämien: z. B. familiärer Hypercholesterin- und Hypertriglyzeridämie und bei schweren sekundären Hypertriglyzeridämien.
Fenofibrat-CT (D) Hartkaps. **Fenofibrat-CT 250 mg** (D) Retardkaps. **Fenofibrat HEXAL** (D) Hartkaps. **Fenofibrat-ratiopharm** (D) Hartkaps. *Wirkstoff:* Fenofibrat *Rezeptpflichtig*	Hautausschlag, Kopfschmerzen, Gelenkschmerzen, Herzrhythmusstörungen, Übelkeit, Magen-Darm-Störungen, Leberfunktionsstörungen, Muskelschmerzen, Muskelschwäche	**Möglicherweise zweckmäßig bei** den seltenen primären Hyperlipoproteinämien: z. B. familiärer Hypercholesterin- und Hypertriglyzeridämie und bei schweren sekundären Hypertriglyzeridämien.
Fenofibrat-ratiopharm Retardkapseln (D) Hartkaps., retardiert **Fenofibrat Sandoz** (D) Hartkaps. **Fenofibrat STADA** (D) Hartkaps., retardiert **Fenofibrat-ratiopharm** (D) Kaps., Retardkaps. *Wirkstoff:* Fenofibrat *Rezeptpflichtig*	Hautausschlag, Kopfschmerzen, Gelenkschmerzen, Herzrhythmusstörungen, Übelkeit, Magen-Darm-Störungen, Leberfunktionsstörungen, Muskelschmerzen, Muskelschwäche	**Möglicherweise zweckmäßig bei** den seltenen primären Hyperlipoproteinämien: z. B. familiärer Hypercholesterin- und Hypertriglyzeridämie und bei schweren sekundären Hypertriglyezridämien.

Präparat	Wichtigste Nebenwirkungen	Empfehlung
Gemfi – 1 A Pharma (D) Filmtabl. **Gevilon** (D/Ö) Filmtabl. Gemfibrozil *Rezeptpflichtig*	Hautausschlag, Kopfschmerzen, Gelenkschmerzen, Herzrhythmusstörungen, Übelkeit, Magen-Darm-Störungen, Leberfunktionsstörungen, Muskelschmerzen, Muskelschwäche	**Therapeutisch zweckmäßig zur** Behandlung der seltenen primären Hyperlipoproteinämien: z. B. familiärer Hypercholesterin- und Hypertriglyzeridämie und bei schweren sekundären Hypertriglyzeridämien. **Möglicherweise zweckmäßig zur** Behandlung von Risikopatienten mit erhöhten Cholesterinwerten, wenn Statine wie z. B. Simvastatin nicht gegeben werden können.
Ilja Rogoff forte (D) Drag. Knoblauch-Trockenpulver	Magen-Darm-Störungen	**Wenig zweckmäßig zur** unterstützenden Behandlung von leicht erhöhten Cholesterinwerten.
Kwai N/ forte (D) Drag. **Kwai** (Ö) Drag. Knoblauch-Trockenpulver	Magen-Darm-Störungen	**Wenig zweckmäßig zur** unterstützenden Behandlung von leicht erhöhten Cholesterinwerten.
Lescol (Ö) Kaps. Fluvastatin *Rezeptpflichtig*	Durchfall, Blähungen, Verstopfung, Hautausschlag, Gelenkschmerzen, Leberschäden, Gedächtnisstörungen, Kopfschmerzen, Atemwegsinfektionen, Schwäche. Schmerzen, Schwäche und Krämpfe in der Muskulatur von Armen und Beinen, in Einzelfällen Zerstörung der Muskulatur möglich	**Therapeutisch zweckmäßig** zur Vorbeugung von Herzinfarkt (Reinfarktprophylaxe), Schlaganfall und Gefäßverschlüssen. Cholesterinsenker (CSE-Hemmstoff).
Lipidil (D) Kaps. **Lipidil TER** (D) Filmtabl. Fenofibrat *Rezeptpflichtig*	Hautausschlag, Kopfschmerzen, Gelenkschmerzen, Herzrhythmusstörungen, Übelkeit, Magen-Darm-Störungen, Leberfunktionsstörungen, Muskelschmerzen, Muskelschwäche	**Möglicherweise zweckmäßig bei** den seltenen primären Hyperlipoproteinämien: z. B. familiärer Hypercholesterin- und Hypertriglyzeridämie und bei schweren sekundären Hypertriglyceridämien.
Lipox (D) Retardtabl. Bezafibrat *Rezeptpflichtig*	Übelkeit, Magen-Darm-Störungen, Leberfunktionsstörungen, Muskelschmerzen, Muskelschwäche	**Möglicherweise zweckmäßig bei** den seltenen primären Hyperlipoproteinämien: z. B. familiärer Hypercholesterin- und Hypertriglyzeridämie und bei schweren sekundären Hypertriglyceridämien.

Präparat	Wichtigste Nebenwirkungen	Empfehlung
Locol (D) Kaps., Retardtabl. Fluvastatin *Rezeptpflichtig*	Durchfall, Blähungen, Verstopfung, Hautausschlag, Gelenkschmerzen, Leberschäden, Gedächtnisstörungen, Kopfschmerzen, Atemwegsinfektionen, Schwäche. Schmerzen, Schwäche und Krämpfe in der Muskulatur von Armen und Beinen, in Einzelfällen Zerstörung der Muskulatur möglich	**Therapeutisch zweckmäßig** zur Vorbeugung von Herzinfarkt (Reinfarktprophylaxe), Schlaganfall und Gefäßverschlüssen. Cholesterinsenker (CSE-Hemmstoff).
Mevalotin (D) Tabl. Pravastatin *Rezeptpflichtig*	Durchfall, Blähungen, Verstopfung, Hautausschlag, Leberschäden, Gedächtnisstörungen, Kopfschmerzen, Schwindel, Atemwegsinfektionen, Schwäche. Schmerzen, Schwäche und Krämpfe in der Muskulatur von Armen und Beinen, in Einzelfällen Zerstörung der Muskulatur möglich (bei höherer Dosierung häufiger)	**Therapeutisch zweckmäßig** zur Vorbeugung von Herzinfarkt (Reinfarktprophylaxe), Schlaganfall und Gefäßverschlüssen. Cholesterinsenker (CSE-Hemmstoff).
Mevinacor (D) Tabl. Lovastatin *Rezeptpflichtig*	Durchfall, Blähungen, Verstopfung, Hautausschlag, Leberschäden, Gedächtnisstörungen, Kopfschmerzen, Schwindel, Atemwegsinfektionen, Schwäche. Schmerzen, Schwäche und Krämpfe in der Muskulatur von Armen und Beinen, in Einzelfällen Zerstörung der Muskulatur möglich (bei höherer Dosierung häufiger)	**Therapeutisch zweckmäßig** zur Vorbeugung von Herzinfarkt (Reinfarktprophylaxe), Schlaganfall und Gefäßverschlüssen. Cholesterinsenker (CSE-Hemmstoff).
Niaspan (D/Ö) Retardtabl. Nikotinsäure *Rezeptpflichtig*	Hautrötung (Flush) mit Juckreiz, Hauttrockenheit, Schwindel, Kopfschmerzen, Kreislaufstörungen, Leberschäden, Magen-Darm-Störungen, Blutzuckeranstieg, Harnsäureanstieg. Vorsicht bei Gicht!	**Therapeutisch zweckmäßig bei** kombinierten Fettstoffwechselstörungen (z. B. erhöhten Triglyceriden und Cholesterin), wenn andere Mittel keine ausreichende Wirkung haben.
Normalip pro (D) Kaps. Fenofibrat *Rezeptpflichtig*	Hautausschlag, Kopfschmerzen, Gelenkschmerzen, Herzrhythmusstörungen, Übelkeit, Magen-Darm-Störungen, Leberfunktionsstörungen, Muskelschmerzen, Muskelschwäche	**Möglicherweise zweckmäßig bei** den seltenen primären Hyperlipoproteinämien: z. B. familiärer Hypercholesterin- und Hypertriglyzeridämie und bei schweren sekundären Hypertriglyzeridämien.

Präparat	Wichtigste Nebenwirkungen	Empfehlung
Omacor (D) Weichkaps. Omega-3-Säurenethylester (aus Fischöl)	Magen-Darm-Störungen, Störung des Geschmacks, Schwindel, Hautreaktionen (z. B. Akne), Überempfindlichkeitsreaktionen. Verminderung der Blutgerinnung möglich	**Wenig zweckmäßig als** unterstützendes Mittel nach Herzinfarkt und bei erhöhten Triglyzeriden. Sinnvoller ist die Aufnahme von Fischöl über die Ernährung (z. B. Lachs, Makrele).
Pravasin protect (D) Tabl. **Pravastatin – 1 A Pharma** (D/Ö) Tabl. **Pravastatin AbZ** (D) Tabl. **Pravastatin AL** (D) Filmtabl. **Pravastatin-CT** (D) Tabl. **Pravastatin dura** (D) Tabl. **Pravastatin Genericon** (Ö) Filmtabl. *Wirkstoff:* Pravastatin *Rezeptpflichtig*	Durchfall, Blähungen, Verstopfung, Hautausschlag, Leberschäden, Gedächtnisstörungen, Kopfschmerzen, Schwindel, Atemwegsinfektionen, Schwäche. Schmerzen, Schwäche und Krämpfe in der Muskulatur von Armen und Beinen, in Einzelfällen Zerstörung der Muskulatur möglich (bei höherer Dosierung häufiger)	**Therapeutisch zweckmäßig** zur Vorbeugung von Herzinfarkt (Reinfarktprophylaxe), Schlaganfall und Gefäßverschlüssen. Cholesterinsenker (CSE-Hemmstoff).
Pravastatin Heumann (D) Tabl. **Pravastatin HEXAL** (D/Ö) Tabl. **Pravastatin-ISIS** (D) Tabl. **Pravastatin-ratiopharm** (D/Ö) Tabl. **Pravastatin Sandoz** (D/Ö) Tabl. **Pravastatin Stada** (D/Ö) Filmtabl. **Pravastatin TAD** (D/Ö) Tabl. *Wirkstoff:* Pravastatin *Rezeptpflichtig*	Durchfall, Blähungen, Verstopfung, Hautausschlag, Leberschäden, Gedächtnisstörungen, Kopfschmerzen, Schwindel, Atemwegsinfektionen, Schwäche. Schmerzen, Schwäche und Krämpfe in der Muskulatur von Armen und Beinen, in Einzelfällen Zerstörung der Muskulatur möglich (bei höherer Dosierung häufiger)	**Therapeutisch zweckmäßig** zur Vorbeugung von Herzinfarkt (Reinfarktprophylaxe), Schlaganfall und Gefäßverschlüssen. Cholesterinsenker (CSE-Hemmstoff).
Quantalan zuckerfrei (D/Ö) Pulver Colestyramin *Rezeptpflichtig*	Gewichtsverlust, Bauchkrämpfe, Durchfall	**Therapeutisch zweckmäßig,** wenn bei schweren Fettstoffwechselstörungen eine genau eingehaltene Diät keinen Erfolg bringt.
Sedalipid (D) Filmtabl. Magnesium-Pyridoxal-5-phosphat glutaminat	Übelkeit, Magen-Darm-Beschwerden	**Abzuraten** zur Behandlung von Fettstoffwechselstörungen. Therapeutische Wirksamkeit zweifelhaft.

Präparat	Wichtigste Nebenwirkungen	Empfehlung
Selipran (Ö) Tabl. Pravastatin *Rezeptpflichtig*	Durchfall, Blähungen, Verstopfung, Hautausschlag, Leberschäden, Gedächtnisstörungen, Kopfschmerzen, Schwindel, Atemwegsinfektionen, Schwäche. Schmerzen, Schwäche und Krämpfe in der Muskulatur von Armen und Beinen, in Einzelfällen Zerstörung der Muskulatur möglich (bei höherer Dosierung häufiger)	**Therapeutisch zweckmäßig** zur Vorbeugung von Herzinfarkt (Reinfarktprophylaxe), Schlaganfall und Gefäßverschlüssen. Cholesterinsenker (CSE-Hemmstoff).
SimvaAPS (D) **Simva Basics** (D) **Simvabeta** (D) **Simvacard** (D) **Simvacor** (D) **Simvadoc** (D) **Simvagamma** (D) **Simva-Hennig** (D) **SimvaHEXAL** (D) **Simvalip** (D) **Simvastatin –** **1 A Pharma** (D/Ö) **Simvastatin AbZ** (D) **Simvastatin AL** (D) **SIMVASTATIN** **axcount** (D) **simvastatin-corax** (D) Filmtabletten *Wirkstoff:* Simvastatin *Rezeptpflichtig*	Durchfall, Blähungen, Verstopfung, Hautausschlag, Leberschäden, Gedächtnisstörungen, Kopfschmerzen, Schwindel, Atemwegsinfektionen, Schwäche. Schmerzen, Schwäche und Krämpfe in der Muskulatur von Armen und Beinen, in Einzelfällen Zerstörung der Muskulatur möglich (bei höherer Dosierung häufiger)	**Therapeutisch zweckmäßig** zur Vorbeugung von Herzinfarkt (Reinfarktprophylaxe), Schlaganfall und Gefäßverschlüssen. Cholesterinsenker (CSE-Hemmstoff).
Simvastatin-CT (D) **Simvastatin** **Genericon** (Ö) **Simvastatin Hexal** (Ö) **Simvastatin-Isis** (D) **Simvastatin Merck** (Ö) **Simvastatin Q-Pharm** (D) **Simvastatin-** **ratiopharm** (D/Ö) Filmtabletten *Wirkstoff:* Simvastatin *Rezeptpflichtig*	Durchfall, Blähungen, Verstopfung, Hautausschlag, Leberschäden, Gedächtnisstörungen, Kopfschmerzen, Schwindel, Atemwegsinfektionen, Schwäche. Schmerzen, Schwäche und Krämpfe in der Muskulatur von Armen und Beinen, in Einzelfällen Zerstörung der Muskulatur möglich (bei höherer Dosierung häufiger)	**Therapeutisch zweckmäßig** zur Vorbeugung von Herzinfarkt (Reinfarktprophylaxe), Schlaganfall und Gefäßverschlüssen. Cholesterinsenker (CSE-Hemmstoff).

Präparat	Wichtigste Nebenwirkungen	Empfehlung
Simvastatin real (D) **Simvastatin-saar** (D) **Simvastatin Sandoz** (D/Ö) **Simvastatin STADA** (D) **Simvastatin TAD** (D) **Simvastatin Wolff** (D) **Simva TAD** (D) Tabl. Filmtabletten *Wirkstoff:* Simvastatin *Rezeptpflichtig*	Durchfall, Blähungen, Verstopfung, Hautausschlag, Leberschäden, Gedächtnisstörungen, Kopfschmerzen, Schwindel, Atemwegsinfektionen, Schwäche. Schmerzen, Schwäche und Krämpfe in der Muskulatur von Armen und Beinen, in Einzelfällen Zerstörung der Muskulatur möglich (bei höherer Dosierung häufiger)	**Therapeutisch zweckmäßig** zur Vorbeugung von Herzinfarkt (Reinfarktprophylaxe), Schlaganfall und Gefäßverschlüssen. Cholesterinsenker (CSE-Hemmstoff).
Sortis (D/Ö) Filmtabl. Atorvastatin *Rezeptpflichtig*	Durchfall, Blähungen, Verstopfung, Brustschmerzen, Ödeme, Hautausschlag, Leberschäden, Gedächtnisstörungen, Kopfschmerzen, Schwindel, Atemwegsinfektionen, Schwäche. Schmerzen, Schwäche und Krämpfe in der Muskulatur von Armen und Beinen, in Einzelfällen Zerstörung der Muskulatur möglich (bei höherer Dosierung häufiger)	**Therapeutisch zweckmäßig** zur Vorbeugung von Herzinfarkt (Reinfarktprophylaxe), Schlaganfall und Gefäßverschlüssen. Cholesterinsenker (CSE-Hemmstoff).
Zocor/ forte/ forte XL (D) Filmtabl. **Zocord** (Ö) Filmtabl. Simvastatin *Rezeptpflichtig*	Durchfall, Blähungen, Verstopfung, Hautausschlag, Leberschäden, Gedächtnisstörungen, Kopfschmerzen, Schwindel, Atemwegsinfektionen, Schwäche. Schmerzen, Schwäche und Krämpfe in der Muskulatur von Armen und Beinen, in Einzelfällen Zerstörung der Muskulatur möglich (bei höherer Dosierung häufiger)	**Therapeutisch zweckmäßig** zur Vorbeugung von Herzinfarkt (Reinfarktprophylaxe), Schlaganfall und Gefäßverschlüssen. Cholesterinsenker (CSE-Hemmstoff).

12.8. Mittel gegen niedrigen Blutdruck (Hypotonie)

In den angelsächsischen Ländern wird niedriger Blutdruck ironisch als »german disease« bezeichnet, als deutsche Krankheit. Rund 2,5 Millionen Deutsche sollen davon betroffen sein. 1985 wurden in deutschen Apotheken 16 Millionen Packungen Hypotoniemittel verkauft, 1997 knapp 7 Millionen, im Jahr 2006 nur noch knapp 2 Millionen. Offenbar zeigt die scharfe Kritik von Fachleuten an der Verschreibung solcher Mittel Wirkung.

Wenn niedriger Blutdruck keine Beschwerden verursacht, kann er sogar von Vorteil sein, da Menschen mit niedrigem Blutdruck eine überdurchschnittlich lange Lebenserwartung haben.

Die häufigsten Beschwerden bei niedrigem Blutdruck sind Schwindel und Kollapsneigung morgens beim Aufstehen.

Allgemeine Hinweise auf zu niedrigen Blutdruck können sein: Schweißausbrüche, Kältegefühl, Wetterfühligkeit, Schlafstörungen, morgendliche Antriebsschwäche, eingeschränkte Leistungsfähigkeit, Sehstörungen, Konzentrationsschwäche, Neigung zu Schwindel und Schwarzwerden vor den Augen beim Aufstehen aus dem Sitzen oder Liegen.

Ursachen

Zu niedriger Blutdruck kann verschiedene Ursachen haben:

- Er kann konstitutionell bedingt sein: Große, schlanke Menschen haben leicht niedrigen Blutdruck
- Psychische Belastungen, die mit Erschöpfung und Resignation verbunden sind, können den Blutdruck absenken
- Langes Stehen in der Hitze
- Blut- und/oder Flüssigkeitsverlust (durch Erbrechen, innere Blutungen, Durchfall)
- Verschiedene Herz- und Kreislauferkrankungen
- Längere Bettlägerigkeit
- Infektionskrankheiten
- Nebenwirkung von Medikamenten wie entwässernde Mittel, Hochdruckmittel, Antidepressiva, Neuroleptika und Parkinsonmittel.

Behandlung ohne Medikamente

Die Arzneimittelkommission der Deutschen Ärzteschaft empfiehlt als wichtigste therapeutische Maßnahme keine Medikamente, sondern ein intensives *Trainingsprogramm*: Wassertreten, Kneippgüsse,

Wechselduschen, Atemgymnastik und regelmäßige sportliche Betätigung. Schwimmen ist eine der besten Sportarten für den Kreislauf.

Sinnvoll sind außerdem folgende Maßnahmen:

- Nehmen Sie sich morgens Zeit beim Aufstehen.
- Eine Tasse Kaffee oder Schwarztee ist ein bewährtes Mittel, um den Blutdruck kurzfristig zu heben.
- Manche Ärzte empfehlen, den niedrigen Blutdruck durch eine salzreiche Nahrung zu erhöhen. Dies ist allerdings nur sinnvoll bei sogenannten salzempfindlichen Personen (das ist nur etwa jeder Vierte).

Behandlung mit Medikamenten

Der Arzt sollte zunächst nach der Ursache der Beschwerden suchen und eventuell andere Krankheiten (Infektionskrankheiten, Herzerkrankungen usw.) behandeln.
Nur wenn Selbsthilfemaßnahmen nicht ausreichen, sind zusätzlich Medikamente gegen niedrigen Blutdruck für kurze Zeit sinnvoll. Sie können die anderen Maßnahmen keinesfalls ersetzen. Unter Umständen können sie den Zustand sogar verschlechtern.
Vor der Verordnung von Medikamenten sollte der Arzt klären, um welche Art von niedrigem Blutdruck es sich handelt. Hierzu macht er den »Schellong«-Test: Nach einer Zeit des Liegens muss man aufstehen und bekommt Puls und Blutdruck während des ruhigen Stehens gemessen.
Eine Behandlung von niedrigem Blutdruck während der Schwangerschaft ist normalerweise nicht notwendig.

Je nach dem Ergebnis sind folgende Medikamente sinnvoll:

- Wenn der obere und der untere Blutdruckwert abfallen und das Herz nicht schneller schlägt, werden sogenannte Sympathomimetika verwendet. Diese Mittel verengen die Blutgefäße in Armen und Beinen. Der Wirkstoff Etilefrin (enthalten z. B. in *Effortil, Etil-CT, Etilefrin AL, Etilefrin-ratiopharm, Thomasin*) ist nur zweckmäßig zur kurzzeitigen Behandlung, nicht jedoch zur Langzeittherapie. Etilefrin wirkt etwa sechs Stunden lang.
- Wenn der obere Blutdruckwert abfällt, gleichzeitig der untere ansteigt und außerdem das Herz schneller schlägt, kann die kurzzeitige Einnahme des Wirkstoffs Dihydroergotamin (DHE, enthalten z. B. in *DET MS*, *Dihydergot*) zweckmäßig sein.
  Wegen der unsicheren Aufnahme des Wirkstoffs in den Körper und

wegen des geringen Abstands zwischen wirksamer und giftiger Dosis ist die Behandlung mit Dihydroergotamin nicht ungefährlich. Es gibt zahlreiche Berichte über schwere Zwischenfälle (Herzinfarkt, dramatische Gefäßkrämpfe usw.). Im Einzelfall kann es schwierig sein, die richtige, noch nicht giftige Dosis festzulegen.

Die deutsche Transparenz-Kommission beurteilt alle anderen Wirkstoffe, die bei zu niedrigem Blutdruck verwendet werden, als »ohne erkennbaren Nutzen« und rät von ihrer Verwendung ab. Dazu gehören Vitamine, Adenosin, Nikotinsäure, Aminopicolin, Sparteinsulfat, Weißdorn (Crataegus), Melisse und Salicylsäure.
Coffeinpräparate (z. B. *Coffeinum N, Coffeinum purum)* haben dieselbe Wirkung wie Kaffee oder Cola-Getränke.
Warnhinweis: Mittel gegen niedrigen Blutdruck sollten Sie nicht länger als einige Wochen ohne Rücksprache mit Ihrer Ärztin oder Ihrem Arzt einnehmen.

12.8. Mittel gegen niedrigen Blutdruck (Hypotonie)

Präparat	Wichtigste Nebenwirkungen	Empfehlung
Carnigen/ forte (D) Drag., Tropfen Oxilofrin *Rezeptpflichtig*	Magen-Darm-Störungen, Herzklopfen, Unruhe, Schlaflosigkeit. Tropfen enthalten Alkohol!	**Abzuraten** wegen der Nebenwirkungen und schneller Gewöhnung. Kurzfristig blutdrucksteigernd wirksam.
Coffeinum N (D) **Coffeinum purum** (D) Tabletten, Compretten Coffein	Herzklopfen, Unruhe, Schlaflosigkeit. Paradoxe Effekte (Müdigkeit) besonders im Alter möglich	**Zweckmäßig wie** Kaffee, Tee oder Cola-Getränke zur Aktivierung von Psyche und Kreislauf.
DET MS retard (D) Retardkaps. **DET MS Tropflösung** (D) Tropfen Dihydroergotamin *Rezeptpflichtig*	Übelkeit, Erbrechen, selten Durchblutungsstörungen. Gefahr von koronaren Durchblutungsstörungen bis zum Herzinfarkt	**Nur zweckmäßig zur** kurzzeitigen Behandlung von hypotonen Kreislaufstörungen. Nicht geeignet zur Langzeitbehandlung.
Dihydergot (Ö) Tabl., Tropflösung Dihydroergotamin *Rezeptpflichtig*	Übelkeit, Erbrechen, selten Durchblutungsstörungen. Gefahr von koronaren Durchblutungsstörungen bis zum Herzinfarkt	**Nur zweckmäßig zur** kurzzeitigen Behandlung von hypotonen Kreislaufstörungen. Nicht geeignet zur Langzeitbehandlung. Weiteres Anwendungsgebiet: Migräne.

Präparat	Wichtigste Nebenwirkungen	Empfehlung
Dihydergot plus (D) Tabl., Lösung Etilefrin, Dihydroergotamin *Rezeptpflichtig*	Herzklopfen, Herzschmerzen, Durchblutungsstörungen, Übelkeit. Gefahr von koronaren Durchblutungsstörungen bis zum Herzinfarkt	**Abzuraten** Wenig sinnvolle Kombination. Relativ großes Risiko von Nebenwirkungen und relativ rasche Gewöhnung.
Effortil (D) Depotperlongetten, Lösung, Tabl. Etilefrin	Herzklopfen, Herzschmerzen, Unruhe, Schlaflosigkeit, Magen-Darm-Störungen	**Wenig zweckmäßig** Therapeutische Wirksamkeit zweifelhaft, besonders bei verzögerter Wirkstofffreisetzung (Perlongetten). Nur kurzfristig blutdrucksteigernd wirksam.
Effortil plus (D) Retardkaps., Lösung **Effortil comp** (Ö) Depotkaps. Etilefrin, Dihydroergotamin *Rezeptpflichtig*	Herzklopfen, Herzschmerzen, Durchblutungsstörungen, Übelkeit. Gefahr von koronaren Durchblutungsstörungen bis zum Herzinfarkt	**Abzuraten** Wenig sinnvolle Kombination. Relativ großes Risiko von Nebenwirkungen und relativ rasche Gewöhnung. Therapeutische Wirksamkeit zweifelhaft, besonders bei verzögerter Wirkstofffreisetzung (Retard- bzw. Depotkaps.).
Etil-CT (D) Tabl., Tropfen Etilefrin	Herzklopfen, Herzschmerzen, Unruhe, Schlaflosigkeit, Magen-Darm-Störungen	**Wenig zweckmäßig** Therapeutische Wirksamkeit zweifelhaft. Nur kurzfristig blutdrucksteigernd wirksam.
Etilefrin AL (D) Tabl., Tropfen **Etilefrin-ratiopharm** (D) Tropfen Etilefrin	Herzklopfen, Herzschmerzen, Unruhe, Schlaflosigkeit, Magen-Darm-Störungen	**Wenig zweckmäßig** Therapeutische Wirksamkeit zweifelhaft. Nur kurzfristig blutdrucksteigernd wirksam.
Gutron (D/Ö) Tabl., Tropfen Midodrin *Rezeptpflichtig (Ö)*	Kältegefühl, Harndrang, Abnahme der Herzfrequenz	**Abzuraten** wegen der Nebenwikrungen und schneller Gewöhnung. Nur kurzfristig blutdrucksteigernd wirksam.
Thomasin retard/ Tabletten/ Tropfen (D) Retardtabl., Tabl., Tropfen Etilefrin	Herzklopfen, Herzschmerzen, Unruhe, Schlaflosigkeit, Magen-Darm-Störungen. Tropfen enthalten Alkohol	**Wenig zweckmäßig** Therapeutische Wirksamkeit zweifelhaft, besonders bei verzögerter Wirkstofffreisetzung (Retardtabl.). Nur kurzfristig blutdrucksteigernd wirksam.

12.9. Mittel gegen Venenerkrankungen (Krampfadern)

Das Blut fließt nicht allein deshalb zum Herz zurück, weil das Herz pumpt und das Blut ansaugt. Das Zurückfließen des Blutes wird durch einen weiteren Mechanismus unterstützt: Muskelbewegungen drücken die Venen zusammen und schieben so das Blut in Richtung Herz.
Um zu verhindern, dass das Blut in die falsche Richtung fließt, sind in allen Venen ventilartige Klappen »eingebaut«. Wenn diese Klappen defekt sind und nicht richtig funktionieren, wird ein Teil des Blutes, das zum Herz fließen soll, in die falsche Richtung gepresst – zu den Venen, die auf der Oberfläche der Muskeln direkt unter der Haut liegen. Weil die Venen im Gegensatz zu den Arterien nur eine relativ dünne Muskelschicht haben, dehnen sie sich aus und schlängeln sich:

So entstehen Krampfadern

Vermutlich spielen bei der Bildung von Krampfadern Erbfaktoren eine wichtige Rolle. Eine große Körperstatur, wenig körperliche Bewegung, Übergewicht und eine überwiegend stehende oder sitzende Haltung tragen zur Entstehung bei.
Mit zunehmendem Alter treten Krampfadern häufiger auf. Frauen leiden öfter darunter als Männer. Durch elastische Strümpfe können die unangenehmen Begleiterscheinungen von Krampfadern gemildert werden. Schwere Krampfadern werden chirurgisch oder durch »Verödung« entfernt. In beiden Fällen besteht keine Gewähr, dass nicht neue Krampfadern entstehen.
Um den Blutstrom zum Herzen zu erleichtern, können Stützstrümpfe oder elastische Bandagen hilfreich sein. Sie sind bei der Behandlung von chronischen Venenleiden unverzichtbar. Allerdings sind sie bei sommerlichen Temperaturen nicht gerade beliebt.
Wichtig: Man sollte sich bei der Anschaffung die richtige Verwendung genau zeigen lassen.
Die schlechten Strömungsbedingungen in den Krampfadern führen häufig zu einer Gerinnung des Blutes in diesen Venen und infolge davon zu Venenentzündungen (Thrombophlebitis). Bei oberflächlichen Venen ist dies relativ harmlos, bei tiefen Venen kann es zu einer lebensbedrohlichen Embolie (Verschleppung der Gerinnsel in die Lunge) kommen. Auf die Haut aufgetragene gerinnungshemmende Wirkstoffe wie Heparin oder Heparinoide sind zur Vermeidung der Gerinnung wirkungslos.

Helfen Medikamente?

Die Pharmaindustrie propagiert unzählige Mittel zur Besserung von Krampfaderleiden. Die Kritik am fragwürdigen Nutzen solcher Mittel zeigte in den vergangenen Jahren Wirkung. In Deutschland sank die Zahl der verbrauchten Packungen von 25 Millionen im Jahr 1991 auf 12 Millionen im Jahr 2003 und schließlich auf 8,5 im Jahr 2006.

Viele davon werden als Salben oder Cremes auf die Haut aufgetragen. Der Großteil der Venenmittel enthält Stoffe wie Aescin, Mäusedornextrakt, Weinlaubextrakt, Rosskastanienextrakt, Rutin, Benzaron, Heparin, Heparinoid oder Hirudin (aus Blutegeln gewonnen).

Eine im anerkannten englischen Fachblatt »Lancet« veröffentlichte Untersuchung zeigte für Präparate mit Rosskastanienextrakt eine Wirkung, die den Kompressionsbehandlungen vergleichbar war. Allerdings stellte sich heraus, dass die in der Studie zum Vergleich durchgeführte Kompressionsbehandlung nicht fachgerecht war und nicht dem üblichen Standard entsprach. Fazit: Wer sich mit schlechten Beispielen vergleicht, kann leicht zu guten Ergebnissen kommen.

Der subjektive Eindruck der Besserung nach der Nutzung vieler äußerlich aufzutragender Venenmittel beruht wohl auf dem Kühleffekt sowie der Straffung der Haut beim Eintrocknen. Insgesamt gibt es bei vielen Mitteln keine wissenschaftliche Begründung für die Verwendung, so die Arzneimittelkommission der Deutschen Ärzteschaft.

In englischsprachigen Lehrbüchern und Standardwerken werden die zahlreichen Mittel, die in Deutschland und in Österreich im Handel sind, nicht einmal erwähnt.

Selbst im »Merck Manual«, einem von der Pharmaindustrie herausgegebenen, häufig benützten Nachschlagewerk, wird bei der Therapie von Venenleiden keines dieser Mittel erwähnt oder empfohlen.

Und in der industrienahen »Medical Tribune« wird die Meinung vertreten, solche Mittel hätten »allenfalls einen psychologischen Schmiereffekt«.

Nach wie vor gilt: Medikamente, egal ob zum Schmieren oder zum Schlucken, können die Behandlung mit Kompressionsstrümpfen weder ersetzen noch verbessern. Krampfadern verschwinden durch Medikamente nicht!

Präparate zum Auftragen auf die Haut, bei denen relativ häufig Allergien oder Hautreizungen zu erwarten sind, erhalten von uns die Bewertung *abzuraten*.

Präparate zum Auftragen auf die Haut, bei denen mit keiner therapeutischen Wirkung, aber auch nicht mit wesentlichen Nebenwirkungen zu rechnen ist, erhalten die Bewertung *Wenig zweckmäßig*.
Als Nebenwirkungen bei vielen Venenmitteln zum Schlucken treten Magen-Darm-Störungen auf. Von der Einnahme von Diuretika bei Venenleiden zur Abschwellung der Beine ist strikt abzuraten. Ebenso von der Einnahme von Venenmitteln in der Schwangerschaft.

12.9.1. Mittel gegen Venenerkrankungen (Krampfadern) zum Auftragen auf die Haut

Präparat	Wichtigste Nebenwirkungen	Empfehlung
Antistax (D) Creme Extrakt aus roten Weinlaubblättern	Selten Allergien	**Wenig zweckmäßig** Therapeutische Wirksamkeit zweifelhaft. Wegen geringer Schädlichkeit vertretbar.
Exhirud Heparin (D) Gel, Salbe Heparin	Selten Allergien	**Wenig zweckmäßig** Therapeutische Wirksamkeit zweifelhaft. Gel kühlt – wegen geringer Schädlichkeit vertretbar.
Hemeran (Ö) Gel, Salbe Heparinoid	Selten Allergien	**Wenig zweckmäßig** Therapeutische Wirksamkeit zweifelhaft. Gel kühlt – wegen geringer Schädlichkeit vertretbar. Enthält Heparin-ähnlichen Wirkstoff (Heparinoid).
Hepa-Gel Lichtenstein (D) Gel **Hepa-Salbe Lichtenstein** (D) Salbe **Heparin AL** (D) Gel, Salbe **Heparin-CT** (D) Gel, Salbe **Hepathromb** (D) Creme **Hepathrombin** (D) Gel, Salbe **Heparin Gel – Eu Rho** (D) Gel *Wirkstoff:* Heparin	Selten Allergien, auch durch Konservierungsstoffe (Parastoffe)	**Wenig zweckmäßig** Zweifelhafte therapeutische Wirksamkeit von auf die Haut aufgetragenem Heparin. Wegen geringer Schädlichkeit vertretbar (nur Medikamente ohne Parastoffe). Die Gel-Zubereitungen kühlen.

Präparat	Wichtigste Nebenwirkungen	Empfehlung
Heparin-ratiopharm Salbe/ Gel/ Sportgel (D) Salbe, Gel **Heparin Stada** (D) Gel, Salbe *Konservierungsstoff:* Trometamol (nur Gel) **Hepathromb** (D) Creme *Konservierungsstoff:* Methylhydroxybezoat (Parastoff) **Hepathrombin Gel/ Salbe** (D) Gel, Salbe *Wirkstoff:* Heparin	Selten Allergien, auch durch Konservierungsstoffe (Parastoffe)	**Wenig zweckmäßig** Zweifelhafte therapeutische Wirksamkeit von auf die Haut aufgetragenem Heparin. Wegen geringer Schädlichkeit vertretbar (nur Medikamente ohne Parastoffe). Die Gel-Zubereitungen kühlen.
Hirudoid Gel/ -forte Gel (D/Ö) Gel **Hirudoid forte Creme/ Salbe** (D/Ö) Creme, Salbe *Konservierungsstoff:* Phenoxyethanol (nur Creme); *Konservierungsstoffe:* Methyl- und Propylhydroxybenzoat (nur Salbe); *Wirkstoff:* Heparinoid	Selten allergische Hauterscheinungen (z. B. Juckreiz, Rötung, Bläschen), auch durch Konservierungsstoffe	**Wenig zweckmäßig** Therapeutische Wirksamkeit zweifelhaft. Enthält Heparin-ähnlichen Wirkstoff (Heparinoid). Gel kühlt.
Kneipp Arnika Kühlgel (D) Gel *Konservierungsstoff:* Trometamol; *Wirkstoff:* Arnikatinktur	Relativ häufig Allergien (besonders bei längerer Anwendung) und Hautreizungen durch Arnika möglich	**Abzuraten** Therapeutische Wirksamkeit zweifelhaft. Gel kühlt.
Reparil Gel N (D/Ö) Gel *Konservierungsstoff:* Trometamol; *Wirkstoffe:* Aescin, Diethylamin-Salicylat	Selten Allergien	**Wenig zweckmäßig** Therapeutische Wirksamkeit von Aescin zweifelhaft. Enthält zusätzlich hautaufweichendes Mittel (Salicylsäureverbindung). Gel kühlt – wegen geringer Schädlichkeit vertretbar.
Thrombareduct Sandoz (D) Gel, Salbe **Thrombophob** (D) Creme, Gel, S-Gel **Thrombocutan** (D) Salbe, Ultrasalbe, Gel, Ultragel Heparin	Selten Allergien	**Wenig zweckmäßig** Zweifelhafte therapeutische Wirksamkeit von auf die Haut aufgetragenem Heparin. Wegen geringer Schädlichkeit vertretbar. Die Gel-Zubereitungen kühlen.

Präparat	Wichtigste Nebenwirkungen	Empfehlung
Venalitan (D) Salbe *Hilfsstoff:* Begamottöl **Venoruton Emulgel** (D/Ö) Gel *Wirkstoff:* Heparin	Selten Allergien	**Wenig zweckmäßig** Zweifelhafte therapeutische Wirksamkeit von auf die Haut aufgetragenem Heparin. Wegen geringer Schädlichkeit vertretbar. Die Gel-Zubereitungen kühlen.
Venostasin Gel Aescin (D) Gel Aescin	Selten Allergien, Hautreizungen	**Wenig zweckmäßig** Therapeutische Wirksamkeit von Aescin zweifelhaft. Wegen geringer Schädlichkeit vertretbar. Gel kühlt.
Venostasin Creme (D) Creme *Konservierungsstoffe:* Methyl- und Propylhydroxybenzoat; *Wirkstoff:* Rosskastanienextrakt (Aescin)	Selten Allergien, auch durch Konservierungsmittel	**Wenig zweckmäßig** Therapeutische Wirksamkeit von Aescin zweifelhaft.
Vetren Creme (Ö) Creme **Vetren forte Gel** (D) Gel **Vetren Gel** (Ö) Gel Heparin	Selten Allergien	**Wenig zweckmäßig** Zweifelhafte therapeutische Wirksamkeit von auf die Haut aufgetragenem Heparin. Wegen geringer Schädlichkeit vertretbar. Die Gel-Zubereitungen kühlen.

12.9.2. Mittel gegen Venenerkrankungen (Krampfadern) zum Einnehmen

Präparat	Wichtigste Nebenwirkungen	Empfehlung
Aescusan (D) Filmtabl., Retardtabl. Rosskastanienextrakt (Aescin)	Magen-Darm-Störungen. Selten Allergien. Nicht bei bestehenden Nierenschäden anwenden	**Wenig zweckmäßig** Therapeutische Wirksamkeit zweifelhaft bei Venenerkrankungen. Pflanzenextrakt mit möglicherweise entzündungshemmend und wasserausschwemmend wirkendem Inhaltsstoff (Aescin).
Antistax Venenkapseln/ Venentropfen (D) Kaps., Tropfen Weinlaubextrakt, Aesculin	Magen-Darm-Störungen. Selten Allergien. Nicht bei bestehenden Nierenschäden anwenden. Lösung enthält Alkohol!	**Wenig zweckmäßig** Therapeutische Wirksamkeit bei Venenerkrankungen zweifelhaft. Wenig sinnvolle Kombination.

Präparat	Wichtigste Nebenwirkungen	Empfehlung
Fagorutin Buchweizen-Tabletten (D) Tabl. Troxerutin, Buchweizenkrautpulver	Magen-Darm-Störungen. Selten Allergien. Hautschäden nach Sonneneinwirkung möglich	**Abzuraten** wegen der Nebenwirkungen. Zweifelhafte Wirksamkeit bei Venenerkrankungen.
Fagorutin Buchweizen-Tee (D) Tee Buchweizenkraut	Selten Licht-Überempfindlichkeit der Haut	**Wenig zweckmäßig** Zweifelhafte Wirksamkeit bei Venenerkrankungen.
Phlebodril (D) Kaps. Mäusedornextrakt (Ruscogenin), Trimethylhesperidinchalkon	Magen-Darm-Störungen. Selten allergische Hauterscheinungen (z. B. Juckreiz, Rötung, Bläschen). Nicht in Schwangerschaft und Stillzeit anwenden	**Abzuraten** wegen der Nebenwirkungen. Wenig sinnvolle Kombination. Therapeutische Wirksamkeit bei Venenerkrankungen zweifelhaft.
Troxerutin-ratiopharm (D) Kaps. Troxerutin	Magen-Darm-Störungen. Selten Allergien	**Wenig zweckmäßig** Zweifelhafte Wirksamkeit bei Venenerkrankungen.
Venen-Tabletten Stada (D) Retardtabl. **Venentabs retard-ratiopharm** (D) Retardtabl. Rosskastaniensamenextrakt (Aescin)	Magen-Darm-Störungen. Selten Allergien. Nicht bei bestehenden Nierenschäden anwenden	**Wenig zweckmäßig** Pflanzenextrakt mit möglicherweise entzündungshemmend und wasserausschwemmend wirkendem Inhaltsstoff (Aescin). Therapeutische Wirksamkeit bei Venenerkrankungen zweifelhaft.
Veno SL (D) Kaps. Troxerutin	Magen-Darm-Störungen. Selten Allergien	**Wenig zweckmäßig** Zweifelhafte Wirksamkeit bei Venenerkrankungen.
Venoplant retard S (D) Retardtabl. Rosskastaniensamenextrakt (Aescin)	Magen-Darm-Störungen. Selten Allergien. Nicht bei bestehenden Nierenschäden anwenden	**Wenig zweckmäßig** Pflanzenextrakt mit möglicherweise entzündungshemmend und wasserausschwemmend wirkendem Inhaltsstoff (Aescin). Therapeutische Wirksamkeit bei Venenerkrankungen zweifelhaft.
Venoruton/ Active/ Intens/ Retard/ Tropfen (D/Ö) Tropfen, Kaps., Filmtabl., Brausetabl., Retardtabl. Hydroxyethylrutoside	Magen-Darm-Störungen. Selten Allergien. Tropfen enthalten Alkohol!	**Wenig zweckmäßig** Zweifelhafte Wirksamkeit von Rutosiden bei Venenerkrankungen.

Präparat	Wichtigste Nebenwirkungen	Empfehlung
Venostasin retard/ S (D) Retardkaps., S-Retardkaps. Rosskastaniensamenextrakt (Aescin)	Magen-Darm-Störungen. Selten Allergien. Nicht bei bestehenden Nierenschäden anwenden. Tropfen enthalten Alkohol!	**Wenig zweckmäßig** Pflanzenextrakt mit möglicherweise entzündungshemmend und wasserausschwemmend wirkendem Inhaltsstoff (Aescin). Wirksamkeit bei Venenerkrankungen zweifelhaft.
Wobenzym N (D) Tabl. **Wobenzym** (Ö) Drag. Enzyme aus der Bauchspeicheldrüse, Ananas und Papaya (z. B. Pankreatin, Trypsin, Chymotrypsin, Bromelaine, Papain, Rutosid) *Rezeptpflichtig (Ö)*	Durchfall, selten Überempfindlichkeitsreaktionen bis zum anaphylaktischen Schock möglich	**Abzuraten** Enthält u. a. eiweißabbauende pflanzliche und tierische Enzyme. Zweifelhafte therapeutische Wirkung bei Venenentzündungen (Thrombophlebitis) und anderen Entzündungen.

12.10. Mittel zur Beeinflussung der Blutgerinnung

Das Blut hat zwei Funktionen zu erfüllen:
1. *Transportfunktion:* Mit dem Blut werden lebensnotwendige Substanzen wie Sauerstoff, Vitamine, Kohlehydrate etc. transportiert. Um diese Funktion erfüllen zu können, muss es dünnflüssig bleiben und darf nicht verdicken.

2. *Blutgerinnung:* Bei Verletzungen soll das Blut die offene Stelle abdichten. Dazu muss es verkleben (siehe *Blutstillende Mittel*).

Zur Erfüllung dieser beiden Aufgaben sind im Blut und im Körpergewebe eine Reihe von Substanzen vorhanden, die über einen sehr komplizierten Mechanismus – eine Art von Stufenplan – wirksam werden. Dieser Mechanismus wird unter bestimmten Umständen (z. B. Operationen, schwere Verletzungen etc.) gestört. Das Blut bildet dann Klumpen (Thromben oder Emboli), die die Gefäße verstopfen. Dies kann zu lebensgefährlichen Situationen wie Schlaganfall, Lungenembolie oder Herzinfarkt führen.
Der gegenteilige Effekt – wenn das Blut nicht mehr gerinnt – kann ebenfalls lebensbedrohlich sein und unstillbare Blutungen verursachen.

Ursachen von Thrombosen

In folgenden Situationen ist das Risiko einer Thrombose erhöht: bei schweren Verletzungen, bei Operationen, Krebs- und Diabetes-Erkrankungen, Herzschwäche, Übergewicht, Krampfadern, Schwangerschaft, Herzinfarkt, Querschnittlähmung, Bettlägerigkeit nach Schlaganfall. Auch Raucher/-innen und Patient(inn)en mit starker Arterienverkalkung oder Erkrankungen der Herz- und Gehirnarterien sind einem höheren Risiko von Thrombosen ausgesetzt.

Verhinderung von Thrombosen

Zur Verhinderung von Thrombosen werden meist Medikamente verwendet – am häufigsten zur Vorbeugung bei herzinfarktgefährdeten Patienten und bei großen Operationen. Bei jedem dritten Patienten, der älter als 40 Jahre ist und einer großen Operation unterzogen wird, treten Blutgerinnsel in den tief gelegenen Beinvenen auf.
Die gerinnungshemmenden Mittel können bereits bestehende Thrombosen nicht auflösen. Dies kann jedoch der körpereigene Stoff Plasmin. Seine Bildung kann durch Arzneimittel angeregt werden (z. B. durch *Urokinase* und *Streptokinase*).

Reisethrombosen

Bei Langzeitflügen sollte man sich zur Vorbeugung von Reisethrombosen viel bewegen: aufstehen, herumgehen, mit den Beinen wippen. Sinnvoll ist außerdem das Ausziehen der Schuhe.
Trinken Sie viel – am besten Mineralwasser. Alkohol oder Kaffee sind ungünstig, weil sie entwässernd wirken.
Bei hohem Thromboserisiko ist die Injektion von Heparin über 2–4 Tage, beginnend am Tag des Fluges, oder die Injektion von *Clexane* bzw. *Clivarin* zweckmäßig.

Fachleute unterscheiden zwischen

- Thrombosen, die in Venen auftreten, und
- Thrombosen, die in Arterien entstehen.

Aus Venenthrombosen können sich Stücke losreißen und in die Lunge verschleppt werden (Lungenembolie). Zur Verhinderung von Venenthrombosen werden sogenannte »*Antikoagulantien*« (= gerinnungshemmende Substanzen), zur Verhinderung von Arterienthrombosen sogenannte »*Thrombozytenaggregationshemmer*« (= Präparate, die die Klebrigkeit der Blutplättchen hemmen) verwendet.

Medikamente zur Verhinderung von Thrombosen

Heparin

ist die wichtigste gerinnungshemmende Substanz. Heparin (enthalten z. B. in *Heparin-Natrium-ratiopharm*) wird hauptsächlich bei akuter Thrombosegefährdung (in der Klinik) verwendet und kann, da es im Magen-Darm-Bereich nicht aufgenommen wird, dem Körper nur über Injektionen oder Infusionen zugeführt werden.
Gefährlichste *Nebenwirkung* von Heparin ist – wie bei allen gerinnungshemmenden Substanzen – die Neigung zu Blutungen. Eine weitere lebensgefährliche Nebenwirkung ist eine sehr starke Verminderung der weißen Blutkörperchen.

Niedermolekulare Heparine

Zu den niedermolekularen Heparinen zählen die Wirkstoffe
- Certoparin (enthalten z. B. in *Mono Embolex*)
- Dalteparin (enthalten z. B. in *Fragmin*)
- Enoxaparin (enthalten z. B. in *Clexane, Lovenax*)
- Nadroparin (enthalten z. B. in *Fraxiparin*)
- Reviparin (enthalten z. B. in *Clivarin*)
- Tinzaparin (enthalten z. B. in *Innohep*).

Niedermolekulare Heparine haben im Vergleich zu Heparin ein wesentlich geringeres Risiko der Verminderung der weißen Blutkörperchen und sind deshalb zur Vorbeugung von Thrombosen vorzuziehen.

Cumarinderivate (z. B. *Falithrom, Marcumar*)

Im Jahr 1922 wurde in Nordamerika von einem Viehsterben berichtet, das durch rätselhafte, starke Blutungen verursacht worden war. Nach jahrelanger Forschungsarbeit stellte sich heraus, dass die Tiere verfaulenden Klee gefressen hatten. Der darin enthaltene Wirkstoff Cumarin wurde als Ursache für diese Blutungen identifiziert.
Die volle Wirkung von Cumarin und der heute verwendeten Derivate beginnt erst nach ein bis zwei Tagen.
Wichtigste *Nebenwirkungen* sind Blutungen. Gelegentlich treten auch Übelkeit, Erbrechen, Appetitlosigkeit und Haarausfall auf. Cumarin-Präparate sollten nicht plötzlich, sondern langsam ausschleichend abgesetzt werden.
Bei sorgfältiger Kontrolle der Therapiemaßnahmen ist eine gefährliche Blutung im statistischen Durchschnitt jedoch nur einmal in 23 Jahren Behandlung pro Person zu erwarten. Je länger die Behand-

lung dauert und je höher die Dosierung ist, umso größer ist auch das Risiko.
Bei Fieber, Durchfall, Herzschwäche oder bei der gleichzeitigen Einnahme anderer Medikamente wie dem Rheumamittel Phenylbutazon, dem Schmerzmittel Acetylsalicylsäure (ASS) oder dem Fettstoffsenker Bezafibrat erhöht sich das Risiko von Blutungen ebenfalls.

Thrombozyten-Aggregationshemmer

Acetylsalicylsäure (enthalten z. B. in *Acesal oder Generika mit dem Namen ASS + Firmenbezeichnung oder Thrombo-ASS*) gilt als anerkanntes Mittel zur Verhütung eines Re-Infarktes. Die Einnahme von Acetylsalicylsäure nach einem Herzinfarkt senkt das Risiko eines weiteren Infarktes um 20 Prozent. Dafür sind niedrige Dosierungen (100 mg pro Tag) ausreichend.
Der Thrombozyten-Aggregationshemmer Clopidogrel (enthalten z. B. in *Iscover, Plavix*) gilt als Reservemittel, falls Acetylsalicylsäure nicht verwendet werden kann. Bei diesem Mittel besteht neben der Blutungsgefahr das Risiko seltener, aber lebensgefährlicher Nebenwirkungen (schwere Blutschäden und schwere Allergien).
Der Nutzen einer fixen Kombination von Acetylsalicylsäure (ASS) + dem Wirkstoff Dipyridamol (enthalten z. B. in *Aggrenox*) zur Vorbeugung von Schlaganfällen ist im Vergleich zur Behandlung nur mit Acetylsalicylsäure umstritten.

Blutstillung

Blutgerinnungsstörungen, die zu einer verminderten Gerinnungsfähigkeit des Blutes führen, können angeboren sein oder erworben werden – z. B. als Nebenwirkung von Medikamenten wie z. B. *Aspirin*.
Die meisten angeborenen Formen von Gerinnungsstörungen treten nur bei Männern auf.
Eine *verminderte* Gerinnungsfähigkeit des Blutes beruht auf einem Mangel an funktionsfähigen Blutplättchen oder sogenannten Gerinnungsfaktoren.

Blutstillende Mittel

Die meisten blutstillenden Mittel werden systemisch angewendet (Infusionen, Tabletten, Injektionen), einige wenige auch örtlich, um oberflächliche Blutungen zu stoppen.

Das wichtigste Mittel zur Normalisierung der Blutgerinnung ist Vitamin K. Es ist normalerweise in ausreichenden Mengen in der Nahrung enthalten.

Ein Mangelzustand kann folgende Ursachen haben:
- Nebenwirkungen von Medikamenten (z. B. Cumarin-Präparate)
- schlechte Aufnahme von Vitamin K im Körper wegen Gelbsucht, Fisteln etc.
- länger dauernde intravenöse Ernährung
- länger dauernde orale (über den Mund zugeführte) Antibiotika-Therapie
- akuter Durchfall bei Kleinkindern.

Die Behandlung von Vitamin-K-Mangel besteht in der Einnahme von Vitamin-K-Präparaten (Tabletten). Wegen der hohen Risiken (Überempfindlichkeitsreaktionen, Schock) sollte Vitamin K nur in Ausnahmefällen intravenös gegeben werden.

12.10. Mittel zur Beeinflussung der Blutgerinnung

Präparat	Wichtigste Nebenwirkungen	Empfehlung
Acesal 250 mg (D) Tabl. Acetylsalicylsäure (ASS)	Magenbeschwerden. Kann in seltenen Fällen Asthmaanfälle auslösen	**Therapeutisch zweckmäßig zur** Verhinderung der Bildung von Blutgerinnseln u. a. zur Vorbeugung eines Herzinfarkts. Der Inhaltsstoff (ASS) hemmt die Klebrigkeit der Blutplättchen. Möglicherweise zweckmäßig bei bestimmten Durchblutungsstörungen des Gehirns.
Aggrenox (D) Retardkaps. Acetylsalicylsäure (ASS), Dipyridamol	Schwere Durchblutungsstörungen des Herzens möglich. Schwindel, Kopfschmerzen, Magen-Darm-Beschwerden, Hautausschlag. Kann in seltenen Fällen Asthmaanfälle auslösen	**Abzuraten** Wenig sinnvolle Kombination von sehr niedrig dosiertem Thrombocytenaggregationshemmer (ASS, hemmt die Klebrigkeit der Blutplättchen) und gefäßerweiternd wirkendem Mittel (Dipyridamol).

Präparat	Wichtigste Nebenwirkungen	Empfehlung
Aspirin N 100 mg/ -300 mg (D) Tabl. **Aspirin protect 100 mg/ -300 mg** (D/Ö) magensaftresistente Tabl. **ASS AL TAH** (D) Tabl. **ASS-CT 30 mg/ -100 mg TAH** (D) Tabl. **ASS gamma 75 mg** (D) Tabl. **ASS Hexal 100 mg** (Ö) Tabl. **ASS-Isis 100** (D) Tabl. **ASS light 100** (D) Tabl. *Wirkstoff:* Acetylsalicylsäure (ASS)	Magenbeschwerden. Kann in seltenen Fällen Asthmaanfälle auslösen	**Therapeutisch zweckmäßig zur** Verhinderung der Bildung von Blutgerinnseln u. a. zur Vorbeugung eines Herzinfarkts. Der Inhaltsstoff (ASS) hemmt die Klebrigkeit der Blutplättchen. Möglicherweise zweckmäßig bei bestimmten Durchblutungsstörungen des Gehirns.
ASS-ratiopharm 100 TAH (D) Tabl. **ASS Sandoz 100 mg** (D) Tabl. **ASS Stada 100 mg** (D) **ASS TAD 100 mg protect** (D) Tabl. *Wirkstoff:* Acetylsalicylsäure (ASS)	Magenbeschwerden. Kann in seltenen Fällen Asthmaanfälle auslösen	**Therapeutisch zweckmäßig zur** Verhinderung der Bildung von Blutgerinnseln u. a. zur Vorbeugung eines Herzinfarkts. Der Inhaltsstoff (ASS) hemmt die Klebrigkeit der Blutplättchen. Möglicherweise zweckmäßig bei bestimmten Durchblutungsstörungen des Gehirns.
Clexane/ -Duo (D) Fertigspritzen **Clexane multidose** (D) Injektionslösung Enoxaparin *Rezeptpflichtig*	Blutungen. Bei Langzeitanwendung Knochenerweichung, Haarausfall möglich. Sehr selten allergische Erscheinungen	**Therapeutisch zweckmäßig zur** Thrombosevorbeugung. Niedermolekulares Heparin.
Clivarin (D) Fertigspritzen, Pen Reviparin *Rezeptpflichtig*	Blutungen. Bei Langzeitanwendung Knochenerweichung, Haarausfall möglich. Sehr selten allergische Erscheinungen	**Therapeutisch zweckmäßig zur** Thrombosevorbeugung. Niedermolekulares Heparin.
Falithrom (D) Filmtabl. Phenprocoumon *Rezeptpflichtig*	Blutungen, Übelkeit, selten Haarausfall. Vorsicht: häufig Wechselwirkungen mit anderen Arzneimitteln!	**Therapeutisch zweckmäßig** Lang bewährtes Mittel zur Verminderung der Blutgerinnung. Zur lang dauernden Anwendung geeignet.

Präparat	Wichtigste Nebenwirkungen	Empfehlung
Fragmin/ -D/ -Multidose/ -P/ -P Forte (D) Injektionslösung **Fragmin** (D/Ö) Fertigspritzen Dalteparin *Rezeptpflichtig*	Blutungen. Bei Langzeitanwendung Knochenerweichung, Haarausfall möglich. Sehr selten allergische Erscheinungen	**Therapeutisch zweckmäßig zur** Thrombosevorbeugung. Niedermolekulares Heparin.
Fraxiparin (D/Ö) **Fraxiparina** (D) **Fraxiparine** (D) **Fraxodi** (D) Fertigspritzen *Wirkstoff:* Nadroparin *Rezeptpflichtig*	Blutungen. Bei Langzeitanwendung Knochenerweichung, Haarausfall möglich. Sehr selten allergische Erscheinungen	**Therapeutisch zweckmäßig zur** Thrombosevorbeugung. Niedermolekulares Heparin.
Godamed/ TAH (D) Tabl. Acetylsalicylsäure (ASS), Glycin	Magenbeschwerden, kann in seltenen Fällen Asthmaanfälle auslösen	**Therapeutisch zweckmäßig zur** Verhinderung der Bildung von Blutgerinnseln u. a. zur Vorbeugung eines Herzinfarkts. Der Inhaltsstoff (ASS) hemmt die Klebrigkeit der Blutplättchen. Möglicherweise zweckmäßig bei bestimmten Durchblutungsstörungen des Gehirns.
Heparin Immuno (Ö) Durchstechflasche, Fertigspritzen Heparin *Rezeptpflichtig*	Blutungen. Bei Langzeitanwendung Knochenerweichung, Haarausfall möglich. Sehr selten allergische Erscheinungen	**Therapeutisch zweckmäßig zur** Hemmung der Blutgerinnung.
Heparin-Natrium-ratiopharm (D) Fertigspritzen, Amp., Injektionslösung Heparin *Rezeptpflichtig*	Blutungen. Bei Langzeitanwendung Knochenerweichung, Haarausfall möglich. Sehr selten allergische Erscheinungen	**Therapeutisch zweckmäßig zur** Hemmung der Blutgerinnung.
HerzASS-ratiopharm (D) **Herzschutz ASS-ratiopharm** (Ö) Tabl. Acetylsalicylsäure (ASS) *Rezeptpflichtig (Ö)*	Selten Magenbeschwerden, kann in seltenen Fällen Asthmaanfälle auslösen	**Therapeutisch zweckmäßig zur** Verhinderung der Bildung von Blutgerinnseln u. a. zur Vorbeugung eines Herzinfarkts. Der Inhaltsstoff (ASS) hemmt die Klebrigkeit der Blutplättchen. Möglicherweise zweckmäßig bei bestimmten Durchblutungsstörungen des Gehirns.

Präparat	Wichtigste Nebenwirkungen	Empfehlung
Innohep/ multi (D) Fertigspritzen, Durchstechflaschen Tinzaparin *Rezeptpflichtig*	Blutungen. Bei Langzeitanwendung Knochenerweichung, Haarausfall möglich. Sehr selten allergische Erscheinungen	**Therapeutisch zweckmäßig zur** Thrombosevorbeugung. Niedermolekulares Heparin.
Iscover Filmtabletten (D) Filmtabl. Clopidogrel *Rezeptpflichtig*	Kopfschmerzen, Schwindel, Benommenheit. Blutungen, Magen-Darm-Störungen (z. B. Bauchschmerzen, Übelkeit, Durchfall). Schwere Blutschäden möglich, selten schwere Allergien	**Therapeutisch zweckmäßig zur** Verhinderung der Bildung von Blutgerinnseln, wenn Acetylsalicylsäure nicht angewendet werden kann. Vermindert die Klebrigkeit der Blutplättchen (Thrombozyten). Für langfristige Anwendung noch unzureichend erprobt.
Lovenox (Ö) Amp., Spritzamp., Pen, Durchstechflasche Enoxaparin *Rezeptpflichtig*	Blutungen. Bei Langzeitanwendung Knochenerweichung, Haarausfall möglich. Sehr selten allergische Erscheinungen	**Therapeutisch zweckmäßig zur** Thrombosevorbeugung. Niedermolekulares Heparin.
Marcumar (D) Tabl. **Marcoumar** (Ö) Tabl. Phenprocoumon *Rezeptpflichtig*	Blutungen, Übelkeit, selten Haarausfall. Vorsicht: häufig Wechselwirkungen mit anderen Arzneimitteln!	**Therapeutisch zweckmäßig** Lang bewährtes Mittel zur Verminderung der Blutgerinnung. Zur lang dauernden Anwendung geeignet.
Miniasal (D) Tabl. Acetylsalicylsäure (ASS)	Sehr selten Magenbeschwerden, kann in seltenen Fällen Asthmaanfälle auslösen	**Therapeutisch zweckmäßig zur** Verhinderung eines Rückfalls eines Hirninfarktes. Der Inhaltsstoff (ASS) hemmt die Klebrigkeit der Blutplättchen. Sehr niedrig dosiertes Präparat mit wenig Nebenwirkungen.
Mono-Embolex Therapie (D) Fertigspritzen **Mono-Embolex NM** (D) Fertigspritzen **Mono-Embolex NM/ Multi/ Pen** (D) Amp., Durchstechflaschen, Pen Certoparin *Rezeptpflichtig*	Blutungen. Bei Langzeitanwendung Knochenerweichung, Haarausfall möglich. Sehr selten allergische Erscheinungen	**Therapeutisch zweckmäßig zur** Thrombosevorbeugung. Niedermolekulares Heparin.

Präparat	Wichtigste Nebenwirkungen	Empfehlung
Plavix (D/Ö) Filmtabl. Clopidogrel *Rezeptpflichtig*	Kopfschmerzen, Schwindel, Benommenheit. Blutungen, Magen-Darm-Störungen (z. B. Bauchschmerzen, Übelkeit, Durchfall). Schwere Blutschäden möglich, selten schwere Allergien	**Therapeutisch zweckmäßig zur** Verhinderung der Bildung von Blutgerinnseln, wenn Acetylsalicylsäure nicht angewendet werden kann. Vermindert die Klebrigkeit der Blutplättchen (Thrombozyten). Für langfristige Anwendung noch unzureichend erprobt.
Thrombo ASS 100 (Ö) Tabl. Acetylsalicylsäure (ASS) *Rezeptpflichtig*	Selten Magenbeschwerden, kann in seltenen Fällen Asthmaanfälle auslösen	**Therapeutisch zweckmäßig zur** Verhinderung der Bildung von Blutgerinnseln u. a. zur Vorbeugung eines Herzinfarkts. Der Inhaltsstoff (ASS) hemmt die Klebrigkeit der Blutplättchen. Möglicherweise zweckmäßig bei bestimmten Durchblutungsstörungen des Gehirns.

13. Kapitel: **Magen, Darm, Verdauung**

Wenige Erkrankungen oder Störungen des körperlichen Empfindens sind so vom persönlichen Verhalten des Menschen abhängig wie die des Verdauungstraktes. Lebensform, psychische Belastung und vor allem die Ernährung haben einen – oft erst nach Jahren sichtbar werdenden – unmittelbaren Einfluss auf die Organe der Verdauung.
Der hohe Verbrauch an Magen- und Darmmitteln zeigt, dass Beschwerden hier meist rasch mit Medikamenten »kuriert« werden. Über die Ursachen von Völlegefühl, Sodbrennen, Magenschmerzen oder Verstopfungen denkt man nicht so gerne nach.

Die Erkrankungen des Verdauungssystems

Störungen des Verdauungssystems sind meist die Folge von Ernährungs- und Trinkgewohnheiten, von psychischer Belastung oder von Infektionen.

- *Erkrankungen des Magens und Zwölffingerdarms:* Dazu zählen Gastritis, das Magengeschwür und andere Beschwerden wie Magenübersäuerung, Völlegefühl, Übelkeit, Erbrechen, Aufstoßen etc
- *Erkrankungen des Darms:* Durchfall und Verstopfung sind hier die häufigsten Störungen.
- *Erkrankungen der Leber, Gallenwege und Bauchspeicheldrüse:* Dazu zählen die Leberentzündung (Hepatitis), die Leberschrumpfung (Zirrhose), andere Lebererkrankungen mit Symptomen wie Gelbsucht (Ikterus), die Entzündung der Gallenwege, Gallensteine und die Entzündungen der Bauchspeicheldrüse.

Wichtige Erkrankungen sind Magen- oder Darmkrebs, auf deren vielfältige Ursachen hier nicht im Detail eingegangen werden kann. Krankheiten im Verdauungstrakt kommen bei Männern etwa dreimal so häufig vor wie bei Frauen. Als Todesursache sind sie bei den Männern rückläufig, während sie bei den Frauen zunehmen.

Medikamente

Magen-Darm-Mittel gehören zu den Umsatzrennern. Im Jahr 2006 wurden davon in deutschen Apotheken rund 150 Millionen Packungen verkauft. Davon sind viele laut Weltgesundheitsorganisation »nicht nur unnütz, sondern sogar gefährlich«.

Die Änderung der Ernährungsgewohnheiten (ballaststoffreiche Nahrung, natürliche Nahrungsmittel und vor allem Zeit zum Essen) und die aktive Auseinandersetzung mit psychischen Problemen, die zu Magenbeschwerden führen, sind oft die wichtigste Behandlung.

13.1. Mittel gegen Magen-Darm-Geschwüre, Gastritis und Sodbrennen

Die Ursachen von Magen-Darm-Geschwüren und Gastritis können vielfältig sein:
Neben einer ererbten Bereitschaft, Geschwüre zu entwickeln, ist in etwa 80 Prozent aller Fälle ein Bakterium (Helicobacter pylori) mitverantwortlich. Außerdem können psychische Belastungen, schwere Allgemeinverletzungen, Rauchen, exzessiver Alkoholkonsum, die Nebenwirkungen mancher Medikamente (vor allem Schmerz- und Rheumamittel), eine gestörte Schleimhautdurchblutung oder der Rückfluss von Gallensaft in den Magen schuld daran sein.
Hinter jedem schlecht heilenden Magengeschwür kann sich unter Umständen auch ein Krebs verbergen – dies muss mit einer endoskopischen Untersuchung abgeklärt werden.

Behandlung von Magen-Darm-Geschwüren und Gastritis

Magen-Darm-Geschwüre sowie Gastritis können spontan heilen. Eine spezielle Diät ist nicht notwendig, da man selbst beobachten kann, bei welchen Nahrungsmitteln Beschwerden entstehen. Auf jeden Fall ist es sinnvoll, häufig kleinere Mahlzeiten zu sich zu nehmen. Rauchen und Medikamente mit magenschädigenden Nebenwirkungen sollten gemieden werden.
Ein wenig Kaffee oder niedrigprozentiger Alkohol nach einer Mahlzeit schaden nach neuesten Erkenntnissen nicht. Es gibt keinen Beweis, dass Coffein die Entstehung von Magengeschwüren begünstigt.

Welches Mittel bei Magen-Darm-Geschwüren?

Ist eine Infektion mit dem Bakterium Helicobacter pylori die Ursache – dies kann mit Laboruntersuchungen festgestellt werden –, so sind mit einer Kombination von Antibiotika und säurehemmenden Medikamenten eine rasche Heilung und Vorbeugung einer Wiedererkrankung möglich.

Die besten Ergebnisse werden durch eine Kombination von zwei verschiedenen Antibiotika (z. B. Clarithromycin und Amoxicillin oder Metronidazol) mit einem Protonenpumpenhemmer wie etwa Omeprazol erzielt. Meist genügt eine Behandlung über 7 Tage.

Sodbrennen, Völlegefühl, Refluxkrankheit, Reizmagen

Viele Menschen leiden regelmäßig an Beschwerden wie Sodbrennen, saurem Aufstoßen oder Völlegefühl. Dies sind charakteristische Merkmale der »Refluxkrankheit« – fachmedizinisch auch als GERD bezeichnet. Dabei strömt der Mageninhalt verstärkt in die Speiseröhre zurück und greift die Schleimhaut an.
Üppige Mahlzeiten, Alkohol, Kaffee, Rauchen, Fruchtsäfte, Gewürze, Übergewicht, flaches Liegen in Rückenlage und Pressen fördern die Beschwerden. Oft bessert sich der Zustand spontan. Je nach Schweregrad der Schleimhautschädigung wird die Erkrankung in fünf Stufen eingeteilt.
Refluxbeschwerden haben möglicherweise auch Auswirkungen auf Erkrankungen im Bereich von Hals und Nase. Es gibt Hinweise, dass z. B. Asthma dadurch mitverursacht sein kann.
Mit dem Begriff »Reizmagen« (Dyspepsie) werden Magen-Darm-Beschwerden bezeichnet, die meist folgende Symptome umfassen: Schmerzen im Oberbauch, vorzeitiges Sättigungsgefühl, Übelkeit, Aufstoßen, Brechreiz, Blähungen, Sodbrennen, Appetitlosigkeit. Die Beschwerden haben oft psychische Ursachen und können chronisch sein.

Behandlung von Sodbrennen, Völlegefühl, Refluxkrankheit, Reizmagen

Leichtere Beschwerden bessern sich bereits durch Abnehmen (bei Übergewicht), Schlafen mit leicht erhöhtem Oberkörper, Verzicht auf Rauchen und späte Mahlzeiten.
Medikamente, die die Spannung des Speiseröhrenverschlusses (Sphinxters) herabsetzen, sollten vermieden werden: Beruhigungs- und Schlafmittel vom Typ der Benzodiazepine, Herz-Kreislauf-Mittel vom Typ der Kalzium-Antagonisten, Asthmamittel vom Typ der Beta-Sympathomimetika und andere.
Zur medikamentösen Behandlung von Sodbrennen und Völlegefühl werden Protonenpumpenhemmer, Antazida und H2-Blocker verwendet. Bei Refluxkrankheit zusätzlich eventuell auch Prokinetika (= Mittel, die Bewegungen des Magen-Darm-Traktes beeinflussen – z.B. den Wirkstoff Metoclopramid).

Die Rückfallsrate nach einer Reflux-Behandlung mit Medikamenten ist sehr hoch – bei vier von fünf Patienten treten dieselben Beschwerden erneut auf. Deshalb ist unter Umständen eine Dauertherapie notwendig. Als Alternative dazu kann, vor allem bei jüngeren Patienten, eine Antireflux-Operation sinnvoll sein.
Bei »Reizmagen« (Dyspepsie) scheinen Protonenpumpenhemmer wirksamer zu sein als H2-Blocker.

Antazida (Säurebindende Mittel)

Antazida binden die überschüssige Säure im Magen und sind gegen Übersäuerung des Magens und Magen- oder Zwölffingerdarm-Geschwüre wirksam. Richtig dosiert lindern sie rasch Schmerzen und Völlegefühl und beschleunigen die Abheilung von Geschwüren im Magen-Darm-Bereich. Die Wirkung nach dem Einnehmen hält etwa 2–3 Stunden an.
Nebenwirkungen: Wenn Antazida nur im Bedarfsfall etwa 8 bis 10 Tage eingenommen werden, treten kaum Nebenwirkungen auf. Die meisten Mittel enthalten Magnesium- und Aluminiumverbindungen, die auch schleimhautschützend wirken.
Aluminiumverbindungen wirken stopfend und Magnesiumverbindungen abführend. Deshalb ist die feste Kombination solcher Substanzen (z. B. enthalten in *Almag-CT, Alucol, Gelusil, Maalox, Maaloxan, Magaldrat-CT/ -ratiopharm, Magastron, Marax, Riopan, Talcid, Talidat, Tepilta*) durchaus sinnvoll.
Die Aufnahme anderer Arzneien kann durch Antazida behindert werden. Viele Mittel enthalten auch Natriumverbindungen (z. B. *Antacidum Pfizer, Bullrich Salz, Kompensan*). Wenn ein solches Medikament öfter als einmal täglich eingenommen wird, kann die Natriummenge im Körper für Patienten mit hohem Blutdruck, Herz- und Nierenstörungen, Leberschrumpfung oder für jene, die salzarme Diät einhalten müssen, gefährlich werden.
Knochenschmerzen, Schwierigkeiten oder Schmerzen beim Harnlassen, dauernder Harndrang, Muskelschmerzen, andauernde Kopfschmerzen oder starkes Herzklopfen können Anzeichen der relativ selten auftretenden schweren Nebenwirkungen von Antazida sein. In solchen Fällen sollte man einen Arzt aufsuchen.

Schleimhautschutzmittel Sucralfat (*Ulcogant*)

Dieses Mittel bildet an der Oberfläche der Magenschleimhaut eine Schicht, die vor aggressiven Faktoren schützt. Es ist gegen Geschwüre ebenso wirksam wie H2-Blocker (z. B. *Cimetag* oder *Generika mit dem Namen Ranitidin + Firmenbezeichnung*) und wird vor allem zur Prophylaxe von Stressulkus in der Intensivmedizin und bei Verbrennungspatienten verwendet. Tabletten und Granulate werden öfter schlechter vertragen als Suspensionen. Das Mittel muss zwei- bis viermal täglich genommen werden.
Nebenwirkungen: oft Verstopfung, seltener Übelkeit und Erbrechen.

Pirenzepin (*Gastrozepin*)

Der Wirkstoff Pirenzepin (enthalten z. B. in *Gastrozepin*) wird zur Behandlung von Magen-Darm-Geschwüren verwendet, wenn Protonenpumpemhemmer, H2-Blocker oder Antazida nicht wirksam sind. Außerdem gilt Pirenzepin als Reservemittel zur Prophylaxe von Stressulkus in der Intensivmedizin, wenn Sucralfat nicht verwendet werden kann.
Nebenwirkungen: Verursacht häufig Mundtrockenheit, Sehstörungen und Müdigkeit. Seltene, aber ernste Begleiterscheinungen können Verwirrtheit, Fieber und beschleunigter Herzschlag sein. In diesen Fällen sollte ein Arzt aufgesucht werden.

Protonenpumpenhemmer

Folgende Wirkstoffe gehören zur Gruppe der Protonenpumpenhemmer:
- Esomeprazol (enthalten z. B. in *Nexium*)
- Lansoprazol (*Agopton*)
- Omeprazol (z. B. in *Generika mit dem Namen Omeprazol + Firmenbezeichnung*)
- Pantoprazol (z. B. in *Pantoloc, Pantozol, Rifun, Zacpac*)
- Rabeprazol (enthalten z. B. in *Pariet*).

Protonenpumpenhemmer drosseln die Magensäureproduktion fast vollständig. Sie gelten als Standardmedikamente bei der Behandlung von Geschwüren des Magens und der Bauchspeicheldrüse, bei schweren Refluxbeschwerden und beim sogenannten Zollinger-Ellison-Syndrom (eine Erkrankung, die durch Bauchspeicheldrüsen-Tumore verursacht wird). Nur bei der Behandlung des sogenannten Stressulkus haben sie keine Vorteile gegenüber den H2-Blockern.

Häufige Nebenwirkungen sind Kopfschmerzen, Durchfall und Magen-Darm-Störungen. Außerdem können allergische Reaktionen, Depressionen, möglicherweise auch Sehstörungen und in seltenen Fällen Impotenz auftreten.

H2-Blocker

Die Empfehlung zu dieser Wirkstoffgruppe hat sich in den letzten Jahren geändert. H2-Blocker gelten bei Magen-Darm-Geschwüren und bei Refluxbeschwerden nur noch als Reservemittel, falls Protonenpumperhemmer nicht angewendet werden können oder nicht ausreichend wirksam sind.
Sie sind jedoch erste Wahl bei der Vorbeugung von Stressulkus in der Intensivmedizin. H2-Blocker wirken schmerzlindernd und fördern die Abheilung von Geschwüren.
Die Einnahme von H2-Blockern sollte abends erfolgen, weil dann die notwendige Säurebildung während des Tages nur wenig unterdrückt wird.

Die wichtigsten Wirkstoffe sind:

- Cimetidin (enthalten z. B. in *Cimetag, Neutromed*)
- Famotidin (enthalten z. B. in *Fadul, Pepcidual, Ulcusan*)
- Ranitidin (enthalten z. B. in *Generika mit dem Namen Ranitidin + Firmenbezeichnung*).

Alle diese Medikamente wirken in den üblichen Dosierungen gleich gut, Ranitidin gilt heute jedoch als das Standardmittel.
Folgende *Nebenwirkungen* können auftreten: Kopfschmerzen, Verwirrung, Halluzinationen, Depressionen und Durchfall. Gelegentlich Leberschäden und Störungen des Abwehrsystems sowie sehr selten Störungen der Blutbildung und Einschränkungen der Sexualfunktion.

13.1. Mittel gegen Magen-Darm-Geschwüre und Magenübersäuerung

Präparat	Wichtigste Nebenwirkungen	Empfehlung
Agopton (D/Ö) Kaps. Lansoprazol *Rezeptpflichtig*	Magen-Darm-Störungen, Schwindel, Kopfschmerzen, Hautausschlag. Psychische Veränderungen wie z. B. Depression, Schlafstörungen. Verdacht auf krebserregende Wirkung bei Langzeitanwendung	**Therapeutisch zweckmäßig zur** kurzfristigen Behandlung der Refluxkrankheit und bei Geschwüren des Magens und Zwölffingerdarms, wenn andere Mittel versagen. Vertretbar zur vorbeugenden Anwendung bei schwerer erosiver Ösophagitis. Protonenpumpenhemmer (Lansoprazol).
Alkala N (D) Pulver Natriumcitrat, Natrium-, Kaliumhydrogencarbonat	Alkalisierung des Blutes und Harns, Aufblähung des Magens	**Abzuraten** Kohlensaures Natron sollte wegen der möglichen Nebenwirkungen nicht mehr angewendet werden.
Alucol (Ö) Tabl. Aluminium-, Magnesiumhydroxid	Störungen der Knochenbildung, Verminderung der Aufnahme von anderen Arzneimitteln, Vorsicht bei Nierenschäden!	**Therapeutisch zweckmäßig** Sinnvolle Kombination von stopfenden (Aluminiumhydroxid) und abführend (Magnesiumhydroxid) wirkenden, säurebindenden Mitteln.
Antacidum Pfizer (Ö) Lutschtabl. Dihydroxy-Aluminium-Natriumkarbonat	Verstopfung, Störungen der Knochenbildung, Verminderung der Aufnahme von anderen Arzneimitteln. Vorsicht bei Nierenschäden und Bluthochdruck!	**Therapeutisch zweckmäßig** Säurebindendes Mittel. Nicht geeignet bei kochsalzarmer Diät (enthält Natriumsalz).
Antra Mups (D) Tabl. Omeprazol *Rezeptpflichtig*	Magen-Darm-Störungen, Schwindel, Kopfschmerzen, Hautausschlag. Psychische Veränderungen wie z. B. Depression, Schlafstörungen. Verdacht auf krebserregende Wirkung bei Langzeitanwendung	**Therapeutisch zweckmäßig zur** kurzfristigen Behandlung der Refluxkrankheit und bei Geschwüren des Magens und Zwölffingerdarms, wenn andere Mittel versagen. Vertretbar zur vorbeugenden Anwendung bei schwerer erosiver Ösophagitis (Speiseröhrenentzündung). Protonenpumpenhemmer (Omeprazol).
Bullrich Salz (D/Ö) Tabl., Pulver Natrium-hydrogencarbonat	Alkalisierung des Blutes und Harns, Aufblähung des Magens	**Abzuraten** Kohlensaures Natron sollte wegen der möglichen Nebenwirkungen nicht mehr angewendet werden.

Präparat	Wichtigste Nebenwirkungen	Empfehlung
Cimetag (Ö) Filmtabl. Cimetidin *Rezeptpflichtig*	Durchfall, Hautausschlag, Störungen der Geschlechtshormone (Gynäkomastie, Impotenz). Verwirrtheit, vor allem bei älteren Personen	**Therapeutisch zweckmäßig zur** Verminderung der Magensäureproduktion (z. B. bei Magen- bzw. Zwölffingerdarmgeschwüren). H2-Blocker (Cimetidin).
Fadul (D) **Famobeta** (D) **Famonerton** (D) **Famotidin – 1 A Pharma** (D) **Famotidin AbZ** (D) **Famotidin-CT** (D) Filmtabletten *Wirkstoff:* Famotidin	Selten Hautausschlag, Kopfschmerzen, Magen-Darm-Störungen, selten Hormonstörungen, Müdigkeit, Verwirrtheit	**Therapeutisch zweckmäßig zur** Verminderung der Magensäureproduktion (z. B. bei Magen- bzw. Zwölffingerdarmgeschwüren). H2-Blocker (Famotidin).
Famotidin-ratiopharm (D) **Famotidin Sandoz** (D) **Famotidin STADA** (D) **PEPDUL mite** (D) **PEPDUL** (D) Filmtabletten *Wirkstoff:* Famotidin *Rezeptpflichtig*	Selten Hautausschlag, Kopfschmerzen, Magen-Darm-Störungen, selten Hormonstörungen, Müdigkeit, Verwirrtheit	**Therapeutisch zweckmäßig zur** Verminderung der Magensäureproduktion (z. B. bei Magen- bzw. Zwölffingerdarmgeschwüren). H2-Blocker (Famotidin).
Gastracid (D) Tabl. Omeprazol *Rezeptpflichtig*	Magen-Darm-Störungen, Schwindel, Kopfschmerzen, Hautausschlag. Psychische Veränderungen wie z. B. Depression, Schlafstörungen. Verdacht auf krebserregende Wirkung bei Langzeitanwendung	**Therapeutisch zweckmäßig zur** kurzfristigen Behandlung der Refluxkrankheit und bei Geschwüren des Magens und Zwölffingerdarms, wenn andere Mittel versagen. Vertretbar zur vorbeugenden Anwendung bei schwerer erosiver Ösophagitis (Speiseröhrenentzündung). Protonenpumpenhemmer (Omeprazol).
Gastrozepin (D/Ö) Tabl., Amp. Pirenzepin *Rezeptpflichtig*	Sehstörungen, Mundtrockenheit	**Nur zweckmäßig zur** Verminderung der Magensäureproduktion bei Magen- bzw. Zwölffingerdarmgeschwüren, wenn andere bewährte Mittel, wie H2-Blocker (z. B. Ranitidin), nicht angewendet werden können. Nur in relativ hoher Dosierung wirksam. Anticholinergicum (Pirenzepin).

Präparat	Wichtigste Nebenwirkungen	Empfehlung
Gelusil Lac/ Liquid (D) Tabl., Pulver, Suspension Aluminiummagnesium-silicathydrat, Milchpulver (nur in Tabl. und Pulver)	Störungen der Knochenbildung, Verminderung der Aufnahme von anderen Arzneimitteln. Vorsicht bei Nierenschäden! Nierensteinbildung möglich	**Wenig zweckmäßig bei** Magen- bzw. Zwölffingerdarmgeschwüren. Stärker wirksame Mittel sind vorzuziehen. Vertretbar bei Magenreizungen.
Junizac (D) Filmtabl. Ranitidin *Rezeptpflichtig*	Selten Hautausschlag, Kopfschmerzen, Magen-Darm-Störungen, selten Hormonstörungen, Müdigkeit, Verwirrtheit	**Therapeutisch zweckmäßig zur** Verminderung der Magensäureproduktion (z. B. bei Magen- bzw. Zwölffingerdarmgeschwüren). H2-Blocker (Ranitidin).
Kompensan (D) Lutschtabl. Carbaldrat (Aluminium-Natrium-carbonat-dihydroxid)	Verstopfung, Störungen der Knochenbildung, Verminderung der Aufnahme von anderen Arzneimitteln. Vorsicht bei Nierenschäden und Bluthochdruck!	**Wenig zweckmäßig bei** Magen- bzw. Zwölffingerdarmgeschwüren. Stärker wirksame Mittel sind vorzuziehen. Vertretbar bei Magenreizungen. Nicht geeignet bei kochsalzarmer Diät (enthält Natriumsalz).
LansoBene (Ö) **Lansohexal** (Ö) **Lansoprazol – 1 A Pharma** (D) **Lansoprazol AbZ** (D) **Lansoprazol AL** (D) **Lansoprazol-CT** (D) **Lansoprazol HEXAL** (D) **Lansoprazol-ratiopharm** (D) **Lansoprazol Sandoz** (D) **Lansoprazol STADA** (D) **Lanso-Q** (D) **Lanso TAD** (D) magensaftresistente Hartkapseln *Wirkstoff:* Lansoprazol *Rezeptpflichtig*	Magen-Darm-Störungen, Schwindel, Kopfschmerzen, Hautausschlag. Psychische Veränderungen wie z. B. Depression, Schlafstörungen. Verdacht auf krebserregende Wirkung bei Langzeitanwendung	**Therapeutisch zweckmäßig zur** kurzfristigen Behandlung der Refluxkrankheit und bei Geschwüren des Magens und Zwölffingerdarms, wenn andere Mittel versagen. Vertretbar zur vorbeugenden Anwendung bei schwerer erosiver Ösophagitis. Protonenpumpenhemmer (Lansoprazol).
Lanzor (D) magensaftresistente Kaps. *Wirkstoff:* Lansoprazol *Rezeptpflichtig*	Magen-Darm-Störungen, Schwindel, Kopfschmerzen, Hautausschlag. Psychische Veränderungen wie z. B. Depression, Schlafstörungen. Verdacht auf krebserregende Wirkung bei Langzeitanwendung	**Therapeutisch zweckmäßig zur** kurzfristigen Behandlung der Refluxkrankheit und bei Geschwüren des Magens und Zwölffingerdarms, wenn andere Mittel versagen. Vertretbar zur vorbeugenden Anwendung bei schwerer erosiver Ösophagitis. Protonenpumpenhemmer (Lansoprazol).

Präparat	Wichtigste Nebenwirkungen	Empfehlung
Losec (Ö) Kaps., Amp. Omeprazol *Rezeptpflichtig*	Magen-Darm-Störungen, Schwindel, Kopfschmerzen, Hautausschlag. Psychische Veränderungen wie z. B. Depression, Schlafstörungen. Verdacht auf krebserregende Wirkung bei Langzeitanwendung	**Therapeutisch zweckmäßig zur** kurzfristigen Behandlung der Refluxkrankheit und bei Geschwüren des Magens und Zwölffingerdarms, wenn andere Mittel versagen. Vertretbar zur vorbeugenden Anwendung bei schwerer erosiver Ösophagitis (Speiseröhrenentzündung). Protonenpumpenhemmer (Omeprazol).
Maalox Suspension (D/Ö) Susp. im Beutel *Konservierungsstoffe:* Propyl- und Methyl-hydroxybezoat (Parastoffe) **Maaloxan Kautabletten** (D/Ö) Kautabl. **Maaloxan Liquid** (D) Susp. im Beutel *Konservierungsstoff:* Chlorhexidin **Maaloxan Soft Tabs** (D) Kautabl. *Wirkstoffe:* Magnesiumhydroxid, Algeldrat (Aluminiumoxid) *Rezeptpflichtig (Ö)*	Störungen der Knochenbildung, Verminderung der Aufnahme von anderen Arzneimitteln. Vorsicht bei Nierenschäden! Allergien gegen Konservierungsstoffe (auch Parastoffe) möglich	**Therapeutisch zweckmäßig** Sinnvolle Kombination von stopfend (Aluminiumoxid) und abführend (Magnesiumhydroxid) wirkenden, säurebindenden Mitteln.
Magaldrat-CT (D) Kautabl., Susp. im Beutel *Konservierungsstoffe:* Propyl- und Methylhydroxybezoat **Magaldrat-ratiopharm** (D) Tabl. **Magaldrat-ratipharm** **Gel-Beutel** (D) Susp. im Beutel *Konservierungsstoffe:* Propyl- und Methylhydroxybezoat **Magastron** (D) Kautabl., Susp. im Beutel *Konservierungsstoffe:* Propyl- und Methylhydroxybezoat **Marax Kautabletten** (D) Kautabl. *Wirkstoff:* Magaldrat	Störungen der Knochenbildung, Verminderung der Aufnahme von anderen Arzneimitteln. Vorsicht bei Nierenschäden! Bei Überdosierung Durchfall möglich	**Therapeutisch zweckmäßig** Säurebindendes Mittel mit Aluminium- und Magnesiumverbindungen.

Präparat	Wichtigste Nebenwirkungen	Empfehlung
Neutromed (Ö) Filmtabl. Cimetidin *Rezeptpflichtig*	Durchfall, Hautausschlag, Störungen der Geschlechtshormone (Gynäkomastie, Impotenz). Verwirrtheit, vor allem bei älteren Personen	**Therapeutisch zweckmäßig zur** Verminderung der Magensäureproduktion (z. B. bei Magen- bzw. Zwölffingerdarmgeschwüren). H2-Blocker (Cimetidin).
Nexium (Ö) magensaftresistente Tabl. **Nexium Pulver** (D/Ö) Pulver zur Herstellung einer Infusionslösung **Nexium mups magensaftresistente Tabletten** (D) Tabl. *Wirkstoff:* Esomeprazol *Rezeptpflichtig*	Häufig Kopfschmerzen, Magen-Darm-Störungen. Schwindel, Hautausschlag. Psychische Veränderungen wie z. B. Depression, Schlafstörungen. Verdacht auf krebserregende Wirkung bei Langzeitanwendung	**Therapeutisch zweckmäßig zur** kurzfristigen Behandlung der Refluxkrankheit und bei Geschwüren des Magens und Zwölffingerdarms, wenn andere Mittel versagen. Vertretbar zur vorbeugenden Anwendung bei schwerer erosiver Ösophagitis (Speiseröhrenentzündung). Protonenpumpenhemmer (Esomeprazol).
Omebeta (D) magensaftresistente Hartkapseln *Wirkstoff:* Omeprazol *Rezeptpflichtig*	Magen-Darm-Störungen, Schwindel, Kopfschmerzen, Hautausschlag. Psychische Veränderungen wie z. B. Depression, Schlafstörungen. Verdacht auf krebserregende Wirkung bei Langzeitanwendung	**Therapeutisch zweckmäßig zur** kurzfristigen Behandlung der Refluxkrankheit und bei Geschwüren des Magens und Zwölffingerdarms, wenn andere Mittel versagen. Vertretbar zur vorbeugenden Anwendung bei schwerer erosiver Ösophagitis (Speiseröhrenentzündung). Protonenpumpenhemmer (Omeprazol).

Die folgende Liste enthält Medikamente, die so wie Omebeta als Wirkstoff Omeprazol enthalten. Sie werden als Generika bezeichnet und haben dieselben Nebenwirkungen und dieselbe Empfehlung wie Omebeta:

Alle rezeptpflichtig!

Omedoc (D) magensaftresistente Hartkaps. **Omegamma** (D) magensaftresistente Tabl. **OmeLich** (D) magensaftresistente Hartkaps. **Omelind** (D) magensaftresistente Hartkaps. **Ome nerton** (D) magensaftresistente Hartkaps. **Omep** (D) magensaftresistente Hartkaps., Tabl. **Omeprazol – 1 A Pharma** (D/Ö) magensaftresistente Hartkaps. **Omeprazol AbZ** (D) magensaftresistente Hartkaps., Tabl. **Omeprazol AL** (D) magensaftresistente Hartkaps., Tabl. **Omeprazol Basics** (D) magensaftresistente Hartkaps., Tabl. **Omeprazol-biomo** (D) magensaftresistente Hartkaps. **Omeprazol-CT** (D) magensaftresistente Hartkaps. **Omeprazol dura** (D) magensaftresistente Hartkaps. **Omeprazol Heumann** (D) magensaftresistente Hartkaps., Tabl. **Omeprazol-ratiopharm/ -NT** (D/Ö) magensaftresistente Hartkaps. **Omeprazol Sandoz** (D/Ö) magensaftresistente Hartkaps. **Omeprazol STADA** (D) magensaftresistente Hartkaps, Tabl. **OME-PUREN** (D) magensaftresistente Hartkaps. **Ome-Q** (D) magensaftresistente Hartkaps. **Ome TAD** (D) magensaftresistente Hartkaps.

Präparat	Wichtigste Nebenwirkungen	Empfehlung
Pantoloc (Ö) Filmtabl., Injektionslösung Pantoprazol *Rezeptpflichtig*	Magen-Darm-Störungen, Schwindel, Kopfschmerzen, Hautausschlag. Psychische Veränderungen wie z. B. Depression, Schlafstörungen. Verdacht auf krebserregende Wirkung bei Langzeitanwendung	**Therapeutisch zweckmäßig zur** kurzfristigen Behandlung der Refluxkrankheit und bei Geschwüren des Magens und Zwölffingerdarms, wenn andere Mittel versagen. Vertretbar zur vorbeugenden Anwendung bei schwerer erosiver Ösophagitis (Speiseröhrenentzündung). Protonenpumpenhemmer (Pantoprazol).
Pantozol (D) Tabl., Pulver zur Herstellung einer Injektionslösung Pantoprazol *Rezeptpflichtig*	Magen-Darm-Störungen, Schwindel, Kopfschmerzen, Hautausschlag. Psychische Veränderungen wie z. B. Depression, Schlafstörungen. Verdacht auf krebserregende Wirkung bei Langzeitanwendung	**Therapeutisch zweckmäßig zur** kurzfristigen Behandlung der Refluxkrankheit und bei Geschwüren des Magens und Zwölffingerdarms, wenn andere Mittel versagen. Vertretbar zur vorbeugenden Anwendung bei schwerer erosiver Ösophagitis (Speiseröhrenentzündung). Protonenpumpenhemmer (Pantoprazol).
Pariet (D/Ö) Tabl. Rabeprazol *Rezeptpflichtig*	Häufig Kopfschmerzen, Magen-Darm-Störungen. Schwindel, grippeähnliche Symptome, Hautausschlag. Psychische Veränderungen wie z. B. Depression, Schlafstörungen. Verdacht auf krebserregende Wirkung bei Langzeitanwendung	**Therapeutisch zweckmäßig zur** kurzfristigen Behandlung der Refluxkrankheit und bei Geschwüren des Magens und Zwölffingerdarms, wenn andere Mittel versagen. Vertretbar zur vorbeugenden Anwendung bei schwerer erosiver Ösophagitis (Speiseröhrenentzündung). Protonenpumpenhemmer (Rabeprazol). Weniger erprobt als Standardsubstanzen wie Omeprazol.
Pepciddual (D) Kautabl. Famotidin *Rezeptpflichtig*	Selten Hautausschlag, Kopfschmerzen, Magen-Darm-Störungen, selten Hormonstörungen, Müdigkeit, Verwirrtheit	**Therapeutisch zweckmäßig zur** Verminderung der Magensäureproduktion (z. B. bei Magen- bzw. Zwölffingerdarmgeschwüren). H2-Blocker (Famotidin).

Präparat	Wichtigste Nebenwirkungen	Empfehlung
Raniberl (D) Filmtabl. *Wirkstoff:* Ranitidin *Rezeptpflichtig (alle Medikamente über 75 mg)*	Selten Hautausschlag, Kopfschmerzen, Magen-Darm-Störungen, selten Hormonstörungen, Müdigkeit, Verwirrtheit	**Therapeutisch zweckmäßig zur** Verminderung der Magensäureproduktion (z. B. bei Magen- bzw. Zwölffingerdarmgeschwüren). H2-Blocker (Ranitidin).
Die folgende Liste enthält Medikamente, die so wie Raniberl als Wirkstoff Ranitidin enthalten. Sie werden als Generika bezeichnet und haben dieselben Nebenwirkungen und dieselbe Empfehlung wie Raniberl: *Rezeptpflichtig (alle Medikamente über 75 mg)*	**Ranibeta** (D) Filmtabl. **Ranicux** (D) Filmtabl. **Rani-nerton** (D) Filmtabl. **Raniprotect** (D) Filmtabl. **Rani-Puren** (D) Filmtabl. **Ranitic akut** (D) Filmtabl. **Ranitic akut bei Sodbrennen** (D) Filmtabl. **Ranitic injekt** (D) Injektionslösung. **Ranitidin 75 – 1 A Pharma** (D/Ö) Filmtabl. **Ranitidin 150 mg/ -300 mg – 1 A Pharma** (D) Filmtabl. **Ranitidin AbZ** (D) Filmtabl. **Ranitidin AL** (D) Filmtabl. **Ranitidin AWD** (D) Filmtabl. **Ranitidin axcount** (D) Filmtabl. **Ranitidin Basics** (D) Filmtabl. **Ranitidin-CT 75** (D) Filmtabl. **Ranitidin-CT 150 mg/ -300 mg** (D) Filmtabl. **Ranitidin-ISIS** (D) Filmtabl. **Ranitidin PB** (D) Filmtabl. **Ranitidin-ratiopharm Filmtabletten gegen Sodbrennen** (D) Filmtabl. **Ranitidin-ratiopharm/ -akut** (D/Ö) Filmtabl. **Ranitidin-ratiopharm Brausetabletten** (D/Ö) Brausetabl. **Ranitidin-ratiopharm Injektionslösung** (D/Ö) Injektionslösung. **Ranitidin-saar** (D) Filmtabl. **Ranitidin Sandoz** (D) Filmtabl. **Ranitidin STADA 75** (D/Ö) Filmtabl. **Ranitidin STADA 150 mg/ -300 mg** (D/Ö) Filmtabl. **Ranitidoc 3** (D) Filmtabl. **Ran Lich** (D) Filmtabl.	
Rennie (D) Kautabl. **Rennie Antacidum** (Ö) Lutschtabl. Magnesiumcarbonat, Calciumcarbonat	Verminderung der Aufnahme anderer Arzneimittel. Vorsicht bei Nierenschäden. Bei lang dauernder Anwendung Störungen der Knochenbildung und Nierensteinbildung möglich	**Therapeutisch zweckmäßig bei** Magenreizungen. Kombination von stopfend und abführend wirkenden Antacida (säurebindenden Mitteln).
Rifun (D) Tabl. Pantoprazol *Rezeptpflichtig*	Magen-Darm-Störungen, Schwindel, Kopfschmerzen, Hautausschlag. Psychische Veränderungen wie z. B. Depression, Schlafstörungen. Verdacht auf krebserregende Wirkung bei Langzeitanwendung	**Therapeutisch zweckmäßig zur** kurzfristigen Behandlung der Refluxkrankheit und bei Geschwüren des Magens und Zwölffingerdarms, wenn andere Mittel versagen. Vertretbar zur vorbeugenden Anwendung bei schwerer erosiver Ösophagitis (Speiseröhrenentzündung). Protonenpumpenhemmer (Pantoprazol).
Riopan Magen (D) Gel, Tabl., Kautabl. **Riopan** (Ö) Kautabl., orale Susp. Magaldrat	Störungen der Knochenbildung, Verminderung der Aufnahme von anderen Arzneimitteln. Vorsicht bei Nierenschäden! Bei Überdosierung Durchfall möglich	**Therapeutisch zweckmäßig** Säurebindendes Mittel mit Aluminium- und Magnesiumverbindungen.

Präparat	Wichtigste Nebenwirkungen	Empfehlung
Simagel (D) Kautabl. Almasilat	Störungen der Knochenbildung, Verminderung der Aufnahme von anderen Arzneimitteln. Vorsicht bei Nierenschäden! Nierensteinbildung möglich	**Therapeutisch zweckmäßig bei** Magenreizungen. Relativ schwach wirksames säurebindendes Mittel mit Aluminium- und Magnesiumverbindungen.
Solugastril (D/Ö) Gel, Tabl. Aluminiumhydroxid, Kalziumcarbonat	Störungen der Knochenbildung, Verminderung der Aufnahme von anderen Arzneimitteln. Vorsicht bei Nierenschäden! Nierensteinbildung möglich	**Therapeutisch zweckmäßig** Sinnvolle Kombination von stopfend und abführend wirkenden Antacida (säurebindenden Mitteln).
Sostril (D) Brausetabl., Filmtabl., Injektionslösung Ranitidin *Rezeptpflichtig*	Selten Hautausschlag, Kopfschmerzen, Magen-Darm-Störungen, selten Hormonstörungen, Müdigkeit, Verwirrtheit	**Therapeutisch zweckmäßig zur** Verminderung der Magensäureproduktion (z. B. bei Magen- bzw. Zwölffingerdarmgeschwüren). H2-Blocker (Ranitidin).
Talcid Kautabletten (D/Ö) Kautabl. **Talcid Liquid/ -forte Liquid** (D) Susp. Hydrotalcit	Durchfall, Erbrechen, Verminderung der Aufnahme anderer Arzneimittel. Vorsicht bei Nierenschäden!	**Therapeutisch zweckmäßig** Säurebindendes Mittel mit Aluminium- und Magnesiumverbindungen.
Talidat/ mint (D) Kaupastillen Hydrotalcit	Durchfall, Erbrechen, Verminderung der Aufnahme anderer Arzneimittel. Vorsicht bei Nierenschäden!	**Therapeutisch zweckmäßig** Säurebindendes Mittel mit Aluminium- und Magnesiumverbindungen.
Tepilta (D/Ö) Susp., nur Ö: Tabl. Oxetacain, Aluminiumhydroxid, Magnesiumhydroxid, (in Tabletten Magnesiumcarbonat statt Magnesiumhyroxid) *Rezeptpflichtig*	Störungen der Knochenbildung, Verminderung der Aufnahme von anderen Arzneimitteln. Vorsicht bei Nierenschäden!	**Abzuraten** Wenig sinnvolle Kombination von säurebindenden Mitteln (Aluminium- und Magnesiumverbindungen) mit lokal wirkendem Betäubungsmittel (Oxetacain).
Ulcogant (D/Ö) Tabl., Granulat, Susp. Sucralfat (Aluminiumverbindung) *Rezeptpflichtig*	Relativ oft Verstopfung, selten Übelkeit, Erbrechen. Vorsicht bei Nierenschäden!	**Therapeutisch zweckmäßig zur** Behandlung von Magen- und Zwölffingerdarmgeschwüren.

Präparat	Wichtigste Nebenwirkungen	Empfehlung
Ulcusan (Ö) Amp., Filmtabl. Famotidin *Rezeptpflichtig*	Selten Hautausschlag, Kopfschmerzen, Magen-Darm-Störungen, selten Hormonstörungen, Müdigkeit, Verwirrtheit	**Therapeutisch zweckmäßig zur** Verminderung der Magensäureproduktion (z. B. bei Magen- bzw. Zwölffingerdarmgeschwüren). H2-Blocker (Famotidin).
Ulsal (Ö) Filmtabl., lösliche Tabl., Amp. Ranitidin *Rezeptpflichtig*	Selten Hautausschlag, Kopfschmerzen, Magen-Darm-Störungen, selten Hormonstörungen, Müdigkeit, Verwirrtheit	**Therapeutisch zweckmäßig zur** Verminderung der Magensäureproduktion (z. B. bei Magen- bzw Zwölffingerdarmgeschwüren). H2-Blocker (Ranitidin).
Zacpac (D) Tabl. Pantoprazol *Rezeptpflichtig*	Magen-Darm-Störungen, Schwindel, Kopfschmerzen, Hautausschlag. Psychische Veränderungen wie z. B. Depression, Schlafstörungen. Verdacht auf krebserregende Wirkung bei Langzeitanwendung	**Therapeutisch zweckmäßig zur** kurzfristigen Behandlung der Refluxkrankheit und bei Geschwüren des Magens und Zwölffingerdarms, wenn andere Mittel versagen. Vertretbar zur vorbeugenden Anwendung bei schwerer erosiver Ösophagitis (Speiseröhrenentzündung). Protonenpumpenhemmer (Pantoprazol).
Zantac (Ö) lösliche Tabl. **Zantic** (D) Filmtabl., Injektionslösung **Zantic Magentabletten** (D) rezeptfreie Filmtabl. **Zantic Brause** (D) Brausetabl. Ranitidin *Rezeptpflichtig*	Selten Hautausschlag, Kopfschmerzen, Magen-Darm-Störungen, selten Hormonstörungen, Müdigkeit, Verwirrtheit	**Therapeutisch zweckmäßig zur** Verminderung der Magensäureproduktion (z. B. bei Magen- bzw. Zwölffingerdarmgeschwüren). H2-Blocker (Ranitidin).

13.2. Abführmittel

»Der Tod liegt im Darm« – solche Werbesprüche suggerieren, dass eine verzögerte Darmentleerung schwere gesundheitliche Schäden hervorrufen kann.

Diese Firmenstrategie lohnt sich immer noch. Der Abführmittelumsatz sinkt zwar – nicht zuletzt dank konsequenter Aufklärungsarbeit –, dennoch wurden in Deutschland im Jahr 2006 immer noch rund 30 Millionen Packungen verkauft.

Diese hohen Verkaufszahlen lassen vermuten, dass der chronische Missbrauch von Abführmitteln weit verbreitet ist.

Verstopfung und deren Behandlung

Ursache des schnellen Griffs zu Abführmitteln ist oft die falsche Vorstellung vom »normalen« Stuhlgang. Zwei bis drei tägliche Entleerungen sind jedoch ebenso normal wie zwei in einer Woche. Erst bei weniger als einmal pro Woche kann von behandlungsbedürftiger Verstopfung gesprochen werden.

Die Ursachen dafür können sein:
- Ernährungsfehler (z. B. zu viele Süßigkeiten, zu wenig Ballaststoffe); Bewegungsmangel,
- psychische Faktoren. Psychisches Leid hat oft Verdauungsstörungen und Stress zur Folge,
- organische Erkrankungen (Tumore, Hämorrhoiden, siehe Kapitel 13.8.: Mittel gegen Hämorrhoiden),
- Medikamente (Psychopharmaka, aluminiumhaltige säurebindende Mittel, Schlafmittel, krampflösende Mittel).

Verdauungsstörungen können behoben werden durch:
- *Richtige Ernährung:* Schlackenreiche Kost wie Vollkornbrot, faserreiches Gemüse und Obst dehnen die Darmwände und regen so die Darmbewegung an. Weißbrot, Milch- und Süßspeisen, Fleisch- und Wurstwaren lösen den Entleerungsreflex nicht aus, weil sie den Darm kaum füllen. Verschiedene Nahrungsmittel haben eine abführende Wirkung (Pflaumen, Rhabarber). Ein Glas Fruchtsaft am Morgen auf nüchternen Magen regt die Verdauung ebenso an wie Weizenkleie und Leinsamen (dreimal 2–5 g täglich).
- *Richtigen Stuhlgang:* Man sollte sich Zeit nehmen und es regelmäßig zur gleichen Zeit versuchen – auch dann, wenn der Stuhlgang vorübergehend ausbleibt.
- *Ausreichende körperliche Bewegung.*
- *Aufklärung* über Mechanismus und Rhythmus der Entleerung und eventuell eine Psychotherapie.

Wann Abführmittel?

Kinder sollten überhaupt keine Abführmittel verwenden. Der kurzfristige oder einmalige Einsatz bei Erwachsenen ist nur in wenigen Fällen gerechtfertigt:

- bei schweren Verstopfungen,
- zur Vermeidung von Bauchpressen, z. B. nach einem Herzinfarkt, bei schwerem Bluthochdruck,
- zur Darmentleerung vor chirurgischen Eingriffen oder Röntgenuntersuchungen im Darmbereich,
- bei schmerzhaften Leiden in der Aftergegend.

Der dauernde Gebrauch von stärker wirkenden Abführmitteln ist generell abzulehnen, weil als Nebenwirkung chronische Veränderungen der Darmwände und Darmflora, Darmlähmungen sowie Verschlimmerungen von Hämorrhoiden-Beschwerden auftreten können.

Welches Abführmittel?

Bei leichten Verstopfungen

sollte man es zunächst mit einem Quellmittel versuchen, wobei es unter Umständen einige Tage dauern kann, bis sich eine Wirkung zeigt:

- Leinsamen (in vielen Lebensmittelgeschäften erhältlich, aber auch in Apotheken unter dem Präparatenamen *Linusit Creola*) oder
- Weizenkleie (in Drogeriemärkten oder in Apotheken erhältlich) oder
- indischer Flohsamen bzw. Flohsamenschalen (enthalten z. B. in *Agiocur, Flosa, Metamucil, Mucofalk*).

Bei der Verwendung von Quellmitteln sollte man darauf achten, ausreichend Flüssigkeit zu sich zu nehmen! In diesem Fall sind keine Nebenwirkungen zu erwarten.

Wenn mit Quellmitteln keine ausreichende Wirkung erzielt wird, ist die Verwendung folgender Mittel zweckmäßig:

- Bisacodyl (enthalten in *Bekunis Bisacodyl, Dulcolax, Laxans-ratiopharm, Prepacol, Pyrilax, Tirgon*). Bisacodyl reizt die Darmwand und ist bei kurzzeitiger Anwendung unbedenklich. Es ist auch für stillende Mütter geeignet.
- Natriumpicosulfat (enthalten in *Agaffin, Agiolax Pico, Dulcolax NP Tropfen, Guttalax, Laxans-ratiopharm Pico, Laxoberal, Regulax Abführwürfel Picosulfat*). Natrium Picosulfat ist dem Bisacodyl chemisch und in der Wirkung verwandt.
- Lactulose (enthalten in *Bifiteral, Generika mit dem Namen Lactulose + Firmenbezeichnung*). Als Nebenwirkungen können Übelkeit, Erbrechen und Blähungen auftreten.

Bei schweren Verstopfungen

ist die kurzfristige Verwendung von Mitteln sinnvoll, die Sennesblätter oder Sennesfrüchte in standardisierter Darreichungsform enthalten (z. B. *Agiolax, Alasenn, Bad Heilbrunner Abführtee N, Bekunis Instanttee, H&S Sennesblättertee, Midro Abführtabletten, Midro Tee, Ramend*).
Sennes-Präparate sollten abends nach dem Essen eingenommen und nicht länger als maximal zwei Wochen verwendet werden. Sennesblätter und -früchte enthalten sogenannte Anthrachinone, bei denen der Verdacht besteht, dass sie krebserregend sind und bei langfristiger Anwendung möglicherweise die Entstehung von Dickdarmkrebs begünstigen. Bei kurzfristiger Anwendung ist dieses Risiko bedeutungslos.

Zur schnellen Darmentleerung

eignen sich der Wirkstoff Glyzerin (z. B. *Babylax, Glycilax, Milax*) oder die Präparate *Clysmol, Lecicarbon, Microklist, Practo-Clyss* und *Relaxyl* in Form von Zäpfchen oder Klistieren. Glyzerin-Präparate können auch bei Kindern verwendet werden. Nebenwirkungen sind bei gesundem Enddarm nicht zu erwarten.
Bei starker Verstopfung ist die Verwendung von *Rizinusöl* zweckmäßig. Schneller Wirkungseintritt (zwei bis vier Stunden).

Abzuraten ist von folgenden Mitteln

- *Aloeextrakte* (enthalten z. B. in *Artin, Kräuterlax-A*). Aloe hat eine sehr drastische Wirkung und gilt wegen der schwerwiegenden Nebenwirkungen – Bauchschmerzen und -krämpfe, Hautausschläge; bei Überdosierung Koliken und Nierenentzündung – als überholt. Außerdem besteht der Verdacht, dass Aloe krebserregend wirkt.
- *Paraffinöl* (enthalten in *Obstinol M*) wirkt stuhlaufweichend und gilt als überholt. Paraffinöl wird vom Körper aufgenommen und in verschiedenen Körpergeweben eingelagert. In der Folge können geschwulstähnliche Gewebereaktionen auftreten. Wenn Paraffinöl versehentlich in die Luftröhre gelangt, kann dies eine Lungenentzündung verursachen.

Abzuraten ist außerdem von unstandardisierten pflanzlichen Inhaltsstoffen und unsinnigen oder gefährlichen Kombinationspräparaten (z.B. *Alasenn, Neda Früchte Würfel*).

13.2. Abführmittel

Präparat	Wichtigste Nebenwirkungen	Empfehlung
1 x klysma Sorbit (D) Klistier Sorbitol	Bei gesundem Enddarm keine wesentlichen zu erwarten	**Therapeutisch zweckmäßig zur** raschen Auslösung des Stuhlgangs. Nur kurzfristig anwenden.
Abführtee Bombastus (D) Tee Sennesblätter (standardisiert), Faulbaumrinde, Ringelblumen, Pfefferminz, Holunder, Fenchel, Koriander, Schafgarbe, Himbeerblätter, Erdbeerblätter	Gelegentlich Darmkrämpfe, bei Dauergebrauch Salzverlust, harmlose Rotfärbung des Urins und Verfärbung der Dickdarmschleimhaut	**Wenig zweckmäßig** Pflanzliches Mittel. Wenig sinnvolle Kombination von abführend wirkenden Darmreizstoffen (Sennes, Faulbaumrinde). Die Extraktion der Wirksubstanzen aus Teeblättern ist wenig zuverlässig.
Abführtee St. Severin (Ö) Tee Sennesblätter und -früchte (nicht standardisiert), Pfefferminz, Herba millefolii	Gelegentlich Darmkrämpfe, bei Dauergebrauch Salzverlust, harmlose Rotfärbung des Urins und Verfärbung der Dickdarmschleimhaut	**Wenig zweckmäßig** Pflanzliches Mittel. Wenig sinnvolle Kombination von abführend wirkenden Darmreizstoffen (Sennes, Faulbaumrinde). Die Extraktion der Wirksubstanzen aus Teeblättern ist wenig zuverlässig.
Agaffin (Ö) Abführgel, Drag., Tropfen Natriumpicosulfat	Bei längerer Anwendung Salzverlust	**Therapeutisch zweckmäßig nur** zur kurzfristigen Anwendung.
Agiocur (D/Ö) Granulat Indische Flohsamen und -schalen (Plantago ovata) *Rezeptpflichtig (Ö)*	Bei ausreichender Flüssigkeitszufuhr keine wesentlichen zu erwarten	**Therapeutisch zweckmäßig als** Füllmittel. Pflanzliches Mittel.
Agiolax (D/Ö) Granulat Indische Flohsamen und -schalen (Plantago ovata), Sennesfrüchte (standardisiert) Hilfsstoff: Paraffin	Gelegentlich Darmkrämpfe, bei Dauergebrauch Salzverlust, harmlose Rotfärbung des Urins und Verfärbung der Dickdarmschleimhaut	**Abzuraten** Kombination von ungefährlichen Quell- und Füllmitteln mit Darmreizstoff (in Sennesfrüchten). Pflanzliches Mittel. Der Hilfsstoff Paraffin sollte aber nicht mehr verwendet werden.
Agiolax Pico Abführpastillen mit Matriumpicosulfat (D) Lutschpastillen Natriumpicosulfat	Blähungen, Bauchschmerzen. Bei längerer Anwendung Salzverlust	**Therapeutisch zweckmäßig nur zur** kurzfristigen Anwendung.

Präparat	Wichtigste Nebenwirkungen	Empfehlung
Alasenn (D) Granulat Sennesblätter und -früchte (standardisiert), Hilfsstoffe: Paraffin, Rizinusöl und andere Pflanzenextrakte	Gelegentlich Darmkrämpfe, bei Dauergebrauch Salzverlust, harmlose Rotfärbung des Urins und Verfärbung der Dickdarmschleimhaut	**Abzuraten** Wenig sinnvolle Kombination von Darmreizstoff (in Sennespflanze) z. B. mit Rizinusöl und entwässernd wirkenden Pflanzenextrakten. Der Hilfsstoff Paraffin sollte nicht mehr verwendet werden.
Artin (Ö) Drag. Aloeextrakt, Faulbaumextrakt *Rezeptpflichtig*	Darmkrämpfe, bei längerem Gebrauch Salzverlust, Allergien	**Abzuraten** wegen unerwünschter Wirkungen. Aloe sollte wegen ihres Gehalts an darm- und nierenreizenden Stoffen nicht angewendet werden. Pflanzliches Mittel.
Babylax (D) Miniklistier Glycerol	Bei gesundem Enddarm keine wesentlichen zu erwarten	**Therapeutisch zweckmäßig als** mildes Mittel zur Auslösung des Stuhlgangs.
Bad Heilbrunner Abführtee N (D) Tee im Filterbeutel Sennesblätter (standardisiert)	Gelegentlich Darmkrämpfe, bei Dauergebrauch Salzverlust, harmlose Rotfärbung des Urins und Verfärbung der Dickdarmschleimhaut	**Therapeutisch zweckmäßig nur zur** kurzfristigen Anwendung. Die Extraktion der Wirksubstanzen aus Teeblättern ist wenig zuverlässig. Pflanzliches Mittel.
Bekunis Instanttee (D), Bekunis Dragees (Ö) Extrakte aus Sennesblättern, -früchten (standardisiert)	Gelegentlich Darmkrämpfe, bei Dauergebrauch Salzverlust, harmlose Rotfärbung des Urins und Verfärbung der Dickdarmschleimhaut	**Therapeutisch zweckmäßig nur zur** kurzfristigen Anwendung. Pflanzliches Mittel.
Bekunis Bisacodyl (D) Drag. Bisacodyl Hilfsstoff: Rizinusöl	Darmkrämpfe, bei Dauergebrauch Salzverlust	**Therapeutisch zweckmäßig nur zur** kurzfristigen Anwendung.
Bekunis Kräutertee (D/Ö) Tee Sennesblätter (standardisiert)	Gelegentlich Darmkrämpfe, bei Dauergebrauch Salzverlust, harmlose Rotfärbung des Urins und Verfärbung der Dickdarmschleimhaut	**Therapeutisch zweckmäßig nur** zur kurzfristigen Anwendung. Die Extraktion der Wirksubstanzen aus Teeblättern ist wenig zuverlässig. Pflanzliches Mittel.
Bifiteral (D/Ö) Pulver, nur D: Sirup Lactulose	Übelkeit, Erbrechen, Blähungen	**Therapeutisch zweckmäßig bei** chronischer Verstopfung, möglicherweise zweckmäßig bei schwerer Leberstörung.

Präparat	Wichtigste Nebenwirkungen	Empfehlung
Clysmol (Ö) Salinischer Einlauf Natriummono-hydrogenphosphat, Natriumhydrogenphosphat	Bei gesundem Enddarm keine wesentlichen zu erwarten	**Therapeutisch zweckmäßig zur** raschen Auslösung des Stuhlgangs.
Dulcolax (D/Ö) Drag., Zäpfchen Bisacodyl	Darmkrämpfe, bei Dauergebrauch Salzverlust	**Therapeutisch zweckmäßig nur zur** kurzfristigen Anwendung.
Dulcolax NP Tropfen (D) Tropfen Natriumpicosulfat	Blähungen, Bauchschmerzen. Bei längerer Anwendung Salzverlust	**Therapeutisch zweckmäßig nur zur** kurzfristigen Anwendung.
Eucarbon (Ö) Tabl. Sennesblätter (nicht standardisiert), Rhabarberextrakt, Holzkohle, Schwefel, ätherische Öle	Gelegentlich Darmkrämpfe, bei Dauergebrauch Salzverlust, harmlose Rotfärbung des Urins und Verfärbung der Dickdarmschleimhaut	**Wenig zweckmäßig** Wenig sinnvolle Kombination von abführend wirkenden Darmreizstoffen (aus Sennes und Rhabarber) mit stuhlaufweichenden Mitteln (ätherische Öle als »Karminativa«) und zweifelhaft wirksamer Kohle und Schwefel.
Fleet Phospho-soda (D/Ö) Lösung zum Einnehmen Natriummonohydrogen-phosphat, Natrium-dihydrogenphosphat	Darmkrämpfe, Durchfall. Übelkeit, Erbrechen, Müdigkeit, Muskelschwäche, Atmungsverlangsamung, Herzrhythmusstörungen	**Therapeutisch zweckmäßig zur** Darmreinigung, z. B. vor Operationen und Röntgenuntersuchungen.
Flosa (D) Granulat Indische Flohsamenschalen (Plantago ovata)	Bei ausreichender Flüssigkeitszufuhr keine wesentlichen zu erwarten	**Therapeutisch zweckmäßig als** Füllmittel. Pflanzliches Mittel.
F.X. Passage (Ö) Pulver **F.X. Passage SL** (D) Pulver *Hilfsstoffe:* Weinsäure, Zitronensäure, Natriumhydrogencarbonat; *Wirkstoff:* Magnesiumsulfat	Darmkrämpfe, Durchfall. Bei Überdosierung: Müdigkeit, Muskelschwäche, Atmungsverlangsamung, Herzrhythmusstörungen	**Therapeutisch zweckmäßig nur zur** kurzfristigen Anwendung.
Glycilax (D) Zäpfchen Glycerol	Keine wesentlichen zu erwarten	**Therapeutisch zweckmäßig als** mildes Mittel zur Auslösung des Stuhlgangs.

Präparat	Wichtigste Nebenwirkungen	Empfehlung
Guttalax (Ö) Tropfen Natriumpicosulfat	Blähungen, Bauchschmerzen. Bei längerer Anwendung Salzverlust	**Therapeutisch zweckmäßig zur** kurzfristigen Anwendung.
H+S Sennesblättertee (D) Tee Sennesblätter	Gelegentlich Darmkrämpfe, bei Dauergebrauch Salzverlust, harmlose Rotfärbung des Urins und Verfärbung der Dickdarmschleimhaut	**Therapeutisch zweckmäßig nur zur** kurzfristigen Anwendung. Die Extraktion der Wirksubstanzen aus Teeblättern ist wenig zuverlässig. Pflanzliches Mittel.
Isomol (D) Pulver Macrogol (Polyethylenglycol), Natriumhydrogencarbonat, Natriumchlorid, Kaliumchlorid	Übelkeit, Blähungen, Bauchschmerzen, selten Allergien	**Therapeutisch zweckmäßig zur** kurzfristigen Anwendung. Stuhlaufweichendes Mittel.
Jacobus-Schwedenkräuter N (D) Pulver Sennesfrüchte, gepulvert (standardisiert), Bitterorangenschale, Fenchel, Zitwerwurzelstock, Enzianwurzel, Galgantwurzelstock	Gelegentlich Darmkrämpfe, bei Dauergebrauch Salzverlust, harmlose Rotfärbung des Urins und Verfärbung der Dickdarmschleimhaut	**Therapeutisch zweckmäßig nur zur** kurzfristigen Anwendung. Pflanzliches Mittel.
Klean-Prep (D/Ö) Pulver für perorale Darmspülung Macrogol (Polyethylenglycol), Natriumsulfat, Natriumhydrogencarbonat, Kaliumchlorid, Natriumchlorid	Übelkeit, Erbrechen (schwere Schäden sind nicht auszuschließen), Darmkrämpfe	**Therapeutisch zweckmäßig zur** Darmreinigung, z. B. vor Operationen und Röntgenuntersuchungen.
Kräuterlax-A (D) Drag. Aloe (standardisiert)	Nierenreizung möglich	**Abzuraten** Aloe sollte wegen ihres Gehalts an darm- und nierenreizenden Stoffen nicht angewendet werden. Pflanzliches Mittel.

Präparat	Wichtigste Nebenwirkungen	Empfehlung
Lactuflor (D) Sirup **Lactulose – 1 A Pharma** (D) Sirup **Lactulose AL** (D) Sirup **Lactulose Arcana** (Ö) Lösung **Lactulose Hexal** (D/Ö) Sirup **Lactulose Neda** (D) Sirup **Lactulose-ratiopharm** (D) Sirup **Lactulose-saar** (D) Sirup **Lactulose Sandoz** (D) Sirup **Lactulose Stada** (D) Sirup, Granulat **Lactuverlan** (D) Granulat im Beutel **Laevolac-Lactulose Konzentrat** (Ö) Orale Lösung *Wirkstoff:* Lactulose *Rezeptpflichtig (Ö)*	Übelkeit, Erbrechen, Blähungen. Bei hohen Dosierungen Durchfall möglich	**Therapeutisch zweckmäßig bei** chronischer Verstopfung. Möglicherweise zweckmäßig bei schwerer Leberstörung.
Laxalpin (Ö) Tee Sennesblätter und Faulbaumrinde (nicht standardisiert), Fenchelfrüchte, Kamille	Gelegentlich Darmkrämpfe, bei Dauergebrauch Salzverlust, harmlose Rotfärbung des Urins und Verfärbung der Dickdarmschleimhaut	**Wenig zweckmäßig** Wenig sinnvolle Kombination von abführend wirkenden Darmreizstoffen (Sennes, Faulbaumrinde) mit zweifelhaft wirksamen anderen Pflanzenbestandteilen. Die Extraktion der Wirksubstanzen aus Teeblättern ist wenig zuverlässig. Pflanzliches Mittel.
Laxans-ratiopharm (D) Tabl., Zäpfchen Bisacodyl	Darmkrämpfe, bei Dauergebrauch Salzverlust	**Therapeutisch zweckmäßig nur zur** kurzfristigen Anwendung.
Laxans-ratiopharm Pico (D) Tropfen Natriumpicosulfat	Blähungen, Bauchschmerzen. Bei längerer Anwendung Salzverlust	**Therapeutisch zweckmäßig nur zur** kurzfristigen Anwendung.
Laxatan (D) Granulat Macrogol (Polyethylenglcol), Inulin Trimagnesium dicitrat, Caliumcitrat, Kaliumchlorid	Übelkeit, Blähungen, Bauchschmerzen, selten Allergien	**Therapeutisch zweckmäßig zur** kurzfristigen Anwendung. Stuhlaufweichendes Mittel.

Präparat	Wichtigste Nebenwirkungen	Empfehlung
Laxoberal Abführ-Tabletten (D) Tabl. **Laxoberal Abführ-Tropfen** (D) Tropfen **Laxoberal Abführ-Perlen** (D) Weichkaps. Natriumpicosulfat	Blähungen, Bauchschmerzen. Bei längerer Anwendung Salzverlust	**Therapeutisch zweckmäßig nur zur** kurzfristigen Anwendung.
Lecicarbon (D/Ö) Zäpfchen Natriumhydrogencarbonat, Natriumhydrogenphosphat	Bei gesundem Enddarm keine wesentlichen zu erwarten	**Therapeutisch zweckmäßig zur** raschen Auslösung einer Darmentleerung.
Metamucil (D) Pulver Indische Flohsamenschalen (Plantago ovata)	Bei ausreichender Flüssigkeitszufuhr keine wesentlichen zu erwarten	**Therapeutisch zweckmäßig als** Füllmittel. Pflanzliches Mittel.
Microklist (D/Ö) Rektallösung Natriumcitrat, Natriumlaurylsulfoacetat, Sorbitol	Bei gesundem Enddarm keine wesentlichen zu erwarten	**Therapeutisch zweckmäßig zur** raschen Auslösung einer Darmentleerung.
Midro Abführtabletten (D) Tabl. Sennesblätter (standardisiert)	Gelegentlich Darmkrämpfe, bei Dauergebrauch Salzverlust, harmlose Rotfärbung des Urins und Verfärbung der Dickdarmschleimhaut	**Therapeutisch zweckmäßig nur zur** kurzfristigen Anwendung. Pflanzliches Mittel.
Midro Tee (D/Ö) Tee Sennesblätter (standardisiert in D, nicht standardisiert in Ö) *Hilfsstoffe:* Malvenblüte, Pfefferminzblätter, Süßholz, Kümmel, Erdbeerblätter (D), Rittersporn (Ö)	Gelegentlich Darmkrämpfe, bei Dauergebrauch Salzverlust, harmlose Rotfärbung des Urins und Verfärbung der Dickdarmschleimhaut	**Wenig zweckmäßig** Kombination von Darmreizstoffen (in Sennesblättern) mit anderen Pflanzenbestandteilen. Die Extraktion der Wirksubstanzen aus Teeblättern ist wenig zuverlässig. Pflanzliches Mittel.
Milax (D) Zäpfchen Glycerol	Keine wesentlichen zu erwarten	**Therapeutisch zweckmäßig als** mildes Mittel zur Auslösung des Stuhlgangs.

Präparat	Wichtigste Nebenwirkungen	Empfehlung
Movicol (D/Ö) Pulver **Movicol Junior** (D/Ö) Pulver Macrogol (Polyethylenglcol), Natriumhydrogencarbonat, Kaliumchlorid, Natriumchlorid	Übelkeit, Blähungen, Bauchschmerzen, selten Allergien	**Therapeutisch zweckmäßig zur** kurzfristigen Anwendung. Stuhlaufweichendes Mittel.
Mucofalk (D) Granulat Indische Flohsamenschalen (Plantago ovata)	Bei ausreichender Flüssigkeitszufuhr keine wesentlichen zu erwarten	**Therapeutisch zweckmäßig als** Füllmittel. Pflanzliches Mittel.
Neda Früchtewürfel (D/Ö) Sennesfrüchte und -blätter (nicht standardisiert), *Hilfsstoffe:* Paraffin, Feigen, Tamarinden	Gelegentlich Darmkrämpfe, bei Dauergebrauch Salzverlust, harmlose Rotfärbung des Urins und Verfärbung der Dickdarmschleimhaut	**Abzuraten** Wegen mangelnder Standardisierung der Sennes-Inhaltsstoffe weniger zuverlässig wirksam. Der Hilfsstoff Paraffin sollte nicht mehr verwendet werden.
Obstinol M (D) Emulsion Dickflüssiges Paraffin	Lungenentzündung, unwillkürlicher Abgang von Stuhl, Krebsgefahr. Bei alten Menschen und Kindern Gefahr durch Verschlucken	**Abzuraten,** da schwere Nebenwirkungen möglich sind.
Practo-clyss (D) Klistier Natriumdihydrogenphosphat, Natriummonohydrogenphosphat	Bei gesundem Enddarm keine wesentlichen zu erwarten	**Therapeutisch zweckmäßig zur** raschen Auslösung des Stuhlgangs.
Prepacol (D/Ö) Kombipackung mit Lösung und Tabl. Bisacodyl, Natriumdihydrogenphosphat, Natriummonohydrogenphosphat *Rezeptpflichtig (Ö)*	Darmkrämpfe	**Therapeutisch zweckmäßig zur** kurzfristigen Anwendung vor Operationen und Röntgenuntersuchungen.
Pyrilax (D) Drag., Zäpfchen Bisacodyl	Darmkrämpfe, bei Dauergebrauch Salzverlust	**Therapeutisch zweckmäßig nur zur** kurzfristigen Anwendung.

Präparat	Wichtigste Nebenwirkungen	Empfehlung
Ramend Abführ-Tabletten (D) Filmtabl. Sennesfrüchteextrakt (standardisiert)	Gelegentlich Darmkrämpfe, bei Dauergebrauch Salzverlust, harmlose Rotfärbung des Urins und Verfärbung der Dickdarmschleimhaut	**Therapeutisch zweckmäßig nur zur** kurzfristigen Anwendung. Pflanzliches Mittel.
Regulax Abführwürfel Picosulfat (D) Würfel **Regulax Picosulfat** (D) Tropfen Natrium-Picosulfat	Blähungen, Bauchschmerzen. Bei längerer Anwendung Salzverlust	**Therapeutisch zweckmäßig nur zur** kurzfristigen Anwendung.
Relaxyl (Ö) Klistier Natriummonohydrogenphosphat, Natriumdihydrogenphosphat *Rezeptpflichtig*	Bei gesundem Enddarm keine wesentlichen zu erwarten	**Therapeutisch zweckmäßig zur** raschen Auslösung einer Darmentleerung.
Tirgon (D) magensaftresistente Tabl. Bisacodyl	Darmkrämpfe, bei Dauergebrauch Salzverlust	**Therapeutisch zweckmäßig nur zur** kurzfristigen Anwendung.

13.3. Mittel gegen Durchfall

Durchfall ist erst dann als Erkrankung anzusehen, wenn pro Tag eine Stuhlmenge von 250 g überschritten wird. Das einmalige Auftreten von dünnem Stuhl ist weder außergewöhnlich noch sollte es beunruhigen. Erst wenn der Stuhlgang zu oft, zu flüssig und in zu großen Mengen erfolgt, kann man von behandlungsbedürftigem Durchfall sprechen. Über 90 Prozent aller akuten Durchfälle verschwinden von allein innerhalb weniger Tage.
Beimengungen von Schleim, Eiter oder Blut sollten in jedem Fall zum Besuch eines Arztes führen.
Die häufigsten Ursachen von Durchfällen sind Infektionen mit Viren (z. B. Noro-Viren) oder Salmonellen-Bakterien. Pro Jahr werden in Deutschland etwa 100.000 Salmonellen-Erkrankungen gemeldet.
Salmonellen kommen in verdorbenen Lebensmitteln tierischen Ursprungs vor: Fleisch, Eier, Wurst.
Durchfälle können aber auch andere Ursachen haben, zum Beispiel Infektionen mit den Bakterien Campylobacter oder Escherichia coli sowie Nebenwirkungen von Arzneimitteln (Antibiotika, Herzmittel wie

Digitalis, säurebindende Mittel, Krebsmittel etc.) oder psychische Belastungen.
Die Ursache für einen länger dauernden Durchfall kann auch eine organische Krankheit sein. Hier sollte in jedem Fall die Behandlung der Grundkrankheit im Vordergrund stehen.

Behandlung

Die *wichtigste Maßnahme* bei jeder Art von Durchfall ist der Ausgleich des Wasser- und Elektrolytverlustes. Das heißt: viel Flüssigkeit mit Zucker und Salz in einer ganz bestimmten Mischung trinken (Speisesoda, Kochsalz, Kaliumchlorid und Traubenzucker). Im Notfall, wenn man nichts anderes zur Hand hat, genügen gesüßter Schwarztee oder Cola (das mit abgekochtem Wasser 1:1 verdünnt werden muss) und etwas Salzgebäck.
Es gibt jedoch in Apotheken erhältliche, genau abgestimmte Elektrolyt-Fertigpräparate (*Elotrans, Normolyt, Oralpädon*), die in keimfreier Flüssigkeit aufgelöst werden müssen. Davon sollte man ein bis zwei Liter pro Tag trinken. In den meisten Fällen genügt diese Maßnahme bei Durchfallerkrankungen – gemeinsam mit einer vernünftigen Einschränkung bzw. Umstellung der Nahrungszufuhr (Tee, Zwieback, gesalzene Schleimsuppe etc.). Innerhalb weniger Tage klingen die meisten Durchfälle von selbst wieder ab.
Achtung: Die Elektrolytbehandlung beeinflusst den Durchfall als solchen nicht, sondern nur die Folgen des Durchfalls – die mögliche Austrocknung des Körpers und den Verlust der lebenswichtigen Elektrolyte.

Medikamente gegen Durchfall

Medikamente gegen Durchfall sind meist nur dann sinnvoll, wenn der Ausgleich des Salz- und Elektrolytverlustes in Verbindung mit einer Diät (Tee, Zwieback, gesalzene Schleimsuppe etc.) zu keiner Besserung führt.

Stopfmittel

Der Wirkstoff Loperamid (enthalten z. B. in *Imodium oder Generika mit dem Namen Loperamid + Firmenbezeichnung*) gilt als zweckmäßiges Stopfmittel, das bei akuten Durchfällen die Darmpassage verzögert.
Loperamid *darf nicht verwendet werden*, wenn die Temperatur 38,5° C übersteigt oder wenn der Stuhl Blut oder Schleim enthält oder

wenn der Durchfall von Parasiten (Würmer, Protozoen, Arthropoden) verursacht ist. Auch bei Säuglingen und Kleinkindern darf dieses Mittel wegen der Gefahr von Atemdepression nicht verwendet werden! Die Verwendung von Loperamid bei Ruhr oder ähnlichen Infektionen kann zu schweren Gesundheitsproblemen führen, weil die meisten Durchfallmittel die Darmtätigkeit reduzieren und damit zu Darmverschluss führen können. Bei heftigem, länger dauerndem Durchfall empfiehlt sich daher eine Untersuchung des Stuhls auf mögliche Infektionsursachen.

Durchfallmittel, die Mikroorganismen enthalten (Hefen, Sporen, Bakterien)

Auch bei den Durchfallmitteln haben sich in den letzten Jahren alternativ-medizinische Behandlungsmethoden ausgebreitet. Deutlich erkennbar ist dies an der zunehmenden Zahl von Medikamenten, die verschiedenste Mikroorganismen enthalten:
- Hefezellen (*Hamadin, Perenterol, Perocur forte*)
- milchsäurebildende Bakterien und ihre Stoffwechselprodukte (*Antibiophilus, Hylak/ -N/ -plus, Lacteol, Omniflora, Omniflora N*)
- Colibakterien oder Enterokokken (*Colibiogen »oral«, Colibiogen Kinder, Mutaflor, Omniflora N, Pro Symbioflor, Symbioflor 2*)

Hinter der Verwendung all dieser Mittel steht die Annahme, dass die natürliche Darmflora wiederhergestellt wird. Der Nutzen dieser Präparate ist umstritten.
Nebenwirkungen sind normalerweise nicht zu erwarten, außer bei den angeführten Hefepräparaten, die in seltenen Fällen Allergien verursachen können.

Durchfallmittel, die Bakteriengifte binden und inaktivieren sollen

Kohlepräparate (*Carbo Medicinalis, Kohle Compretten, Kohle Hevert*) zählen zu den häufig verwendeten Hausmitteln bei Durchfall. Kohle soll Bakteriengifte binden und inaktivieren – dafür gibt es jedoch keinen seriösen Beleg. Gegen eine Verwendung ist nichts einzuwenden, weil keine Nebenwirkungen zu erwarten sind.
Kaolin und Pektin (*Diarrhoesan*) sowie Smektit (*Colina*) sollen ebenfalls Bakteriengifte binden und inaktivieren. Dafür gibt es jedoch, genauso wie für Kohle, keinen seriösen Beleg. Durch die Verwendung solcher Mittel kann sich der Salz- und Wasserverlust erhöhen.

Durchfallmittel, die zusammenziehend (adstringierend) wirken

Die Wirksamkeit von Tannin-haltigen Mitteln wie *Tannacomp* wird von der Fachpublikation »Arzneimittel-Kursbuch« als nicht belegt eingestuft. Tannin kann als Nebenwirkung Magenreizungen verursachen.

Antibiotika

Durchfall wird häufig von Viren oder anderen Organismen (z. B. Amöben) verursacht, gegen die übliche Antibiotika nicht wirken. Bei den meisten Salmonellen-Infektionen und auch z. B. bei Cholera ist der Ausgleich des Salz- und Wasserverlustes die wichtigste Behandlung. Antibiotika sind nur bei ganz bestimmten Durchfallerkrankungen sinnvoll und verursachen als *Nebenwirkung* selbst häufig Durchfall. Von Amöben verursachter Durchfall wird am besten mit Metronidazol (z. B. *Clont, Generika mit dem Namen Metronidazol + Firmenbezeichnung*) behandelt.

Durchfall bei Kindern

Durchfall bei Kindern ist in den meisten Fällen durch Viren verursacht, manchmal auch durch Bakterien. Häufig kann der Krankheitserreger nicht identifiziert werden.

Durch Viren verursachter Durchfall tritt erst nach einer Inkubationszeit von ein bis drei Tagen auf, und zwar als ein bis drei Tage dauerndes Erbrechen und wässriger Durchfall über einen Zeitraum bis zu acht Tagen. Diese Beschwerden sind häufig begleitet von Fieber und Infektionen der oberen Atemwege.

Für junge Säuglinge können solche Erkrankungen schnell lebensbedrohlich werden, weil durch die Erkrankung die Schleimhaut des Darms geschädigt wird und Nährstoffe nur noch in begrenztem Ausmaß aufgenommen werden können.

Die wichtigste Therapiemaßnahme besteht genauso wie bei Erwachsenen zunächst in der raschen Zufuhr von Wasser und Elektrolyten (z. B. *Normolyt, Oralpädon*).

Die Fütterung sollte möglichst rasch wieder aufgenommen werden – nur durch Ernährung können sich die geschädigten Schleimhautzellen des Darms wieder aufbauen. Längeres Fasten führt zu einer weiteren Schädigung der Darmoberfläche und möglicherweise zu chronischem Durchfall.

Sogenannte »Heilnahrungen« sind nicht notwendig und auch nicht sinnvoll. Gestillte Kinder mit Durchfall sollten – neben der Fütterung mit Elektrolytlösungen (z. B. *Normolyt, Oralpädon*) – weiter gestillt werden.
Bei nicht gestillten Kindern sollte bereits etwa sechs Stunden nach Beginn des Elektrolyt- und Wasserausgleichs mit der Ernährung begonnen werden.
Antibiotika sind nur notwendig, wenn Bakterien im Stuhl nachgewiesen werden. Die bei Erwachsenen beliebten Medikamente zur Hemmung der Darmbewegungen sollten Kindern genauso wenig verordnet werden wie Mittel, die Mikroorganismen enthalten oder zusammenziehend (adstringierend) wirken. Mittel gegen das Erbrechen sind ebenfalls nicht zweckmäßig.

Reisedurchfall

Die wichtigste vorbeugende Maßnahme gegen Reisedurchfall besteht darin, kein Leitungswasser, keine Eiswürfel, keine offenen Getränke, keine Salate und keine Nahrungsmittel aus dem Straßenverkauf zu sich zu nehmen. Stattdessen nur in Flaschen abgefüllte oder gekochte Getränke, gekochte oder ausreichend erhitzte Speisen sowie Früchte, die geschält werden können, verzehren.
Wer diese Ratschläge befolgt, hat ein nur geringes Risiko, einen Durchfall zu erleiden.
Antibiotika zur Vorbeugung sind nur für solche Personen zweckmäßig, die bei Durchfall besonders gefährdet sind: Personen mit aktiven Darmerkrankungen oder Diabetes, ältere Herzkranke oder Patienten, die Magenmittel vom Typ der Protonenpumpenhemmer einnehmen.
Als sinnvolle Medikamente zur Vorbeugung gelten die Antibiotika Ciprofloxazin (enthalten z. B. in *Ciprobay*) oder Cotrimoxazol (enthalten z. B. in *Cotrim-ratiopharm*).
Vorbeugende Medikamente sollten vom ersten Reisetag an bis zwei Tage nach der Rückkehr eingenommen werden, jedoch insgesamt nicht länger als drei Wochen, weil sonst das Risiko beträchtlicher Nebenwirkungen besteht.
Schwangere und Kinder sollten keine vorbeugenden Medikamente einnehmen.
Bei länger anhaltenden Temperaturen über 38,5° C, blutigem Durchfall und schweren allgemeinen Krankheitszuständen handelt es sich möglicherweise um eine sogenannte invasive bakterielle Erkran-

kung. In diesem Fall sollte man entweder einen Arzt aufsuchen oder im Notfall ein Antibiotikum mit dem Wirkstoff Cotrimoxazol (z. B. *Cotrim-ratiopharm*) oder Doxycyclin (z. B. *Doxybene)* oder Ciprofloxacin (z. B. *Ciprobay*) einnehmen.

Chronische Durchfälle

treten bei chronischen Entzündungen des Darms auf. Ursache und Entstehung der in Schüben verlaufenden Colitis ulcerosa, die den Dickdarm betrifft und geschwürig verläuft, und des Morbus Crohn, der, vom Dünndarm ausgehend, den ganzen Verdauungstrakt schubweise befallen kann, sind nach wie vor ungeklärt.
Zur Behandlung der mäßig bis ausgeprägten Entzündungen eignen sich Sulfasalazin (z. B. in *Azulfidine, Salazopyrin*) und Mesalazin (z. B. in *Claversal, Pentasa, Salofalk*). Diese Mittel werden in Form von Zäpfchen besser vertragen.
Die *Nebenwirkungen* können beträchtlich sein: häufig allergische Reaktionen wie Hautausschläge und Juckreiz, Kopfschmerzen, Bauchschmerzen und Schwächegefühl. Außerdem kann es in seltenen Fällen zu lebensbedrohlichen Blutschäden, zu Bauchspeicheldrüsenentzündung und Nierenschäden kommen.
Budesonid (enthalten z. B. in *Budenofalk, Entocort*) ist zweckmäßig bei Morbus Crohn.

13.3. Mittel gegen Durchfall

Präparat	Wichtigste Nebenwirkungen	Empfehlung
Antibiophilus (Ö) Beutel, Kaps. Getrocknete Milchsäurebakterien	Keine wesentlichen zu erwarten	**Wenig zweckmäßig bei** den vom Hersteller angegebenen Anwendungsgebieten (Antibiotikaschäden, Mundentzündungen, Parodontose). Therapeutische Wirksamkeit zweifelhaft.
Azulfidine (D) Filmtabl., Tabl., Zäpfchen Sulfasalazin *Rezeptpflichtig*	Lebensbedrohliche Blutschäden möglich. Allergische Erscheinungen: Hautausschläge, Juckreiz, auch sehr schwere Formen möglich; Leberschäden, Nierenschäden	**Therapeutisch zweckmäßig** bei bestimmten entzündlichen Veränderungen im Magen-Darm-Kanal, wie z. B. Colitis ulcerosa, Morbus Crohn. Zäpfchen: zweckmäßig bei bestimmten entzündlichen Veränderungen im Dickdarm.

Präparat	Wichtigste Nebenwirkungen	Empfehlung
Budenofalk (D) Hartkaps. Budesonid *Rezeptpflichtig*	Unruhe, Schlaflosigkeit, allergische Reaktionen mit Hauterscheinungen, psychische Veränderungen, verminderte Infektionsabwehr möglich	**Therapeutisch zweckmäßig** bei bestimmten entzündlichen Veränderungen im unteren Magen-Darm-Kanal, wie z. B. Morbus Crohn, zur Schubtherapie.
Carbo Medicinalis Sanova (Ö) Tabl., Kaps. Medizinische Kohle	Verminderung der Aufnahme anderer Arzneimittel	**Wenig zweckmäßig zur** Behandlung von Durchfall. Adsorptionsmittel z. B. für Giftstoffe. Therapeutische Wirksamkeit bei Durchfall zweifelhaft. Vertretbar wegen geringer Schädlichkeit.
Claversal (D/Ö) Tabl., Zäpfchen, Klysmen, Micropellets, nur Ö: Filmtabl., nur D: Rektalschaum Mesalazin *Rezeptpflichtig*	Allergische Reaktionen (Hauterscheinungen, Fieber, Bronchospasmen). Blutschäden	**Therapeutisch zweckmäßig bei** bestimmten entzündlichen Veränderungen im Magen-Darm-Kanal, wie z. B. Colitis ulcerosa, Morbus Crohn. Zäpfchen: zweckmäßig bei bestimmten entzündlichen Veränderungen im Dickdarm.
Colibiogen oral/ Kinder (D) Lösung Extrakt aus Escherichia coli (zellfrei)	Keine wesentlichen zu erwarten. Enthält Alkohol!	**Wenig zweckmäßig bei** den vom Hersteller angegebenen Anwendungsgebieten (z. B. Enteritis, Colitis, Morbus Crohn). Die therapeutische Wirksamkeit ist zweifelhaft.
Colina (D) Pulver Smektid, Aluminiumhydroxyd, Magnesiumcarbonat	Störungen der Knochenbildung, Verminderung der Aufnahme von anderen Arzneimitteln. Vorsicht bei Nierenschäden!	**Möglicherweise zweckmäßig bei** den vom Hersteller angegebenen Anwendungsgebieten (z. B. funktionelle Störungen im Magen-Darm-Bereich, akute Durchfälle).
Diarrhoesan (D/Ö) Lösung Apfelpektin, Extr. Chamomillae *Rezeptpflichtig (Ö)*	Vermehrter Salz- und Wasserverlust möglich	**Wenig zweckmäßig** Pflanzliches Mittel. Therapeutische Wirksamkeit zweifelhaft. Kombination von Quellmittel (Pektin) mit Kamillenextrakt. Ausreichende Salz- und Wasserzufuhr ist erforderlich.
Elotrans (D) Pulver Glukose, Natriumchlorid, Kaliumchlorid, Natriumcitrat	Keine wesentlichen zu erwarten, aber Vorsicht bei Nierenschäden!	**Therapeutisch zweckmäßig zur** Ergänzung des Salz- und Flüssigkeitsverlustes bei Durchfallerkrankungen.

Präparat	Wichtigste Nebenwirkungen	Empfehlung
Entocort Kapseln/ rektal (D/Ö) Kaps., Klysma Budesonid *Rezeptpflichtig*	Unruhe, Schlaflosigkeit, allergische Reaktionen mit Hauterscheinungen, psychische Veränderungen, verminderte Infektionsabwehr möglich (vorwiegend bei Kapseln zum Einnehmen)	**Therapeutisch zweckmäßig** bei bestimmten entzündlichen Veränderungen im unteren Magen-Darm-Kanal, wie z. B. Morbus Crohn, zur Schubtherapie.
Hamadin (D) Kaps. Saccharomyces boulardii und cerevisiae (Trockenhefe)	Selten Allergien	**Möglicherweise zweckmäßig bei** akuten Durchfallerkrankungen. Wegen geringer Schädlichkeit vertretbar bei chronischen Durchfällen zur Beeinflussung der Darmflora.
Hylak/ forte (Ö) Tropfen **Hylak N** (D) Tropfen **Hylak Plus** (D) Tropfen Stoffwechselprodukte von Lactobacillus helveticus inkl. Milchsäure und -zucker (Lactose)	Keine wesentlichen bekannt	**Möglicherweise zweckmäßig bei** akuten Durchfallerkrankungen. Wegen geringer Schädlichkeit vertretbar bei chronischen Durchfällen zur Beeinflussung der Darmflora durch Milchsäure und Milchzucker (Lactose).
Imodium/ lingual (D) Kaps., Plättchen **Imodium akut/ akut lingual** (D/Ö) Kaps., Plättchen (D) *Rezeptfrei* **Imodium N** (D/Ö) Lösung und Saft *Konservierungsstoffe (Ö):* Methyl- und Propylhydroxybenzoat *Wirkstoff:* Loperamid *Rezeptpflichtig*	Mundtrockenheit, Verstopfung. Allergien durch Konservierungsstoffe (Parastoffe) möglich	**Therapeutisch zweckmäßig nur bei** schweren, akuten Durchfallerkrankungen, wenn eine ausreichende Flüssigkeitszufuhr nicht gewährleistet ist und eine schwere Infektion ausgeschlossen werden kann. In Ausnahmefällen bei chronischen Durchfallerkrankungen vertretbar.
Imodium akut plus (D) Kautabl. Loperamid, Dimeticon	Mundtrockenheit, Verstopfung	**Therapeutisch zweckmäßig nur bei** schweren, akuten Durchfallerkrankungen, wenn eine ausreichende Flüssigkeitszufuhr nicht gewährleistet ist und eine schwere Infektion ausgeschlossen werden kann. In Ausnahmefällen bei chronischen Durchfallerkrankungen vertretbar. Der therapeutische Nutzen vom Entschäumungsmittel Dimeticon ist zweifelhaft.

Präparat	Wichtigste Nebenwirkungen	Empfehlung
Kohle Compretten (D) Tabl. Medizinische Kohle	Verminderung der Aufnahme anderer Arzneimittel	**Wenig zweckmäßig zur** Behandlung von Durchfall. Adsorptionsmittel z. B. für Giftstoffe. Therapeutische Wirksamkeit bei Durchfall zweifelhaft. Vertretbar wegen geringer Schädlichkeit.
Kohle Hevert (D) Tabl. Medizinische Kohle	Verminderung der Aufnahme anderer Arzneimittel	**Wenig zweckmäßig zur** Behandlung von Durchfall. Adsorptionsmittel z. B. für Giftstoffe. Therapeutische Wirksamkeit bei Durchfall zweifelhaft. Vertretbar wegen geringer Schädlichkeit.
Lacteol (D) Kaps., Pulver Gefriergetrocknete, inaktivierte Milchsäurebakterien (Lactobacillus acidophilus) inkl. Milchsäure und -zucker (Lactose)	Keine wesentlichen bekannt	**Möglicherweise zweckmäßig bei** akuten Durchfallerkrankungen. Wegen geringer Schädlichkeit vertretbar bei chronischen Durchfällen zur Beeinflussung der Darmflora durch Milchsäure und Milchzucker (Lactose).
Lopalind akut Tabletten (D) Tabl. *(Rezeptfrei)* **Lopalind Tabletten** (D) Tabl. **Lop-Dia Tabletten** (D) Tabl. **Lopedium akut bei akutem Durchfall** (D) Kaps. *(Rezeptfrei)* **Lopedium akut ISO bei akutem Durchfall** (D) Brausetabl. *(Rezeptfrei)* **Lopedium T akut bei akutem Durchfall** (D) Tabl. *(Rezeptfrei)* **Lopedium/ -ISO/ -Lösung/ -T** (D) Kaps., Iso-Brausetabl., T-Tabl., Lösung *Konservierungsstoff:* Methylhydroxybenzoat (nur in Lösung); *Wirkstoff:* Loperamid *Rezeptpflichtig (außer wenn Rezeptfrei angegeben ist)*	Mundtrockenheit, Verstopfung. Allergien bei Medikamenten mit Parastoffen als Konservierungsstoff	**Therapeutisch zweckmäßig nur bei** schweren, akuten Durchfallerkrankungen, wenn eine ausreichende Flüssigkeitszufuhr nicht gewährleistet ist und eine schwere Infektion ausgeschlossen werden kann. In Ausnahmefällen bei chronischen Durchfallerkrankungen vertretbar.

Präparat	Wichtigste Nebenwirkungen	Empfehlung
Loperamid – 1 A Pharma (D) Hartkaps. **Loperamid akut – 1 A Pharma** (D) Hartkaps. *Rezeptfrei* **Loperamid AL 2** (D) Hartkaps. **Loperamid AL akut** (D) Hartkaps. *Rezeptfrei* **Loperamid-CT 2 mg** (D) Hartkaps. *Rezeptfrei (nur Packung zu 10 Stück)* **Loperamid-ratiopharm akut** (D) Filmtabl. *Rezeptfrei* *Wirkstoff:* Loperamid *Rezeptpflichtig (außer wenn Rezeptfrei angegeben ist)*	Mundtrockenheit, Verstopfung. Allergien bei Medikamenten mit Parastoffen als Konservierungsstoff	**Therapeutisch zweckmäßig nur bei** schweren, akuten Durchfallerkrankungen, wenn eine ausreichende Flüssigkeitszufuhr nicht gewährleistet ist und eine schwere Infektion ausgeschlossen werden kann. In Ausnahmefällen bei chronischen Durchfallerkrankungen vertretbar.
Loperamid-ratiopharm (D) Filmtabl, Lösung *Konservierungsstoffe:* Methyl- und Propylhydroxybenzoat (nur in Lösung) **Loperamid Sandoz** (D) Hartkaps. **Loperamid Sandoz akut** (D) Hartkaps. *(Rezeptfrei)* **Loperamid STADA akut** (D) Hartkaps. *(Rezeptfrei)* **Loperamid STADA/ Tropfen** (D) Hartkaps., Tropfen *Konservierungsstoff:* Methylhydroxybenzoat (nur in Tropfen) **Loperhoe** (D) Tabl. *Wirkstoff:* Loperamid *Rezeptpflichtig (außer wenn Rezeptfrei angegeben ist)*	Mundtrockenheit, Verstopfung. Allergien bei Medikamenten mit Parastoffen als Konservierungsstoff	**Therapeutisch zweckmäßig nur bei** schweren, akuten Durchfallerkrankungen, wenn eine ausreichende Flüssigkeitszufuhr nicht gewährleistet ist und eine schwere Infektion ausgeschlossen werden kann. In Ausnahmefällen bei chronischen Durchfallerkrankungen vertretbar.

Präparat	Wichtigste Nebenwirkungen	Empfehlung
Mutaflor (D/Ö) Kaps., mite-Kaps., nur D: Susp. Escherichia coli (lebensfähig) *Rezeptfrei (D)* *Rezeptpflichtig (Ö)*	Magen-Darm-Störungen (z. B. Blähungen bei Überdosierung). Bei Überempfindlichkeitsreaktionen ist das Präparat abzusetzen	**Abzuraten** Die therapeutische Wirksamkeit bei dem vom Hersteller angegebenen Anwendungsgebiet Diarrhoe (Durchfall) ist umstritten.
Myrrhinil-Intest (D) Drag. Myrrhe, Kaffekohle, Extr. Chamomillae	Keine wesentlichen bekannt	**Wenig zweckmäßig** Pflanzliches Mittel. Therapeutische Wirksamkeit zweifelhaft. Kombination von medizinischer Kohle mit entzündungshemmendem Kamillenextrakt und Myrrhe.
Normolyt für Kinder (Ö) Pulver Glukose, Natriumchlorid, Kaliumchlorid, Natriumcitrat *Rezeptpflichtig*	Keine wesentlichen zu erwarten, aber Vorsicht bei Nierenschäden!	**Therapeutisch zweckmäßig zur** Ergänzung des Salz- und Flüssigkeitsverlustes bei Durchfallerkrankungen.
Omniflora (D/Ö) Kaps. Gefriergetrocknete Reinkulturen von Bakterien (Lactobact. acidophilum, Lactobact. bifidum, Escherichia coli)	Magen-Darm-Störungen (z. B. Blähungen). Allergien. Vorsicht bei bestehenden Erkrankungen im Magen-Darm-Bereich	**Abzuraten** Die therapeutische Wirksamkeit bei akuten Durchfallerkrankungen ist umstritten.
Omniflora N (D) Kaps. Gefriergetrocknete Reinkulturen von Milchsäurebakterien (Lactobact. gasseri, Lactobact. bifidum)	Keine wesentlichen zu erwarten	**Möglicherweise zweckmäßig bei** akuten Durchfallerkrankungen. Wegen geringer Schädlichkeit vertretbar bei chronischen Durchfällen zur Beeinflussung der Darmflora.
Oralpädon (D) Pulver Glukose, Natriumchlorid, Kaliumchlorid, Natriumhydrogencitrat	Keine wesentlichen zu erwarten, aber Vorsicht bei Nierenschäden!	**Therapeutisch zweckmäßig zur** Ergänzung des Salz- und Flüssigkeitsverlustes bei Durchfallerkrankungen.

Präparat	Wichtigste Nebenwirkungen	Empfehlung
Pentofuryl (D) Kaps., Saft Nifuroxazid	Allergische Reaktionen, Bauchschmerzen, Magen-Darm-Störungen	**Abzuraten** Vertretbar nur bei behandlungsbedürftigen Durchfällen, wenn gesichert ist, dass sie durch Nifuroxazid-empfindliche Keime hervorgerufen werden. Unzureichend erprobtes Mittel. Risiko bislang nicht beurteilbar.
Pentasa/ Sachet/ Klysma/ Suppositorien (D/Ö) Retardtabl., Retardgranulat, Zäpfchen, Klysma Mesalazin *Rezeptpflichtig*	Allergische Reaktionen (Hauterscheinungen, Fieber, Bronchospasmen). Blutschäden	**Therapeutisch zweckmäßig bei** bestimmten entzündlichen Veränderungen im Magen-Darm-Kanal wie z. B. Colitis ulcerosa, Morbus Crohn. Zäpfchen, Klysma: zweckmäßig bei bestimmten entzündlichen Veränderungen im Dickdarm.
Perenterol/ forte (D) Kaps., Pulver Saccharomyces boulardii (Trockenhefe)	Selten Allergien	**Möglicherweise zweckmäßig bei** akuten Durchfallerkrankungen. Wegen geringer Schädlichkeit vertretbar bei chronischen Durchfällen zur Beeinflussung der Darmflora.
Perocur forte (D) Kaps. Saccharomyces boulardii (Trockenhefe)	Selten Allergien	**Möglicherweise zweckmäßig bei** akuten Durchfallerkrankungen. Wegen geringer Schädlichkeit vertretbar bei chronischen Durchfällen zur Beeinflussung der Darmflora.
Pro-Symbioflor (D) Tropfen Autolysat von Darmbakterien (E.Coli und Enterococcus faecalis)	Flatulenz, Bauchschmerzen, selten Allergien	**Wenig zweckmäßig** Wegen geringer Schädlichkeit vertretbar bei Darmbeschwerden. Therapeutische Wirksamkeit zweifelhaft bei dem vom Hersteller angegebenen Anwendungsgebiet (zur Regulierung körpereigener Abwehrkräfte).
Salazopyrin (Ö) Filmtabl., Tabl., Zäpfchen Sulfasalazin *Rezeptpflichtig*	Lebensbedrohliche Blutschäden möglich. Allergische Erscheinungen: Hautausschläge, Juckreiz, auch sehr schwere Formen möglich; Leberschäden, Nierenschäden	**Therapeutisch zweckmäßig bei** bestimmten entzündlichen Veränderungen im Magen-Darm-Kanal, wie z. B. Colitis ulcerosa, Morbus Crohn. Zäpfchen: zweckmäßig bei bestimmten entzündlichen Veränderungen im Dickdarm.

Präparat	Wichtigste Nebenwirkungen	Empfehlung
Salofalk (D/Ö) Zäpfchen, Klysma, Rektalschaum, nur D: Tabl., nur Ö: Filmtabl. **Salofalk Granu-Stix** (D) magensaftresistentes Retardgranulat im Beutel Mesalazin *Rezeptpflichtig*	Allergische Reaktionen (Hauterscheinungen, Fieber, Bronchospasmen). Blutschäden	**Therapeutisch zweckmäßig bei** bestimmten entzündlichen Veränderungen im Magen-Darm-Kanal wie z. B. Colitis ulcerosa, Morbus Crohn. Zäpfchen, Klysma: zweckmäßig bei bestimmten entzündlichen Veränderungen im Dickdarm.
Symbioflor 2 (D/Ö) Tropfen Lebende und tote Bakterien (Escherichia coli)	Magen-Darm-Störungen. Vorsicht bei bestehenden Erkrankungen im Magen-Darm-Bereich!	**Abzuraten** Die therapeutische Wirksamkeit bei Durchfallerkrankungen ist umstritten.
Tannacomp (D) Filmtabl. Tanninalbuminat, Ethacridinlactat	Magenreizung, selten allergische Erscheinungen	**Abzuraten** Wenig sinnvolle Kombination von zusammenziehend (adstringierend) wirkendem Tannin (Gerbsäureverbindung) mit Desinfektionsmittel (Ethacridinlactat). Therapeutische Wirksamkeit zweifelhaft.
Uzara (D) Drag., Saft, Lösung Extrakt aus Uzarawurzel (standardisiert), Johannisbrotkernmehl (nur Drag.)	Bei Einhaltung der Dosierungsvorschrift keine wesentlichen zu erwarten. Lösung enthält Alkohol! Gefährliche Wechselwirkungen mit herzwirksamen Mitteln möglich	**Wenig zweckmäßig** Enthält Inhaltsstoff, der hemmend auf die Darmbewegungen, aber verengend auf Blutgefäße wirkt.

13.4. Mittel gegen Übelkeit, Schwindel, Erbrechen, Reisekrankheiten

Übelkeit, Schwindel und Erbrechen sind von ihrem Mechanismus und Ursprung her keine eigenen Krankheiten. Sie können durch passive Bewegungen des Körpers (Seekrankheit, Reisekrankheit), durch Erkrankungen (z. B. Migräne), durch Vergiftungen (z. B. verdorbene Nahrungsmittel), aber auch durch Medikamente (z. B. Krebsmittel) hervorgerufen werden. Auch bei Schwangerschaft oder durch Aufenthalt in großen Höhen (Bergkrankheit) können diese Beschwerden auftreten.

Erbrechen kann ein schützender Reflex sein, um unverdauliche oder giftige Stoffe auszuscheiden, bevor größere Mengen davon in den Magen, den Darm und die Blutbahn gelangen. In diesem Fall ist die Unterdrückung des Brechreizes durch Medikamente möglicherweise sogar gefährlich.
Erbrechen ist aber auch oft eine typische Nebenwirkung bestimmter Arzneimittel (z. B. Krebsmittel), bestimmter Behandlungsmethoden (z. B. Strahlentherapie) oder kann eine Folge von Gehirnerkrankungen sein.

Übelkeit und Erbrechen als Nebenwirkung medizinischer Behandlungen

Durch *Strahlentherapie* oder *Krebsmittel* verursachte typische Nebenwirkungen wie Übelkeit und Brechreiz können meist wirksam mit den Wirkstoffen Metoclopramid (enthalten z. B. in *Gastronerton, Gastrosil, Generika mit dem Namen MCP + Firmenbezeichnung)* oder Domperidon (enthalten z. B. in *Generika mit dem Namen Domperidon + Firmenbezeichnung*) wirksam behandelt werden.
Allerdings können diese Mittel selbst wieder schwere Nebenwirkungen verursachen, vor allem Muskelverkrampfungen im Kopf-, Halsund Schulterbereich. Bei Kindern und jungen Erwachsenen sollten diese Mittel wegen des erhöhten Risikos deshalb nicht oder nur in Ausnahmefällen verwendet werden.
Zweckmäßig ist auch der Wirkstoff Ondansetron (enthalten z. B. in *Zofran*), weil er in bestimmten Fällen wirksamer ist als Metoclopramid. Nachteile von Ondansetron: Dieses Mittel kann selbst sehr viele unterschiedliche Nebenwirkungen verursachen und ist extrem teuer – es sollte deshalb nur in der Krebsbehandlung eingesetzt werden.
Bei anderen Ursachen von Übelkeit und Erbrechen – z. B. bei Migräne – hat Ondansetron keine Vorteile gegenüber anderen Medikamenten.

Übelkeit und Erbrechen bei Migräne

Bei Migräneanfällen sind sogenannte Antihistaminika – z. B. die Wirkstoffe Dimenhydrinat (enthalten in *Reisegold, Reisetabletten Stada/ -ratiopharm, Superpep, Travel-Gum, Vertigo Vomex Vertirosan, Vomacur, Vomex A*) oder Diphenhydramin *(enthalten in Emesan)* – meist nicht ausreichend wirksam.

Zweckmäßig sind Mittel zur Beeinflussung der Magenfunktion (sogenannte Prokinetika) wie Metoclopramid (enthalten z. B. in *Gastronerton, Gastrosil, Generika mit dem Namen MCP + Firmenbezeichnung*) oder Domperidon (enthalten z. B. in *Motilium*).

Schwangerschaftserbrechen

Übelkeit und Erbrechen können erste Anzeichen einer Schwangerschaft sein. Oft wirken schon Hausmittel wie Essen von trockenem Brot oder gekochte kalte Kartoffeln. Die Einnahme von Arzneimitteln ist nur gerechtfertigt, wenn durch das Erbrechen der Verlust an Mineralsalzen, Magensäure und Wasser zu groß wird. Als sinnvollstes Mittel gegen Schwangerschaftserbrechen gilt der Wirkstoff Meclozin (enthalten in z. B. *Postadoxin*). Als vertretbar gilt auch Metoclopramid (z. B. in *Gastrosil*).
Erbrechen bei Säuglingen sollte nur in begründeten Fällen behandelt werden. Das Ausspeien von bis zu 20 Millilitern nach dem Trinken ist normal und gilt nicht als behandlungsbedürftig.

Reisekrankheit

Manche Menschen leiden beim Reisen unter Übelkeit, Schwindel und Erbrechen – das sind die Auswirkungen schneller, unkontrollierbarer Bewegungsveränderungen auf das Gleichgewichtsorgan im Ohr.
Eine oft gute Wirkung bei Reisekrankheiten haben Hausmittel wie das In-der-Hand-Halten einer rohen Kartoffel oder das Essen von trockenem Brot oder die Konzentration der Aufmerksamkeit auf die Horizontlinie.
Als Medikamente gegen die Reisekrankheit werden meist sogenannte Antihistaminika verwendet, und zwar die Wirkstoffe Cyclizin (enthalten in *Echnatol*), Dimenhydrinat (enthalten in *Reisegold, Reisetabletten Stada/-ratiopharm, Superpep, Travel-Gum, Vertigo Vomex, Vertirosan, Vomacur, Vomex A*) oder Diphenhydramin (enthalten in *Emesan*).
Alle diese Mittel haben einen dämpfenden Effekt und sollten auf keinen Fall eingenommen werden, wenn man selbst Auto fährt. Der Wirkstoff Cyclizin (enthalten in *Echnatol*) wirkt im Vergleich zu den anderen Wirkstoffen weniger dämpfend, ist jedoch nur in Österreich erhältlich, nicht in Deutschland.
Weitere Nebenwirkungen von Antihistaminika können sein: Störungen des Magen-Darm-Trakts, Kopfschmerzen, Mundtrockenheit, Alb-

träume, Schwierigkeiten beim Wasserlassen. Bei Kindern kann eine Überdosierung zu Krämpfen führen.
Kombinationspräparate (z. B. *Arlevert, Echnatol B6, Vertirosan B6*), welche außer Antihistaminika noch andere Inhaltsstoffe wie Cinnarizin oder Vitamin B_6 enthalten, sind nicht sinnvoll.

Schwindel (z. B. Ménière'sche Krankheit)

Gleichgewichtsstörungen können entweder durch Störungen des Nervensystems, des Labyrinths im Innenohr oder durch Durchblutungsstörungen verursacht werden. Auch Medikamente (z. B. Aminoglykosid-Antibiotika, Mittel gegen hohen Blutdruck und Neuroleptika) können zu Schwindelzuständen führen.
Die *Ménière'sche Krankheit* geht meist mit Schwindel, Ohrenklingen und Schwerhörigkeit einher und wird von einem Druckanstieg in der Gehörschnecke verursacht.
Zur Behandlung wird der Wirkstoff Betahistin (z. B. *Aequamen, Generika mit dem Namen Betahistin + Firmenbezeichnung*) verwendet, der sich zur Kurzzeitbehandlung von Schwindelzuständen bewährt hat. Ein Nachweis der Wirksamkeit zur Dauerbehandlung der Ménière'schen Krankheit steht jedoch noch aus.
Schwindelzustände können mit Antihistaminika (z. B. *Echnatol*) und in bestimmten Fällen mit dem Beruhigungsmittel Diazepam (z. B. in *Generika mit dem Namen Diazepam + Firmenbezeichnung*) behandelt werden.
Sulpirid (enthalten z. B. in *vertigo-neogamma*), ein Neuroleptikum, ist wegen der Nebenwirkungen nicht geeignet zur Behandlung der Ménière'schen Krankheit. Es können Zyklusstörungen, Störungen der Milchdrüsen und Brustbildung beim Mann auftreten.
Ein häufig verwendetes Mittel gegen Schwindelzustände ist auch das Homöopathikum *Vertigoheel*. Da gerade bei Schwindelzuständen Placebos (Scheinmedikamente ohne Wirkstoff) oder auch manche Hausmittel häufig eine verblüffende Besserung der Beschwerden bewirken, ist es nicht verwunderlich, dass *Vertigoheel* eine Wirksamkeit gegen Schwindel zugeschrieben wird.
Die Belege dafür sind zwar sehr umstritten, aber wenn eine positive Wirkung verspürt wird, ist gegen eine Verwendung nichts einzuwenden. Nebenwirkungen sind nicht zu erwarten – dies ist vermutlich der wichtigste Grund für die Beliebtheit von *Vertigoheel* und anderen homöopathischen Medikamenten.

13.4. Mittel gegen Übelkeit, Schwindel, Erbrechen, Reisekrankheiten

Präparat	Wichtigste Nebenwirkungen	Empfehlung
Aequamen (D) Tabl., Fortetabl. Betahistin *Rezeptpflichtig*	Kopfschmerzen, Wiederauftreten von Magengeschwüren möglich	**Wenig zweckmäßig bei** bestimmten Formen von Schwindelzuständen (Ménière'sche Krankheit). Nicht gleichzeitig Antihistaminika einnehmen!
Arlevert (D) Tabl. Dimenhydrinat, Cinnarizin *Rezeptpflichtig*	Müdigkeit, Verwirrtheitszustände, Magen-Darm-Störungen, Kopfschmerzen, Mundtrockenheit, Albträume, Schwierigkeiten beim Wasserlassen. Bei Kindern kann eine Überdosierung Erregungszustände und Krämpfe auslösen. Blutdruckabfall möglich	**Wenig zweckmäßig** zur Behandlung der Ménière'schen Krankheit, möglicherweise zweckmäßig bei anderen Formen von Schwindel.
Betahistin AL (D) Tabl. **Betahistin-ratiopharm** (D/Ö) Tabl. **Betahistin Stada** (D) Tabl. **Betaserc** (Ö) Tabl. **Betavert** (D) Tabl. Betahistin *Rezeptpflichtig*	Kopfschmerzen, Wiederauftreten von Magengeschwüren möglich	**Wenig zweckmäßig bei** bestimmten Formen von Schwindelzuständen (Ménière'sche Krankheit). Nicht gleichzeitig Antihistaminika einnehmen!
Domperidon Alternova (Ö) Tabl. **Domperidon HEXAL** (D) Tabl. Domperidonmaleat *Rezeptpflichtig*	Bewegungsstörungen (Dyskinesien), Hormonstörungen (erhöhter Prolaktinspiegel), Hitzegefühl im Gesicht	**Therapeutisch zweckmäßig zur** Behandlung von Übelkeit und Erbrechen, auch verursacht durch Chemotherapien bei Krebserkrankungen. Wegen häufigeren Auftretens von Bewegungsstörungen nicht bei Kindern anwenden.
Echnatol (Ö) Drag. Cyclizin *Rezeptpflichtig*	Müdigkeit, Magen-Darm-Störungen, Kopfschmerzen, Mundtrockenheit, Albträume, Schwierigkeiten beim Wasserlassen. Bei Kindern kann eine Überdosierung Erregungszustände und Krämpfe auslösen	**Therapeutisch zweckmäßig bei** Übelkeit, Erbrechen oder anderen Symptomen von Bewegungskrankheiten. Cyclizin macht im Vergleich zu anderen Inhaltsstoffen relativ wenig schläfrig.
Echnatol B6 (Ö) Drag. Cyclizin, Vitamin B_6 *Rezeptpflichtig*	Müdigkeit, Magen-Darm-Störungen, Kopfschmerzen, Mundtrockenheit, Albträume, Schwierigkeiten beim Wasserlassen. Bei Kindern kann eine Überdosierung Erregungszustände und Krämpfe auslösen	**Wenig zweckmäßig** Wenig sinnvolle Kombination von Antihistaminikum (Cyclizin) mit einem Vitamin. Vitamin B_6 trägt in dieser Dosierung wenig zur therapeutischen Wirksamkeit bei und ist daher überflüssig.

Präparat	Wichtigste Nebenwirkungen	Empfehlung
Emesan (D) Tabl., Erwachsenen-Zäpfchen, Kinder-Zäpfchen, Säuglings-Zäpfchen Diphenhydramin	Müdigkeit, Magen-Darm-Störungen, Kopfschmerzen, Mundtrockenheit, Albträume, Schwierigkeiten beim Wasserlassen. Bei Kindern kann eine Überdosierung Erregungszustände und Krämpfe auslösen	**Zweckmäßig bei** Übelkeit und Erbrechen. Macht relativ stark schläfrig.
Gastronerton (D) Lösung, Tabl. Metoclopramid *Rezeptpflichtig*	Müdigkeit, Bewegungsstörungen (Dyskinesien), Hormonstörungen	**Therapeutisch zweckmäßig bei** Übelkeit, Erbrechen und zur Beschleunigung der Entleerung des Magens. Wegen häufigeren Auftretens von Bewegungsstörungen nicht bei Kindern anwenden.
Gastrosil (Ö) Amp., Retardkaps., Tropfen Metoclopramid *Rezeptpflichtig*	Müdigkeit, Bewegungsstörungen (Dyskinesien), Hormonstörungen	**Therapeutisch zweckmäßig bei** Übelkeit, Erbrechen und zur Beschleunigung der Entleerung des Magens. Wegen häufigeren Auftretens von Bewegungsstörungen nicht bei Kindern anwenden.
Kevatril (D) Filmtabl., Infusion Granisetron *Rezeptpflichtig*	Blutbildungsstörungen (Anämie), Bluthochdruck, Herzrhythmusstörungen, Angst, Kopfschmerzen, Fieber, Magen-Darm-Beschwerden	**Therapeutisch zweckmäßig nur zur** Behandlung von Übelkeit und Erbrechen, besonders als Nebenwirkung von Zytostatika.
MCP – 1 A Pharma (D) Tropfen **MCP AL** (D) Tabl., Retardkaps., Tropfen **MCP beta** (D) Tropfen **MCP HEXAL** (D) Tabl., Tropfen, Injektionslösung **MCP Isis** (D) Tabl., Tropfen **MCP Sandoz** (D) Tabl., Tropfen **MCP Stada** (D) Tabl., Tropfen **MCP-CT** (D) Retardkaps., Tropfen, Zäpfchen, Injektionslösung **MCP-ratiopharm** (D) Tabl., Tropfen, Retardkaps., Zäpfchen, Amp. *Wirkstoff:* Metoclopramid *Rezeptpflichtig*	Müdigkeit, Bewegungsstörungen (Dyskinesien), Hormonstörungen	**Therapeutisch zweckmäßig bei** Übelkeit, Erbrechen und zur Beschleunigung der Entleerung des Magens. Wegen häufigeren Auftretens von Bewegungsstörungen nicht bei Kindern anwenden.

Präparat	Wichtigste Nebenwirkungen	Empfehlung
Motilium (D/Ö) Filmtabl., Susp., nur D: Tropfen Domperidon *Rezeptpflichtig*	Bewegungsstörungen (Dyskinesien), Hormonstörungen (erhöhter Prolaktinspiegel), Hitzegefühl im Gesicht	**Therapeutisch zweckmäßig zur** Behandlung von Übelkeit und Erbrechen, auch verursacht durch Chemotherapien bei Krebserkrankungen. Wegen häufigeren Auftretens von Bewegungsstörungen nicht bei Kindern anwenden.
Paspertin (D/Ö) Amp., Filmtabl., Tropfen, nur Ö: Injektionslösung Metoclopramid *Rezeptpflichtig*	Müdigkeit, Bewegungsstörungen (Dyskinesien), Hormonstörungen	**Therapeutisch zweckmäßig bei** Übelkeit, Erbrechen und zur Beschleunigung der Entleerung des Magens. Wegen häufigeren Auftretens von Bewegungsstörungen nicht bei Kindern anwenden.
Reisetabletten-ratiopharm (D) Tabl. **Reisetabletten Stada** (D) Tabl. Dimenhydrinat	Müdigkeit, Magen-Darm-Störungen, Kopfschmerzen, Mundtrockenheit, Albträume, Schwierigkeiten beim Wasserlassen. Bei Kindern können durch eine Überdosierung Erregungszustände ausgelöst werden. Blutdruckabfall möglich	**Möglicherweise zweckmäßig** Dimenhydrinat ist ein Wirkstoff, der aus zwei Substanzen zusammengesetzt ist (Diphenhydramin und 8-Chlortheophyllin). Mittel, die nur Diphenhydramin enthalten, sind vorzuziehen. Macht relativ stark schläfrig.
Reisegold (D) Tabs Dimenhydrinat	Müdigkeit, Magen-Darm-Störungen, Kopfschmerzen, Mundtrockenheit, Albträume, Schwierigkeiten beim Wasserlassen. Bei Kindern kann eine Überdosierung Erregungszustände und Krämpfe auslösen. Blutdruckabfall möglich	**Möglicherweise zweckmäßig** Dimenhydrinat ist ein Wirkstoff, der aus zwei Substanzen zusammengesetzt ist (Diphenhydramin und 8-Chlortheophyllin). Mittel, die nur Diphenhydramin enthalten, sind vorzuziehen. Macht relativ stark schläfrig.
Superpep (D) Tabl., Kaudrag., Forte-Kaudrag. Dimenhydrinat	Müdigkeit, Magen-Darm-Störungen, Kopfschmerzen, Mundtrockenheit, Albträume, Schwierigkeiten beim Wasserlassen. Bei Kindern kann eine Überdosierung Erregungszustände und Krämpfe auslösen. Blutdruckabfall möglich	**Wenig zweckmäßig** Dimenhydrinat ist ein Wirkstoff, der aus zwei Substanzen zusammengesetzt ist (Diphenhydramin und 8-Chlortheophyllin). Mittel, die nur Diphenhydramin enthalten, sind vorzuziehen. Macht relativ stark schläfrig.
Travel-Gum (Ö) Kaugummi-Drag. Dimenhydrinat, Aspartame, Sorbit, Saccharin, Glucose, Rohrzucker	Müdigkeit, Magen-Darm-Störungen, Kopfschmerzen, Mundtrockenheit, Albträume, Schwierigkeiten beim Wasserlassen. Bei Kindern kann eine Überdosierung Erregungszustände und Krämpfe auslösen. Blutdruckabfall möglich	**Wenig zweckmäßig** Dimenhydrinat ist in der Wirksamkeit deutlich schlechter als z. B. Cyclizin. Macht relativ stark schläfrig.

Präparat	Wichtigste Nebenwirkungen	Empfehlung
Vasomotal (D) Tabl., Tropfen Betahistin *Rezeptpflichtig*	Kopfschmerzen, Wiederauftreten von Magengeschwüren möglich	**Wenig zweckmäßig bei** bestimmten Formen von Schwindelzuständen (Ménière'sche Krankheit). Nicht gleichzeitig Antihistaminika einnehmen!
Vertigoheel (D/Ö) Tropfen, Tabl. nur D: Amp. Cocculus, Conium, Ambra, Petroleum in homöopathischer Verdünnung	Keine wesentlichen zu erwarten. Achtung: Tropfen enthalten Alkohol!	**Homöopathisches Mittel** Therapeutische Wirksamkeit zweifelhaft, aber vertretbar, wenn die Einnahme als wirksam empfunden wird.
Vertigo-neogama (D) Tabl., Fortetabletten, Injektionslösung Sulpirid *Rezeptpflichtig*	Einschränkung des Reaktionsvermögens, Zittern, Unruhe, Krämpfe, Impotenz, Regelstörungen, Störungen der Milchdrüsen, Brustbildung beim Mann. Auch: Erregungszustände, Leberschäden	**Abzuraten** Dieses Medikament wird auch zur Behandlung schwerer psychischer Störungen verwendet. Bei Schwindel umstrittener Nutzen. Schwere Nebenwirkungen möglich.
Vertigo Vomex (D) SR-Retardkaps., S-Zäpfchen Dimenhydrinat	Müdigkeit, Magen-Darm-Störungen, Kopfschmerzen, Mundtrockenheit, Albträume, Schwierigkeiten beim Wasserlassen. Bei Kindern kann eine Überdosierung Erregungszustände und Krämpfe auslösen. Blutdruckabfall möglich	**Möglicherweise zweckmäßig** Dimenhydrinat ist ein Wirkstoff, der aus zwei Substanzen zusammengesetzt ist (Diphenhydramin und 8-Chlortheophyllin). Mittel, die nur Diphenhydramin enthalten, sind vorzuziehen. Macht relativ stark schläfrig.
Vertirosan (Ö) Amp., Drag., Tropfen, Zäpfchen, Kinderzäpfchen Dimenhydrinat *Rezeptpflichtig*	Müdigkeit, Magen-Darm-Störungen, Kopfschmerzen, Mundtrockenheit, Albträume, Schwierigkeiten beim Wasserlassen. Bei Kindern kann eine Überdosierung Erregungszustände und Krämpfe auslösen. Blutdruckabfall möglich	**Möglicherweise zweckmäßig** Dimenhydrinat ist ein Wirkstoff, der aus zwei Substanzen zusammengesetzt ist (Diphenhydramin und 8-Chlortheophyllin). Mittel, die nur Diphenhydramin enthalten, sind vorzuziehen. Macht relativ stark schläfrig.
Vertirosan B6 (Ö) Manteldrag., Zäpfchen Dimenhydrinat, Vitamin B_6 *Rezeptpflichtig*	Müdigkeit, Magen-Darm-Störungen, Kopfschmerzen, Mundtrockenheit, Albträume, Schwierigkeiten beim Wasserlassen. Bei Kindern kann eine Überdosierung Erregungszustände und Krämpfe auslösen. Blutdruckabfall möglich	**Wenig zweckmäßig** Wenig sinnvolle Kombination von beruhigend wirkendem Antihistaminikum (Dimenhydrinat) mit Vitamin B_6. Macht relativ stark schläfrig.

Präparat	Wichtigste Nebenwirkungen	Empfehlung
Vomacur (D) Tabl., Zäpfchen Dimenhydrinat	Müdigkeit, Magen-Darm-Störungen, Kopfschmerzen, Mundtrockenheit, Albträume, Schwierigkeiten beim Wasserlassen. Bei Kindern kann eine Überdosierung Erregungszustände und Krämpfe auslösen. Blutdruckabfall möglich	**Möglicherweise zweckmäßig** Dimenhydrinat ist ein Wirkstoff, der aus zwei Substanzen zusammengesetzt ist (Diphenhydramin und 8-Chlortheophyllin). Mittel, die nur Diphenhydramin enthalten, sind vorzuziehen. Macht relativ stark schläfrig.
Vomex A (D) Zäpfchen, Kinderzäpfchen, Fortezäpfchen für Kinder, Retardkaps., Drag. N, Sirup, Amp. Dimenhydrinat *Rezeptpflicht (nur Ampullen)*	Müdigkeit, Magen-Darm-Störungen, Kopfschmerzen, Mundtrockenheit, Albträume, Schwierigkeiten beim Wasserlassen. Bei Kindern kann eine Überdosierung Erregungszustände und Krämpfe auslösen. Blutdruckabfall möglich	**Möglicherweise zweckmäßig**. Dimenhydrinat ist ein Wirkstoff, der aus zwei Substanzen zusammengesetzt ist (Diphenhydramin und 8-Chlortheophyllin). Mittel, die nur Diphenhydramin enthalten, sind vorzuziehen. Macht relativ stark schläfrig.
Zofran (D/Ö) Filmtabl., Lösung, Amp., nur D: Schmelztabl., nur Ö: Supp. (Zäpfchen) **Zofran Zytis** (Ö) Schmelztabl. Ondansetron *Rezeptpflichtig*	Kopfschmerzen, Verstopfung, Herzrhythmusstörungen, Angina Pectoris	**Therapeutisch zweckmäßig zur** Behandlung von Übelkeit und Erbrechen, besonders bei Auslösung durch Zytostatika.

13.5. Mittel gegen sonstige Magen-Darm-Beschwerden

Viele – nach einzelnen Studien bis zur Hälfte der Patienten –, die wegen Magen-Darm-Beschwerden einen Arzt aufsuchen, haben keine eindeutigen organischen Leiden. Falsche Ernährung und psychischer Stress begünstigen das Entstehen solcher Beschwerden. Medikamente helfen in solchen Fällen meist nicht.
Eine sinnvolle Behandlung sollte sich auf eine Änderung der Ernährungsgewohnheiten, ausreichende Bewegung und eventuell Entspannungsübungen (z. B. autogenes Training) beschränken.
Gegen Völlegefühl, Blähungen, Verdauungsstörungen oder ganz einfach Appetitlosigkeit wird eine Fülle von Arzneimitteln angepriesen. Meist handelt es sich um problematische Kombinationsmittel aus verschiedensten Stoffen.

Mittel gegen Blähungen

Beschwerden wie Blähungen, Druck- oder Völlegefühl sind oft Zeichen eines vermehrten Gasgehalts im Magen-Darm-Trakt, können aber auch seelische Ursachen haben.

Die meisten dagegen angebotenen Mittel enthalten die Wirkstoffe Dimeticon oder Simethicon (z. B. *Ceolat LF, Enzym Lefax, Enzym Lefax Forte, Espumisan, Helopanflat, Lefax, Lefaxin, Meteozym, sab simplex*).

Diese sollen die Oberflächenspannung herabsetzen und dadurch gasmindernd wirken. Die amerikanische Arzneimittelbehörde bezweifelt den Nutzen dieser Präparate.

In klinischen Untersuchungen stellte sich heraus, dass Simethicon (enthalten z. B. in *Enzym Lefax, Helopanflat, Lefax, Lefaxin, Meteozym, sab simplex*) bei Kindern nicht besser wirkt als ein Placebo (= Scheinarzneimittel ohne Wirkstoff).

Zur Anwendung vor diagnostischen Maßnahmen sind nur hohe Dosen der entschäumenden Wirkstoffe geeignet.

Andere Präparate enthalten verschiedene Geschmacks- und Geruchsstoffe, pflanzliche Inhaltsstoffe und ätherische Öle mit möglicherweise krampflösender Wirkung – sogenannte Karminativa (z. B. *Carminativum-Hetterich N, Carvomin forte, Dreierlei Tropfen, Enteroplant, Gastritol, Gastrovegetalin, Helo-acid, Montana*).

Bei manchen dieser Mittel handelt es sich im Grunde genommen um Kräuterschnäpse.

Vorsicht: Säuglingen und Kleinkindern sollte man gegen Blähungen keine Tropfen geben, die Alkohol enthalten.

Die verschiedenen *Teemischungen* gegen Verdauungsbeschwerden enthalten meist Fenchel, Salbei, Schafgarbe, Melisse, Kamille, Pfefferminze und andere Kräuter – es handelt sich dabei um traditionelle, sinnvolle Hausmittel gegen leichte Verdauungsbeschwerden.

Bei Flaschenkindern, die an Säuglingskoliken leiden, ist ein Verzicht auf Kuhmilch-Eiweiß meist wirksam. Da Proteine der Kuhmilch auch in die Muttermilch übergehen können, lohnt sich ein Verzicht auf Kuhmilch unter Umständen auch bei stillenden Müttern. Statt der potenziell allergisierenden Sojaprodukte sind hypoallergene Eiweißersatzstoffe vorzuziehen.

Mittel mit Verdauungsenzymen

Den von den Herstellern behaupteten Nutzen von Enzymprodukten bei Magen-Darm-Störungen beschreibt die Arzneimittelkommission der Deutschen Ärzteschaft so:

»Die Häufigkeit der Einnahme von Enzympräparaten steht im umgekehrten Verhältnis zur medizinischen Indikation. Sie werden bei Verdauungsbeschwerden gegeben, obwohl nur bei Enzymmangel der Einsatz gerechtfertigt ist.«

Sie seien nahezu ideale Placebos – wirken nicht, werden vom Körper nicht aufgenommen und haben keine Nebenwirkungen. Es gibt ein einziges sinnvolles Anwendungsgebiet für solche Mittel und auch nur für solche Produkte, die Enzyme der Bauchspeicheldrüse enthalten (z. B. *Helopanflat, Helopanzym, Kreon, Ozym, Pangrol, Pankreon, Panzytrat*): bei Ausfall von mehr als achtzig Prozent der von der Bauchspeicheldrüse abgesonderten Verdauungssäfte (z. B. bei chronischer Bauchspeicheldrüsenentzündung).

Diese Mittel sind ungeeignet zum Ausgleich für überreiche oder zu fette Mahlzeiten, weil sie notwendige Lipaseaktivität kaum steigern. Wenn viele Konsumenten dennoch eine Wirkung verspüren, ist das auf den sogenannten Placebo-Effekt zurückzuführen – aus vielen Untersuchungen weiß man, dass sich bei etwa jedem zweiten Patienten die Verdauungsbeschwerden durch die Einnahme eines beliebigen Mittels bessern, und zwar auch dann, wenn überhaupt kein Wirkstoff enthalten ist.

13.5. Mittel gegen sonstige Magen-Darm-Beschwerden

Präparat	Wichtigste Nebenwirkungen	Empfehlung
Carminativum-Hetterich (D) Tropfen Alkoholischer Auszug aus Kamille, Pfefferminze, Kümmel, Fenchel, Pomeranzenschale	Licht-Überempfindlichkeit. Enthält Alkohol!	**Wenig zweckmäßig bei** den vom Hersteller angegebenen Anwendungsgebieten (Blähungen, Verstopfung). Enthält Stoffe (ätherische Öle) mit stuhlerweichender Wirkung. Therapeutische Wirksamkeit zweifelhaft.

Präparat	Wichtigste Nebenwirkungen	Empfehlung
Carvomin Verdauungstropfen (D) Lösung Alkoholischer Auszug aus Angelikawurzeln, Benediktenkraut, Pfefferminze	Allergien, Licht-Überempfindlichkeit. Enthält Alkohol!	**Wenig zweckmäßig bei** dem vom Hersteller angegebenen Anwendungsgebiet (Unterstützung der Verdauungsfunktion). Pflanzliches Mittel. Enthält Bitterstoffe und ätherische Öle mit stuhlerweichender Wirkung. Therapeutische Wirksamkeit zweifelhaft.
Carum carvi Kinderzäpfchen/ Zäpfchen (D) Kinderzäpfchen, Zäpfchen Kümmelextrakt, Kamille, Belladonna, Tabak	Allergien möglich. Mundtrockenheit und Kreislaufreaktionen sind nicht auszuschließen	**Abzuraten bei** dem vom Hersteller angegebenen Anwendungsgebiet (Verdauungsschwäche mit Blähungen und Neigung zu Bauchkrämpfen sowie damit zusammenhängende Unruhezustände und Schlafstörungen), besonders bei Kindern. Enthält toxische Stoffe (Atropin und Nikotin). Therapeutische Wirksamkeit zweifelhaft.
Ceolat comp. (Ö) Kautabl. Dimeticon, Metoclopramid *Rezeptpflichtig*	Müdigkeit, Bewegungsstörungen (Dyskinesien), Hormonstörungen	**Abzuraten** bei dem vom Hersteller angegebenen Anwendungsgebiet (Meteorismus). Therapeutische Wirksamkeit zweifelhaft. Wenig sinnvolle Kombination von Entschäumungsmittel (Dimeticon) mit Mittel bei Erbrechen und Magenstörungen (Metoclopramid).
Ceolat LF (D) Kautabl. Dimeticon	Allergien möglich	**Wenig zweckmäßig bei** den vom Hersteller angegebenen Anwendungsgebieten (Blähungen). Der therapeutische Nutzen des Entschäumungsmittels Dimeticon ist zweifelhaft.
Dreierlei-Tropfen (D) Tropfen Alkoholischer Auszug aus Baldrian, Minzöl	Müdigkeit. Tropfen enthalten Alkohol!	**Wenig zweckmäßig bei** den vom Hersteller angegebenen Anwendungsgebieten (Völlegefühl, Blähungen). Enthält Stoffe (ätherische Öle) mit beruhigender Wirkung. Therapeutische Wirksamkeit zweifelhaft.

Präparat	Wichtigste Nebenwirkungen	Empfehlung
Enteroplant (D) Kaps. Kümmelöl, Pfefferminzöl	Magenbeschwerden, Allergien möglich	**Naturheilmittel** Vertretbar bei leichten Magen-Darm-Beschwerden.
Enzym Lefax (D) Kautabl. Pankreatin (Lipase, Amylase, Protease), Simethicon	Allergien möglich	**Wenig zweckmäßig bei** den vom Hersteller angegebenen Anwendungsgebieten (Blähungen, Völlegefühl bei Enzymmangel). Wenig sinnvolle Kombination mit Entschäumungsmittel (Simethicon).
Enzym Lefax Forte Pankreatin Kapseln (D) Kaps. Pankreatin (Lipase, Amylase, Protease)	Allergien möglich. Bei hohen Dosierungen Schleimhautreizungen möglich	**Therapeutisch zweckmäßig zur** ergänzenden Behandlung bei verminderter Funktion der Bauchspeicheldrüse (Substitution bei Pankreasinsuffizienz).
Enzynorm f (D) überzogene Tabl. **Enzynorm forte** (Ö) überzogene Tabl. *Wirkstoffe:* Proteinasen (Pepsin) aus Magenschleimhaut vom Schwein, Salzsäure; *in D zusätzlich*: Aminosäuren aus Rinderblut	Magen-Darm-Störungen	**Wenig zweckmäßig bei** dem vom Hersteller angegebenen Anwendungsgebiet (Unterstützung der Magenfunktion). Enthält unter anderem eiweißspaltendes Verdauungsenzym (Pepsin), dessen Wirkung für eine normale Verdauung nicht notwendig ist.
Espumisan (D) Emulsion, Kautabl., Weichkaps. *Konservierungsstoff:* Methylhydroxybenzoat (nur Weichkaps.); *Wirkstoff:* Simethicon	Allergien durch Konservierungsstoff	**Wenig zweckmäßig bei** den vom Hersteller angegebenen Anwendungsgebieten (Blähungen). Vertretbar zur Verminderung störender Darmgase bei Röntgenuntersuchungen. Therapeutischer Nutzen von Simethicon ist zweifelhaft.
Gastritol Dr. Klein (D) Tropfen Alkoholischer Auszug aus Gänsefingerkraut, Johanniskraut, Angelikawurzel, Benediktenkraut, Wermutkraut, Kamillenblüten, Süßholzwurzel	Licht-Überempfindlichkeit. Problematische Wechselwirkungen mit bestimmten Arzneimitteln wie z. B. Calciumantagonisten. Enthält Alkohol!	**Abzuraten** Therapeutische Wirksamkeit zweifelhaft bei den vom Hersteller angegebenen Anwendungsgebieten (Gastritis, Blähungen, Krämpfe). Pflanzliches Mittel.

Präparat	Wichtigste Nebenwirkungen	Empfehlung
Gastrovegetalin (D) Weichkaps., Lösung Extrakt aus Melissenblättern	Keine wesentlichen zu erwarten	**Naturheilmittel** Pflanzliches Mittel. Therapeutische Wirksamkeit bei dem vom Hersteller angegebenen Anwendungsgebiet (funktionelle Magen-Darm-Beschwerden). Vertretbar wegen geringer Schädlichkeit
Helo-acid (Ö) Drag. Pepsin, Zitronensäure, Weinsäure, Milchsäure	Keine wesentlichen zu erwarten	**Wenig zweckmäßig** Enthält unter anderem eiweißspaltendes Verdauungsenzym (Pepsin), dessen Wirkung für eine normale Verdauung nicht notwendig ist.
Helopanflat (Ö) Drag. Pankreatin (Protease, Amylase, Lipase), Simethicon	Allergien möglich	**Wenig zweckmäßig bei** den vom Hersteller angegebenen Anwendungsgebieten (Blähungen). Wirksamkeit zweifelhaft. Wenig sinnvolle Kombination mit Entschäumungsmittel (Simethicon).
Helopanzym (Ö) Drag. Pankreatin (Protease, Amylase, Lipase), Pepsin	Allergien möglich	**Wenig zweckmäßig bei** den vom Hersteller angegebenen Anwendungsgebieten (Fermentmangel im Magen und Darm). Zur ergänzenden Behandlung bei verminderter Funktion der Bauchspeicheldrüse (Substitution bei exkretorischer Pankreasinsuffizienz) nicht geeignet. Pepsin ist überflüssig, kann die zugeführten Pankreasenzyme schädigen.
Heumann Magentee Solu-Vetan (D) Tee, tassenfertig Trockenextrakt aus Süßholzwurzel und Pfefferminzblättern, Pfefferminzöl	Störungen des Salz- und Wasserhaushaltes. Vorsicht bei Nierenschäden. Nicht in der Schwangerschaft anwenden	**Wenig zweckmäßig bei** den vom Hersteller angegebenen Anwendungsgebieten wie z. B. Magen-Darm-Geschwüren.

Präparat	Wichtigste Nebenwirkungen	Empfehlung
H+S Fencheltee (D) **H+S Melissen-blättertee** (D) **H+S Pfefferminz-blättertee** (D) **H+S Salbeiblättertee** (D) **H+S Schafgarben-krauttee** (D) Filterbeutel	Keine wesentlichen zu erwarten	**Naturheilmittel** Vertretbar bei leichten Magen-Darm-Beschwerden.
H+S Magen- und Darmtee IX mild (D) Tee im Filterbeutel Kamille, Schafgarbe, Fenchel, Kümmel, Anis	Keine wesentlichen zu erwarten	**Naturheilmittel** Vertretbar bei leichten Magen-Darm-Beschwerden.
Iberogast (D/Ö) Tinktur Alkoholische Pflanzenauszüge aus Schleifenblume, Kamillenblüte, Pfefferminzblätter, Schöllkraut, Mariendistel, Melissenblätter, Kümmel, Süßholzwurzel, Angelikawurzel	Keine wesentlichen zu erwarten. Enthält Alkohol!	**Naturheilmittel** Pflanzliches Mittel. Therapeutische Wirksamkeit bei den vom Hersteller angegebenen Anwendungsgebieten (z. B. funktionelle Magen-Darm-Erkrankungen) zweifelhaft. Wegen geringer Schädlichkeit vertretbar.
Imogas (D) Weichkaps. Simethicon	Keine wesentlichen zu erwarten	**Wenig zweckmäßig bei** den vom Hersteller angegebenen Anwendungsgebieten (z. B. Blähungen). Vertretbar zur Verminderung störender Darmgase bei endoskopischen und Röntgenuntersuchungen. Therapeutischer Nutzen von Simethicon ist zweifelhaft.
Kreon (D/Ö) Kaps., Granulat **Kreon für Kinder** (D) Packungen Pankreatin (Lipase, Protease, Amylase) *Rezeptpflichtig (Ö)*	Allergien möglich. Bei hohen Dosierungen Schleimhautreizungen möglich	**Therapeutisch zweckmäßig zur** ergänzenden Behandlung bei verminderter Funktion der Bauchspeicheldrüse (Substitution bei Pankreasinsuffizienz).

Präparat	Wichtigste Nebenwirkungen	Empfehlung
Lefax Kautabletten/ extra Kautabletten/ Pump-Liquid (D) Kautabl., Suspension Simethicon	Keine wesentlichen zu erwarten	**Wenig zweckmäßig bei** den vom Hersteller angegebenen Anwendungsgebieten (Blähungen). Vertretbar zur Verminderung störender Darmgase bei Sonographie und Röntgenuntersuchungen. Therapeutischer Nutzen von Simethicon ist zweifelhaft.
Lefaxin (Ö) Kautabl., Tropfen Simethicon, Glukose, Saccharose	Keine wesentlichen zu erwarten	**Wenig zweckmäßig** Vertretbar zur Verminderung störender Darmgase bei Röntgenuntersuchungen. Therapeutischer Nutzen von Simethicon ist zweifelhaft.
Luvos Heilerde (D) Kaps., Pulver Löß	Verminderung der Aufnahme anderer Arzneimittel	**Wenig zweckmäßig bei** den vom Hersteller angegebenen Anwendungsgebieten (Magen-Darm-Katarrh). Enthält adsorbierende Inhaltsstoffe.
Meteozym (D) magensaftresistente Tabl. Pankreatin (Lipase, Amylase, Protease), Simethicon	Allergien möglich. Bei hohen Dosierungen Schleimhautreizungen möglich	**Therapeutisch zweckmäßig zur** ergänzenden Behandlung bei verminderter Funktion der Bauchspeicheldrüse (Substitution bei Pankreasinsuffizienz.). Der therapeutische Nutzen des Entschäumungsmittels Simethicon ist zweifelhaft.
Montana (Ö) Tropfen Alkoholischer Auszug aus z. B. Zimt, Kümmel, Pfefferminze, Hopfen, Pomeranzenschale	Licht-Überempfindlichkeit. Tropfen enthalten Alkohol!	**Wenig zweckmäßig bei** Magen-Darm-Erkrankungen.
Ozym (D) Kaps. Pankreatin (Lipase, Amylase, Protease)	Allergien. Bei hohen Dosierungen Schleimhautreizungen möglich	**Therapeutisch zweckmäßig zur** ergänzenden Behandlung bei verminderter Funktion der Bauchspeicheldrüse (Substitution bei Pankreasinsuffizienz).
Pangrol (D) magensaftresistente Kaps. und Tabl. Pankreaspulver vom Schwein (Lipase, Amylase, Protease)	Allergien. Bei hohen Dosierungen Schleimhautreizungen möglich	**Therapeutisch zweckmäßig zur** ergänzenden Behandlung bei verminderter Funktion der Bauchspeicheldrüse (Substitution bei Pankreasinsuffizienz).

Präparat	Wichtigste Nebenwirkungen	Empfehlung
Panzytrat/ -ok (D) Kaps., Mikrotabl. Pankreatin (Lipase, Protease, Amylase)	Bei hohen Dosierungen Schleimhautreizungen möglich	**Therapeutisch zweckmäßig zur** ergänzenden Behandlung bei verminderter Funktion der Bauchspeicheldrüse (Substitution bei Pankreasinsuffizienz).
Pepsin-Wein Blücher Schering (D) Süß-Wein Alkohol, Pepsin	Bei Überdosierung Wirkung des Alkohols	**Wenig zweckmäßig** Enthält unter anderem eiweißspaltendes Verdauungsenzym (Pepsin), dessen Wirkung für eine normale Verdauung nicht notwendig ist.
Rennie Digestif (Ö) Tabl. Pankreatin (Lipase, Amylase, Protease), Papayotin, Calciumcarbonat, Magnesiumcarbonat	Vorsicht bei Nierenschäden. Bei Überdosierung Durchfall möglich	**Wenig zweckmäßig bei** den vom Hersteller angegebenen Anwendungsgebieten (Verdauungsstörungen). Kombination von säurebindenden Mitteln mit Verdauungsenzymen.
Retterspitz Innerlich (D) Flüssigkeit Citronensäure, Weinsäure, Aluminiumkaliumsulfat, Thymianöl, Orangenöl, Zitronenöl, Hühnerei	Allergien. Vorsicht bei Nierenschäden. Enthält Alkohol!	**Wenig zweckmäßig** Therapeutische Wirkung bei den vom Hersteller angegebenen Magenbeschwerden zweifelhaft. Enthält organische Säuren, Aluminiumverbindung sowie ätherische Öle.
sab simplex (D/Ö) Susp., Kautabl. Simethicon	Keine wesentlichen bekannt	**Wenig zweckmäßig bei** den vom Hersteller angegebenen Anwendungsgebieten (Blähungen). Vertretbar zur Verminderung störender Darmgase bei Sonograpie und Röntgenuntersuchungen. Therapeutischer Nutzen von Simethicon ist zweifelhaft.
Sidroga Fenchel (D/Ö) **Sidroga Kinder-Fencheltee** (D) **Sidroga Melissenblätter** (D/Ö) **Sidroga Pfefferminzblätter** (D/Ö) **Sidroga Salbeiblätter** (D/Ö) **Sidroga Schafgarbe** (D/Ö) Tee in Filterbeuteln	Keine wesentlichen zu erwarten	**Naturheilmittel** Die Tees sind vertretbar bei leichten Magen-Darm-Beschwerden.

Präparat	Wichtigste Nebenwirkungen	Empfehlung
Sidroga Magen-Darm-Beruhigungstee (D) Teebeutel Kamillenblüten, Pfefferminzblätter, Schafgarbe, Melissenblätter, Malvenblüten	Keine wesentlichen zu erwarten	**Naturheilmittel** Vertretbar bei leichten Magen-Darm-Beschwerden.
Sidroga Magen-Darm-Anregungstee (D) Filterbeutel Löwenzahn, Tausendgüldenkraut, Enzianwurzel, Basilikumkraut, Fenchel, Koriander, Anis	Keine wesentlichen zu erwarten	**Naturheilmittel** Vertretbar bei leichten Magen-Darm-Beschwerden
Sidroga Magentee forte (D) Filterbeutel Löwenzahn, Tausendgüldenkraut, Enzianwurzel, Basilikumkraut, Fenchel, Koriander, Anis	Keine wesentlichen zu erwarten	**Naturheilmittel** Vertretbar bei leichten Magen-Darm-Beschwerden.
Sidroga Magentee mild (D) Filterbeutel Kamille, Schafgarbe, Melisse, Malvenblüten	Keine wesentlichen zu erwarten	**Naturheilmittel** Vertretbar bei leichten Magen-Darm-Beschwerden.
Simethicon-ratiopharm Kautabletten (D) Kautabl. Simethicon	Keine wesentlichen bekannt	**Wenig zweckmäßig bei** den vom Hersteller angegebenen Anwendungsgebieten (Blähungen). Vertretbar zur Verminderung störender Darmgase bei Sonograpie und Röntgenuntersuchungen. Therapeutischer Nutzen von Simethicon ist zweifelhaft.

13.6. Lebermittel, Gallenmittel

Die Leber als größte Drüse des Körpers hat mehrere Funktionen:

– *Für die Verdauung:* Sie produziert die Gallenflüssigkeit, die wiederum für die Fettverdauung notwendig ist; die grünliche Flüssigkeit fließt durch den Gallengang, wird in der Gallenblase konzentriert und bei Bedarf in den Darm abgegeben.

- *Für den Blutkreislauf:* Rote und weiße Blutkörperchen werden hier (in der Zeit vor der Geburt) gebildet; alte werden zerstört; Eisen wird gespeichert etc.
- *Für den Stoffwechsel:* Hier wird körpereigenes Eiweiß aufgebaut und Zucker gespeichert. Die Leber ist außerdem das wichtigste Entgiftungsorgan des Körpers.

Aufgrund der zahlreichen Funktionen der Leber können auch ihre Erkrankungen verschiedene Ursachen haben. Besonders häufig sind Vergiftungen der Leber – vor allem durch Alkohol und durch Medikamente.

Unter anderem können folgende Medikamente leberschädigende Wirkungen haben:
Schmerzmittel (Paracetamol), Rheuma-Mittel, die z. B. Phenylbutazon enthalten, Antibiotika (Tetrazykline, Isoniazid), Neuroleptika (Phenothiazine), Mittel gegen Bluthochdruck (Beta-Blocker) etc.

Erkrankungen der Leber und der Gallenwege

- *Gelbsucht* (Ikterus)
  Die hell- bis dunkelgelbe Färbung der Haut ist keine selbstständige Krankheit, sondern zeigt an, dass ein Abbauprodukt des Blutfarbstoffes (Bilirubin) in der Haut abgelagert ist, weil die Leber Bilirubin nur unzureichend ausscheidet.
- *Entzündung der Leber* (Hepatitis)
  Sie kann durch Viren, Bakterien, Parasiten und auch Medikamente ausgelöst werden. Oft ist die Ursache unbekannt.
- *Leberschrumpfung* (Zirrhose)
  Hier kommt es zu einer narbigen Veränderung des Gewebes der Leber. Im Laufe der Zeit – oft sind es Jahre – verhärtet die Leber und wird kleiner. Die Leberschrumpfung ist bei Alkoholikern sechs- bis achtmal so häufig wie bei der Durchschnittsbevölkerung.
- *Fettleber*
  Die Ursachen für den erhöhten Fettgehalt der Leber können Alkoholismus, Zuckerkrankheit, Sauerstoffmangel, Medikamente und andere Gifte sein.
- *Gallenblase und Gallenwege*
  Gallensteine in der Gallenblase und die Entzündung der Gallenwege und -blase kommen am häufigsten vor.

Behandlung von Gallensteinen

Gallenwegsentzündungen sind meist verbunden mit Gallensteinen. Als zweckmäßigste Behandlungsmethoden gelten chirurgische und endoskopische Verfahren. Bestimmte Gallensteine können durch eine sogenannte Stoßwellentherapie (Lithotripsie) zerkleinert werden. Dazu ist keine Operation notwendig. Die zerkleinerten Gallensteinteile werden mit der Gallenflüssigkeit über den Darm ausgeschieden.
Gegen Gallensteine gibt es auch Medikamente, die Steine auflösen können (z. B. *UDC Hexal, Ursofalk*). Damit kann man sich unter Umständen eine Operation ersparen. Die Behandlung dauert allerdings ein bis zwei Jahre, und die Erfolgsrate beträgt nur 30 bis 75 Prozent.
Die Verwendung dieser Mittel ist nur bei kleinen und kalkfreien Steinen (bis zu 1 cm Durchmesser) und bei Patienten ohne starke Beschwerden sinnvoll. Nach Ende der Behandlung bilden sich innerhalb von fünf Jahren bei jedem zweiten Patienten erneut Gallensteine. Als *Nebenwirkung* kann manchmal Durchfall auftreten.
Patienten mit Leberschäden und Störungen der abführenden Gallenwege dürfen solche Mittel nicht verwenden.

Behandlung von Lebererkrankungen

Die wichtigste Maßnahme bei allen Lebererkrankungen besteht darin, starke körperliche Anstrengungen zu vermeiden und die Leber nicht weiter durch Gifte wie Alkohol und einseitige Ernährung zu belasten. Übergewichtige sollten abnehmen. Da auch Arzneimittel die Leber belasten, sollte man keine Medikamente nehmen, deren Nutzen nicht bewiesen ist.
Für die meisten Lebererkrankungen gibt es keine wirksame medikamentöse Therapie. Ausnahmen sind lediglich Immunmodulatoren wie Interferon (z. B. *Intron A, Roferon A*) bei chronischer, virusbedingter Hepatitis.
Häufige, dosisabhängige Nebenwirkungen sind grippeähnliche Beschwerden und Gelenkschmerzen. Selten sind Blutveränderungen, Störungen des Sehens und der Bewegungsabläufe, Verwirrtheit, Depression, Schlaflosigkeit, Potenzstörungen.

Leberschutzpräparate

Gängige Leberschutzpräparate enthalten Pflanzenextrakte, Phospholipide, Fettsäuren und Vitamine. Ihre Wirksamkeit gilt als nicht bewiesen. Die Gefahr solcher Mittel liegt darin, dass sie zu dem Irr-

glauben verleiten, die notwendige *Alkoholabstinenz* nicht einhalten zu müssen.
Die Fachpublikation »Arzneimittel-Kursbuch« weist mit Nachdruck darauf hin, dass bei Lebererkrankungen jede zusätzliche Belastung der Leber – auch durch Medikamente mit unbewiesener Wirksamkeit – unbedingt vermieden werden sollte.
Langsam scheinen solche Warnungen zu wirken, denn in den letzten Jahren ist die Zahl der verbrauchten Packungen an Leberschutzmitteln in Deutschland beträchtlich gesunken: von 4,3 Millionen Packungen im Jahr 1991 auf rund 1 Million im Jahr 2006.

Leber-Gallen-Mittel

Die mehr als 100 angebotenen Leber-Gallen-Mittel enthalten meistens Pflanzen oder Pflanzenextrakte, die den Gallenfluss steigern sollen. Diese Wirkung lässt sich jedoch bereits durch Nahrungszufuhr erreichen. Laut Fachpublikation »Arzneimittel-Kursbuch« gilt die Verwendung von gallenflusssteigernden Mitteln inzwischen als überholt, weil Störungen, die auf einer Hemmung des Gallenflusses beruhen, keinen Krankheitswert haben.

Leber-Gallen-Mittel können eingeteilt werden in:
- *Tees.* Tees bewirken eine vermehrte Ausscheidung von Flüssigkeit. Bei keinem der angebotenen Tees gibt es jedoch einen seriösen Nachweis, dass sich dadurch die Gallensäurekonzentration erhöht. Bei akuten entzündlichen Erkrankungen der Gallenwege sollten Tees nicht verwendet werden.
- Rein pflanzliche Produkte (*Apozema Mariendistel mit Artischocke, Cholagogum N Nattermann, Choleodoron, Chol Kugeletten neu, Florabio naturreiner Heilpflanzensaft Artischocke, Hepar SL forte, Heparstad, Hepatodoron).*
- Ihre Inhaltsstoffe sind meist weder genau chemisch definiert noch ausreichend standardisiert. Um überhaupt eine entsprechende Wirkung auf den Gallenfluss zu erreichen, müssten beispielsweise *Cholagogum N Tropfen* flaschenweise getrunken werden.
- Schöllkraut (enthalten z. B. in *Choleodoron, Chol Kugeletten neu, H+S Galle- und Lebertee*) soll leberschädigende Nebenwirkungen wie Hepatitis und akute Gelbsucht auslösen können! Unsere Bewertung: »*Wenig zweckmäßig*« für Tees und »*Abzuraten*« für Kapseln und Tropfen.

- *Chemische Mittel (Cholspasmin, Galle Donau, Unichol)*
  Der Wirkstoff Hymecromon (in *Cholspasmin, Unichol*) regt die Gallensäure-Absonderung an. Der therapeutische Nutzen dieses Effekts ist umstritten. Fragwürdig ist auch der therapeutische Nutzen des Präparats *Galle Donau.*

Tierische Gallensäureextrakte (Cholecysmon)
Die Beliebtheit dieses Mittels beruht vermutlich darauf, dass der Inhaltsstoff auch abführend wirkt. Der therapeutische Nutzen von zusätzlich zugeführter Gallensäure ist fragwürdig.

13.6.1. »Leberschutzmittel«

Präparat	Wichtigste Nebenwirkungen	Empfehlung
Apihepar (Ö) Kaps., lösliches Granulat Silymarin *Rezeptpflichtig*	Durchfall und verstärkte Harnausscheidung möglich	**Wenig zweckmäßig** Therapeutische Wirksamkeit als Leberschutzmittel zweifelhaft. Aber: Bei Behandlung der Vergiftung durch Knollenblätterpilze wahrscheinlich wirksam.
Biogelat-Leberschutzkapseln (Ö) Kaps. Mariendistelextrakt (standardisiert auf Silymarin)	Durchfall und verstärkte Harnausscheidung möglich	**Wenig zweckmäßig** Therapeutische Wirksamkeit als Leberschutzmittel zweifelhaft. Aber: Bei Behandlung der Vergiftung durch Knollenblätterpilze wahrscheinlich wirksam.
Hepabesch (D) Kaps. Mariendistelextrakt (standardisiert auf Silymarin)	Durchfall und verstärkte Harnausscheidung möglich	**Wenig zweckmäßig** Therapeutische Wirksamkeit als Leberschutzmittel zweifelhaft. Aber: Bei Behandlung der Vergiftung durch Knollenblätterpilze wahrscheinlich wirksam.
hepa-loges S (D) Kaps. Mariendistelextrakt (standardisiert auf Silymarin)	Durchfall und verstärkte Harnausscheidung möglich	**Wenig zweckmäßig** Therapeutische Wirksamkeit als Leberschutzmittel zweifelhaft. Aber: Bei Behandlung der Vergiftung durch Knollenblätterpilze wahrscheinlich wirksam.

Präparat	Wichtigste Nebenwirkungen	Empfehlung
Hepa-Merz (D/Ö) Granulat, Infusionslösung, nur D: Kautabl. Ornithinaspartat *Rezeptpflichtig (Ö)*	Brechreiz, Magen- und Darmstörungen, Übelkeit	**Nur zweckmäßig bei** Leberversagen zur Senkung des Ammoniakspiegels im Blut. Ob damit die Lebererkrankung selbst gebessert wird, ist allerdings nicht ausreichend nachgewiesen. Mittel mit Lactulose sind vorzuziehen.
Hepeel N (D) Tabl., Amp. Homöopathische Verdünnungen (D2 bis D6) von Lycopodium clavatum bis Phosphor	Kombination unterschiedlicher homöopathischer Stoffe. Keine wesentlichen zu erwarten	**Homöopathisches Mittel** Therapeutische Wirksamkeit zweifelhaft. Unübersichtliche Kombination unterschiedlicher homöopathischer Inhaltsstoffe. Zur subjektiven Linderung der Beschwerden vertretbar.
Legalon (D/Ö) Kaps., nur D: Susp. Silymarin standardisiert in Mariendistelfrüchteextrakt *Rezeptpflichtig (Ö)*	Durchfall und verstärkte Harnausscheidung möglich	**Wenig zweckmäßig** Therapeutische Wirksamkeit als Leberschutzmittel zweifelhaft. Aber: Bei Behandlung der Vergiftung durch Knollenblätterpilze wahrscheinlich wirksam.
Phönix Silybum spag. (D) Tropfen Mischung aus unzähligen unverdünnten und homöopathisch verdünnten Stoffen, Alkohol	Kombination unterschiedlicher homöopathischer Tinkturen. Keine wesentlichen zu erwarten. Enthält Alkohol!	**Abzuraten** Therapeutische Wirksamkeit zweifelhaft. Unübersichtliche Kombination von mehr als 20 verschiedenen Inhaltsstoffen – unverdünnt oder in homöopathischer Verdünnung.
Silymarin CT/ -forte (D) Kaps. **Silymarin AL** (D) Kaps. **Silymarin Stada** (D) Kaps. Mariendistelextrakt (standardisiert auf Silibinin)	Durchfall und verstärkte Harnausscheidung möglich	**Wenig zweckmäßig** Therapeutische Wirksamkeit als Leberschutzmittel zweifelhaft. Aber: Bei Behandlung der Vergiftung durch Knollenblätterpilze wahrscheinlich wirksam.

13.6.2. Leber-Gallen-Mittel

Präparat	Wichtigste Nebenwirkungen	Empfehlung
Apozema Mariendistel mit Artischocke (Ö) Drag., forte-Drag. Extrakte aus Mariendistel und Artischocke	Allergische Reaktionen und schwach abführende Wirkungen können vorkommen	**Wenig zweckmäßig** in dieser Kombination. Artischockenextrakt kann zwar möglicherweise den Gallenfluss anregen, die Wirksamkeit von Mariendistelextrakt als Leberschutzmittel ist aber zweifelhaft.
Cholagogum F Nattermann (D) Kaps., Lösung Extrakte aus Artischockenblätter	Einzelne Fälle von Leberschädigung sind bekannt geworden. Lösung enthält Alkohol!	**Abzuraten** Zweifelhafter therapeutischer Nutzen.
Cholecysmon (D) Drag. Gallensäurenextrakt vom Rind **Nicht mehr im Handel**	In höheren Dosierungen Durchfälle und Magen-Darm-Beschwerden	**Wenig zweckmäßig** Der therapeutische Nutzen von zusätzlich zugeführten Gallensäuren ist zweifelhaft.
Choleodoron (Ö) Tropfen Extrakte aus Schöllkraut und Kurkuma *Rezeptpflichtig*	Einzelne Fälle von Leberschädigung sind bekannt geworden. Enthält Alkohol!	**Abzuraten** Zweifelhafter therapeutischer Nutzen.
Chol Kugeletten neu (D) Drag. Schöllkraut-Trockenextrakt	Einzelne Fälle von Leberschäden sind bekannt geworden	**Abzuraten** Zweifelhafter therapeutischer Nutzen.
Cholspasmin forte (D) Fortetabl., Amp. Hymecromon	Magen-Darm-Störungen	**Möglicherweise zweckmäßig** Regt die Gallensäure-Absonderung an.
Divalol W (D) Tropfen Pfefferminzöl	Keine wesentlichen bekannt	**Wenig zweckmäßig** Es sind weitere Untersuchungen notwendig, um den Nutzen von Pfefferminzöl bei Magen-Darm- und Gallenbeschwerden bestimmen zu können.
Florabio naturreiner Heilpflanzensaft Artischocke (D) Saft Presssaft aus Artischocke	Allergische Reaktionen möglich	**Naturheilmittel** Zur Unterstützung bei Verdauungsbeschwerden mit anregender Wirkung auf den Gallenfluss.

Präparat	Wichtigste Nebenwirkungen	Empfehlung
Galle Donau (Ö) Drag. p-Tolylmethylcarbinol Nikotinsäureester, Alpha-Naphthylessigsäure	Hautrötungen (»Blutwallungen«)	**Wenig zweckmäßig** Zweifelhafte therapeutische Wirksamkeit der Kombination.
Hepar SL forte (D) Kaps. **Heparstad** (D/Ö) Artischockenkapseln, Hartkapseln Artischockenblätterextrakt	Allergien sind möglich. Nicht einnehmen bei einem Verschluss der Gallenwege	**Möglicherweise zweckmäßig als** Mittel zur Steigerung des Gallenflusses, um Verdauungsbeschwerden zu lindern.
Hepatodoron (D) Tabletten Erdbeerblätter- und Weinblätterpulver	Keine wesentlichen bekannt	**Anthroposophisches Arzneimittel**, dessen Wirksamkeit im Rahmen der Anthroposophischen Medizin bestimmt wird. Nach gängigen Bewertungskriterien wenig zweckmäßig.
H&S Galle- und Lebertee (D) Filterbeutel Pfefferminze, Schöllkraut, javanische Gelbwurz, Kümmel	Einzelne Fälle von Leberschädigung sind bekannt geworden	**Abzuraten** Teemischungen aus Pflanzen, die bei Erkrankungen der Gallenwege und der Leber angewendet werden.
Kneipp Galle- und Leber-Tee (Ö) Teemischung Pfefferminzblätter, javanische Gelbwurz Löwenzahnkraut und -wurzel	Keine wesentlichen bekannt	**Naturheilmittel** Teemischungen aus Pflanzen, die bei Erkrankungen der Gallenwege und der Leber angewendet werden.
Sidroga Leber-Gallen-Tee (D) Filterbeutel Löwenzahn, Pfefferminze, Artischockenextrakt, Schafgarbenkraut	Keine wesentlichen bekannt	**Naturheilmittel** Teemischungen aus Pflanzen, die bei Erkrankungen der Gallenwege und der Leber angewendet werden.
UDC HEXAL (D) Filmtabl. Ursodesoxycholsäure *Rezeptpflichtig*	Manchmal Durchfall	**Therapeutisch zweckmäßig nur** zur Auflösung von Chlolesterin-Gallensteinen, die nicht größer als ein Zentimeter im Durchmesser sind. Einnahmedauer ca. ein Jahr.

Präparat	Wichtigste Nebenwirkungen	Empfehlung
Unichol (Ö) Drag. Hymecromon *Rezeptpflichtig*	Magen-Darm-Störungen	**Möglicherweise zweckmäßig** Regt die Gallensäure-Absonderung an.
Ursofalk (D/Ö) Kaps., Susp.; nur D: Filmtabl. Ursodeoxycholsäure *Rezeptpflichtig*	Manchmal Durchfall	**Therapeutisch zweckmäßig nur zur** Auflösung von Cholesterin-Gallensteinen, die nicht größer als zwei cm im Durchmesser sind. Einnahmedauer ca. ein Jahr.

13.7. Schlankheitsmittel

»Auf leckere Sahnetorten und gutes Essen müssen Sie nicht verzichten«, »Schnell schlank ohne Diät«, »Natürlich schlank ohne Hunger« – mit solchen Werbesprüchen versuchen Pharmafirmen, ihre Schlankheitsmittel an die Frau oder an den Mann zu bringen. Jedes Jahr werden neue »Wundermittel« zum Abnehmen angepriesen. Und jedes Jahr folgt kurz darauf die Ernüchterung: Es gibt keine Wundermittel zum Abnehmen! In den vergangenen Jahren mussten zahlreiche Medikamente wegen ihrer Nebenwirkungen wieder vom Markt gezogen werden.
Immerhin scheint die Aufklärungsarbeit über den fragwürdigen Nutzen und die eindeutigen Gefahren von Appetitzüglern in den letzten Jahren Wirkung zu zeigen: 1991 wurden noch 5,5 Millionen Packungen verkauft, im Jahr 2000 nur noch 2,6 Millionen und im Jahr 2006 sogar nur noch 800.000.

Das bedeutet allerdings nicht, dass inzwischen weniger schlank machende oder angeblich schlank machende Mittel geschluckt werden: Viele Übergewichtige wenden statt gefährlicher Appetitzügler andere Methoden an, die riskant sind:

- Entwässernde Mittel wie *Biofax*. Nach dem Motto: »Weniger Wasser, weniger wiegen«. Diese Werbung ist irreführend, weil Übergewicht immer durch zu viel Fett und nicht durch zu viel Wasser bedingt ist; außer man leidet wirklich unter Wasseransammlungen im Körpergewebe (Ödemen). In die Kategorie entwässernde Mittel fallen auch die zahlreichen »Blutreinigungstees«, »Frühjahrskuren« oder »Schlankheitstees«, mit denen Blut und Darm »gereinigt« und überflüssige Pfunde abgebaut werden sollen. Die regelmäßige Verwendung solcher Mittel kann gesundheitsgefährdend sein.

- *Abführmittel:* Meist werden dafür Präparate mit pflanzlichen Inhaltsstoffen wie Aloe und Sennes verwendet. Die Wirkung ist ähnlich wie bei den entwässernden Mitteln: Wasserverlust anstatt Fettverlust. Die regelmäßige Verwendung von Abführmitteln kann gesundheitsgefährdend sein.
- *Schilddrüsenmittel:* Die auffallend hohen Verkaufszahlen des Schilddrüsenmedikaments *L-Thyroxin Henning* (8,6 Millionen Packungen im Jahr 2006 in Deutschland; steigende Verbrauchszahlen) legen den Verdacht nahe, dass dieses Mittel auch missbräuchlich als Abmagerungsmittel verwendet wird. Die Gefahr bei diesen Schilddrüsenmitteln besteht darin, dass sie Überfunktionen der Schilddrüse verursachen können.
- *Enzyme:* Es gibt viele Präparate, die Extrakte aus Früchten wie Ananas, Mango, Papaya oder die darin enthaltenen eiweißspaltenden Enzyme Papain und Bromelain enthalten. Diese Enzyme können die Eiweißverdauung im Magen bestenfalls unterstützen – vorausgesetzt, sie werden nicht bereits im Magen zerstört. Dadurch werden dem Körper Nährstoffe jedoch schneller zugeführt – eine Wirkung, die einer Diät entgegensteht. Die gesundheitlichen Risiken bei der Verwendung von Enzym-haltigen Mitteln sind jedoch gering.

Die Legende vom Idealgewicht

Längst sind sich Fachleute nicht mehr sicher, ob das einst gepriesene »Idealgewicht« wirklich so erstrebenswert und gesundheitlich notwendig ist. Nach einer genauen Überprüfung der Studien über Vorteile des Idealgewichts – vor allem in den USA – wurde für einige Personengruppen mit leichtem Übergewicht sogar eine Verlängerung der Lebenserwartung festgestellt.

Erst bei einem Übergewicht von mehr als 25 Prozent erhöht sich das Risiko, an Zuckerkrankheit, Herz-Kreislauf-Erkrankungen, Erhöhung des Blutfettgehalts, Gelenkerkrankungen, Gicht, Gallensteinen etc. zu erkranken.

Um festzustellen, ob man übergewichtig ist, muss man den sogenannten Body-Mass-Index (BMI) bestimmen:

Dabei wird das Gewicht in Kilogramm dividiert durch die Körpergröße in Meter zum Quadrat.

Ein Beispiel: Eine Frau ist 75 kg schwer und 1,70 m groß. Dann gilt die Formel: 75 dividiert durch 1,70 x 1,70 ist gleich 25,95.

- Ein BMI von 20 bis 25 gilt als Normalgewicht.
- Ein BMI von 25 bis 29,9 gilt als leichtes Übergewicht.
- Ein BMI von 30 bis 39,9 gilt als mittleres Übergewicht.
- Ein BMI von über 40 gilt als extremes Übergewicht.

Die Frau in unserem Beispiel hat also ein leichtes Übergewicht.
Laut Statistik sind in Deutschland etwa 40 Prozent aller Menschen übergewichtig, etwa 1 Prozent sind extrem übergewichtig.

Möglichkeiten der Gewichtsverminderung

Entscheidend für den Wert einer Methode ist der Langzeiterfolg. Deshalb sind Werbeaussagen wie »Zwölf Pfund in einem Monat« völlig irreführend.

Folgende »Abspeck«-Maßnahmen bringen *überhaupt keinen* oder *keinen dauerhaften Erfolg*:
- Appetithemmer
- Sport ohne Diät
- Formuladiäten
- einseitige Modediäten wie etwa Dr. Atkins
- Cremes
- Geistheiler
- Psychoakustik
- Schlankheitsmittel zum Kleben, Riechen oder Hören (z. B. Duo-Beauty-Gel, Vital-Schlank-Chip)
- Bio-Schlank-Chips
- Gewürze und Gewürzpulver (z. B. *Gracia Kautabletten*)
- konjugierte Linolsäure (CLA, z. B. *Beauty Caps*)
- Lapacho-Tee

Bei den meisten angebotenen Methoden der Gewichtsreduktion wird das Ausgangsgewicht im Lauf eines Jahres wieder erreicht. Erfolg versprechend ist lediglich eine Ernährungsumstellung auf eine vernünftige kalorienreduzierte Mischkost, zum Beispiel nach Weight-Watchers-Programmen, zusammen mit sportlicher Betätigung. Damit verliert man im Durchschnitt dauerhaft 15 Kilogramm Gewicht in 32 Wochen.
Es ist wichtig, sich vor jeder Art der Gewichtsverminderung untersuchen zu lassen: Herz und Kreislauf, Leber- und Nierenfunktion sollten überprüft werden. Auch ist zu bedenken, dass jede Form von vermin-

derter Nahrungsaufnahme – das betrifft fast alle Diäten – auch die Zufuhr von Vitaminen und Spurenelementen verringert. Ein Ausgleich mit vitaminreichen Nahrungsmitteln und/oder die gezielte Behandlung mit einzelnen Vitaminen kann oft notwendig sein.
Viele »Wunderdiäten« (Punkte-Diät, Atkins-Diät etc.) beruhen weniger auf verminderter als auf einseitiger Nahrungsaufnahme (kohlenhydratfrei, eiweißreich etc.). Eine dauerhafte Gewichtsreduktion lässt sich damit schwerlich erreichen.
Auch die einseitige Bevorzugung fettreicher tierischer Nahrungsmittel ist nicht risikolos: Es besteht die Gefahr der unzureichenden Versorgung mit anderen lebensnotwendigen Nährstoffen und einer hohen Zufuhr von Cholesterin – was ein zusätzliches Risiko bei Herz-Kreislauf-Erkrankungen bedeutet.
Totales Fasten (Nulldiät) sollte nur im Krankenhaus durchgeführt werden.
Hinweis: In Deutschland bieten alle Verbraucherzentralen das Faltblatt »Betrug bei Diätprodukten« an.
Die beste Diät zielt auf eine Gewichtsverminderung durch Verringerung von schnell verfügbaren Kohlenhydraten. Die Gewichtsabnahme erfolgt langsam, aber anhaltend, um einen Jo-Jo-Effekt zu vermeiden.

Selbsthilfegruppen und Verhaltenstherapie am erfolgreichsten

Selbsthilfegruppen und Verhaltenstherapie zeigen langfristig die besten Resultate. In einem Vergleich dreier Gruppen, wo eine nur Verhaltenstherapie, die zweite nur Medikamente und die dritte eine kombinierte Pharmako-Verhaltenstherapie betrieb, schnitt die Verhaltenstherapie-Gruppe am besten ab.
Nach einem Jahr hatten Personen dieser Gruppe nur etwa zehn Prozent des verlorenen Gewichts wieder zugenommen. Die anderen beiden Gruppen jedoch 60–70 Prozent, obwohl sie zu Beginn die größeren Erfolge hatten.

Welche Diät?

Das aus dem Griechischen stammende Wort »diaita« (Diät) bezieht sich nicht nur auf die Ernährung, sondern umfasst die gesamte Lebenseinstellung, sowohl physisch als auch psychisch.
In diesem Sinn sollte eine Diät zum Abnehmen nicht nur eine Änderung der Ernährungsgewohnheiten, sondern auch eine vernünftige körperliche Aktivität und das Vermeiden schädlicher Verhaltenswei-

sen (kein exzessiver Alkoholkonsum, Aufgeben oder Einschränken von Rauchen) umfassen.

Empfehlenswerte Schlankheitskonzepte bzw. -bücher:

- Herbert Jost: Wege zum Wunschgewicht, Rowohlt-Taschenbuch. Optimales, leicht verständliches Kombinations-Konzept von Ernährung, Körpertraining und Verhaltensänderung.
- Die Montignac-Methode – essen und dabei abnehmen, Artulen Verlag. Bewährte Methode der Ernährungsumstellung (mediterrane Kost).
- Helga Haseltine/Marlies Klosterfelde-Wentzel: Die neue Brigitte-Diät, Mosaik-Verlag München. Dies ist ein Klassiker: ein reines Diät-Buch, ideal zum Abspecken.

Fertigdiäten (Formuladiäten)

Formuladiäten wie *BioNorm*, *DEM*, *Modifast* oder *Slim Fast* sind Verkaufsschlager. Das Rezept klingt verlockend: Man rührt Pulver in Milch oder Wasser, und schon hat man eine Mahlzeit, die einerseits alle notwendigen Nährstoffe enthält, andererseits schlank macht.
Wer nur diese Pulvernahrung isst und keine zusätzlichen Mahlzeiten zu sich nimmt, macht damit eine radikale Abmagerungskur durch. Sowohl aus psychologischen als auch aus medizinischen Gründen ist dies jedoch abzulehnen, weil dies zum berüchtigten Jo-Jo-Effekt führen kann:
Wenn der Körper sehr schnell an Gewicht verliert, stellt er sich auf eine vermeintliche Hungersnot ein und senkt den sogenannten Grundumsatz um bis zu 50 Prozent. Das heißt: Er verwertet die eingenommene Ernährung einfach besser und kommt auch mit weniger Kalorien gut zurecht. Wenn anschließend dann wieder normal gegessen wird, läuft dieser Mechanismus noch eine Zeit lang ungebremst weiter.
Die Folge davon ist, dass man vermehrt zunimmt. Dies führt dann oft zu dem Teufelskreis einer erneuten Kur mit Formuladiäten und endet im Extremfall mit Mager- oder Brechsucht.
Jedenfalls bleiben aus Erfahrung 97 Prozent aller eigenständig durchgeführten Diätversuche auf Dauer erfolglos.
Selbst dann, wenn man Formuladiät immer wieder nur kurzzeitig – ein bis drei Tage – verwendet und zwischendurch normal isst, verliert man möglicherweise keine Fettpolster. Denn bei einer Ernährung mit

niedriger Kalorienzahl wie bei Fertigdiäten oder Fasten kann es zu einer erhöhten Verbrennung von Stärke und Eiweiß kommen. Dies führt am Beginn zu einer erhöhten Wasserausscheidung und zu Muskelabbau – aber nicht zu Fettabbau.
Vor allem bei Normal- und leicht Übergewichtigen kann der Eiweißverlust auch die Funktion von Herz und Leber beeinträchtigen.
Unsere Empfehlung: Formuladiäten können bei extrem Übergewichtigen (BMI deutlich über 30) sinnvoll sein – nach vorheriger ärztlicher Untersuchung und unter ständiger Betreuung als Auftakt für eine langfristige Ernährungsumstellung. Der langfristige Nutzen bei leicht Übergewichtigen ist sehr fraglich und außerdem mit gesundheitlichen Risiken verbunden.
Die »Stiftung Warentest« warnt vor der Verwendung von Formuladiäten, die im Direktvertrieb, von Tür zu Tür angeboten werden, weil hier oft unhaltbare Werbeversprechungen abgegeben werden.

Medikamente zur Gewichtsverminderung

Ausnahmsweise sind sich sämtliche Wissenschaftler und Lehrbücher bei der Bewertung von Appetitzüglern einig: Sie reduzieren zwar kurzzeitig das Gewicht, nach Beendigung der Therapie wird das Ausgangsgewicht fast immer wieder erreicht. Deshalb warnte das ehemalige Bundesgesundheitsamt auch vor irreführenden Versprechungen in den Medien wie »Sie werden nicht mehr rückfällig«. Aus diesen Gründen und wegen der großen Gesundheitsrisiken dieser Mittel wird von der Einnahme *abgeraten.*

Amphetamin-ähnliche Wirkstoffe

Die Amphetamin-ähnlichen Wirkstoffe Amfepramon (enthalten z. B. in *Regenon*) und D-Norpseudoephedrin (enthalten z. B. in *Antiadipositum X-112 S*) können folgende Beschwerden verursachen: Herzklopfen, Herzrhythmusstörungen, Erregungszustände; bei langfristiger Einnahme Psychosen und möglicherweise tödlichen Lungenhochdruck. Man kann von diesen Mitteln abhängig werden und nach Beendigung der Einnahme schwere Entzugserscheinungen bekommen.

Sibutramin

Dieser Wirkstoff (enthalten z.B. in *Reductil*) soll über das Gehirn die Lust aufs Essen zügeln und gleichzeitig den Kalorienumsatz steigern.

Reductil ist chemisch verwandt mit dem Antidepressivum *Prozac*. Wegen der gravierenden Nebenwirkungen – Erhöhung des Blutdrucks und der Herzfrequenz, Kopfschmerzen, Mundtrockenheit, Verstopfung, Schlafstörungen, Übelkeit, Menstruationsstörungen – raten wir von der Verwendung ab. Nach Absetzen von *Reductil* steigt das Gewicht bei den meisten Menschen schnell wieder an (Jo-Jo-Effekt).

Orlistat

(enthalten z.B. in *Xenical*), soll im Darm das fettabbauende Enzym Lipase blockieren und dafür sorgen, dass etwa 30 Prozent des Fettes unverdaut wieder ausgeschieden wird. Wer zu viel Fett isst, muss damit rechnen, dass das wortwörtlich »in die Hose« geht.
Nebenwirkungen: Stuhldrang, flüssige Stühle, Blähungen, ungewollter Stuhlgang, Kopfschmerzen. Wenn überhaupt, sollte *Xenical* nur bei einem BMI von über 30 verwendet werden. Nach dem Absetzen von *Xenical* steigt das Gewicht bei den meisten Menschen schnell wieder an (Jo-Jo-Effekt).

Rimonabant

Dieser Wirkstoff (enthalten z. B. in *Acomplia*) wurde 2007 mit großem Werbetrara auf den Markt gebracht. Nach Absetzen des Medikaments steigt das Gewicht rasch wieder an. In den USA wurde das Medikament wegen des erhöhten Risikos von Suizidalität gar nicht zugelassen. Wir raten ab von der Verwendung.
Acomplia verursacht als Nebenwirkung häufig Übelkeit, grippeähnliche Beschwerden, Schwindel, erhöhte Suizidalität, psychiatrische Störwirkungen wie Angst, Depressionen, Gedächtnisstörungen.

Fettfresser

»Haben Sie sich schon einmal überlegt, warum Meerestiere nie dick werden?« Mit dieser Frage wirbt eine Pharma-Firma für sogenannte »Fettfresser« oder »Fettblocker«. Die Antwort: »Weil in ihren Körpern jener Stoff eingelagert ist, der jetzt als Diät-Kapsel in die Apotheken kommt.«
Dieser Stoff ist ein Abkömmling des Chitins aus dem Panzer von Meereskrebsen, der auch als Bindemittel für Kosmetika dient. Er soll das Fett in der Nahrung binden, selbst aber unverdaulich sein und mit Stuhl wieder ausgeschieden werden. Eine überzeugend klingende Sache, nur leider gibt es keine nachvollziehbaren, seriösen Belege dafür.

Aus Tierversuchen weiß man, dass Fettblocker Glucose-, Cholesterin-, Triglyzerid-, Vitamin E- und Mineralstoffwerte absenken. Wegen des unbelegten Nutzens und der möglichen Risiken für Vitaminhaushalt und Knochenstoffwechsel ist von einer Verwendung von »Fettblockern« abzuraten. Sie sind übrigens nur als »Nahrungsergänzung« deklariert und nicht als Arzneimittel zugelassen.

Homöopathische Schlankheitsmittel

Neuerdings werden auch homöopathische Arzneimittel gegen »Fettleibigkeit« beworben, und zwar mit großem Erfolg (z. B. *Cefamadar, Gracia Novo Schlankheitstropfen*). Bei diesen Mitteln sind zwar keine Nebenwirkungen zu erwarten, wer jedoch glaubt, allein damit Gewicht verlieren zu können, glaubt an Wunder. Wer abnehmen will, muss seine Ernährung langfristig umstellen – an diesem Grundsatz führt leider kein Weg vorbei.

Ballaststoffe (Schlankheitsmittel mit Quelleffekt)

Solche Präparate (z. B. *bioNorm, fdH, Guar Max, Jogur, Matricur, Recatol Algin, Sanhelios Topinambur*) quellen im Magen auf und füllen ihn. Dadurch wird das Hungergefühl kurzfristig etwas eingedämmt. Ohne Umstellung der Essgewohnheiten wird man davon jedoch nicht schlank werden.
Quellmittel können auch gefährlich sein: Wenn Sie vor und während der Einnahme nicht genügend trinken, besteht die Gefahr, dass Ihnen das Mittel im Hals stecken bleibt oder den Darm verschließt. In diesem Fall besteht Lebensgefahr!

13.7. Schlankheitsmittel

Präparat	Wichtigste Nebenwirkungen	Empfehlung
Acomplia (D/Ö) Filmtabl. Rimonabant *Rezeptpflichtig* **Nicht mehr im Handel**	Übelkeit, grippeähnliche Beschwerden, Schwindel, erhöhte Suizidalität, psychiatrische Störwirkungen wie Angst, Depressionen, Gedächtnisstörungen	**Abzuraten** Kurzfristige Gewichtsabnahme (etwa fünf Kilogramm). Nach Absetzen des Medikaments steigt das Gewicht rasch wieder an. In den USA wurde das Medikament wegen des erhöhten Risikos von Suizidalität gar nicht zugelassen.

Präparat	Wichtigste Nebenwirkungen	Empfehlung
Antiadipositum X-112 T (D) Tropfen D-Norpseudoephedrin (auch als Cathin bekannt) *Rezeptpflichtig*	Kurzfristig: Herzklopfen, Herzstolpern, Erregung, Abhängigkeit und Sucht. Langfristig: Psychosen, selten Lungenhochdruck (kann tödlich sein)	**Abzuraten** Zweifelhafter therapeutischer Nutzen. Hohes Risiko an Nebenwirkungen.
Cefamadar (D/Ö) Tabl., Tropfen Madar in homöopathischer Verdünnung (D4)	Enthält Alkohol!	**Homöopathisches Mittel** Eine Wirksamkeit als Mittel gegen »Fettleibigkeit« ist zweifelhaft, kann aber nur individuell festgestellt werden.
Cellobexon (Ö) Tabl. Methylcellulose, Vitamin B_1, C	Blähungen, Völlegefühl. Die Einnahme derartiger Quellmittel hat mit viel Flüssigkeit zu geschehen	**Abzuraten** Unsinnige Kombination, in welcher ein Grundstoff von Tapetenkleister (Methylcellulose) mit Vitaminen versetzt wurde. Der Magen kann hierdurch allenfalls kurzfristig getäuscht werden.
Reductil (D/Ö) Kaps. Sibutramin *Rezeptpflichtig*	Erhöhung des Blutdrucks und der Herzfrequenz, Mundtrockenheit, Verstopfung, Schlafstörungen, Übelkeit, Menstruationsstörungen	**Wenig zweckmäßig** Zweifelhafter therapeutischer Nutzen. Allenfalls bei stark übergewichtigen Menschen, wenn Ernährungsumstellungen keinerlei Erfolge gehabt haben. Nur unter sachkündiger ärztlicher Kontrolle. Hohes Risiko an Nebenwirkungen.
Regenon (D) Retardkaps., Amfepramon *Rezeptpflichtig*	Kurzfristig: Herzklopfen, Herzstolpern, Erregung, Abhängigkeit und Sucht. Langfristig: Psychosen, selten Lungenhochdruck (kann tödlich sein)	**Abzuraten** Zweifelhafter therapeutischer Nutzen. Hohes Risiko an Nebenwirkungen.
Tenuate Retard (D) Retardtabl. Amfepramon *Rezeptpflichtig*	Kurzfristig: Herzklopfen, Herzstolpern, Erregung, Abhängigkeit und Sucht. Langfristig: Psychosen, selten Lungenhochdruck (kann tödlich sein)	**Abzuraten** Zweifelhafter therapeutischer Nutzen. Hohes Risiko an Nebenwirkungen.
Xenical (D/Ö) Kaps. Orlistat *Rezeptpflichtig*	Flüssige Stühle, Stuhldrang, ungewollter Stuhlabgang, Blähungen, Kopfschmerzen	**Wenig zweckmäßig** Zweifelhaftes Therapieprinzip: Übergewichtige mit einem BMI über 30 sollen durch ungewollten Stuhlabgang bei fettreicher Nahrung dazu gebracht werden, den Fettanteil zu verringern. Zweifelhafter Langzeitnutzen.

13.8. Mittel gegen Hämorrhoiden

An der Übergangszone vom Mastdarm zum After gibt es einen Bereich, der sehr stark von Blutgefäßen durchzogen ist. Bei übermäßiger Vergrößerung dieser Gefäße kann es zu inneren oder äußeren Hämorrhoiden kommen.
Als Beschwerden können Juckreiz, Brennen, dumpfes Druckgefühl, Blutungen, Ekzeme, lokale Geschwüre und schleimige Sekretion auftreten.

Ursachen dieses Leidens können sein:

- Chronische Verstopfung und harter Stuhl.
- Abführmittel. Diese beugen Hämorrhoiden nicht vor – im Gegenteil: Sie erzwingen die Entleerung des Darms gegen den noch verschlossenen Anus.
- Mangel an Bewegung, Übergewicht.

Schmerzhafte Blutergüsse durch geplatzte Blutgefäße in der Aftergegend (perianale Hämatome) werden oft mit Hämorrhoiden verwechselt. Sie entstehen hauptsächlich bei Menschen mit sitzender Arbeit (z. B. Fernfahrer) und können durch einen kleinen chirurgischen Eingriff beseitigt werden.
Falls der Arzt innere Hämorrhoiden vermutet, können diese nur mit einem speziellen Untersuchungsgerät (Blond-Proctoskop) nachgewiesen werden. Abtasten allein genügt nicht. Wenn die üblichen Beschwerden wie Juckreiz, Schmerzen beim Stuhlgang und Säubern des Afters von Blutungen begleitet werden, ist wegen der Möglichkeit einer Krebserkrankung eine solche Untersuchung zur Abklärung der Blutungsursache notwendig.

Behandlung

Hygienische Maßnahmen (z. B. Waschen nach dem Stuhlgang) und Stuhlregulierung (Umstellung auf ballaststoffreiche Kost) sind die wichtigsten Maßnahmen bei Hämorrhoiden.
Einfache Salben ohne Wirkstoffe und Zusätze (z. B. *Asche Basissalbe, Diprosone Basissalbe, Hexal Basissalbe, Jellin Basissalbe*) lindern meist wirkungsvoll die Beschwerden.
Falls echte Hämorrhoiden höheren Grades vorliegen (man unterscheidet Schweregrade 1 bis 3), ist die einzig sinnvolle Therapie die Verödung der Venen durch Injektionen. Jede Art von Medikamenten

kann in diesem Fall höchstens die Beschwerden lindern, eine Heilung ist damit nicht zu erreichen.

Medikamente

Spezielle Medikamente gegen Hämorrhoidenbeschwerden enthalten meist lokal schmerzlindernde, desinfizierende oder entzündungshemmende Wirkstoffe, einzeln oder in Kombination.
Falls bei unkomplizierten, leichten Beschwerden wirkstofffreie Salben nicht helfen, können Medikamente mit lokal schmerzlindernder Wirkung zweckmäßig sein. Zu bevorzugen sind solche mit nur einem Wirkstoff, z. B. *Dolo Posterine N, Haenal, Lido-Posterine*.
Bei oberflächlich blutenden Hämorrhoiden ist *Faktu* ein zweckmäßiges Mittel.
Von Kombinationsmitteln, die Glukokortikoide und andere Wirkstoffe enthalten (z. B. *Delta-Hädensa, Jelliproct, Posterisan corte*), raten wir wegen der möglichen Nebenwirkungen – Hautschäden, verzögerte Wundheilung, verminderte Infektionsabwehr – ab.

13.8. Mittel gegen Hämorrhoiden

Präparat	Wichtigste Nebenwirkungen	Empfehlung
Delta-Hädensa (Ö) Salbe, Zäpfchen *Wirkstoffe:* Prednisolon, Monochlorcarvacrol, Ammonium-sulfobituminosum, Menthol; *in Zäpfchen zusätzlich:* Kamille, Pflanzenöle *Rezeptpflichtig*	Hautschäden, verzögerte Wundheilung, verminderte Infektionsabwehr	**Abzuraten** Nicht sinnvolle Kombination eines Glukokortikoids (Prednisolon) mit anderen Wirkstoffen.
DoloPosterine N (D) Zäpfchen, Salbe, Kombipackung Cinchocain *Rezeptpflichtig*	Allergische Erscheinungen, Hautreizungen	**Therapeutisch zweckmäßig zur** kurzfristigen Linderung von schmerzhaften Beschwerden.

Präparat	Wichtigste Nebenwirkungen	Empfehlung
Faktu (D) Salbe, Zäpfchen, Kombipackung Polycresulen, Cinchocain *Rezeptpflichtig*	Selten allergische Erscheinungen, schleimhautreizend	**Nur zweckmäßig bei** oberflächlich blutenden Hämorrhoiden. Zur kurzfristigen Linderung von schmerzhaften Beschwerden vertretbar.
Faktu akut (D) Salbe, Zäpfchen Lidocain, Titandioxid, Bufexamac, Bismutgallat	Allergische Erscheinungen	**Wenig zweckmäßig** Zur kurzfristigen Linderung von schmerzhaften Beschwerden vertretbar. Kombination von potenziell allergisierendem Entzündungshemmer (Bufexamac) mit örtlich wirkendem Betäubungsmittel.
Hädensa (Ö) Salbe, Zäpfchen *Wirkstoffe:* Menthol, Monochlorcarvacrol, Ammon. sulfobitum., *in Zäpfchen zusätzlich*: Kamillenöl, Schieferöl	Starke Schleimhautreizungen möglich	**Abzuraten** wegen der möglichen Nebenwirkungen von Menthol.
Hämo-ratiopharm N (D) **Hämoagil plus** (D) Creme, Zäpfchen Bufexamac, Lidocain, Bismutgallat, Titandioxid	Allergische Erscheinungen	**Wenig zweckmäßig** Zur kurzfristigen Linderung von schmerzhaften Beschwerden vertretbar. Kombination von potenziell allergisierendem Entzündungshemmer (Bufexamac) mit örtlich wirkendem Betäubungsmittel.
Haemo-Exhirud (D) Salbe Blutegelwirkstoff-Lösung (Hirudin), Allantoin, Polidocanol **Nicht mehr im Handel**	Keine wesentlichen bekannt	**Wenig zweckmäßig** Zur kurzfristigen Linderung von schmerzhaften Beschwerden vertretbar.
Haemo-Exhirud Bufexamac (D) Zäpfchen, Creme Bufexamac, Lidocain, Bismutgallat, Titandioxid	Allergische Erscheinungen	**Wenig zweckmäßig** Zur kurzfristigen Linderung von schmerzhaften Beschwerden vertretbar. Kombination von potenziell allergisierendem Entzündungshemmer (Bufexamac) mit örtlich wirkendem Betäubungsmittel.

Präparat	Wichtigste Nebenwirkungen	Empfehlung
Haenal akut (D) Creme Quinisocain	Allergische Erscheinungen und Reizungen an der Darmschleimhaut	**Therapeutisch zweckmäßig zur** kurzfristigen Linderung von schmerzhaften Beschwerden.
Hametum (D/Ö) Salbe Destillat aus Hamamelis	Keine wesentlichen bekannt	**Wenig zweckmäßig** Zur kurzfristigen Linderung von schmerzhaften Beschwerden vertretbar.
Jelliproct (D) Salbe, Zäpfchen, Kombipackung Fluocinolon, Lidocain *Rezeptpflichtig*	Hautschäden, verzögerte Wundheilung, verminderte Infektionsabwehr	**Abzuraten** Nicht sinnvolle Kombination eines stark wirkenden Glukokortikoids (Fluocinolonacetonid) mit örtlich wirkendem Betäubungsmittel (Lidocain).
Lido-Posterine (D) Salbe, Zäpfchen Lidocain	Allergische Erscheinungen und Reizungen auf der Darmschleimhaut möglich	**Therapeutisch zweckmäßig zur** kurzfristigen Linderung von schmerzhaften Beschwerden.
Mastu S akut (D) Salbe, forte-Zäpfchen Bufexamac, Lidocain, Bismutgallat, Titanoxid	Allergische Erscheinungen	**Wenig zweckmäßig** Zur kurzfristigen Linderung von schmerzhaften Beschwerden vertretbar. Kombination von Entzündungshemmer (Bufexamac) mit örtlich wirkendem Betäubungsmittel.
Posterisan (D) Salbe, Zäpfchen, Kombipackung Stoffwechselprodukte von Escherichia coli, Phenol	Allergien. Schleimhautreizungen möglich	**Wenig zweckmäßig** Zweifelhafte therapeutische Wirksamkeit.
Posterisan corte (D) Salbe Hydrokortison *Rezeptpflichtig*	Eventuell Hautschäden, allergische Reizungen	**Nur zweckmäßig bei** juckenden und entzündeten Hämorrhoiden. Nur über kurze Zeit.
Rectosellan Bufexamac (D) Zäpfchen, Creme Bufexamac, Titandioxid, Bismutgallat	Allergische Erscheinungen	**Wenig zweckmäßig** Der Wirkstoff Bufexamac, der juckreizstillend wirkt, kann allergische Erscheinungen verursachen.

Präparat	Wichtigste Nebenwirkungen	Empfehlung
Scheriproct (Ö) Salbe, Zäpfchen, Prednisolon, Cinchocain, *Rezeptpflichtig*	Hautschäden, verzögerte Wundheilung, verminderte Infektionsabwehr	**Abzuraten** Nicht sinnvolle Kombination eines Glukokortikoids (Prednisolon) und örtlich wirkendem Betäubungsmittel (Cinchocain).
Sperti Präparation H (Ö) Salbe, Zäpfchen Bierhefe-Dickextrakt, Haifischleberöl, Chlorhexidin	Allergische Erscheinungen	**Wenig zweckmäßig** Zur kurzfristigen Linderung von schmerzhaften Beschwerden vertretbar.

13.9. Wurmmittel

Die Häufigkeit der Infektionen mit Spulwürmern wird auf 30 Prozent, die mit Hakenwürmern auf 25 Prozent der Weltbevölkerung geschätzt. Verbesserte Lebensbedingungen und Hygiene in den Industriestaaten haben die Situation verbessert – einen absoluten Schutz gegen solche Infektionen gibt es jedoch nicht. Immer wieder kommt es auch vor, dass Touristen bei ihrer Rückkehr aus südlichen Ländern mit Würmern infiziert sind.
Oft merken Betroffene lange nichts vom Befall mit Würmern, da vor allem bei den Würmern, die bei uns verbreitet sind, meist nur unspezifische Beschwerden wie Bauchschmerzen, Jucken am After und Blutarmut auftreten. Wer längere Zeit ohne andere Erklärung an derartigen Beschwerden leidet, sollte einen Arzt aufsuchen und eine Stuhluntersuchung durchführen lassen. Die häufigsten Wurmarten sind:
- Fadenwürmer (Spul-*, Maden-*, Peitschen-*, Hakenwurm, Filarien)
- Bandwürmer* (Rinder-*, Schweine-*, Hundebandwurm*)
- Saugwürmer (z. B. Bilharzien)

Die mit * gekennzeichneten kommen auch in Mitteleuropa vor.

Behandlung

Die Beseitigung der Infektionsquelle – des Wurmes – mit Medikamenten ist der wichtigste Bestandteil der Therapie.
Der Wirkstoff Mebendazol (enthalten in *Pantelmin, Vermox*) kann gegen fast alle Wurmarten verwendet werden. Gegen Bandwürmer benötigt man allerdings sehr hohe Dosierungen.

13.9. Wurmmittel

Präparat	Wichtigste Nebenwirkungen	Empfehlung
Combantrin (Ö) Susp., Kautabl. Pyrantel *Rezeptpflichtig*	Häufig Kopfschmerzen, Magen-Darm-Störungen	**Therapeutisch zweckmäßig** Wirksam gegen Spul-, Maden- und Hakenwürmer.
Helmex (D) Kautabl., Susp. Pyrantel *Rezeptpflichtig*	Häufig Kopfschmerzen, Magen-Darm-Störungen	**Therapeutisch zweckmäßig** Wirksam gegen Spul-, Maden- und Hakenwürmer.
Molevac (D) Drag., Susp. Pyrvinium	Magen-Darm-Störungen, Stuhl wird rot gefärbt, nicht auswaschbare Farbveränderung der Wäsche	**Wenig zweckmäßig** Wirksam gegen Madenwürmer. Mittel mit dem Wirkstoff Mebendazol sind vorzuziehen.
Pantelmin (Ö) Tabl. Mebendazol *Rezeptpflichtig*	Magen-Darm-Störungen. Wegen möglicher Auslösung von Missbildungen ist eine sichere Empfängnisverhütung nötig. Nicht in der Schwangerschaft geben	**Therapeutisch zweckmäßig** Wirksam gegen Spul-, Maden-, Peitschen- und Hakenwürmer sowie gegen Bandwürmer und Trichinen.
Pyrcon (D) Susp. Pyrvinium	Magen-Darm-Störungen, Stuhl wird rot gefärbt, nicht auswaschbare Farbveränderung der Wäsche	**Wenig zweckmäßig** Wirksam gegen Madenwürmer. Mittel mit dem Wirkstoff Mebendazol sind vorzuziehen.
Vermox (D) Tabl., Fortetabl. Mebendazol *Rezeptpflichtig*	Magen-Darm-Störungen. Wegen möglicher Auslösung von Missbildungen ist eine sichere Empfängnisverhütung nötig. Nicht in der Schwangerschaft geben	**Therapeutisch zweckmäßig** Wirksam gegen Spul-, Maden-, Peitschen- und Hakenwürmer sowie gegen Bandwürmer und Trichinen.

14. Kapitel: **Mangelerscheinungen**

»Vita« ist ein lateinisches Wort und heißt »Leben«. »Vitamine« sind lebensnotwendige Stoffe für den Körper, genauso wie Mineralien und Spurenelemente. Bei normaler, im europäischen Raum üblicher Ernährung sind sie in ausreichender Menge in den Nahrungsmitteln enthalten.

Dennoch zählen Arzneimittel, die diese Stoffe enthalten, zu den profitabelsten »Rennern« im Pharmageschäft. Die ständigen Werbekampagnen der Vitaminhersteller haben ihre Wirkung nicht verfehlt. Inzwischen glauben viele Menschen, dass ohne zusätzliche Einnahme von Vitaminpräparaten ihre Gesundheit gefährdet ist.

Laut Statistiken des deutschen Gesundheitsministeriums konsumieren Deutsche eher zu viel als zu wenig Vitamine. Vitamine sind in fast allen Nahrungsmitteln enthalten. Wer ausreichend und ausgewogen isst, braucht sich um seinen Vitaminhaushalt keine Sorgen zu machen – egal wie alt er ist.

Ausnahme: Risikogruppen

Vitaminmangel tritt, wenn überhaupt, nur bei bestimmten Risikogruppen auf. Das sind vor allem Alkoholiker und Personen, die schon länger erkrankt sind und deren Nahrungsaufnahme durch den Darm gestört ist.

Bei schwangeren und stillenden Frauen ist ebenfalls ein erhöhter Vitaminbedarf zu erwarten. Die routinemäßige Einnahme von Vitaminpräparaten ist bei gesunden, ausreichend ernährten Frauen während der Schwangerschaft aber nicht erforderlich.

Bei *Säuglingen und Kleinkindern* kann die Einnahme von Vitamin D zur Rachitis-Vorbeugung wegen des erhöhten Bedarfs zweckmäßig sein.

Zu viele Vitamine können riskant sein

Die Werbung von Vitamin- und Mineralstoff-Herstellern zielt meistens gar nicht auf Risikogruppen, sondern auf die mit Vitaminen und Mineralstoffen ohnedies gut versorgte Mittelschicht.

Dabei können Überdosierungen von einigen Vitaminen zu Gesundheitsschäden führen. Das gilt vor allem für die Vitamine A und D. Und die Einnahme von Betacarotin-Präparaten kann bei bestimmten Risikogruppen sogar zu einer erhöhten Sterblichkeit führen.

In Zusammenarbeit mit Medien werden von Pharmafirmen richtige Modetrends erzeugt: In einem Jahr liegt der Schwerpunkt bei Vitamin C, im nächsten vielleicht bei Vitamin E, und ein Jahr später ist es wieder Beta-Carotin, dem eine umfassende gesunderhaltende Wirkung zugeschrieben wird.
Der Großteil der Vitamin- und Mineralstoff-Präparate wird inzwischen nicht mehr in Apotheken verkauft, sondern in Drogeriemärkten und Supermärkten als Nahrungsergänzungsmittel. Mehr und mehr industriell hergestellte Nahrungsmittel werden außerdem mit synthetischen Vitaminen angereichert.

Tagesbedarf an Vitaminen
Über den täglichen Vitaminbedarf gibt die folgende Tabelle Aufschluss.

Empfohlene Tageszufuhr an Vitaminen (in mg):

Vitamin	Säuglinge und Kleinkinder	Kinder	Erwachsene		Schwangere, stillende Mütter
			Männer	Frauen	
A	0,4–0,42	0,4–0,7	1,0	0,8	1,02–1,2
D	0,01*	0,01	0,05–0,10	0,05–0,10	0,01–0,0125
E	3–4	5–7	10–15	10–15	10–15
B_1	0,3–0,5	0,7–1,2	1,2–1,5	1,0–1,1	1,4–1,6
B_2	0,4–0,6	0,8–1,4	1,3–1,7	1,2–1,3	1,5–1,8
B_6	0,3–0,6	0,9–1,6	1,8–2,2	1,8–2,0	2,3–2,6
Nikotinsäure	6–8	9–16	16–18	13–15	15–20
Folsäure	0,03–0,045	0,1–0,3	0,4	0,4	0,5–0,8
B_{12}	0,0005–0,0015	0,002–0,003	0,006	0,006	0,006
C	35	45	75	75	100–125

*: Bei diesen Angaben wird davon ausgegangen, dass der Säugling vorbeugend Vitamin D erhält.

14.1. Multivitaminpräparate

Das beste »Multivitaminpräparat« ist eine ausgewogene Ernährung. Wenn es aber zu einer Unterversorgung an Vitaminen kommt, ist keine breit gestreute Vitaminzufuhr angebracht, sondern nur eine gezielte Verordnung der fehlenden Stoffe.
Das hat vor allem medizinische Gründe: Bei einigen Vitaminen können Überdosierungen zu Gesundheitsschäden führen – z. B. trägt zu viel

Vitamin D zur Ablagerung von Kalk in der Niere und in den Gefäßen bei. Zuverlässige Anzeichen eines unterschwelligen Vitaminmangels gibt es nicht.
Bei Menschen ohne Vitaminmangel hat die Zufuhr von Vitaminen keine stärkende Wirkung. Vitamine verbessern auch nicht die Schulleistung von Kindern und führen bei Sportlern mit normaler Ernährung nicht zu einer Leistungssteigerung.
Schon vor Jahren stellte das ehemalige deutsche Bundesgesundheitsamt fest: Die Einnahme von Vitaminpräparaten zusätzlich zu einer ausgewogenen Ernährung ist in der Regel überflüssig und kann unter Umständen sogar schaden.
Auch sogenannte »Nahrungsergänzungsmittel«, die seit einigen Jahren stark beworben werden, sind nach Ansicht des Bundesinstituts für gesundheitlichen Verbraucherschutz bei ausgewogener Ernährung »völlig überflüssig«.
In der Schwangerschaft und in der Stillzeit kann es aber sinnvoll sein, Multivitaminpräparate einzunehmen.

Namenswirrwarr

Bei den meisten Vitaminen ist zwar die Kennzeichnung mit Buchstaben gebräuchlich (z. B. Vitamine A, C), viele Pharmafirmen verwenden in den Packungsbeilagen aber nur die Substanznamen. Wir haben deshalb eine Übersichtstabelle über die verschiedenen Bezeichnungen zusammengestellt, um die Inhaltsstoffe eines Medikaments leichter zu identifizieren.

Soweit die Kennzeichnung mit Buchstaben auch in der wissenschaftlichen Literatur unüblich ist, wird sie nur in Klammern wiedergegeben.

Vitamin A_1	– Retinol
Provitamin A	– Betacarotin
Vitamin B_1	– Thiamin, Aneurin
Vitamin B_2	– Riboflavin
(Vitamin B_5)	– Pantothensäure
Vitamin B_6	– Pyridoxin
(Vitamin B_9)	– Folsäure
Vitamin B_{12}	– Cyanocobalamin, Hydroxycobalamin
Vitamin B_{15}	– Pangaminsäure
(Vitamin B_{17})	– Amygdalin
Vitamin C	– Ascorbinsäure
Vitamin D_2	– Ergocalciferol

Vitamin D_3	– Cholecalciferol
Vitamin E	– Tocopherolacetat
(Vitamin F)	– wie Vitamin B_1
(Vitamin G)	– wie Vitamin B_2 oder B_6
Vitamin H	– Biotin
Vitamin H_1	– Para-Aminobenzoesäure (PARA)
Vitamin K_1	– Phytomenadion, Phyllochinon
Vitamin K_2	– Menachinon
Vitamin K_3	– Menadion
(Vitamin P)	– Hesperidin, Rutin, Rutosid, Troxerutin
(Vitamin PP)	– Niacin

14.1. Multivitaminpräparate

Präparat	Wichtigste Nebenwirkungen	Empfehlung
Multibionta (Ö) Kaps. Vitamin A, B_1, B_2, B_6, B_{12}, C, D_3, E, Nikotinamid, Panthenol, Biotin, Folsäure	Bei normaler Dosierung keine	**Wenig zweckmäßig** Bei Vitaminmangel (tritt selten auf!) ist die gezielte Einnahme von Vitaminen vorzuziehen. Enthält Inhaltsstoffe mit zweifelhaftem therapeutischem Nutzen (Panthenol, Vitamin E). Die Beimengung von Vitamin B_{12} ist nicht zweckmäßig.
Multibionta Tropfen (D) Tropfen Vitamin A, B_1, B_2, B_6, C, D_3, E, Nikotinamid, Dexpanthenol	Bei Dauerverwendung Überdosierungserscheinungen durch Vitamin D möglich (Kalkablagerung in allen Organen, während der Schwangerschaft Gefahr von Missbildungen des Kindes)	**Wenig zweckmäßig** Bei Vitaminmangel (tritt selten auf!) ist die gezielte Einnahme von Vitaminen vorzuziehen. Enthält Inhaltsstoffe mit zweifelhaftem therapeutischem Nutzen (Dexpanthenol, Vitamin E).
Multibionta forte N (D) Kaps. Vitamin B_1, B_2, B_6, B_{12}, C, E, Nikotinamid, Dexpanthenol, Biotin	Bei normaler Dosierung keine wesentlichen zu erwarten	**Wenig zweckmäßig** Bei Vitaminmangel (tritt selten auf!) ist die gezielte Einnahme von Vitaminen vorzuziehen. Enthält Inhaltsstoffe mit zweifelhaftem therapeutischem Nutzen (Vitamin E, Dexpanthenol). Die Beimengung von Vitamin B_{12} ist nicht zweckmäßig.

Präparat	Wichtigste Nebenwirkungen	Empfehlung
Multibionta plus Mineral (D) Drag. Vitamin A, B_1, B_2, B_6, B_{12}, C, D_3, E, Folsäure, Nikotinamid, Calciumpantothenat, Eisen-II-Fumarat, Eisenpulver, Kupfer-II-Oxid, Mangan-II-Sulfat, Zinkoxid	Bei normaler Dosierung keine wesentlichen zu erwarten	**Wenig zweckmäßig** Kombinationspräparat mit Vitaminen, Spurenelementen und Mineralsalzen. Bei Vitaminmangel (tritt selten auf!) ist die gezielte Einnahme von Vitaminen vorzuziehen.
Multibionta plus Mineralien und Spurenelemente (Ö) Kaps. Vitamin A, B_1, B_2, B_6, B_{12}, C, E, Folsäure, Nikotinamid, Biotin, Panthenol, Eisen-II-Sulfat, Mangan-II-Sulfat, Kupfer-II-Sulfat, Magnesiumoxid, Zinkoxid	Bei normaler Dosierung keine wesentlichen zu erwarten	**Wenig zweckmäßig** Kombinationspräparat mit Vitaminen, Spurenelementen und Mineralsalzen. Bei Vitaminmangel (tritt selten auf!) ist die gezielte Einnahme von Vitaminen vorzuziehen. Enthält Inhaltsstoffe mit zweifelhaftem therapeutischem Nutzen (Panthenol, Vitamin E). Die Beimengung von Vitamin B_{12} ist nicht zweckmäßig.
Multi-Sanostol (D) Saft, Zuckerfrei-Saft Vitamin A, B_1, B_2, B_6, C, D_3, E, Nikotinamid, Panthenol, Kalziumsalze	Bei normaler Dosierung keine wesentlichen zu erwarten	**Wenig zweckmäßig** Kombinationspräparat mit Vitaminen und Calciumsalzen. Bei Vitaminmangel (tritt selten auf!) ist die gezielte Einnahme von Vitaminen vorzuziehen. Enthält Inhaltsstoffe mit zweifelhaftem therapeutischem Nutzen (Panthenol, Vitamin E).
Pantovit Vitamin (Ö) Drag. Vitamin A, B_1, B_2, B_6, B_{12}, C, D_3, E, Rutin, Nikotinamid	Bei normaler Dosierung keine wesentlichen zu erwarten	**Wenig zweckmäßig** Bei Vitaminmangel (tritt selten auf!) ist die gezielte Einnahme von Vitaminen vorzuziehen. Enthält Inhaltsstoffe mit zweifelhaftem therapeutischem Nutzen (Rutin, Vitamin E). Die Beimengung von Vitamin B_{12} ist nicht zweckmäßig.

Präparat	Wichtigste Nebenwirkungen	Empfehlung
Pharmaton Vitalkapseln N (D) Weichkaps. Ginsengwurzeltrockenextrakt, Vitamin A, B_1, B_2, B_6, B_{12}, C, D_2, E, Folsäure Nikotinamid, Calcium- und Eisensalze, Zinkoxid	Bei normaler Dosierung keine wesentlichen zu erwarten	**Wenig zweckmäßig** bei dem vom Hersteller angegebenen Anwendungsgebiet (Besserung des Allgemeinbefindens). Kombinationspräparat mit Vitaminen, Calciumsalzen und Eisen. Bei Vitaminmangel (tritt selten auf!) und Eisenmangel ist die gezielte Einnahme vorzuziehen. Enthält Inhaltsstoffe mit zweifelhaftem therapeutischem Nutzen (Ginsengwurzel und Vitamin E).
Rivitin BC (Ö) Amp. Vitamin B_1, B_2, B_6, C, Nikotinamid, Pantothenat, Cystein, Benzoesäure *Rezeptpflichtig*	Bei Injektion sehr selten Auftreten von lebensgefährlichen Schockformen, Herzrhythmusstörungen	**Abzuraten** Es gibt keinen Grund, dieses Vitamin-Kombinationspräparat intravenös oder intramuskulär zu spritzen. Dieses Präparat enthält einen Inhaltsstoff mit zweifelhaftem therapeutischem Nutzen (Pantothenat).
Sanostol (Ö) Zuckerfrei-Saft, Sirup Vitamin A, B_1, B_2, B_6, B_{12}, C, D_3, E, Nikotinamid, Panthenol	Bei normaler Dosierung keine wesentlichen zu erwarten	**Wenig zweckmäßig** Bei Vitaminmangel (tritt selten auf!) ist die gezielte Einnahme von Vitaminen vorzuziehen. Enthält Inhaltsstoffe mit zweifelhaftem therapeutischem Nutzen (Panthenol, Vitamin E). Die Beimengung von Vitamin B_{12} ist nicht zweckmäßig.
Summavit Plus (D) Filmtabl. Vitamin A, B_1, B_2, B_6, B_{12}, C, D_3, E, K, Biotin, Folsäure, Nicotinamid, Pantothenat	Verminderung der Wirkung von Mitteln zur Hemmung der Blutgerinnung (Phenprocoumon z. B. in *Marcumar*) durch Vitamin K	**Abzuraten** Bei Vitaminmangel (tritt selten auf!) ist die gezielte Einnahme von Vitaminen vorzuziehen. Enthält Inhaltsstoffe mit zweifelhaftem therapeutischem Nutzen (z. B. Panthenat, Vit. E). Die Beimengung von Vit. B_{12} ist nicht zweckmäßig, die von Vitamin K möglicherweise gefährlich.

Präparat	Wichtigste Nebenwirkungen	Empfehlung
Supradyn Aktiv Balance (Ö) Brausetabl., Filmtabl. Vitamin A, B_1, B_2, B_6, B_{12}, C, D_3, E, Pantothenat, Nikotinamid, Kalzium-, Eisen-, Magnesium-, Mangansalze, Biotin, Folsäure, Phosphor, Zink, Kupfer	Bei normaler Dosierung keine wesentlichen zu erwarten	**Wenig zweckmäßig** Kombinationspräparat mit Vitaminen, Spurenelementen und Mineralsalzen. Bei Vitaminmangel (tritt selten auf!) ist die gezielte Einnahme von Vitaminen vorzuziehen. Enthält Inhaltsstoffe mit zweifelhaftem therapeutischem Nutzen (Pantothenat und Vitamin E). Die Beimengung von Vitamin B_{12} ist nicht zweckmäßig.
Supradyn Junior (Ö) Saft, Lutschtabl., Tropfen Vitamin A, B_1, B_2, B_6, C, D_3, E, Nikotinamid, Biotin, Panthenol	Bei normaler Dosierung keine wesentlichen zu erwarten	**Wenig zweckmäßig** Bei Vitaminmangel (tritt selten auf!) ist die gezielte Einnahme von Vitaminen vorzuziehen. Enthält Inhaltsstoffe von zweifelhaftem therapeutischem Nutzen (Vitamin E und Panthenol).
Vita-Gerin-Geistlich N (D) Kaps. Vitamin A, B_1, B_2, B_6, B_{12}, C, E, Nikotinamid, Calcium- und Eisensalze, Deanol-orotat (DMAE), Magnesium-orotat, Cholin	Kopfschmerzen, Schlaflosigkeit. Bei Überdosierung Nebenwirkungen durch Vitamin A möglich (z. B. Erbrechen, Leberschäden), in der Schwangerschaft Gefahr von Missbildungen des Kindes.	**Wenig zweckmäßig** bei dem vom Hersteller angegebenen Anwendungsgebiet (Besserung des Allgemeinbefindens). Kombinationspräparat mit Vitaminen, Mineralsalzen und Eisen. Von ungezielter Verwendung ist abzuraten. Relativ hoher Vitamin-A-Gehalt. Inhaltsstoffe von zweifelhaftem therapeutischem Nutzen sind Deanol (soll anregend wirken), Cholin und Vitamin E. Die Beimengung von Vitamin B_{12} ist nicht zweckmäßig.

14.2. Vitamin-A- und -D-Präparate und Kombinationen

Vitamin A_1 (Retinol) und Provitamin A (Betacarotin)

Vitamin A_1 stärkt die Fähigkeit des Auges, in der Dämmerung zu sehen. Außerdem spielt es beim Wachstum vor und nach der Geburt und bei der Fortpflanzung eine Rolle.

Vitamin A_1 (Retinol) ist in der Leber, im Reis, in Eiern, Fisch und Milchprodukten enthalten, es kann jedoch auch im Darm aus Provitamin A (Betacarotin) produziert werden. Provitamin A findet sich in Möhren,

Blattgemüse, Tomaten, Kohl, einigen Obstsorten wie Mandarinen, in Butter und Eiern. Im Körper wird ein Vitamin-A-Vorrat angelegt.
Bei einem Vitamin-A-Mangel kann es zu Nachtblindheit, Augenentzündungen, Wachstums- und Entwicklungsstörungen, Nierensteinen, Erkrankungen der Atemwege, Störungen der Samenbildung und des Knochenstoffwechsels und zu Geschmacks- und Geruchsstörungen kommen.
Vitamin-A-Mangel tritt beispielsweise auf, wenn die Fettaufnahme durch Erkrankungen des Darms gestört ist oder schwangere bzw. stillende Frauen zu wenig Nahrungsmittel zu sich nehmen, die Vitamin A enthalten.
Zu große Mengen an Vitamin A (Überdosierung) können Erbrechen, Appetitlosigkeit, Hautabschuppungen, Lebervergrößerungen und Schwellungen von Lymphdrüsen und Gelenken verursachen.
Zu viel Vitamin A in der Schwangerschaft kann schädlich für das Kind sein. Es können zum Beispiel Missbildungen im Bereich der Niere auftreten oder vermindertes Wachstum.
Schwangere sollten daher nicht mehr als ca. 5.000 IE (= 1.000 Mikrogramm Retinol) pro Tag zu sich nehmen. Sie sollten auch auf den Verzehr von Leber verzichten, da eine Mahlzeit bis zu 100.000 IE enthalten kann. Eine zu große Vitamin-A-Menge in der Stillzeit wirkt möglicherweise giftig (toxisch) auf das Kind.
Nach dem derzeitigen Kenntnisstand *erhöht* (!) sich bei Rauchern durch die Einnahme von Vitamin A oder Betacarotin das Risiko, an Lungenkrebs zu erkranken und zu sterben. Deshalb lautet unsere Empfehlung:

Raucher sollten keine Vitamin-A- oder Betacarotin-Präparate einnehmen!

Vitamin D (D_2=Ergocalciferol, D_3=Cholecalciferol)

Vitamin D spielt eine wichtige Rolle im Kalzium- und Phosphathaushalt des Körpers und ist vor allem für die Bildung und Stabilität des Skeletts wichtig. Im Sommer wird durch Sonnenbestrahlung genügend Vitamin D aus Vorstufen in der Haut gebildet und ein Vorrat aufgebaut.
Nach sonnenarmen Sommern ist der Vorrat für Kleinkinder, schwangere und stillende Frauen und alte Menschen zu klein. Vor allem Säuglinge und Kleinkinder müssen genügend Vitamin D zu sich nehmen.
Vitamin D und seine Vorstufen kommen vor allem in Lebertran und Hefe sowie in Milchprodukten und Eiern vor. Der Margarine wird es manchmal zugesetzt.

Ein Mangel an Vitamin D führt zum klassischen Krankheitsbild der Rachitis: Zuerst Appetitlosigkeit und Reizbarkeit, dann mangelnde Verknöcherung des Skeletts, Knochenverkrümmungen, Auftreibungen an den Gelenken, Schäden an den Zähnen.
Bei zu viel Vitamin D kann es zu gefährlichen Symptomen kommen: Erbrechen, Appetitmangel, Magen- und Darmstörungen, Kalkablagerungen in den Gefäßen und in der Niere.
Bei Überdosierung in der Schwangerschaft können Missbildungen wie Herzfehler und Störungen der Nebenschilddrüse beim Kind auftreten. Schwangere sollten daher von Vitamin D_3 nicht mehr als 500 IE (Internationale Einheiten) pro Tag zu sich nehmen.
Auch in der Stillzeit ist Vorsicht geboten: Wenn die Mutter zu viel Vitamin D einnimmt, bekommt auch der Säugling über die Milch zu viel Vitamin D – und als Folge einen erhöhten Blut-Kalziumspiegel.
Der Nutzen einer Vitamin-D-Behandlung bei rheumatischen Gelenkentzündungen und Schuppenflechte sowie zur Vorbeugung von Kurzsichtigkeit oder Nervosität ist – trotz gegenteiliger Behauptungen von Pharmafirmen – *nicht bewiesen*.

14.2. Vitamin-A- und -D-Präparate und Kombinationen

Präparat	Wichtigste Nebenwirkungen	Empfehlung
Arcavit A/E (Ö) Kaudrag. Vitamin A, E *Rezeptpflichtig*	Bei längerer Anwendung Gefahr von Nebenwirkungen durch Überdosierung: Erbrechen, Appetitlosigkeit, Hautschuppung, Lebervergrößerung, Gelenk- und Lymphdrüsenschwellungen. Bei Schwangeren Fehlbildungen beim Embryo möglich	**Abzuraten** Therapeutische Wirksamkeit bei »höherem Alter« etc. (vom Hersteller angegebene Anwendungsgebiete) zweifelhaft. Nur vertretbar zur kurz dauernden Anwendung bei nachgewiesenem Vitamin-A-Mangel (sehr selten). Zweifelhafte therapeutische Wirkung von Vitamin E.
Avitol (Ö) Drag. Vitamin A *Rezeptpflichtig*	Bei längerer Verwendung Gefahr von Nebenwirkungen durch Überdosierung: Erbrechen, Appetitlosigkeit, Hautschuppung, Leberschäden, Gelenk- und Lymphdrüsenschwellungen. Bei Schwangeren Fehlbildungen beim Embryo möglich	**Therapeutisch zweckmäßig** zur kurz dauernden Behandlung von nachgewiesenem Vitamin-A-Mangel, der aber sehr selten auftritt.

Präparat	Wichtigste Nebenwirkungen	Empfehlung
Bondiol (D) Kaps. Alfacalcidol *Rezeptpflichtig*	Bei Überdosierung von Vitamin D: Appetitmangel, Erbrechen, Magen-Darm-Störungen, Kalkablagerungen in Gefäßen und Niere. In der Schwangerschaft Fehlbildungen beim Embryo möglich	**Therapeutisch zweckmäßig zur** Vorbeugung und Behandlung von Rachitis und Osteoporose. Enthält eine Vorstufe von Vitamin D (Alfacalcidol). Vorsicht: Nicht mehrere Medikamente mit Vitamin D gleichzeitig einnehmen! Dosierungsvorschriften genau beachten.
Dedrei (D) Drag. Colecaciferol (Vitamin D_3) *Rezeptpflichtig*	Bei Überdosierung von Vitamin D: Appetitmangel, Erbrechen, Magen-Darm-Störungen, Kalkablagerung in den Gefäßen und Niere. In der Schwangerschaft Fehlbildungen beim Embryo möglich	**Therapeutisch zweckmäßig zur** Vorbeugung und Behandlung von Rachitis. Vorsicht: Nicht mehrere Medikamente, die Vitamin D enthalten, gleichzeitig einnehmen! Dosierungsvorschriften genau beachten.
D-Fluoretten (D) Tabl. Colecaciferol (Vitamin D_3), Fluorid	Bei Überdosierung von Vitamin D: Appetitmangel, Erbrechen, Magen-Darm-Störungen, Kalkablagerung in Gefäßen und Niere. Bei Überdosierung von Fluor: Schädigung der Zähne	**Abzuraten** Mittel zur Kariesvorbeugung (Fluoride) sollten nur bei nachgewiesenem Fluormangel und nicht in fester Kombination mit Mitteln zur Rachitisvorbeugung (Vitamin D) verwendet werden. Keinesfalls mehrere Präparate gleichzeitig einnehmen, die Vitamin D oder Fluor enthalten
Fluor-Vigantoletten (D) Tabl. Vitamin D_3, Fluorid	Bei Überdosierung von Vitamin D: Appetitmangel, Erbrechen, Magen-Darm-Störungen, Kalkablagerung in Gefäßen und Niere. Bei Überdosierung von Fluor: Schädigung der Zähne	**Abzuraten** Mittel zur Kariesvorbeugung (Fluoride) sollten nur bei nachgewiesenem Fluormangel und nicht in fester Kombination mit Mitteln zur Rachitisvorbeugung (Vitamin D) verwendet werden. Keinesfalls mehrere Präparate gleichzeitig einnehmen, die Vitamin D oder Fluor enthalten!
Gelovital Lebertrankapseln Pohl (D) Kaps. Lebertran	Bei normaler Dosierung keine wesentlichen zu erwarten	**Wenig zweckmäßig** Zweifelhafte therapeutische Wirksamkeit bei den vom Hersteller angegebenen Anwendungsbereichen (z. B. Arteriosklerose, Stärkung und Kräftigung). Lebertran enthält u. a. die Vitamine A und D in variabler Menge. Die Anwendung von Vitaminen ist nur bei Vitaminmangel sinnvoll.

Präparat	Wichtigste Nebenwirkungen	Empfehlung
Oleovit A (Ö) Tropfen Vitamin A *Rezeptpflichtig*	Bei längerer Verwendung Gefahr von Nebenwirkungen durch Überdosierung: Erbrechen, Appetitlosigkeit, Hautschuppung, Lebervergrößerung, Gelenk- und Lymphdrüsenschwellungen. Bei Schwangeren Fehlbildungen beim Embryo möglich	**Therapeutisch zweckmäßig nur zur** kurz dauernden Behandlung von Vitamin-A-Mangel, der aber sehr selten auftritt.
Oleovit D_3 (Ö) Tropfen Vitamin D_3 *Rezeptpflichtig*	Bei Überdosierung von Vitamin D: Appetitmangel, Erbrechen, Magen-Darm-Störungen, Kalkablagerungen in Gefäßen und Niere. In der Schwangerschaft Fehlbildungen beim Embryo möglich	**Therapeutisch zweckmäßig nur zur** Vorbeugung und Behandlung von Rachitis. Vorsicht: Nicht mehrere Medikamente, die Vitamin D enthalten, gleichzeitig einnehmen! Dosierungsvorschriften besonders genau beachten.
Ospur D_3 (D) Tabl. Colecalciferol (Vitamin D_3) *Rezeptpflichtig*	Bei Überdosierung von Vitamin D: Appetitmangel, Erbrechen, Magen-Darm-Störungen, Kalkablagerungen in Gefäßen und Niere. In der Schwangerschaft Fehlbildungen beim Embryo möglich	**Therapeutisch zweckmäßig zur** Vorbeugung und Behandlung von Rachitis und Osteoporose. Vorsicht: Nicht mehrere Medikamente, die Vitamin D enthalten, gleichzeitig einnehmen! Dosierungsvorschriften genau beachten.
Osspulvit D_3 (D) Brausetabl. Kalziumcarbonat, Vitamin D_3	Bei Überdosierung von Vitamin D: Appetitmangel, Erbrechen, Magen-Darm-Störungen, Kalkablagerungen in den Gefäßen und in der Niere. Bei längerer Anwendung Nierensteinbildung möglich	**Therapeutisch zweckmäßig bei** Vitamin D und Calciummangel. Vorsicht: Nicht mehrere Medikamente, die Vitamin D enthalten, gleichzeitig einnehmen! Dosierungsvorschriften besonders genau beachten.
Rocaltrol (D/Ö) Kaps. Calcitriol (aktive Form von Vitamin D_3) *Rezeptpflichtig*	Bei Überdosierung von Vitamin D: Appetitmangel, Erbrechen, Magen-Darm-Störungen, Kalkablagerungen in Gefäßen und Niere. In der Schwangerschaft Fehlbildungen beim Embryo möglich	**Therapeutisch zweckmäßig zur** Vorbeugung und Behandlung von Rachitis und Osteoporose. Vorsicht: Nicht mehrere Medikamente, die Vitamin D enthalten, gleichzeitig einnehmen! Dosierungsvorschriften genau beachten.

Präparat	Wichtigste Nebenwirkungen	Empfehlung
Sandocal-D AZU (D) Brausegranulat, Forte-Brausegranulat Kalziumsalz, Vitamin D_3	Bei Überdosierung von Vitamin D: Appetitmangel, Erbrechen, Magen-Darm-Störungen, Kalkablagerung in Gefäßen und Niere. Bei längerer Anwendung Nierensteinbildung möglich	**Therapeutisch zweckmäßig** bei Vitamin-D- und -Kalziummangel. Vorsicht: Nicht mehrere Medikamente, die Vitamin D enthalten, gleichzeitig einnehmen! Dosierungsvorschriften besonders genau beachten.
Vigantol (D) Oel, Amp. Colecalciferol (Vitamin D_3) *Rezeptpflichtig*	Bei Überdosierung von Vitamin D: Appetitmangel, Erbrechen, Magen-Darm-Störungen, Kalkablagerungen in Gefäßen und Niere. In der Schwangerschaft Fehlbildungen beim Embryo möglich	**Therapeutisch zweckmäßig zur** Vorbeugung (nur Oel) und Behandlung von Rachitis und Osteoporose. Vorsicht Nicht mehrere Medikamente, die Vitamin D enthalten, gleichzeitig einnehmen! Dosierungsvorschriften genau beachten.
Vigantoletten (D) Tabl. Colecalciferol (Vitamin D_3)	Bei Überdosierung von Vitamin D: Appetitmangel, Erbrechen, Magen-Darm-Störungen, Kalkablagerung in den Gefäßen und Niere. In der Schwangerschaft Fehlbildungen beim Embryo möglich	**Therapeutisch zweckmäßig nur zur** Vorbeugung und Behandlung von Rachitis und Osteoporose. Vorsicht: Nicht mehrere Medikamente, die Vitamin D enthalten, gleichzeitig einnehmen! Dosierungsvorschriften genau beachten.
Vitamin D3-Hevert (D) Tabl. Colecalciferol (Vitamin D_3) *Rezeptpflichtig (Ö)*	Bei Überdosierung von Vitamin D: Appetitmangel, Erbrechen, Magen-Darm-Störungen, Kalkablagerung in den Gefäßen und Niere. In der Schwangerschaft Fehlbildungen beim Embryo möglich	**Therapeutisch zweckmäßig nur zur** Vorbeugung und Behandlung von Rachitis und Osteoporose. Vorsicht: Nicht mehrere Medikamente, die Vitamin D enthalten, gleichzeitig einnehmen! Dosierungsvorschriften genau beachten.
Zymafluor D (D/Ö) Tabl., Lutschtabl. Vitamin D_3, Fluorid	Bei Überdosierung von Vitamin D: Appetitmangel, Erbrechen, Magen-Darm-Störungen, Kalkablagerung in den Gefäßen und in der Niere. Bei Überdosierung von Fluor: Schädigung der Zähne	**Abzuraten** Mittel zur Kariesvorbeugung (Fluoride) sollten nur bei nachgewiesenem Fluormangel und nicht in fester Kombination mit Mitteln zur Rachitisvorbeugung (Vitamin D) verwendet werden. Keinesfalls mehrere Präparate gleichzeitig einnehmen, die Vitamin D oder Fluor enthalten!

14.3. Vitamin-B-Präparate

Vitamin B_1 (Thiamin, Aneurin)

ist für den Stoffwechsel von Zucker und anderen Kohlehydraten wichtig. Es ist vor allem in der Schale von Reiskörnern, Brot, frischen Erbsen, Bohnen und Fleisch enthalten. Da sich der Körper keinen Vitamin-B_1-Vorrat anlegt, ist die tägliche Aufnahme dieses Vitamins mit der Nahrung notwendig. Überschüssiges Vitamin B_1 wird mit dem Harn ausgeschieden.
Ein Vitamin-B_1-Mangel kann vor allem bei Alkoholikern auftreten. Es kann dabei zu Muskelschwäche, niedrigem Blutdruck, Herzversagen, niedriger Körpertemperatur, Ödemen (z. B. »geschwollene Beine«), Appetitlosigkeit und zu einem seltsamen Gefühl in Armen und Beinen kommen (»als ob einem Ameisen über die Haut laufen würden«).
Schwerer Vitamin-B_1-Mangel führt zur gefürchteten Beri-Beri-Krankheit, die vor allem in ostasiatischen Ländern auftritt, wo geschälter Reis das fast ausschließliche Volksnahrungsmittel ist.
Bei der Injektion von Vitamin-B_1-Präparaten kann es zu einem allergischen Schock mit Schweißausbruch, Blutdruckabfall und Atmungsstörungen kommen. Dieser Schock kann auch zum Tod führen.
Der Nutzen einer Behandlung mit Vitamin-B_1-Präparaten bei bestimmten Hautentzündungen (Dermatitis), bei chronischem Durchfall, Multipler Sklerose, Nervenentzündungen, bei Dickdarmentzündungen mit Geschwüren, zur Appetitanregung oder als Mittel zur Insektenvertreibung ist – trotz gegenteiliger Behauptungen der Pharmafirmen – *nicht bewiesen.*

Vitamin B_2 (Riboflavin)

spielt im Stoffwechsel eine wichtige Rolle und ist erforderlich für die Sehfähigkeit. Auch von diesem Vitamin kann der Körper keinen Vorrat aufbauen, sodass eine regelmäßige Aufnahme mit der Nahrung notwendig ist.
Vitamin B_2 kommt in Hefe, Fleisch, Fisch, Milch, Eiern und Leber vor. Kinder, die sehr wenig oder keine Milch trinken, haben manchmal einen Vitamin-B_2-Mangel, der aber bei ausgewogener Ernährung selten ist. Bei Vitamin-B_2-Mangel können Entzündungen der Mundecken, Halsschmerzen und Hautabschuppungen auftreten.
Zu große Mengen Vitamin B_2 (Überdosierung) können den Harn gelb verfärben. Der Nutzen einer Behandlung mit Vitamin-B_2-Präparaten

bei Akne, Fußbrennen, Migräne und Muskelkrämpfen ist – trotz gegenteiliger Behauptungen von Pharmafirmen – nicht bewiesen.

Vitamin B_6 (Pyridoxin)

spielt bei vielen Stoffwechselvorgängen eine wichtige Rolle. Einen Vitamin-B_6-Vorrat kann der Körper nicht aufbauen, weshalb eine regelmäßige Aufnahme über die Nahrung notwendig ist.
Vitamin B_6 ist reichlich in Kartoffeln, Linsen, Nüssen, Avocados, Getreide (Vollkornbrot), Fleisch und Bananen enthalten.
Der Vitamin-B_6-Bedarf erhöht sich durch die Antibabypille, ist aber bei normaler Ernährung gedeckt.
Bei der Behandlung von Tuberkulose mit Isoniazid (z. B. *Neoteben, Isoprodian*) nimmt der Bedarf zu, und eine zusätzliche Vitamineinnahme ist zweckmäßig.
Unter Vitamin-B_6-Mangel leiden oft Alkoholiker. Auch wer nur Dosengemüse isst, kann an Mangelerscheinungen erkranken (Hautabschuppung um Nase, Mund und Augen, Nervenentzündungen und Müdigkeit).
Der Nutzen einer Behandlung mit Vitamin-B_6-Präparaten ist bei Akne und anderen Hautkrankheiten, bei Nervenleiden, Alkoholvergiftung, Asthma, Hämorrhoiden, Nierensteinen, Migräne, Strahlenschäden, Spannungszuständen vor der Menstruation und zur Anregung der Milchabsonderung bei stillenden Müttern bzw. zur Appetitanregung – trotz gegenteiliger Behauptungen der Pharmafirmen – *nicht bewiesen.*

Folsäure

ist kein Vitamin B, wird jedoch häufig Vitamin-B-Präparaten beigemischt. Folsäure ist für ein normales Zellenwachstum und eine normale Zellteilung erforderlich. Der Körper legt sich von diesem Vitamin einen Vorrat an.
Relativ viel Folsäure ist enthalten in Vollkornbrot, Sojabohnen, Spinat, Tomaten, Fenchel, Grünkohl, Spargel und Schweineleber. Zu einem Folsäuremangel kommt es bei normaler Ernährung selten. Jedoch können Alkoholiker, Personen mit Darmerkrankungen, schwangere und stillende Frauen sowie Patienten mit Epilepsie, die mit Phenytoin (z. B. in *Epanutin*, *Phenhydan*, *Zentropil*) behandelt werden, unter einer durch Folsäuremangel bedingten Blutarmut leiden.

Durch zusätzliche Einnahme von täglich 0,4 mg Folsäure einen Monat vor der Empfängnis bis zum dritten Schwangerschaftsmonat kann das seltene Risiko von Neuralrohrdefekten (Fehlbildung des Nervensystems) bei Neugeborenen um 50 bis 70 Prozent gesenkt werden.
Frauen, die schon einmal mit einem Kind mit Neuralrohrdefekten schwanger waren, haben ein erhöhtes Risiko und sollten einen Monat vor der Empfängnis bis zum dritten Schwangerschaftsmonat täglich 4 mg Folsäure einnehmen. Dies senkt das Risiko erneuter Neuralrohrdefekte um 70 Prozent.

Vitamin B_{12} (Cyanocobalamin, Hydroxycobalamin)

spielt eine wichtige Rolle bei der Bildung der roten Blutkörperchen. Von diesem Vitamin legt der Körper einen großen Vorrat an, der oftmals für viele Jahre ausreicht.
Vitamin B_{12}, das täglich nur in minimalen Mengen benötigt wird, findet sich reichlich in Milch, Leber und Fleisch.
Bei strengen Vegetariern kann es im Laufe der Zeit zu einem Vitamin-B_{12}-Mangel kommen, wenn sie keine Milch trinken und keine Eier essen. Wenn sich schwangere Frauen streng vegetarisch ernähren, kann der Vitamin-B_{12}-Mangel beim Kind zu Fehlbildungen des Gehirns führen. Auch bei Säuglingen von stillenden Müttern, die sich streng vegetarisch ernähren, können Mangelerscheinungen auftreten.
Ein Vitamin-B_{12}-Mangel kann außerdem die Folge einer Erkrankung des Magen-Darm-Kanals oder einer Magenoperation sein.
Manche Menschen sind nicht in der Lage, den Stoff zu produzieren (»intrinsic factor«), der für die Aufnahme von Vitamin B_{12} aus der Nahrung erforderlich ist.
In all diesen Fällen sind Vitamin-B_{12}-Injektionen vertretbar bzw. notwendig.
Als Vitamin-B_{12}-Mangelerscheinungen können eine bestimmte Form von Blutarmut (perniziöse Anämie) und Nervenschäden auftreten.
Manche Hersteller empfehlen Vitamin-B_{12}-Präparate zur Behandlung von Krankheiten, ohne dass es dafür Wirksamkeitsbelege gibt: zum Beispiel bei Hepatitis, Allergien, Sehschwäche, Wachstumsverzögerungen, Appetitmangel, Müdigkeit, Geistesstörungen, Multipler Sklerose und Unfruchtbarkeit.

14.3. Vitamin-B-Präparate und Kombinationen

Präparat	Wichtigste Nebenwirkungen	Empfehlung
B_{12} Steigerwald (D) Amp. Vitamin B_{12}	In sehr seltenen Fällen Akne sowie allergische Erscheinungen (Juckreiz, Ausschläge)	**Therapeutisch zweckmäßig nur** bei Vitamin-B_{12}-Mangel, insbesondere bei einer bestimmten Form von Blutarmut (perniziöse Anämie).
Beneuran comp. (Ö) Tabl. Vitamin B_1, B_6, B_{12}, Folsäure *Rezeptpflichtig*	In sehr seltenen Fällen Akne sowie allergische Erscheinungen (Juckreiz, Ausschläge). Bei lang dauernder Anwendung Nervenerkrankungen (sensorische Neuropathie) durch Vitamin B_6 möglich	**Therapeutisch zweckmäßig nur** bei Vitamin-B-Mangel, der bei Alkoholikern öfters, sonst aber sehr selten auftritt. Die Beimengung von Vitamin B_{12} ist nicht zweckmäßig.
Betabion (D) Tabl., Amp. Vitamin B_1 *Rezeptpflichtig*	In sehr seltenen Fällen allergische Erscheinungen (Juckreiz, Ausschläge), bei Injektionen auch bis zum Schock möglich	**Therapeutisch zweckmäßig nur** bei schweren Vitamin-B-Mangelkrankheiten (z. B. Wernicke Encephalopathie durch Alkohol, Beri-Beri).
B-Komplex forte-Hevert (D) Tabl. Vitamin B_1, B_6, B_{12}	Bei lang dauernder Anwendung Nervenerkrankungen (sensorische Neuropathie) durch Vitamin B_6 möglich	**Therapeutisch zweckmäßig nur** bei Vitamin-B-Mangel, der bei Alkoholikern öfters, sonst aber sehr selten auftritt. In anderen vom Hersteller angegebenen Anwendungsbereichen ist der therapeutische Nutzen zweifelhaft. Die Beimengung von Vitamin B_{12} ist nicht zweckmäßig.
Cytobion (D) Drag., Amp. Vitamin B_{12}	In sehr seltenen Fällen Akne, allergische Erscheinungen (Juckreiz, Ausschläge)	**Therapeutisch zweckmäßig nur** bei Vitamin-B_{12}-Mangel, insbesondere bei einer bestimmten Form von Blutarmut (perniziöse Anämie).
Hepavit (Ö) Amp. Vitamin B_{12}, Benzylalkohol *Rezeptpflichtig*	In sehr seltenen Fällen Akne, allergische Erscheinungen (Juckreiz, Ausschläge)	**Therapeutisch zweckmäßig nur** bei Vitamin-B_{12}-Mangel, insbesondere bei bestimmter Form von Blutarmut (perniziöse Anämie). In anderen vom Hersteller angegebenen Anwendungsbereichen ist der therapeutische Nutzen zweifelhaft.

Präparat	Wichtigste Nebenwirkungen	Empfehlung
Medivitan N (D) Doppelamp., Fertigspritzen Vitamin B_6, B_{12}, Folsäure, Lidocain	Bei lang dauernder Anwendung Nervenerkrankungen (sensorische Neuropathie) durch Vitamin B_6. Herzrhythmusstörungen, Schwindel, Zittern und allergische Reaktionen durch Lidocain möglich	**Therapeutisch zweckmäßig nur** bei Vitamin-B-Mangel, der bei Alkoholikern öfters, sonst aber selten auftritt.
Medyn (D) Filmtabl. Vitamin B_6, B_{12}, Folsäure	Bei lang dauernder Anwendung Nervenerkrankungen (sensorische Neuropathie) durch Vitamin B_6	**Therapeutisch zweckmäßig nur** bei Vitamin-B-Mangel, der bei Alkoholikern öfters, sonst aber sehr selten auftritt. In anderen vom Hersteller angegebenen Anwendungsbereichen (Vorbeugung eines zu hohen Homocysteinspiegels) ist der therapeutische Nutzen zweifelhaft. Die Beimengung von Vitamin B_{12} ist nicht zweckmäßig.
Milgamma (D) Drag., NA-Kaps., Filmtabl. Vitamin B_1, B_6	In sehr seltenen Fällen allergische Erscheinungen (Juckreiz, Ausschläge). Bei lang dauernder Anwendung Nervenerkrankungen (sensorische Neuropathie) durch Vitamin B_6	**Therapeutisch zweckmäßig nur** bei Vitamin-B-Mangel, der bei Alkoholikern öfters, sonst aber sehr selten auftritt.
Milgamma N (D) Amp. Vitamin B_1, B_6, B_{12}, Benzylalkohol, Lidocain	Bei lang dauernder Anwendung Nervenerkrankungen (sensorische Neuropathie) durch Vitamin B_6. Bei Injektion sehr selten, dann aber lebensgefährliche Schockformen möglich. Herzrhythmusstörungen, Schwindel, Zittern und allergische Reaktionen durch Lidocain möglich	**Therapeutisch zweckmäßig nur** bei medikamentöser Therapie mit Isoniazid (Tuberkulosemittel) und angeborenem Vitamin-B_6-Mangel. In anderen vom Hersteller angegebenen Anwendungsbereichen ist der therapeutische Nutzen zweifelhaft. Hoch dosiertes Präparat.
Multivit B (Ö) Amp., Forte-Amp., Vitamin B_1, B_2, B_6, Nikotinamid, Pantothensäure *Rezeptpflichtig*	Bei lang dauernder Anwendung Nervenerkrankungen durch Vitamin B_6. Bei Injektion sehr selten, dann aber lebensgefährliche Schockformen möglich	**Therapeutisch zweckmäßig nur** bei Vitamin-B-Mangel, der bei Alkoholikern öfters, sonst aber sehr selten auftritt. In anderen vom Hersteller angegebenen Anwendungsbereichen ist der therapeutische Nutzen zweifelhaft. Enthält Inhaltsstoff (Pantothensäure) mit zweifelhaftem therapeutischem Nutzen. Von einer intravenösen Injektion ist abzuraten.

Präparat	Wichtigste Nebenwirkungen	Empfehlung
Multivit B (Ö) Fortedrag. Vitamin B_1, B_2, B_6, Nikotinamid, Pantothensäure	In sehr seltenen Fällen allergische Erscheinungen (Juckreiz, Ausschläge). Bei lang dauernder Anwendung Nervenerkrankungen (sensorische Neuropathie) durch Vitamin B_6	**Therapeutisch zweckmäßig nur** bei Vitamin-B-Mangel, der bei Alkoholikern öfters, sonst aber sehr selten auftritt. In anderen vom Hersteller angegebenen Anwendungsbereichen ist der Therapienutzen zweifelhaft. Enthält Inhaltsstoff (Pantothensäure) mit zweifelhaftem therapeutischem Nutzen.
Neurobion N (D/Ö) Amp., Forte-Drag., nur D: Drag.; Vitamin B_1, B_6 nur in Ö: Amp. plus Vitamin B_{12}, Benzylalkohol *Rezeptpflichtig (Ö)*	Bei lang dauernder Anwendung Nervenerkrankungen (sensorische Neuropathie) durch Vitamin B_6. Bei Injektion des Medikaments: sehr selten, dann aber lebensgefährliche Schockformen möglich	**Therapeutisch zweckmäßig nur** bei Vitamin-B-Mangel, der bei Alkoholikern öfters, sonst aber sehr selten auftritt. In anderen vom Hersteller angegebenen Anwendungsbereichen (u. a. Nervenschmerzen und -entzündungen) ist der therapeutische Nutzen zweifelhaft.
Neuro-Lichtenstein injekt M (D) Amp. Vitamin B_1, B_6	Bei lang dauernder Anwendung Nervenerkrankungen (sensorische Neuropathie) durch Vitamin B_6. Bei Injektion des Medikaments sind sehr selten, aber lebensgefährliche Schockformen möglich	**Therapeutisch zweckmäßig nur** bei Vitamin-B-Mangel, der bei Alkoholikern öfters, sonst aber sehr selten auftritt. Von einer intravenösen Injektion ist abzuraten. Nicht in Schwangerschaft und Stillzeit anwenden. Hoch dosiertes Präparat.
Neuro-Lichtenstein N (D) Drag. Vitamin B_1, B_6	In sehr seltenen Fällen allergische Erscheinungen (Juckreiz, Ausschläge). Bei lang dauernder Anwendung Nervenerkrankungen (sensorische Neuropathie) durch Vitamin B_6	**Therapeutisch zweckmäßig nur** bei Vitamin-B-Mangel, der bei Alkoholikern öfters, sonst aber sehr selten auftritt.
Neuro-ratiopharm N (D) Filmtabl. Vitamin B_1, B_6	In sehr seltenen Fällen allergische Erscheinungen (Juckreiz, Ausschläge). Bei lang dauernder Anwendung Nervenerkrankungen (sensorische Neuropathie) durch Vitamin B_6	**Therapeutisch zweckmäßig nur** bei Vitamin-B-Mangel, der bei Alkoholikern öfters, sonst aber sehr selten auftritt.
Neuro Stada/ -uno (D) Tabl., Filmtabl. Vitamin B_1, B_6	In sehr seltenen Fällen allergische Erscheinungen (Juckreiz, Ausschläge). Bei lang dauernder Anwendung Nervenerkrankungen (sensorische Neuropathie) durch Vitamin B_6	**Therapeutisch zweckmäßig nur** bei Vitamin-B-Mangel, der bei Alkoholikern öfters, sonst aber sehr selten auftritt.

Präparat	Wichtigste Nebenwirkungen	Empfehlung
Neurotrat S forte (D) Filmtabl. Vitamin B_1, B_6	In sehr seltenen Fällen allergische Erscheinungen (Juckreiz, Ausschläge). Bei lang dauernder Anwendung Nervenerkrankungen (sensorische Neuropathie) durch Vitamin B_6	**Therapeutisch zweckmäßig nur** bei Vitamin-B-Mangel, der bei Alkoholikern öfters, sonst aber sehr selten auftritt.
Pronerv (Ö) Kaps., Amp. Vitamin B_1, B_6, B_{12} *Rezeptpflichtig*	Bei lang dauernder Anwendung Nervenerkrankungen (sensorische Neuropathie) durch Vitamin B_6. Bei Injektion des Medikaments sehr selten, aber lebensgefährliche Schockformen möglich	**Therapeutisch zweckmäßig nur** bei Vitamin-B-Mangel, der bei Alkoholikern öfters, sonst aber sehr selten auftritt. In anderen vom Hersteller angegebenen Anwendungsbereichen ist der therapeutische Nutzen zweifelhaft. Von einer intravenösen Injektion ist abzuraten. Die Beimengung von Vitamin B_{12} in Kapseln ist nicht zweckmäßig.
Vitamin B_1-Hevert (D) Amp. **Vitamin B_1-Injektopas** (D) Amp. **Vitamin B_1 Winthrop Injektionslöung** (D) Amp. **Vitamin B_1-ratiopharm Tabletten** (D) Tabl. **Vitamin B_1-ratiopharm Injektionslösung** (D) Amp. *Wirkstoff:* Vitamin B_1	In sehr seltenen Fällen allergische Erscheinungen (Juckreiz, Ausschläge) und lebensgefährliche Schockformen möglich	**Therapeutisch zweckmäßig nur** bei schweren Vitamin-B-Mangelkrankheiten (z. B. Wernicke Encephalopathie durch Alkohol, Beri-Beri).
Vitamin B_6-Jenapharm (D) Tabl. **Vitamin B_6-Hevert** (D) Tabl., Injektionslösung **Vitamin B_6-Injektopas** (D) Amp. **Vitamin B_6-ratiopharm Tabletten** (D) Filmtabl. **Vitamin B_6-ratiopharm Injektionslösung** (D) Amp. *Wirkstoff:* Vitamin B_6	In sehr seltenen Fällen allergische Erscheinungen (Juckreiz, Ausschläge). Bei lang dauernder Anwendung Nervenerkrankungen (sensorische Neuropathie) durch Vitamin B_6 möglich	**Therapeutisch zweckmäßig nur** bei Vitamin-B_6-Mangel, der bei Alkoholikern öfter, sonst aber sehr selten auftritt.

Präparat	Wichtigste Nebenwirkungen	Empfehlung
Vitamin B_{12} 1 mg/ml (D) Injektionslösung **Vitamin B_{12} inject Jenapharm** (D) Injektionslösung **Vitamin B_{12}-Depot-Injectopas** (D) Injektionslösung Wirkstoff: Vitamin B_{12} *Rezeptpflichtig*	In sehr seltenen Fällen allergische Erscheinungen (Juckreiz, Ausschläge)	**Therapeutisch zweckmäßig nur** bei Vitamin-B_{12}-Mangel, insbesondere bei bestimmter Form von Blutarmut (perniziöse Anämie).
B_{12}-Injectopas (D) Injektionslösung **Vitamin B_{12} Lichtenstein** (D) Amp. **B_{12}-Loges Injektionslösung** (D) Amp. **Vitamin B_{12} Lannacher** (Ö) Amp. **Vitamin B_{12}-ratiopharm** (D) Amp., Tabl. **Vitamin B_{12} Sanum** (D) Injektionslösung *Wirkstoff:* Vitamin B_{12} *Rezeptpflichtig*	In sehr seltenen Fällen allergische Erscheinungen (Juckreiz, Ausschläge)	**Therapeutisch zweckmäßig nur** bei Vitamin-B_{12}-Mangel, insbesondere bei bestimmter Form von Blutarmut (perniziöse Anämie). Von der Anwendung von Tabletten (*Vitamin B_{12}-ratiopharm*) ist wegen zweifelhafter Wirksamkeit abzuraten.

14.4. Vitamin-C-Präparate (Ascorbinsäure)

Vitamin C spielt eine bedeutsame Rolle bei vielen Stoffwechselreaktionen und ist wichtig für die Bildung des Bindegewebes, des Knorpels, der Knochen und der Zähne.
Lang dauernder Vitamin-C-Mangel kann unter anderem folgende Probleme verursachen: schlechte Wundheilung, Blutungen, Zahnfleischwucherungen, schlechte Bindegewebebildung und schließlich Skorbut.
Der Körper legt keinen größeren Vitamin-C-Vorrat an. Deswegen ist eine regelmäßige Zufuhr von Vitamin C erforderlich.
Vitamin C kommt in ausreichenden Mengen in frischem Obst (Orangen, Äpfel, Zitronen) und Gemüse (Tomaten, Paprika, Kohl, Kartoffeln) vor. Bei langem Erwärmen des Essens wird Vitamin C zerstört.
Fertignahrung enthält wenig Vitamin C, doch *schon eine Orange (Apfelsine) pro Tag deckt den täglichen Vitamin-C-Bedarf*. Im Allgemeinen wird durch das Essen genügend Vitamin C aufgenommen.

Während der Schwangerschaft, beim Stillen, aber auch bei längeren Krankheiten kann der Bedarf an Vitamin C erhöht sein. Die Vitaminzufuhr bei einer normalen Ernährung reicht normalerweise auch für diesen Bedarf. Das Essen von mehr Vitamin-C-haltigem Obst ist aber in solchen Fällen sicherlich sinnvoll.
Vitamin C wird, wie die meisten Vitamine, von den Pharmafirmen als Wundermittel beworben. Es soll für und gegen unzählige Beschwerden wirksam sein.
Es *hat aber keinen Sinn, mehr als den Tagesbedarf an Vitamin C (40–150 Milligramm) zu sich zu nehmen.* Es gibt keinen seriösen Beweis dafür, dass größere Mengen von Vitamin C die Gefahr einer Erkältung oder Grippe verringern oder den Ablauf beeinflussen. Trotzdem greifen viele Menschen bei den ersten Anzeichen von Schnupfen oder Erkältung zu Vitamin-C-Präparaten.
Die Pharmakologen-Vereinigung der USA hat eine Liste von Erkrankungen zusammengestellt, bei denen der Nutzen einer Behandlung mit Vitamin-C-Präparaten – trotz gegenteiliger Behauptungen der Pharmafirmen – *nicht bewiesen* ist:
Dazu zählen neben der bereits erwähnten *Vorbeugung von Erkältungen* die Behandlung von Zahnfleischentzündungen, Zahnkaries, Blutarmut, Akne, Unfruchtbarkeit, Altern, Arterienverkalkung, Magengeschwüren, Tuberkulose, Ruhr, Kollagenstörungen, Knochenbrüchen, Hautgeschwüren, Heufieber, Medikamentenvergiftung sowie die Vorbeugung von Krebs und Gefäßthrombosen.
Für Mittel, die hohe Mengen (z. B. 1000 mg) an Vitamin C enthalten, gibt es daher keine überzeugende Existenzberechtigung. *Ein Großteil der aufgenommenen Vitaminmenge wird umgehend im Harn wieder ausgeschieden.*
Bei Menschen, die unter Stoffwechselstörungen leiden, kann ein Überschuss an Vitamin C zu Durchfall, Erbrechen, Hautausschlägen, Nierensteinen und verstärktem Wasserlassen führen.
Nach längerer Einnahme hoher Dosen kann es nach plötzlichem Absetzen zu Skorbut-ähnlichen Erscheinungen (z. B. Zahnfleischschwellungen, Blutungen) kommen. Solche Symptome können auch bei Neugeborenen auftreten, deren Mütter in der Schwangerschaft länger große Mengen Vitamin C eingenommen haben.

14.4. Vitamin-C-Präparate (Ascorbinsäure)

Präparat	Wichtigste Nebenwirkungen	Empfehlung
Additiva Vitamin C (D) Brausetabl. 1000 mg Vitamin C	Bei starker Überdosierung Durchfälle und Gefahr von Nierensteinen	**Therapeutisch zweckmäßig nur** bei Vitamin-C-Mangel, der aber sehr selten auftritt. Therapeutische Wirksamkeit bei Erkältungs- und Infektionskrankheiten zweifelhaft. Von längerer Einnahme der Brausetablette ist abzuraten, da sie mindestens 7-mal mehr als den erforderlichen Tagesbedarf enthält.
Ascorvit 200 mg/ 500 mg (D) überzogene Tabl. Vitamin C	Bei starker Überdosierung Durchfälle und Gefahr von Nierensteinen	**Therapeutisch zweckmäßig nur** bei Vitamin-C-Mangel, der aber sehr selten auftritt. Von längerer Einnahme der Tablette (500 mg) ist abzuraten, da sie mindestens 3-mal mehr als den erforderlichen Tagesbedarf enthält.
Cebion 1000 mg Blutorange (D/Ö) Brausetabl. **Cebion 1000 mg Cirus** (D/Ö) Brausetabl **Cebion C 500** (D/Ö) Tabl. nur Ö: Granulat, Kaps. Vitamin C	Bei starker Überdosierung Durchfälle und Gefahr von Nierensteinen	**Therapeutisch zweckmäßig nur** bei Vitamin-C-Mangel, der aber sehr selten auftritt. Von längerer Einnahme der Brausetablette und der C 500 Tabl. ist abzuraten, da sie mindestens 7-mal bzw. 3-mal mehr als den erforderlichen Tagesbedarf enthält.
Ce-Limo Zitrone (Ö) **Ce-Limo Orange** (Ö) Brausetabl. Vitamin C	Bei starker Überdosierung Durchfälle und Gefahr von Nierensteinen	**Therapeutisch zweckmäßig nur** bei Vitamin-C-Mangel, der aber sehr selten auftritt. Von längerer Einnahme der Brausetablette ist abzuraten, da sie mindestens 7-mal mehr als den erforderlichen Tagesbedarf enthält.
Cetebe Vitamin C Retard 500 (D/Ö) Kaps. Vitamin C	Bei starker Überdosierung Durchfälle und Gefahr von Nierensteinen	**Therapeutisch zweckmäßig nur** bei Vitamin-C-Mangel, der aber sehr selten auftritt. Von längerer Einnahme ist abzuraten, da eine einzige Tablette mindestens 3-mal mehr als den erforderlichen Tagesbedarf enthält.

Präparat	Wichtigste Nebenwirkungen	Empfehlung
Cevitol (Ö) Amp. Vitamin C *Rezeptpflichtig*	Bei starker Überdosierung Durchfälle und Gefahr von Nierensteinen	**Nur zweckmäßig** in Ausnahmefällen, wenn durch Einnahme von Vitamin-C-Präparaten ein Mangel nicht behoben werden kann. Zweckmäßig bei Methämoglobinämie.
Cevitol (Ö) Kautabl. Vitamin C, Süßstoff	Bei starker Überdosierung Durchfälle und Gefahr von Nierensteinen	**Therapeutisch zweckmäßig nur** bei Vitamin-C-Mangel, der aber sehr selten auftritt. Von längerer Einnahme ist abzuraten, da eine einzige Tablette (Einzeldosis) mindestens 3-mal mehr als den erforderlichen Tagesbedarf enthält.
C-Vit (Ö) Brausetabl., Fortissimum-Tabl. Vitamin C	Bei starker Überdosierung Durchfälle und Gefahr von Nierensteinen	**Therapeutisch zweckmäßig nur** bei Vitamin-C-Mangel, der aber sehr selten auftritt. Von längerer Einnahme der Brausetablette ist abzuraten, da sie mindestens 7-mal mehr als als den erforderlichen Tagesbedarf enthält.
Hermes Cevitt (D) Brausetabl. 1000 mg Vitamin C	Bei starker Überdosierung Durchfälle und Gefahr von Nierensteinen	**Therapeutisch zweckmäßig nur** bei Vitamin-C-Mangel, der aber sehr selten auftritt. Von längerer Einnahme der Brausetablette ist abzuraten, da sie mindestens 7-mal mehr als den erforderlichen Tagesbedarf enthält.
Iroviton-Vit.C (Ö) Drag., Granulat, Brausetabl. Vitamin C	Bei starker Überdosierung Durchfälle und Gefahr von Nierensteinen	**Therapeutisch zweckmäßig nur** bei Vitamin-C-Mangel, der aber sehr selten auftritt. Von längerer Einnahme von Granulat und Brausetabletten ist abzuraten, da eine Einzeldosis mindestens 7-mal mehr als den erforderlichen Tagesbedarf enthält.
Vitamin C 500/100 (D) **Vitamin C-Injektopas** (D) **Vitamin C-loges** (D) **Vitamin C-Rotexmedia** (D) Injektionslösung Vitamin C	Bei starker Überdosierung Durchfälle und Gefahr von Nierensteinen	**Nur zweckmäßig** in Ausnahmefällen, wenn durch Einnahme von Vitamin-C-Präparaten ein Mangel nicht behoben werden kann. Zweckmäßig bei Methämoglobinämie.

Präparat	Wichtigste Nebenwirkungen	Empfehlung
Vitamin C 1000 (D) Filmtabl. **Vitamin C 100-Pascoe** (D) Tabl. **Vitamin C-mp 100/ 200/ 500** (D) Tabl. **Vitamin C-ratiopharm retard 1000 mg** (D) Brausetabl. **Vitamin C-ratiopharm retard 500 mg** (D) retardierte Hartkaps. **Vitamin C-loges SL** (D) Retardkaps. 300 mg **Vitamin-Cink Depot Tabletten** (D) Retardtabl. *Wirkstoff:* Vitamin C	Bei starker Überdosierung Durchfälle und Gefahr von Nierensteinen	**Therapeutisch zweckmäßig nur** bei Vitamin-C-Mangel, der aber sehr selten auftritt. Von längerer Einnahme ist abzuraten, wenn mehr als 500 mg (ca. 3-mal mehr als der erforderliche Tagesbedarf) enthalten ist.
Xitix (D) Lutschtabl. Nahrungsergänzungsmittel mit Vitamin C	Bei starker Überdosierung Durchfälle und Gefahr von Nierensteinen	**Therapeutisch zweckmäßig nur** bei Vitamin-C-Mangel, der aber sehr selten auftritt. Therapeutische Wirksamkeit bei Erkältungs- und Infektionskrankheiten zweifelhaft. Von längerer Einnahme ist abzuraten, da eine einzige Tablette ca. 3-mal mehr als den erforderlichen Tagesbedarf enthält.

14.5. Vitamin-E- und andere Vitamin-Präparate

Vitamin E (Tocopherol)

gilt als wichtiges Antioxydans (verhindert die Anlagerung von Sauerstoff) und festigt die Zellwände der roten Blutkörperchen bzw. dürfte bei der Blutbildung eine Rolle spielen.
Es kommt in vielen Nahrungsmitteln in ausreichenden Mengen vor – hauptsächlich in grünem Gemüse, Eiern, Margarine aus Pflanzenölen und in Weizenkeimlingen.
Jahrelang liefen in fast allen Illustrierten aufwendige Werbekampagnen, bei denen Vitamin E mit »Leistungssteigerung« in Verbindung gebracht wurde.
Was dem Verbraucher weisgemacht wird, glauben Pharmafirmen nicht einmal selbst. Die Firma Hoffmann-La Roche – weltweit führend

in der Vitaminherstellung – teilte vor Jahren schon auf internen Kongressen mit, dass »der so oft zitierte leistungssteigernde Effekt von Vitamin E *nicht bestätigt* werden kann«.
Die Verwendung von Vitamin E ist bei weitem nicht so ungefährlich, wie es die Hersteller glauben machen wollen:
Untersuchungen in den USA haben gezeigt, dass schon bei der Einnahme von 400 bis 800 Internationalen Einheiten (IE) von Vitamin E pro Tag schwerwiegende Nebenwirkungen wie Entzündungen der Venenwände (Thrombophlebitis) auftreten können.

Es gibt derzeit nur drei vertretbare Anwendungsgebiete von Vitamin E:
1. Bei Frühgeburten kann durch den Einsatz von Vitamin E möglicherweise das Auftreten von Blutungen und Augenschäden verhindert werden.
2. Bei einer seltenen Form einer Stoffwechselstörung (Abetalipoproteinämie) kann die Verwendung von Vitamin E Symptome an der Haut und am Auge positiv beeinflussen.
3. Nach einer operativen Entfernung des Darms.

Vitamin H (Biotin)

Biotin spielt beim Stoffwechsel eine wichtige Rolle. Ein Biotinmangel ist praktisch unmöglich, da dieses Vitamin in sehr vielen pflanzlichen und tierischen Nahrungsmitteln enthalten ist. Nur nach Entfernung des Dünndarms, extremer Fehlernährung oder Ernährung durch Infusionen sind Mangelerscheinungen wie z. B. Entzündungen der Haut und der Zunge möglich.
Manche Hersteller vermarkten Biotin mit der Werbeaussage »neue Kraft für Haare und Nägel«. Es gibt bis jetzt aber keinen seriösen Beleg, dass die Einnahme von Biotin schönere oder gesündere Haare und Nägel bewirkt.

»Vitamin H_1« (Para-Aminobenzoesäure)

ist in einer Reihe von Vitaminpräparaten enthalten. Es erfüllt aber im Körper keine sinnvolle Funktion und kann deshalb nicht als »Vitamin« bezeichnet werden. Einige Mittel enthalten Procain (z. B. *Gero-H3-Aslan, K. H. 3*), einen Stoff, der vom Körper in Vitamin H_1 umgewandelt wird. Entgegen manchen Firmenbehauptungen gibt es jedoch keinen seriös belegten Nutzen bei der Behandlung alter Menschen.

Vitamin K (Phytomenadion, Phyllochinon = K_1, Menachinon = K_2, Menadion = K_3)

ist wichtig für die Produktion jener Stoffe, die die Blutgerinnung beeinflussen. Der Bedarf des Körpers an diesem Vitamin ist nicht genau bekannt, dürfte aber sehr gering sein. Ein Mangel kommt unter normalen Umständen nicht vor. Ziemlich viel Vitamin K_1 befindet sich in frischem Gemüse, Obst und Eigelb.
Mittel zur Hemmung der Blutgerinnung, die eingenommen werden (z. B. mit dem Wirkstoff Phenprocoumon in *Marcumar*), hemmen die Wirkung von Vitamin K und dadurch die Bildung von Gerinnungsfaktoren. Patienten, die solche Medikamente einnehmen müssen, dürfen auf keinen Fall Vitaminpräparate mit Vitamin K einnehmen, auch keine Multivitaminpräparate.
Die Einnahme von Vitamin K ist am Ende der Schwangerschaft und beim Kind nach der Geburt vertretbar, um einen Mangel beim Neugeborenen und damit Blutungen zu verhindern.

Pantothensäure (Pantothenat, Panthenol, Dexpanthenol)

spielt im Stoffwechsel eine wichtige Rolle. Soweit bekannt, kommen in Mitteleuropa Mangelerkrankungen nicht vor, weil Pantothensäure praktisch in allen Nahrungsmitteln enthalten ist. Pantothensäure-Präparate sind darum nicht notwendig.

Nikotinsäure, Nikotinamid (= Vitamin PP)

spielt ebenfalls im Stoffwechsel eine wichtige Rolle. Die Nikotinsäure und ein Stoff, aus dem sie im Körper hergestellt werden kann – die Aminosäure Tryptophan –, sind in ausreichender Menge in der Nahrung enthalten (hauptsächlich in Rindfleisch, Milch und Eiern, auch in Leber, Fisch, Getreide, Bohnen, Erbsen, Gemüse).
Mangelerscheinungen können bei Störungen der Nahrungsaufnahme im Darm und bei Alkoholikern, denen es zumeist auch an anderen Vitaminen mangelt, auftreten.
Bei einem Mangel an Nikotinsäure wird die Haut rau, es kommt zu Schleimhautentzündungen und Störungen im Nervensystem (Pellagra). Wenn zu große Nikotinsäuremengen aufgenommen werden, erweitern sich die Blutgefäße (Erröten), und der Blutzuckerspiegel steigt.

Vitamin P (Rutosid)

Bei Rutosid ist nicht nachgewiesen, dass seine Einnahme irgendeinen Nutzen hat. Trotzdem wird es einer Vielzahl von Präparaten beigemischt.

14.5. Vitamin-E und andere Vitamin-Präparate

Präparat	Wichtigste Nebenwirkungen	Empfehlung
Bio-H-Tin (D/Ö) **Biotin Beta** (D) **Biotin Hermes** (D) **Biotin-ratiopharm** (D) **Deacura** (D) Tabletten *Wirkstoff:* Biotin	Sehr selten allergische Reaktionen der Haut	**Nur zweckmäßig bei** Biotin-Mangel. Bei normaler Ernährung treten keine Mangelzustände auf.
Eusovit 600 nat. (D) Kaps. 600 IE Vitamin E	Magen-Darm-Störungen, Muskelschwäche. Bei hoher Dosierung (bereits ab 400 mg bzw. 600 IE pro Tag) Schilddrüsenhormonmangel. Bei lang dauernder Anwendung Brustschwellung und Sehstörungen möglich. Erhöhtes Risiko von Herz-Kreislauf-Problemen	**Wenig zweckmäßig** Zweifelhafte therapeutische Wirksamkeit.
E-Vitamin-ratiopharm 400/ 600 (D) Weichkaps. Vitamin E	Magen-Darm-Störungen, Muskelschwäche. Bei hoher Dosierung (bereits ab 400 mg bzw. 600 IE pro Tag) Schilddrüsenhormonmangel. Bei lang dauernder Anwendung Brustschwellung und Sehstörungen möglich. Erhöhtes Risiko von Herz-Kreislauf-Problemen	**Wenig zweckmäßig** Zweifelhafte therapeutische Wirksamkeit.
Gabunat Hartkapseln/ forte 10 mg (D) Hartkaps., Tabl. Biotin	Sehr selten allergische Reaktionen der Haut	**Nur zweckmäßig bei** Biotin-Mangel. Bei normaler Ernährung treten keine Mangelzustände auf.

Präparat	Wichtigste Nebenwirkungen	Empfehlung
Klosterfrau Vitamin E 800 (D) Kaps. (800 IE) Vitamin E	Magen-Darm-Störungen, Muskelschwäche. Bei hoher Dosierung (bereits ab 400 mg bzw. 600 IE pro Tag) Schilddrüsenhormonmangel. Bei lang dauernder Anwendung Brustschwellung und Sehstörungen möglich. Erhöhtes Risiko von Herz-Kreislauf-Problemen	**Wenig zweckmäßig** Zweifelhafte therapeutische Wirksamkeit.
Optovit/ -forte/ fortissimum 500/ -select 1000 I.E. (D/Ö) Kaps. (100, 200, 500, 1000 IE) Vitamin E	Magen-Darm-Störungen, Muskelschwäche. Bei hoher Dosierung (bereits ab 400 mg bzw. 600 IE pro Tag) Schilddrüsenhormonmangel. Bei lang dauernder Anwendung Brustschwellung und Sehstörungen möglich. Erhöhtes Risiko von Herz-Kreislauf-Problemen	**Wenig zweckmäßig** Zweifelhafte therapeutische Wirksamkeit.
Panthenol Jenapharm (D) Tabl. Dexpanthenol (Vorstufe von Pantothensäure)	Selten Allergien	**Wenig zweckmäßig** Zweifelhafte therapeutische Wirksamkeit. Bei normaler Ernährung treten keine Mangelzustände des Vitamins Pantothensäure auf. Zweifelhafte therapeutische Wirksamkeit bei vom Hersteller angegebenen Anwendungsbereichen (z. B. Entzündungen der Mund- und Rachenschleimhaut).

14.6. Mineralstoffpräparate

Kalzium (Kalziumsalz)

ist unter anderem für den Knochenaufbau, die Herz-, Nerven- und Muskeltätigkeit, die Blutgerinnung und den Transport von Stoffen in und aus den Körperzellen von Bedeutung.

Der tägliche Kalziumbedarf wird je nach Alter auf 0,4 bis 1,5 Gramm geschätzt. Besonders viel (1,5 Gramm) benötigen Jugendliche, Schwangere, stillende Mütter und Frauen in den Wechseljahren sowie Menschen über 65 Jahren.

Kalzium ist vor allem in der Milch (pro Liter 1,1 bis 1,3 Gramm), in Milchprodukten und in manchem Gemüse enthalten.

Zu einem Kalziummangel kann es durch schwere Nierenstörungen oder durch mangelnde Aufnahme von Kalzium bei Darmkrankheiten, Alkoholismus bzw. bei Änderungen des Vitamin-D-Stoffwechsels (z. B. durch gewisse Medikamente) kommen.
Im Fall eines starken Kalziummangels können sogar Krampfzustände und epilepsieartige Anfälle (Tetanie) auftreten, die mit einer sofortigen Kalziumgluconat-Injektion behandelt werden sollten.
Kalziummangel entsteht jedoch vor allem, wenn über die Nahrung zu wenig Kalzium oder Vitamin D aufgenommen wird. Ist Letzteres der Fall, so kommt es bei Säuglingen und Kleinkindern zur Rachitis (»Englische Krankheit«), für die eine verzögerte Zahnbildung, weiche Knochen, Verformung des Brustkorbs, ein großer Kopf, Auftreibungen auf den Rippen, verdickte Knochenenden und ein vorspringendes Brustbein typisch sind.
Zum Ausgleich von Kalziummangel ist die Einnahme von Kalziumtabletten sinnvoll. In der Fachzeitschrift »tägliche Praxis« beklagen sich allerdings Ärzte darüber, in welchen Mengen vor allem Frauen mit funktionellen (psychisch bedingten) Beschwerden Kalziumpräparate konsumieren.
Ein etwaiger Vitamin-D-Mangel ist durch die Einnahme einer geringen Menge von Vitamin D behebbar.
Kalziummangel in der Nahrung kann auch zu einem Schwund von Knochenmasse – zur sogenannten »Osteoporose« – beitragen.

Magnesium

In den letzten Jahren ist die Verschreibung von Magnesium zur Mode geworden. Magnesium soll angeblich gegen Arteriosklerose, psychosomatische Beschwerden, vegetative Dystonie, Stress, Durchblutungsstörungen, Lärmempfindlichkeit, Alkoholmissbrauch, Thrombosen und viele andere Beschwerden helfen. Dafür gibt es jedoch keine seriösen Belege.
Die Einnahme von Magnesiumpräparaten ist nur bei entsprechenden Mangelzuständen sinnvoll: zum Beispiel als Folge einseitiger Ernährung, bei Alkoholismus oder als Nebenwirkung von entwässernd wirkenden Medikamenten.
Sinnvoll ist Magnesium auch bei bestimmten Herzrhythmusstörungen, bei bestimmten Krampfzuständen in der Schwangerschaft, bei vorzeitigen Wehen und möglicherweise zur Akutbehandlung eines

Herzinfarktes. Dabei muss jedoch Magnesium in hoher Dosierung gespritzt werden.
Es gibt keinen sicheren Beleg für die Wirksamkeit gegen Muskelkrämpfe (chronisches Tetanie-Syndrom). Ebenso fehlen ausreichend Nachweise für den Nutzen bei Zuckerkrankheit und zur Vorbeugung bestimmter Nierensteine.
Ein Magnesiumüberschuss (z. B. bei Magnesiumeinnahme durch Nierenkranke) kann bis zu Lähmung und Bewusstlosigkeit führen.

Kalium

Kaliumpräparate (z. B. *Kalinor, Kalioral*) sind sinnvoll bei Kaliummangel. Dieser kann als Folge der Einnahme bestimmter entwässernder Mittel und bei lang andauerndem Gebrauch von Abführmitteln entstehen.
Es treten dann Störungen der Herzfunktion wie etwa zusätzliche Herzschläge auf . Wenn entwässernde Mittel nicht abgesetzt werden können oder ein Kaliummangel auf andere Ursachen zurückzuführen ist, kann die Einnahme von Kaliumpräparaten zweckmäßig sein.
Die Fachzeitschrift »American Journal of Medicine« warnt in einem Leitartikel jedoch eindringlich vor der »Kalium-Besessenheit«, die sich im Zusammenhang mit der Einnahme von entwässernden Mitteln ausgebreitet habe.

Spurenelemente (Zink, Kupfer, Kobalt, Molybdän, Selen)

Spurenelemente wie Zink, Kupfer, Kobalt, Molybdän und Selen sind in ausreichender Menge in der Nahrung von Mitteleuropäern enthalten, und Mangelerscheinungen treten nur bei seltenen Erkrankungen auf.
So heißt es z. B. in einem amerikanischen Standardwerk über Kupfer: Es gibt keinen Beweis, dass Kupfer zusätzlich zu einer normalen Nahrung gegeben werden sollte, weder vorbeugend noch therapeutisch.

14.6. Mineralstoffpräparate

Präparat	Wichtigste Nebenwirkungen	Empfehlung
anabol-loges (D) Kaps. Vitamin E (55 mg), Magnesiumsalz (9 mg), Kalium, Polykieselsäure (Terra Siliciae), Johanniskrautextrakt (4 mg)	Hautreaktionen bei starker Sonnenbestrahlung durch Johanniskraut möglich. Achtung: Gefährliche Wechselwirkungen mit anderen Medikamenten möglich	**Abzuraten** Absurde Mischung von Vitamin E, Mineralsalzen und antidepressiv wirkendem Pflanzenextrakt. Zweifelhafte Wirksamkeit bei den vom Hersteller angegebenen Anwendungsgebieten wie Osteoporose, Klimakterium, Durchblutungsstörung und Leistungsabfall.
Biolectra Magnesium forte/ fortissinum (D/Ö) Brausetabl. **Biolectra Magnesium forte** (Ö) Brausetabl. Magnesiumoxid	Bei Überdosierung z. B. bei Patienten mit Nierenschäden: Muskelschwäche, Lähmungen und Störungen der Herzfunktion	**Nur zweckmäßig bei** Magnesiummangel, z. B. bei Alkoholikern, einseitiger Ernährung und Einnahme von bestimmten Medikamenten wie z. B. Diuretika.
Biolectra Zink (D) Brausetabl. Zinksulfat	Kopfschmerzen, Übelkeit, metallischer Geschmack	**Nur zweckmäßig bei** Zinkmangel, der aber bei normaler Ernährung kaum auftritt.
Biomagnesin (D) Lutschtabl. Magnesiumsalze, Zitronensäure	Bei Überdosierung z. B. bei Patienten mit Nierenschäden: Muskelschwäche, Lähmungen und Herzfunktionsstörungen	**Nur zweckmäßig bei** Magnesiummangel, z. B. bei Alkoholikern, einseitiger Ernährung und Einnahme von bestimmten Medikamenten wie z. B. Diuretika.
Calcigen D (D) Brausetabl., Kautabl. Kalziumsalze, Vitamin D_3	Bei Überdosierung Appetitmangel, Erbrechen, Magen-Darm-Störungen, Kalkablagerung in Gefäßen und Niere	**Nur zweckmäßig zur** Vorbeugung und Behandlung von Rachitis und Osteoporose. Vorsicht: Nicht mehrere Medikamente, die Vitamin D enthalten, gleichzeitig einnehmen!
Calcilac KT (D) Kautabl. Kalziumsalze, Vitamin D_3	Bei Überdosierung Appetitmangel, Erbrechen, Magen-Darm-Störungen, Kalkablagerung in Gefäßen und Niere	**Nur zweckmäßig zur** Vorbeugung und Behandlung von Rachitis und Osteoporose. Vorsicht: Nicht mehrere Medikamente, die Vitamin D enthalten, gleichzeitig einnehmen!
Calcipot C (Ö) Tabl. Vitamin C, Rutin, Kalziumsalze	Bei normaler Dosierung keine wesentlichen zu erwarten	**Wenig zweckmäßig** Wenig sinnvolle Kombination von Kalziumsalzen mit Vitamin C und Rutin, dessen therapeutischer Nutzen zweifelhaft ist.

Präparat	Wichtigste Nebenwirkungen	Empfehlung
Calcimagon-D_3 (D) Kautabl. **Calcimed D_3 Hermes** (D) Brausetabl., Kautabl. **Calcipot D_3** (Ö) Tabl. **Calcium D_3 Rat** (D) Brausetabl. **Calcium D_3 Stada** (D) Kautabl. **Calcium-D-Sandoz** (D) Brausetabl. **Calcium Dura Vit D_3** (D) Bausetabl. Kalziumsalze, Vitamin D_3	Bei Überdosierung Appetitmangel, Erbrechen, Magen-Darm-Störungen, Kalkablagerung in Gefäßen und Niere	**Nur zweckmäßig zur** Vorbeugung und Behandlung von Rachitis und Osteoporose. Vorsicht: Nicht gleichzeitig mehrere Medikamente einnehmen, die Vitamin D enthalten!
Calcium-Sandoz 10% (D/Ö) Amp. Kalziumgluconat, Kalziumlactobionat *Rezeptpflichtig (Ö)*	Bei Injektion in eine Vene (intravenös): Kreislaufkollaps möglich. Störungen der Herzfunktion möglich	**Nur zweckmäßig bei** akutem Kalziummangel (z. B. Tetanie).
Calcium – 1 A Pharma (D/Ö) Brausetabl. **Calcium dura** (D) Brausetabl., Filmtabl. **Calcium Hexal** (D) Brausetabl. **Calcium-Sandoz** (D/Ö) Forte-Brausetabl., Fortissimum-Brausetabl. Kalziumsalze	Bei normaler Dosierung keine wesentlichen zu erwarten	**Nur zweckmäßig bei** Kalziummangel, der aber selten auftritt. Zur Osteoporosebehandlung sind Medikamente vorzuziehen, die auch Vitamin D enthalten (z. B. *Calcilac KT*).
Calcivit D (D) Kautabl., Brausetabl., forte Brausetabl. Kalziumsalze, Vitamin D_3	Bei Überdosierung Appetitmangel, Erbrechen, Magen-Darm-Störungen, Kalkablagerung in Gefäßen und Niere	**Nur zweckmäßig zur** Vorbeugung und Behandlung von Rachitis und Osteoporose. Vorsicht: Nicht mehrere Medikamente, die Vitamin D enthalten, gleichzeitig einnehmen!
Cal C Vita (Ö) Kautabl. Kalziumsalze, Vitamin B_6, C, D_2 Zitronensäure	Bei normaler Dosierung keine wesentlichen zu erwarten	**Abzuraten** Wenig sinnvolle Kombination von Vitaminen mit Kalzium. Bei einem Vitaminmangel, der aber sehr selten auftritt, ist die gezielte Einnahme von Vitaminen vorzuziehen.

Präparat	Wichtigste Nebenwirkungen	Empfehlung
Cefasel (D) Tabl., Lösung, Trinkamp., Injektionslösung Natriumselenit *Rezeptpflichtig (außer Tabl. 50 µg)*	Bei normaler Dosierung keine wesentlichen zu erwarten	**Nur zweckmäßig bei** Selenmangel, der aber bei normaler Ernährung kaum auftritt.
Ce-Limo Calcium (Ö) Brausetabl. Vitamin C, Kalzium	Bei starker Überdosierung Durchfälle und Gefahr von Nierensteinen	**Abzuraten** Wenig sinnvolle Kombination von Kalziumsalzen mit Vitamin C. Mancher vom Hersteller angegebene Nutzen, etwa bei »Frühjahrsmüdigkeit«, ist zweifelhaft.
Curazink (D) Kaps. Zinkhistidinat	Kopfschmerzen, Übelkeit, metallischer Geschmack	**Nur zweckmäßig bei** Zinkmangel, der aber bei normaler Ernährung kaum auftritt.
Frubiase Calcium forte (D) Trinkamp. Kalziumsalze, Vitamin D_2 *Rezeptpflichtig*	Bei Überdosierung Appetitmangel, Erbrechen, Magen-Darm-Störungen, Kalkablagerung in Gefäßen und Niere	**Nur zweckmäßig zur** Vorbeugung und Behandlung von Rachitis und Osteoporose. Vorsicht: Nicht gleichzeitig mehrere Medikamente einnehmen, die Vitamin D enthalten!
Frubiase Calcium T (D) Trinkamp. Kalziumsalze	Bei normaler Dosierung keine wesentlichen zu erwarten	**Nur zweckmäßig bei** Kalziummangel, der aber selten auftritt. Zur Osteoporosebehandlung sind Medikamente vorzuziehen, die auch Vit. D enthalten (z. B. *Calcilac KT*).
Ideos (D) Kautabl. Kalziumcarbonat, Vitamin D_3	Bei Überdosierung Appetitmangel, Erbrechen, Magen-Darm-Störungen, Kalkablagerung in Gefäßen und Niere	**Nur zweckmäßig zur** Vorbeugung und Behandlung von Rachitis und Osteoporose. Vorsicht: Nicht gleichzeitig mehrere Medikamente einnehmen, die Vitamin D enthalten!
Kalinor (D) Brausetabl. Kaliumcitrat, Kaliumhydrogencarbonat, Zitronensäure	Erbrechen, Durchfälle. Bei Überdosierung: Schwäche, Störungen der Herzfunktions. Verstärkung einer metabolischen Alkalose (z. B. bei Diuretika)	**Nur zweckmäßig bei** Kaliummangel, der durch Medikamente, z. B. Entwässerungsmittel (Diuretika) oder Herzmittel (Digitalis), ausgelöst werden kann, und zur Vorbeugung von Kalzium- und Harnsäuresteinen.

Präparat	Wichtigste Nebenwirkungen	Empfehlung
Kalinor retard P (D) Retardkaps. Kaliumchlorid in Retardform	Erbrechen, Durchfälle. Bei Überdosierung: Schwäche, Störungen der Herzfunktion. Das Auftreten von Magengeschwüren und Darmdurchbrüchen ist nicht ganz auszuschließen.	**Nur zweckmäßig bei** Kaliummangel, der durch Medikamente, z. B. Entwässerungsmittel (Diuretika) oder Herzmittel (Digitalis), ausgelöst werden kann.
Kalioral (Ö) Pulver Kaliumsalze, Zitronensäure *Rezeptpflichtig*	Erbrechen, Durchfälle. Bei Überdosierung: Schwäche, Störungen der Herzfunktions.	**Nur zweckmäßig bei** Kaliummangel, der durch Medikamente, z. B. Entwässerungsmittel (Diuretika) oder Herzmittel (Digitalis), ausgelöst werden kann
Kalitrans (D) Brausetabl. Kaliumhydrogencarbonat, Zitronensäure	Erbrechen, Durchfälle. Bei Überdosierung: Schwäche, Herzfunktionsstörungen. Verstärung einer metabolischen Alkalose (z. B. bei Diuretika)	**Nur zweckmäßig bei** Kaliummangel, der durch Medikamente, z. B. Entwässerungsmittel (Diuretika) oder Herzmittel (Digitalis), ausgelöst werden kann.
Kalium Verla (D) Granulat zur Herstellung einer Lösung zum Einnehmen Kaliumcitrat	Erbrechen, Durchfälle. Bei Überdosierung: Schwäche, Herzfunktionsstörungen. Verstärung einer metabolischen Alkalose (z. B. bei Diuretika)	**Nur zweckmäßig bei** Kaliummangel, der durch Medikamente, z. B. Entwässerungsmittel (Diuretika) oder Herzmittel (Digitalis), ausgelöst werden kann.
KCl-retard Zyma (D/Ö) Retarddrag. Kaliumchlorid *Rezeptpflichtig (Ö)*	Erbrechen, Durchfälle. Bei Überdosierung: Schwäche, Störungen der Herzfunktion. Das Auftreten von Magengeschwüren und Darmdurchbrüchen ist nicht ganz auszuschließen	**Nur zweckmäßig bei** Kaliummangel, der durch Medikamente, z. B. Entwässerungsmittel (Diuretika) oder Herzmittel (Digitalis), ausgelöst werden kann.
Macalvit (D/Ö) Brausetabl. Vitamin C, Kalziumsalze	Bei starker Überdosierung Durchfälle und Gefahr von Nierensteinen	**Abzuraten** Wenig sinnvolle Kombination von Kalziumsalzen mit Vitamin C. Vom Hersteller angegebener therapeutische Nutzen, z. B. bei »Erkältungskrankheiten« und »geistigen Anstrengungen« ist zweifelhaft.

Präparat	Wichtigste Nebenwirkungen	Empfehlung
Magnerot A 500 Granulat (D) Granulat im Beutel **Magnerot Kautabletten** (D) Kautabl. **Magnerot Classic Tabletten** (D) Tabl. **Magnerot N-Magnesium-tabletten** (D) Tabl. Magnesiumsalze	Durch Überdosierung z. B. bei Patienten mit Nierenschäden: Muskelschwäche, Lähmungen und Störungen der Herzfunktion	**Nur zweckmäßig bei** Magnesiummangel, z. B. bei Alkoholikern, einseitiger Ernährung und Einnahme von bestimmten Medikamenten wie z. B. Diuretika. Bei vom Hersteller für Classic-Tabletten angegebenen Anwendungsgebieten wie z. B. Arteriosklerose ist der therapeutische Nutzen zweifelhaft.
Magnesiocard (D) Filmtabl., Pulver und forte Pulver zur Herstellung einer Lösung zum Einnehmen, Brausetabl., Injektionslösung Magnesiumaspartat	Durch Überdosierung z. B. bei Patienten mit Nierenschäden: Muskelschwäche, Lähmungen und Störungen der Herzfunktion	**Nur zweckmäßig bei** Magnesiummangel, z. B. bei Alkoholikern, einseitiger Ernährung und Einnahme von bestimmten Medikamenten wie z. B. Diuretika.
Magnesium-Diasporal (D/Ö) Kaps., Granulat, Lutschtabl., Injektionslösung Magnesiumsalz *Rezeptpflichtig nur Injektionslösung (Ö)*	Durch Überdosierung z. B. bei Patienten mit Nierenschäden: Muskelschwäche, Lähmungen und Störungen der Herzfunktion	**Nur zweckmäßig bei** Magnesiummangel, z. B. bei Alkoholikern, einseitiger Ernährung und Einnahme von bestimmten Medikamenten wie z. B. Diuretika. Injektionen zweckmäßig bei bestimmten Herzrhythmusstörungen und Eklampsie, fragliche Wirksamkeit bei Schwangerschaftskomplikationen.
Magnesium AL (D) Brausetabl. **Magnesium beta** (D) Brausetabl. **Magnesium-CT** (D) Filmtabl. **Magnesium gluconicum-LH** (Ö) Tabl. **Magnesium Jenapharm** (D) Tabl. **Magnesium-Optopan** (D) Kaps. **Magnesium-ratiopharm** (D) Kautabl. **Magnesium Sandoz/ forte** (D) Brausetabl. **Magnesium Tonil Kapseln** (D) Hartkaps. *Wirkstoff:* Magnesium	Durch Überdosierung z. B. bei Patienten mit Nierenschäden: Muskelschwäche, Lähmungen und Störungen der Herzfunktion	**Nur zweckmäßig bei** Magnesiummangel, z. B. bei Alkoholikern, einseitiger Ernährung und Einnahme von bestimmten Medikamenten wie z. B. Diuretika.

Präparat	Wichtigste Nebenwirkungen	Empfehlung
Magnesium Verla (D) Brausetabl., Kautabl. **Magnesium Verla N Dragees/ Konzentrat** (D) magensaftresistente Tabl., Pulver zur Herstellung einer Lösung zum Einnehmen **Magnesorot** (D) Susp. **Magnetrans forte/ extra** (D) Hartkaps. **Magno Sanol/ uno** (D) Kaps. **Mg 5-Longoral** (D/Ö) Kautabl. *Wirkstoff:* Magnesium	Durch Überdosierung z. B. bei Patienten mit Nierenschäden: Muskelschwäche, Lähmungen und Störungen der Herzfunktion	**Nur zweckmäßig bei** Magnesiummangel, z. B. bei Alkoholikern, einseitiger Ernährung und Einnahme von bestimmten Medikamenten wie z. B. Diuretika.
Phosetamin (D) Filmtabl. Organische Kalium-, Magnesium- und Kalziumphosphate	Bei Überdosierung: Muskelschwäche, Lähmungen und Herzfunktionsstörungen	**Abzuraten** Nicht sinnvolle Kombination von Kalzium, Kalium und Magnesiumsalzen. Bei den vom Hersteller angegebenen Anwendungsgebieten, wie z. B. vegetative Dystonie und psychosomatisches Syndrom, ist die Wirkung nicht belegt.
Rekawan (D) Kaps., Filmtabl. Kaliumchlorid	Erbrechen, Durchfälle. Bei Überdosierung: Schwäche, Herzfunktionsstörungen. Das Auftreten von Magengeschwüren und Darmdurchbrüchen ist nicht ganz auszuschließen	**Nur zweckmäßig bei** Kaliummangel, der durch Medikamente, z. B. Entwässerungsmittel (Diuretika) oder Herzmittel (Digitalis), ausgelöst werden kann
Selenase 50 peroral (D/Ö) Lösung in Trinkamp. *Rezeptfrei* **Selenase 100 peroral** (D/Ö) Lösung in Trinkamp. **Selenase T peroral** (D) Lösung in Glasflasche **Selenase T pro injectione** (D) Durchstechflasche *Wirkstoff:* Selen *Rezeptpflichtig*	Bei normaler Dosierung keine wesentlichen zu erwarten	**Nur zweckmäßig bei** Selenmangel, der aber bei normaler Ernährung kaum auftritt.

Präparat	Wichtigste Nebenwirkungen	Empfehlung
Unizink (D) Injektionslösung **Unizink 50** (D) magensaftresistente Tabl. **Zinkamin-Falk** (D) Hartkaps. **Zink beta** (D) Brausetabl. **Zink Hexal** (D) Brausetabl. **Zinkorot** (D) Tabl. **Zinkorotat 20/ POS** (D/Ö) Tabl. **Zink-ratiopharm** (D) Brausetabl. **Zink-Sandoz** (D) Brausetabl. *Wirkstoff:* Zinksalz *Rezeptpflichtig (nur Injektionslösung)*	Kopfschmerzen, Übelkeit, metallischer Geschmack	**Nur zweckmäßig bei** Zinkmangel, der aber bei normaler Ernährung kaum auftritt. Die Wirkung der *Unizink* Injektionslösung bei Prostatitis, Prostatavergrößerung und Leberzirrhose ist nicht belegt.
Zentramin Bastian N (D) Tabl., Amp. Magnesium-, Kalzium-, Kaliumsalze	Bei Überdosierung Muskelschwäche, Lähmungen, Herzfunktionsstörungen	**Abzuraten** Wenig sinnvolle Kombination von Magnesium-, Kalzium- und Kaliumsalzen. Die therapeutische Wirksamkeit bei vom Hersteller angegebenen Anwendungsgebieten, wie z. B. »psychosomatische Beschwerden«, ist zweifelhaft.
Zymafluor (D/Ö) Lutschtabl., Tabl. Natriumfluorid	Selten Allergien. Zahnschäden bei Überdosierung von Fluor möglich	**Therapeutisch zweckmäßig zur** Vorbeugung gegen Karies. Der Wirkstoff Natriumfluorid sollte aber nur bei nachgewiesenem Fluormangel angewendet werden.

14.7. Mittel gegen Osteoporose (Knochenschwund)

Osteoporose ist eine altersabhängige Verminderung der Knochendichte und Stabilität. Sie betrifft Frauen und Männer und ist von vererbbaren Anlagen mitbestimmt. Ihre direkte Ursache ist unbekannt. Wahrscheinlich sind Geschlechtshormone und der Kalziumstoffwechsel daran beteiligt.

Geschlechtshormone schützen vor Knochenabbau. Deshalb können Frauen nach den Wechseljahren innerhalb weniger Jahre so viel Knochenmasse verlieren, dass sie akut durch Knochenbrüche am Schen-

kelhals oder an der Wirbelsäule gefährdet sind. Außerdem kommt es bei Osteoporose häufig zu erheblichen Knochenschmerzen. Etwa jede dritte Frau über 60 Jahre ist betroffen.
Auch Männer sind osteoporosegefährdet, wenn der Sexualhormonspiegel sinkt. Dies wird besonders deutlich, wenn die Wirkung ihrer Geschlechtshormone z. B. durch Medikamente gegen Prostatakrebs ausgeschaltet wird.
Solche »sekundäre Osteoporose« tritt auch nach Behandlung mit Kortisonen (Glukokortikoiden), bei krankhaften Störungen des Kalziumstoffwechsels, bei Schilddrüsenüberfunktion und nach Entfernung der Eierstöcke bei jungen Frauen auf.
Vorbeugen kann man einer Osteoporose durch ausreichend Bewegung (z. B. regelmäßiges Krafttraining nach Kieser oder Walking) und eine kalziumreiche Ernährung (z. B. 100 Gramm Hartkäse oder ein Liter Milch täglich decken den Bedarf).
Auch die Einwirkung von Sonnenlicht ist wichtig, weil erst dadurch ein aktives Vitamin D gebildet wird, das den Knochenstoffwechsel beeinflusst.
Notwendiger Bestandteil jeder Osteoporose-Therapie ist die ausreichende Zufuhr von Kalzium und Vitamin D. Falls dies nicht durch die Ernährung geschieht, müssen zusätzlich Kalzium- bzw. Vitamin-D-Präparate eingenommen werden.
Mit Kalzium allein kann jedoch bei bereits bestehender Osteoporose keine Zunahme der Knochenmasse erreicht werden. Kombinationspräparate mit Kalzium und Vitamin D sind z. B. *Ossofortin* und *Osteoplus*.

Hormone gegen Osteoporose?

Die vorbeugende Einnahme von Sexualhormonen (Östrogene allein oder in Kombination mit Gestagenen) ist nach dem derzeitigen medizinischen Wissensstand abzulehnen, seit eine große Studie gezeigt hat, dass als Nebenwirkungen das Brustkrebsrisiko und das Risiko von schwerwiegenden Herz-Kreislauf-Problemen stark ansteigen (z. B. Thrombosen und Embolien).

Calcitonin

(enthalten z. B. in *Calcihexal, Generika mit dem Namen Calcitonin + Firmenbezeichnung*) eignet sich nur zur Behandlung von schweren Knochenschmerzen bei Knochenkrebs oder bestehender

Osteoporose. Die Wirksamkeit von Calcitonin zur Vorbeugung von Osteoporose oder zum Knochenaufbau und zur Verhinderung von Knochenbrüchen ist unzureichend belegt.

Fluoride

(z. B. Natriumfluorid in *Ossin*) haben einen sehr umstrittenen Nutzen zur Vorbeugung und Behandlung von Osteoporose. Fluoride können bei zu hohen Dosierungen zu einem gehäuften Auftreten von Knochenbrüchen führen.
Bei jeder dritten Patientin treten als Nebenwirkung nach einem halben bis einem Jahr rheumatische Beschwerden auf. Außerdem wirken Fluoride bei etwa einem Drittel aller Patientinnen überhaupt nicht.

Biphosphonate

Dazu zählen folgende Wirkstoffe:
- Alendronat (enthalten z. B. in *Generika mit dem Namen Alendron und Alendronsäure + Firmenbezeichnung, Fosamax*)
- Clodronat (enthalten z. B. in *Ostac*)
- Etidronat (enthalten z. B. in *Didronel, Generika mit dem Namen Etidronel + Firmenbezeichnung*)
- Risedronat (enthalten z. B. in *Actonel*)

Diese Wirkstoffe sind mit einer natürlich im Körper vorkommenden Substanz verwandt, die den Knochenstoffwechsel beeinflusst. Sie werden in den Knochen eingelagert und bewirken eine Stabilisierung und Zunahme der Knochensubstanz. Bei Frauen, die bereits Wirbelbrüche erlitten haben, können sie möglicherweise das weitere Risiko von Wirbelbrüchen senken. Eine derartige Behandlung sollte jedoch zeitlich begrenzt werden.
Möglicherweise sinnvoll ist die vorbeugende Behandlung mit Biphosphonaten auch für Patienten, die eine Langzeittherapie mit Kortison (Glukokortikoiden) erhalten – dadurch verringert sich das Risiko von Wirbelbrüchen.
Es dauert mehrere Wochen, bis Biphosphonate wirken. Nach etwa drei Monaten kann eine Erhöhung der Knochendichte festgestellt werden.
Alle Biphosphonate haben ein beträchtliches Risiko schwerer Nebenwirkungen wie Geschwüre im Magen-Darm-Bereich und Knochenschäden im Kieferbereich.

14.7. Mittel gegen Osteoporose (Knochenschwund)

Präparat	Wichtigste Nebenwirkungen	Empfehlung
Actonel 5 mg/ -30 mg Filmtabletten (D/Ö) Filmtabl. **Actonel einmal wöchentlich Filmtabletten** (D/Ö) Filmtabl. Risedronsäure *Rezeptpflichtig*	Häufig Übelkeit und Erbrechen, Bauchschmerzen, allergische Hauterscheinungen, Gelenkschmerzen, Störungen der Nierenfunktion	**Möglicherweise zweckmäßig zur** Behandlung der Osteoporose bei stark gefährdeten Patienten und bei Morbus Paget. Zweckmäßig zur Vorbeugung bei Langzeittherapie mit Kortisonen. Enthält ein Biphosphonat (Risedronsäure).
Actonel 35 mg plus Calcium Filmtabletten (D) Filmtabl. Risedronsäure (in Filmtabl. hellorange); Calciumcarbonat (in Filmtabl. blau) *Rezeptpflichtig*	Häufig Übelkeit und Erbrechen, Bauchschmerzen, allergische Hauterscheinungen, Gelenkschmerzen, Störungen der Nierenfunktion	**Möglicherweise zweckmäßig zur** Behandlung der Osteoporose bei stark gefährdeten Patienten und bei Morbus Paget. Zweckmäßig zur Vorbeugung bei Langzeittherapie mit Kortisonen. Die zusätzliche Einnahme von Kalzium ist sinnvoll. Enthält ein Biphosphonat (Risedronsäure).
Alendron beta einmal wöchentlich (D) **Alendron-Hexal Tabletten/ -einmal wöchentlich** (D) **Alendrosäure AbZ** (D) **Alendronsäure AL** (D) **Alendronsäure AWD** (D) Tabletten *Wirkstoff:* Alendronat *Rezeptpflichtig*	Häufig Magen-Darm-Störungen, Bauchschmerzen, Übelkeit und Erbrechen, Gelenk- und Knochenschmerzen, allergische Hauterscheinungen, Störungen der Nierenfunktion. Schluckbeschwerden, Geschwür der Speiseröhre	**Möglicherweise zweckmäßig zur** Behandlung der Osteoporose bei stark gefährdeten Patienten. Zweckmäßig zur Vorbeugung bei Langzeittherapie mit Kortisonen. Enthält ein Biphosphonat (Alendronsäure).
Alendronsäure-CT (D) **Alendronsäure-ratiopharm** (D) **Alendron-ratiopharm-einmal wöchentlich** (Ö) **Alendronsäure Stada** (D) **Alendron-Sandoz-einmal wöchentlich** (D) **Alendro-Q** (D) Tabletten *Wirkstoff:* Alendronat *Rezeptpflichtig*	Häufig Magen-Darm-Störungen, Bauchschmerzen, Übelkeit und Erbrechen, Gelenk- und Knochenschmerzen, allergische Hauterscheinungen, Störungen der Nierenfunktion. Schluckbeschwerden, Geschwür der Speiseröhre	**Möglicherweise zweckmäßig zur** Behandlung der Osteoporose bei stark gefährdeten Patienten. Zweckmäßig zur Vorbeugung bei Langzeittherapie mit Kortisonen. Enthält ein Biphosphonat (Alendronsäure).

Präparat	Wichtigste Nebenwirkungen	Empfehlung
Calcihexal (D) Amp **Calcitonin-CT** (D) Amp., Nasenspray **Calcitonin Novartis** (Ö) Amp., Nasenspray **Calcitonin-ratiopharm** (D) Amp., Nasenspray **Calcitonin Sandoz** (D) Nasenspray **Calcitonin Stada** (D) Amp. *Wirkstoff:* Calcitonin *Rezeptpflichtig*	Übelkeit, Erbrechen, Schwindel, Gesichtsrötung. Schwere Schockreaktionen insbesondere bei wiederholter Anwendung möglich	**Therapeutisch zweckmäßig bei** schweren Knochenschmerzen, z. B. bei Osteoporose, Paget-Krankheit und Knochenmetastasen. Der nur kurzfristig anhaltende schmerzhemmende Effekt muss sorgfältig gegen die möglichen schweren Nebenwirkungen abgewogen werden.
Didronel (D/Ö) Tabl. Etidronsäure *Rezeptpflichtig*	Häufig Magen-Darm-Störungen, Übelkeit und Erbrechen, Knochenschmerzen, allergische Hauterscheinungen, Störungen der Nierenfunktion. Selten schwere Blutschäden und schwere Allergien	**Möglicherweise zweckmäßig zur** Behandlung der Osteoporose bei stark gefährdeten Patienten und bei Morbus Paget. Zweckmäßig zur Vorbeugung bei Langzeittherapie mit Kortisonen. Enthält ein Biphosphonat (Etidronsäure).
Didronel-Kit (D) Tabl. Etidronsäure (Tabl. weiß); Calciumcarbonat (Tabl. blau) *Rezeptpflichtig*	Häufig Magen-Darm-Störungen, Übelkeit und Erbrechen, Knochenschmerzen, allergische Hauterscheinungen, Störungen der Nierenfunktion. Selten schwere Blutschäden und schwere Allergien	**Möglicherweise zweckmäßig zur** Behandlung der Osteoporose bei stark gefährdeten Patienten und bei Morbus Paget. Zweckmäßig zur Vorbeugung bei Langzeittherapie mit Kortisonen. Die zusätzliche Einnahme von Kalzium ist sinnvoll. Enthält ein Biphosphonat (Etidronsäure).
Diphos (D) Tabl. Etidronsäure *Rezeptpflichtig*	Häufig Magen-Darm-Störungen, Übelkeit und Erbrechen, Knochenschmerzen, allergische Hauterscheinungen, Störungen der Nierenfunktion. Selten schwere Blutschäden und schwere Allergien	**Möglicherweise zweckmäßig zur** Behandlung der Osteoporose bei stark gefährdeten Patienten und bei Morbus Paget. Zweckmäßig zur Vorbeugung bei Langzeittherapie mit Kortisonen. Enthält ein Biphosphonat (Etidronsäure).
Doss (D) Kaps. Alfacalcidol *Rezeptpflichtig*	Bei Überdosierung von Vitamin D: Appetitmangel, Erbrechen, Magen-Darm-Störungen, Kalkablagerungen in Gefäßen und Niere. In der Schwangerschaft Fehlbildungen beim Embryo möglich	**Therapeutisch zweckmäßig zur** Vorbeugung und Behandlung von Rachitis und Osteoporose. Enthält eine Vorstufe von Vitamin D (Alfacalcidol). Vorsicht: Nicht mehrere Medikamente mit Vitamin D gleichzeitig einnehmen! Dosierungsvorschriften genau beachten.

Präparat	Wichtigste Nebenwirkungen	Empfehlung
EinsAlpha (D) Kaps., Tropfen Alfacalcidol *Rezeptpflichtig*	Bei Überdosierung von Vitamin D: Appetitmangel, Erbrechen, Magen-Darm-Störungen, Kalkablagerungen in Gefäßen und Niere. In der Schwangerschaft Fehlbildungen beim Embryo möglich	**Therapeutisch zweckmäßig zur** Vorbeugung und Behandlung von Rachitis und Osteoporose. Enthält eine Vorstufe von Vitamin D (Alfacalcidol). Vorsicht: Nicht mehrere Medikamente mit Vitamin D gleichzeitig einnehmen! Dosierungsvorschriften genau beachten.
Etidronat Jenapharm (D) Tabl. **Etidron Hexal** (D) Tabl Etidronsäure *Rezeptpflichtig*	Häufig Magen-Darm-Störungen, Übelkeit und Erbrechen, Knochenschmerzen, allergische Hauterscheinungen, Störungen der Nierenfunktion. Selten schwere Blutschäden und schwere Allergien	**Möglicherweise zweckmäßig zur** Behandlung der Osteoporose bei stark gefährdeten Patienten und bei Morbus Paget. Zweckmäßig zur Vorbeugung bei Langzeittherapie mit Kortisonen. Enthält ein Biphosphonat (Etidronsäure).
Fosamax (D/Ö) Tabl. **Fosamax einmal wöchentlich** (D/Ö) Tabl. **Fosavance** (D) Tabl. *Wirkstoff:* Alendronat; *zusätzlich:* Vitamin D_3 in Fosavance *Rezeptpflichtig*	Häufig Magen-Darm-Störungen, Bauchschmerzen, Übelkeit und Erbrechen, Gelenk- und Knochenschmerzen, allergische Hauterscheinungen, Störungen der Nierenfunktion. Schluckbeschwerden, Geschwür der Speiseröhre	**Möglicherweise zweckmäßig zur** Behandlung der Osteoporose bei stark gefährdeten Patienten. Zweckmäßig zur Vorbeugung bei Langzeittherapie mit Kortisonen.
Karil (D) Amp., Nasenspray Calcitonin *Rezeptpflichtig*	Übelkeit, Erbrechen, Schwindel, Gesichtsrötung. Schwere Schockreaktionen insbesondere bei wiederholter Anwendung möglich	**Therapeutisch zweckmäßig bei** schweren Knochenschmerzen, z. B. bei Osteoporose, Paget-Krankheit und Knochenmetastasen. Der nur kurzfristig anhaltende schmerzhemmende Effekt muss sorgfältig gegen die möglichen schweren Nebenwirkungen abgewogen werden.
Ospur D_3 (D) Tabl. Colecalciferol (Vitamin D_3) *Rezeptpflichtig*	Bei Überdosierung von Vitamin D: Appetitmangel, Erbrechen, Magen-Darm-Störungen, Kalkablagerungen in Gefäßen und Niere. In der Schwangerschaft Fehlbildungen beim Embryo möglich	**Therapeutisch zweckmäßig zur** Vorbeugung und Behandlung von Rachitis und Osteoporose. Vorsicht: Nicht mehrere Medikamente, die Vitamin D enthalten, gleichzeitig einnehmen! Dosierungsvorschriften genau beachten.

Präparat	Wichtigste Nebenwirkungen	Empfehlung
Ossofortin D (D) Brausetabl. **Ossofortin forte** (D) Kautabl., Brausetabl. Kalziumcarbonat, Vitamin D_3	Bei Überdosierung von Vitamin D: Appetitmangel, Erbrechen, Magen-Darm-Störungen, Kalkablagerungen in den Gefäßen und in der Niere. Bei längerer Anwendung Nierensteinbildung möglich	**Therapeutisch zweckmäßig zur** Vorbeugung und Behandlung der Osteoporose (Schwund des festen Knochengewebes). Vorsicht: Nicht mehrere Medikamente, die Vitamin D enthalten, gleichzeitig einnehmen! Dosierungsvorschriften besonders genau beachten.
Osteoplus (D) Brausetabl., Kautabl. Kalziumcarbonat, Vitamin D_3	Bei Überdosierung von Vitamin D: Appetitmangel, Erbrechen, Magen-Darm-Störungen, Kalkablagerungen in den Gefäßen und in der Niere. Bei längerer Anwendung Nierensteinbildung möglich	**Therapeutisch zweckmäßig zur** Vorbeugung und Behandlung von Osteoporose (Schwund des festen Knochengewebes). Vorsicht: Nicht mehrere Medikamente, die Vitamin D enthalten, gleichzeitig einnehmen! Dosierungsvorschriften besonders genau beachten.
Rocaltrol (D/Ö) Kaps. Calcitriol (aktive Form von Vitamin D_3) *Rezeptpflichtig*	Bei Überdosierung von Vitamin D: Appetitmangel, Erbrechen, Magen-Darm-Störungen, Kalkablagerungen in Gefäßen und Niere. In der Schwangerschaft Fehlbildungen beim Embryo möglich	**Therapeutisch zweckmäßig als** Zusatztherapie bei Osteoporose (Schwund des festen Knochengewebes). Vorsicht: Nicht mehrere Medikamente, die Vitamin D enthalten, gleichzeitig einnehmen! Dosierungsvorschriften genau beachten.
Sandocal-D AZU (D) Brausegranulat, Forte-Brausegranulat Kalziumsalz, Vitamin D_3	Bei Überdosierung von Vitamin D: Appetitmangel, Erbrechen, Magen-Darm-Störungen, Kalkablagerung in Gefäßen und Niere. Bei längerer Anwendung Nierensteinbildung möglich	**Therapeutisch zweckmäßig** zur Vorbeugung und Behandlung von Osteoporose (Schwund des festen Knochengewebes). Vorsicht: Nicht mehrere Medikamente, die Vitamin D enthalten, gleichzeitig einnehmen! Dosierungsvorschriften besonders genau beachten.
Tevenate (D) Tabl., Filmtab. Alendronat *Rezeptpflichtig*	Häufig Magen-Darm-Störungen, Bauchschmerzen, Übelkeit und Erbrechen, Gelenk- und Knochenschmerzen, allergische Hauterscheinungen, Störungen der Nierenfunktion. Schluckbeschwerden, Geschwür der Speiseröhre	**Möglicherweise zweckmäßig zur** Behandlung der Osteoporose bei stark gefährdeten Patienten. Zweckmäßig zur Vorbeugung bei Langzeittherapie mit Kortisonen.

Präparat	Wichtigste Nebenwirkungen	Empfehlung
Vigantol (D) Oel Colecalciferol (Vitamin D_3) *Rezeptpflichtig*	Bei Überdosierung von Vitamin D: Appetitmangel, Erbrechen, Magen-Darm-Störungen, Kalkablagerungen in Gefäßen und Niere. In der Schwangerschaft Fehlbildungen beim Embryo möglich	**Therapeutisch zweckmäßig zur** Zusatztherapie bei Osteoporose (Schwund des festen Knochengewebes). Vorsicht: Nicht mehrere Medikamente, die Vitamin D enthalten, gleichzeitig einnehmen! Dosierungsvorschriften genau beachten.
Vitamin D3-Hevert (D) Tabl. Colecalciferol (Vitamin D_3) *Rezeptpflichtig*	Bei Überdosierung von Vitamin D: Appetitmangel, Erbrechen, Magen-Darm-Störungen, Kalkablagerung in den Gefäßen und Niere. In der Schwangerschaft Fehlbildungen beim Embryo möglich	**Therapeutisch zweckmäßig** als Zusatztherapie bei Osteoporose. Vorsicht: Nicht mehrere Medikamente, die Vitamin D enthalten, gleichzeitig einnehmen! Dosierungsvorschriften genau beachten.

14.8. Mittel gegen Blutarmut

Blutarmut ist in den meisten Fällen durch Eisenmangel, seltener durch Folsäure- oder Vitamin-B_{12}-Mangel verursacht. In den Industrieländern leiden etwa drei Prozent der Kinder und zehn Prozent der Frauen unter Eisenmangel.

Normalerweise wird der Eisenbedarf des Menschen aus der Nahrung gedeckt. Eisen aus tierischer Nahrung wird vom Körper 10- bis 20-mal besser aufgenommen als Eisen aus pflanzlicher Nahrung. Gute Eisenlieferanten sind Fleisch, Fisch und Leber.

Die Auswirkungen von Eisenmangel sind: Rückgang der Leistungsfähigkeit, innere Unruhe, blasse Gesichts- und Schleimhautfarbe, Kopfschmerzen, Zungenbrennen, Haarausfall.

Auch zu viel Eisen im Blut kann schwerwiegende Auswirkungen auf die Gesundheit haben. Vergiftungen mit Eisentabletten sind vor allem bei Kleinkindern beobachtet worden. Die Einnahme von mehr als zwei Gramm Eisen kann tödlich sein.

Ursache von Eisenmangel

Die häufigste Ursache von Eisenmangel ist schwerer Blutverlust aufgrund von Blutungen im Magen-Darm-Kanal, zu starker Regelblutung, Bandwürmern etc.

Blutverlust kann auch durch verschiedene Medikamente verursacht werden, z. B.:
- Schmerz- und Grippemittel, die den Wirkstoff Acetylsalicylsäure enthalten (ASS)
- Rheumamittel mit Wirkstoffen wie Indometacin und Phenylbutazon
- Sexualhormone und Kortisone (Glukokortikoide)
- Krebsmittel.

Eisenmangel, der durch schlechte Ernährung oder mangelnde Aufnahme von Eisen im Körper verursacht wird, entwickelt sich nur langsam und ist oft erst nach Jahren erkennbar.

Muss jeder Eisenmangel behandelt werden?

Der Körper verfügt über einen besonderen Mechanismus, um Eisenverlust oder erhöhten Eisenbedarf auszugleichen. Bei einem normalen Eisenspiegel im Blut nimmt der Körper etwa 10 Prozent des in der Nahrung enthaltenen Eisens auf. Bei Eisenmangel wird etwa doppelt so viel aufgenommen.
Der gesunde Körper stellt damit selbst das Gleichgewicht wieder her. Nicht jeder Eisenmangel ist deshalb behandlungsbedürftig. »Blässe, Schwäche und andere subjektive Symptome« – heißt es in einem Ratschlag der Arzneimittelkommission der Deutschen Ärzteschaft – »sind keine Indikation für Vitamin- oder Eisentherapie.«
Aber nach größeren Blutverlusten oder bei älteren Menschen, die ihre Essgewohnheiten nur schwer umstellen und die häufiger an Eisenmangel leiden, kann eine vorübergehende Einnahme von Eisenpräparaten sinnvoll sein.

Behandlung

Die Therapie hat zwei Ziele:

1. Beseitigung der Ursache des Eisenmangels (z. B. Beseitigung der Blutung)
2. Wiederauffüllung des Eisenbestandes in Blut- und Körpergewebe.

Bei Einnahme von Eisentabletten dauert es etwa zwei Monate, bis die Blutwerte wieder normalisiert sind. Die Wiederauffüllung der Eisenspeicher im Gewebe dauert mindestens sechs Monate.

Welches Medikament?

Am besten geeignet sind Präparate mit »zweiwertigen« Eisensalzen (Eisen II) zum Schlucken.

Präparate mit »dreiwertigen« Eisensalzen (Eisen III) zum Schlucken sind praktisch wirkungslos. Sie werden deshalb in fast allen Ländern nicht mehr hergestellt und propagiert. Deutschland bildet eine unrühmliche Ausnahme.
Kombinationspräparate von Eisen und Folsäure können unter Umständen problematisch sein, weil bei einer bestimmten Form von Blutarmut – bei der sogenannten »perniziösen Anämie« – diese zwar gebessert wird, nicht jedoch die Nervenschäden verhindert werden. Die »perniziöse Anämie« kann nur durch Vitamin B_{12} geheilt werden.
Und bei dem sehr selten auftretenden Folsäuremangel sollte man gezielt Folsäurepräparate einnehmen.
Das häufig verwendete Kombinationspräparat *Plastulen N* enthält relativ viel Eisen, bezogen auf die Folsäure. Deshalb ist dieses Mittel auch nicht gut verträglich.
Vielfach wird behauptet, die Beimengung von *Vitamin C* zu Eisenpräparaten verbessere die Aufnahmefähigkeit im Körper. Die Fachzeitschrift »arznei-telegramm« weist darauf hin, dass die Bioverfügbarkeit – das ist das Ausmaß, in dem ein Stoff vom Körper aufgenommen und verfügbar gemacht wird – von Eisen durch Vitamin C nicht gesteigert werden kann.
Im Gegensatz zu Werbebehauptungen von Pharmafirmen verbessern auch andere Zusätze wie *Bernsteinsäure, Fructose, Serin, Histidin, Fumarsäure, Milchsäure, Vitamine, Spurenelemente* und *Asparaginsäure* die Aufnahme von Eisen im Körper nicht, schreibt die Arzneimittelkommission der deutschen Ärzteschaft

Nebenwirkungen

Alle Eisenpräparate können Magen-Darm-Störungen verursachen: Übelkeit, Erbrechen, Darmkrämpfe, Durchfall, Verstopfung. Schwarzer Stuhl ist normal.
Bei der gleichzeitigen Einnahme von Eisen mit Mahlzeiten wird 2- bis 8-mal weniger Eisen vom Körper aufgenommen als bei nüchternem Magen. Eisenpräparate sollten deshalb vor den Mahlzeiten eingenommen werden.
Wenn Nebenwirkungen auftreten, sollte die Therapie nicht abgebrochen, sondern die notwendige Tagesdosis von etwa 100–200 mg Eisen auf möglichst viele kleine Einzeldosen verteilt werden. Eisenpräparate können den Stuhl schwarz färben und bei Stuhluntersuchungen auf Blut fälschlicherweise zu einem positiven Ergebnis führen.

Die Injektion von Eisen sollte wegen der Gefahr schwerer Nebenwirkungen (Schock mit tödlichem Ausgang) nur in begründeten Ausnahmefällen durchgeführt werden.
Eisenpräparate in Form von Sirup oder Tropfen (z. B. *Ferro Sanol, Ferrum Hausmann*) können die Zähne auf Dauer schwärzen.
Vorsicht: Bei länger dauernder Einnahme von Eisen in hoher Dosierung kann es zu einer gefährlichen Anreicherung in Leber, Niere, Herz und anderen Organen kommen. Deshalb sollte die Notwendigkeit der Weiterbehandlung regelmäßig überprüft werden.

Wechselwirkungen mit anderen Medikamenten

Eisen, das zusammen mit Medikamenten zur Neutralisierung der Magensäure eingenommen wird, bleibt wirkungslos. Wenn Eisen zusammen mit dem Antibiotikum Doxycyclin eingenommen wird, verringert sich die Wirksamkeit beider Medikamente.

Eisenbehandlung in der Schwangerschaft

Schwangere Frauen haben – besonders im letzten Drittel vor der Geburt – meist einen niedrigen Eisenspiegel im Blut. Die meisten Mediziner empfehlen deshalb die routinemäßige Einnahme von Eisentabletten während dieser Zeit. Der Nutzen dieser Maßnahme ist umstritten.
Aus der Abnahme der Konzentration des roten Blutfarbstoffes (Hämoglobin), der roten Blutkörperchen (Erythrozyten) und des Hämatokrits (Verhältnis zwischen festem und flüssigem Bestandteil des Blutes) kann nicht ohne weiteres auf einen Eisenmangel geschlossen werden.
Der Eisenbedarf während einer Schwangerschaft kann normalerweise unschwer aus den Körperdepots und der Nahrung gedeckt werden. Es ist deshalb nicht sinnvoll, allen Schwangeren automatisch Eisenmedikamente zu verschreiben.

14.8. Mittel gegen Blutarmut

Präparat	Wichtigste Nebenwirkungen	Empfehlung
Aranesp (D/Ö) Injektionslösung in Fertigspritze und Injektor Darbepoetin *Rezeptpflichtig*	Dosisabhängiger Blutdruckanstieg bis zur Blutdruckkrise. Bildung von Blutgerinnseln. Grippeähnliche Symptome wie Kopfschmerzen, Gelenkschmerzen, Benommenheit, Müdigkeit, vor allem zu Beginn der Behandlung. Schmerzen an der Einstichstelle	**Therapeutisch zweckmäßig nur** bei Patienten mit schwerer Blutarmut, die durch Nierenversagen verursacht wurde (z. B. Dialysepatienten). Auch sinnvoll bei Krebspatienten mit Blutarmut, z. B. nach Behandlung mit platinhaltigen Chemotherapeutika. Enthält Erythropoietin-ähnlichen Wirkstoff.
Eisendragees-ratiopharm (D) Drag. Eisen II	Übelkeit, Durchfall, Verstopfung, Schwarzfärbung des Stuhls, Appetitverlust	**Therapeutisch zweckmäßig, wenn** Eisenmangel nachgewiesen ist.
Erypo (D/Ö) Injektionslösung Erythropoietin *Rezeptpflichtig*	Am häufigsten dosisabhängiger Blutdruckanstieg bis zur Blutdruckkrise. Grippeähnliche Symptome wie Kopfschmerzen, Gelenkschmerzen, Benommenheit, Müdigkeit, vor allem zu Beginn der Behandlung	**Therapeutisch zweckmäßig nur** bei Patienten mit schwerer Blutarmut, die durch Nierenversagen verursacht wurde (z. B. Dialysepatienten). Auch sinnvoll bei Krebspatienten mit Blutarmut, z. B. nach Behandlung mit platinhaltigen Chemotherapeutika.
Ferretab (Ö) Kaps. Eisen II, Vitamin C *Rezeptpflichtig*	Übelkeit, Durchfall, Verstopfung, Schwarzfärbung des Stuhls, Appetitverlust	**Therapeutisch zweckmäßig, wenn** Eisenmangel nachgewiesen ist. Ob Vitamin C die Aufnahme von Eisen im Körper verbessert, ist zweifelhaft.
Ferretab comp. (Ö) Kaps. Eisen II, Folsäure *Rezeptpflichtig*	Übelkeit, Durchfall, Verstopfung, Schwarzfärbung des Stuhls, Appetitverlust	**Therapeutisch zweckmäßig nur** bei gleichzeitig bestehendem Eisen- und Folsäuremangel. Eine perniziöse Anämie (bestimmte Form der Blutarmut) muss ausgeschlossen werden oder zusätzlich mit Injektionen von Vitamin B_{12} behandelt werden.

Präparat	Wichtigste Nebenwirkungen	Empfehlung
Ferrlecit 2 (D) überzogene Tabl. **Ferrlecit 40 mg/ -62,5 mg** (D) Injektionslösung *Konservierungsstoff:* Benzylalkohol; *Wirkstoff:* Natrium-Eisen(III)-gluconat-Komplex *Rezeptpflichtig*	Übelkeit, Durchfall, Verstopfung, Schwarzfärbung des Stuhls, Appetitverlust. Bei Injektionen Venenentzündung, Fieber, Gelenk- und Muskelschmerzen. Gelegentlich: Lymphknotenschwellung, Übelkeit, Erbrechen, Blutdruckabfall. Selten: Herzrhythmusstörungen, Krämpfe. Möglichkeit lebensbedrohlicher Schockformen	**Therapeutisch zweckmäßig, wenn** ein Eisenmangel nachgewiesen ist. Die Injektion ist nur zweckmäßig in seltenen begründeten Ausnahmefällen. Die Injektion ist sehr riskant.
Ferro-Folsan (D) Drag. Eisen II, Folsäure	Übelkeit, Durchfall, Verstopfung, Schwarzfärbung des Stuhls, Appetitverlust	**Therapeutisch zweckmäßig nur** bei gleichzeitig bestehendem Eisen- und Folsäuremangel. Eine perniziöse Anämie (bestimmte Form der Blutarmut) muss ausgeschlossen werden oder zusätzlich mit Injektionen von Vitamin B_{12} behandelt werden.
Ferro-Gradumet (Ö) Filmtabl. mit kontrollierter Freisetzung Eisen II *Rezeptpflichtig*	Übelkeit, Durchfall, Verstopfung, Schwarzfärbung des Stuhls, Appetitverlust. Schwere Magen-Darm-Schäden durch Retardpräparate möglich	**Abzuraten** Eisenpräparat mit verzögerter Freisetzung.
Ferro Sanol (D) Drag., Tropfen Eisen II	Übelkeit, Durchfall, Verstopfung, Schwarzfärbung des Stuhls, Appetitverlust, Schwarzfärbung der Zähne (nur Tropfen). Tropfen enthalten Alkohol!	**Therapeutisch zweckmäßig, wenn** Eisenmangel nachgewiesen ist.
Ferro Sanol-duodenal/ mite (D) Kaps. *Hilfsstoffe:* Methacrylat, u. a. Eisen II	Übelkeit, Durchfall, Verstopfung, Schwarzfärbung des Stuhls, Appetitverlust. Schwere Magen-Darm-Schäden durch Retardpräparate möglich	**Abzuraten** Eisenpräparat mit verzögerter Freisetzung.
Ferrum Hausmann (D/Ö) Tropflösung, nur D: Sirup *Konservierungsstoff:* Propylhydroxybenzoat; *Wirkstoff:* Eisen-III-Dextrin *Rezeptpflichtig (Ö)*	Übelkeit, Durchfall, Verstopfung, Schwarzfärbung des Stuhls, Appetitverlust, Schwarzfärbung der Zähne (nur Tropfen), Allergie durch Konservierungsstoff möglich. Tropfen enthalten Alkohol!	**Wenig zweckmäßig** Eisen-III-Präparate werden vom Körper schlechter aufgenommen als Zubereitungen mit Eisen-II-Salzen.

Präparat	Wichtigste Nebenwirkungen	Empfehlung
Ferrum Hausmann Retardkapseln (D/Ö) Retardkaps. Eisen-II-fumarat *Rezeptpflichtig (Ö)*	Übelkeit, Durchfall, Verstopfung, Schwarzfärbung des Stuhls, Appetitverlust. Schwere Magen-Darm-Schäden durch Retardpräparate möglich	**Abzuraten** Eisenpräparat mit verzögerter Freisetzung.
Floradix Kräuterblut mit Eisen (D) Saft Eisen-II-gluconat, Vitamin B_1, B_2, B_6, B_{12} *Hilfsstoffe:* u. a. zahlreiche Pflanzenextrakte	Übelkeit, Durchfall, Verstopfung, Schwarzfärbung des Stuhls, Schwarzfärbung der Zähne, in Einzelfällen allergische Reaktionen der Haut und der Atemwege	**Abzuraten** Nicht sinnvolle Kombination von Eisen-II-Salzen mit Vitaminen, Pflanzenextrakten u. a.
Folcur (D) Tabl. Folsäure	Sehr selten allergische Reaktionen (Ausschlag, Juckreiz)	**Therapeutisch zweckmäßig nur** bei festgestelltem Folsäuremangel und zur Einnahme in der Schwangerschaft, um schweren Fehlbildungen (Neuralrohrdefekten) des Kindes vorzubeugen. Eine perniziöse Anämie (bestimmte Form der Blutarmut) muss ausgeschlossen werden oder zusätzlich mit Injektionen von Vitamin B_{12} behandelt werden.
Folsan (D/Ö) Tabl., nur Ö: Amp. Folsäure *Rezeptpflichtig (Ö)*	Sehr selten allergische Reaktionen (Ausschlag, Juckreiz)	**Therapeutisch zweckmäßig nur** bei festgestelltem Folsäuremangel und zur Einnahme in der Schwangerschaft, um schweren Fehlbildungen (Neuralrohrdefekten) des Kindes vorzubeugen. Eine perniziöse Anämie (bestimmte Form der Blutarmut) muss ausgeschlossen werden oder zusätzlich mit Injektionen von Vitamin B_{12} behandelt werden.
Folsäure-biosyn (D) Tabl. **Folsäure Dr Hotz** (D) Tabl. **Folsäure Hevert** (D) Tabl., Injektionslösung **Folsäure Injektopas** (D) Injektionslösung **Folsäure-ratiopharm** (D) Tabl. **Folsäure Stada** (D) Tabl. *Wirkstoff:* Folsäure	Sehr selten allergische Reaktionen (Ausschlag, Juckreiz)	**Therapeutisch zweckmäßig nur** bei festgestelltem Folsäuremangel und zur Einnahme in der Schwangerschaft, um schweren Fehlbildungen (Neuralrohrdefekten) des Kindes vorzubeugen. Eine perniziöse Anämie (bestimmte Form der Blutarmut) muss ausgeschlossen werden oder zusätzlich mit Injektionen von Vitamin B_{12} behandelt werden.

Präparat	Wichtigste Nebenwirkungen	Empfehlung
Haemoprotect (D) Kaps. Eisen II	Übelkeit, Durchfall, Verstopfung, Schwarzfärbung des Stuhls, Appetitverlust	**Therapeutisch zweckmäßig, wenn** ein Eisenmangel nachgewiesen ist.
Hepavit (Ö) Amp. *Konservierungsstoff:* Benzylalkohol; *Wirkstoff:* Cyanocobalamin (Vitamin B_{12}) *Rezeptpflichtig*	Sehr selten allergische Reaktionen (Juckreiz, Ausschläge, Schockformen)	**Therapeutisch zweckmäßig nur** bei gesichertem Vitamin-B_{12}-Mangel, insbesondere bei perniziöser Anämie (bestimmte Form der Blutarmut).
Lösferron (D/Ö) Brausetabl., nur Ö: forte-Brausetabl. Eisen II, Vitamin C *Rezeptpflichtig (Ö)*	Übelkeit, Durchfall, Verstopfung, Schwarzfärbung des Stuhls, Schwarzfärbung der Zähne, Appetitverlust	**Therapeutisch zweckmäßig, wenn** Eisenmangel nachgewiesen ist. Ob Vitamin C die Aufnahme im Körper verbessert, ist zweifelhaft.
NeoRecormon (D/Ö) Injektionslösung in Fertigspritzen, Pulver zur Herstellung einer Injektionslösung in Patronen **NeoRecormon Multidose** (D/Ö) Durchstechflasche *Konservierungsstoff:* Benzalkonium; *Wirkstoff:* Epoetin beta (Erythropoietin) *Rezeptpflichtig*	Dosisabhängiger Blutdruckanstieg bis zur Blutdruckkrise. Bildung von Blutgerinnseln. Grippeähnliche Symptome wie Kopfschmerzen, Gelenkschmerzen, Benommenheit, Müdigkeit, vor allem zu Beginn der Behandlung. Schmerzen an der Einstichstelle	**Therapeutisch zweckmäßig nur** bei Patienten mit schwerer Blutarmut, die durch Nierenversagen verursacht wurde (z. B. Dialysepatienten). Auch sinnvoll bei Krebspatienten mit Blutarmut, z. B. nach Behandlung mit platinhaltigen Chemotherapeutika. Enthält Erythropoietin.
Plastulen N (D) Kaps. Eisen II, Folsäure	Übelkeit, Durchfall, Verstopfung, Schwarzfärbung des Stuhls, Appetitverlust	**Therapeutisch zweckmäßig nur** bei gleichzeitig bestehendem Eisen- und Folsäuremangel. Eine perniziöse Anämie (bestimmte Form der Blutarmut) muss ausgeschlossen werden oder zusätzlich mit Injektionen von Vitamin B_{12} behandelt werden.

Präparat	Wichtigste Nebenwirkungen	Empfehlung
Tardyferon-Fol Depot Eisen(II)-sulfat mit Folsäure (D/Ö) in D: Drag., in Ö: Depot-Drag. *Hilfsstoff:* Mucoproteose zur Retardierung; *Wirkstoffe:* Eisen II, Folsäure *Rezeptpflichtig (Ö)*	Übelkeit, Durchfall, Verstopfung, Schwarzfärbung des Stuhls, Appetitverlust. Schwere Magen-Darm-Schäden durch Retardpräparate möglich	**Abzuraten** Eisenpräparat mit verzögerter Freisetzung. Eine perniziöse Anämie (bestimmte Form der Blutarmut) muss ausgeschlossen werden oder zusätzlich mit Injektionen von Vitamin B_{12} behandelt werden.
Vitaferro Brause (D) Brausetabl. Eisen II	Übelkeit, Durchfall, Verstopfung, Schwarzfärbung des Stuhls, Appetitverlust, Verfärbung der Zähne möglich	**Therapeutisch zweckmäßig, wenn** Eisenmangel nachgewiesen ist.
Vitamin B_{12} 1 mg/ml (D) Injektionslösung **Vitamin B_{12} inject Jenapharm** (D) Injektionslösung **Vitamin B_{12}-Depot-Injectopas** (D) Injektionslösung **B_{12}-Injectopas** (D) Injektionslösung **Vitamin B_{12} Lichtenstein** (D) Amp. **B_{12}-Loges Injektionslösung** (D) Amp. **Vitamin B_{12} Lannacher** (Ö) Amp. **Vitamin B_{12}-ratiopharm** (D) Amp., Tabl. **Vitamin B_{12} Sanum** (D) Injektionslösung *Wirkstoff:* Vitamin B_{12} *Rezeptpflichtig (Ö)*	Sehr selten allergische Reaktionen (Juckreiz, Ausschläge, Schockformen)	**Therapeutisch zweckmäßig nur** bei gesichertem Vitamin-B_{12}-Mangel, insbesondere bei perniziöser Anämie (bestimmte Form der Blutarmut). Von der Anwendung von Tabletten (*Vitamin B_{12}-ratiopharm*) ist wegen zweifelhafter Wirksamkeit abzuraten.

15. Kapitel: **Alter**

Der Anteil der älteren Menschen an der Gesamtbevölkerung nimmt in Deutschland und Österreich ständig zu. Waren 1970 noch 13,2 Prozent der Deutschen über 65 Jahre alt und 1999 21 Prozent, so werden es im Jahr 2030 bereits 33 Prozent sein.

Das »Altwerden« ist im Arbeitsleben eindeutig festgelegt: Zwischen 60 und 65 Jahren erreicht man »die Altersgrenze«, geht in den Ruhestand oder Rente oder Pension.

In der Medizin gibt es jedoch keine allgemein anerkannte und brauchbare Definition des biologischen Alterns. Organe wie das Gehirn, die Nieren oder das Herz altern möglicherweise sehr viel schneller als solche Gewebe, bei denen zerstörte Zellen bis ins hohe Alter ergänzt und wiederhergestellt werden (z. B. Knochenmark und Darm).

Der Traum von Unsterblichkeit

Den Wunsch der Menschen, das Alter aufhalten zu können oder alt zu werden, ohne zu altern, macht sich die pharmazeutische Industrie zunutze.

K. H. 3, ein jahrzehntelang beliebtes Geriatrikum, wurde unter anderem mit dem Foto eines rüstigen 70-jährigen Seglers beworben, an den sich eine Blondine schmiegt. Das Mittel soll angeblich ein Heilmittel »gegen das Altern« sein. Andere Firmen werben vielleicht nicht so dreist, unterschwellig vermitteln sie aber dasselbe.

Dass nur noch wenige alte Menschen solcher Blabla-Werbung auf den Leim gehen, zeigt sich an Verkaufszahlen. Im Jahr 1983 waren in Apotheken noch 15 Millionen Packungen an Stärkungsmitteln und Mitteln gegen Altersbeschwerden verkauft worden, im Jahr 2006 nur noch 2,8 Millionen. Und das trotz der stark gestiegenen Zahl an alten Menschen.

15.1. Mittel gegen das Altern

Das Urteil der seriösen Medizin über die zahlreichen »Wundermittel« gegen das Älterwerden ist vernichtend. In den für Vertragsärzte und Krankenkassen verbindlichen »Arzneimittel-Richtlinien« wird die Ablehnung der Kassen, für diese Präparate zu zahlen, damit begründet, dass sie »entweder keine Arzneimittel« oder »für die Erzielung des Heilerfolges nicht notwendig oder unwirtschaftlich sind«.

Den Behauptungen der Hersteller, dass durch Medikamente der Prozess des Altwerdens verlangsamt oder bereits bestehende Veränderungen sogar zurückgebildet werden könnten, halten Fachleute entgegen, dass es bislang keine seriösen Beweise dafür gibt.
Unmissverständlich urteilt auch die Arzneimittelkommission der Deutschen Ärzteschaft: »Medikamente, die den Alterungsvorgang bremsen können, gibt es nicht.«
Einen Nutzen können sie dennoch haben. Wer an die Heilwirkung der Geriatrika glaubt, fühlt sich nach der Einnahme unter Umständen tatsächlich besser als vorher. Die Wirkung beruht dann aber auf einem Placebo-Effekt, der auch mit Pillen ohne Inhaltsstoff erreicht werden kann.

Das Wundermittel Procain

Geroaslan-H3, K. H. 3 und *Vita-Gerin-Geistlich* enthalten Procain oder ein Spaltprodukt von Procain. Es soll angeblich Gelenkentzündungen, Angina Pectoris und anderen Herzkrankheiten vorbeugen, Taubheit, Impotenz und Depressionen bessern und die Haut glätten und straffen. Ein amerikanisches Forscherteam nahm diese »Untersuchungen« bereits im Jahr 1977 unter die Lupe und kam zu dem Schluss, dass es »abgesehen von einem möglichen antidepressiven Effekt keine überzeugenden Beweise gibt, dass Procain irgendeinen Wert in der Behandlung von Erkrankungen alter Patienten hat«.
Es hat jedoch Nebenwirkungen: In seltenen Fällen können Überempfindlichkeitsreaktionen verbunden mit Gefäßerweiterungen, Blutdruckabfall, Krämpfen und Atembeschwerden auftreten.

Die Legende vom Vitaminmangel im Alter

Die Annahme, dass das Altern auf einen Vitaminmangel zurückzuführen ist und dementsprechend mit Vitaminen »behandelt« werden könne, ist falsch. *Einen alterstypischen Vitaminmangel gibt es nicht.*
Lediglich bei Bewohnern von Alten- und Pflegeheimen lassen sich gelegentlich bei Fehlernährungen oder schlechter Aufnahme von Nahrungsbestandteilen geringere Vitamin-Konzentrationen feststellen. Fachleute raten daher: »Vernünftiger als eine unkritische Gabe von Vitaminen wäre es, die Fehl- oder Mangelernährung zu beseitigen.«
Bestimmte Vitaminmangelerscheinungen können im Alter jedoch gehäuft auftreten – z. B. Vitamin-D- und Folsäure-Mangel. Die Einnahme von entsprechenden Medikamenten ist jedoch nur dann notwen-

dig und sinnvoll, wenn vom Arzt tatsächlich ein Mangel festgestellt wird.
Das routinemäßige Schlucken von Vitaminpräparaten im Alter ist unnötig, denn bei normaler Ernährung tritt Vitaminmangel hierzulande kaum auf.

Stärkungsmittel – Allheilmittel gegen das Altern?

Viele allgemeine Stärkungsmittel, oft auch »Tonika« genannt, werden ebenfalls gegen klassische Altersbeschwerden angepriesen. Dementsprechend werden sie hauptsächlich von älteren Menschen eingenommen.
Keiner der in den Tonika enthaltenen Inhaltsstoffe vermag jedoch den Alterungsprozess zu beeinflussen. Auch andere Wirkungen, die die Hersteller den Tonika zuschreiben – etwa eine allgemeine Kräftigung bei Erschöpfungszuständen –, beruhen vielfach auf Suggestion. Ganz abgesehen davon, dass es bei Erschöpfungszuständen nicht zweckmäßig ist, Schläfrigkeit und Müdigkeit durch anregende Mittel zu beseitigen, weil dann normale Erholungsvorgänge beeinträchtigt werden.
Wenn Stärkungsmittel tatsächlich »beleben«, ist diese Wirkung auf banale Inhaltsstoffe zurückzuführen: z. B. auf Coffein, das unter anderem in *Aktivanad-N* und *Leaton* enthalten ist.

Ginseng

Einer der beliebtesten Inhaltsstoffe in den Tonika ist die angebliche »Wunderwurzel« Ginseng (etwa in *Geriatric Pharmaton*). Die Fachzeitschrift »The Medical Letter« kommt zu dem Schluss, dass »es keinen überzeugenden Nachweis gibt, dass Ginseng irgendeinen positiven Effekt hervorruft«.
Wohl aber sind eine Reihe von unerwünschten Wirkungen bekannt geworden: Bluthochdruck, Hautausschläge, Nervosität, Ödeme (Flüssigkeitsansammlungen) und Durchfall.

Alkohol

Viele Tonika beziehen ihre »anregende« Wirkung auch aus dem Inhaltsstoff Alkohol (in *Aktivanad N, Buerlecithin flüssig, Leaton Vitamin Tonikum*).
Wegen des hohen Alkoholgehalts (79 Volumenprozent! Als 62,63 g!/ 100 ml verschleiert!) wird das »Naturheilmittel« *Klosterfrau Melissengeist* in der »Roten Liste«, dem offiziellen Medikamentenver-

zeichnis der Pharmaindustrie in Deutschland, unter »Hypnotika/Sedativa« eingereiht – also bei den Schlaf- und Beruhigungsmitteln.

Lecithin

Ein weiterer, häufig in Stärkungsmitteln verwendeter Inhaltsstoff ist Lecithin (z. B. in *Buerlecithin, Geriatric Pharmaton, Vita Buerlecithin*). Ein therapeutischer Nutzen von Lecithin ist bislang jedoch nie überzeugend nachgewiesen worden.

Andere Inhaltsstoffe

Tonika, die Vitamine und Mineralien enthalten (z. B. *Geriatric Pharmaton*), sind ebenfalls nicht sinnvoll. Wenn ein entsprechender Mangel besteht, so muss er gezielt behandelt werden.
Für Propolis, Pollen, Weißdornextrakt, Herzgespannkraut, Hagebuttenextrakt, Leberextrakt und andere Inhaltsstoffe, die als »Hausmittel« gegen das Altern gelten, gibt es bis jetzt keinen seriösen Beleg für eine Wirksamkeit gegen allgemeine Altersbeschwerden.

Sexualhormone im Alter

Die Theorie, dass Altern eine Folge der Keimdrüsenrückbildung sei und deshalb durch die Zufuhr von Hormonen wie etwa Melatonin oder DHEA aufgehalten werden könne, ist zwar längst widerlegt, taucht jedoch immer wieder in unterschiedlichen Varianten in den Medien auf. Seriöse Beweise dafür fehlen ebenso wie Erfahrungen über die Langzeitverträglichkeit.
Beide Hormone erhielten von den Arzneimittel-Behörden in Österreich und Deutschland wegen der Nebenwirkungsrisiken keine Zulassung, außer in homöopathischen Dosierungen. Manche Hersteller versuchen deshalb, diese Einschränkungen über Direktvertrieb oder über das Internet zu umgehen.
Weil eine chemische Vorstufe des DHEA in der Yamswurzel enthalten ist, wird ein entsprechender Extrakt über Bio-Versandhäuser nicht als Arzneimittel, sondern als Nahrungsmittel vertrieben.

Mittel gegen »Verkalkung« (Demenz, Arteriosklerose)

Mit dem Alter nehmen Anzeichen und Leiden zu, die auf eine verminderte Leistungsfähigkeit des Gehirns schließen lassen. Dazu gehören schnelle geistige Erschöpfbarkeit, Schwindel und Gangunsicherheit,

Gedächtnisstörungen, Störungen des Schlaf-Wach-Rhythmus, Verwirrtheit und depressive Reaktionen.
Mediziner bezeichnen dies als Demenz, Laien sprechen von »Verkalkung«. Etwa jeder vierte 80-Jährige ist davon betroffen.
Was landläufig als »Verkalkung« bezeichnet wird, ist nur in 15 Prozent der Fälle tatsächlich auf eine Verkalkung im Gehirn zurückzuführen. Bei 70 Prozent der Fälle ist eine besondere Degenerationskrankheit mit Großhirnschwund die Ursache. Für die restlichen 15 Prozent sind andere Nervenerkrankungen und Alkoholmissbrauch verantwortlich.
Eine Unmenge von Arzneimitteln, die zur Linderung altersbedingter Beschwerden angeboten werden, soll die Hirndurchblutung bzw. den Stoffwechsel im Gehirn verbessern. Dabei handelt es sich vor allem um gefäßerweiternde oder die Psyche anregende Medikamente.
Ihr Wert als »Geriatrika« ist sehr umstritten: Der Abbau von Hirnleistungen kann nicht mit einer verminderten Durchblutung des Gehirns erklärt werden, da es keine altersbedingte Abnahme der Hirndurchblutung gibt. Darum kann eine verminderte Durchblutung nur die Folge von krankhaften Veränderungen der Hirngefäße oder des Herz-Kreislauf-Systems sein.
Die Steigerung der Durchblutung kann dann nur durch die Behandlung der Grundkrankheit behandelt werden, eine Anwendung von Mitteln zur Steigerung der Hirndurchblutung ist wertlos.

Alzheimer-Mittel

Etwa 500.000 Deutsche leiden unter Alzheimer-Demenz – der rätselhaften Krankheit des Vergessens. Das Risiko steigt mit zunehmendem Alter. Das Endstadium bedeutet geistiger Verfall und vollkommene Hilflosigkeit. Jeder achte 80-Jährige soll davon betroffen sein.
Meist verordnen die Ärzte sogenannte Nootropika (z. B. *Nootrop, Nootropil, Normabrain oder Generika mit dem Namen Piracetam + Firmenbezeichnung*). Dadurch können in manchen Fällen vielleicht einzelne Beschwerden gelindert werden, aber eine wirksame Behandlung existiert bis jetzt leider nicht.

Cholinesterasehemmer

Zu dieser Wirkstoffgruppe gehören:
- Donezepil (enthalten in *Aricept*)
- Galantamin (enthalten in *Reminyl*)
- Memantin (enthalten in *Axura, Ebixa*)
- Rivastigmin (enthalten in *Exelon*)

Wenn überhaupt, haben solche Mittel nur eine geringfügige Wirkung. Ein Langzeitnutzen ist bisher nicht ausreichend belegt. Zahlreiche, teilweise schwerwiegende Nebenwirkungen – Kopfschmerzen, Übelkeit, Erbrechen, Hautausschläge, Leberveränderungen – sprechen gegen eine routinemäßige Verschreibung. Unsere Empfehlung lautet daher: Möglicherweise zweckmäßig.

Knoblauch gegen das Altern?

Laut einer Entscheidung des Europäischen Gerichtshofes vom November 2007 sind Knoblauchkapseln keine Medikamente und können damit auch nicht der Verhütung oder Heilung einer Krankheit dienen. Falls Sie trotzdem auf Knoblauch gegen das Altern schwören, sollten Sie frische Knoblauchzehen verwenden – es ist ein gutes, vor allem in der südländischen Küche häufig verwendetes Gewürz. Zwei bis vier kleine Knoblauchzehen pro Tag sind ausreichend. Knoblauch schadet nicht, auch wenn er in größeren Mengen verzehrt wird.

15.1. Stärkungsmittel und Mittel gegen Altersbeschwerden

Präparat	Wichtigste Nebenwirkungen	Empfehlung
Aktivanad N (D) Saft **Aktivanad-flüssig** (Ö) Saft Leberextrakt (Rinderleber), Hefeextrakt, Hagebuttenextrakt, Coffein, Benzoesäure, Alkohol	Schlafstörungen. Vorsicht: Enthält Alkohol!	**Abzuraten** Nicht sinnvolles Kombinationspräparat. Die therapeutische Wirksamkeit von vitaminhaltigen Leberextrakten ist zweifelhaft.
Aricept (D/Ö) Filmtabl. Donepezil *Rezeptpflichtig*	Appetitlosigkeit, Durchfall, Erbrechen, Übelkeit, Magen-Darm-Beschwerden, schwere Leberschäden, Muskelkrämpfe, Kopfschmerzen, evtl. Müdigkeit. Es können sich Bläschen auf der Haut bilden. Schwindel, Halluzinationen und verlangsamter Herzschlag sind möglich	**Möglicherweise zweckmäßig** In einer großen industrieunabhängigen Untersuchung konnte keine überzeugende positive Wirkung auf die Lebensqualität nachgewiesen werden. In klinischen Studien zeigte sich, dass mit diesem Medikament die Alzheimer-Demenz höchstens kurzfristig (6–12 Monate) und geringfügig aufgehalten werden kann. Ein Langzeitnutzen ist bisher nicht ausreichend belegt.

Präparat	Wichtigste Nebenwirkungen	Empfehlung
Axura (D/Ö) Filmtabl., Tropfen Memantin *Rezeptpflichtig*	Verwirrtheit, Blasenentzündung, Halluzinationen, Schwindel, Muskelverspannungen	**Möglicherweise zweckmäßig** In einer großen industrieunabhängigen Untersuchung konnte keine überzeugende positive Wirkung auf die Lebensqualität nachgewiesen werden. In klinischen Studien zeigte sich, dass mit diesem Medikament die Alzheimer-Demenz höchstens kurzfristig (6–12 Monate) und geringfügig aufgehalten werden kann. Ein Langzeitnutzen ist bisher nicht ausreichend belegt.
Buer Lecithin (D) Tonikum, Granulat **Buerlecithin** (Ö) Flüssig Dragees, compact-Faszikel Sojalecithin *Tonikum und Flüssig enthalten zusätzlich Alkohol!*	Keine wesentlichen bekannt. Vorsicht: Tonikum und Flüssig enthalten zusätzlich Alkohol!	**Wenig zweckmäßig** Die therapeutische Wirksamkeit ist bei den vom Hersteller angegebenen Anwendungsgebieten (z. B. Nachlassen der körperlichen und geistigen Spannkraft, Gedächtnisschwäche) zweifelhaft. Möglicherweise nützlich zur Unterstützung einer Verbesserung der Konzentration.
Doppelherz Vital (D) Tonikum N (alkohol- und zuckerfrei) Extrakte aus Weißdornblättern und -blüten, Hopfenzapfen, Baldrianwurzel, Melissenblätter, Ginsengwurzel	In sehr hohen Dosierungen Blutdruckabfall und Herzrhythmusstörungen möglich	**Wenig zweckmäßig** Kombination aus beruhigenden angeblich herzstärkenden und vitalisierenden pflanzlichen Extrakten. Der Nutzen als Mittel zur Unterstützung der Herz-Kreislauf-Funktion oder zur Förderung des Allgemeinbefindens ist zweifelhaft.
Doppelherz-Energie-Tonikum S (D) Flüssigkeit Vitamin B_2, B_6, B_{12}, Nicotinamid, Honig, Invertzucker, Tinktur aus Baldrianwurzel, Hopfenzapfen, Weißdornbeeren	In sehr hohen Dosierungen Blutdruckabfall und Herzrhythmusstörungen. Vorsicht: enthält Alkohol!	**Abzuraten** Nicht sinnvolles Kombinationspräparat von beruhigenden und herzstärkenden Pflanzentinkturen mit Vitaminen. Zweifelhafter Nutzen. Bei einem Vitaminmangel, der aber sehr selten auftritt, ist die gezielte Einnahme einzelner Vitamine vorzuziehen.

Präparat	Wichtigste Nebenwirkungen	Empfehlung
Doppelherz Aktiv Tonikum alkohol- und zuckerfrei (Ö) Tonikum Extrakte aus Hopfenzapfen, Weißdornblüten, Melissenblättern	In sehr hohen Dosierungen Blutdruckabfall und Herzrhythmusstörungen	**Wenig zweckmäßig** Kombination von herzstärkenden mit beruhigend wirkenden pflanzlichen Extrakten. Der Nutzen bei Rekonvaleszenz oder bei leichten Herz-Kreislauf-Beschwerden ist zweifelhaft.
Ebixa (D/Ö) Filmtabl., Tropfen Memantin *Rezeptpflichtig*	Verwirrtheit, Blasenentzündung, Halluzinationen, Schwindel, Muskelverspannungen	**Möglicherweise zweckmäßig** In einer großen industrieunabhängigen Untersuchung konnte keine überzeugende positive Wirkung auf die Lebensqualität nachgewiesen werden. In klinischen Studien zeigte sich, dass mit diesem Medikament die Alzheimer-Demenz höchstens kurzfristig (6–12 Monate) und geringfügig aufgehalten werden kann. Ein Langzeitnutzen ist bisher nicht ausreichend belegt.
Exelon (D/Ö) Hartkaps., Tropfen Rivastigmin *Rezeptpflichtig*	Appetitlosigkeit, Durchfall, Erbrechen, Übelkeit, Magen-Darm-Beschwerden, Schwitzen, Kopfschmerzen, evtl. Müdigkeit. Es können sich Bläschen auf der Haut bilden. Schwindel, Halluzinationen und verlangsamter Herzschlag sind möglich, evtl. Angina-Pectoris-Anfälle	**Möglicherweise zweckmäßig** In einer großen industrieunabhängigen Untersuchung konnte keine überzeugende positive Wirkung auf die Lebensqualität nachgewiesen werden. In klinischen Studien zeigte sich, dass mit diesem Medikament die Alzheimer-Demenz höchstens kurzfristig (6–12 Monate) und geringfügig aufgehalten werden kann. Ein Langzeitnutzen ist bisher nicht ausreichend belegt.
Geriatric Pharmaton (Ö) Kaps. Ginsengextrakt, Vitamin A, B_1, B_2, B_6, B_{12}, C, D_3, E, Nikotinamid, Biotin, Folsäure, Rutin, Eisen-II, Kalzium, Selen, Kupfer, Mangan, Zink, Lecithin, Magnesium	Kopfschmerzen, Schlaflosigkeit	**Abzuraten** als Mittel gegen Altersbeschwerden. Bei einem Vitaminmangel, der aber sehr selten auftritt, ist die gezielte Einnahme eines einzelnen Vitamins oder einer bestimmten Vitamingruppe vorzuziehen. Dieses Präparat enthält Inhaltsstoffe mit zweifelhafter therapeutischer Wirksamkeit (Ginsengextrakt, Rutin).

Präparat	Wichtigste Nebenwirkungen	Empfehlung
Geroaslan-H3 (Ö) Drag. Procain, Benzoesäure, Kaliumbisulfit	Selten allergische Reaktionen	**Abzuraten** Wirksamkeit gegen Altersbeschwerden zweifelhaft. In jahrelangen klinisch-kontrollierten Studien keine Wirksamkeit feststellbar.
Ginsana (D/Ö) Kaps., Tonikum Ginsengextrakt *Tonikum enthält Alkohol*	Bluthochdruck, Hautausschläge, Nervosität, Ödeme (Flüssigkeitsansammlungen) möglich. In sehr hoher Dosierung depressive Zustände möglich. Achtung: Tonikum enthält Alkohol!	**Wenig zweckmäßig** Therapeutischer Nutzen als Stärkungsmittel nicht ausreichend nachgewiesen. Nur in Tierversuchen wurde eine leistungssteigernde Wirkung beobachtet.
K. H. 3 (D) **K. H. 3 Geriatricum** (Ö) Kaps. *Wirkstoffe:* Procain, Hämatoporphyrin; *in D zusätzlich:* basisches Magnesiumcarbonat, Kaliumchlorid, Magnesiumhydrogenphosphat, Natriummonohydrogenphosphat	Laut einer Studie von Prof. M. Hall hat *K. H. 3* ein »Übermaß an Nebenwirkungen«, z. B. Migräne. In seltenen Fällen schwere, unter Umständen lebensbedrohliche Störungen des Immunsystems (Lupus erythematodes) möglich. Außerdem: Unruhe	**Abzuraten** Therapeutische Wirksamkeit in zahlreichen vom Hersteller angegebenen Anwendungsgebieten (etwa »Schwerhörigkeit, Kreislaufschwäche, verminderte Gefäßelastizität, zerebrale Mangeldurchblutung«, in Österreich sogar ganz allgemein »Geriatrie«) ist bislang wissenschaftlich nicht zweifelsfrei und ausreichend abgesichert worden. Laut einer Studie von Prof. Hall hatte *K. H. 3* bei der überwiegenden Zahl der untersuchten Alterungserscheinungen keine positive Wirkung. Lediglich drei Merkmale zeigten eine Verbesserung.
Nootrop (D) **Nootropil** (Ö) Granulat, Filmtabl., Lösung, Injektionslösung Infusionslösung Piracetam *Rezeptpflichtig*	Ängstlichkeit, Schlaflosigkeit, Nervosität, verstärktes Schwitzen, verstärkte Depression, Magenschmerzen, Übelkeit	**Möglicherweise zweckmäßig zur** Behandlung von Hirnleistungsstörungen im Alter.
Normabrain (D) Filmtabl., Kaps., Lösung, Granulat, Infusionslösung Piracetam *Rezeptpflichtig*	Ängstlichkeit, Schlaflosigkeit, Nervosität, verstärktes Schwitzen, verstärkte Depression, Magenschmerzen, Übelkeit	**Möglicherweise zweckmäßig zur** Behandlung von Hirnleistungsstörungen im Alter.

Präparat	Wichtigste Nebenwirkungen	Empfehlung
Piracebral (D) Filmtabl., Lösung Piracetam *Rezeptpflichtig*	Ängstlichkeit, Schlaflosigkeit, Nervosität, verstärktes Schwitzen, verstärkte Depression, Magenschmerzen, Übelkeit	**Wenig zweckmäßig zur** Behandlung von Hirnleistungsstörungen im Alter
Piracetam AbZ (D) **Piracetam AL** (D) **Piracetam-CT** (D) Filmtabletten *Wirkstoff:* Piracetam *Rezeptpflichtig*	Ängstlichkeit, Schlaflosigkeit, Nervosität, verstärktes Schwitzen, verstärkte Depression, Magenschmerzen, Übelkeit	**Wenig zweckmäßig zur** Behandlung von Hirnleistungsstörungen im Alter.
Piracetam neuraxpharm (D) Filmtabl., Granulat, Lösung **Piracetam-ratiopharm** (D) Kaps., Filmtabl., Lösung **Piracetam Sandoz** (D) Filmtabl. **Piracetam STADA** (D) Filmtabl. *Wirkstoff:* Piracetam *Rezeptpflichtig*	Ängstlichkeit, Schlaflosigkeit, Nervosität, verstärktes Schwitzen, verstärkte Depression, Magenschmerzen, Übelkeit	**Wenig zweckmäßig zur** Behandlung von Hirnleistungsstörungen im Alter.
Reminyl (D/Ö) Filmtabl., Lösung Galantamin *Rezeptpflichtig*	Appetitlosigkeit, u. U. mit Gewichtsabnahme, Durchfall, Erbrechen, Übelkeit, Magen-Darm-Beschwerden, Kopfschmerzen, evtl. Müdigkeit. Es können sich Bläschen auf der Haut bilden. Schwindel, Halluzinationen und verlangsamter Herzschlag sind möglich	**Möglicherweise zweckmäßig** In einer großen industrieunabhängigen Untersuchung konnte keine überzeugende positive Wirkung auf die Lebensqualität nachgewiesen werden. In klinischen Studien zeigte sich, dass mit diesem Medikament die Alzheimer-Demenz höchstens kurzfristig (6–12 Monate) und geringfügig aufgehalten werden kann. Ein Langzeitnutzen ist bisher nicht ausreichend belegt.
Sangenor (Ö) Trinkamp. Mono-Arginin-Aspartat	Keine wesentlichen bekannt, allergische Reaktionen auf die Konservierungsmittel (Parabene) möglich	**Abzuraten** Für die vom Hersteller angegebenen Anwendungsbereiche wie Erschöpfung, Ermüdbarkeit und Nachlassen der Konzentrationsfähigkeit im Alter ist eine Wirksamkeit nicht belegt. In Deutschland vom ehemaligen Bundesgesundheitsamt negativ bewertet.

Präparat	Wichtigste Nebenwirkungen	Empfehlung
Vita-Gerin-Geistlich (D/Ö) Kaps. *Wirkstoffe:* Dimethylamino-äthanolorotat (= Deanol-Orotat), Magnesiumorotat, Vitamine A, B_1, B_2, B_6, C, Nikotinamid, Vitamin E, Eisen II, Cholin, Calciumhydrogenphosphat; *in Ö zusätzlich*: Vit. B_{12}, Panthenol, Calcium-Magnesium-Inosithexa-phosphat, Kupfer, Adenosin *Rezeptpflichtig (Ö)*	Kopfschmerzen, Schlaflosigkeit	**Abzuraten** als Mittel gegen Altersbeschwerden. Bei einem Vitaminmangel, der auch im Alter sehr selten auftritt, ist die gezielte Einnahme eines einzelnen Vitamins oder einer bestimmten Vitamingruppe vorzuziehen. Die therapeutische Wirksamkeit mancher Inhaltsstoffe (z. B. Magnesiumorotrat, Vitamin E, Panthenol) ist zweifelhaft. Dimethylaminoäthanol ist ein Spaltprodukt des Procain – siehe dazu z. B. das Medikament *K. H. 3.*
Vitasprint B_{12} (D) Trinkfläschchen, Kaps. Glutamin, Phosphoserin, Vitamin B_{12}	Keine wesentlichen bekannt	**Abzuraten** Die Verwendung von Vitamin B_{12} ist nur bei einer bestimmten Form von Blutarmut (perniziöse Anämie) zweckmäßig. Hierfür erscheint dieses völlig überdosierte Kombinationspräparat aber ungeeignet.

15.2. Medikamente im Alter

Altern ist keine Krankheit. Wohl aber bringt es oft Krankheiten mit sich. Und die müssen gezielt behandelt werden, oft auch mit Medikamenten. Häufig zeigt es sich dann, dass eine konsequente Behandlung der tatsächlichen Krankheit die allgemeinen und diffusen »Altersbeschwerden« zum Verschwinden bringt.
Der ärztliche Reflex, halt etwas zu verschreiben, wenn ein älterer Patient über Beschwerden klagt, ist leider weit verbreitet. Doch gerade in der Geriatrie (Medizin im Alter) ist es wichtig, durch eine sorgfältige Untersuchung das Grundübel der Beschwerden ausfindig zu machen und gezielt zu behandeln.
So sind beispielsweise Schlaflosigkeit und nächtliche Unruhe, aber auch Gedächtnisstörungen und Verwirrtheit nicht selten auf Hirndurchblutungsstörungen zurückzuführen, die durch eine verminderte Leistung des Herzmuskels verursacht werden. Wird die Pumpleistung durch eine regelmäßige und genau dosierte Einnahme von Herz-

mitteln gesteigert, kann es wieder zu einer völlig normalen Hirndurchblutung kommen.
Schlafmittel würden in diesem Fall nur eine kurzfristige Linderung mit sich bringen. Längst ist bekannt, dass es auch Medikamente gibt, die, wenn man sie weglässt, die Hirntätigkeit steigern: z. B. Beruhigungsmittel und Psychopharmaka, die vor allem alten Menschen viel zu häufig verordnet werden.
Und oft sind es nicht Medikamente, welche die Beschwerden tatsächlich beheben: Soziale Kontakte oder Tanzen übertreffen jedes angeblich gehirnleistungssteigernde Medikament. 1 1/2 Liter Flüssigkeit pro Tag sind oft besser als jedes durchblutungsfördernde Mittel.

Mit besonderer Vorsicht

Da im Alter naturgemäß mehr chronische Erkrankungen (z. B. Herzleiden) auftreten, ist für viele ältere Menschen die dauerhafte Einnahme von Medikamenten notwendig.
Der Berliner Pharmakologe Helmut Kewitz hat über die Arzneimittelbehandlung bei älteren Menschen folgenden Ratschlag gegeben: »Die erste Aufgabe bei Arzneiverordnungen in der Geriatrie lautet, das Entbehrliche wegzulassen und die Verschreibung auf das unbedingt Notwendige zu beschränken. Entbehrlich sind vor allem die Arzneimittel, deren therapeutische Wirksamkeit nicht nachgewiesen ist, insbesondere dann, wenn mit ihrer Anwendung ein Risiko verbunden ist.«

Pillenflut im Alter

Leider sieht die Wirklichkeit anders aus. Mehr als die Hälfte der über 65-Jährigen nimmt in Deutschland regelmäßig vier bis sechs verschiedene Medikamente ein: hauptsächlich Mittel gegen Durchblutungsstörungen, Mittel gegen Angina Pectoris, blutgerinnungshemmende Mittel, Rheumamittel und Mittel gegen Zuckerkrankheit. Dazu kommen zahlreiche nicht rezeptfreie Präparate wie Abführmittel, Schmerzmittel und Vitamine.

Nebenwirkungen

Ältere Menschen nehmen nicht nur viel mehr Medikamente zu sich, sie leiden auch viel mehr darunter. Die Arzneimittelkommission der Deutschen Ärzteschaft hat festgestellt, dass bei *alten Menschen Nebenwirkungen siebenmal häufiger auftreten als bei jungen.*

Wenn die Leistung der Nieren im Alter zurückgeht, was häufig der Fall ist, bleiben Arzneistoffe, die durch die Nieren ausgeschieden werden (wie Digoxin, Aminoglykosid-Antibiotika, Sulfonamide, Kalium), unter Umständen doppelt so lange im Körper. Hauptursache für die häufiger auftretenden Nebenwirkungen bei älteren Menschen sind jedoch nicht solche organischen Gründe, sondern:

1. die oft ungenauen oder unzureichenden Diagnosen durch die Ärzte,
2. die unkritische Einschätzung der Notwendigkeit einer Behandlung mit Medikamenten,
3. Routineverschreibungen, die mit einer Tendenz verbunden sind, immer wiederholt zu werden, anstatt dass der Patient neuerlich untersucht wird.

Paradoxe Erscheinungen

Obwohl die Wirkung der Arzneimittel grundsätzlich vom Lebensalter unabhängig ist, also qualitativ gleich bleibt, kann es bei älteren Menschen häufig zu paradoxen Reaktionen kommen: Beruhigungsmittel und Tranquilizer können statt Beruhigung Verwirrungszustände, Unruhe, Ängstlichkeit und Depressionen auslösen, Schlafmittel können eine starke Erregung hervorrufen. Das hat mit der unterschiedlichen Medikamenten-Empfindlichkeit älterer Menschen zu tun. In einigen Fällen ist sie vermindert, häufig jedoch deutlich erhöht.

Wechselwirkungen

Durch die gleichzeitige Verwendung mehrerer Präparate kann es zu bedrohlichen Arzneimittel-Wechselwirkungen kommen. Diese können besonders im Zusammenhang mit folgenden Medikamenten-Gruppen auftreten: blutgerinnungshemmende Mittel, Mittel gegen Depressionen, Krampfmittel, blutdrucksenkende Mittel, Tabletten gegen Zuckerkrankheit, herzstärkende Mittel, Krebsmittel.

16. Kapitel: **Zuckerkrankheit**

Von Zuckerkrankheit (Diabetes mellitus) spricht man, wenn das Hormon Insulin fehlt oder nur unzureichend wirkt und dadurch der Blutzuckerspiegel erhöht ist. Zuckerkrankheit ist heute doppelt so häufig wie noch vor 25 Jahren: Etwa vier Millionen Deutsche sind davon betroffen. Das Risiko, an Diabetes zu erkranken, erhöht sich mit dem Alter: Von den 70-Jährigen ist mindestens jeder zehnte zuckerkrank.

Es gibt zwei verschiedene Formen von Zuckerkrankheit

Die Jugendzuckerkrankheit (Diabetes-Typ 1)

Sie tritt vorwiegend vor dem 30. Lebensjahr auf. Beim Diabetes Typ 1 sind die insulinbildenden Teile der Bauchspeicheldrüse zerstört. Die Folge ist ein fast totaler Insulinmangel. Die Ursache für Diabetes Typ 1 ist bis jetzt nicht genau bekannt.

Die Alterszuckerkrankheit (Diabetes-Typ 2)

kann in fast jedem Lebensalter auftreten, die meisten Erkrankungen beginnen jedoch nach dem 40. Lebensjahr. Bei dieser weit häufigeren Art des Diabetes spielt die Vererbung eine noch wichtigere Rolle.
Bei bestimmten Menschen ist die Kapazität der Bauchspeicheldrüse eingeschränkt – was noch nicht bedeutet, dass sie von vornherein zu wenig Insulin produziert. Das passiert erst, wenn weitere Einflüsse dazukommen – Alter, bestimmte Formen von Stress, Bewegungsmangel und vor allem Übergewicht.
Übergewicht ist die häufigste Ursache von Diabetes Typ 2. Rund 80 Prozent dieser Kranken sind übergewichtig. Die Insulinproduktion der Bauchspeicheldrüse – die bei Normalgewicht vielleicht noch genügt hätte – kann den gesteigerten Bedarf nicht mehr decken. Im Unterschied zum Diabetes Typ 1 wird jedoch zumindest am Anfang noch ziemlich viel Insulin produziert.

Was passiert bei Insulinmangel?

Normalerweise beträgt der Blutzuckerwert am Morgen vor dem Essen (nüchtern) nicht über 110 und steigt auch nach einer Mahlzeit nicht über 160 mg/dl an.
Das Insulin – ein Hormon, das in der Bauchspeicheldrüse gebildet wird – ist notwendig für die Einschleusung des Zuckers in Körperzel-

len. Insulin bildet sich nach Bedarf und hält den Zuckerspiegel im Blut konstant. Wenn diese Regulierung nicht funktioniert, steigt der Zucker im Blut über die kritische Höhe an.
Von Zuckerkrankheit spricht man bei Nüchternwerten über 120 mg/dl und bei Werten zwei Stunden nach dem Essen von über 200 mg/dl.

Die Zuckerkrankheit spürt man nur bei akutem Beginn und hohen Blutzuckerwerten von > 200 mg/dl. Sie äußert sich dann in starkem Durst, häufigem Wasserlassen, trockener Haut und Schleimhaut. Die Auswirkungen können beträchtlich sein:

- Ab einer gewissen Schwelle von etwa 160–200 mg/dl können die Nieren den Harn nicht mehr zuckerfrei halten – Zucker wird im Harn ausgeschieden. Mit dem Zucker werden dann große Mengen Wasser ausgeschieden. Un- oder schlechtbehandelte Diabetiker müssen oft auf die Toilette und haben großen Durst.
- Oft kommt es durch rasche Blutzuckeranstiege zu vorübergehenden Sehstörungen.
- Fett- und Eiweißspeicher in den Muskeln werden abgebaut – man fühlt sich müde, abgespannt, kann auch an Gewicht verlieren.
- Die Abwehrkraft des Körpers wird geschwächt, Erkältungen, Hautinfektionen, Pilzbefall der Schleimhäute werden häufiger.
- Bei vermehrtem Fettabbau entstehen auch Aceton und Acetessigsäure. Das kann zu einer Übersäuerung des Blutes führen, die lebensgefährlich wird, wenn nicht rechtzeitig Insulin zugeführt wird. Das diabetische Koma (ein Stadium, in dem aus Müdigkeit Bewusstlosigkeit wird) kann tödlich enden.

Schon eine geringe Erhöhung des Blutzuckers über einen längeren Zeitraum kann Nerven und Blutgefäße schädigen und zu folgenden Krankheitsbildern führen:
Veränderungen der Netzhaut der Augen, Herzinfarkt, Schlaganfall, Nierenschäden, Brand an Zehen und Füßen. Auch Verdauungsstörungen, gestörte Tätigkeit der Schweißdrüsen und Sexualstörungen sind möglich. Die Störung der sensiblen Nerven kann zu Kribbeln, Taubheitsgefühlen, aber auch zu Schmerzen vor allem in den Beinen führen.

Behandlung

Zuckerkrankheit ist bis jetzt nicht heilbar. Es ist jedoch oft möglich, die Einstellung des Stoffwechsels so zu beeinflussen, dass die Behinderungen des Tagesablaufes auf ein erträgliches Maß reduziert werden.

Auch die Lebenserwartung muss bei guter Einstellung nicht geringer sein als bei Nichtdiabetikern. Die Behandlung des Jugenddiabetes (Typ 1) beruht auf der täglich mehrfachen subkutanen Injektion von Insulin.
Bei Altersdiabetikern (Typ 2) ist sich die Fachwelt einig, dass die primäre Behandlung dieser Erkrankung darin besteht, eine Diät einzuhalten – vor allem zur Normalisierung des Gewichts – und die körperliche Aktivität zu steigern.
Mit diesen nichtmedikamentösen Maßnahmen allein kann bei sehr vielen Altersdiabetikern in den ersten Jahren der Erkrankung ein fast normaler Blutzuckerwert erreicht werden. Später wird häufig eine zusätzliche Behandlung mit Insulin oder Tabletten erforderlich.

Diät

Wenn der Körper mit dem zugeführten Zucker nicht mehr richtig umgehen kann, muss die Zuckerzufuhr reguliert werden.
Dabei geht es nicht nur um den offensichtlichen Zucker. Darüber hinaus werden auch alle Kohlenhydrate im Körper in Zucker umgewandelt, und auf diese bezieht sich die Berechnung der Diabetes-Diäten.
Es geht darum, die zugeführte Menge zu kontrollieren und zu dosieren. Sie muss den Möglichkeiten des Zuckerabbaus im Blut – sei es durch doch noch vorhandenes eigenes Insulin, sei es durch die Dosierung der Injektionen – angepasst sein, sodass der Blutzuckerspiegel die Obergrenzen möglichst nie überschreitet.
Dabei kommt es darauf an, ob Zuckerkranke übergewichtig sind oder nicht. Wer zu viel wiegt, muss schlicht und einfach eine Abmagerungsdiät einhalten. Es kommt oft vor, dass nach einer Gewichtsabnahme der Blutzuckerspiegel wieder normal ist. Die Bauchspeicheldrüse hat nur das Zuviel an Nahrung und den Mehrbedarf durch Übergewicht nicht verkraftet.
Normalgewichtige kontrollieren ihre Kohlenhydratzufuhr mit Hilfe von sogenannten Austauschtabellen, die sie bei ihrem Arzt, in Krankenhäusern, Ambulanzen oder auch im Buchhandel besorgen können. Sie helfen, die Kohlenhydrate als Teil der Mahlzeiten abzuschätzen.
Nach einigen Wochen strikter Einhaltung der Diät sollten die Stoffwechseluntersuchungen wiederholt werden. Dazu gehört neben den Blutzuckerwerten besonders der HbA1c-Wert, ein Laborwert, der die Schwankungen des Blutzuckers über die letzten zwei bis drei Monate mit einbezieht und als eine Zahl ausdrückt.

Wenn sich der Stoffwechsel noch immer nicht normalisiert hat, mag jetzt die Entscheidung für ein Medikament fallen.
Entweder wird Insulin gespritzt, also dem Körper von außen zugeführt. Wichtig sind dabei genaue Kontrollen und eine gute Einschulung. Die Spritztechnik ist leicht zu erlernen. Mehrere Insulingaben am Tag sind einer einmaligen Gabe vorzuziehen.

Achtung: Wer Insulin spritzt, muss auch den Blut- und Harnzucker selbst kontrollieren lernen. Es gibt dazu Streifentests, die eine Kontrolle zu Hause ohne weiteres möglich machen.

Oder es werden Tabletten eingenommen. Tabletten können dem Körper kein Insulin zuführen. Sie sollen die Bauchspeicheldrüse anregen, mehr Insulin zu produzieren (Sulfonylharnstoffe). Oder sie sollen die Insulinempfindlichkeit des Körpers steigern (z. B. Metformin und Glitazone). Andere Tabletten sollen über eine Hemmung der Kohlenhydratverdauung wirken (Acarbose).
Die Wirksamkeit und Sicherheit dieser Tabletten ist in Langzeitstudien nur für den Sulfonylharnstoff Glibenclamid und – bei Übergewichtigen – als Monotherapie auch für das Metformin bewiesen. Für Patienten, die zusätzlich eine koronare Herzkrankheit haben, und für alle anderen Diabetes-Tabletten gilt dies nicht.

Achtung: Auch wenn Sie Tabletten gegen die Zuckerkrankheit einnehmen, müssen Sie in ärztlicher Kontrolle bleiben und Ihren Stoffwechsel regelmäßig selbst kontrollieren (z. B. mit Urinzuckerstreifentests).

Aktive Mitarbeit von Diabetikerinnen/Diabetiker notwendig

Aufhören zu rauchen und bei Übergewicht abnehmen sind zwei der wichtigsten Maßnahmen für Menschen, die an Diabetes leiden.
Ziel jeder Diabetes-Behandlung ist das Erreichen von Blutzuckerwerten unter 160–180 mg/dl. Das ist allerdings ohne aktive Mitarbeit der Betroffenen nicht zu erreichen, da der Blutzucker vielen unterschiedlichen Einflüssen unterliegt: Kohlehydrataufnahme, Stress, Krankheit, körperliche Aktivität und der Genuss von Alkohol sind die wichtigsten.
Damit der Blutzucker wirklich im gewünschten Bereich bleibt, müssen Diabetiker(inn)en wissen, wie sie diese Einflüsse mit ihrer Behandlung abstimmen können.

Diabetikerschulung

Zur Behandlung von Diabetes gehört unbedingt eine Schulung, bei der Zuckerkranke lernen, ihre Ernährung mit der Behandlung abzustimmen, den Zuckergehalt von Harn oder Blut selbst zu kontrollieren, mit blutzuckersenkenden Tabletten richtig umzugehen, wenn notwendig Insulin zu spritzen und Diabetes-bedingte Beschwerden und Folgeschäden (Erblinden, Nierenversagen, Neuropathie) zu vermeiden.

Derartige Schulungen sind unverzichtbarer Teil jeglicher Therapie, sowohl im Krankenhaus wie auch in der Arztpraxis. Die entsprechenden Kosten werden von den Krankenkassen übernommen. Mittlerweile werden in Deutschland und in Österreich Therapie- und Schulungsprogramme für alle Formen des Diabetes flächendeckend in Krankenhäusern, Ambulanzen, Tageskliniken und Arztpraxen angeboten.

Diabetische Neuropathie

Die diabetische Nervenschädigung macht sich zunächst in Taubheits- und Kribbelgefühlen in den Füßen bemerkbar. Später kommt es zum Verlust der Sensibilität und der Schmerzempfindung.

Spätstadien der diabetischen Neuropathie sind oft sehr schmerzhaft. Durch eine verbesserte Blutzuckereinstellung können sie sich möglicherweise sogar zurückbilden.

Durch eine Behandlung können jedoch meistens nur Beschwerden gemildert werden, zum Beispiel durch Carbamazepin (enthalten z. B. in *Tegretal*), trizyklischen Antidepressiva wie etwa Generika mit dem Namen *Amitriptylin + Firmenbezeichnung*, den antidepressiven Wirkstoff Duloxetin (enthalten z. B. in *Ariclaim)*, den antiepileptischen Wirkstoff Gabapentin (enthalten z. B. in Generika mit dem Namen *Gabapentin + Firmenbezeichnung*) oder auch Mittel zum Auftragen auf die Haut, die Cayennepfeffer bzw. Capsaicin enthalten (z. B. *Capsamol*).

Der häufig verwendete Wirkstoff Liponsäure (enthalten z. B. in Generika mit dem Namen *Alpha-Lipon + Firmenbezeichnung*) scheint keinen über die Placebowirkung (= *Arz*neimittel ohne Wirkstoff) hinausgehenden Nutzen zu haben.

Wichtig bei diabetischer Neuropathie sind eine sorgfältige Fußpflege, das Tragen druckentlastender Schutzschuhe und eventuelle Wundbehandlung.

16.1. Tabletten gegen Zuckerkrankheit und deren Folgeerscheinungen

Blutzuckersenkende Tabletten können nur wirken, wenn die Bauchspeicheldrüse noch imstande ist, Insulin zu produzieren. »Diätsünden« können durch die Tabletten nicht ausgeglichen werden.
Tabletten gegen Zuckerkrankheit sind laut amerikanischer Ärztevereinigung nur bei einer Minderheit von Altersdiabetikern sinnvoll. Und zwar dann, wenn
- bei Übergewichtigen durch eine Diät mindestens 3 bis 5 Kilogramm abgenommen oder das Normalgewicht erreicht wurde,
- eine adäquate Diät zur Einstellung des Blutzuckerspiegels nicht ausreicht und noch eine Restmenge Insulin produziert wird,
- alte Menschen nicht in der Lage sind, sich selbst Insulin-Injektionen zu geben.

Bei vollständigem Insulinmangel muss ohnehin Insulin gespritzt werden. Die Gruppe, bei der die Diät nicht mehr reicht und Insulin noch nicht nötig ist, macht höchstens ein Drittel der Altersdiabetiker aus. In Deutschland ist es jedoch so, dass die überwiegende Anzahl der Altersdiabetiker mit derartigen Tabletten »versorgt« wird.

Es gibt sechs Gruppen von Tabletten:

1. DPP-IV-Hemmer

- Sitagliptin (enthalten z. B. in *Januvia*, *Janumet*, *Velmetia*, *Xelevia*)
- Vildagliptin (enthalten z. B. in *Eucreas*, *Galvus*)

Diese neuen Mittel hemmen den Abbau von körpereigenen Inkretin-Hormonen. Unsere Empfehlung: Abzuraten!

2. Sulfonylharnstoffe

- Glibenclamid (enthalten z. B. in *Euglucon N*, *Generika mit dem Namen Glib oder Glibenclamid + Firmenbezeichnung*)
- Gliclazid (*Diamicron*)
- Glimepirid (enthalten z. B. in *Generika mit dem Namen Glimepirid + Firmenbezeichnung*)
- Gliquidon (enthalten z. B. in *Glurenorm*).

Diese Substanzen regen die körpereigene Insulinproduktion an, wirken also nur dann, wenn die Bauchspeicheldrüse noch Insulin produziert. Allerdings nicht immer: Bei jedem fünften Patienten wirken sie

von Anfang an überhaupt nicht, bei mindestens jedem zweiten setzt die Wirkung später aus.
Darin unterscheiden sich die einzelnen Produkte kaum. Es ist deshalb sinnlos, bei fehlender Wirkung ein anderes Medikament auszuprobieren. Unterschiede liegen im unterschiedlich schnellen Wirkungseintritt.
Es gibt schnell wirkende, langsam wirkende und verzögert wirkende Mittel, wobei es im Prinzip keine Rolle spielt, wofür man sich entscheidet. Wichtig ist in jedem Fall die Beachtung des richtigen Abstands zwischen Einnahme der Tabletten und Nahrungsaufnahme.
Tabletten mit schneller Wirkstofffreisetzung können unmittelbar vor dem Frühstück eingenommen werden, während Tabletten mit verzögerter Freisetzung 20 bis 30 Minuten vor dem Frühstück eingenommen werden müssen.

Komplikationen

Am gravierendsten ist die Unterzuckerungsreaktion (Hypoglykämie). Sie kann verursacht werden durch ein Zuviel an Tabletten, durch die gleichzeitige Einnahme anderer Medikamente (z. B. das Antibiotikum Sulfonamid), mangelnde Zufuhr von Kohlenhydraten, außergewöhnliche körperliche Aktivität oder Genuß von »harten« Getränken.

Zur Vorbeugung solcher Zwischenfälle wird daher empfohlen:

- Behandlungsbeginn mit niedrigen Dosierungen, da Unterzuckerungsreaktionen vor allem zu Beginn der Therapie vorkommen, bei Nüchternwerten unter 120 mg/dl soll unter ärztlicher Aufsicht versucht werden, die Tabletten abzusetzen,
- bei eingeschränkter Nierenfunktion soll die Dosis reduziert werden.

Allergische Reaktionen können sich durch Übelkeit, Erbrechen, Störung des Blutbildes, der Schilddrüsenfunktion, der Leber und durch Metallgeschmack im Mund äußern. Vorsicht bei Alkohol! Während der Schwangerschaft dürfen Sulfonylharnstoffe nicht verwendet werden.

Achtung: Sulfonylharnstoffe sollten Sie nicht verwenden, wenn Sie an einer koronaren Herzkrankheit leiden. Dies betrifft in Deutschland etwa jeden zweiten Diabetiker/jede zweite Diabetikerin!

Verschiedene Untersuchungen haben darauf hingewiesen, dass die Sterblichkeit von Patient(inn)en, die solche Tabletten einnehmen, gegenüber Insulin-Patient(inn)en erhöht ist. Offenbar wirken sich

Sulfonylharnstoffe bei koronarer Herzkrankheit negativ auf die Herzmuskeldurchblutung aus.

3. Metformin

Dieser Wirkstoff ist z. B. enthalten in *Generika mit dem Namen Metformin + Firmenbezeichnung*. Er steigert nicht die Insulinproduktion der Bauchspeicheldrüse, sondern verzögert die Glukoseresorption und erhöht die Insulinempfindlichkeit.
Metformin soll laut Arzneimittelkommission der Deutschen Ärzteschaft unter »strenger Beachtung der Kontraindikationen und unter fortlaufender Überwachung« verwendet werden. Schon Übelkeit, Erbrechen und Durchfall können erste Anzeichen einer zwar seltenen, aber lebensbedrohlichen Nebenwirkung sein – der Milchsäureüberladung des Blutes.
Die Kombination von Metformin mit Sulfonylharnstoffen (z. B. *Avandamet*) hat in einer großen Studie zu einer erhöhten Sterblichkeit geführt.

Achtung: Viele Patienten, die dringend Insulin brauchen würden, erhalten von manchen Ärzten nur Metformin verschrieben. Dies kann schwerwiegende gesundheitliche Folgen haben.

4. Glitazone (Rosiglitazon z. B. in *Avandia* und Pioglitazon z. B. in *Actos*)

Glitazone steigern nicht die Insulinproduktion der Bauchspeicheldrüse, sondern erhöhen die Insulinempfindlichkeit von Fett- und Muskelzellen. Der Hersteller von *Avandia* preist das Medikament als »sehr gut verträglich« an. Die Fachpublikation »Arzneimittel-Kursbuch« kommt zum gegenteiligen Urteil: »Ein bedenkliches Arzneimittel«.
Als Nebenwirkungen können auftreten: lebensbedrohliche Herzschwäche, Herzinfarkte, Ödeme (Wasseransammlungen im Gewebe), Gewichtszunahme, mögliche Leber- und Augenschäden. Außerdem fehlen Langzeiterfahrungen mit diesem Mittel. Bewertung: »*Abzuraten*«.

5. Acarbose (*Glucobay*) und Miglitol (*Diastabol*)

Glucobay, ein in Deutschland auffallend häufig verschriebenes Mittel, hat laut Fachzeitschrift »arznei-telegramm« nicht einmal als Begleittherapie eine Berechtigung.
Das Verspeisen eines Müslis hat dieselbe Wirkung – eine Verlangsamung der Zuckerabgabe aus dem Darm ins Blut. Der Nutzen ist zwei-

felhaft, und außerdem treten als Nebenwirkung sehr häufig – bei bis zur Hälfte aller Patienten – Magen-Darm-Störungen auf. Unsere eindeutige Empfehlung: Abzuraten.
Diastabol hat eine ähnliche Wirkung wie *Glucobay*. Die Fachpublikation »Arzneimittel-Kursbuch« schreibt: mäßiger Nutzen, fehlende Langzeiterfahrung. Wir bewerten Diastabol deshalb genauso negativ wie *Glucobay*.

6. Glitinide (Nateniglid z. B. in *Starlix* und Repaniglid z. B. in *Novoform*)

Diese relativ neuen Mittel steigern die Insulinausscheidung aus der Bauchspeicheldrüse sehr schnell nach der Einnahme. Sie haben ein hohes Risiko für eine gefährliche Unterzuckerreaktion. Diese Wirkstoffe dürfen von Patienten mit koronarer Herzkrankheit nicht verwendet werden.
Es gibt bis jetzt keine Langzeituntersuchungen in Bezug auf Wirksamkeit und Sicherheit. Sie sind nur zur gleichzeitigen Behandlung mit Metformin zugelassen. Unsere Bewertung: Abzuraten. Vertretbar nur in begründeten Ausnahmefällen als Zusatztherapie, wenn Metformin als Einzelsubstanz nicht ausreichend wirkt.

16.1. Tabletten gegen Zuckerkrankheit

Präparat	Wichtigste Nebenwirkungen	Empfehlung
Actos (D/Ö) Tabl. Pioglitazon *Rezeptpflichtig*	Leberschädigungen möglich. Gewichtszunahme, Herzschwäche, Anstieg des Gesamtcholesterins. Blutarmut möglich	**Abzuraten** Der Nutzen dieses Mittels, das zusätzlich zu Sulfonylharnstoffen (z. B. Glibenclamid) oder Metformin verwendet wird, ist zweifelhaft. Ungünstiges Nutzen-Risiko-Verhältnis.
Alpha-Lipon AL (D) Filmtab. **Alpha-Lipon Stada** (D) Filmtabl., Injektions- und Infusionslösung **Alpha-Liponsäure Heumann** (D) Filmtabl. **Alpha-Liponsäure Sandoz** (D) Filmtabl. *Wirkstoff:* Alpha-Liponsäure	Allergische Reaktionen. Nach zu schneller Injektion Atembeschwerden. In Einzelfällen wurde über Krämpfe, Doppeltsehen, Blutungsneigung und Schockreaktionen berichtet. Es kann zu einem Absinken des Blutzuckerspiegels kommen	**Abzuraten** Zweifelhafte therapeutische Wirksamkeit bei diabetischen Neuropathien.

Präparat	Wichtigste Nebenwirkungen	Empfehlung
Amaryl (D/Ö) Tabl. Glimepirid *Rezeptpflichtig*	Akut: Unterzuckerung (kann auch durch gleichzeitige Einnahme anderer Medikamente ausgelöst werden). Bei Patienten mit Typ-2-Diabetes, die an einer Durchblutungsstörung am Herzen (Angina Pectoris) leiden, sollte Glimepirid – wie andere Sulfonylharnstoffe auch – nicht eingesetzt werden. Bei Auftreten eines Herzinfarkts sollte eine Umstellung auf Insulin erfolgen	**Nur zweckmäßig, wenn** bei Typ-2-Diabetikern (Altersdiabetes) durch Bewegung, Gewichtsreduktion und konsequente Diät keine ausreichende Wirkung auf den Blutzuckerspiegel erreicht wird und noch eine Restinsulinproduktion vorhanden ist.
Avandamet (D/Ö) Filmtabl. Rosiglitazon, Metformin *Rezeptpflichtig*	Leberschäden möglich, Gewichtszunahme, Herzschwäche, Herzinfarkt, Anstieg des Gesamtcholesterins, Übelkeit, Magenschmerzen, Erbrechen. Blutarmut möglich. Die Wahrscheinlichkeit von Knochenbrüchen ist erhöht. Kann zu Milchsäureüberzuckerung des Blutes führen, die tödlich enden kann	**Abzuraten** Kombination eines umstrittenen Wirkstoffs (Rosiglitazon) mit einem zweckmäßigen Wirkstoff. Nicht sinnvolle Kombination. Ungünstiges Nutzen-Risiko-Verhältnis.
Avandia (D/Ö) Filmtabl. Rosiglitazon *Rezeptpflichtig*	Leberschädigungen möglich. Gewichtszunahme, Herzschwäche, Herzinfarkt, Anstieg des Gesamtcholesterins. Blutarmut möglich, Knochenbrüche	**Abzuraten** Der Nutzen dieses Mittels, das zusätzlich zu Sulfonylharnstoffen (z. B. Glibenclamid) oder Metformin verwendet wird, ist zweifelhaft. Ungünstiges Nutzen-Risiko-Verhältnis.
biomo-Lipon (D) Filmtabl., Infusionslösung Alpha-Liponsäure	Allergische Reaktionen. Nach zu schneller Injektion Atembeschwerden. In Einzelfällen wurde über Krämpfe, Doppeltsehen, Blutungsneigung und Schockreaktionen berichtet. Es kann zu einem Absinken des Blutzuckerspiegels kommen	**Abzuraten** Zweifelhafte therapeutische Wirksamkeit bei diabetischen Neuropathien.

Präparat	Wichtigste Nebenwirkungen	Empfehlung
Diabesin (D) Fimtabl. Metformin *Rezeptpflichtig*	Akut: Übelkeit, Magenschmerzen, Erbrechen. Kann zu Milchsäure-Überzuckerung des Blutes führen, die tödlich enden kann	**Nur zweckmäßig bei** Typ-2-Diabetikern mit erheblichem Übergewicht, bei denen Diät allein nicht ausreicht, bei denen aber noch körpereigenes Insulin produziert wird. Nur unter ständiger Kontrolle der Nierenfunktion und nicht bei Patienten über 65 Jahren anwenden. Patienten, die Insulin brauchen würden, bekommen oft nur Metformin-Präparate verschrieben.
Diabetex (Ö) Filmtabl. Metformin *Rezeptpflichtig*	Akut: Übelkeit, Magenschmerzen, Erbrechen. Kann zu Milchsäure-Überzuckerung des Blutes führen, die tödlich enden kann	**Nur zweckmäßig bei** Typ-2-Diabetikern mit erheblichem Übergewicht, bei denen Diät allein nicht ausreicht, bei denen aber noch körpereigenes Insulin produziert wird. Nur unter ständiger Kontrolle der Nierenfunktion und nicht bei Patienten über 65 Jahren anwenden. Patienten, die Insulin brauchen würden, bekommen oft nur Metformin-Präparate verschrieben.
Diamicron (Ö) Tabl. Gliclazid *Rezeptpflichtig*	Akut: Unterzuckerung (kann auch durch gleichzeitige Einnahme anderer Medikamente ausgelöst werden). Bei Patienten mit Typ-2-Diabetes, die an einer Durchblutungsstörung am Herzen (Angina Pectoris) leiden, sollten Mittel mit Sulfonylharnstoffen wie Gliclazid nicht eingesetzt werden. Bei Auftreten eines Herzinfarkts sollte eine Umstellung auf Insulin erfolgen	**Möglicherweise zweckmäßig bei** Typ-2-Diabetikern (Altersdiabetes), wenn durch Bewegung, Gewichtsreduktion und konsequente Diät keine ausreichende Wirkung auf den Blutzuckerspiegel erreicht wird und noch eine Restinsulinproduktion vorhanden ist. Für Gliclazid existieren keine Langzeitstudien in Bezug auf Wirksamkeit und Sicherheit.

Präparat	Wichtigste Nebenwirkungen	Empfehlung
Euglucon N/ Semi-Euglucon N (D) Tabl. Glibenclamid *Rezeptpflichtig*	Akut: Unterzuckerung (kann auch durch gleichzeitige Einnahme anderer Medikamente ausgelöst werden). Bei Patienten mit Typ-2-Diabetes, die an einer Durchblutungsstörung am Herzen (Angina Pectoris) leiden, sollten Mittel mit Sulfonylharnstoffen wie Glibenclamid nicht eingesetzt werden. Bei Auftreten eines Herzinfarkts sollte eine Umstellung auf Insulin erfolgen	**Nur zweckmäßig, wenn bei** Typ-2-Diabetikern (Altersdiabetes) durch Bewegung, Gewichtsreduktion und konsequente Diät keine ausreichende Wirkung auf den Blutzuckerspiegel erreicht wird und noch eine Restinsulinproduktion vorhanden ist.
Euglucon Roche (Ö) Tabl. Glibenclamid *Rezeptpflichtig*	Akut: Unterzuckerung (kann auch durch gleichzeitige Einnahme anderer Medikamente ausgelöst werden). Bei Patienten mit Typ-2-Diabetes, die an einer Durchblutungsstörung am Herzen (Angina Pectoris) leiden, sollten Mittel mit Sulfonylharnstoffen wie Glibenclamid nicht eingesetzt werden. Bei Auftreten eines Herzinfarkts sollte eine Umstellung auf Insulin erfolgen	**Nur zweckmäßig, wenn bei** Typ-2-Diabetikern (Altersdiabetes) durch Bewegung, Gewichtsreduktion und konsequente Diät keine ausreichende Wirkung auf den Blutzuckerspiegel erreicht wird und noch eine Restinsulinproduktion vorhanden ist.
Glib-ratiopharm (D) **Gliben-CT** (D) **Glibenclamid AbZ** (D) **Glibenclamid AL** (D) **Glibenclamid dura** (D) **Glibenclamid Heumann** (D) **Glibenclamid Genericon** (Ö) **Glibenclamid Sandoz** (D) **Glibenclamid STADA** (D) **Glibenhexal** (D) Tabletten *Wirkstoff:* Glibenclamid *Rezeptpflichtig*	Akut: Unterzuckerung (kann auch durch gleichzeitige Einnahme anderer Medikamente ausgelöst werden). Bei Patienten mit Typ-2-Diabetes, die an einer Durchblutungsstörung am Herzen (Angina Pectoris) leiden, sollten Mittel mit Sulfonylharnstoffen wie Glibenclamid nicht eingesetzt werden. Bei Auftreten eines Herzinfarkts sollte eine Umstellung auf Insulin erfolgen	**Nur zweckmäßig, wenn bei** Typ-2-Diabetikern (Altersdiabetes) durch Bewegung, Gewichtsreduktion und konsequente Diät keine ausreichende Wirkung auf den Blutzuckerspiegel erreicht wird und noch eine Restinsulinproduktion vorhanden ist.

Präparat	Wichtigste Nebenwirkungen	Empfehlung
Glimepirid – 1 A Pharma (D/Ö) **Glimepirid AbZ** (D) **Glimepirid AL** (D) **Glimepirid AWD** (D) **Glimepirid beta** (D) **Glimepirid-biomo** (D) **Glimepirid-CT** (D) **Glimepirid dura** (D) **Glimepirid Heumann** (D) **Glimepirid HEXAL** (D/Ö) **Glimepirid-ISIS** (D) Tabl. **Glimepirid Merck** (Ö) **Glimepirid-ratiopharm** (D/Ö) **Glimepirid Sandoz** (D/Ö) **Glimepirid STADA** (D) **Glimepirid TAD** (D) **Glimepirid Winthrop** (D) Tabletten *Wirkstoff:* Glimepirid *Rezeptpflichtig*	Akut: Unterzuckerung (kann auch durch gleichzeitige Einnahme anderer Medikamente ausgelöst werden). Bei Patienten mit Typ-2-Diabetes, die an einer Durchblutungsstörung am Herzen (Angina Pectoris) leiden, sollte Glimepirid – wie andere Sulfonylharnstoffe auch – nicht eingesetzt werden. Bei Auftreten eines Herzinfarkts sollte eine Umstellung auf Insulin erfolgen	**Nur zweckmäßig, wenn** bei Typ-2-Diabetikern (Altersdiabetes) durch Bewegung, Gewichtsreduktion und konsequente Diät keine ausreichende Wirkung auf den Blutzuckerspiegel erreicht wird und noch eine Restinsulinproduktion vorhanden ist.
Glucobay (D/Ö) Tabl. Acarbose *Rezeptpflichtig*	Häufig Blähungen, Darmgeräusche, Durchfall, Gewichtsabnahme, auch Magen-Darm-Schmerzen, Leberschäden	**Abzuraten** Wenig sinnvolles Therapieprinzip. Durch das Mittel wird eine Enzymmangelkrankheit mit Störung der Verdauung von Mehrfachzucker (Kohlehydraten wie z. B. Stärke) ausgelöst und dadurch die Aufnahme von Traubenzucker (Glucose) ins Blut verlangsamt. Die Auswirkungen bei Langzeitanwendung sind unzureichend erprobt.
Glucobene (Ö) Tabl. Glibenclamid *Rezeptpflichtig*	Akut: Unterzuckerung (kann auch durch gleichzeitige Einnahme anderer Medikamente ausgelöst werden). Bei Patienten mit Typ-2-Diabetes, die an einer Durchblutungsstörung am Herzen (Angina Pectoris) leiden, sollten Mittel mit Sulfonylharnstoffen wie Glibenclamid nicht eingesetzt werden. Bei Auftreten eines Herzinfarkts sollte eine Umstellung auf Insulin erfolgen	**Nur zweckmäßig, wenn bei** Typ-2-Diabetikern (Altersdiabetes) durch Bewegung, Gewichtsreduktion und konsequente Diät keine ausreichende Wirkung auf den Blutzuckerspiegel erreicht wird und noch eine Restinsulinproduktion vorhanden ist.

Präparat	Wichtigste Nebenwirkungen	Empfehlung
glucobon biomo (D) Tabl., Filmtabl. Metformin *Rezeptpflichtig*	Akut: Übelkeit, Magenschmerzen, Erbrechen. Kann zu Milchsäure-Überzuckerung des Blutes führen, die tödlich enden kann	**Nur zweckmäßig bei** Typ-2-Diabetikern mit erheblichem Übergewicht, bei denen Diät allein nicht ausreicht, bei denen aber noch körpereigenes Insulin produziert wird. Nur unter ständiger Kontrolle der Nierenfunktion und nicht bei Patienten über 65 Jahren anwenden. Patienten, die Insulin brauchen würden, bekommen oft nur Metformin-Präparate verschrieben.
Glucophage (D/Ö) Filmtabl. Metformin *Rezeptpflichtig*	Akut: Übelkeit, Magenschmerzen, Erbrechen. Kann zu Milchsäure-Überzuckerung des Blutes führen, die tödlich enden kann	**Nur zweckmäßig bei** Typ-2-Diabetikern mit erheblichem Übergewicht, bei denen Diät allein nicht ausreicht, bei denen aber noch körpereigenes Insulin produziert wird. Nur unter ständiger Kontrolle der Nierenfunktion und nicht bei Patienten über 65 Jahren anwenden. Patienten, die Insulin brauchen würden, bekommen oft nur Metformin-Präparate verschrieben.
Liponsäure-ratiopharm (D) Filmtabl., Infusionslösung Alpha-Liponsäure	Allergische Reaktionen. Nach zu schneller Injektion Atembeschwerden. In Einzelfällen wurde über Krämpfe, Doppeltsehen, Blutungsneigung und Schockreaktionen berichtet. Es kann zu einem Absinken des Blutzuckerspiegels kommen	**Abzuraten** Zweifelhafte therapeutische Wirksamkeit bei diabetischen Neuropathien.
Maninil (D) Tabl. Glibenclamid *Rezeptpflichtig*	Akut: Unterzuckerung (kann auch durch gleichzeitige Einnahme anderer Medikamente ausgelöst werden). Bei Patienten mit Typ-2-Diabetes, die an einer Durchblutungsstörung am Herzen (Angina Pectoris) leiden, sollten Mittel mit Sulfonylharnstoffen wie Glibenclamid nicht eingesetzt werden. Bei Auftreten eines Herzinfarkts sollte eine Umstellung auf Insulin erfolgen	**Nur zweckmäßig, wenn bei** Typ-2-Diabetikern (Altersdiabetes) durch Bewegung, Gewichtsreduktion und konsequente Diät keine ausreichende Wirkung auf den Blutzuckerspiegel erreicht wird und noch eine Restinsulinproduktion vorhanden ist.

Präparat	Wichtigste Nebenwirkungen	Empfehlung
Mediabet (D) Filmtabl. Metformin *Rezeptpflichtig*	Akut: Übelkeit, Magenschmerzen, Erbrechen. Kann zu Milchsäure-Überzuckerung des Blutes führen, die tödlich enden kann	**Nur zweckmäßig bei** Typ-2-Diabetikern mit erheblichem Übergewicht, bei denen Diät allein nicht ausreicht, bei denen aber noch körpereigenes Insulin produziert wird. Nur unter ständiger Kontrolle der Nierenfunktion und nicht bei Patienten über 65 Jahren anwenden. Patienten, die Insulin brauchen würden, bekommen oft nur Metformin-Präparate verschrieben.
Meglucon (D/Ö) Filmtabl. Metformin *Rezeptpflichtig*	Akut: Übelkeit, Magenschmerzen, Erbrechen. Kann zu Milchsäure-Überzuckerung des Blutes führen, die tödlich enden kann	**Nur zweckmäßig bei** Typ-2-Diabetikern mit erheblichem Übergewicht, bei denen Diät allein nicht ausreicht, bei denen aber noch körpereigenes Insulin produziert wird. Nur unter ständiger Kontrolle der Nierenfunktion und nicht bei Patienten über 65 Jahren anwenden. Patienten, die Insulin brauchen würden, bekommen oft nur Metformin- Präparate verschrieben.
Mescorit (D) Filmtabl. Metformin *Rezeptpflichtig*	Akut: Übelkeit, Magenschmerzen, Erbrechen. Kann zu Milchsäure-Überzuckerung des Blutes führen, die tödlich enden kann	**Nur zweckmäßig bei** Typ-2-Diabetikern mit erheblichem Übergewicht, bei denen Diät allein nicht ausreicht, bei denen aber noch körpereigenes Insulin produziert wird. Nur unter ständiger Kontrolle der Nierenfunktion und nicht bei Patienten über 65 Jahren anwenden. Patienten, die Insulin brauchen würden, bekommen oft nur Metformin-Präparate verschrieben.

Präparat	Wichtigste Nebenwirkungen	Empfehlung
Met (D) **Metfogamma** (D) **Metform AbZ** (D) **Metformin – 1 A Pharma** (D/Ö) **Metformin AL** (D) **Metformin Arcana** (Ö) **Metformin Basics** (D) **metformin-biomo** (D) **Metformin-CT** (D) **Metformin dura** (D) **Metformin Heumann** (D) **Metformin HEXAL** (D/Ö) **Metformin-ratiopharm** (D/Ö) **Metformin Sandoz** (D/Ö) **Metformin Stada** (D/Ö) **Metformin Winthrop** (D) Filmtabletten *Wirkstoff:* Metformin *Rezeptpflichtig*	Akut: Übelkeit, Magenschmerzen, Erbrechen. Kann zu Milchsäure-Überzuckerung des Blutes führen, die tödlich enden kann	**Nur zweckmäßig bei** Typ-2-Diabetikern mit erheblichem Übergewicht, bei denen Diät allein nicht ausreicht, bei denen aber noch körpereigenes Insulin produziert wird. Nur unter ständiger Kontrolle der Nierenfunktion und nicht bei Patienten über 65 Jahren anwenden. Patienten, die Insulin brauchen würden, bekommen oft nur Metformin-Präparate verschrieben.
Neurium (D) Filmtabl., Injektionslösung Alpha-Liponsäure	Allergische Reaktionen. Nach zu schneller Injektion Atembeschwerden. In Einzelfällen wurde über Krämpfe, Doppeltsehen, Blutungsneigung und Schockreaktionen berichtet. Es kann zu einem Absinken des Blutzuckerspiegels kommen	**Abzuraten** Zweifelhafte therapeutische Wirksamkeit bei diabetischen Neuropathien.
NovoNorm (D/Ö) Tabl. **NovoNorm KHP** (D) Tabl. Repaglinid *Rezeptpflichtig*	Häufig Atemwegs- und Harnwegsinfektionen, häufig Unterzucker, Kopfschmerzen, Gelenkschmerzen, Brechreiz und Durchfall. Es wurden im Zusammenhang mit der Einnahme Angina Pectoris, Herzrhythmusstörungen und Herzinfarkte beobachtet	**Abzuraten** Vertretbar für Typ-2-Diabetiker mit einer Restinsulinproduktion nur in begründeten Ausnahmefällen und als Zusatztherapie, wenn Metformin als Einzelsubstanz nicht ausreichend wirkt. Der therapeutische Nutzen ist noch nicht zu bestimmen. Daher sind ähnlich wirkende Stoffe wie z. B. Glibenclamid vorzuziehen.

Präparat	Wichtigste Nebenwirkungen	Empfehlung
Siofor (D) Filmtabl. Metformin *Rezeptpflichtig*	Akut: Übelkeit, Magenschmerzen, Erbrechen. Kann zu Milchsäure-Überzuckerung des Blutes führen, die tödlich enden kann	**Nur zweckmäßig bei** Typ-2-Diabetikern mit erheblichem Übergewicht, bei denen Diät allein nicht ausreicht, bei denen aber noch körpereigenes Insulin produziert wird. Nur unter ständiger Kontrolle der Nierenfunktion und nicht bei Patienten über 65 Jahren anwenden. Patienten, die Insulin brauchen würden, bekommen oft nur Metformin-Präparate verschrieben.
Starlix (D) Filmtabl. Nateglinid *Rezeptpflichtig*	Häufig Atemwegsinfektionen, häufig Unterzucker, Müdigkeit, Kopfschmerzen, Gelenkschmerzen, Brechreiz und Durchfall	**Abzuraten** Vertretbar für Typ-2-Diabetiker mit einer Restinsulinproduktion als Zusatztherapie, wenn Metformin als Einzelsubstanz nicht ausreichend wirkt. Relativ schwach wirksam. Der therapeutische Nutzen ist noch nicht zu bestimmen. Ähnlich wirkende Stoffe wie z. B. Glibenclamid sind vorzuziehen.
Thioctacid (D/Ö) Filmtabl., Injektionslösung **Tioctan** (Ö) Injektionslösung Alpha-Liponsäure *Rezeptpflichtig (Ö)*	Allergische Reaktionen. Nach zu schneller Injektion Atembeschwerden. In Einzelfällen wurde über Krämpfe, Doppeltsehen, Blutungsneigung und Schockreaktionen berichtet. Es kann zu einem Absinken des Blutzuckerspiegels kommen	**Abzuraten** Zweifelhafte therapeutische Wirksamkeit bei diabetischen Neuropathien.

16.2. Insuline und andere Diabetesmittel zum Spritzen

Insuline sind bei allen Jugenddiabetikern (Typ 1) lebensnotwendig, bei Altersdiabetikern (Typ 2) jedoch erst dann, wenn konsequente Ernährungsumstellung (und eventuell Tabletten) nicht ausreicht, um den Blutzuckerspiegel befriedigend einzustellen. Etwa ein Drittel aller Diabetiker müssen Insuline spritzen.
Auch hier ist die genaue Abstimmung von körperlicher Aktivität und Nahrungsaufnahme mit der Dosierung des Medikaments Voraussetzung für den Erfolg.

Welches Insulin?

Prinzipiell kann man mit den meisten Präparaten gut eingestellt sein, ein oftmaliger Wechsel ist meist nicht sinnvoll. Bei einer Neueinstellung sind jedoch folgende Kriterien zu beachten:

- In Bezug auf Qualität sind heutzutage alle Humaninsuline vergleich- und austauschbar. Weil die Firmen verschiedene Konservierungsmittel verwenden, sollten grundsätzlich nur Insuline der gleichen Firma gemischt werden. In sehr seltenen Fällen können allergische Reaktionen auftreten – unter Umständen sogar lebensbedrohliche wie z. B. Schockzustand.
- Typ-1-Diabetiker benötigen nur ein Normalinsulin und ein Verzögerungsinsulin, aus denen sie selbst die nötigen Mischungen herstellen können – unter Berechnung des Kalorien- und Insulinbedarfs und unter Berücksichtigung von Blutzucker, Tageszeit und körperlicher Belastung.
- Die intensivierte Insulinbehandlung mit Blutzuckerselbstkontrolle hat gegenüber der konventionellen Behandlung den Vorteil, dass sich dadurch das Risiko von Diabetes-Spätschäden auf ein Drittel oder Viertel absenken lässt. Ein Verzögerungsinsulin ist z. B. *Protaphan Injektionssuspension HM*, ein Normalinsulin ist z. B. *Berlinsulin H Normal.*
- Typ-2-Diabetiker benötigen normalerweise morgens und abends eine Kombination von ca. einem Drittel Normalinsulin und zwei Dritteln Verzögerungsinsulin. Abends genügt oft ein Verzögerungsinsulin allein. Mischinsuline sind z. B. *Huminsulin Profil III, Insuman Comb.*
- Normalinsuline und NPH-Verzögerungsinsuline sind stabil mischbar.
- Kunstinsuline (z. B. Insulin Aspart, enthalten in *Novo rapid*; Insulin Glusilin, enthalten in *Apidra*; Insulin Lispro, enthalten in *Humalog*) sollen gegenüber den herkömmlichen Insulin-Präparaten den Vorteil haben, dass sie rascher in den Körper aufgenommen werden und deshalb kein zeitlicher Abstand zwischen Spritzen und Essen eingehalten werden muss. Bisherige Untersuchungsergebnisse lassen jedoch keinen klinisch relevanten Vorteil gegenüber den herkömmlichen Humaninsulinen erkennen, schreibt die Fachzeitschrift »arznei-telegramm« und kritisiert, dass sich einige Vorstandsmitglieder der Deutschen Diabetes Gesellschaft als Werbetrommler für den Humalog-Hersteller einspannen lassen.

- Gegen die neuen Verzögerungskunstinsuline Insulin detemir (enthalten z. B. in *Levemir*) und Insulin Glargine (enthalten z. B. in *Lantus*) äußern Fachleute erhebliche Sicherheitsbedenken. Es gibt bis jetzt keinen Nachweis, dass sie den herkömmlichen NPH-Verzögerungsinsulinen überlegen ist.

Eine gründliche Patient(inn)en-Schulung zur Einstellung des Blutzuckers ist wichtiger als eine raschere Insulin-Aufnahme in den Körper.

Unterzuckerungsreaktionen (Hypoglykämie)

Bei außergewöhnlicher körperlicher Aktivität, mangelnder Einnahme von Kohlenhydraten, zu hohen Dosen von Insulin oder auch von Tabletten kann es zu Unterzuckerungsreaktionen kommen.
Besonders gefährlich sind solche Reaktionen in der Nacht, weil sie dann unbemerkt ablaufen und zu schweren Hirnleistungsstörungen führen können.
Symptome dafür sind: Heißhunger, Schwitzen, Zittern, Sehstörungen, Herzklopfen, Verwirrtheit bis zu krampfartigen Muskelzuckungen und Bewusstlosigkeit. Alkohol kann das Auftreten solcher Reaktionen begünstigen.
Bei leichten Unterzuckerungen können Traubenzucker, Milch, Obstsäfte oder Obst helfen. Bei Unterzuckerungsreaktionen mit Bewusstlosigkeit gilt: Eingeschulte Angehörige können ein blutzuckersteigerndes Medikament (Glukagon) injizieren. Ein Arzt sollte verständigt werden.

Injektionshilfen (Pens)

Die meisten Diabetikerinnen und Diabetiker verwenden heutzutage Injektionshilfen (Pens). Fachleute bemängeln, dass es bei diesen Injektionshilfen noch keine Norm gibt, sondern jeder Hersteller eigene Geräte anbietet, die sich technisch und in der Handhabung unterscheiden.

Insulinpumpen

Eine Insulinpumpe ist kleiner als eine Zigarettenschachtel und wird außen am Körper getragen. Von dort wird das Insulin über einen dünnen Schlauch zur Nadel geleitet, die im Fettgewebe des Bauches steckt. Die Pumpe gibt selbstständig in kurzen Abständen jene Insulinmenge ab, die der Körper braucht.

Die Fachpublikation »Arzneimittel-Kursbuch« stuft die subkutane Insulinpumpen-Therapie mit Normalinsulin als sicherste und wirkungsvollste Methode der intensiven Insulinbehandlung ein. Der Vorteil besteht vor allem in einer stabileren Stoffwechseleinstellung und einer größeren Flexibilität der Ernährung und des Tagesablaufs.

Exenatid, enthalten z. B. in *Byetta* Injektionslösung und **Liraglutid**, enthalten z. B. in *Victoza* Injektionslösung

Bei diesen neuen Medikamenten handelt es sich um künstliche Hormone, die die Insulinausschüttung des Körpers anregen, die Magenentleerung verzögern und durch ein erhöhtes Sättigungsgefühl die Nahrungszufuhr vermindern sollen. Schlechte Verträglichkeit und umstrittener Nutzen. Unsere Empfehlung: Abzuraten!

16.2. Insuline und andere Diabetesmittel zum Spritzen

Präparat	Wichtigste Nebenwirkungen	Empfehlung
Actrapid (D) Injektionslösung in Durchstechflasche **Actrapid Penfill** (D) Injektionslösung in Zylinderampulle *Konservierungsstoff:* m-Cresol; *Wirkstoff:* Humaninsulin *Rezeptpflichtig*	Magen-Darm-Störungen, Fettgewebsstörungen an der Injektionsstelle, Allergien, Unterzuckerung bei Überdosierung	**Therapeutisch zweckmäßig** bei insulinpflichtigem Diabetes. Gentechnisch hergestelltes Humaninsulin.
Actrapid NovoLet (D) Injektionslösung im Injektor **Actrapid Innolet** (D) Injektionslösung im Injektor *Konservierungsstoff:* m-Cresol; *Wirkstoff:* Humaninsulin *Rezeptpflichtig*	Magen-Darm-Störungen, Fettgewebsstörungen an der Injektionsstelle, Allergien, Unterzuckerung bei Überdosierung	**Therapeutisch zweckmäßig** bei insulinpflichtigem Diabetes. Gentechnisch hergestelltes Humaninsulin.

Präparat	Wichtigste Nebenwirkungen	Empfehlung
Actraphane (D) Injektionslösung in Durchstechflasche **Actraphane Penfill** (D) Injektionslösung in Zylinderampulle **Actraphane NovoLet** (D) Injektionslösung im Injektor **Actraphane Innolet** (D) Injektionslösung im Injektor *Konservierungsstoffe:* m-Cresol, Phenol; *Hilfsstoff:* Protaminsulfat; *Wirkstoffe:* Humaninsulin, Isophan-Humaninsulin (Verzögerungsinsulin) *Rezeptpflichtig*	Magen-Darm-Störungen, Fettgewebsstörungen an der Injektionsstelle, Allergien, Unterzuckerung bei Überdosierung	**Therapeutisch zweckmäßig** bei insulinpflichtigem Diabetes. Mischinsulin. Kombination von gentechnisch hergestelltem normalem Humaninsulin und Verzögerungsinsulin.
Apidra (D/Ö) Injektionslösung in Durchstechflasche, Patronen und Pen *Konservierungsstoff:* m-Cresol; *Wirkstoff:* Insulinglulisin *Rezeptpflichtig*	Magen-Darm-Störungen, Schmerzen an der Injektionsstelle, auch Fettgewebsstörungen, Allergien, bei Überdosierung Unterzuckerung. Möglicherweise erhöhtes Krebsrisiko	**Möglicherweise zweckmäßig** bei insulinpflichtigem Diabetes. Gentechnologisch hergestelltes Kunstinsulin. Die Vor- und Nachteile der Kunstinsuline (Analoginsuline) wie Insulinglulisin gegenüber den lange bewährten Humaninsulinen sind bezüglich des Langzeitnutzens noch immer nicht ausreichend geklärt.
Berlinsulin H Normal (D) Injektionslösung für Pen *Konservierungsstoff:* m-Cresol; *Wirkstoff:* Humaninsulin *Rezeptpflichtig*	Magen-Darm-Störungen, Fettgewebsstörungen an der Injektionsstelle, Allergien, Unterzuckerung bei Überdosierung	**Therapeutisch zweckmäßig** bei insulinpflichtigem Diabetes. Gentechnisch hergestelltes Humaninsulin
Berlinsulin H Basal (D) Injektionslösung für Pen *Konservierungsstoffe:* m-Cresol, Phenol; *Hilfsstoff:* Protaminsulfat; *Wirkstoff:* Isophan-Humaninsulin (Verzögerungsinsulin) *Rezeptpflichtig*	Magen-Darm-Störungen, Fettgewebsstörungen an der Injektionsstelle, Allergien, Unterzuckerung bei Überdosierung	**Therapeutisch zweckmäßig** bei insulinpflichtigem Diabetes Gentechnisch hergestelltes Verzögerungsinsulin.

Präparat	Wichtigste Nebenwirkungen	Empfehlung
Berlinsulin H 30/70 (D) Injektionslösung für Pen *Konservierungsstoffe:* m-Cresol, Phenol; *Hilfsstoff:* Protaminsulfat; *Wirkstoffe:* Humaninsulin, Isophan-Humaninsulin (Verzögerungsinsulin) *Rezeptpflichtig*	Magen-Darm-Störungen, Fettgewebsstörungen an der Injektionsstelle, Allergien, Unterzuckerung bei Überdosierung	**Therapeutisch zweckmäßig** bei insulinpflichtigem Diabetes. Mischinsulin. Kombination von gentechnisch hergestelltem normalem Humaninsulin und Verzögerungsinsulin.
Humalog (D/Ö) Injektionslösung in Durchstechflache und für Pen *Konservierungsstoff:* m-Cresol; *Wirkstoff:* Lisproinsulin *Rezeptpflichtig*	Magen-Darm-Störungen, Schmerzen an der Injektionsstelle, auch Fettgewebsstörungen, Allergien, bei Überdosierung Unterzuckerung. Möglicherweise erhöhtes Krebsrisiko	**Möglicherweise zweckmäßig** bei insulinpflichtigem Diabetes. Gentechnologisch hergestelltes Kunstinsulin. Die Vor- und Nachteile der Kunstinsuline (Analoginsuline) wie Lisproinsulin gegenüber den lange bewährten Humaninsulinen sind bezüglich des Langzeitnutzens noch immer nicht ausreichend geklärt.
Humalog Mix 25/ Mix 50 (D/Ö) Injektionssuspension in Patronen *Konservierungsstoffe:* m-Cresol, Phenol; *Hilfsstoff:* Protamin; *Wirkstoffe:* Lisproinsulin, Lisproinsulin als Protamin-Kristallsuspension (zur Verzögerung) *Rezeptpflichtig*	Magen-Darm-Störungen, Schmerzen an der Injektionsstelle, auch Fettgewebsstörungen, Allergien, bei Überdosierung Unterzuckerung. Möglicherweise erhöhtes Krebsrisiko	**Möglicherweise zweckmäßig** bei insulinpflichtigem Diabetes. Gentechnologisch hergestelltes Kunstinsulin (Verzögerungsinsulin). Die Vor- und Nachteile der Kunstinsuline (Analoginsuline) wie Lisproinsulin gegenüber den lange bewährten Humaninsulinen sind bezüglich des Langzeitnutzens noch immer nicht ausreichend geklärt.
Huminsulin Basal (D) **Huminsulin Lilly Basal** (Ö) Injektionssuspension in Durchstechflaschen, Patronen *Konservierungsstoffe:* m-Cresol, Phenol; *Hilfsstoff:* Protaminsulfat; *Wirkstoff:* Humaninsulin *Rezeptpflichtig*	Magen-Darm-Störungen, Fettgewebsstörungen an der Injektionsstelle, Allergien, Unterzuckerung bei Überdosierung	**Therapeutisch zweckmäßig** bei insulinpflichtigem Diabetes. Gentechnisch hergestelltes Verzögerungsinsulin.

Präparat	Wichtigste Nebenwirkungen	Empfehlung
Huminsulin Normal (D) **Huminsulin Lilly Normal** (Ö) Injektionssuspension in Durchstechflaschen, Patronen *Konservierungsstoff:* m-Cresol; *Wirkstoff:* Humaninsulin *Rezeptpflichtig*	Magen-Darm-Störungen, Fettgewebsstörungen an der Injektionsstelle, Allergien, Unterzuckerung bei Überdosierung	**Therapeutisch zweckmäßig** bei insulinpflichtigem Diabetes. Gentechnisch hergestelltes Humaninsulin.
Huminsulin Profil III (D) Injektionslösung für Pen **Huminsulin Lilly Profil III** (Ö) Durchstechflasche, Injektionslösung für Pen *Konservierungsstoffe:* m-Cresol, Phenol; *Hilfsstoff:* Protaminsulfat; *Wirkstoffe:* Humaninsulin, Humaninsulin-Protamin-Kristallsuspension (zur Verzögerung) *Rezeptpflichtig*	Magen-Darm-Störungen, Fettgewebsstörungen an der Injektionsstelle, Allergien, Unterzuckerung bei Überdosierung	**Therapeutisch zweckmäßig** bei insulinpflichtigem Diabetes. Mischinsulin. Kombination von gentechnisch hergestelltem normalem Humaninsulin und Verzögerungsinsulin
Insulin B.Braun ratiopharm Basal (D) Injektionslösung in Durchstechflasche, Amp. *Konservierungsstoffe:* m-Cresol, Phenol; *Hilsstoff:* Protaminsulfat; *Wirkstoff:* Isophan-Humaninsulin hergestellt aus Schweineinsulin *Rezeptpflichtig*	Magen-Darm-Störungen, Fettgewebsstörungen an der Injektionsstelle, Allergien, Unterzuckerung bei Überdosierung	**Therapeutisch zweckmäßig** bei insulinpflichtigem Diabetes. Enzymatisch hergestelltes Verzögerungsinsulin.
Insulin B.Braun ratiopharm Rapid (D) Injektionslösung in Durchstechflasche, Amp. *Konservierungsstoffe:* m-Cresol, Phenol; *Wirkstoff:* Humaninsulin hergestellt aus Schweineinsulin *Rezeptpflichtig*	Magen-Darm-Störungen, Fettgewebsstörungen an der Injektionsstelle, Allergien, Unterzuckerung bei Überdosierung	**Therapeutisch zweckmäßig** bei insulinpflichtigem Diabetes. Enzymatisch hergestelltes Humaninsulin.

Präparat	Wichtigste Nebenwirkungen	Empfehlung
Insulin B.Braun ratiopharm Comb (D) Injektionslösung in Durchstechflasche, Amp. *Konservierungsstoffe:* m-Cresol, Phenol; *Wirkstoffe:* Humaninsulin, Isophan-Insulin hergestellt aus Schweineinsulin *Rezeptpflichtig*	Magen-Darm-Störungen, Fettgewebsstörungen an der Injektionsstelle, Allergien, Unterzuckerung bei Überdosierung	**Therapeutisch zweckmäßig** bei insulinpflichtigem Diabetes. Kombination von enzymatisch hergestelltem normalem Humaninsulin und Verzögerungsinsulin.
Insuman Basal (D/Ö) Injektionssuspension in Durchstechflaschen, Patronen *Konservierungsstoffe:* m-Cresol, Phenol; *Hilfsstoff:* Protaminsulfat; *Wirkstoff:* Humaninsulin *Rezeptpflichtig*	Magen-Darm-Störungen, Fettgewebsstörungen an der Injektionsstelle, Allergien, Unterzuckerung bei Überdosierung	**Therapeutisch zweckmäßig** bei insulinpflichtigem Diabetes. Gentechnisch hergestelltes Verzögerungsinsulin.
Insuman Comb (D/Ö) Injektionssuspension in Durchstechflaschen, Patrone *Konservierungsstoffe:* m-Cresol, Phenol; *Hilfsstoff:* Protaminsulfat; *Wirkstoff:* Humaninsulin Isophan-Humaninsulin (Verzögerungsinsulin) *Rezeptpflichtig*	Magen-Darm-Störungen, Fettgewebsstörungen an der Injektionsstelle, Allergien, Unterzuckerung bei Überdosierung	**Therapeutisch zweckmäßig** bei insulinpflichtigem Diabetes. Mischinsulin. Kombination von gentechnisch hergestelltem normalem Humaninsulin und Verzögerungsinsulin.
Insuman Infusat (D/Ö) Durchstechflaschen, Patronen *Konservierungsstoffe:* Phenol, Trometamol; *Wirkstoff:* Humaninsulin *Rezeptpflichtig*	Magen-Darm-Störungen, Allergien, Fettgewebsstörungen an der Injektionsstelle, Unterzuckerung bei Überdosierung	**Therapeutisch zweckmäßig** bei insulinpflichtigem Diabetes. Gentechnisch hergestelltes Humaninsulin. Anwendung nur für Insulinpumpen.
Insuman Rapid (D/Ö) Durchstechflaschen, Patronen *Konservierungsstoff:* m-Cresol; *Wirkstoff:* Humaninsulin *Rezeptpflichtig*	Magen-Darm-Störungen, Fettgewebsstörungen an der Injektionsstelle, Allergien, Unterzuckerung bei Überdosierung	**Therapeutisch zweckmäßig** bei insulinpflichtigem Diabetes. Gentechnisch hergestelltes Humaninsulin.

Präparat	Wichtigste Nebenwirkungen	Empfehlung
Lantus (D/Ö) Injektionslösung in Durchstechflasche, Pen und Patronen *Konservierungsstoff:* m-Cresol; *Wirkstoff:* Insulin glargin *Rezeptpflichtig*	Magen-Darm-Störungen, Schmerzen an der Injektionsstelle, auch Fettgewebsstörungen, Allergien, bei Überdosierung Unterzuckerung. Kopfschmerzen. Möglicherweise erhöhtes Krebsrisiko	**Möglicherweise zweckmäßig** bei insulinpflichtigem Diabetes. Gentechnologisch hergestelltes Kunstinsulin (Verzögerungsinsulin). Die Vor- und Nachteile der Kunstinsuline (Analoginsuline) wie Insulin glargin gegenüber den lange bewährten Humaninsulinen sind bezüglich des Langzeitnutzens noch immer nicht ausreichend geklärt.
Levemir (D/Ö) Injektionslösung für Pen und Patronen *Konservierungsstoffe:* m-Cresol, Phenol; *Wirkstoff:* Insulindetemir *Rezeptpflichtig*	Magen-Darm-Störungen, Schmerzen an der Injektionsstelle, auch Fettgewebsstörungen, Allergien, bei Überdosierung Unterzuckerung. Möglicherweise erhöhtes Krebsrisiko	**Möglicherweise zweckmäßig** bei insulinpflichtigem Diabetes. Gentechnologisch hergestelltes Kunstinsulin (Verzögerungsinsulin). Die Vor- und Nachteile der Kunstinsuline (Analoginsuline) wie Insulindetemir gegenüber den lange bewährten Humaninsulinen sind bezüglich des Langzeitnutzens noch immer nicht ausreichend geklärt.
NovoRapid (D/Ö) Injektionslösung in Durchstechflasche und Patronen *Konservierungsstoffe:* m-Cresol, Phenol; *Wirkstoff:* Insulinaspart *Rezeptpflichtig*	Magen-Darm-Störungen, Schmerzen an der Injektionsstelle, auch Fettgewebsstörungen, Allergien, bei Überdosierung Unterzuckerung. Möglicherweise erhöhtes Krebsrisiko	**Möglicherweise zweckmäßig** bei insulinpflichtigem Diabetes. Gentechnologisch hergestelltes Kunstinsulin. Die Vor- und Nachteile der Kunstinsuline (Analoginsuline) wie Insulinaspart gegenüber den lange bewährten Humaninsulinen sind bezüglich des Langzeitnutzens noch immer nicht ausreichend geklärt.
Protaphane Injektionssupension (D) **Protaphane Penfill Injektionssupension** (D) Injektionslösung in Durchstechflasche und Amp. *Konservierungsstoffe:* m-Cresol, Phenol; *Hilfsstoff:* Protaminsulfat; *Wirkstoff:* Humaninsulin *Rezeptpflichtig*	Magen-Darm-Störungen, Fettgewebsstörungen an der Injektionsstelle, Allergien, Unterzuckerung bei Überdosierung	**Therapeutisch zweckmäßig** bei insulinpflichtigem Diabetes. Gentechnisch hergestelltes Verzögerungsinsulin.

17. Kapitel: **Schilddrüse**

Die Schilddrüse reguliert die Stoffwechselvorgänge des Körpers, indem ihre Hormone die Oxidationsprozesse (= Sauerstoffaufnahme) der Zellen im ganzen Körper beeinflussen.
Ein großer Teil des Enzym- und Hormonhaushaltes und der Eiweiß-, Fett- und Kohlenhydratstoffwechsel wird von den Schilddrüsenhormonen geregelt und im Gleichgewicht gehalten. Sie sind auch für Knochenwachstum und Reifevorgänge unentbehrlich.
Für die Bildung von Schilddrüsenhormonen ist Jod notwendig. Um die Jahrhundertwende waren Störungen der Schilddrüse mit ihren Folgen (Kropf, Kretinismus bei Kindern) in den Gebirgsländern weit verbreitet. Auch heutzutage sind Schilddrüsenkrankheiten relativ häufig.
Deutschland gilt als Jodmangelgebiet. Messungen haben ergeben, dass die Deutschen durch die Ernährung nicht ausreichend Jod zu sich nehmen. Die Folge davon ist, dass sehr viele Menschen einen Kropf haben – man schätzt, dass mehr als zehn Millionen Deutsche behandlungsbedürftig sind.
Die hauptsächlich durch Jodmangel verursachten Krankheiten konnten in Ländern wie Österreich und der Schweiz durch die Beimengung von Jod in Nahrungsmitteln (jodiertes Speisesalz) deutlich eingedämmt werden.
Zu viel Jod kann der Schilddrüse ebenfalls schaden und zu einer Überproduktion von Hormonen führen. Es gilt auch als gesichert, dass psychische Spannungen zur Schilddrüsenstörung führen können.

Es gibt drei Krankheitsformen:
- Kropf ohne Störung der Funktion der Schilddrüse
- Schilddrüsenunterfunktion
- Schilddrüsenüberfunktion

Achtung: Schilddrüsenhormone werden manchmal zur Behandlung von Übergewicht missbraucht. Diese »Schlankheitstherapie« ist sehr riskant. Es können schwere, unter Umständen lebensbedrohliche Störeffekte auftreten, vor allem dann, wenn gleichzeitig Appetithemmer eingenommen werden.

Einfacher Kropf (Struma)

Der Kropf ohne Funktionsstörung der Schilddrüse ist die häufigste Form der Schilddrüsenerkrankungen. Als Ursache gelten Jodmangel oder die Störung der Hormonbildung. Das Erkrankungsrisiko steigt, wenn das Trinkwasser sehr viel Nitrat enthält, bei Rauchern und bei Menschen, die viel Blumenkohl oder Rettich essen.
Ein Kropf kann auch das Ergebnis der Behandlung mit Medikamenten sein. Antibiotika vom Typ der Sulfonamide, Tabletten gegen Zuckerkrankheit und bestimmte schmerz- und entzündungshemmende Mittel (z. B. Metamizol, Propyphenazon, Phenazon) können die Bindung von Jodid hemmen.
Die vorbeugende Einnahme von Jod (z. B. als jodiertes Salz oder Jodtabletten) ist in Gegenden mit ausgeprägtem Jodmangel unbedingt erforderlich. Dadurch könnten viele Kropfoperationen in Deutschland unterbleiben.

Behandlung

Üblicherweise wird mit Jod behandelt, z. B. *Jodetten, Jodid, Jodid Hexal, Jodid-ratiopharm.* Wird Jod nicht regelmäßig eingenommen oder sogar abgesetzt, vergrößert sich der Kropf rasch wieder.
Nur bei ganz bestimmten Formen des Kropfes – bei sogenannten Knotenstrumen oder älteren derben Strumen – ist eine Behandlung mit L-Thyroxin (= Levothyroxin, enthalten z. B. in *Berlthyrox, Eferox, Euthyrox, Generika mit dem Namen L-Thyroxin + Firmenbezeichnung*) sinnvoll.
Medikamente, die den Wirkstoff L-T3 (Liothyronin) enthalten (z. B. *Combithyrex, Novothyral, Prothyrid*), gelten als überholt, weil es zu überhöhten Hormonkonzentrationen im Blut und damit zu schweren Nebenwirkungen kommen kann.
Kombinationen von Jod und L-Thyroxin (z. B. *Jodthyrox, L-Thyrox Jod Hexal, L-Thyrox-Jodbeta, Thyronajod Henning*) können bei manchen Erkrankungen sinnvoll sein.
Die Einnahme von Schilddrüsenhormonen erhöht – vor allem bei zu hohen Dosierungen – das Risiko von Herzkrankheiten.

Schilddrüsenunterfunktion

Sie kann in jedem Alter auftreten. Wenn die Funktion schon nach der Geburt gestört ist, kommt es zum Kretinismus (Wachstumsstörungen, Intelligenzmangel).

Bei Erwachsenen tritt meist ein Kropf auf. Sprödes Haar, spröde Haut, verdickte Fingernägel und langsame Sprechweise, Herzrhythmusstörungen, Müdigkeit sind weitere Erscheinungen bei einer solchen Störung.
Häufig ist die Schilddrüsenunterfunktion das Ergebnis der Behandlung einer Überfunktion mit Medikamenten oder die Folge einer abgelaufenen Entzündung (Thyreoiditis). Auch viele andere Arzneimittel, vor allem bestimmte Antidepressiva (Lithiumsalze), können zu Funktionsstörungen führen.
Die vorsichtige Behandlung mit Schilddrüsenhormonen (*Berlthyrox, Eferox, Euthyrox, Generika mit dem Namen L-Thyroxin + Firmenbezeichnung*) ist bei einer Unterfunktion erfolgreich.

Schilddrüsenüberfunktion (z. B. die Basedow'sche Krankheit)

Etwa 20 von 100.000 Personen leiden an der Basedow'schen Krankheit. Magerkeit, Nervosität, erhöhte Herzfrequenz und Verdauungsstörungen sind die häufigsten Symptome der Überfunktion der Schilddrüse. Oft fallen das Hervortreten der Augen, weite Pupillen, weit offene Lider auf. Auch bei dieser Störung schwillt die Schilddrüse an – gefährlich ist dabei hauptsächlich die Belastung von Herz und Kreislauf.
Die Ursachen sind vielfältig und nicht genau erforscht. Zu einem kleineren Teil werden jodhaltige Medikamente dafür verantwortlich gemacht. Die hohe Rückfallquote der einmal Erkrankten wird in einer Studie auf besonders jodhaltige Nahrungsmittel zurückgeführt.
Patienten mit Schilddrüsenüberfunktion dürfen vor allem kein jodiertes Speisesalz verwenden. In Ländern, in denen kaum nicht-jodiertes Salz angeboten wird, muss daher auf Titro-Salz (aus der Apotheke) oder auf pflanzliche »Salzmischungen« (aus Reformhäusern) ausgewichen werden.

Behandlung

Zur Hemmung der Hormonproduktion der Schilddrüse gibt es drei Möglichkeiten: Medikamente, Strahlentherapie und Operationen.

1. Die schnellste Möglichkeit, um das Übermaß an Schilddrüsenhormonen loszuwerden, ist eine Operation. Wegen der möglichen, schwerwiegenden Nachwirkungen sollte man sich vom behandelnden Arzt genau aufklären lassen und Nutzen und Risiken sorgfältig abwägen.

2. Mit einer Strahlenbehandlung – dabei wird ein radioaktives, jodhaltiges Medikament geschluckt und in der Schilddrüse gespeichert – kann etwa die Hälfte aller Schilddrüsenüberfunktionen gestoppt werden. Diese Behandlung ist weniger riskant als eine Operation und erfolgreicher als eine Behandlung mit Schilddrüsenmedikamenten.

3. Mit Medikamenten wird die Schilddrüse daran gehindert, übermäßig viele Hormone zu produzieren. Als zweckmäßigstes Mittel gilt Thiamazol (enthalten z. B. in *Favistan, Methizol SD 5, Generika mit dem Namen Thiamazol + Firmenbezeichnung).*

Die Wirkung ist erst nach zwei bis drei Wochen merkbar. Nach rund eineinhalb Jahren zeigt sich bei etwa 30 bis 50 Prozent aller Patienten eine Rückbildung der Überfunktion. Als Nebenwirkungen können häufig immunallergische Erkrankungen wie Fieber, grippeähnliche Beschwerden und Blutbildungsstörungen auftreten. Deshalb ist eine regelmäßige Kontrolle des Blutbildes notwendig.
Carbimazol (enthalten z. B. in *Carbimazol Henning, Carbimazol Hexal*) ist eine chemische Vorstufe von Thiamazol und wird im Körper vollständig zu Thiamazol umgewandelt. Es hat also dieselben Wirkungen und Nebenwirkungen.
Jod (*Jodetten, Jodid, Jodid Hexal, Jodid-ratiopharm*) in hohen Dosen wirkt vorübergehend hemmend auf die Schilddrüsenüberfunktion, bei längerer Einnahme muss aber mit einer Verschlimmerung der Krankheit gerechnet werden. Deshalb ist Jod in hohen Dosen nur zur kurzfristigen Anwendung geeignet, z. B. zur Vorbereitung einer Schilddrüsenoperation. In niedriger Dosierung ist Jod zur Vorbeugung gegen Kropf auch langfristig sinnvoll.

17.1. Mittel zur Beeinflussung der Schilddrüsenfunktion

Präparat	Wichtigste Nebenwirkungen	Empfehlung
Berlthyrox (D) Tabl. Levothyroxin *Rezeptpflichtig*	Bei Überdosierung Herzschmerzen, Herzklopfen, Steigerung der Herzfrequenz, Zittern, Unruhe, Schlafstörungen, Psychosen, Durchfall, Gewichtsverlust, Menstruationsstörungen. Bei Patienten mit Durchblutungsstörungen am Herzen: Auslösung von Angina Pectoris und Herzinfarkt	**Therapeutisch zweckmäßig zur** Behandlung von Kropf und Schilddrüsenunterfunktion und als Ersatz von Schilddrüsenhormon, z. B. nach Schilddrüsenoperation.

Präparat	Wichtigste Nebenwirkungen	Empfehlung
Carbimazol Henning (D) Tabl., Filmtabl. **Carbimazol HEXAL** (D) Tabl. Carbimazol *Rezeptpflichtig*	Vor allem in den ersten zwei Monaten: Hautausschlag, Kopfschmerzen, Schwindel, Magen-Darm-Störungen. Bei etwa einem Prozent der Patienten Blutschäden. Auch Knochenmarkschäden und Haarausfall möglich. Nach dem Absetzen: verstärkte Schilddrüsenüberfunktion möglich	**Therapeutisch zweckmäßig bei** Schilddrüsenüberfunktion. Hemmt die Bildung von Schilddrüsenhormonen.
Combithyrex (Ö) Fortetabl., Mitetabl. Levothyroxin, Liothyronin *Rezeptpflichtig*	Bei Überdosierung Herzschmerzen, Herzklopfen, Steigerung der Herzfrequenz, Zittern, Unruhe, Schlafstörungen, Psychosen, Durchfall, Gewichtsverlust, Menstruationsstörungen. Bei Patienten mit Durchblutungsstörungen am Herzen: Auslösung von Angina Pectoris und Herzinfarkt	**Wenig zweckmäßig** Die Kombination hat keine Vorteile im Vergleich zu den Einzelsubstanzen, jedoch den Nachteil, dass zu hohe Konzentrationen des Schilddrüsenhormons Liothyronin im Blut auftreten können und damit Nebenwirkungen häufiger sind.
Eferox (D) Tabl. Levothyroxin *Rezeptpflichtig*	Bei Überdosierung Herzschmerzen, Herzklopfen, Steigerung der Herzfrequenz, Zittern, Unruhe, Schlafstörungen, Psychosen, Durchfall, Gewichtsverlust, Menstruationsstörungen. Bei Patienten mit Durchblutungsstörungen am Herzen: Auslösung von Angina Pectoris und Herzinfarkt	**Therapeutisch zweckmäßig zur** Behandlung von Kropf und Schilddrüsenunterfunktion und als Ersatz von Schilddrüsenhormon, z. B. nach Schilddrüsenoperation.
Euthyrox (D/Ö) Tabl. Levothyroxin *Rezeptpflichtig*	Bei Überdosierung Herzschmerzen, Herzklopfen, Steigerung der Herzfrequenz, Zittern, Unruhe, Schlafstörungen, Psychosen, Durchfall, Gewichtsverlust, Menstruationsstörungen. Bei Patienten mit Durchblutungsstörungen am Herzen: Auslösung von Angina Pectoris und Herzinfarkt	**Therapeutisch zweckmäßig zur** Behandlung von Kropf und Schilddrüsenunterfunktion und als Ersatz von Schilddrüsenhormon, z. B. nach Schilddrüsenoperation.

Präparat	Wichtigste Nebenwirkungen	Empfehlung
Favistan (D) Injektionslösung, Tabl. Thiamazol *Rezeptpflichtig*	Vor allem in den ersten zwei Monaten: Hautausschlag, Kopfschmerzen, Schwindel, Magen-Darm-Störungen. Bei etwa einem Prozent der Patienten Blutschäden. Auch Knochenmarkschäden und Haarausfall möglich. Nach dem Absetzen: verstärkte Schilddrüsenüberfunktion möglich	**Therapeutisch zweckmäßig bei** Schilddrüsenüberfunktion. Hemmt die Bildung von Schilddrüsenhormonen.
Jodetten (D) Tabl., Depot Tabl. Kaliumjodid	Bei Überdosierung muss mit einer Überfunktion der Schilddrüse gerechnet werden	**Therapeutisch zweckmäßig zur** Vorbeugung und Behandlung von Schilddrüsenvergrößerung bei Jodmangel. Bei Jodfehlverwertung nicht wirksam.
Jodid (D/Ö) Tabl. **Jodid-ratiopharm** (D) Tabl. **Jodid HEXAL** (D) Tabl. Kaliumjodid *Rezeptpflichtig* *nur Jodid (Ö)*	Bei Überdosierung muss mit einer Überfunktion der Schilddrüse gerechnet werden	**Therapeutisch zweckmäßig zur** Vorbeugung und Behandlung von Schilddrüsenvergrößerung bei Jodmangel. Bei Jodfehlverwertung nicht wirksam.
Jodthyrox (D/Ö) Tabl. Levothyroxin, Kaliumjodid *Rezeptpflichtig*	Bei Überdosierung Herzschmerzen, Herzklopfen, Steigerung der Herzfrequenz, Zittern, Unruhe, Schlafstörungen, Psychosen, Durchfall, Gewichtsverlust, Menstruationsstörungen. Bei Patienten mit Durchblutungsstörungen am Herzen: Auslösung von Angina Pectoris und Herzinfarkt	**Therapeutisch zweckmäßig** zur Behandlung von Schilddrüsenvergrößerung (euthyreote Struma), wenn Jodid allein nicht ausreichend wirksam ist. Nach einer Übergangstherapie von 1–2 Jahren sollte nur noch Jodid allein gegeben werden.
L-Thyroxin Beta (D) Tabl. **L-Thyroxin-CT** (D) TAbl. **L-Thyroxin Henning** (D/Ö) Tabl., nur D: Tropfen **L-Thyroxin-ratiopharm** (D) Tabl. Levothyroxin *Rezeptpflichtig*	Bei Überdosierung Herzschmerzen, Herzklopfen, Steigerung der Herzfrequenz, Zittern, Unruhe, Schlafstörungen, Psychosen, Durchfall, Gewichtsverlust, Menstruationsstörungen. Bei Patienten mit Durchblutungsstörungen am Herzen: Auslösung von Angina Pectoris und Herzinfarkt	**Therapeutisch zweckmäßig zur** Behandlung von Kropf und Schilddrüsenunterfunktion und als Ersatz von Schilddrüsenhormon, z. B. nach Schilddrüsenoperation.

Präparat	Wichtigste Nebenwirkungen	Empfehlung
L-Thyrox Jod HEXAL (D) Tabl. **L-Thyroxin-Jod beta** (D) Tabl. Levothyroxin, Kaliumjodid *Rezeptpflichtig*	Bei Überdosierung Herzschmerzen, Herzklopfen, Steigerung der Herzfrequenz, Zittern, Unruhe, Schlafstörungen, Psychosen, Durchfall, Gewichtsverlust, Menstruationsstörungen. Bei Patienten mit Durchblutungsstörungen am Herzen: Auslösung von Angina Pectoris und Herzinfarkt	**Therapeutisch zweckmäßig** zur Behandlung von Schilddrüsenvergrößerung (euthyreote Struma), wenn Jodid alleine nicht ausreichend wirksam ist. Nach einer Übergangstherapie von 1–2 Jahren sollte nur noch Jodid alleine gegeben werden.
Methizol SD 5 (D) Tabl. Thiamazol *Rezeptpflichtig*	Vor allem in den ersten zwei Monaten: Hautausschlag, Kopfschmerzen, Schwindel, Magen-Darm-Störungen. Bei etwa einem Prozent der Patienten Blutschäden. Auch Knochenmarkschäden und Haarausfall möglich. Nach dem Absetzen: verstärkte Schilddrüsenüberfunktion möglich	**Therapeutisch zweckmäßig bei** Schilddrüsenüberfunktion. Hemmt die Bildung von Schilddrüsenhormonen.
Novothyral (D/Ö) Tabl. Levothyroxin, Liothyronin *Rezeptpflichtig*	Bei Überdosierung Herzschmerzen, Herzklopfen, Steigerung der Herzfrequenz, Zittern, Unruhe, Schlafstörungen, Psychosen, Durchfall, Gewichtsverlust, Menstruationsstörungen. Bei Patienten mit Durchblutungsstörungen am Herzen: Auslösung von Angina Pectoris und Herzinfarkt	**Wenig zweckmäßig** Die Kombination hat keine Vorteile im Vergleich zu den Einzelsubstanzen, jedoch den Nachteil, dass zu hohe Konzentrationen von Liothyronin im Blut auftreten können und damit Nebenwirkungen häufiger sind.
Prothyrid (D) Tabl., Levothyroxin, Liothyronin *Rezeptpflichtig*	Bei Überdosierung Herzschmerzen, Herzklopfen, Steigerung der Herzfrequenz, Zittern, Unruhe, Schlafstörungen, Psychosen, Durchfall, Gewichtsverlust, Menstruationsstörungen. Bei Patienten mit Durchblutungsstörungen am Herzen: Auslösung von Angina Pectoris und Herzinfarkt	**Wenig zweckmäßig** Die Kombination hat keine Vorteile im Vergleich zu den Einzelsubstanzen, jedoch den Nachteil, dass zu hohe Konzentrationen von Liothyronin im Blut auftreten können und damit Nebenwirkungen häufiger sind.

Präparat	Wichtigste Nebenwirkungen	Empfehlung
Thiamazol Henning (D) Filmtabl., Injektionslösung **Thiamazol HEXAL** (D) Tabl. **Thiamazol Sandoz** (Ö) Tabl. *Wirkstoff:* Thiamazol *Rezeptpflichtig*	Vor allem in den ersten zwei Monaten: Hautausschlag, Kopfschmerzen, Schwindel, Magen-Darm-Störungen. Bei etwa einem Prozent der Patienten Blutschäden. Auch Knochenmarkschäden und Haarausfall möglich. Nach dem Absetzen: verstärkte Schilddrüsenüberfunktion möglich	**Therapeutisch zweckmäßig bei** Schilddrüsenüberfunktion. Hemmt die Bildung von Schilddrüsenhormonen.
Thyrex (Ö) Tabl. Levothyroxin *Rezeptpflichtig*	Bei Überdosierung Herzschmerzen, Herzklopfen, Steigerung der Herzfrequenz, Zittern, Unruhe, Schlafstörungen, Psychosen, Durchfall, Gewichtsverlust, Menstruationsstörungen. Bei Patienten mit Durchblutungsstörungen am Herzen: Auslösung von Angina Pectoris und Herzinfarkt	**Therapeutisch zweckmäßig zur** Behandlung von Kropf und Schilddrüsenunterfunktion und als Ersatz von Schilddrüsenhormon, z. B. nach Schilddrüsenoperation.
Thyronajod 50/ -75/ -100/ -125 Henning (D) Tabl. Levothyroxin, Kaliumjodid *Rezeptpflichtig*	Bei Überdosierung Herzschmerzen, Herzklopfen, Steigerung der Herzfrequenz, Zittern, Unruhe, Schlafstörungen, Psychosen, Durchfall, Gewichtsverlust, Menstruationsstörungen. Bei Patienten mit Durchblutungsstörungen am Herzen: Auslösung von Angina Pectoris und Herzinfarkt	**Therapeutisch zweckmäßig** zur Behandlung von Schilddrüsenvergrößerung (euthyreote Struma), wenn Jodid allein nicht ausreichend wirksam ist. Nach einer Übergangstherapie von 1–2 Jahren sollte nur noch Jodid allein gegeben werden. Vorteilhaft wegen variabler Dosierungsmöglichkeit von Levothyroxin.

18. Kapitel: **Sexualorgane und -hormone**

18.1. Empfängnisverhütungsmittel

Grundsätzlich gilt: *Das optimale Empfängnisverhütungsmittel gibt es nicht.* Deshalb müssen sich die Partner unter Abwägung der empfängnisverhütenden Sicherheit, der gesundheitlichen Risiken und der individuell unterschiedlich stark empfundenen Nachteile für das für sie günstigste Mittel entscheiden.
Das einzige Empfängnisverhütungsmittel, das gleichzeitig auch einen sehr guten Schutz gegen sexuell übertragbare Krankheiten bietet, ist das Kondom. Es verhindert nicht nur eine Ansteckung durch HIV, sondern schützt auch vor Chlamydien, die zu den am häufigsten sexuell übertragenen Bakterien gehören und bei Frauen und Männern zur Unfruchtbarkeit führen können.

Die Sicherheit

Der Erfolg aller Verhütungsmethoden ist in jedem Fall von der genauen Einhaltung der Regeln jeder Methode durch die Partner abhängig.
Doch auch bei genauester Beachtung aller Anwendungsvorschriften unterscheiden sich die einzelnen Verhütungsmethoden in ihrem Sicherheitsgrad.
Als allgemeines Maß für den Sicherheitsgrad gilt der sogenannte Pearl-Index (P. I.), der die Zahl der ungewollten Schwangerschaften pro »100 Frauenjahre« angibt. Es handelt sich dabei um eine statistische Berechnung, wie oft es im Verlauf von 1.200 Menstruationszyklen trotz genauer Anwendung einer bestimmten Verhütungsmethode zu einer ungewollten Schwangerschaft kommt.

Zuverlässigkeit von empfängnisverhütenden Methoden, bei korrekter Anwendung:

Sterilisation der Frau	0,1–0,3
Sterilisation des Mannes	0,1
Pille	0,2–0,3
Minipille	1,0
IUP (Kupferspirale)	1–2
Kondom	2 *
Diaphragma in Komb. mit spermientötender Substanz	2 *

spermientötende Substanz (Nonoxinol)	6–10 *
»einfaches« Diaphragma	4–7
Minicomputer »Persona«	6
Temperaturmethode	9
Schleimstrukturmessung	1–20
Coitus interruptus (»Rückzieher«)	15–35

* Bei diesen Methoden passieren häufig Fehler in der Anwendung. Deshalb liegt die reale Versagerquote (und damit das Risiko) oft sehr viel höher.

Coitus interruptus (»Aufpassen«, »Rückzieher«)

Bei dieser Methode muss der Mann seinen Penis so rechtzeitig aus der Scheide ziehen, dass der Samenerguss außerhalb erfolgt. Dies ist eine sehr unsichere Methode der Verhütung und kann psychisch sehr belastend sein, weil man eben ständig »aufpassen« muss und nicht entspannt ist.

Temperaturmessung und Schleimstrukturmethode

Mittels Kombination dieser beiden Methoden lässt sich ein Pearl-Index von 3 erreichen. Durch Messen und Aufzeichnen der Körpertemperatur über mehrere Zyklen kann man den Zeitpunkt des Eisprungs ungefähr ermitteln.
Die Temperatur wird immer in der Früh vor dem Aufstehen zur selben Zeit gemessen und in ein Kurvenblatt eingetragen. Dazu sind ein regelmäßiger Schlafrhythmus und Genauigkeit beim Messen notwendig – in Mund, Scheide oder Enddarm.
Schon kleine »Störfaktoren« wie nächtliches Aufstehen, weniger als sechs Stunden Schlaf, leichtes Fieber oder die Einnahme bestimmter Medikamente (z. B. Schmerzmittel, Rheumamittel) können die Temperaturkurve verfälschen und so Missdeutungen zulassen.
Zur leichteren Handhabung und genaueren Übersicht sind inzwischen auch computergestützte Temperaturmessungsgeräte erhältlich.
Die Schleimstrukturmethode ist eine Form der Selbstuntersuchung. An der Beschaffenheit (insbesondere der Spinnbarkeit) des Vaginalschleims lassen sich fruchtbare Tage erkennen.

Diaphragma (Scheidenpessar)

Das Diaphragma besteht aus einer gewölbten Gummischeibe, in deren Rand ein elastischer Ring eingelassen ist. Vor dem Geschlechtsverkehr wird es eingeführt und frühestens sechs, längstens zwölf Stun-

den später wieder entfernt. Es schließt die Scheide vor der Gebärmutter ab und verhindert weitgehend das Aufsteigen der Spermien. Relativ sicher ist das Diaphragma nur, wenn es zusammen mit einer spermienabtötenden Creme verwendet wird. Bei wiederholtem Verkehr muss die Creme erneut eingeführt werden.
Das Diaphragma ist für jene Frauen günstig, die sowohl die Pille als auch die Kupferspirale nicht vertragen.
Wichtig: *Das Diaphragma muss die passende Größe haben.* Darum ist eine Anpassung durch erfahrene Gynäkolog(inn)en oder in einer Pro-Familia-Beratungsstelle notwendig. Bei manchen Frauen kann das Diaphragma die Anfälligkeit für Blasenkatarrh erhöhen.

Spermienabtötende Substanz (Vaginalzäpfchen, -tabletten, -salben, -cremes)

Ein spermienabtötendes Mittel ist der Wirkstoff Nonoxinol-9 (z. B. *Contraceptivum E, Patentex oval*), der in Form von Zäpfchen vor dem Geschlechtsverkehr in die Scheide eingeführt werden muss. Die volle Wirkung tritt etwa 15 Minuten später ein und hält ungefähr eine Stunde an.
Nonoxinol-9 bietet einen guten Schutz, wenn es – besonders in Kombination mit Diaphragma oder Präservativ – korrekt verwendet wird. Allerdings kann das Latex durch Nonoxinol porös werden.
Als Nebenwirkung können lokale Reizungen auftreten, die sich als unangenehmes Brennen und Wärmegefühl bemerkbar machen. Bei häufiger Verwendung kann die Vaginalflora geschädigt werden. Manche Frauen reagieren auch mit Allergien.

Kondome (Präservative, »Pariser«)

Kondome sind bis jetzt das einzige Verhütungsmittel (mit Ausnahme der Sterilisierung), bei dem der Mann einen Großteil der Verantwortung übernehmen kann. Seit der Zunahme der Aids-Erkrankungen ist weltweit auch wieder bewusst geworden, dass Präservative außerdem einen guten Schutz gegen die Übertragung von Infektionen durch HIV, Chlamydien, Gonokokken, Trichomonaden, Pilze, Herpes, Hepatitis B und andere Erreger bieten.
Für Männer und Frauen mit einer Latex-Allergie sind Kondome nicht geeignet.

Vorsicht: Die gleichzeitige Verwendung fetthaltiger Gleitmittel und von Nonoxinol mindert den Schutzeffekt.

Die Spirale (Intrauterin-Pessar, IUP)

In Deutschland wird diese Art der Empfängnisverhütung von etwa einer Million Frauen angewendet. Die Spirale wird vom Frauenarzt während der Menstruation in die Gebärmutter eingesetzt. Zunächst muss halbjährlich, später seltener kontrolliert werden, ob die Spirale noch richtig sitzt.
Mit der Spirale wird die Ei-Einnistung verhindert, der genaue Wirkungsmechanismus ist jedoch nicht bekannt. Wahrscheinlich verhindert die Spirale die Einnistung durch Auslösen einer unspezifischen Infektion als Folge des Fremdkörperreizes. Die Kupferionen hemmen die Beweglichkeit der Spermien und schädigen die Befruchtungsfähigkeit.
Bei etwa 10 Prozent der Frauen muss die Spirale wegen zu starker Blutungen oder zu starker Schmerzen wieder entfernt werden, meistens innerhalb der ersten drei Monate und während der Menstruation. Manche Frauen haben kurz nach dem Einsetzen der Spirale krampfartige Schmerzen ähnlich wie bei einer Menstruation. Diese Beschwerden vergehen meist nach einigen Stunden.

Nebenwirkungen der Spirale sind bei manchen Frauen schmerzhafte, verstärkte oder verlängerte Menstruationen und Zwischenblutungen. Gefährliche Nebenwirkungen sind Entzündungen im Gebärmutter- bzw. Eileiterbereich, denn sie können zum Verschluss der Eileiter führen.

Eine spätere Schwangerschaft ist dann nur noch schwer oder nicht mehr möglich. Aus diesem Grund gilt die Verwendung der Spirale für Frauen, die später unbedingt Kinder haben möchten, als problematisch.
Durch die Spirale soll es auch 5- bis 10-mal häufiger zu Eileiterschwangerschaften kommen als bei Frauen, die sie nicht verwenden.
Es wird empfohlen, die Spirale *mindestens* fünf Jahre lang ohne Wechsel zu tragen. Ein vorzeitiger Wechsel ist nur bei einem Verdacht auf Verlagerung (Verschwinden des Fadens, die falsche Lage ist im Ultraschall eindeutig sichtbar) oder bei schweren Blutungsstörungen und Schmerzen gerechtfertigt.

Jedes Wechseln führt immer wieder zu erhöhter Unsicherheit und Entzündungsgefahr. Ärzte, die ein häufiges Wechseln propagieren, missachten ihre Sorgfaltspflicht gegenüber der Frau.

Die Spirale bleibt eine nützliche und wirksame Methode der Empfängnisverhütung für Frauen mit abgeschlossener Familienplanung, vor allem wenn keine Kinder mehr gewünscht werden und eine Sterilisation nicht geplant ist. Besonders Frauen über 30 Jahren ist die Spirale zu empfehlen, denn dann steigen sowohl die mit dem Gebrauch von hormonalen Verhütungsmitteln verbundenen Risiken als auch die empfängnisverhütende Zuverlässigkeit der Spirale.
Achtung: Die Spirale darf nicht eingesetzt werden bei Frauen, die an akuten Infektionen der Geschlechtsorgane leiden!

Spiralen als Empfängnisverhütung danach

Wird eine Spirale innerhalb von fünf Tagen nach dem letzten Geschlechtsverkehr eingesetzt, so wird dadurch das Einnisten eines eventuell befruchteten Eies verhindert. Diese Methode ist zuverlässiger wirksam als die »Pille danach«.

Die »Pille«

Siehe dazu das Kapitel 18.1.2.

Sterilisation

Die operative Unfruchtbarmachung gehört zu den sichersten Verhütungsmethoden. Sie kann sowohl beim Mann als auch bei der Frau nur mit hohem Aufwand und nicht immer rückgängig gemacht werden. Deshalb sind eine sorgfältige Beratung und eine gut überlegte Entscheidung notwendig.
Viele Kliniken führen eine Sterilisation bei einer Frau mit Kindern nicht vor dem 30. Lebensjahr und bei einer Frau ohne Kinder nicht vor dem 35. Lebensjahr durch. Aus medizinischen oder besonderen persönlichen Gründen können Sterilisationen jedoch auch bei jüngeren Frauen vorgenommen werden.
Eine Sterilisation hat keine negativen Auswirkungen auf das sexuelle Verlangen oder die sexuelle Erlebnisfähigkeit.
Beim Mann ist die Sterilisation mit weniger operativen Risiken verbunden als bei der Frau.

18.1.1. Empfängnisverhütungsmittel zur örtlichen Anwendung

Präparat	Wichtigste Nebenwirkungen	Empfehlung
A-Gen 53 (D/Ö) Vaginalzäpfchen in D: Cellulose-tri-schwefelsäureester, Nonoxinol; in Ö: Polysaccharid-polyschwefelsäureester	Örtliche Reizungen (Wärmegefühl, Brennen). Selten Allergien	**Zweckmäßig** Ausreichend sicher nur, wenn gleichzeitig mechanische Verhütungsmethoden (z. B. Diaphragma, Präservativ) angewendet werden.
Contraceptivum AMC (D) Vaginalzäpfchen Nonoxinol, Milchsäure	Örtliche Reizungen (Wärmegefühl, Brennen). Selten Allergien	**Zweckmäßig** Ausreichend sicher nur, wenn gleichzeitig mechanische Verhütungsmethoden (z. B. Diaphragma, Präservativ) angewendet werden.
Patentex oval (D/Ö) Schaumovolum Nonoxinol	Örtliche Reizungen (Wärmegefühl, Brennen). Selten Allergien	**Zweckmäßig** Ausreichend sicher nur, wenn gleichzeitig mechanische Verhütungsmethoden (z. B. Diaphragma, Präservativ) angewendet werden.

18.1.2. Die »Pille« (Empfängnisverhütung durch Hormone)

Mit der »Pille« (bzw. ihren verschiedenen Formen) werden dem Körper zusätzlich künstliche Sexualhormone (Gestagene bzw. Östrogene) zugeführt. Dadurch wird ein Eisprung verhindert. Die Schleimhaut des Gebärmutterhalses und der Gebärmutter wird zudem so verändert, dass die Spermien nicht in die Gebärmutter wandern können bzw. die Ei-Einnistung erschwert ist.

Kombinations-, Sequential- und Phasenpräparate (Stufenpräparate)

unterscheiden sich voneinander in der Zusammensetzung und in der Höhe der darin enthaltenen Hormondosen. Bei einigen dieser Präparate scheint es häufiger zu ungewollten Schwangerschaften zu kommen.

In *Einphasenpräparaten (Kombinationspräparaten)* wird eine stets gleichbleibende Kombination von Östrogen- und Gestagen-Bestandteilen 21 Tage lang verwendet. Sie gelten als die zuverlässigsten Präparate.

In *Zweiphasenpräparaten* ist in der ersten Phase zunächst nur Östrogen (oder auch zusätzlich eine geringe Dosis Gestagen) und in der zweiten Phase dann zusätzlich eine höhere Dosis Gestagen enthalten. Damit diese »Pillen« sicher sind, müssen sie relativ hohe Östrogen-Dosen enthalten.

Dreiphasenpräparate enthalten eine Kombination von Östrogenen und Gestagenen, deren Dosierung während der drei Phasen unterschiedlich ist.

Bei Zwei- oder Dreiphasenpräparaten ist es wichtig, dass die *Reihenfolge der Einnahme genau eingehalten wird.*

In der angesehenen Fachpublikation »Arzneimittel-Kursbuch« wird betont, dass die »Pille« – von besonderen Ausnahmen abgesehen – nicht mehr als 30 bis 35 Mikrogramm (= 0,03 bis 0,035 mg) Östrogen enthalten sollte. Höher dosierte Präparate sollten speziellen Situationen vorbehalten sein.

Grundsätzlich gilt, dass zuerst niedrig dosierte Präparate versucht werden sollten.

Pillenwechsel

Wenn es notwendig ist – z. B. bei anhaltenden Zwischenblutungen –, kann zu »Pillen« gewechselt werden, die eine etwas höhere Dosis der gleichen Wirkstoffgruppe enthalten. Dies sollte aber erst nach einer drei Zyklen dauernden Anpassungsphase erfolgen, denn am Anfang der Pilleneinnahme sind Zwischenblutungen besonders bei niedrig dosierten Präparaten häufig.

Mikropillen

Sogenannte »Mikropillen« mit relativ niedrigem Östrogengehalt, die die Gestagene Desogestrel (z. B. *Biviol, Cerazette, Lamuna, Lovelle, Marvelon, Mercilon, Novial, Oviol*) oder Gestoden (z. B. *Femovan, Meliane, Minulet, Triodena*) enthalten, haben gegenüber den älteren Präparaten kein niedigeres, sondern wahrscheinlich sogar ein erhöhtes Risiko von Venenthrombosen und Lungenembolien.

Drospirenonhaltige »Pillen«

Neuere »Pillen«, die neben einem Östrogen auch das Gestagen Drospirenon enthalten (z. B. *Aida, Yasmin, Yasminelle*), sind noch relativ wenig erprobt. Die Thrombosegefahr und andere Risiken sind bis jetzt unzureichend untersucht. Deshalb lautet unsere Empfehlung: Abzuraten. Yasminelle enthält einen etwas geringeren Östrogengehalt als Yasmin. Die in der Werbung behauptete Gewichtsabnahme beträgt lediglich einige 100 Gramm.

Vaginalringe

Als Alternative zu Antibabypillen zum Schlucken gibt es Ringe, die in die Vagina eingelegt werden (z. B. *NuvaRing*). Dieses Mittel gibt kontinuierlich die notwendige Hormonmenge ab. *NuvaRing* enthält einen mit dem problematischen Gestagen Desogestrel verwandten Wirkstoff. Vorsicht: Kann beim Tamponwechsel oder Stuhlgang unbemerkt ausgestoßen werden. Das Thromboserisiko ist noch nicht ausreichend untersucht.

Hormonpflaster

Hormonpflaster wie etwa *Evra* sind schlechter verträglich als Antibabypillen, weil sich der Östrogenspiegel unter Umständen stark erhöht. Das Thromboserisiko ist bis jetzt nicht ausreichend untersucht. Wir raten deshalb ab von der Verwendung.

»Pillen« bei schwerer Akne

Die Verwendung von »Pillen« mit einem gegen männliche Geschlechtshormone gerichteten Anteil (z. B. *Diane/ -mite*) ist nur dann gerechtfertigt, wenn sogenannte »Androgenisierungserscheinungen« behandelt werden müssen – etwa bei schwerer Akne oder männlichem Haarwuchs.

Minipille

Diese »Pillen« (z. B. *Cerazette, 28 Mini*) enthalten relativ geringe Gestagen-Hormonmengen. Die Minipille muss jeden Tag – auch während der Menstruation – eingenommen werden.
Sie ist weniger sicher, es kommt leicht zu länger dauernden Schmierblutungen, aber auch zu Gewichtszunahme durch Wassereinlagerungen im Gewebe.

Die Dreimonatsspritze (z. B. Depot-Clinovir)

Hierbei handelt es sich um eine Injektion, die etwa vierteljährlich wiederholt werden muss. Sie enthält große Mengen eines Langzeit-Gestagens. Eine Empfängnis wird dadurch zuverlässig verhütet. Fast immer treten als unerwünschte Wirkung unregelmäßige Blutungen oder Dauerblutungen auf. Der Menstruationsrhythmus ist völlig aufgehoben. Nach dem Absetzen kann eine längere Periode der Unfruchtbarkeit eintreten.

Als *Nebenwirkungen* treten häufig Gewichtszunahme, Verminderung des sexuellen Begehrens, Kopfschmerzen, Schwindel, Übelkeit und Stimmungsveränderungen auf.

Die Dreimonatsspritze sollte nur bei Frauen angewendet werden, die eine Schwangerschaftsverhütung benötigen, aber weder in der Lage sind, die »Pille« regelmäßig und zuverlässig einzunehmen, noch ein anderes Verhütungsmittel vertragen.

Die »Pille danach«

Sie bewirkt ein vorzeitiges Ausstoßen der Gebärmutterschleimhaut und verhindert so die Einnistung. Dabei handelt es sich um die einmalige Verwendung des Gestagen-Hormons Levonorgestrel (z. B. *unofem, Vikela*).
Die Tablette muss innerhalb von 12 Stunden bis spätestens 72 Stunden nach einem ungeschützten Geschlechtsverkehr geschluckt werden. Dadurch kann eine Schwangerschaft in etwa 97 bis 98 Prozent aller Fälle verhütet werden. In manchen Veröffentlichungen werden jedoch auch niedrigere Prozentzahlen angegeben.
Wenn Sie innerhalb von 3 Stunden nach Einnahme erbrechen, sollten Sie möglichst rasch eine weitere Tablette einnehmen.
Nebenwirkungen: häufig Übelkeit und Erbrechen, außerdem Brustspannungen, Kopfschmerzen und irreguläre Blutungen. Bei Versagen der Methode ist eine Schädigung des Embryos nicht ausgeschlossen, jedoch unwahrscheinlich. Eine mehrmalige Anwendung innerhalb eines kürzeren Zeitraumes kann wegen der hohen Hormondosen nicht empfohlen werden.

Das Einsetzen einer Kupferspirale innerhalb von fünf Tagen nach dem Geschlechtsverkehr verhütet eine Schwangerschaft zuverlässiger als die »Pille danach«.

»Abtreibungspille« (Mifepriston, enthalten in *Mifegyne*)

Mifegyne kann bis zum 49. Tag nach der letzten Regelblutung angewendet werden.

In Deutschland müssen sich Frauen vor einer Anwendung bei einer zugelassenen Beratungsstellen beraten lassen, in Österreich besteht keine Verpflichtung dazu.
In Deutschland wird *Mifegyne* vom Hersteller nur direkt an Krankenhäuser und Arztpraxen geliefert, die berechtigt sind, Schwangerschaftsabbrüche durchzuführen.
Für einen Abbruch mit Hilfe von *Mifegyne* sind drei Arzttermine notwendig. Zunächst wird *Mifegyne* eingenommen. Zwei Tage später unter ärztlicher Kontrolle ein Prostaglandin-Präparat. Dadurch kommt es in den meisten Fällen innerhalb von vier Stunden zur Fehlgeburt. Zur Kontrolle des vollständigen Aborts ist etwa 10 bis 14 Tage später ein dritter Arztbesuch vorgesehen.
In etwa drei Prozent aller Fälle ist eine nachträgliche Ausschabung (Kurettage) notwendig.

Nebenwirkungen: bis zu zehn Tage anhaltende Blutungen, schmerzhafte Gebärmutterkontraktionen, Übelkeit, Erbrechen, Durchfall, Schwindel und Müdigkeit.

Frauen über 35, starke Raucherinnen und Frauen mit erhöhtem Risiko von Herz-Kreislauf-Erkrankungen dürfen *Mifegyne* nicht anwenden. Für diese Frauen ist die Absaugemethode günstiger.

Wechselwirkungen zwischen »Pillen« und anderen Arzneimitteln

Die gleichzeitige Einnahme der »Pille« und anderer Medikamente kann die empfängnisverhütende Sicherheit verhindern. Besonders beeinträchtigend können Medikamente wirken, die das Schlafmittel Phenobarbital enthalten, aber auch Johanniskraut, Rheumamittel wie Phenylbutazon, Antibiotika wie Rifampicin und Epilepsiemittel (z. B. *Epanutin, Epilan, Zentropil*).
Früher wurde empfohlen, die »Pille« nach ein bis zwei Jahren kurzzeitig abzusetzen, auch wenn sie gut vertragen wurde. Eine solche »Pillenpause« ist nach heutigem Wissensstand aber nicht notwendig.

Die Risiken der »Pille«

In den letzten Jahren wurden in Deutschland sehr viel weniger Antibabypillen verwendet. Im Jahr 2003 wurden noch 27 Millionen Packungen gekauft, 2006 waren es nur noch 21 Millionen.
Etwa jede vierte Frau im gebärfähigen Alter verwendet die »Pille« als Verhütungsmittel. Die möglichen Nebenwirkungen sollten deshalb

besonders ernst genommen werden. Auch wenn manche Nebenwirkungen selten auftreten, sind davon aufgrund der häufigen Einnahme der »Pille« eine große Anzahl von Frauen betroffen. Frauen, welche die »Pille« einnehmen, erkranken häufiger an Herz- und Gefäßerkrankungen (Bluthochdruck) und zeigen Neigung zu Blutgerinnseln, Herzinfarkt und Schlaganfall.
Das »Pillen-Risiko« wird noch vervielfacht, wenn gleichzeitig andere Risikofaktoren vorliegen – z. B. wenn Frauen rauchen, übergewichtig oder über 35 Jahre alt sind. Weitere schwerwiegende unerwünschte Wirkungen können Leberschädigungen sein. Besonders gefährdet sind Frauen, die schon einmal eine Schwangerschaftsgelbsucht hatten.
Außerdem können Migräne, Übelkeit, Nervosität, Müdigkeit, Akne, Haarausfall, Niedergeschlagenheit, depressive Verstimmungen, Brustschmerzen, Gewichtszunahme, Verminderung der Lust und Zwischenblutungen auftreten. Zudem leiden Frauen, welche die Pille einnehmen, häufiger an Pilzerkrankungen der Scheide.
Durch die Pille scheint sich das Risiko zu vermindern, an Gebärmutter- oder Eierstockkrebs zu erkranken. Das Risiko, an einem Gebärmutterhalskrebs zu erkranken, gilt jedoch als erhöht.
In verschiedenen, sich widersprechenden Studien wird auch ein erhöhtes, bisher jedoch nicht bewiesenes Brustkrebsrisiko diskutiert.
Bei Einnahme der Minipille kann es zu Zysten an den Eierstöcken kommen, die sich jedoch nach einem Absetzen des Präparats wieder zurückbilden.

Auf keinen Fall sollte die »Pille« genommen werden:
- in der Schwangerschaft
- bei Gefäßerkrankungen (Thrombosen, Embolien)
- nach Herzinfarkt
- nach Schlaganfall
- bei Bluthochdruck
- bei schwerer Zuckerkrankheit
- von starken Raucherinnen (mehr als zehn Zigaretten pro Tag) über 35 Jahren
- bei bestimmten Krebserkrankungen
- bei bestimmten Lebererkrankungen (z. B. nach Schwangerschaftsgelbsucht)
- von Frauen über 45 Jahren

Nur mit Vorbehalten und unter besonders sorgfältiger Kontrolle sollte die »Pille« genommen werden:
- von Frauen über 35 Jahren
- von Raucherinnen
- bei ausgeprägten Krampfadern
- bei Epilepsie
- bei leichten Formen der Zuckerkrankheit
- von sehr jungen Mädchen, deren Wachstum noch nicht abgeschlossen ist
- bei Migräne

Sofort abgesetzt werden muss die »Pille«,
- wenn Blutgerinnsel auftreten
- wenn der Blutdruck stark ansteigt
- wenn Sehstörungen auftreten
- bei Schwangerschaft
- vier Wochen vor Operationen
- bei Gelbsucht
- bei schweren Durchblutungsstörungen (z. B. Angina Pectoris, Herzinfarkt)
- bei schweren Migräneanfällen

Auch nach dem Absetzen kann es noch zu einigen Problemen kommen: So kann es bei manchen Frauen längere Zeit dauern, bis der normale Rhythmus der Regel wieder einsetzt.
Eine bereits 1986 in Großbritannien veröffentlichte Studie an 17.000 Frauen ergab überdies, dass 18 Prozent der Frauen zwischen 25 und 34 Jahren damit rechnen müssen, nach dem Absetzen der »Pille« vier Jahre lang unfruchtbar zu bleiben – gegenüber 11 Prozent jener Frauen, die andere Mittel zur Empfängnisverhütung angewendet haben.
Grundsätzlich sollten bei jeder Frau, welche die »Pille« nimmt, regelmäßig Kontrolluntersuchungen der Leber- und Nierenfunktion, des Blutdrucks, des Blutzuckers und gynäkologische Vorsorge-Untersuchungen (mit Zellabstrichen) durchgeführt werden.

18.1.2. Die »Pille« (Empfängnisverhütung durch Hormone)

Präparat	Wichtigste Nebenwirkungen	Empfehlung
aida (D) Filmtabl. Drospirenon, Ethinylestradiol *Rezeptpflichtig*	Erhöhtes Thromboserisiko (Blutgerinnsel), Leberschäden, Bluthochdruck, Depressionen, Übelkeit, Kopfschmerzen. Vorsicht z. B. bei blutdrucksenkenden Mitteln wie ACE-Hemmern: Gefährliche Kaliumanreicherung im Blut möglich	**Abzuraten** Thrombosegefahr und andere Risiken noch unzureichend untersucht. Präparat mit relativ neuem, möglicherweise problematischem Gestagen (Drospiren). Einphasenpräparat mit niedrigem Östrogenanteil.
Balanca (D) Filmtabl. Ethinylestradiol, Chlormadinonacetat *Rezeptpflichtig*	Erhöhtes Thromboserisiko (Blutgerinnsel), Leberschäden, Bluthochdruck, Depressionen, Übelkeit, Kopfschmerzen	**Abzuraten** als Mittel der 1. Wahl zur Empfängnisverhütung. Anwendung vertretbar, wenn zur Therapie (z. B. bei schwerer Akne) eine antiandrogene (gegen die Wirkung des männlichen Geschlechtshormons gerichtete) Wirkung erforderlich ist. Einphasenpräparat.
Belara D/Ö) Filmtabl. Ethinylestradiol, Chlormadinonacetat *Rezeptpflichtig*	Erhöhtes Thromboserisiko (Blutgerinnsel), Leberschäden, Bluthochdruck, Depressionen, Übelkeit, Kopfschmerzen	**Abzuraten** als Mittel der 1. Wahl zur Empfängnisverhütung. Anwendung vertretbar, wenn zur Therapie (z. B. bei schwerer Akne) eine antiandrogene (gegen die Wirkung des männlichen Geschlechtshormons gerichtete) Wirkung erforderlich ist. Einphasenpräparat.
Biviol (D) Filmtabl. Desogestrel, Ethinylestradiol *Rezeptpflichtig*	Erhöhtes Thromboserisiko (Blutgerinnsel), Leberschäden, Bluthochdruck, Depressionen, Übelkeit, Kopfschmerzen	**Abzuraten** wegen erhöhtem Thromboserisiko. Präparat der »Dritten Generation« mit problematischem Gestagen (Desogestrel). Zweiphasenpräparat.
Cerazette (D/Ö) Filmtabl. Desogestrel *Rezeptpflichtig*	Möglicherweise stärker erhöhtes Thromboserisiko (Blutgerinnsel), Leberschäden, Bluthochdruck, Depressionen, Übelkeit, Kopfschmerzen, Akne, Haarausfall, häufig Blutungsunregelmäßigkeiten	**Abzuraten** Minipille (Einstoffpräparat) mit problematischem Gestagen (Desogestrel). Häufigere Blutungsunregelmäßigkeiten als beispielsweise bei Minipillen mit dem Wirkstoff Levonorgestrel (z. B. *28 Mini*).

Präparat	Wichtigste Nebenwirkungen	Empfehlung
Cilest (D) Tabl. **Cileste** (Ö) Tabl. Norgestimat, Ethinylestradiol *Rezeptpflichtig*	Thromboserisiko (Blutgerinnsel), Leberschäden, Bluthochdruck, Depressionen, Übelkeit, Kopfschmerzen	**Zweckmäßig** Einphasenpräparat mit relativ niedrigem Östrogenanteil. Enthält weniger erprobtes Gestagen (Norgestimat).
Conceplan M (D) Tabl. Norethisteron, Ethinylestradiol *Rezeptpflichtig*	Thromboserisiko (Blutgerinnsel), Leberschäden, Bluthochdruck, Depressionen, Übelkeit, Kopfschmerzen	**Zweckmäßig** Einphasenpräparat mit relativ niedrigem Östrogenanteil.
Depo-Clinovir (D) Fertigspritze Medroxyprogesteronacetat *Rezeptpflichtig*	Thromboserisiko (Blutgerinnsel), Leberschäden, Bluthochdruck, Depressionen, verminderte Libido, Übelkeit, Kopfschmerzen, Gewichtszunahme, Akne, Haarausfall. Schmerzen an der Injektionsstelle	**Nur zweckmäßig zur** längerfristigen Verhütung (3 Monate), wenn Präparate zum Einnehmen nicht angewendet werden können.
Desmin (D) Tabl. Desogestrel, Ethinylestradiol *Rezeptpflichtig*	Erhöhtes Thromboserisiko (Blutgerinnsel), Leberschäden, Bluthochdruck, Depressionen, Übelkeit, Kopfschmerzen	**Abzuraten** wegen erhöhtem Thromboserisiko. Präparat der »Dritten Generation« mit problematischem Gestagen (Desogestrel). Einphasenpräparat mit niedrigem Östrogenanteil.
Diane mite (Ö) Drag. Cyproteronacetat, Ethinylestradiol *Rezeptpflichtig*	Stark erhöhtes Thromboserisiko (Blutgerinnsel), schwere Leberschäden, Bluthochdruck, Müdigkeit, Depressionen, Übelkeit, Kopfschmerzen	**Abzuraten** als Mittel der 1. Wahl zur Empfängnisverhütung. Anwendung vertretbar, wenn zur Therapie (z. B. bei schwerer Akne) eine antiandrogene (gegen die Wirkung des männlichen Geschlechtshormons gerichtete) Wirkung erforderlich ist. Einphasenpräparat.
Eve 20 (D) Tabl. Norethisteron, Ethinylestradiol *Rezeptpflichtig*	Thromboserisiko (Blutgerinnsel), Leberschäden, Bluthochdruck, Depressionen, Übelkeit, Kopfschmerzen	**Zweckmäßig** Einphasenpräparat mit niedrigem Östrogenanteil.

Präparat	Wichtigste Nebenwirkungen	Empfehlung
Evra (D) Transdermales Pflaster Norelgestromin, Ethinylestradiol *Rezeptpflichtig*	Möglicherweise stark erhöhtes Thromboserisiko. Stark erhöhte Östrogenspiegel. Häufig Hautreaktionen an der Pflasterstelle. Brustschmerzen, Brustschwellungen, Kopfschmerzen, Übelkeit. Schlechtere Gesamtverträglichkeit als bei Antibabypillen	**Abzuraten** wegen mangelhafter Daten zum Thromboserisiko. Einphasenpräparat.
Femigoa (D) Drag. Levonorgestrel, Ethinylestradiol *Rezeptpflichtig*	Thromboserisiko (Blutgerinnsel), Leberschäden, Bluthochdruck, Depressionen, Übelkeit, Kopfschmerzen	**Zweckmäßig** Einphasenpräparat mit relativ niedrigem Östrogenanteil.
Femovan (D) Drag. Gestoden, Ethinylestradiol *Rezeptpflichtig*	Erhöhtes Thromboserisiko (Blutgerinnsel), Leberschäden, Bluthochdruck, Depressionen, Übelkeit, Kopfschmerzen	**Abzuraten** wegen erhöhtem Thromboserisiko. Präparat der »Dritten Generation« mit problematischem Gestagen (Gestoden). Einphasenpräparat mit relativ niedrigem Östrogenanteil.
Femranette AL mikro (D) Drag. Levonorgestrel, Ethinylestradiol *Rezeptpflichtig*	Thromboserisiko (Blutgerinnsel), Leberschäden, Bluthochdruck, Depressionen, Übelkeit, Kopfschmerzen	**Zweckmäßig** Einphasenpräparat mit relativ niedrigem Östrogenanteil.
Gravistat (D) Drag. Levonorgestrel, Ethinylestradiol *Rezeptpflichtig*	Erhöhtes Thromboserisiko (Blutgerinnsel), Leberschäden, Bluthochdruck, Depressionen, Übelkeit, Kopfschmerzen	**Nur zweckmäßig, wenn** aus therapeutischen Gründen ein relativ hoher Östrogenanteil erforderlich ist. Einphasenpräparat.
Lamuna (D) Tabl. Desogestrel, Ethinylestradiol *Rezeptpflichtig*	Erhöhtes Thromboserisiko (Blutgerinnsel), Leberschäden, Bluthochdruck, Depressionen, Übelkeit, Kopfschmerzen	**Abzuraten** wegen erhöhtem Thromboserisiko. Präparat der »Dritten Generation« mit problematischem Gestagen (Desogestrel). Einphasenpräparat mit niedrigem Östrogenanteil.
Leios (D) Drag. Levonorgestrel, Ethinylestradiol *Rezeptpflichtig*	Thromboserisiko (Blutgerinnsel), Leberschäden, Bluthochdruck, Depressionen, Übelkeit, Kopfschmerzen	**Zweckmäßig** Einphasenpräparat mit niedrigem Östrogenanteil.

Präparat	Wichtigste Nebenwirkungen	Empfehlung
Lovelle (D) Tabl. Desogestrel, Ethinylestradiol *Rezeptpflichtig*	Erhöhtes Thromboserisiko (Blutgerinnsel), Leberschäden, Bluthochdruck, Depressionen, Übelkeit, Kopfschmerzen	**Abzuraten** wegen erhöhtem Thromboserisiko. Präparat der »Dritten Generation« mit problematischem Gestagen (Desogestrel). Einphasenpräparat mit niedrigem Östrogenanteil.
Marvelon (D/Ö) Filmtabl. Desogestrel, Ethinylestradiol *Rezeptpflichtig*	Erhöhtes Thromboserisiko (Blutgerinnsel), Leberschäden, Bluthochdruck, Depressionen, Übelkeit, Kopfschmerzen	**Abzuraten** wegen erhöhtem Thromboserisiko. Präparat der »Dritten Generation« mit problematischem Gestagen (Desogestrel). Einphasenpräparat mit relativ niedrigem Östrogenanteil.
Meliane (Ö) Drag. Gestoden, Ethinylestradiol *Rezeptpflichtig*	Erhöhtes Thromboserisiko (Blutgerinnsel), Leberschäden, Bluthochdruck, Depressionen, Übelkeit, Kopfschmerzen	**Abzuraten** wegen erhöhtem Thromboserisiko. Präparat der »Dritten Generation« mit problematischem Gestagen (Gestoden). Einphasenpräparat mit niedrigem Östrogenanteil.
Mercilon (Ö) Filmtabl. Desogestrel, Ethinylestradiol *Rezeptpflichtig*	Erhöhtes Thromboserisiko (Blutgerinnsel), Leberschäden, Bluthochdruck, Depressionen, Übelkeit, Kopfschmerzen	**Abzuraten** wegen erhöhtem Thromboserisiko. Präparat der »Dritten Generation« mit problematischem Gestagen (Desogestrel). Einphasenpräparat mit niedrigem Östrogenanteil.
Microgynon (D/Ö) Drag. Levonorgestrel, Ethinylestradiol *Rezeptpflichtig*	Thromboserisiko (Blutgerinnsel), Leberschäden, Bluthochdruck, Depressionen, Übelkeit, Kopfschmerzen	**Zweckmäßig** Einphasenpräparat mit relativ niedrigem Östrogenanteil.
28 Mini (D) Tabl. Levonorgestrel *Rezeptpflichtig*	Verringertes Thromboserisiko (Blutgerinnsel). Leberschäden, Bluthochdruck, Depressionen, Übelkeit, Kopfschmerzen, häufig Blutungsunregelmäßigkeiten	**Zweckmäßig** nur bei garantiert regelmäßiger Einnahme. Minipille mit einem Gestagen. Sinnvoll für Frauen, die nur die nächste Schwangerschaft aufschieben wollen oder Kombinationsmittel nicht vertragen. Weniger zuverlässig als Einphasenpräparate.
Minisiston (D) Drag. Levonorgestrel, Ethinylestradiol *Rezeptpflichtig*	Thromboserisiko (Blutgerinnsel), Leberschäden, Bluthochdruck, Depressionen, Übelkeit, Kopfschmerzen	**Zweckmäßig** Einphasenpräparat mit relativ niedrigem Östrogenanteil.

Präparat	Wichtigste Nebenwirkungen	Empfehlung
Minulet (D/Ö) Drag. Gestoden, Ethinylestradiol *Rezeptpflichtig*	Erhöhtes Thromboserisiko (Blutgerinnsel), Leberschäden, Bluthochdruck, Depressionen, Übelkeit, Kopfschmerzen	**Abzuraten** wegen erhöhtem Thromboserisiko. Präparat der »Dritten Generation« mit problematischem Gestagen (Gestoden). Einphasenpräparat mit relativ niedrigem Östrogenanteil.
Miranova (D) Drag. Levonorgestrel, Ethinylestradiol *Rezeptpflichtig*	Thromboserisiko (Blutgerinnsel), Leberschäden, Bluthochdruck, Depressionen, Übelkeit, Kopfschmerzen	**Zweckmäßig** Einphasenpräparat mit relativ niedrigem Östrogenanteil.
Mono Step (D) Drag. Levonorgestrel, Ethinylestradiol *Rezeptpflichtig*	Thromboserisiko (Blutgerinnsel), Leberschäden, Bluthochdruck, Depressionen, Übelkeit, Kopfschmerzen	**Zweckmäßig** Einphasenpräparat mit relativ niedrigem Östrogenanteil.
Neo-Eunomin (D) Filmtabl. Ethinylestradiol, Chlormadinonacetat *Rezeptpflichtig*	Erhöhtes Thromboserisiko (Blutgerinnsel), Leberschäden, Bluthochdruck, Depressionen, Übelkeit, Kopfschmerzen	**Abzuraten** als Mittel der 1. Wahl zur Empfängnisverhütung. Anwendung vertretbar, wenn zur Therapie (z. B. bei schwerer Akne) eine antiandrogene (gegen die Wirkung des männlichen Geschlechtshormons gerichtete) Wirkung erforderlich ist. Zweiphasenpräparat.
Nova Step (D) Drag. Levonorgestrel, Ethinylestradiol *Rezeptpflichtig*	Thromboserisiko (Blutgerinnsel), Leberschäden, Bluthochdruck, Depressionen, Übelkeit, Kopfschmerzen	**Zweckmäßig** Dreiphasenpräparat mit relativ niedrigem Östrogen- und Gestagenanteil. Die Sicherheit der Wirkung ist nur bei sorgfältiger Beachtung der Einnahmevorschriften gewährleistet.
Novial (D) Drag. Desogestrel, Ethinylestradiol *Rezeptpflichtig*	Erhöhtes Thromboserisiko (Blutgerinnsel), Leberschäden, Bluthochdruck, Depressionen, Übelkeit, Kopfschmerzen	**Abzuraten** wegen erhöhtem Thromboserisiko. Präparat der »Dritten Generation« mit problematischem Gestagen (Desogestrel). Dreiphasenpräparat mit relativ niedrigem Östrogen- und Gestagenanteil. Die Sicherheit der Wirkung ist nur bei sorgfältiger Beachtung der Einnahmevorschriften gewährleistet.

Präparat	Wichtigste Nebenwirkungen	Empfehlung
NuvaRing Vaginalring (D/Ö) Vaginalring Etonogestrel, Ethinylestradiol *Rezeptpflichtig*	Erhöhtes Thromboserisiko (Blutgerinnsel), Leberschäden, Bluthochdruck, Depressionen, Übelkeit, Kopfschmerzen, sehr häufig Scheidenentzündungen	**Möglicherweise zweckmäßig** wenn Präparate zum Einnehmen nicht zuverlässig angewendet werden können. Enthält einen mit dem problematischen Gestagen Desogestrel verwandten Wirkstoff. Vorsicht: Kann beim Tamponwechsel oder Stuhlgang unbemerkt ausgestoßen werden. Das Thromboserisiko ist noch nicht ausreichend untersucht.
Oviol (D) Tabl. Desogestrel, Ethinylestradiol *Rezeptpflichtig*	Erhöhtes Thromboserisiko (Blutgerinnsel), Leberschäden, Bluthochdruck, Depressionen, Übelkeit, Kopfschmerzen	**Abzuraten** wegen erhöhtem Thromboserisiko. Präparat der »Dritten Generation« mit problematischem Gestagen (Desogestrel). Zweiphasenpräparat mit relativ hohem Östrogenanteil.
Petibelle (D) Filmtabl. Drospirenon, Ethinylestradiol *Rezeptpflichtig*	Erhöhtes Thromboserisiko (Blutgerinnsel), Leberschäden, Bluthochdruck, Depressionen, Übelkeit, Kopfschmerzen. Vorsicht z. B. bei blutdrucksenkenden Mitteln wie ACE-Hemmern: Gefährliche Kaliumanreicherung im Blut möglich	**Abzuraten** Thrombosegefahr und andere Risiken noch unzureichend untersucht. Präparat mit relativ neuem, möglicherweise problematischen Gestagen (Drospiren). Einphasenpräparat mit niedrigem Östrogenanteil.
Pramino (D) Tabl. Norgestimat, Ethinylestradiol *Rezeptpflichtig*	Thromboserisiko (Blutgerinnsel), Leberschäden, Bluthochdruck, Depressionen, Übelkeit, Kopfschmerzen	**Zweckmäßig** Dreiphasenpräparat mit relativ niedrigem Östrogen- und Gestagenanteil. Die Sicherheit der Wirkung ist nur bei sorgfältiger Beachtung der Einnahmevorschriften gewährleistet. Weniger erprobtes Gestagen (Norgestimat).
Synphasec (D) Tabl. Norethisteron, Ethinylestradiol *Rezeptpflichtig*	Thromboserisiko (Blutgerinnsel), Leberschäden, Bluthochdruck, Depressionen, Übelkeit, Kopfschmerzen	**Zweckmäßig** Dreiphasenpräparat mit relativ niedrigem Östrogen- und Gestagenanteil. Die Sicherheit der Wirkung ist nur bei sorgfältiger Beachtung der Einnahmevorschriften gewährleistet.

Präparat	Wichtigste Nebenwirkungen	Empfehlung
Triette (D) Drag. Levonorgestrel, Ethinylestradiol *Rezeptpflichtig*	Thromboserisiko (Blutgerinnsel), Leberschäden, Bluthochdruck, Depressionen, Übelkeit, Kopfschmerzen	**Zweckmäßig** Dreiphasenpräparat mit relativ niedrigem Östrogen- und Gestagenanteil. Die Sicherheit der Wirkung ist nur bei sorgfältiger Beachtung der Einnahmevorschriften gewährleistet.
Trigoa (D) Drag. Levonorgestrel, Ethinylestradiol *Rezeptpflichtig*	Thromboserisiko (Blutgerinnsel), Leberschäden, Bluthochdruck, Depressionen, Übelkeit, Kopfschmerzen	**Zweckmäßig** Dreiphasenpräparat mit relativ niedrigem Östrogen- und Gestagenanteil. Die Sicherheit der Wirkung ist nur bei sorgfältiger Beachtung der Einnahmevorschriften gewährleistet.
Trigynon (Ö) Drag. Levonorgestrel, Ethinylestradiol *Rezeptpflichtig*	Thromboserisiko (Blutgerinnsel), Leberschäden, Bluthochdruck, Depressionen, Übelkeit, Kopfschmerzen	**Zweckmäßig** Dreiphasenpräparat mit relativ niedrigem Östrogen- und Gestagenanteil. Die Sicherheit der Wirkung ist nur bei sorgfältiger Beachtung der Einnahmevorschriften gewährleistet.
Trinordiol (D/Ö) Drag. Levonorgestrel, Ethinylestradiol *Rezeptpflichtig*	Thromboserisiko (Blutgerinnsel), Leberschäden, Bluthochdruck, Depressionen, Übelkeit, Kopfschmerzen	**Zweckmäßig** Dreiphasenpräparat mit relativ niedrigem Östrogen- und Gestagenanteil. Die Sicherheit der Wirkung ist nur bei sorgfältiger Beachtung der Einnahmevorschriften gewährleistet.
Triodena (Ö) Drag. Gestoden, Ethinylestradiol *Rezeptpflichtig*	Erhöhtes Thromboserisiko (Blutgerinnsel), Leberschäden, Bluthochdruck, Depressionen, Übelkeit, Kopfschmerzen	**Abzuraten** wegen erhöhtem Thromboserisiko. Präparat der »Dritten Generation« mit problematischem Gestagen (Gestoden). Dreiphasenpräparat mit relativ niedrigem Östrogen- und Gestagenanteil. Die Sicherheit der Wirkung ist nur bei sorgfältiger Beachtung der Einnahmevorschriften gewährleistet.
Triquilar (D) Drag. Levonorgestrel, Ethinylestradiol *Rezeptpflichtig*	Thromboserisiko (Blutgerinnsel), Leberschäden, Bluthochdruck, Depressionen, Übelkeit, Kopfschmerzen	**Zweckmäßig** Dreiphasenpräparat mit relativ niedrigem Östrogen- und Gestagenanteil. Die Sicherheit der Wirkung ist nur bei sorgfältiger Beachtung der Einnahmevorschriften gewährleistet.

Präparat	Wichtigste Nebenwirkungen	Empfehlung
Trisiston (D) Drag. Levonorgestrel, Ethinylestradiol *Rezeptpflichtig*	Thromboserisiko (Blutgerinnsel), Leberschäden, Bluthochdruck, Depressionen, Übelkeit, Kopfschmerzen	**Zweckmäßig** Dreiphasenpräparat mit relativ niedrigem Östrogen- und Gestagenanteil. Die Sicherheit der Wirkung ist nur bei sorgfältiger Beachtung der Einnahmevorschriften gewährleistet.
unofem (D) Tabl. Levonorgestrel *Rezeptpflichtig*	Häufig Übelkeit, Kopfschmerzen, Müdigkeit, Schmerzen im Unterbauch, Schmier- und Zwischenblutungen	**Nur zweckmäßig** als Notfallverhütungsmittel innerhalb von 72 h nach ungeschütztem Geschlechtsverkehr.
Valette (D/Ö) Drag. Dienogest, Ethinylestradiol *Rezeptpflichtig*	Thromboserisiko (Blutgerinnsel), Leberschäden, Bluthochdruck, Depressionen, Übelkeit, Kopfschmerzen	**Möglicherweise zweckmäßig zur** Empfängnisverhütung. Anwendung vertretbar, wenn zur Therapie (z. B. bei Akne) eine schwache antiandrogene (gegen die Wirkung des männlichen Geschlechtshormons gerichtete) Wirkung erforderlich ist. Einphasenpräparat. Noch relativ wenig erprobt.
Vikela (Ö) Tabl. Levonorgestrel *Rezeptpflichtig*	Häufig Übelkeit, Kopfschmerzen, Müdigkeit, Schmerzen im Unterbauch, Schmier- und Zwischenblutungen	**Nur zweckmäßig** als Notfallverhütungsmittel innerhalb von 72 h nach ungeschütztem Geschlechtsverkehr.
Yasmin (D/Ö) Filmtabl. **Yasminelle** (D) Filmtabl. Drospirenon, Ethinylestradiol *Rezeptpflichtig*	Erhöhtes Thromboserisiko (Blutgerinnsel), Leberschäden, Bluthochdruck, Depressionen, Übelkeit, Kopfschmerzen. Vorsicht z. B. bei blutdrucksenkenden Mitteln wie ACE-Hemmern: Gefährliche Kaliumanreicherung im Blut möglich	**Abzuraten** Thrombosegefahr und andere Risiken noch unzureichend untersucht. Präparat mit relativ neuem, möglicherweise problematischem Gestagen (Drospiren). Einphasenpräparat mit niedrigem Östrogenanteil. Yasminelle enthält einen etwas geringeren Östrogengehalt als Yasmin. Die in der Werbung behauptete Gewichtsabnahme beträgt lediglich einige 100 Gramm.

18.2. Mittel gegen Zyklusstörungen und -beschwerden

Schmerzhafte Regelblutung (Dysmenorrhoe) ist die häufigste Beschwerde, wegen der Frauen einen Gynäkologen aufsuchen.
Ein gestörter Zyklus kann sich außerdem bemerkbar machen durch das Fehlen oder seltene Auftreten der Regelblutung sowie durch sehr starke oder sehr lange Blutungen.
Alle diese Störungen können psychische, organische oder hormonelle Ursachen haben.

Erschwerte und schmerzhafte Monatsblutungen (Dysmenorrhoe)

Für viele, besonders junge Frauen ist eine Regelblutung mit mehr oder weniger starken Schmerzen verbunden. Wenn bewährte Hausmittel wie Tees, Bauchmassage und Wärmflasche keine Linderung bringen, können schmerzstillende Mittel sinnvoll sein. Als wirksam und zweckmäßig gelten Ibuprofen (enthalten z. B. in *Dismenol N*) und Naproxen (enthalten z. B. in *Dysmenalgit*).
Acetylsalicylsäure (enthalten z. B. in Generika mit dem Namen *ASS + Firmenbezeichnung*) scheint bei Dysmenorrhoe kaum zu wirken.
Vor einer Behandlung mit Medikamenten müssen organische und seelische Ursachen der schmerzhaften Monatsblutung ausgeschlossen werden. Schmerzmittel sind insbesondere sinnvoll, wenn die schmerzhaften Monatsblutungen von Jugend an bestehen. Schmerzen, die erst später erstmals auftreten, sind oft organisch bedingt.
Die Verordnung der »Pille« kann ebenfalls sinnvoll sein und dazu führen, dass die Regelblutung weniger beschwerlich verläuft.
Abzuraten ist von der Verwendung von Präparaten, die Mönchspfeffer enthalten (z. B. *Agnolyt, Agnucaston, Agnumens, Biofem, Cefanorm, Mastodynon*), weil sie schwere Hauterscheinungen verursachen können und weil nicht ausgeschlossen werden kann, dass während der Schwangerschaft die Entwicklung des Fötus gestört wird.

Fehlende oder seltene Regelblutung

kann ihre Ursache in einem Mangel der Steuerungshormone haben. Die Gründe sind sehr häufig seelischer Natur – eine psychotherapeutische Abklärung wäre deshalb vor einer Behandlung sinnvoll. Häufig wird zur Einnahme der »Pille« geraten. Dies ist eine vordergründige Behandlung, da nicht die Ursache, sondern nur das Symptom behandelt wird.

Andererseits wird nicht selten eine Behandlung mit Hormonkombinationen (ähnlich der »Pille«) versucht. Diese Therapie beruht auf der umstrittenen Annahme, dass durch plötzliches Absetzen der Hormonpräparate die Steuerungshormone wieder produziert werden, und sollte nur dann angewendet werden, wenn eindeutig nachgewiesen ist, dass der Körper von sich aus zu wenig Sexualhormone produziert, oder bei sehr jungen Frauen mit Hormonschwäche.
Eine fehlende Regelblutung kann ihre Ursache auch in einer Störung der Hormonproduktion der Eierstöcke haben. Eine solche Störung ist nicht heilbar. Bei Frauen unter 45 Jahren kann eine »Hormonergänzungsbehandlung« sinnvoll sein. Vor Beginn einer Hormonbehandlung sollte man zweimal einen Schwangerschaftstest im Abstand von acht Tagen durchführen.

Sehr starke oder sehr lange Blutungen oder Zwischenblutungen

Sie sollten auf keinen Fall sofort mit Hormonen behandelt werden. Sie sind meist organisch verursacht, z. B. durch Unverträglichkeiten beim Tragen einer Spirale, durch Entzündungen im Gebärmutterbereich, durch gutartige Muskelknoten oder Gewächse, durch blutgerinnungshemmende Medikamente und anderes. Deshalb sollte auf alle Fälle zunächst die Ursache abgeklärt werden.

Prämenstruelles Syndrom (PMS)

Viele Frauen leiden an unterschiedlichsten Beschwerden vor dem Auftreten der Regelblutung – Kreuzschmerzen, Migräne, Brustspannen, geschwollene Beine, Stimmungsschwankungen. Man nennt dies prämenstruelles Syndrom (PMS). Bei etwa fünf Prozent der Frauen sind diese Beschwerden so ausgeprägt, dass sie behandlungsbedürftig sind.
Als Ursache der zahlreichen, sehr unterschiedlichen Beschwerden vermuten psychosomatisch orientierte Ärzte seelische Ursachen. Wahrscheinlich spielen auch Blutspiegelschwankungen der Hormone eine Rolle.
In zahlreichen Untersuchungen haben sich Placebos (= Arzneimittel ohne Wirkstoffe) als beste Medikamente für die Behandlung herausgestellt. Sie sind bei mindestens jeder zweiten Frau gut wirksam. Ein zusätzlicher Vorteil: Es sind kaum Nebenwirkungen zu erwarten.

Für homöopathische Mittel, von denen manche Kritiker behaupten, dass sie nichts anderes sind als Placebos, gilt in Bezug auf Wirksamkeit und Nebenwirkungen dasselbe.
Für alle anderen Mittel, die ebenfalls zur Behandlung des prämenstruellen Syndroms angewendet werden – Hormone, Diuretika, Vitamin B_6, Psychopharmaka und andere –, gibt es keinen Wirksamkeitsnachweis. Sinnvoll ist die Auseinandersetzung mit der eigenen Weiblichkeit.

18.2. Mittel gegen Zyklusstörungen und -beschwerden

Präparat	Wichtigste Nebenwirkungen	Empfehlung
Agnolyt (D) Tropfen, Kaps. **Agnucaston** (D/Ö) Filmtabl., Lösung **Agnumens** (Ö) Tropfen **Agnus Castus AL** (D) Filmtabl. **Biofem** (D) Filmtabl. **Cefanorm** (D) Kaps., Lösung Extrakt aus Keuschlammfrüchten (Fruct. Agni casti bzw. Mönchspfeffer)	Selten Hautjucken und Exanthem. Nicht versehentlich in der Schwangerschaft anwenden! Tropfen enthalten Alkohol!	**Abzuraten** bei den vom Hersteller angegebenen Anwendungsgebieten (z. B. prämenstruelles Syndrom, Zyklusstörungen). Pflanzliches Mittel.
Chlormadinon Jenapharm (D) Tabl. Chlormadinon *Rezeptpflichtig*	Wassereinlagerung im Gewebe (Ödeme), Übelkeit, Erbrechen, Kopfschmerzen, Depressionen, erhöhtes Thromboserisiko	**Therapeutisch zweckmäßig bei** Zuständen, die eine Anwendung von gestagenen Hormonen erfordern (z. B. bestimmte Zyklusstörungen).
Dismenol N (D) Filmtabl. **Dismenol Neu** (Ö) Filmtabl, Ibuprofen	Kopfschmerzen, Magen-Darm-Störungen, zentralnervöse Störungen wie z. B. Schwindel	**Therapeutisch zweckmäßig bei** schmerzhaften Menstruationsbeschwerden.
Dolormin für Frauen (D) Tabl. Naproxen	Kopfschmerzen, Magen-Darm-Störungen, zentralnervöse Störungen wie z. B. Schwindel	**Therapeutisch zweckmäßig bei** schmerzhaften Menstruationsbeschwerden.
Duphaston (D/Ö) Tabl. Dydrogesteron *Rezeptpflichtig*	Wassereinlagerung im Gewebe (Ödeme), Übelkeit, Erbrechen, Kopfschmerzen, Depressionen, erhöhtes Thromboserisiko	**Therapeutisch zweckmäßig bei** Zuständen, die eine Anwendung von gestagenen Hormonen erfordern (z. B. bestimmte Zyklusstörungen).

Präparat	Wichtigste Nebenwirkungen	Empfehlung
Dysmenalgit (D) Tabl. Naproxen *Rezeptpflichtig*	Kopfschmerzen, Magen-Darm-Störungen, zentralnervöse Störungen wie z. B. Schwindel	**Therapeutisch zweckmäßig bei** schmerzhaften Menstruationsbeschwerden.
Ethinylestradiol Jemapharm (D) überzogene Tabl. Ethinylestradiol *Rezeptpflichtig*	Erhöhtes Thromboserisiko, Leberschäden, Bluthochdruck, Depressionen, Übelkeit, Kopfschmerzen	**Therapeutisch zweckmäßig bei** Zyklusstörungen (Ausbleiben der Regelblutung).
Gestakadin (D) Tabl. Norethisteron *Rezeptpflichtig*	Wassereinlagerung im Gewebe (Ödeme), Übelkeit, Erbrechen, Depressionen, Kopfschmerzen, erhöhtes Thromboserisiko, vermännlichende Wirkung möglich	**Therapeutisch zweckmäßig bei** Zuständen, die eine Anwendung von gestagenen Hormonen erfordern (z. B. bestimmte Zyklusstörungen).
Mastodynon (D) Tabl., Tropfen Urtinktur aus Keuschlammfrüchten (Fruct. Agni casti bzw. Mönchspfeffer), homöopathische Verdünnungen aus Caulophyllum thalictroides, Cyclamen, Ignatia, Iris, Lilium tigrinum	Selten Hautjucken und Exanthem. Nicht versehentlich in der Schwangerschaft anwenden! Enthält Alkohol!	**Abzuraten** Homöopathisches Mittel. Therapeutische Wirksamkeit zweifelhaft bei den vom Hersteller angegebenen Anwendungsgebieten (z. B. Zyklusstörungen).
Mensoton gegen Regelschmerzen (D) Filmtabl. Ibuprofen	Kopfschmerzen, Magen-Darm-Störungen, zentralnervöse Störungen wie z. B. Schwindel	**Therapeutisch zweckmäßig bei** schmerzhaften Menstruationsbeschwerden.
Mönchspfeffer-ratiopharm (D) Filmtabl. Trockenextrakt aus Keuschlammfrüchten (Mönchspfeffer)	Selten Hautjucken und Exanthem. Nicht versehentlich in der Schwangerschaft anwenden! Tropfen enthalten Alkohol!	**Abzuraten** bei den vom Hersteller angegebenen Anwendungsgebieten (z. B. prämenstruelles Syndrom, Zyklusstörungen). Pflanzliches Mittel.
Norethisteron Jenapharm (D) Tabl. Norethisteron *Rezeptpflichtig*	Wassereinlagerung im Gewebe (Ödeme), Übelkeit, Erbrechen, Depressionen, Kopfschmerzen, erhöhtes Thromboserisiko	**Therapeutisch zweckmäßig bei** Zuständen, die eine Anwendung von gestagenen Hormonen erfordern (z. B. bestimmte Zyklusstörungen).

Präparat	Wichtigste Nebenwirkungen	Empfehlung
Orgametril (D/Ö) Tabl. Lynestrenol *Rezeptpflichtig*	Wassereinlagerung im Gewebe (Ödeme), Übelkeit, Erbrechen, Depressionen, Kopfschmerzen, erhöhtes Thromboserisiko, vermännlichende Wirkung möglich	**Therapeutisch zweckmäßig bei** Zuständen, die eine Anwendung von gestagenen Hormonen erfordern (z. B. bestimmte Zyklusstörungen).
Primolut Nor (D) Tabl. Norethisteron *Rezeptpflichtig*	Wassereinlagerung im Gewebe (Ödeme), Übelkeit, Erbrechen, Depressionen, Kopfschmerzen, erhöhtes Thromboserisiko, vermännlichende Wirkung möglich	**Therapeutisch zweckmäßig bei** Zuständen, die eine Anwendung von gestagenen Hormonen erfordern (z. B. bestimmte Zyklusstörungen).
Primosiston (Ö) Tabl. Norethisteron, Ethinylestradiol *Rezeptpflichtig*	Thromboserisiko (Blutgerinnsel), Leberschäden, Bluthochdruck, Depressionen	**Therapeutisch zweckmäßig bei** bestimmten Zyklusstörungen und zur Menstruationsverlegung. Kombination von Gestagen und niedrig dosiertem Östrogen. Nicht zur Empfängnisverhütung geeignet.
Prodafem (Ö) Tabl. Medroxyprogesteron *Rezeptpflichtig*	Wassereinlagerung im Gewebe (Ödeme), Übelkeit, Erbrechen, Kopfschmerzen, Depressionen, erhöhtes Thromboserisiko, vermännlichende Wirkung möglich	**Therapeutisch zweckmäßig bei** Zuständen, die eine Anwendung von gestagenen Hormonen erfordern (z. B. bestimmte Zyklusstörungen).
Progestogel (D) Gel Progesteron *Rezeptpflichtig*	Hautreizungen möglich	**Wenig zweckmäßig bei** dem vom Hersteller angegebenen Anwendungsgebiet Mastodynie (zyklusbedingte schmerzende Brustschwellung). Gel kühlt.
Utrogest (D) **Utrogestan** (Ö) Kaps. Progesteron *Rezeptpflichtig*	Wassereinlagerung im Gewebe (Ödeme), Übelkeit, Erbrechen, Kopfschmerzen, Depressionen, erhöhtes Thromboserisiko, vermännlichende Wirkung möglich	**Therapeutisch zweckmäßig bei** Zuständen, die eine Anwendung von gestagenen Hormonen erfordern (z. B. bestimmte Zyklusstörungen).

18.3. Mittel gegen Beschwerden in den Wechseljahren (Klimakterium)

Im vierten und fünften Lebensjahrzehnt beginnt der menschliche Körper, weniger Sexualhormone zu produzieren. Diese Hormonverminderung ist eine natürliche Entwicklung und führt nicht zwangsläufig zu Störungen des Wohlbefindens.
Auch sind Wechseljahres-Beschwerden bei Frauen nicht allein hormonbedingt. Viele der Beschwerden können auch seelische Ursachen haben. In einer Gesellschaft, die in vielen Bereichen »älter werden« mit »weniger wert sein« gleichsetzt, ist es nur zu verständlich, dass in den Wechseljahren psychische Probleme auftreten können.

Hormon-Substitution

Frauen leben im Durchschnitt sechs bis acht Jahre länger als Männer, und zwar auch dann, wenn sie durch Haushaltsführung und berufliche Tätigkeit mehrfach belastet sind.
Manche Wissenschaftler erklären dies mit dem weiblichen Geschlechtshormon Östrogen: Es beschleunigt die Zellteilung und sorgt dafür, dass die Blutgefäße elastisch bleiben und nicht so bald »verkalken«. Das bedeutet weniger Herzinfarkte und weniger Schlaganfälle. Östrogen soll außerdem osteoporotische Prozesse aufhalten und damit das Risiko von Knochenbrüchen verringern.
Wenn Frauen in die Wechseljahre kommen, verringert der Körper die Östrogenproduktion. Eine Folge davon sind die sogenannten Wechseljahresbeschwerden: Hitzewallungen, Unruhezustände und eine Reihe von anderen Unannehmlichkeiten; aber auch ein gewisses Risiko für Knochenschwund (Osteoporose).
Es liegt daher nahe, durch Einnahme von Östrogenen diese Beschwerden zu verringern oder sogar gänzlich zum Verschwinden zu bringen. Dies trifft für die Behandlung von akuten Wechseljahresbeschwerden auch tatsächlich zu. Allerdings: der Preis, den Frauen dafür zahlen, ist hoch.
Fast immer zu hoch! – sagen inzwischen viele seriöse Mediziner.

Risiken der Hormontherapie

Die Berliner Fachzeitschrift »arznei-telegramm« fasste im Juli 2007 den derzeitigen Stand des medizinischen Wissens folgendermaßen zusammen:

Auch bei kurzzeitiger Anwendung von Östrogen plus Gestagen ergibt sich ein wahrscheinlich erhöhtes Risiko für Herzinfarkte und Thrombosen. Nach mehrjähriger Anwendung steigt auch das Risiko für Schlaganfälle und Gallenblasenerkrankungen. Wahrscheinlich gibt es auch ein erhöhtes Brustkrebsrisiko nach mehrjähriger Behandlung. Entgegen anders lautenden Meinungen verschiedener Gynäkologen ist es bis jetzt nicht sicher, ob es während der Behandlung mit Hormonen ein sogenanntes Zeitfenster gibt, während dem kein erhöhtes Brustkrebsrisiko besteht.
Auch bei alleiniger Anwendung von Östrogen (ohne Gestagen) bei Frauen nach Gebärmutterentfernung ist mit einem erhöhten Risiko von Schlaganfällen und Gallenblasenerkrankungen zu rechnen. Wahrscheinlich gilt dies auch für Thrombosen. In den Fachinformationen der betreffenden Arzneimittel wird außerdem von einem erhöhten Brustkrebsrisiko gewarnt.

Rückgang der Hormontherapie und Rückgang der Brustkrebsfälle

In den USA hat sich in den vergangenen Jahren gezeigt, dass parallel zum Rückgang der Hormontherapie im Klimakterium auch die Zahl der Brustkrebsfälle zurückging. Mediziner vermuten, dass es hier einen klaren Zusammenhang gibt. Eindeutig klären lässt sich das aber nur durch weitere Untersuchungen.
Auch in Deutschland zeigt sich für die vergangen Jahre ein dramatischer Rückgang der Hormontherapie in den Wechseljahren; 2003 wurden noch etwa 10,4 Millionen Packungen an Hormonmitteln verschrieben, 2006 waren es nur noch 7,1 Millionen.

Hormontherapie und Osteoporose

Die immer wieder behauptete Wirkung der Hormone auf den Verlauf der Osteoporose ist zweifelhaft. Sicher ist, dass einmal abgebauter Knochen durch Hormone nicht wieder aufgebaut wird. Bestenfalls kann die Osteoporoseentwicklung verzögert werden. Ob dies aber z. B. die Knochenbruchgefahr vermindert, ist immer noch ungeklärt. Die Osteoporosegefahr ist offensichtlich von Erbfaktoren bestimmt.

Empfehlung: Von einer Hormontherapie ist abzuraten

Aufgrund der vorliegenden Daten ergibt sich für uns folgender Schluss: Von einer Behandlung mit Östrogenen in den Wechseljahren – egal ob allein oder in Kombination mit Gestagenen – ist abzuraten. Auch der Nutzen einer kurzzeitigen Behandlung ist umstritten, weil nach dem Absetzen die Beschwerden bei mehr als der Hälfte der Frauen erneut auftreten. Offenbar werden die Beschwerden durch die Hormonbehandlung nicht überbrückt, sondern nur verschoben.

Tibolon (Liviella)

Dieses synthetische Hormon wird vom Hersteller als »verträgliche Alternative zur Hormonersatztherapie« beworben. Das ist eine Irreführung. *Liviella* steigert das Risiko von Schlaganfällen sowie Brust- und Gebärmutterschleimhautkrebs. Außerdem ist mit einer erheblichen Zunahme des Körpergewichts zu rechnen. Die US-Arzneimittelbehörde hat die Zulassung im Jahr 2006 verweigert. Wir raten ab von der Verwendung.

Pflanzliche Mittel

Nach der Diskussion über die Risiken der Hormontherapie werden zunehmend häufiger »milde Östrogene« pflanzlicher Herkunft angeboten. Dabei handelt es sich meist um Phytoöstrogene aus Soja, die als Nahrungsergänzungsmittel und nicht als geprüfte Arzneimittel verkauft werden. Man kann sie im Supermarkt erhalten, man kann aber auch extrem teure Präparate, die nicht besser sind als die im Supermarkt erhältlichen, bei Ärzten angeboten bekommen.
Vorsicht: Frauen mit hormonabhängigen Tumoren sollten keine Mittel einnehmen, die den Traubensilberkerzenextrakt Cimicifuga enthalten (z. B. *Cefakliman mono, Cimicifuga AL, Cimicifuga-ratiopharm, Cimicifuga Stada, Cimisan, Klimadynon, Remifemin plus*) – diese Präparate haben östrogenartige Wirkungen. Dies gilt auch für die zahlreichen Präparate aus Soja, die auf dem freien Markt als Nahrungsergänzungsmittel angeboten werden.

Homöopathische Mittel

Für homöopathische Mittel gegen Klimakteriumsbeschwerden wie *Feminon N* oder *Klimaktoplant H* gibt es keine überzeugenden Belege für einen therapeutischen Nutzen.

18.3. Mittel gegen Beschwerden in den Wechseljahren (Klimakterium)

Präparat	Wichtigste Nebenwirkungen	Empfehlung
Activelle (D/Ö) Filmtabl. Estradiol, Norethisteron *Rezeptpflichtig*	Übelkeit, Schmerzen und Spannungen der Brüste, Schmerzen in den Beinen (Präparat sofort absetzen!), Blutungen durch Vermehrung der Zellen der Gebärmutterschleimhaut, Leberschäden, Gallenblasenerkrankungen. Erhöhtes Risiko für Thrombose und Herzinfarkt (schon bei Beginn der Therapie) und für Schlaganfall und Brustkrebs bei Langzeittherapie. Entzugserscheinungen bei Absetzen des Medikaments	**Abzuraten** zur Hormonersatztherapie nach der Menopause wegen erhöhter Risiken und zweifelhaften Nutzens. Kombinationspräparat.
Angeliq (D/Ö) Filmtabl. Drospirenon, Estradiol *Rezeptpflichtig*	Leberschäden, Bluthochdruck, Depressionen, Übelkeit, Kopfschmerzen. Erhöhtes Risiko für Thrombose und Herzinfarkt (schon bei Beginn der Therapie) und für Schlaganfall und Brustkrebs bei Langzeittherapie. Entzugserscheinungen bei Absetzen des Medikaments. Vorsicht z. B. bei blutdrucksenkenden Mitteln wie ACE-Hemmern: Gefährliche Kaliumanreicherung im Blut möglich!	**Abzuraten** zur Hormonersatztherapie nach der Menopause wegen erhöhter Risiken und zweifelhaften Nutzens. Kombinationspräparat. Präparat mit relativ neuem, möglicherweise problematischem Gestagen (Drospirenon). Nicht zur Empfängnisverhütung geeignet. Noch relativ wenig erprobt.
Cefakliman (D) Tabl. Lachesis D12, Cimicifuga (Traubensilberkerze) D5, Sepia D5, Lilium tigrinum D 5	Keine wesentlichen zu erwarten	**Homöopathisches Mittel** Therapeutische Wirkung zweifelhaft. Vertretbar wegen geringer Schädlichkeit bei dem vom Hersteller angegebenen Anwendungsgebiet (z. B. klimakterische Ausfallserscheinungen).
Cefakliman mono (D) Kaps., Tropfen Extrakt aus Cimicifugawurzeln (Traubensilberkerze)	Magen-Darm-Beschwerden, Verdacht auf leberschädigende Wirkung. Tropfen enthalten Alkohol!	**Abzuraten bei** den vom Hersteller angegebenen Anwendungsgebieten (z. B. klimakterische Beschwerden). Pflanzliches Mittel mit östrogenartiger Wirkung.

Präparat	Wichtigste Nebenwirkungen	Empfehlung
Cefakliman N (D) Tropfen Lachesis D8, Sanguinaria D D3, Cimicifuga (Traubensilberkerze) und Hypericum Urtinktur	Magen-Darm-Beschwerden, Verdacht auf leberschädigende Wirkung. Tropfen enthalten Alkohol! Problematische Wechselwirkungen mit anderen Arzneimitteln (z. B. Kalzium-Antagonisten). Licht-Überempfindlichkeit	**Abzuraten** Homöopathisches Mittel mit teilweise unverdünnten Wirkstoffen. Wenig sinnvolle Kombination von pflanzlichen Mitteln mit östrogenartiger (Traubensilberkerze) und beruhigender (Johanniskraut) Wirkung. Therapeutische Wirksamkeit bei klimakterischen Beschwerden zweifelhaft.
Cimicifuga Al (D) Filmtabl. **Cimicifuga-ratiopharm** (D) Filmtabl. **Cimicifuga Stada** (D) **Cimisan** (D) Filmtabl. Extrakt aus Cimicifugawurzeln (Traubensilberkerze)	Magen-Darm-Beschwerden, Verdacht auf leberschädigende Wirkung	**Abzuraten bei** den vom Hersteller angegebenen Anwendungsgebieten (z. B. klimakterische Beschwerden). Pflanzliches Mittel mit östrogenartiger Wirkung.
Climen (D/Ö) Drag. Estradiol, Cyproteron *Rezeptpflichtig*	Übelkeit, Schmerzen und Spannungen der Brüste, Schmerzen in den Beinen (Präparat sofort absetzen!), Blutungen durch Vermehrung der Zellen der Gebärmutterschleimhaut, Leberschäden, Gallenblasenerkrankungen. Erhöhtes Risiko für Thrombose und Herzinfarkt (schon bei Beginn der Therapie) und für Schlaganfall und Brustkrebs bei Langzeittherapie. Entzugserscheinungen bei Absetzen des Medikaments.	**Abzuraten** zur Hormonersatztherapie nach der Menopause wegen erhöhter Risiken und zweifelhaften Nutzens. Nicht zur Empfängnisverhütung geeignet. Erhöhtes Nebenwirkungsrisiko durch Gestagen mit antiandrogener Wirkung (Cyproteron).
Climodien (D) Drag. Estradiol, Dienogest *Rezeptpflichtig*	Übelkeit, Schmerzen und Spannungen der Brüste, Schmerzen in den Beinen (Präparat sofort absetzen!), Blutungen durch Vermehrung der Zellen der Gebärmutterschleimhaut, Leberschäden, Gallenblasenerkrankungen. Erhöhtes Risiko für Thrombose und Herzinfarkt (schon bei Beginn der Therapie) und für Schlaganfall und Brustkrebs bei Langzeittherapie. Entzugserscheinungen bei Absetzen des Medikaments	**Abzuraten** zur Hormonersatztherapie nach der Menopause wegen erhöhter Risiken und zweifelhaften Nutzens. Kombinationspräparat. Schwache antiandrogene (gegen die Wirkung des männlichen Geschlechtshormons gerichtete) Wirkung. Nicht zur Empfängnisverhütung geeignet. Noch relativ wenig erprobt.

Präparat	Wichtigste Nebenwirkungen	Empfehlung
Climopax (D) Drag. Konjugierte Östrogene, Medroxyprogesteron *Rezeptpflichtig*	Übelkeit, Schmerzen und Spannungen der Brüste, Schmerzen in den Beinen (Präparat sofort absetzen!), Blutungen durch Vermehrung der Zellen der Gebärmutterschleimhaut, Leberschäden, Gallenblasenerkrankungen. Erhöhtes Risiko für Thrombose und Herzinfarkt (schon bei Beginn der Therapie) und für Schlaganfall und Brustkrebs bei Langzeittherapie. Entzugserscheinungen bei Absetzen des Medikaments	**Abzuraten** zur Hormonersatztherapie nach der Menopause wegen erhöhter Risiken und zweifelhaften Nutzens. Kombinationspräparat. Östrogenpräparate tierischen Ursprungs (aus Stutenharn) gelten heute als überholt.
Climopax mono (D) Drag. Konjugierte Östrogene *Rezeptpflichtig*	Übelkeit, Schmerzen und Spannungen der Brüste, Schmerzen in den Beinen (Präparat sofort absetzen!), Blutungen durch Vermehrung der Zellen der Gebärmutterschleimhaut, Leberschäden, Gallenblasenerkrankungen. Erhöhtes Risiko für Thrombose und Herzinfarkt (schon bei Beginn der Therapie) und für Schlaganfall und Brustkrebs bei Langzeittherapie. Entzugserscheinungen bei Absetzen des Medikaments	**Abzuraten** zur Hormonersatztherapie nach der Menopause wegen erhöhter Risiken und zweifelhaften Nutzens. Östrogenpräparate tierischen Ursprungs (aus Stutenharn) gelten heute als überholt.
Cutanum (D) Matrixpflaster Estradiol *Rezeptpflichtig*	Häufig Pflasterallergie. Übelkeit, Schmerzen und Spannungen der Brüste, Schmerzen in den Beinen (Präparat sofort absetzen!), Blutungen durch Vermehrung der Zellen der Gebärmutterschleimhaut, Leberschäden, Gallenblasenerkrankungen. Erhöhtes Risiko für Thrombose und Herzinfarkt (schon bei Beginn der Therapie) und für Schlaganfall und Brustkrebs bei Langzeittherapie. Entzugserscheinungen bei Absetzen des Medikaments	**Abzuraten** zur Hormonersatztherapie nach der Menopause wegen erhöhter Risiken und zweifelhaften Nutzens.

Präparat	Wichtigste Nebenwirkungen	Empfehlung
Cyclo Östrogynal (D) Tabl. Estradiol, Estriol (weiße Tabl.); Estradiol, Estriol, Levonorgestrel (rosa Tabl.) *Rezeptpflichtig*	Übelkeit, Schmerzen und Spannungen der Brüste, Schmerzen in den Beinen (Präparat sofort absetzen!), Blutungen durch Vermehrung der Zellen der Gebärmutterschleimhaut, Leberschäden, Gallenblasenerkrankungen. Erhöhtes Risiko für Thrombose und Herzinfarkt (schon bei Beginn der Therapie) und für Schlaganfall und Brustkrebs bei Langzeittherapie. Entzugserscheinungen bei Absetzen des Medikaments	**Abzuraten** zur Hormonersatztherapie nach der Menopause wegen erhöhter Risiken und zweifelhaften Nutzens. Kombinationspräparat. Nicht zur Empfängnisverhütung geeignet.
Cyclo Progynova (D) (überzogene Tabl.) Estradiol (gelbe Tabl.); Levonorgestrel, Estradiol (braune Tabl.) *Rezeptpflichtig*	Übelkeit, Schmerzen und Spannungen der Brüste, Schmerzen in den Beinen (Präparat sofort absetzen!), Blutungen durch Vermehrung der Zellen der Gebärmutterschleimhaut, Leberschäden, Gallenblasenerkrankungen. Erhöhtes Risiko für Thrombose und Herzinfarkt (schon bei Beginn der Therapie) und für Schlaganfall und Brustkrebs bei Langzeittherapie. Entzugserscheinungen bei Absetzen des Medikaments	**Abzuraten** zur Hormonersatztherapie nach der Menopause wegen erhöhter Risiken und zweifelhaften Nutzens. Kombinationspräparat. Zweiphasenpräparat. Nicht zur Empfängnisverhütung geeignet.
Dermestril (D) Transdermales Pflaster Estradiol *Rezeptpflichtig*	Häufig Pflasterallergie. Übelkeit, Schmerzen und Spannungen der Brüste, Schmerzen in den Beinen (Präparat sofort absetzen!), Blutungen durch Vermehrung der Zellen der Gebärmutterschleimhaut, Leberschäden, Gallenblasenerkrankungen. Erhöhtes Risiko für Thrombose und Herzinfarkt (schon bei Beginn der Therapie) und für Schlaganfall und Brustkrebs bei Langzeittherapie. Entzugserscheinungen bei Absetzen des Medikaments	**Abzuraten** zur Hormonersatztherapie nach der Menopause wegen erhöhter Risiken und zweifelhaften Nutzens.

Präparat	Wichtigste Nebenwirkungen	Empfehlung
Estraderm TTS (D) Membranpflaster Estradiol *Rezeptpflichtig*	Häufig Pflasterallergie. Übelkeit, Schmerzen und Spannungen der Brüste, Schmerzen in den Beinen (Präparat sofort absetzen!), Blutungen durch Vermehrung der Zellen der Gebärmutterschleimhaut, Leberschäden, Gallenblasenerkrankungen. Bei Langzeittherapie erhöhtes Risiko für Thrombose, Herzinfarkt, Schlaganfall und Krebs	**Abzuraten** Vertretbar nur zur zeitlich eng begrenzten Behandlung starker Beschwerden in den Wechseljahren mit reinem Östrogen. Auch der Nutzen einer kurzzeitigen Behandlung ist umstritten, weil nach dem Absetzen die Beschwerden bei mehr als der Hälfte der Frauen erneut auftreten. Zweckmäßig zur Hormonergänzung nach Entfernung der Eierstöcke bis zum Erreichen des Klimakteriums. Die Risiken bei Verwendung des Wirkstoffs in Tablettenform (zum Schlucken) sind besser bekannt.
Estradiol Jenapharm (D) Tabl. Estradiol *Rezeptpflichtig*	Übelkeit, Schmerzen und Spannungen der Brüste, Schmerzen in den Beinen (Präparat sofort absetzen!), Blutungen durch Vermehrung der Zellen der Gebärmutterschleimhaut, Leberschäden, Gallenblasenerkrankungen. Erhöhtes Risiko für Thrombose und Herzinfarkt (schon bei Beginn der Therapie) und für Schlaganfall und Brustkrebs bei Langzeittherapie. Entzugserscheinungen bei Absetzen des Medikaments	**Abzuraten** zur Hormonersatztherapie nach der Menopause wegen erhöhter Risiken und zweifelhaften Nutzens.
Estradot (D/Ö) in D: Transdermales Pflaster, in Ö: Matrixpflaster Estradiol *Rezeptpflichtig*	Häufig Pflasterallergie. Übelkeit, Schmerzen und Spannungen der Brüste, Schmerzen in den Beinen (Präparat sofort absetzen!), Blutungen durch Vermehrung der Zellen der Gebärmutterschleimhaut, Leberschäden, Gallenblasenerkrankungen. Erhöhtes Risiko für Thrombose und Herzinfarkt (schon bei Beginn der Therapie) und für Schlaganfall und Brustkrebs bei Langzeittherapie. Entzugserscheinungen bei Absetzen des Medikaments	**Abzuraten** zur Hormonersatztherapie nach der Menopause wegen erhöhter Risiken und zweifelhaften Nutzens.

Präparat	Wichtigste Nebenwirkungen	Empfehlung
Estragest TTS (D/Ö) Transdermales Pflaster Estradiol, Norethisteron *Rezeptpflichtig*	Häufig Pflasterallergie. Übelkeit, Schmerzen und Spannungen der Brüste, Schmerzen in den Beinen (Präparat sofort absetzen!), Blutungen durch Vermehrung der Zellen der Gebärmutterschleimhaut, Leberschäden, Gallenblasenerkrankungen. Erhöhtes Risiko für Thrombose und Herzinfarkt (schon bei Beginn der Therapie) und für Schlaganfall und Brustkrebs bei Langzeittherapie. Entzugserscheinungen bei Absetzen des Medikaments	**Abzuraten** zur Hormonersatztherapie nach der Menopause wegen erhöhter Risiken und zweifelhaften Nutzens. Kombinationspräparat.
Estramon TTS (D/Ö) in D: Transdermales Pflaster, in Ö: Depotpflaster Estradiol *Rezeptpflichtig*	Häufig Pflasterallergie. Übelkeit, Schmerzen und Spannungen der Brüste, Schmerzen in den Beinen (Präparat sofort absetzen!), Blutungen durch Vermehrung der Zellen der Gebärmutterschleimhaut, Leberschäden, Gallenblasenerkrankungen. Erhöhtes Risiko für Thrombose und Herzinfarkt (schon bei Beginn der Therapie) und für Schlaganfall und Brustkrebs bei Langzeittherapie. Entzugserscheinungen bei Absetzen des Medikaments	**Abzuraten** zur Hormonersatztherapie nach der Menopause wegen erhöhter Risiken und zweifelhaften Nutzens.
Estreva (D) Gel Estradiol *Rezeptpflichtig*	Übelkeit, Schmerzen und Spannungen der Brüste, Schmerzen in den Beinen (Präparat sofort absetzen!), Blutungen durch Vermehrung der Zellen der Gebärmutterschleimhaut, Leberschäden, Gallenblasenerkrankungen. Erhöhtes Risiko für Thrombose und Herzinfarkt (schon bei Beginn der Therapie) und für Schlaganfall und Brustkrebs bei Langzeittherapie. Entzugserscheinungen bei Absetzen des Medikaments	**Abzuraten** zur Hormonersatztherapie nach der Menopause wegen erhöhter Risiken und zweifelhaften Nutzens.

Präparat	Wichtigste Nebenwirkungen	Empfehlung
Estrifam (D) Filmtabl. **Estriol Jenapharm** (D) Tabl. Estradiol *Rezeptpflichtig*	Übelkeit, Schmerzen und Spannungen der Brüste, Schmerzen in den Beinen (Präparat sofort absetzen!), Blutungen durch Vermehrung der Zellen der Gebärmutterschleimhaut, Leberschäden, Gallenblasenerkrankungen. Erhöhtes Risiko für Thrombose und Herzinfarkt (schon bei Beginn der Therapie) und für Schlaganfall und Brustkrebs bei Langzeittherapie. Entzugserscheinungen bei Absetzen des Medikaments	**Abzuraten** zur Hormonersatztherapie nach der Menopause wegen erhöhter Risiken und zweifelhaften Nutzens.
Estrofem (Ö) Filmtabl. Estradiol *Rezeptpflichtig*	Übelkeit, Schmerzen und Spannungen der Brüste, Schmerzen in den Beinen (Präparat sofort absetzen!), Blutungen durch Vermehrung der Zellen der Gebärmutterschleimhaut, Leberschäden, Gallenblasenerkrankungen. Erhöhtes Risiko für Thrombose und Herzinfarkt (schon bei Beginn der Therapie) und für Schlaganfall und Brustkrebs bei Langzeittherapie. Entzugserscheinungen bei Absetzen des Medikaments	**Abzuraten** zur Hormonersatztherapie nach der Menopause wegen erhöhter Risiken und zweifelhaften Nutzens.
Fem 7 (D) Transdermales Pflaster **FemSeven** (Ö) Depotpflaster Estradiol *Rezeptpflichtig*	Übelkeit, Schmerzen und Spannungen der Brüste, Schmerzen in den Beinen (Präparat sofort absetzen!), Blutungen durch Vermehrung der Zellen der Gebärmutterschleimhaut, Leberschäden, Gallenblasenerkrankungen. Erhöhtes Risiko für Thrombose und Herzinfarkt (schon bei Beginn der Therapie) und für Schlaganfall und Brustkrebs bei Langzeittherapie. Entzugserscheinungen bei Absetzen des Medikaments	**Abzuraten** zur Hormonersatztherapie nach der Menopause wegen erhöhter Risiken und zweifelhaften Nutzens.

Präparat	Wichtigste Nebenwirkungen	Empfehlung
Femikliman uno (D) Filmtabl. Trockenextrakt aus Cimicifuga-Wurzelstock (Traubensilberkerze)	Magen-Darm-Beschwerden, Verdacht auf leberschädigende Wirkung	**Abzuraten bei** den vom Hersteller angegebenen Anwendungsgebieten (z. B. klimakterische Beschwerden). Pflanzliches Mittel mit östrogenartiger Wirkung.
Femoston/ -conti (D/Ö) Filmtabl. Estradiol, Dydrogesteron *Rezeptpflichtig*	Übelkeit, Schmerzen und Spannungen der Brüste, Schmerzen in den Beinen (Präparat sofort absetzen!), Blutungen durch Vermehrung der Zellen der Gebärmutterschleimhaut, Leberschäden, Gallenblasenerkrankungen. Erhöhtes Risiko für Thrombose und Herzinfarkt (schon bei Beginn der Therapie) und für Schlaganfall und Brustkrebs bei Langzeittherapie. Entzugserscheinungen bei Absetzen des Medikaments	**Abzuraten** zur Hormonersatztherapie nach der Menopause wegen erhöhter Risiken und zweifelhaften Nutzens. *Femoston* ist ein Zweiphasenpräparat, *Femoston conti* ein Kombinationspräparat. Nicht zur Empfängnisverhütung geeignet.
Gynodian depot (D/Ö) Injektionslösung Estradiolvalerat, Prasteronenantat *Rezeptpflichtig*	Übelkeit, Schmerzen und Spannungen der Brüste, Schmerzen in den Beinen (Präparat sofort absetzen!), Blutungen durch Vermehrung der Zellen der Gebärmutterschleimhaut, Leberschäden, Gallenblasenerkrankungen. Erhöhtes Risiko für Thrombose und Herzinfarkt (schon bei Beginn der Therapie) und für Schlaganfall und Brustkrebs bei Langzeittherapie. Entzugserscheinungen bei Absetzen des Medikaments. Schmerzen an der Injektionsstelle	**Abzuraten** zur Hormonersatztherapie nach der Menopause wegen erhöhter Risiken und zweifelhaften Nutzens.

Präparat	Wichtigste Nebenwirkungen	Empfehlung
Gynokadin (D) Tabl., Gel und Dosiergel zum Auftragen auf die Haut Estradiol *Rezeptpflichtig*	Übelkeit, Schmerzen und Spannungen der Brüste, Schmerzen in den Beinen (Präparat sofort absetzen!), Blutungen durch Vermehrung der Zellen der Gebärmutterschleimhaut, Leberschäden, Gallenblasenerkrankungen. Erhöhtes Risiko für Thrombose und Herzinfarkt (schon bei Beginn der Therapie) und für Schlaganfall und Brustkrebs bei Langzeittherapie. Entzugserscheinungen bei Absetzen des Medikaments	**Abzuraten** zur Hormonersatztherapie nach der Menopause wegen erhöhter Risiken und zweifelhaften Nutzens.
Indivina (D) Filmtabl. Estradiol, Medroxyprogesteron *Rezeptpflichtig*	Übelkeit, Schmerzen und Spannungen der Brüste, Schmerzen in den Beinen (Präparat sofort absetzen!), Blutungen durch Vermehrung der Zellen der Gebärmutterschleimhaut, Leberschäden, Gallenblasenerkrankungen. Erhöhtes Risiko für Thrombose und Herzinfarkt (schon bei Beginn der Therapie) und für Schlaganfall und Brustkrebs bei Langzeittherapie. Entzugserscheinungen bei Absetzen des Medikaments	**Abzuraten** zur Hormonersatztherapie nach der Menopause wegen erhöhter Risiken und zweifelhaften Nutzens. Kombinationspräparat. Nicht zur Empfängnisverhütung geeignet.
Jinda (D) Tabl. Trockenextrakt aus Cimicifuga-Wurzelstock (Traubensilberkerze)	Magen-Darm-Beschwerden, Verdacht auf leberschädigende Wirkung	**Abzuraten bei** den vom Hersteller angegebenen Anwendungsgebieten (z. B. klimakterische Beschwerden). Pflanzliches Mittel mit östrogenartiger Wirkung.
Klimadynon (D/Ö) Filmtabl. **Klimadynon uno** (D) Filmtabl. Extrakt aus Cimicifugawurzeln (Traubensilberkerze)	Magen-Darm-Beschwerden, Gewichtszunahme, Verdacht auf leberschädigende Wirkung. Tropfen enthalten Alkohol!	**Abzuraten bei** den vom Hersteller angegebenen Anwendungsgebieten (z. B. klimakterische Beschwerden) und zur Hormonersatztherapie. Pflanzliches Mittel mit östrogenartiger Wirkung.

Präparat	Wichtigste Nebenwirkungen	Empfehlung
Klimaktoplant (Ö) Tabl. **Klimaktoplant N** (D) Tabl. Homöopathische Verdünnung von Cimicifuga, Sepia, Ignatia, Sanguinaria; *in Ö zusätzlich:* Lachesis	Bei erheblicher Überdosierung Magen-Darm-Beschwerden, Gewichtszunahme, schwere Leberschäden durch Cimicifuga möglich	**Abzuraten bei** den vom Hersteller angegebenen Anwendungsgebieten (z. B. klimakterische Beschwerden) und zur Hormonersatztherapie. Pflanzliches Mittel mit östrogenartiger Wirkung.
Klimapur (Ö) Filmtabl. Estradiol *Rezeptpflichtig*	Übelkeit, Schmerzen und Spannungen der Brüste, Schmerzen in den Beinen (Präparat sofort absetzen!), Blutungen durch Vermehrung der Zellen der Gebärmutterschleimhaut, Leberschäden, Gallenblasenerkrankungen. Erhöhtes Risiko für Thrombose und Herzinfarkt (schon bei Beginn der Therapie) und für Schlaganfall und Brustkrebs bei Langzeittherapie. Entzugserscheinungen bei Absetzen des Medikaments	**Abzuraten** zur Hormonersatztherapie nach der Menopause wegen erhöhter Risiken und zweifelhaften Nutzens.
Klimonorm (D) überzogene Tabl. Estradiol, Levonorgestrel *Rezeptpflichtig*	Übelkeit, Schmerzen und Spannungen der Brüste, Schmerzen in den Beinen (Präparat sofort absetzen!), Blutungen durch Vermehrung der Zellen der Gebärmutterschleimhaut, Leberschäden, Gallenblasenerkrankungen. Erhöhtes Risiko für Thrombose und Herzinfarkt (schon bei Beginn der Therapie) und für Schlaganfall und Brustkrebs bei Langzeittherapie. Entzugserscheinungen bei Absetzen des Medikaments	**Abzuraten** zur Hormonersatztherapie nach der Menopause wegen erhöhter Risiken und zweifelhaften Nutzens. Zweiphasenpräparat. Nicht zur Empfängnisverhütung geeignet.

Präparat	Wichtigste Nebenwirkungen	Empfehlung
Kliogest (Ö) Filmtabl. **Kliogest N** (D) Filmtabl. Estradiol, Norethisteron *Rezeptpflichtig*	Übelkeit, Schmerzen und Spannungen der Brüste, Schmerzen in den Beinen (Präparat sofort absetzen!), Blutungen durch Vermehrung der Zellen der Gebärmutterschleimhaut, Leberschäden, Gallenblasenerkrankungen. Erhöhtes Risiko für Thrombose und Herzinfarkt (schon bei Beginn der Therapie) und für Schlaganfall und Brustkrebs bei Langzeittherapie. Entzugserscheinungen bei Absetzen des Medikaments	**Abzuraten** zur Hormonersatztherapie nach der Menopause wegen erhöhter Risiken und zweifelhaften Nutzens. Kombinationspräparat. Nicht zur Empfängnisverhütung geeignet.
Lafamme (D) Filmtabl. Estradiol, Dienogest *Rezeptpflichtig*	Übelkeit, Schmerzen und Spannungen der Brüste, Schmerzen in den Beinen (Präparat sofort absetzen!), Blutungen durch Vermehrung der Zellen der Gebärmutterschleimhaut, Leberschäden, Gallenblasenerkrankungen. Erhöhtes Risiko für Thrombose und Herzinfarkt (schon bei Beginn der Therapie) und für Schlaganfall und Brustkrebs bei Langzeittherapie. Entzugserscheinungen bei Absetzen des Medikaments	**Abzuraten** zur Hormonersatztherapie nach der Menopause wegen erhöhter Risiken und zweifelhaften Nutzens. Nicht zur Empfängnisverhütung geeignet. Noch relativ wenig erprobt.
Liviella (D) Tabl. Tibolon *Rezeptpflichtig*	Übelkeit, Schmerzen und Spannungen der Brüste, Kopfschmerzen, Depressionen, Gewichtszunahme, erhöhtes Thromboserisiko, Leberschäden, Gebärmutterblutungen, Schmerzen in den Beinen (Präparat absetzen!). Häufig Hautausschlag. Erhöhtes Risiko für Thrombose und Herzinfarkt (schon bei Beginn der Therapie) und für Schlaganfall und Brustkrebs bei Langzeittherapie. Entzugserscheinungen bei Absetzen des Medikaments. Zahlreiche Wechselwirkungen mit anderen Medikamenten	**Abzuraten** auch zur zeitlich begrenzten Behandlung starker Beschwerden während der Wechseljahre. Neues Mittel mit komplexen Hormonwirkungen, auch mit einer erheblichen Zunahme des Körpergewichts. Die US-Arzneimittelbehörde hat die Zulassung im Jahr 2006 verweigert.

Präparat	Wichtigste Nebenwirkungen	Empfehlung
Mericomb (D/Ö) Filmtabl. Estradiol, Norethisteron *Rezeptpflichtig*	Übelkeit, Schmerzen und Spannungen der Brüste, Schmerzen in den Beinen (Präparat sofort absetzen!), Blutungen durch Vermehrung der Zellen der Gebärmutterschleimhaut, Leberschäden, Gallenblasenerkrankungen. Erhöhtes Risiko für Thrombose und Herzinfarkt (schon bei Beginn der Therapie) und für Schlaganfall und Brustkrebs bei Langzeittherapie. Entzugserscheinungen bei Absetzen des Medikaments	**Abzuraten** zur Hormonersatztherapie nach der Menopause wegen erhöhter Risiken und zweifelhaften Nutzens. Zweiphasenpräparat. Nicht zur Empfängnisverhütung geeignet.
Merigest (D/Ö) Filmtabl. Estradiol, Norethisteron *Rezeptpflichtig*	Übelkeit, Schmerzen und Spannungen der Brüste, Schmerzen in den Beinen (Präparat sofort absetzen!), Blutungen durch Vermehrung der Zellen der Gebärmutterschleimhaut, Leberschäden, Gallenblasenerkrankungen. Erhöhtes Risiko für Thrombose und Herzinfarkt (schon bei Beginn der Therapie) und für Schlaganfall und Brustkrebs bei Langzeittherapie. Entzugserscheinungen bei Absetzen des Medikaments	**Abzuraten** zur Hormonersatztherapie nach der Menopause wegen erhöhter Risiken und zweifelhaften Nutzens. Kombinationspräparat. Nicht zur Empfängnisverhütung geeignet.
Merimono (D) Filmtabl. Estradiol *Rezeptpflichtig*	Übelkeit, Schmerzen und Spannungen der Brüste, Schmerzen in den Beinen (Präparat sofort absetzen!), Blutungen durch Vermehrung der Zellen der Gebärmutterschleimhaut, Leberschäden, Gallenblasenerkrankungen. Erhöhtes Risiko für Thrombose und Herzinfarkt (schon bei Beginn der Therapie) und für Schlaganfall und Brustkrebs bei Langzeittherapie. Entzugserscheinungen bei Absetzen des Medikaments	**Abzuraten** zur Hormonersatztherapie nach der Menopause wegen erhöhter Risiken und zweifelhaften Nutzens.

Präparat	Wichtigste Nebenwirkungen	Empfehlung
Ovestin (D/Ö) Tabl. Estriol *Rezeptpflichtig*	Übelkeit, Schmerzen und Spannungen der Brüste, Schmerzen in den Beinen (Präparat sofort absetzen!), Blutungen durch Vermehrung der Zellen der Gebärmutterschleimhaut, Leberschäden, Gallenblasenerkrankungen. Erhöhtes Risiko für Thrombose und Herzinfarkt (schon bei Beginn der Therapie) und für Schlaganfall und Brustkrebs bei Langzeittherapie. Entzugserscheinungen bei Absetzen des Medikaments	**Abzuraten** zur Hormonersatztherapie nach der Menopause wegen erhöhter Risiken und zweifelhaften Nutzens.
Presomen (D) überzogene Tabl. Natürliche konjugierte Östrogene *Rezeptpflichtig*	Übelkeit, Schmerzen und Spannungen der Brüste, Schmerzen in den Beinen (Präparat sofort absetzen!), Blutungen durch Vermehrung der Zellen der Gebärmutterschleimhaut, Leberschäden, Gallenblasenerkrankungen. Erhöhtes Risiko für Thrombose und Herzinfarkt (schon bei Beginn der Therapie) und für Schlaganfall und Brustkrebs bei Langzeittherapie. Entzugserscheinungen bei Absetzen des Medikaments	**Abzuraten** zur Hormonersatztherapie nach der Menopause wegen erhöhter Risiken und zweifelhaften Nutzens. Östrogenpräparate tierischen Ursprungs (aus Stutenharn) gelten heute als überholt.
Presomen compositum (D) überzogene Tabl. Konjugierte Östrogene, Medrogeston *Rezeptpflichtig*	Übelkeit, Schmerzen und Spannungen der Brüste, Schmerzen in den Beinen (Präparat sofort absetzen!), Blutungen durch Vermehrung der Zellen der Gebärmutterschleimhaut, Leberschäden, Gallenblasenerkrankungen. Erhöhtes Risiko für Thrombose und Herzinfarkt (schon bei Beginn der Therapie) und für Schlaganfall und Brustkrebs bei Langzeittherapie. Entzugserscheinungen bei Absetzen des Medikaments	**Abzuraten** zur Hormonersatztherapie nach der Menopause wegen erhöhter Risiken und zweifelhaften Nutzens. Kombinationspräparat. Östrogenpräparate tierischen Ursprungs (aus Stutenharn) gelten heute als überholt.

Präparat	Wichtigste Nebenwirkungen	Empfehlung
Progynova/ mite (D/Ö) Drag. Estradiol *Rezeptpflichtig*	Übelkeit, Schmerzen und Spannungen der Brüste, Schmerzen in den Beinen (Präparat sofort absetzen!), Blutungen durch Vermehrung der Zellen der Gebärmutterschleimhaut, Leberschäden, Gallenblasenerkrankungen. Erhöhtes Risiko für Thrombose und Herzinfarkt (schon bei Beginn der Therapie) und für Schlaganfall und Brustkrebs bei Langzeittherapie. Entzugserscheinungen bei Absetzen des Medikaments	**Abzuraten** zur Hormonersatztherapie nach der Menopause wegen erhöhter Risiken und zweifelhaften Nutzens.
Remifemin (D/Ö) Tabl., Lösung Extrakt aus Cimicifugawurzeln (Traubensilberkerze)	Magen-Darm-Beschwerden, Gewichtszunahme, Verdacht auf Leberschädigung	**Abzuraten bei** den vom Hersteller angegebenen Anwendungsgebieten (z. B. klimakterische Beschwerden) und zur Hormonersatztherapie. Pflanzliches Mittel mit östrogenartiger Wirkung.
Remifemin Plus (D) Drag. Extrakt aus Cimicifugawurzeln (Traubensilberkerze), Hypericin (Johanniskraut)	Magen-Darm-Beschwerden. Gewichtszunahme, Verdacht auf Leberschädigung. Problematische Wechselwirkungen mit anderen Arzneimitteln (z. B. Kalzium-Antagonisten). Licht-Überempfindlichkeit	**Abzuraten bei** den vom Hersteller angegebenen Anwendungsgebieten (z. B. klimakterische Beschwerden) und zur Hormonersatztherapie. Wenig sinnvolle Kombination von pflanzlichen Mitteln mit östrogenartiger (Traubensilberkerze) und beruhigender (Johanniskraut) Wirkung.
Sisare (D) Tabl. Estradiol, Medroxyprogesteron *Rezeptpflichtig*	Übelkeit, Schmerzen und Spannungen der Brüste, Schmerzen in den Beinen (Präparat sofort absetzen!), Blutungen durch Vermehrung der Zellen der Gebärmutterschleimhaut, Leberschäden, Gallenblasenerkrankungen. Erhöhtes Risiko für Thrombose und Herzinfarkt (schon bei Beginn der Therapie) und für Schlaganfall und Brustkrebs bei Langzeittherapie. Entzugserscheinungen bei Absetzen des Medikaments. Tropfen enthalten Alkohol!	**Abzuraten** zur Hormonersatztherapie nach der Menopause wegen erhöhter Risiken und zweifelhaften Nutzens. Zweiphasenpräparat. Nicht zur Empfängnisverhütung geeignet.

Präparat	Wichtigste Nebenwirkungen	Empfehlung
Tradelia (D/Ö) Transdermales Pflaster Estradiol *Rezeptpflichtig*	Häufig Pflasterallergie. Übelkeit, Schmerzen und Spannungen der Brüste, Schmerzen in den Beinen (Präparat sofort absetzen!), Blutungen durch Vermehrung der Zellen der Gebärmutterschleimhaut, Leberschäden, Gallenblasenerkrankungen. Erhöhtes Risiko für Thrombose und Herzinfarkt (schon bei Beginn der Therapie) und für Schlaganfall und Brustkrebs bei Langzeittherapie. Entzugserscheinungen bei Absetzen des Medikaments	**Abzuraten** zur Hormonersatztherapie nach der Menopause wegen erhöhter Risiken und zweifelhaften Nutzens.
Trisequens (D/Ö) Filmtabl., Forte-Filmtabl. Estradiol, Norethisteron *Rezeptpflichtig*	Übelkeit, Schmerzen und Spannungen der Brüste, Schmerzen in den Beinen (Präparat sofort absetzen!), Blutungen durch Vermehrung der Zellen der Gebärmutterschleimhaut, Leberschäden, Gallenblasenerkrankungen. Erhöhtes Risiko für Thrombose und Herzinfarkt (schon bei Beginn der Therapie) und für Schlaganfall und Brustkrebs bei Langzeittherapie. Entzugserscheinungen bei Absetzen des Medikaments	**Abzuraten** zur Hormonersatztherapie nach der Menopause wegen erhöhter Risiken und zweifelhaften Nutzens. Dreiphasenpräparat. Nicht zur Empfängnisverhütung geeignet.

18.4. Mittel gegen Unfruchtbarkeit

Etwa jedes siebte Paar hat Probleme mit der Fruchtbarkeit. Im Durchschnitt sind Männer und Frauen im selben Ausmaß daran beteiligt. Von Unfruchtbarkeit spricht man erst dann, wenn trotz regelmäßigem, ungeschütztem Geschlechtsverkehr nach einem Jahr keine Schwangerschaft eintritt.

Die Ursachen können bei einem der Partner allein oder bei beiden gemeinsam liegen. Seelische Ursachen, wie z. B. Stress oder unbewusste Konflikte, sind häufig. Ohne jede psychotherapeutische oder medizinische Behandlung wird etwa jede dritte Frau eines bis dahin unfruchtbaren Paares innerhalb eines Zeitraumes von sieben Jahren

letztlich doch schwanger. Psychotherapie scheint in manchen Fällen erfolgreich zu sein.
Bevor bei einer Frau gravierende medizinische Maßnahmen (etwa Hormontherapie oder eine Operation) veranlasst werden, sollten auf jeden Fall die männlichen Samenzellen untersucht werden.

Mittel gegen weibliche Unfruchtbarkeit

Eine Behandlung sollte immer erst nach einer genauen Untersuchung durch einen speziell geschulten Frauenarzt erfolgen. Ein Psychotherapeut sollte unbedingt an der Beratung beteiligt sein. Der ungezielte oder unbegründete Einsatz von Medikamenten kann nicht nur schädlich sein, sondern täuscht auch angeblich »hohe« Erfolgsquoten vor.
Die ersten Schritte auf der Suche nach den Gründen für die Unfruchtbarkeit sollten bei der Frau die genaue Beobachtung des Menstruationszyklus mit Messung der Basaltemperatur und die Untersuchung des Gebärmutterhalsschleims sein. Erst dann sollten die Eileiter und die Gebärmutterschleimhaut untersucht werden, denn diese Untersuchungen sind aufwendig, belastend und können in seltenen Fällen irreparable Schäden hinterlassen.
Die häufigste Ursache für Unfruchtbarkeit bei Frauen sind Infektionen mit Chlamydien. Dieses Bakterium wird durch Geschlechtsverkehr übertragen. Es verursacht meist keinerlei Beschwerden, kann jedoch bei beiden Geschlechtern zur Unfruchtbarkeit führen. Den einzigen Schutz dagegen bietet die konsequente Verwendung von Kondomen oder die rechtzeitige Behandlung der Infektion mit einem Antibiotikum.
Bei etwa jeder siebten unfruchtbaren Frau ist die Ursache für ihre Unfruchtbarkeit das *Ausbleiben des Eisprungs*. Man kann in diesem Fall versuchen, durch bestimmte »Steuerungshormone« oder Medikamente (z. B. *Clomifen*) einen Eisprung auszulösen. 35 Prozent der Frauen werden danach schwanger.
Eine solche Behandlung muss sorgfältig durchgeführt und überwacht werden. Etwa jede sechste erfolgreich behandelte Frau verliert das Kind in den ersten Monaten. Häufig kommt es zu Mehrlingsschwangerschaften. Bei etwa 10 bis 15 Prozent der Frauen vergrößern sich die Eierstöcke durch Zysten. Deshalb sind regelmäßige Ultraschallkontrollen notwendig. Es besteht außerdem der Verdacht, dass Clomifen Missbildungen des Embryos (besonders am Rückenmark) hervorrufen kann.

Andere Medikamente enthalten gonadotrope Wirkstoffe wie Follitropin (z. B. *in Gonal F*) und Menotropin (z. B. in *Monegon*). Sie werden heute häufig angewendet zur Produktion von Eizellen für In-vitro-Fertilisationen! Ein anderer Grund für Unfruchtbarkeit kann ein Mangel an Gelbkörperhormon (Progesteron) sein. Durch ein Gelbkörperhormon-Präparat lässt sich das fehlende Hormon »ersetzen«.

Ist der Gebärmutterhalsschleim für Spermien undurchlässig, kann man versuchen, mit einer künstlichen Befruchtung (Insemination) die Schranke zu umgehen oder mit Östrogenen den Schleim durchlässig zu machen.

Manchmal ist eine Unfruchtbarkeit durch Ablagerung von Gebärmutterschleimhautgewebe im Eileiter (Endometriose) verursacht. Dann ist unter Umständen die Behandlung mit einem Medikament (Danazol, enthalten z. B. in *Winobanin*) möglich. Dieses drosselt die Steuerungshormone und bringt die Schleimhaut zum Einschrumpfen. Eine solche Behandlung ist langwierig und kann beträchtliche Nebenwirkungen hervorrufen (z. B. Wechseljahresbeschwerden).

Bei einigen Frauen kommt es wegen erhöhter Blutspiegel männlicher Hormone zur Unfruchtbarkeit. Meist ist auch der Zyklus gestört, und Akne und verstärkter Haarwuchs treten auf. Mittel, die die männlichen Hormone blockieren (Antiandrogene), sind hilfreich (z. B. Androcur, enthalten z. B. in *Diane 35*). Wenn sie abgesetzt werden, kann sich danach die Fruchtbarkeit normalisieren.

Mittel gegen männliche Unfruchtbarkeit

Die Ursachen für männliche Unfruchtbarkeit können sehr verschieden sein: Krampfadern am Hoden drosseln durch Überwärmung die Spermienproduktion. Stress, Rauchen und unbewusste seelische Konflikte reduzieren diese ebenfalls. Sexuell übertragbare Infektionen, vor allem von Prostata und Nebenhoden, können die Samenleiter verkleben. Hormon- und Chromosomenstörungen sind selten.

Unfruchtbarkeit zeigt sich unter anderem in einer Störung der Samenzahl, der Samenflüssigkeit oder der Samenbeweglichkeit.

Die erfolgreiche Behandlung von Unfruchtbarkeit ist meist nur dann möglich, wenn die genaue Ursache herausgefunden werden kann. Dafür ist zunächst einmal – nach einer mindestens fünftägigen Karenz – die Untersuchung des Ejakulats notwendig. Nach WHO-Klassifikation gilt ein Anteil von bis zu 70 Prozent auffälligen Spermien noch als normal.

Bei etwa jedem zweiten unfruchtbaren Mann kann keine bestimmte Ursache gefunden werden. Bei bestehender Nebenhodenentzündung wird meist eine Zeit lang mit einem Antibiotikum behandelt.
Die Zahl und die Beweglichkeit der Spermien sollen durch eine drei- bis sechswöchige Einnahme von Diclofenac (enthalten z. B. in *Voltaren*) oder Acetylsalicylsäure (enthalten z. B. in *Aspirin*) erhöht werden.
Bei Gonadotropinmangel helfen Mittel, die Choriongonadotropin enthalten (z. B. *Choragon, Pregnesin, Pregnyl*).
Prinzipiell sollte die Behandlung der Unfruchtbarkeit – der männlichen ebenso wie der weiblichen – *nur von erfahrenen Fachärzt(inn)en* durchgeführt werden.

18.4. Mittel gegen Unfruchtbarkeit

Präparat	Wichtigste Nebenwirkungen	Empfehlung
Choragon (D) Trockensubstanz und Lösungsmittel Choriongonadotropin (hCG) *Rezeptpflichtig*	Kopfschmerzen, Müdigkeit, Wassereinlagerung, erhebliche Vergrößerung der Eierstöcke. Die Wahrscheinlichkeit einer Mehrlingsschwangerschaft wird wesentlich erhöht	**Zweckmäßig zur** Auslösung eines Eisprungs.
ClomHEXAL (D) Tabl. **Clomifen Galen** (D) Tabl. **Clomifen-ratiopharm** (D) Tabl. **Clomiphen-Arcana** (Ö) Tabl. Clomifen *Rezeptpflichtig*	Sehstörungen, Übelkeit, Hitzewallungen, erhebliche Vergrößerung der Eierstöcke. Die Wahrscheinlichkeit einer Mehrlingsschwangerschaft wird wesentlich erhöht	**Zweckmäßig zur** Auslösung des Eisprungs.
Gonal F (D/Ö) Injektionen Follitropin alfa (r-hFSH) *Rezeptpflichtig*	Bei Frauen: Kopfschmerzen, Müdigkeit, Wassereinlagerung, erhebliche Vergrößerung der Eierstöcke. Die Wahrscheinlichkeit einer Mehrlingsschwangerschaft ist wesentlich erhöht. Schwerste Gerinnungsstörungen (Thromboembolien) sind möglich. Bei Männern: Vergrößerung der Brustdrüse, Akne	**Nur zweckmäßig zur** Anregung der Ausbildung von Eizellen bei Versagen von Clomiphen. Wird auch zur Gewinnung von Eizellen zur künstlichen Befruchtung eingesetzt (»Superovulation«). Wenig zweckmäßig bei Infertilität des Mannes (Gabe nur zusammen mit einer Choriongonadotropin(hCG)-Behandlung).

Präparat	Wichtigste Nebenwirkungen	Empfehlung
Menogon HP (D) Trockensubstanz und Lösungsmittel Menotropin *Rezeptpflichtig*	Kopfschmerzen, Müdigkeit, Wassereinlagerung, erhebliche Vergrößerung der Eierstöcke. Schwerste Gerinnungsstörungen (Thromboembolien) sind möglich. Die Wahrscheinlichkeit einer Mehrlingsschwangerschaft wird wesentlich erhöht. Bei Männern: Vergrößerung der Brustdrüse, Akne	**Zweckmäßig zur** Auslösung eines Eisprungs in Kombination mit Choriongonadotropin (hCG). Wird auch zur Gewinnung von Eizellen zur künstlichen Befruchtung eingesetzt (»Superovulation«).
Ovitrelle (D/Ö) Fertigspritze Choriogonadotropin alfa *Rezeptpflichtig*	Kopfschmerzen, Müdigkeit, Wassereinlagerung, erhebliche Vergrößerung der Eierstöcke. Die Wahrscheinlichkeit einer Mehrlingsschwangerschaft wird wesentlich erhöht	**Zweckmäßig zur** Auslösung eines Eisprungs.
Predalon (D) Trockensubstanz und Lösungsmittel **Pregnyl** (Ö) Amp. Choriongonadotropin (hCG) *Rezeptpflichtig*	Kopfschmerzen, Müdigkeit, Wassereinlagerung, erhebliche Vergrößerung der Eierstöcke. Die Wahrscheinlichkeit einer Mehrlingsschwangerschaft wird wesentlich erhöht	**Zweckmäßig zur** Auslösung eines Eisprungs.
Puregon (D/Ö) Injektionslösung. Follitropin beta *Rezeptpflichtig*	Bei Frauen: Kopfschmerzen, Müdigkeit, Wassereinlagerung, erhebliche Vergrößerung der Eierstöcke. Die Wahrscheinlichkeit einer Mehrlingsschwangerschaft ist wesentlich erhöht. Schwerste Gerinnungsstörungen (Thromboembolien) sind möglich. Bei Männern: Vergrößerung der Brustdrüse, Akne	**Nur zweckmäßig zur** Anregung der Ausbildung von Eizellen bei Versagen von Clomifen. Wird auch zur Gewinnung von Eizellen zur künstlichen Befruchtung eingesetzt (»Superovulation«). Wenig zweckmäßig bei Infertilität des Mannes (Gabe nur zusammen mit einer Choriongonadotropin(hCG)-Behandlung).

18.5. Mittel gegen drohende Frühgeburt (Wehenhemmer)

Wenn die Gefahr besteht, ein Kind vor der 26. Schwangerschaftwoche durch eine Fehlgeburt zu verlieren (Abort), ist Bettruhe die wichtigste Maßnahme – in 80 Prozent aller Fälle erfolgreich. Die zusätzliche Verwendung von Hormonen wie etwa dem Wirkstoff Progesteron ist sehr umstritten.

Mittel gegen drohende Frühgeburt (Wehenhemmer)

Wehenhemmer werden in den letzten Jahren immer häufiger eingesetzt, um eine drohende Frühgeburt so lange hinauszuzögern, bis wenigstens die Lungen des Ungeborenen gereift sind. Dies ist ab der 36. Schwangerschaftswoche der Fall.

Die wichtigste Maßnahme bei drohender Frühgeburt ist ebenso wie bei drohender Fehlgeburt Bettruhe und Entspannung. In Deutschland wird vorwiegend das Medikament Fenoterol (enthalten z. B. in *Partusisten*) verwendet, in Österreich Hexoprenalin (*Gynipral*) – oft sogar wochen- und monatelang.

In anderen Ländern ist man von dieser Art der Behandlung längst abgekommen – da werden solche Wehenhemmer höchstens in Ausnahmefällen und nur kurzfristig angewendet (einige Stunden oder Tage). Wenn man mit dieser Therapie aufhört, werden sofort Wehen ausgelöst.

Diese Behandlung ist nicht ungefährlich für die Mutter: Sowohl Fenoterol (*Partusisten*) als auch Hexoprenalin (*Gynipral*) können als Nebenwirkung Unruhe, Zittern, Herzklopfen, dramatische Angstzustände, Übelkeit, Kopfschmerzen, Schwindel und in seltenen Fällen sogar Lungenödeme mit tödlichem Ausgang verursachen.

Beim Kind kann die Verwendung von Wehenhemmern Entwicklungsstörungen verursachen, die oft erst nach Jahren ausgeglichen werden.

Umstritten ist insbesondere die Verwendung dieser Mittel in Tablettenform. Die Wirkung ist aufgrund wechselnder Aufnahme in den Körper unterschiedlich stark und deshalb unsicher. Wenn wenig aufgenommen wird, hat *Partusisten* keine Wirkung auf die Gebärmutter. Ist die Wirkung zu stark, kann es zu Nebenwirkungen wie Unruhe, Herzklopfen, Schwitzen, Übelkeit und Blutdruckabfall kommen.

Wehenhemmer werden vorwiegend eingesetzt, um dem Kind Zeit für die vorgeburtliche Lungenreifung zu gewähren und damit schwerwiegende Atemprobleme nach der Geburt zu vermeiden. Es gibt inzwischen eine bewährte medikamentöse Alternative zur Verwendung von Wehenhemmern: sogenannte *Surfactant-Mittel*, die bei Frühgeborenen die Lungenreifung beschleunigen.

18.5. Mittel gegen drohende Frühgeburt (Wehenhemmer)

Präparat	Wichtigste Nebenwirkungen	Empfehlung
Gynipral (Ö) Amp. Hexoprenalin *Rezeptpflichtig*	Unruhe, Zittern, Herzklopfen, Angstzustände, Übelkeit, Kopfschmerzen, Schwindel, Lungenödem (Flüssigkeitsansammlung in der Lunge) möglich	**Wenig zweckmäßig** wegen unzuverlässiger Wirkung und erheblichen Risikos für Mutter und Kind. Vertretbar nur zur kurzzeitigen Ruhigstellung der Gebärmutter in Notfallsituationen.
Gynipral (Ö) Tabl. Hexoprenalin *Rezeptpflichtig*	Unruhe, Zittern, Herzklopfen, Angstzustände, Übelkeit, Kopfschmerzen, Schwindel, Lungenödem (Flüssigkeitsansammlung in der Lunge) möglich	**Abzuraten** Vertretbar nur zur Vermeidung von Entzugserscheinungen nach vorangegangener Infusionsbehandlung mit *Gyniparal*.
Partusisten (D) Infusionslösungskonzentrat Fenoterol *Rezeptpflichtig*	Unruhe, Zittern, Herzklopfen, Angstzustände, Übelkeit, Kopfschmerzen, Schwindel, Lungenödem (Flüssigkeitsansammlung in der Lunge) möglich	**Wenig zweckmäßig** wegen unzuverlässiger Wirkung und erheblichen Risikos für Mutter und Kind. Vertretbar nur zur kurzzeitigen Ruhigstellung der Gebärmutter in Notfallsituationen. Enthält das Asthmamittel Fenoterol.
Partusisten (D) Tabl. Fenoterol *Rezeptpflichtig*	Unruhe, Zittern, Herzklopfen, Angstzustände, Übelkeit, Kopfschmerzen, Schwindel, Lungenödem (Flüssigkeitsansammlung in der Lunge) möglich	**Abzuraten** Vertretbar nur zur Vermeidung von Entzugserscheinungen nach vorangegangener Infusionsbehandlung mit *Partusisten*. Enthält das Asthmamittel Fenoterol.

18.6. Mittel vor und nach der Entbindung

In diesem Kapitel werden wehenfördernde Mittel, Medikamente zur Geburtsschmerzerleichterung sowie Medikamente zur Bekämpfung von übermäßigem Blutverlust nach der Entbindung und zum Abstillen besprochen.

Wehenfördernde Mittel

Gegenwärtig wird zur medikamentösen Wehenförderung während der Entbindung hauptsächlich Oxytocin (z. B. in *Syntocinon*) einge-

setzt. Es handelt sich dabei um ein Hormon, das bei einer spontanen Geburt vom Körper selbst produziert wird.
Durch den Einsatz dieses Mittels können bei einem Geburtsstillstand oftmals Kaiserschnitte oder andere Eingriffe vermieden werden. Die richtige Dosierung ist von entscheidender Bedeutung.
Wenn die Mutter nur geringfügig zu viel *Syntocinon* erhält, kann das Kind durch zu starke Wehen einen Sauerstoffmangel erleiden. Darum muss die Herzaktion des Ungeborenen vom Arzt fortlaufend genau kontrolliert werden.
Lehrbücher enthalten eine weitere eindringliche Warnung: *Wenn die Geburt bereits begonnen hat, soll Syntocinon nicht mehr zur Beschleunigung einer normal verlaufenden Geburt eingesetzt werden.*
Die Wehentätigkeit kann am Geburtstermin auch angeregt werden durch Reiben oder Saugen der Brustwarzen.
Als wehenanregende Mittel werden auch Prostaglandine in Form von Vaginaltabletten bzw. -gel verwendet (z. B. *Prostin E2*). Der Nachteil solcher Mittel: Sie können nicht so genau dosiert werden und können deshalb vor allem im Anfangsstadium manchmal zu heftigen und unregelmäßigen, aber nicht ausreichend langen Wehen führen.
Bei einer längeren Schwangerschaft von mehr als zehn Tagen über den errechneten Termin hinaus können wehenfördernde Mittel zum »Anstoßen« der Wehen hilfreich sein. Diese Medikamente werden auch zur Einleitung eines Schwangerschaftsabbruches in Kombination mit *Mifogyne* oder jenseits der 12. Schwangerschaftswoche verwendet.

Entbindungsschmerzen

Zur Linderung von Entbindungsschmerzen kann der Schwangeren ein örtliches Betäubungsmittel in die Rückenmarksflüssigkeit gespritzt werden, um dort die Schmerzleitungsbahnen zu blockieren. Die Medizin bezeichnet dies als Periduralanästhesie.
Wenn diese sehr wirksame Methode zu hoch dosiert wird, kann es unter Umständen zu einer Wehenhemmung kommen. Dann wiederum sind wehenfördernde Mittel notwendig, und der Stress für Mutter und Kind kann sich erhöhen.
Zur Linderung von Geburtsschmerzen werden bisweilen starke Schmerzmittel (siehe Kapitel 1.2.) verwendet. Wegen der möglichen schweren Nebenwirkungen dieser morphinähnlich wirkenden Mittel

(z. B. Unterdrückung der Atmung beim Neugeborenen) sollten sie jedoch nur in begründeten Ausnahmefällen eingesetzt werden.
Vor allem von der Verwendung von morphinähnlich wirkenden Mitteln mit langer Wirkungsdauer (etwa Methadon, z. B. in *Heptadon*) ist unbedingt abzuraten und in der Geburtshilfe auch unüblich.

Nachgeburt

Nach einer Geburt oder einem späten Schwangerschaftsabbruch müssen sich die gedehnten Muskeln der Gebärmutter wieder zusammenziehen und den Mutterkuchen ausstoßen. Dieser Vorgang wird nach der Geburt durch das Saugen des Kindes an der Mutterbrust unterstützt.
Nach komplizierten Geburten unter Vollnarkose müssen fast immer Medikamente eingesetzt werden. Zweckmäßig sind vor allem die Wirkstoffe Oxytocin (enthalten z. B. in *Oxytocin Hexal, Syntocinon*) und Methylergometrin (enthalten z. B. in *Methergin*).
Oxytocin Hexal und *Syntocinon* haben den Vorteil, dass sie während der Stillzeit die Milchbildung anregen, während *Methergin* die Milchbildung einschränkt und Nebenwirkungen beim Säugling (z. B. Durchfall, Erbrechen) verursachen kann, weil es über die Muttermilch ausgeschieden wird.
Methergin hat dafür den Vorteil, dass die Wirkung schneller eintritt und länger hält als bei *Oxytocin Hexal* oder *Syntocinon*. *Methergin* kann unmittelbar nach der Geburt bevorzugt verwendet werden. Als Unterstützung zur Rückbildung der Gebärmutter während der Stillzeit ist *Methergin* aber ungeeignet.

Milchbildungsfördernde Mittel

Die wichtigste Maßnahme zur Milchbildung ist das häufige Anlegen und Saugen des Babys an der Brust. Ein weitverbreitetes Hausmittel ist das Trinken von Milchbildungstee, der meist Kümmel, Fenchel und Anis enthält. Dazu kommen noch – je nach Vorliebe und ideologischer Ausrichtung der zahlreichen Stillratgeber – unzählige weitere pflanzliche Inhaltsstoffe, die angeblich ebenfalls milchbildend wirken: Basilikum, Majoran, Dill, Melisse, Kreuzblume, Eisenkraut, Zinnkraut, Isländisch Moos und viele andere.
Inzwischen gibt es auch industriell hergestellte Fertigmischungen wie den *Milchbildungstee* von Weleda, der Anis, Brennnessel, Fenchel und Kümmel enthält. Überzeugende Belege für einen Nutzen gibt es

zwar nicht, aber wegen der kaum zu erwartenden Nebenwirkungen ist gegen den Gebrauch nichts einzuwenden.

Mittel zum Abstillen

Als Mittel zum Abstillen wird häufig Bromocriptin eingesetzt (als *Bromocriptin-ratiopharm, Bromocriptin-CT, Kirim oder Pravidel* in Deutschland, als *Parlodel* in Österreich im Handel). Dieser Wirkstoff hemmt die Ausschüttung des Milchbildungshormons Prolaktin.
Nach Absetzen dieses Präparats kommt es jedoch häufig neuerlich zu Milchbildung. Außerdem können in seltenen Fällen schwerwiegende Nebenwirkungen auftreten: Krampfanfälle, Psychosen, Herzinfarkt. In den USA wurden mehrere Todesfälle bekannt, und Bromocriptin darf dort nicht mehr zum Abstillen verwendet werden.
Die Beraterkommission der US-amerikanischen Zulassungsbehörde FDA kam zu dem Schluss, dass zum Abstillen das Hochbinden der Brust vollkommen ausreicht sowie – falls bei Spannen der Brüste nötig – die Einnahme eines einfachen Schmerzmittels. Innerhalb einer Woche hört dann bei 90 Prozent der Frauen die Milchbildung auf. Allerdings darf das Baby dann überhaupt nicht mehr angelegt werden.
Die Fachpublikation »Arzneimittel-Kursbuch« kommentiert: »Das Handeln der US-amerikanischen Behörde sollte für das deutsche Bundesgesundheitsamt Anlass sein, wegen fehlenden Nutzens und offensichtlicher Risiken auch in Deutschland die Zulassungen bei den entsprechenden Arzneimitteln zu widerrufen.«

18.6. Mittel vor und nach der Entbindung

Präparat	Wichtigste Nebenwirkungen	Empfehlung
Bromocriptin AbZ (D) **Bromocriptin beta** (D) **Bromocriptin-CT** (D) **Bromocriptin HEXAL** (D) **Bromocriptin-ratiopharm** (D) Tabletten, Hartkapseln (bei Bromocriptin AbZ nur Tabletten) *Wirkstoff:* Bromocriptin *Rezeptpflichtig*	Kopfschmerzen, Schwindel, Übelkeit, Erbrechen, Bewegungsstörungen, Unruhe, Blutdrucksenkung, Herzrhythmusstörungen (Synkopen), schwere Durchblutungsstörungen, Schlaganfall. Psychosen können ausgelöst werden	**Abzuraten** zum Abstillen wegen der Nebenwirkungen. Zweckmäßig zur Behandlung von Krankheiten mit Hyperprolaktinämie (z. B. bestimmte Zyklusstörungen) und Morbus Parkinson.

Präparat	Wichtigste Nebenwirkungen	Empfehlung
Dostinex (D/Ö) Tabl. Cabergolin *Rezeptpflichtig*	Kopfschmerzen, Schwindel, Übelkeit, Erbrechen, Unruhe, Blutdrucksenkung, Herzrhythmusstörungen (Synkopen), schwere Durchblutungsstörungen. Psychosen können ausgelöst werden	**Abzuraten** zum Abstillen wegen der Nebenwirkungen. Zweckmäßig zur Behandlung von Krankheiten mit Hyperprolaktinämie (z. B. bestimmte Zyklusstörungen) und Morbus Parkinson.
Kirim gyn (D) Tabl. Bromocriptin *Rezeptpflichtig*	Kopfschmerzen, Schwindel, Übelkeit, Erbrechen, Bewegungsstörungen, Unruhe, Blutdrucksenkung, Herzrhythmusstörungen (Synkopen), schwere Durchblutungsstörungen, Schlaganfall. Psychosen können ausgelöst werden	**Abzuraten** zum Abstillen wegen der Nebenwirkungen. Zweckmäßig zur Behandlung von Krankheiten mit Hyperprolaktinämie (z. B. bestimmte Zyklusstörungen) und Morbus Parkinson.
Methergin (D/Ö) Amp., Drag., Tropflösung Methylergometrin *Rezeptpflichtig*	Übelkeit, Erbrechen, Hemmung der Milchbildung (Laktation)	**Therapeutisch zweckmäßig zur** Blutstillung und Verkleinerung (Kontraktion) der Gebärmutter nach der Geburt.
Milchbildungstee Weleda (D) Tee Anis, Brennnessel, Fenchel, Kümmel	Keine wesentlichen zu erwarten	**Naturheilmittel** Wirksamkeit bei verminderter Milchbildung zweifelhaft. Anwendung vertretbar (vermehrte Flüssigkeitszufuhr sinnvoll).
Milchbildungsöl Weleda (D) Öle Kümmel, Lavendel, Rosmarin	Allergische Hautreaktionen	**Naturheilmittel** Wirksamkeit bei verminderter Milchbildung zweifelhaft.
Oxytocin Hexal (D) Injektionslösung Oxytocin *Rezeptpflichtig*	Kopfschmerzen, Übelkeit, Blutdruckabfall	**Therapeutisch zweckmäßig zur** Geburtseinleitung, zur nachgeburtlichen Uteruskontraktion und Verbesserung der Milchabgabe.
Parlodel (Ö) Tabl. Bromocriptin *Rezeptpflichtig*	Kopfschmerzen, Schwindel, Übelkeit, Erbrechen, Bewegungsstörungen, Unruhe, Blutdrucksenkung, Herzrhythmusstörungen (Synkopen), schwere Durchblutungsstörungen, Schlaganfall. Psychosen können ausgelöst werden	**Abzuraten** zum Abstillen wegen der Nebenwirkungen. Zweckmäßig zur Behandlung von Krankheiten mit Hyperprolaktinämie (z. B. bestimmte Zyklusstörungen) und Morbus Parkinson.

Präparat	Wichtigste Nebenwirkungen	Empfehlung
Pravidel (D) Tabl. Bromocriptin *Rezeptpflichtig*	Kopfschmerzen, Schwindel, Übelkeit, Erbrechen, Bewegungsstörungen, Unruhe, Blutdrucksenkung, Herzrhythmusstörungen (Synkopen), schwere Durchblutungsstörungen, Schlaganfall. Psychosen können ausgelöst werden	**Abzuraten** zum Abstillen wegen der Nebenwirkungen. Zweckmäßig zur Behandlung von Krankheiten mit Hyperprolaktinämie (z. B. bestimmte Zyklusstörungen) und Morbus Parkinson.
Prostin E2 (Ö) Vaginaltabl., Konzentrat zur Infusionsherstellung Dinoproston *Rezeptpflichtig*	Fieber, Kopfschmerzen, Übelkeit, Erbrechen, übermäßig verstärkte Wehen	**Möglicherweise zweckmäßig zur** Geburtseinleitung.
Syntocinon (D/Ö) Injektionslösung Oxytocin *Rezeptpflichtig*	Kopfschmerzen, Übelkeit, Blutdruckabfall	**Therapeutisch zweckmäßig zur** Geburtseinleitung und zur nachgeburtlichen Uteruskontraktion.

18.7. Mittel gegen Entzündungen und Infektionen der Sexualorgane

Die häufigsten sexuell übertragenen Krankheiten in Industrieländern wie Deutschland und Österreich sind Infektionen durch Chlamydien- und Gardnerella-vaginalis-Bakterien, durch Herpes-Viren, durch das Humanpapillom Virus (verursacht unter anderem Warzen und langfristig möglicherweise Gebärmutterhalskrebs), durch Hefepilze und durch Trichomonaden. Die Zahl der Syphilis- und Tripper-Erkrankungen geht hingegen seit den achtziger Jahren ständig zurück. HIV und Hepatitis B und C können ebenfalls sexuell übertragen werden.
Einige dieser Krankheiten sind, wenn sie unbehandelt bleiben – z. B. Syphilis (Lues), Tripper (Gonorrhoe), Hepatitis und Chlamydien-Infektionen –, mit chronischen Folgen verbunden.
Die meisten der oben aufgezählten sexuell übertragenen Infektionen können bei beiden Geschlechtern Entzündungserscheinungen wie Brennen, Jucken und Ausfluss verursachen. Wer an solchen Beschwerden leidet, sollte unbedingt einen Arzt aufsuchen, um die genaue Ursache abklären zu lassen.

Problematisch an vielen sexuell übertragenen Krankheiten ist, dass sie oft keine oder kaum auffallende, sich nur langsam entwickelnde Beschwerden verursachen.

Achtung: Auch dann, wenn nach einer Infektion keinerlei Beschwerden auftreten, kann man andere Personen damit anstecken. Dies betrifft vor allem Herpes-Infektionen, aber auch solche mit Chlamydien, HIV, HPV (Warzen), Syphilis, Tripper, Trichomonaden.

Ausfluss bei der Frau

Von Ausfluss spricht man, wenn die Absonderungen der Scheide vermehrt und/oder verändert auftreten. Nicht jeder Ausfluss muss behandelt werden.

Ausfluss kann verursacht sein durch:

- Infektionen und Entzündungen mit unterschiedlichen Krankheitserregern wie Pilzen oder Bakterien
- Schleimhautveränderungen (z. B. Ektopie oder Krebs am Muttermund)
- Veränderungen im Hormonhaushalt (z. B. durch die »Pille«, durch eine Schwangerschaft, durch Eintreten der Wechseljahre)
- psychische Belastungen
- falsch verstandene Hygiene (z. B. Scheidenspülungen)
- Irritationen der Scheidenflora durch Sex mit einem neuen Partner. Möglicherweise sind Immunfaktoren für diese Art von Ausfluss verantwortlich.

Da man allein aufgrund der Beschaffenheit des Ausflusses (Farbe, Konsistenz, Geruch, Menge) nicht selbst feststellen kann, was den Ausfluss verursacht hat, sollte man sich in jedem Fall von einer Ärztin oder einem Arzt untersuchen lassen. Erst wenn die Ursache des Ausflusses bekannt ist, kann wirksam behandelt werden.
In der Schwangerschaft erhöht bakteriell verursachter Ausfluss das Risiko einer Frühgeburt.
Bei hormonell bedingtem Ausfluss und bei bestimmten entzündlichen Veränderungen der Scheidenhaut sind hormonhaltige Cremes und Ovula zweckmäßig (z. B. *Estriol Ovolum Jenapharm, Estriolsalbe, Gynoflor, Linoladiol Estradiol, Linoladiol N, Oekolp, Ortho-Gynest, Ovestin*).

Ausfluss beim Mann

Ausfluss aus dem Penis ist immer ein Anzeichen einer Erkrankung und sollte auf jeden Fall vom Arzt untersucht und entsprechend behandelt werden. Die Ursache ist meist eine Infektion mit Gonokokken (Tripper), Chlamydien oder Trichomonaden.

Bakterielle Infektionen

Bakterielle Infektionen sind meist durch Chlamydien oder durch den Krankheitserreger Gardnerella vaginalis verursacht.

Chlamydien-Infektionen verlaufen bei Frauen ohne besondere Beschwerden und schleichend. Sie bleiben deshalb häufig unentdeckt. Für die Diagnoseerstellung ist ein Abstrich notwendig.

Bei Männern verursacht die Infektion häufig Harnröhrenentzündungen mit schmerzhaftem Wasserlassen, Ausfluss und akuten Nebenhodenentzündungen.

Frauen werden bei ungeschütztem Geschlechtsverkehr leichter angesteckt als Männer. Die Folgeschäden einer unentdeckten Infektion sind gravierend – etwa zehn Prozent aller Infizierten wird unfruchtbar. Eine mit Chlamydien akut infizierte Frau kann außerdem bei der Geburt ihr Baby anstecken.

Die wirksamste Behandlung von Chlamydien-Infektionen geschieht durch das Einnehmen des Antibiotikums Doxycyclin (enthalten z. B. in *Generika mit dem Namen Doxy + Firmenbezeichnung*) oder Erythromycin (enthalten z. B. in *Generika mit dem Namen Erythromycin + Firmenbezeichnung*). Erythromycin ist auch für Schwangere und Stillende geeignet.

Die Medikamente müssen mindestens sieben bis zehn Tage lang geschluckt werden, bei chronischen Infektionen drei Wochen.

Seit kurzem gibt es eine einfache Art der Behandlung mit dem Makrolid-Antibiotikum Azithromycin (enthalten z. B. in *Zithromax*). Es muss nur ein einziges Mal eingenommen werden und wirkt genauso gut wie die oben erwähnten Antibiotika.

Gardnerella-vaginalis-Infektionen verursachen bei der Frau dünngrauen bis cremig-weißen Ausfluss, meist mit fischähnlichem Geruch. Am wirksamsten hilft das Antibiotikum Metronidazol (enthalten z. B. in *Arilin, Clont, Generika mit dem Namen Metronidazol + Firmenbezeichnung, Trichex, Vagimid*).

Metronidazol wird auch zur Behandlung von Trichomonaden verwendet. Der Nachteil dieses Wirkstoffes, wenn er geschluckt wird: Häufige Nebenwirkungen sind Magen-Darm-Störungen.

Besser verträglich und ebenfalls wirksam ist die Verwendung von Metronidazol in Form von Vaginalzäpfchen, -tabletten oder -kapseln (z. B. *Arilin, Clont, Trichex, Vagimid*) oder von Clindamycin (z. B. *Generika mit dem Namen Clindamycin + Firmenbezeichnung*).
Antibiotikabehandlungen schädigen die Milchsäurebakterien der Scheide und damit die natürliche Abwehr. Pilzinfektionen sind oft die Folge. Zur Vorbeugung werden oft Milchsäurezäpfchen (z. B. *Döderlein Med, Vagiflor, Vagisan*) oder das Einführen von Joghurt in die Scheide empfohlen.
Der Nutzen dieser Maßnahme ist umstritten. In einem gesunden Scheidenmilieu erfolgt die Besiedelung der Scheidenschleimhaut mit Milchsäurebakterien von selbst. Und unter ungeeigneten Bedingungen ist auch eine künstliche Besiedelung nicht möglich.
In einer australischen Studie wurde die Wirksamkeit einer vorbeugenden Behandlung mit Milchsäurebakterien auf Pilzerkrankungen untersucht. Ergebnis: Es konnte kein Nutzen nachgewiesen werden.

Pilzinfektionen

Auch bei gesunden Frauen befinden sich Pilze in der Scheide – allerdings in so geringer Zahl, dass dadurch kein Ausfluss oder andere Beschwerden entstehen.
Pilzinfektionen sind meist durch Hefepilze vom Typ Candida verursacht und treten meist bei Frauen im gebärfähigen Alter auf, selten jedoch vor erstmaligem Auftreten der Regel.
Dies ist ein deutlicher Hinweis auf die Hormonabhängigkeit der Abwehrkraft der Scheide. Schwangerschaft, Behandlung mit Breitspektrumantibiotika, Verwendung einer hochdosierten »Pille«, Diabetes oder eine HIV-Infektion begünstigen das Auftreten einer Pilzinfektion ebenso wie Scheidenspülungen. Auch psychische Dauerbelastung kann zur Infektionsneigung beitragen.
Anzeichen einer Pilzinfektion kann Juckreiz an Schamlippen, Scheidenöffnung und Scheide sein, in etwa zwei Drittel aller Fälle begleitet von cremig-weißem Ausfluss. Die Diagnose kann meist durch mikroskopische Untersuchung des Scheidensekrets gestellt werden.
Pilzinfektionen werden meist örtlich mit einer Salbe, Creme oder mit Vaginaltabletten behandelt (z. B. *Antifungol, Biofanal, Canesten Gyn, Canifug, Fungizid-ratiopharm, Generika mit dem Namen Clotrimazol + Firmenbezeichnung, Gyno-Pevaryl, Gyno Travogen, Inimur Myko, KadeFungin, Mykofungin, Mykohaug C*).

Bei häufig wiederauftretenden Infektionen kommt die Einnahme von Tabletten in Frage (z. B. *Fungata*). Die verschiedenen Produkte unterscheiden sich kaum in ihrer Wirksamkeit. Eine Heilung wird in etwa 85 bis 90 Prozent aller Fälle erreicht. Unterschiede bestehen jedoch bei der notwendigen Dauer der Anwendung.
Bei mäßigen Krankheitszeichen und bei erstmaligem oder seltenem Pilzbefall genügt fast immer eine Einmaldosis, ansonsten dauert die Therapie drei bis sieben Tage.
Pilzinfektionen des Mannes werden ebenfalls mit Cremes, Salben oder Tabletten behandelt. Zur Vermeidung von Rückfällen (Rezidiv) wird eine Paarbehandlung generell empfohlen, unabhängig davon, ob eine Pilzinfektion beim Mann Beschwerden hervorgerufen hat oder nicht.

Trichomonaden

Trichomonaden-Infektionen werden fast ausschließlich beim Geschlechtsverkehr übertragen. In Ausnahmefällen kann die Übertragung auch durch nasse Handtücher oder Badewasser in Thermalbädern (z. B. Whirlpools) erfolgen. Männer bemerken eine Trichomonaden-Infektion oft gar nicht, sie verläuft häufig »symptomlos«. Bei Frauen kommt es vielfach zu einem gelblichen, übel riechenden Ausfluss.
Die Behandlung erfolgt mit ein bis zwei Tabletten Metronidazol, z. B. *Arilin, Clont, Trichex, Vagimid*.

Wichtig: *Auch wenn einer der Partner völlig beschwerdefrei ist, sollten beide unbedingt gleichzeitig die Medikamente einnehmen. Sonst besteht die Gefahr einer neuerlichen Infektion.*

Der Wirkstoff Metronidazol darf im ersten Drittel der Schwangerschaft wegen der Gefahr von Missbildungen beim Embryo nicht verwendet werden. Vertretbar ist lediglich die Verwendung von Vaginalzäpfchen mit dem Wirkstoff Clotrimazol (z. B. in *Antifungol, Canifug*). Damit wird in den meisten Fällen zwar keine Heilung erreicht, aber eine Linderung der Beschwerden.
Der Wirkstoff Nifuratel hat bei lokaler Anwendung (z. B. in *Inimur*) eine unsichere Wirkung. Andere Mittel sind deshalb vorzuziehen.

Tripper

Tripper macht sich bei Frauen meist, aber nicht immer, nach zwei bis vier Tagen durch eitrigen Ausfluss bemerkbar.
Bei Männern treten etwa drei Tage nach der Infektion brennende Schmerzen beim Wasserlassen und dann eitriger Ausfluss aus dem Pe-

nis auf. Ursache ist das Bakterium Neisseria gonorrhoeae, das durch Geschlechtsverkehr übertragen wird. Bei oralem Sex verursachen die Bakterien Rachenentzündungen.
Chronische Gonorrhoe kann sowohl beim Mann als auch bei der Frau zu Unfruchtbarkeit führen.
Zur Behandlung von Tripper muss normalerweise Penicillin geschluckt werden.

Syphilis

Syphilis war bis Anfang des 20. Jahrhunderts die klassische Geschlechtskrankheit, die den ganzen Körper befallen kann. Seit es wirksame Behandlungsmöglichkeiten gibt, hat diese Infektionskrankheit an Bedeutung verloren.
Syphilis verläuft in mehreren Phasen, in denen jeweils typische Beschwerden auftreten. Zwei bis vier Wochen nach der Infektion erscheint direkt an der Infektionsstelle ein schmerzloses, derbes, braunrotes Geschwür, das oft unbemerkt bleibt und nach etwa sechs Wochen wieder verschwindet.
Bleibt Syphilis unbehandelt, können die Spätfolgen zum Tod führen. Die Behandlung erfolgt durch Antibiotika wie Penicillin oder Tetrazyklin oder Erythromycin.

Herpes genitalis

Diese Krankheit wird verursacht durch Herpes-simplex-Viren vom Typ I oder II. Nach der Erstinfektion ruhen sie im Körper und werden erneut aktiv, wenn die Immunabwehr gestört oder geschwächt ist, z. B. durch Fieber, Verletzungen, Krankheiten, Operationen, Sonnenbestrahlung, Menstruation oder Nebenwirkung von Medikamenten.
Bei den meisten Menschen werden die überall vorkommenden Viren vom körpereigenen Immunsystem jedoch so wirksam in Schach gehalten, dass es nie zu Anzeichen einer Erkrankung kommt.
Typische Krankheitsanzeichen sind Rötungen und schmerzhaft juckende Schwellungen im Genital- und Afterbereich, verbunden mit Bläschenbildung. Häufig sind die Lymphknoten angeschwollen. Man fühlt sich ganz allgemein krank und hat eventuell Fieber.

Achtung: Man kann auch dann von Herpes angesteckt worden sein, wenn keine akuten Krankheitsanzeichen vorhanden sind!

Behandelt wird im Frühstadium mit Aciclovir-Creme (enthalten z. B. in *Zovirax*). Der therapeutische Nutzen einer Behandlung mit Aciclovir-Creme im späteren Stadium ist umstritten.

Humanpapillomvirus (HPV, Feigwarzen)

Die Infektion bei Männern und Frauen verursacht kleine, weiche, rosafarbene Warzen im Genital- und Analbereich, die manchmal jucken. In der Schwangerschaft oder bei chronischem Ausfluss können sie sich rascher verbreiten.
Eine Untergruppe der HPV-Viren kann die Entstehung von Gebärmutterhals-Krebs begünstigen.
Zur Vorbeugung gegen Warzen gibt es seit kurzem einen wirksamen Impfstoff (*Gardasil*). Gardasil wird außerdem zur Vorbeugung von Gebärmutterhals-Krebs verwendet. Der langfristige Nutzen für diesen Anwendungsbereich ist bis jetzt allerdings noch nicht belegt (siehe Kapitel 10.4. Impfstoffe).
Bestehende Feigwarzen können durch Betupfen mit Podophyllin oder Podophyllotoxin (z. B. *Condylox*) zum Verschwinden gebracht werden. Hiermit sollten nur kleinere Hautbereiche behandelt werden.
Die Warzen können außerdem durch flüssigen Stickstoff oder Laserstrahlen zerstört oder chirurgisch entfernt werden.
Sexualpartner sollten ebenfalls auf Feigwarzen untersucht und nach drei Monaten kontrolliert werden.

HIV (AIDS)

Siehe dazu Kapitel 10.3.: Virusmittel.

Hepatitis B und Hepatitis C

Siehe dazu Kapitel 10.4.: Impfstoffe und Mittel zur Stärkung der Immunabwehr und Virusmittel sowie 13.6.: Lebermittel, Gallenmittel.

18.7. Mittel gegen Entzündungen und Infektionen der Sexualorgane

Präparat	Wichtigste Nebenwirkungen	Empfehlung
Antifungol HEXAL (D) Vaginaltabl., Vaginalcreme, Kombipackung Clotrimazol *Rezeptpflichtig*	Gelegentlich örtliche Überempfindlichkeitsreaktionen oder Brennen	**Therapeutisch zweckmäßig bei** Infektionen der Scheide mit Bakterien, Pilzen und Hefepilzen (z. B. Soor).

Präparat	Wichtigste Nebenwirkungen	Empfehlung
Arilin/ rapid Vaginalzäpfchen/ Vaginalzäpfchen (D) Filmtabl., Vaginalzäpfchen, Kombipackung Metronidazol *Rezeptpflichtig*	Magen-Darm-Störungen, bei höheren Dosierungen Bewegungsstörungen. Vorsicht: Während der Behandlung keinen Alkohol einnehmen, da es zu Unverträglichkeitserscheinungen (Kopfschmerzen, Hitzegefühl) kommen kann!	**Therapeutisch zweckmäßig bei** Infektionen mit Metronidazol-empfindlichen Erregern (z. B. Bakterien, Trichomonaden). Bei Vaginalzäpfchen sind weniger Nebenwirkungen zu erwarten als bei Tabletten zum Schlucken.
Betaisodona Vaginalgel/ Vaginalzäpfchen (Ö) Gel, Zäpfchen Povidon-Jod *Rezeptpflichtig*	Schleimhautreizungen, allergische Erscheinungen. Bei Aufnahme von Jod in den Körper Schilddrüsenstörungen möglich	**Abzuraten** Starkes Desinfektionsmittel mit erheblichen Nebenwirkungen. Bei spezifischen Infektionen z. B. mit Trichomonaden oder Soor ist eine gezielte Therapie mit entsprechenden Mitteln vorzuziehen.
Biofanal (D) Vaginaltabl., Kombipackung Nystatin	Selten Überempfindlichkeitsreaktionen (Allergien)	**Therapeutisch zweckmäßig nur bei** Soor (Infektion mit dem Hefepilz Candida albicans).
Canesten Clotrimazol (Ö) Creme, Lösung, Pumpspray, Vaginaltabl. **Canesten Clotrimazol Gyn Kombi** (Ö) Vaginaltabl., Vaginalcreme **Canesten GYN 1/ 3/ 6** (D) Vaginaltabl., Vaginalcreme (jeweils für die Dauer von 3 oder 6 Tagen) Kombipackung (für die Dauer von 1, 3 oder 6 Tagen) *Wirkstoff:* Clotrimazol *Rezeptpflichtig (nur 6 Tage-Therapie)*	Gelegentlich örtliche Überempfindlichkeitsreaktionen oder Brennen	**Therapeutisch zweckmäßig bei** Infektionen der Scheide mit Bakterien, Pilzen und Hefepilzen (z. B. Soor).
Canifug (D) Vaginalcreme **Canifug Cremolum** (D) Vaginalzäpfchen, Kombipackung mit Creme und Zäpfchen Clotrimazol *Rezeptpflichtig (nur höher dosierte Präparate)*	Gelegentlich örtliche Überempfindlichkeitsreaktionen oder Brennen	**Therapeutisch zweckmäßig bei** Infektionen der Scheide mit Bakterien, Pilzen und Hefepilzen (z. B. Soor).

Präparat	Wichtigste Nebenwirkungen	Empfehlung
Clont (D) Filmtabl., Vaginaltabl. Metronidazol *Rezeptpflichtig*	Magen-Darm-Störungen, Übelkeit, Erbrechen, Appetitverlust. Selten: Blutschäden, psychische Störungen, Überempfindlichkeitsreaktionen (z. B. Hautausschläge). Infektion mit Soor-Hefen (Candida). Vorsicht: Keinen Alkohol einnehmen, da es zu Unverträglichkeitserscheinungen (Kopfschmerzen, Hitzegefühl) kommen kann!	**Therapeutisch zweckmäßig bei** Infektionen mit Metronidazol-empfindlichen Erregern (z. B. Bakterien, Trichomonaden). Bei Vaginaltabletten sind weniger Nebenwirkungen zu erwarten.
Clotrimazol AL 2%/ 100/ 200 (D) Vaginaltabl., Vaginalcreme *Rezeptpflichtig* *(nur Clotrimazol AL 100)* **Clotrimazol-CT Vaginalcreme/ -Tabletten** (D) Vaginalcreme, Vaginaltabl. *Rezeptpflichtig* **Clotrimazol 3 Heumann** (D) Vaginalcreme **Clotrimazol 6 Heumann** (D) Vaginalcreme *Wirkstoff:* Clotrimazol *Rezeptpflichtig*	Gelegentlich örtliche Überempfindlichkeitsreaktionen oder Brennen	**Therapeutisch zweckmäßig bei** Infektionen der Scheide mit Bakterien, Pilzen und Hefepilzen (z. B. Soor).
Döderlein Med (D/Ö) Vaginalkapseln Gefriergetrocknete Kulturen von Milchsäurebakterien (Lactobacillus gasseri)	Keine wesentlichen zu erwarten	**Möglicherweise zweckmäßig bei** unspezifischen Reizzuständen.
Estriol-Ovulum Jenapharm (D) Vaginal-Ovulua **Estriolsalbe** (D) Vaginalsalbe Estriol *Rezeptpflichtig*	Allergische Hautreaktionen. Allgemeinwirkungen weiblicher Sexualhormone (z. B. Übelkeit, Schmerzen und Spannungen der Brüste)	**Therapeutisch zweckmäßig bei** Hormonmangelstörungen. Enthält örtlich wirksames Sexualhormon (Estriol). Nicht zweckmäßig bei bakteriell bedingtem Ausfluss.

Präparat	Wichtigste Nebenwirkungen	Empfehlung
Estriolsalbe (D) Salbe Estriol *Rezeptpflichtig*	Allergische Hautreaktionen. Allgemeinwirkungen weiblicher Sexualhormone (z. B. Übelkeit, Schmerzen und Spannungen der Brüste)	**Therapeutisch zweckmäßig bei** Hormonmangelstörungen. Enthält örtlich wirksames Sexualhormon (Estriol). Nicht zweckmäßig bei bakteriell bedingtem Ausfluss.
Fluconazol AL (D) Hartkaps. **Fluconazol-ratiopharm** (D/Ö) Hartkaps. **Fluconazol Stada** (D) Hartkaps. Fluconazol *Rezeptpflichtig*	Häufig Übelkeit, Kopfschmerzen, Schmerzen im Bauchraum, Erbrechen und Durchfall, Hautausschläge (bei Bläschenbildung oder ähnlichen Erscheinungen das Mittel sofort absetzen). Häufig Leberschäden	**Therapeutisch zweckmäßig bei** Pilzinfektionen der Scheide, wenn die örtliche Anwendung, z. B. von Clotrimazol, nicht ausreichend wirkt.
Fluomycin N (D) Vaginaltabl. Dequaliniumchlorid *Rezeptpflichtig*	Schleimhautreizungen, allergische Reaktionen	**Wenig zweckmäßig** Enthält mildes Desinfektionsmittel (Dequalinium). Vertretbar nur bei nicht-entzündlichem Ausfluss. Bei spezifischen Infektionen z. B. mit Trichomonaden oder Soor ist eine gezielte Therapie mit entsprechenden Mitteln vorzuziehen.
Fluconazol – 1 A Pharma (D) Hartkaps. **Fluconazol AbZ** (D) Hartkaps. **Fluconazol AL** (D) Hartkaps. **Fluconazol Basics** (D) Kaps. **Fluconazol-CT** (D) Kaps. **Fluconazol-Gry** (D) Hartkaps. **Fluconazol Hexal** (D) Hartkaps. **Fluconazol-Isis** (D) Hartkaps. **Fluconazol ratiopharm** (D/Ö) Kaps. **Fluconazol Sandoz** (D) Hartkaps. **Fluconazol STADA** (D) Kaps. *Wirkstoff:* Fluconazol *Rezeptpflichtig*	Häufig Übelkeit, Kopfschmerzen, Schmerzen im Bauchraum, Erbrechen und Durchfall, Hautausschläge (bei Bläschenbildung oder ähnlichen Erscheinungen das Mittel sofort absetzen). Häufig Leberschäden	**Therapeutisch zweckmäßig bei** Pilzinfektionen der Haut, wenn die lokale Behandlung nicht ausreichend wirkt. Breites Wirkspektrum gegen Dermatophyten, Hefepilze und andere.

Präparat	Wichtigste Nebenwirkungen	Empfehlung
Fungata (D/Ö) Kaps. Fluconazol *Rezeptpflichtig*	Häufig Übelkeit, Kopfschmerzen, Schmerzen im Bauchraum, Erbrechen und Durchfall, Hautausschläge (bei Bläschenbildung oder ähnlichen Erscheinungen das Mittel sofort absetzen). Häufig Leberschäden	**Therapeutisch zweckmäßig bei** Pilzinfektionen der Scheide, wenn die örtliche Anwendung, z. B. von Clotrimazol, nicht ausreichend wirkt.
Fungizid-ratiopharm (D) Vaginaltabl., Vaginalcreme, Kombipackung Clotrimazol *Rezeptpflichtig*	Gelegentlich örtliche Überempfindlichkeitsreaktionen oder Brennen	**Therapeutisch zweckmäßig bei** Infektionen der Scheide mit Bakterien, Pilzen und Hefen (z. B. Soor).
Gynoflor (D/Ö) Vaginaltabl. Estriol, Milchsäurebakterien *Rezeptpflichtig*	Allergische Hautreaktionen. Allgemeinwirkungen weiblicher Sexualhormone (z. B. Übelkeit, Schmerzen und Spannungen der Brüste)	**Therapeutisch zweckmäßig bei** Hormonmangelstörungen. Enthält örtlich wirksames Sexualhormon (Estriol). Der Zusatz von Milchsäurebakterien ist therapeutisch zweifelhaft, aber weitgehend harmlos.
Gyno-Pevaryl (D/Ö) Creme, Ovula, Kombipackung, Depot-Ovula Econazol *Rezeptpflichtig*	Selten Überempfindlichkeitsreaktionen, Brennen	**Therapeutisch zweckmäßig bei** Pilzinfektionen der Scheide.
Gyno Travogen (Ö) Ovula Isoconazol *Rezeptpflichtig*	Selten Überempfindlichkeitsreaktionen, Brennen	**Therapeutisch zweckmäßig bei** Pilzinfektionen der Scheide.
Inimur (D) Salbe, Vaginalstäbchen, Kombipackung Nifuratel *Rezeptpflichtig*	Allergische Erscheinungen. Hautreizungen bei örtlicher Anwendung. Bei gleichzeitiger Einnahme von Alkohol Unverträglichkeit, Magen-Darm-Störungen	**Wenig zweckmäßig zur** lokalen Behandlung bei Infektionen mit Trichomonaden. Mittel wie z. B. Clont (mit Wirkstoff Metronidazol) sind vorzuziehen.
Inimur Myko (D) Vaginalcreme, Vaginalzäpfchen Ciclopirox *Rezeptpflichtig*	Gelegentlich örtliche Überempfindlichkeitsreaktionen oder Brennen	**Therapeutisch zweckmäßig bei** Infektionen der Scheide mit Bakterien, Pilzen und Hefepilzen (z. B. Soor).

Präparat	Wichtigste Nebenwirkungen	Empfehlung
Kade-Fungin (D) Vaginaltabl., Vaginalcreme, Kombipackung Clotrimazol *Rezeptpflichtig*	Gelegentlich örtliche Überempfindlichkeitsreaktionen oder Brennen	**Therapeutisch zweckmäßig bei** Infektionen der Scheide mit Bakterien, Pilzen und Hefepilzen (z. B. Soor).
Linoladiol-H N (D) Creme Estradiol, Prednisolon *Rezeptpflichtig*	Allergische Hautreaktionen. Allgemeinwirkungen weiblicher Sexualhormone (z. B. Übelkeit, Schmerzen und Spannungen der Brüste)	**Therapeutisch zweckmäßig bei** entzündlichen Veränderungen infolge von Hormonmangelstörungen. Nur zur kurzfristigen Anwendung. Enthält örtlich wirksames Sexualhormon (Estradiol) und kortisonähnlich wirkenden Inhaltsstoff (Prednisolon). Nicht zweckmäßig bei Akne und Unterschenkelgeschwüren (vom Hersteller angegebene Anwendungsgebiete).
Linoladiol N (D) Creme **Linoladiol Estradiol-Emulsion** (Ö) Öl-in-Wasser-Emulsion Estradiol *Rezeptpflichtig*	Allergische Hautreaktionen. Allgemeinwirkungen weiblicher Sexualhormone (z. B. Übelkeit, Schmerzen und Spannungen der Brüste)	**Therapeutisch zweckmäßig bei** Hormonmangelstörungen. Enthält örtlich wirksames Sexualhormon (Estradiol). Nicht zweckmäßig bei bakteriell bedingtem Ausfluss.
Metronidazol AL (D) Tabl. **Metronidazol Arcana** (Ö) Filmtabl. **Metronidazol Artesan Drossapharm** (D) Tabl. **Metronidazol-CT** (D) Tabl. **Metronidazol Heumann** (D) Tabl. **Metronidazol HEXAL** (D) Tabl. **Metronidazol-ratiopharm** (D) Tabl. **Metronidazol Sandoz** (D) Tabl. **Metronidazol STADA** (D) Tabl. **Metronour** (D) Tabl. *Wirkstoff:* Metronidazol *Rezeptpflichtig*	Magen-Darm-Störungen, Übelkeit, Erbrechen, Appetitverlust. Selten: Blutschäden, psychische Störungen, Überempfindlichkeitsreaktionen (z. B. Hautausschläge). Infektion mit Soor-Hefen (Candida). Vorsicht: Keinen Alkohol einnehmen, da es zu Unverträglichkeitserscheinungen (Kopfschmerzen, Hitzegefühl) kommen kann!	**Therapeutisch zweckmäßig bei** Infektionen mit Metronidazol-empfindlichen Erregern (z. B. anaerobe Bakterien und Trichomonaden).

Präparat	Wichtigste Nebenwirkungen	Empfehlung
Mykofungin (D) Vaginaltabl., Vaginalcreme, Kombipackung Clotrimazol *Rezeptpflichtig*	Gelegentlich örtliche Überempfindlichkeitsreaktionen oder Brennen	**Therapeutisch zweckmäßig bei** Infektionen der Scheide mit Bakterien, Pilzen und Hefepilzen (z. B. Soor).
Mykohaug (D) Vaginaltabl., Vaginalcreme, Creme, Kombipackung Clotrimazol	Gelegentlich örtliche Überempfindlichkeitsreaktionen oder Brennen	**Therapeutisch zweckmäßig bei** Infektionen der Scheide mit Bakterien, Pilzen und Hefepilzen (z. B. Soor).
Oekolp/ Forte (D) Vaginalzäpfchen, Ovula, Vaginalcreme, Kombipackung Estriol *Rezeptpflichtig*	Allgemeinwirkungen weiblicher Sexualhormone (z. B. Übelkeit, Schmerzen und Spannungen der Brüste)	**Therapeutisch zweckmäßig bei** Hormonmangelstörungen. Enthält örtlich wirksames Sexualhormon (Estriol). Nicht zweckmäßig bei bakteriell bedingtem Ausfluss.
Ortho-Gynest (D/Ö) Vaginalcreme, Vaginalzäpfchen Estriol *Rezeptpflichtig*	Allgemeinwirkungen weiblicher Sexualhormone (z. B. Übelkeit, Schmerzen und Spannungen der Brüste)	**Therapeutisch zweckmäßig bei** Hormonmangelstörungen. Enthält örtlich wirksames Sexualhormon (Estriol). Nicht zweckmäßig bei bakteriell bedingtem Ausfluss.
Ovestin (D/Ö) Ovula, Creme Estriol *Rezeptpflichtig*	Allgemeinwirkungen weiblicher Sexualhormone (z. B. Übelkeit, Schmerzen und Spannungen der Brüste)	**Therapeutisch zweckmäßig bei** Hormonmangelstörungen. Enthält örtlich wirksames Sexualhormon (Estriol). Nicht zweckmäßig bei bakteriell bedingtem Ausfluss.
Sobelin (D) Vaginalcreme *Konservierungsstoff:* Benzylalkohol; *Wirkstoff:* Clindamycin *Rezeptpflichtig*	Lokale Reizungen und Entzündungen, auch durch Propylenglycol. Infektion mit Soor-Pilzen. Kopfschmerzen, Schwindel möglich	**Therapeutisch zweckmäßig bei** Infektionen mit Clindamycin-empfindlichen Erregern (z. B. Bakterien wie Gardnerella vaginalis).
Tantum Rosa (Ö) Lösung *Konservierungsstoff:* Benzalkonium; *Wirkstoff:* Benzydamin *Rezeptpflichtig*	Schleimhautreizungen, Allergien	**Wenig zweckmäßig** Enthält u. a. mildes Desinfektionsmittel (Benzalkonium). Vertretbar nur bei nicht-entzündlichem Ausfluss. Bei spezifischen Infektionen z. B. mit Trichomonaden oder Soor ist eine gezielte Therapie mit entsprechenden Mitteln vorzuziehen.

Präparat	Wichtigste Nebenwirkungen	Empfehlung
Trichex (Ö) Filmtabl., Vaginalkaps. Metronidazol *Rezeptpflichtig*	Magen-Darm-Störungen, Übelkeit, Erbrechen, Appetitverlust. Selten: Blutschäden, psychische Störungen, Überempfindlichkeitsreaktionen (z. B. Hautausschläge). Infektion mit Soor-Hefen (Candida). Vorsicht: Keinen Alkohol einnehmen, da es zu Unverträglichkeitserscheinungen (Kopfschmerzen, Hitzegefühl) kommen kann!	**Therapeutisch zweckmäßig bei** Infektionen mit Metronidazol-empfindlichen Erregern (z. B. Bakterien, Trichomonaden). Bei Vaginalkapseln sind weniger Nebenwirkungen zu erwarten.
Vagi-C (D) Vaginaltabl. Ascorbinsäure	Keine wesentlichen zu erwarten	**Möglicherweise zweckmäßig bei** unspezifischen Reizzuständen. Enthält Vitamin C.
Vagifem (D/Ö) Vaginaltabl. Estradiol *Rezeptpflichtig*	Allergische Hautreaktionen. Allgemeinwirkungen weiblicher Sexualhormone (z. B. Übelkeit, Schmerzen und Spannungen der Brüste)	**Therapeutisch zweckmäßig bei** Hormonmangelstörungen. Enthält örtlich wirksames Sexualhormon (Estradiol). Nicht zweckmäßig bei bakteriell bedingtem Ausfluss.
Vagiflor (D) Vaginalzäpfchen Gefriergetrocknete Kulturen von Milchsäurebakterien (Lactobacillus acidophilus)	Keine wesentlichen zu erwarten	**Möglicherweise zweckmäßig bei** unspezifischen Reizzuständen.
Vagi-Hex (D) Vaginaltabl. Hexetidin	Schleimhautreizungen (Brennen, Juckreiz), allergische Reaktionen	**Wenig zweckmäßig** Enthält mildes Desinfektionsmittel (Hexetidin). Vertretbar nur bei nicht-entzündlichem Ausfluss. Bei spezifischen Infektionen z. B. mit Trichomonaden oder Soor ist eine gezielte Therapie mit entsprechenden Mitteln vorzuziehen.
Vagimid (D) Filmtabl. Dragees, Tabl. **Vagimid Vaginal N** (D) Vaginaltabl. Metronidazol *Rezeptpflichtig*	Magen-Darm-Störungen, Übelkeit, Erbrechen, Appetitverlust. Selten: Blutschäden, psychische Störungen, Überempfindlichkeitsreaktionen (z. B. Hautausschläge). Infektion mit Soor-Hefen (Candida). Vorsicht: Keinen Alkohol einnehmen, da es zu Unverträglichkeitserscheinungen (Kopfschmerzen, Hitzegefühl) kommen kann!	**Therapeutisch zweckmäßig bei** Infektionen mit Metronidazol-empfindlichen Erregern (z. B. Bakterien, Trichomonaden).

Präparat	Wichtigste Nebenwirkungen	Empfehlung
Vagisan (D) Vaginalzäpfchen Milchsäure	Keine wesentlichen zu erwarten	**Möglicherweise zweckmäßig bei** unspezifischen Reizzuständen.

18.8. Männliche Sexualhormone und Potenzmittel

18.8.1. Androgene (z. B. Testosteron)

Testosteron ist ein männliches Sexualhormon, das sowohl der männliche als auch der weibliche Körper herstellt. Es ist für die männlichen Geschlechtsmerkmale verantwortlich und führt bei Frauen, wenn es künstlich in hinreichenden Mengen zugeführt wird, zu einer »Vermännlichung« (tiefe Stimme, Klitoriswachstum, verstärkter Haarwuchs und Akne). Diese Störungen sind unter Umständen nicht rückgängig zu machen.

Eine Behandlung mit männlichen Sexualhormonen ist dann sinnvoll, wenn ein nachgewiesener Mangel an diesen Hormonen besteht. Ein Mangel kann Störungen wie eine Unterfunktion der Keimdrüsen, ein Ausbleiben der männlichen Geschlechtsmerkmale und der Pubertät verursachen. Ob zusätzlich eingenommene Sexualhormone die Libido erhöhen, ist mehr als fraglich.

Eine Behandlung der Impotenz mit Sexualhormonen ist in fast allen Fällen sinnlos, weil Impotenz nur selten auf einen Hormonmangel zurückzuführen ist.

Impotenz ist häufig durch psychische Probleme verursacht, hat jedoch auch etwas mit Alterungsprozessen zu tun. Weitere Ursachen können sein: Unterfunktion der Schilddrüse, Zuckerkrankheit, Nebenwirkung von Medikamenten.

Als »Hauptschuldige« gelten
- Diuretika (vor allem der Wirkstoff Furosemid)
- Beta-Blocker
- Mittel gegen Magengeschwüre (z. B. *Cimetag, Neutromed*)
- Neuroleptika (z. B. *Atosil, Dapotum, Melleril, Haldol, Buronil*)
- Antidepressiva (z. B. *Anafranil, Limbitrol, Saroten, Seroxat, Tofranil*)
- Krebsmittel.

In der Frauenheilkunde werden männliche Sexualhormone (oft in Kombination mit weiblichen Sexualhormonen) bei bestimmten Krebserkrankungen sehr selten eingesetzt. Nebenwirkungen der verschiedenen Präparate treten häufig auf und sind teilweise schwerwiegend. Einige neuere Untersuchungen berichten von Leberkrebserkrankungen bei länger dauernder Anwendung von gewissen Androgenen. Männliche Hormone bei Zyklusstörungen oder in den Wechseljahren anzuwenden, ist nicht sinnvoll.

Medikamente für Steigerung des sexuellen Verlangens bei Frauen
Vor kurzem wurde ein Testosteron-Pflaster (*Intrinsa*) auf den Markt gebracht, das bei Frauen gegen vermindertes sexuelles Verlangen angepreisen wird. Wegen des geringen Nutzens (nur schwach erhöhtes sexuelles Verlangen) und der ungeklärten Langzeitrisiken (Brustkrebs, Herz-Kreislauf-Erkrankungen) raten wir von der Verwendung ab.

Häufige Nebenwirkungen sind: Hautreaktionen an der Pflasterstelle, Gewichtszunahme, Migräne. Außerdem können – mit teilweise bleibender Wirkung – Akne, Haarausfall, Stimmvertiefung und männlicher Haarwuchs auftreten.

18.8.1. Androgene

Präparat	Wichtigste Nebenwirkungen	Empfehlung
Andriol (D/Ö) Kaps. Testosteronundecanoat *Rezeptpflichtig*	Häufig psychische Störungen wie z. B. Depressionen. Gelegentlich Wasseransammlung im Gewebe, Schlafstörungen. Leberschäden und Entwicklung von Lebertumoren möglich. Beschleunigtes Prostatawachstum. Hemmung der Spermienbildung	**Wenig zweckmäßig** Vertretbar nur bei nachgewiesenem Mangel an männlichem Sexualhormon, aber nicht bei Fruchtbarkeits- und Potenzstörungen. Unsichere Wirkung.
Androtop Gel (D) Gel im Beutel Testosteron *Rezeptpflichtig*	Häufig Hautreaktionen an der Anwendungsstelle auf der Haut. Häufig psychische Störungen wie z. B. Depressionen. Gelegentlich Wasseransammlung im Gewebe, Schlafstörungen. Leberschäden und Entwicklung von Lebertumoren möglich. Beschleunigtes Prostatawachstum. Hemmung der Spermienbildung	**Wenig zweckmäßig** Vertretbar nur bei nachgewiesenem Mangel an männlichem Sexualhormon, aber nicht bei Fruchtbarkeits- und Potenzstörungen. Als Gel wegen unsicherer Aufnahme durch die Haut unzuverlässig wirksam.

Präparat	Wichtigste Nebenwirkungen	Empfehlung
Intrinsa (D) Pflaster Testosteron *Rezeptpflichtig*	Häufig Hautreaktionen an der Pflasterstelle, Gewichtszunahme, Migräne, Leberschäden und Entwicklung von Lebertumoren möglich. Außerdem mit teilweise bleibender Wirkung Akne, Haarausfall, Stimmvertiefung, männlicher Haarwuchs	**Abzuraten** als Mittel zur Steigerung des sexuellen Verlangers bei Frauen (Libidosteigerung) – wegen des geringen Nutzens (nur schwach erhöhtes sexuelles Verlangen) und der ungeklärten Langzeitrisiken (Brustkrebs, Herz-Kreislauf-Erkrankungen).
Nebido (D) Injektionslösung Testosteronundecanoat *Rezeptpflichtig*	Häufig psychische Störungen wie z. B. Depressionen. Gelegentlich Wasseransammlung im Gewebe, Schlafstörungen. Leberschäden und Entwicklung von Lebertumoren möglich. Beschleunigtes Prostatawachstum. Hemmung der Spermienbildung	**Wenig zweckmäßig** Vertretbar nur bei nachgewiesener Unterfunktion der Keimdrüsen des Mannes (Hypogonadismus), aber nicht bei Fruchtbarkeits- und Potenzstörungen. Unsichere Wirkung.
Testosteron-Depot (D) Injektionslösung **Testoviron-Depot** (D/Ö) Injektionslösung Testosteronenantat *Rezeptpflichtig*	Häufig psychische Störungen wie z. B. Depressionen, Schlafstörungen. Leberschäden und Entwicklung von Lebertumoren möglich. Gelegentlich Wasseransammlung im Gewebe. Beim Mann: Hemmung der Spermienbildung. Beschleunigtes Prostatawachstum. Vergrößerung der Brustdrüse. Bei der Frau: Akne, Stimmvertiefung, verstärkter Haarwuchs (unter Umständen bleibend). Schmerzen und Infektionen an der Injektionsstelle	**Therapeutisch zweckmäßig beim** Mann nur bei Mangel an männlichem Sexualhormon, aber nicht bei Fruchtbarkeits- und Potenzstörungen. Zweckmäßig bei der Frau nur bei bestimmten Krebsformen.
Testogel (D/Ö) Gel im Beutel Testosteron *Rezeptpflichtig*	Häufig Hautreaktionen an der Anwendungsstelle auf der Haut. Häufig psychische Störungen wie z. B. Depressionen. Gelegentlich Wasseransammlung im Gewebe, Schlafstörungen. Leberschäden und Entwicklung von Lebertumoren möglich. Beschleunigtes Prostatawachstum. Hemmung der Spermienbildung	**Wenig zweckmäßig** Vertretbar nur bei nachgewiesenem Mangel an männlichem Sexualhormon, aber nicht bei Fruchtbarkeits- und Potenzstörungen. Als Gel wegen unsicherer Aufnahme durch die Haut unzuverlässig wirksam.

18.8.2. Anabolika (Mittel mit aufbauender Stoffwechselbilanz)

Anabolika sind Hormonpräparate, deren Wirksubstanzen den männlichen Hormonen ähnlich sind. Ihre Verwendung gilt als überholt, weil es keinen gesicherten Nachweis über einen Nutzen gibt, auch nicht bei Osteoporose, Knochenmarksschäden, Krebs und anderen von den Herstellern angegebenen Anwendungsgebieten.

Von einer Verwendung solcher Mittel ist ausnahmslos abzuraten. Weil sie generell nur noch selten verwendet werden, drucken wir keine Tabelle mehr ab.

Viele junge Männer und Frauen verwenden Anabolika in der Hoffnung, ihre sportlichen Leistungen zu erhöhen. Vor allem bei Kraftsportarten (Gewichtheben, Schwimmen, Leichtathlethik usw.), aber auch im Bereich des Bodybuildings werden Anabolika eingenommen. Anabolika bewirken zwar eine Vergrößerung der Muskeln, eine Stärkung ist jedoch nicht bewiesen.
Anabolika haben zahlreiche, zum Teil schwerwiegende Nebenwirkungen. Hoch dosierter Missbrauch im Sport verursacht bei etwa jedem vierten Anwender schwere psychische Störungen wie paranoide Wahnvorstellungen und Depressionen. Arnold Schwarzenegger ist allerdings ein prominentes Beispiel dafür, dass man eine Verwendung auch unbeschadet überstehen kann.
Eine schwerwiegende Nebenwirkung ist vor allem die mögliche, nicht mehr korrigierbare Schädigung der Fruchtbarkeit und der Stimme bei Frauen. Außerdem gelten Anabolika als krebserregend und schwer leberschädigend.

18.8.3. Potenzmittel

Viagra (Wirkstoff Sildenafil)

Die Medienhysterie hat dazu geführt, dass *Viagra* inzwischen den Status einer Lifestyle-Droge erlangt hat.
Ausgelöst wurde der Trubel im Mai 1998 durch die Veröffentlichung der bisher größten Untersuchung über den Nutzen dieses Medikaments in der angesehenen Fachzeitschrift »New England Journal of Medicine«. In der Einleitung des Berichts heißt es: »Die anhaltende Unfähigkeit, eine Erektion zu erreichen oder aufrechtzuerhalten, dürfte 30 Millionen Männer in den USA betreffen. Die Störung ist altersabhängig und betrifft 39 Prozent der 40-Jährigen und 67 Prozent der 70-Jährigen.«

Die Untersuchung umfasste mehrere Gruppen, Zeiträume und Dosierungen. Das Alter der Patienten betrug zwischen 57 und 60 Jahren. Alle Männer befanden sich in einer stabilen Partnerschaft, manche von ihnen litten nur an leichten Erektionsstörungen. Diabetiker mit einer schlechten Einstellung und Männer mit Alkohol- oder Drogenmissbrauch wurden nicht in die Untersuchung aufgenommen.
Zur Kontrolle der Wirksamkeit umfasste die Untersuchung auch Männer, die ein Medikament erhielten, von dem sie glaubten, dass es sich um Viagra handelt. In Wirklichkeit handelte es sich um ein Arzneimittel ohne Wirkstoff (= Placebo).

Ergebnisse:

- Placebos wirkten in 22 Prozent aller Versuche – also bei jedem fünften Versuch. Mit anderen Worten: Placebos haben bei Potenzstörungen eine beträchtliche Wirkung.
- *Viagra* war in 69 Prozent aller Versuche erfolgreich – also bei zwei von drei Versuchen. Mit anderen Worten: Im Durchschnitt versagte das Mittel bei jedem dritten Versuch.

Fachleute weisen darauf hin, dass unter normalen Bedingungen – wenn *Viagra* also nicht in einer klinischen Untersuchung angewendet wird, bei der bestimmte Patientengruppen ausgeschlossen werden – mit einer Erfolgsrate von wahrscheinlich 30 bis 40 Prozent zu rechnen ist. Das klingt immer noch bemerkenswert.

Viagra bewirkt ohne sexuelle Anregung keine Erektion! Es regt auch nicht den sexuellen Appetit an, ist also kein Aphrodisiakum. Die Wirkung von Viagra tritt etwa eine Stunde nach Einnahme auf und kann bis zu vier Stunden lang anhalten.

Nebenwirkungen

Viagra kann lebensbedrohlichen Blutdruckabfall mit Todesfolge verursachen, wenn gleichzeitig Medikamente mit Nitraten oder Molsidomin (z. B. *Nitrolingual, Corvarton*) zur Behandlung von Angina Pectoris eingenommen werden.
Mehr als tausend Todesfälle im Zusammenhang mit der Einnahme von Viagra sind dokumentiert. Die Fachzeitschrift »arznei-telegramm« rechnet aufgrund der bekannt gewordenen Fälle mit einem Toten pro 500 Verordnungen – ein sehr hohes Nebenwirkungsrisiko.

Relativ häufig treten nach der Einnahme von *Viagra* Kopfschmerzen, Hitzewallungen, Verdauungsstörungen, schnupfenartige Beschwerden und Sehstörungen auf.
Die Beeinträchtigung des Sehvermögens kann beträchtlich sein: Etwa jeder zweite Verwender von *Viagra*, der mehr als 100 mg des Inhaltsstoffes einnimmt, muss mit Schleiersehen und stundenlang anhaltenden Farbwahrnehmungsstörungen rechnen. In Tierversuchen wurde als Nebenwirkung auch Erblinden festgestellt.
Eine unangenehme Nebenwirkung sind die manchmal auftretenden, schmerzhaften Dauererektionen über mehrere Stunden.
Viagra kann auch – genauso wie *Levitra* oder *Cialis* – in seltenen Fällen plötzlich Hörverlust verursachen, der zum Teil von Tinnitus und Schwindelanfällen begleitet ist.

Hände weg von Viagra, wenn

Sie an schweren Herz- oder Leberproblemen leiden. Ebenfalls nicht verwenden sollten Sie das Mittel, wenn Sie vor kurzem einen Schlaganfall oder Herzinfarkt erlitten haben oder in besonderem Maß an niedrigem Blutdruck leiden. Ohne ärztliche Rücksprache kann die Einnahme lebensgefährlich sein.

Levitra (Wirkstoff Vardenafil)

Dieses Mittel wirkt ähnlich wie Viagra und hat nach Einschätzung von Fachleuten ähnliche Nebenwirkungen und ähnliche Risiken. Die Wirkung beginnt nach etwa einer halben Stunde und hält etwa 4–5 Stunden lang an.
Weil *Levitra* noch nicht so lange auf dem Markt ist wie Viagra, sind Nebenwirkungen und Risiken noch nicht so gut dokumentiert. *Levitra* kann – genauso wie *Viagra* oder *Cialis* – in seltenen Fällen plötzlich Hörverlust verursachen, der von Tinnitus und Schwindelanfällen begleitet ist.

Cialis (Wirkstoff Tadalafil)

Cialis stammt aus einer ähnlichen Wirkstoffgruppe wie Viagra und wird vom Hersteller damit beworben, dass die Wirkung 24 Stunden lang anhält. Es gilt deshalb als »Wochenendpille«.
Die Marketingbehauptung des Herstellers, Cialis sei »besonders gut verträglich«, ist falsch. Nebenwirkungen und Risiken sind bis jetzt nur unzureichend dokumentiert. Es gibt auch bei Cialis Berichte in der Fachliteratur über lebensbedrohliche Herz-Kreislauf-Zwischenfälle.

Die extrem lange Wirkdauer wird von Fachleuten als hohes Risiko bezeichnet.
Cialis kann – genauso wie *Viagra* oder *Levitra* – in seltenen Fällen plötzlich Hörverlust verursachen, der von Tinnitus und Schwindelanfällen begleitet ist.

Alprostadil (Caverject)

Diesen Wirkstoff spritzt man sich etwa 15–30 Minuten vor dem Geschlechtsverkehr selbst in die Penis-Schwellkörper. Das bewirkt eine etwa einstündige Erektion – unabhängig davon, ob man sexuell erregt ist oder nicht. Die genaue Handhabung des Mittels muss man in der Arztpraxis lernen.
Als Nebenwirkung treten relativ häufig leichte Schmerzen im Penis auf. Gelegentlich kann es zu einer mehrere Stunden andauernden Erektion kommen. Wenn dies länger als vier Stunden dauert, benötigt man ärztliche Hilfe.
Eine etwas weniger unangenehme Anwendungsform ist das Einbringen des Wirkstoffs Alprostadil in Form von kleinen Kügelchen drei Zentimter tief in die Harnröhre mit Hilfe eines speziellen Geräts. Diese Anwendungsform ist in Deutschland allerdings nicht zugelassen (aber zum Beispiel in den USA unter dem Namen *Alibra*; oder als Gel zum Einschmieren des Penis unter dem Namen *Alprox-TD*).
Ein Nachteil dieser Methode ist, dass sie nicht ganz so sicher wirkt wie eine Injektion.

Yohimbin

Der Extrakt aus der Rinde des westafrikanischen Yohimbe-Baumes gilt als Aphrodisiakum, also als sexuell anregendes Mittel. Mehrere Arzneimittel (z. B. *Yohimbin »Spiegel«*) enthalten das aus dem Yohimbe-Baum isolierte Alkaloid Yohimbin.
In vier kontrollierten Studien wurde für diesen Inhaltsstoff eine sexuell anregende Wirkung nachgewiesen, die beträchtlich höher lag als die von Placebos. Die neueste Studie kommt jedoch zu dem Ergebnis, dass sich kein Unterschied gegenüber Placebos nachweisen lässt. Die amerikanische Urologengesellschaft spricht sich daher gegen den Gebrauch solcher Mittel aus.
Als *Nebenwirkung* kann *Yohimbin* zentrale Erregung, Reizbarkeit, Muskelzittern und eine Herzfrequenzsteigerung verursachen. Außerdem kann die Wasserausscheidung durch die Nieren gehemmt wer-

den. In seltenen Fällen können Übelkeit, Schwindel, Kopfschmerzen und Muskelkrämpfe auftreten.

Priligy (Wirkstoff Dapoxetin)

Dieser Wirkstoff ist ein Antidepressivum vom Typ der SSRI. Er verlängert die Zeit bis zur Ejakulation im Vergleich zu Placebo nur um eine Minute. Unsere Empfehlung: Abzuraten!

18.8.3. Potenzmittel

Präparat	Wichtigste Nebenwirkungen	Empfehlung
Caverject (D/Ö) **Caverject Dual** (Ö) Trockensubstanz zur Injektion, Amp. Alprostadil *Rezeptpflichtig*	Leichte Schmerzen im Penis. Gelegentlich über mehrere Stunden andauernde Erektion	**Möglicherweise zweckmäßig** bei Erektionsstörungen. Den Wirkstoff spritzt man sich selbst in die Penisschwellkörper. Das bewirkt eine etwa einstündige Erektion.
Cialis (D/Ö) Filmtabl. Tadalafil *Rezeptpflichtig*	Häufig Kopfschmerzen, Gesichtsrötung, Magenbeschwerden, verändertes Sehvermögen. In seltenen Fällen sogar Erblindung. Selten plötzlicher Hörverlust, meist einseitig, manchmal dauerhaft. Schmerzhafte Dauererektionen über mehrere Stunden möglich. Wenn gleichzeitig Nitropräparate (siehe Kap. 12.3.) eingenommen werden, können lebensgefährliche Wechselwirkungen auftreten	**Möglicherweise zweckmäßig bei** bestimmten Erektionsproblemen im Zusammenhang mit anderen Erkrankungen, z. B. durch Diabetes verursachte Durchblutungsstörungen, Querschnittslähmungen, Funktionsstörungen nach Prostataoperationen, die zuvor von einem Facharzt festgestellt wurden.
Levitra (D/Ö) Filmtabl. Vardenafil *Rezeptpflichtig*	Häufig Kopfschmerzen, Gesichtsrötung, Magenbeschwerden, verändertes Sehvermögen. In seltenen Fällen sogar Erblindung. Selten plötzlicher Hörverlust, meist einseitig, manchmal dauerhaft. Schmerzhafte Dauererektionen über mehrere Stunden möglich. Wenn gleichzeitig Nitropräparate (siehe Kap. 12.3.) eingenommen werden, können lebensgefährliche Wechselwirkungen auftreten	**Möglicherweise zweckmäßig bei** bestimmten Erektionsproblemen im Zusammenhang mit anderen Erkrankungen, z. B. durch Diabetes verursachte Durchblutungsstörungen, Querschnittslähmungen, Funktionsstörungen nach Prostataoperationen, die zuvor von einem Facharzt festgestellt wurden.

Präparat	Wichtigste Nebenwirkungen	Empfehlung
Viagra (D/Ö) Filmtabl. Sildenafil *Rezeptpflichtig*	Häufig Kopfschmerzen, Gesichtsrötung, Magenbeschwerden, verändertes Sehvermögen. In seltenen Fällen sogar Erblindung. Selten plötzlicher Hörverlust, meist einseitig, manchmal dauerhaft. Schmerzhafte Dauererektionen über mehrere Stunden möglich. Wenn gleichzeitig Nitropräparate (siehe Kap. 12.3.) eingenommen werden, können lebensgefährliche Wechselwirkungen auftreten	**Möglicherweise zweckmäßig bei** bestimmten Erektionsproblemen im Zusammenhang mit anderen Erkrankungen, z. B. durch Diabetes verursachte Durchblutungsstörungen, Querschnittslähmungen, Funktionsstörungen nach Prostataoperationen, die zuvor von einem Facharzt festgestellt wurden.
Yohimbin »Spiegel« (D) Tabl. Yohimbin *Rezeptpflichtig*	Zittern, Erregungs- oder Angstzustände. Die Einnahme von Yohimbin muss bei Leber- und Nierenerkrankungen vermieden werden	**Wenig zweckmäßig** Umstrittene therapeutische Wirksamkeit bei Impotenz, möglicherweise Wirkungen in höheren Dosierungen spürbar. Nur unter ärztlicher Kontrolle anwenden.

19. Kapitel **Krebs**

Trotz aller Forschungsanstrengungen, trotz aller Fortschritte in der Medizin: Krebs ist eine Krankheit, die Angst und Schrecken auslöst. In Deutschland erkranken daran jedes Jahr etwa 340.000 Menschen (in Österreich etwa 35.000).
Die Männer sind in erster Linie von Lungenkrebs (29.000 Neuerkrankungen pro Jahr), Prostatakarzinom (28.000) und Darmkrebs (24.000) bedroht, die Frauen von Brustkrebs (46.000 Neuerkrankungen), Darmkrebs (28.000) und Tumoren der Geschlechtsorgane (26.000).
Wie hoch das Krebsrisiko beispielsweise für Frauen ist, zeigt folgende Zahl: Jede zehnte Frau erkrankt im Laufe ihres Lebens an Brustkrebs.
Und nach wie vor bedeutet die Diagnose Krebs in der Mehrzahl aller Fälle, dass es keine Möglichkeit auf Heilung gibt. Die moderne Medizin kann aber das Lebensende hinauszögern, und sie kann Beschwerden wirkungsvoll erleichtern. Vielen Betroffenen gelingt es dadurch, jahrelang ein nahezu unbeschwertes Leben zu führen.
In Deutschland sterben jährlich rund 220.000 Menschen an Krebs (in Österreich etwa 19.000).
Der international angesehene Krebsspezialist Dieter Kurt Hossfeld, Leiter der Hämatologie und Onkologie am Universitätskrankenhaus in Hamburg, zog vor einigen Jahren in einem Interview im »Spiegel« eine ernüchternde Bilanz über jahrzehntelange Forschungstätigkeit und Betreuung von Krebskranken:
»Der Krebs ist unbesiegbar. Der Krebs ist ein Phänomen des Lebens. Es ist kein Durchbruch gelungen bei den ganz großen Killern: dem Lungenkarzimom, dem Brustkrebs, den Karzinomen des Magen-Darm-Kanals und der Prostata.«
An dieser Situation hat sich trotz aller Forschungsanstrengungen im Wesentlichen nichts verbessert. Bei der Behandlung von Krebserkrankungen gibt es aber bedeutsame Teilerfolge. Zum Beispiel die Heilungsmöglichkeiten von Leukämie bei Kindern, von Hodenkrebs und Non-Hodgkin-Erkrankungen bei Erwachsenen. Auch die früh erkannten und operierten Fälle von Brustkrebs sind mehrheitlich heilbar.

Krebsarten

Krebs kann alle Zonen und Organe des Körpers befallen, das Wort ist eine Sammelbezeichnung für eine Reihe von verschiedenen Arten bösartiger Zellenwucherungen. Dazu gehören unter anderem:

- *Karzinome* – bösartige Geschwülste der Haut, der Schleimhäute und des Drüsengewebes;
- *Sarkome* – bösartige Erkrankungen des Bindegewebes und der Knochen;
- *Leukämie* – der Blutkrebs; eine Krankheit, bei der die Produktion der weißen Blutkörperchen gestört ist;
- *bösartige Lymphome* – eine Erkrankung des Lymphsystems, hauptsächlich der Lymphdrüsen;
- *Myelome* – bösartige Wucherungen von Plasmazellen. Sie sind für die Produktion von Eiweißmolekülen verantwortlich, die der Abwehr dienen.

Wie Krebs entsteht

Jede Zelle des Körpers ist für bestimmte Aufgaben programmiert. Zur Krebszelle entwickelt sie sich, wenn ihre Steuerzentrale defekt wird. Jederzeit und lebenslang können sich Körperzellen krebsartig verändern. Normalerweise werden sie jedoch durch das Abwehrsystem rechtzeitig aufgespürt und vernichtet. »Übersieht« das Immunsystem eine Krebszelle, kann sie zu wuchern beginnen.

Es kann Jahre, sogar Jahrzehnte dauern, bis ein Tumor entsteht. Ist diese Zellvermehrung bösartig, dringt sie infiltrierend in das Nachbargewebe ein und zerstört es. Auf dem Weg des Blutes und der Lymphe verbreiten sich Krebszellen und können in anderen Organen Tochtergeschwülste (Metastasen) bilden. Bei sieben Prozent der Tumoren findet man zwar Metastasen, nicht aber den Ursprungsherd.

Krebsrisiko und Alter

Jedes Alter bringt verschiedene Krebsrisiken mit sich: Im frühen Kindesalter überwiegen Leukämie, Krebs des Zentralnervensystems und Lymphome, bei Kindern und Jugendlichen ist Knochenkrebs häufig, bei Männern zwischen 20 und 32 Hodenkrebs.

Vor dem 30. Lebensjahr entstehen häufig Tumoren der blutbildenden und lymphatischen Organe, später Tumoren der Atmungsorgane, Magenkrebs und die der weiblichen Brustdrüsen und Geschlechtsorgane.

Zwischen dem 60. und 80. Lebensjahr treten Karzinome der Prostata, des Magens und Dickdarms gehäuft auf.
Lungenkrebs ist die häufigste Krebstodesursache der Männer zwischen 35 und 40. Jedoch: Mit steigendem Zigarettenkonsum steigen auch Lungenkrebserkrankungen bei Frauen.
Dass Magenkrebs zurückgeht, aber Dickdarmkrebs in Europa immer häufiger ist, wird den veränderten Essgewohnheiten zugeschrieben.

Krebsursachen

Seit Jahren versucht man, die entscheidende Ursache für Krebserkrankungen zu finden. Doch bis jetzt sind letzte Zusammenhänge nicht geklärt. In jedem Fall müssen mehrere Faktoren zusammenkommen, damit aus einem Zellirrtum eine Krebsgeschwulst wird:
- körpereigene Faktoren: angeborene Disposition, z. B. Krankheiten mit Schäden der Erbinformation oder Störung körpereigener Enzyme; geschwächtes Abwehrsystem
- Infektionen durch Mikroorganismen wie Viren, Bakterien, Parasiten
- chronisch-entzündliche Krankheiten
- UV- und Röntgenstrahlen
- chemische Substanzen, die über die Ernährung oder durch Einatmen oder durch direkten Hautkontakt in den Körper gelangen. Bedeutsame Krebsursachen sind etwa das Rauchen oder gepökelte, geräucherte und gegrillte Nahrungsmittel
- Medikamente wie etwa Östrogen und andere
- mechanische Dauerreizung
- psychosozialer Stress. Die oftmals behauptete »Krebspersönlichkeit« gibt es jedoch nicht.

Bis jetzt sind mehr als 1000 verschiedene Substanzen bekannt, die Krebs fördern können, viele davon werden in der industriellen Produktion verwendet.

Krebsvorbeugung

Glaubte man einige Zeit lang, dass Chemikalien und Industriestoffe das »Startsignal« geben, so gilt heute mehr denn je, dass nur das Zusammenwirken mehrerer Bedingungen zum Ausbrechen einer Krebserkrankung führt. Warum der eine an Krebs erkrankt, der andere jedoch nicht, ist nach wie vor ungeklärt. Ein Mittel oder einen Schutz gegen alle Krebsarten kann es daher nicht geben.

Das größte aktuelle Krebsrisiko sind das Rauchen und das Passivrauchen. Regelmäßiger starker Alkoholkonsum verstärkt diese Gefahr noch. Würde ab sofort niemand mehr rauchen, würde sich in dreißig Jahren die Zahl der Krebstoten halbieren.
Bis jetzt gibt es keine Diät, die nachweislich dem Krebs vorbeugt oder einen Tumor zum Verschwinden bringen kann. Als Gemüse, das *möglicherweise* der Entwicklung von Magen- und Darmkrebs, vielleicht auch von Lungenkrebs, entgegenwirkt, gelten Blumenkohl (Karfiol), Broccoli, Rosenkohl (Kohlsprossen), Weißkohl (Kraut), Kohl und Chinakohl.
Langzeitstudien, die an einer großen Zahl von Patienten durchgeführt wurden, haben gezeigt, dass die zusätzliche Einnahme von Vitamin C oder Vitamin E keinerlei vorbeugende Wirkung auf die Entstehung von Krebs hat.
Frauen mit einem Vitamin-A-Mangel haben ein geringfügig erhöhtes Risiko, dass sich Brustkrebs entwickelt. Nur bei diesen Frauen reduziert die Einnahme von Vitamin-A-Präparaten das erhöhte Risiko.
Vorsicht: Bei Rauchern erhöht (!) sich das Risiko, an Krebs zu erkranken, wenn sie Beta-Carotin-Präparate (Vitamin A) einnehmen. Daher ist von der Einnahme unbedingt abzuraten.
Weil ein Mangel an den Spurenelementen Magnesium, Eisen, Kupfer, Zink und Selen das Immunsystem schwächt, sollten sie ausreichend zur Verfügung stehen. Eine normale, abwechslungsreiche Ernährung stellt das Angebot üblicherweise sicher.

Früherkennung

Je früher Krebs erkannt wird, desto größer ist die Chance der Heilung. Die WHO ist zur Ansicht gekommen, dass flächendeckende, regelmäßige Untersuchungen bestimmter Bevölkerungsgruppen besonders wirkungsvoll sind bei Brustkrebs (regelmäßige Selbstuntersuchung und vor allem ab dem Alter von 50 Mammographie), Gebärmutterhalskrebs (einmal jährlich PAP-Abstrich), Tumoren der Mundhöhle (jährliche Kontrolle durch den Zahnarzt) und Melanom (= Hautkrebs; regelmäßige Selbstkontrolle und Kontrolle durch den Partner und Hautarzt).
Kritiker weisen darauf hin, dass die Krebsvorsorge in Deutschland unzureichend sei. Den bisherigen Maßnahmen fehle der Wirksamkeitsnachweis.

Als Beispiel wird die Sterblichkeit durch Brustkrebs und Prostatakarzinom angeführt:
Seit Einführung der Vorsorgeuntersuchungen in Deutschland sind beide Krebsformen nicht etwa gesunken, sondern gestiegen, und zwar um etwa 20 Prozent bei Brustkrebs und um etwa 17 Prozent beim Prostatakarzinom.
Die Früherkennung von Prostatakrebs geschieht üblicherweise durch Ermittlung des Tumormarkers PSA im Blut. Ein einmalig erhöhter Wert ist jedoch nicht sehr aussagekräftig und sollte nicht automatisch zu einer Gewebsentnahme (Biopsie) führen – auch eine chronische Prostatentzündung kann den Wert erhöhen. Erst wenn der PSA-Wert über einen Zeitraum von mehreren Jahren kontinuierlich ansteigt, besteht begründeter Verdacht, dass ein Tumor im Entstehen ist.

Behandlung

Je kleiner ein Tumor bei seiner Entdeckung, desto größer die Aussicht auf Heilung. Hat der Tumor einen Durchmesser von etwa einem Zentimeter erreicht, so hat er wahrscheinlich bereits Metastasen gesetzt. Diese wachsen unterschiedlich rasch.
Manche Tumoren und Metastasen beeinträchtigen über Jahre das Befinden kaum, andere vergrößern sich extrem schnell.

Prinzipiell gilt: Ein früh erkannter Krebs sollte – wenn er operiert werden kann – so rasch wie möglich entfernt werden.

Bei manchen Tumoren wird vor der Operation eine Strahlenbehandlung beziehungsweise eine Chemotherapie durchgeführt. Häufig ist nach der Operation eine Chemotherapie notwendig. Einige wenige Tumoren, vor allem die der primären und sekundären Geschlechtsorgane, sind in ihrem Wachstum hormonabhängig und können mit Hormonmitteln wirksam behandelt werden.
Manche Krebserkrankungen kommen spontan zum Stillstand, und in ganz seltenen Fällen bilden sich Tumore zurück, ohne dass dies auf eine Behandlung zurückgeführt werden kann. Eine sichere Prognose gibt es also nicht.
Je länger man nach der Behandlung krebsfrei bleibt, desto geringer wird die Gefahr eines Rückfalls. Chronische Krebsformen mit Metastasen verlaufen in langen Phasen ohne Beschwerden, abwechselnd mit Zeiten, in denen behandelt werden muss – nach dem Grundsatz: so wenig wie möglich, so viel wie unbedingt nötig. Bei rasch wachsenden Tumoren sind die Heilungschancen gering.

Eine Behandlung bei weitgehend beschwerdefreien Patienten ohne Heilungschancen ist abzulehnen!

> Basis für jede erfolgreiche Krebsbehandlung muss die ausführliche Aufklärung des Patienten/der Patientin über die Erkrankung und die geplante Behandlungsmethode sein.

Medikamente zur Behandlung von Krebs

Zur Krebsbehandlung werden unterschiedliche Medikamente verwendet:
Zytostatika, Hormone, Antihormone, Interferone, Alternativmedikamente. Ziel jeder Krebsbehandlung wäre es, nur die Krebszellen auszurotten. Davon sind alle vorhandenen Medikamente weit entfernt.
Für die Chemotherapie verwendete Zytostatika beispielsweise greifen alle Zellen an, die sich schnell teilen – also neben den Zellen der Krebswucherungen auch das blutbildende System, die Schleimhäute, die Keimzellen. Sie schädigen das Immunsystem, das Knochenmark, die Schleimhäute, den Magen-Darm-Trakt, einige die Haarwurzeln, Leber, Blase, Herz etc.
Zytostatika können nur bei einigen seltenen Krebsformen (z. B. bei manchen Blutkrebsarten, Lymphkrebs, Hodgkin-Erkrankungen, Leukämie, Sarkomen und Hodenkrebs etc.) zur Heilung führen. Bei fortgeschrittenen Organtumoren können sie das Leben meist nicht verlängern, aber erleichtern.
Zytostatika sollten nur von spezialisierten Ärzten/Ärztinnen angewendet werden und sind deshalb in unserer Bewertungstabelle nicht angeführt.
Die einzelnen Präparate haben zum Teil verschiedene Wirkungsschwerpunkte. Welches wann eingesetzt wird, muss von Fall zu Fall entschieden werden. Um verschiedene Angriffspunkte im Zellzyklus zu nutzen, werden verschiedene Zytostatika miteinander kombiniert nach Schemata, deren Wirksamkeit und Verträglichkeit auf klinischen Erfahrungen beruhen. Es ist daher sinnvoll, die Krebsbehandlung in einer onkologischen Abteilung einer Klinik durchführen zu lassen.

Der Hausarzt/die Hausärztin sollte diese Behandlung in Abstimmung mit der Klinik begleiten.

Nebenwirkungen der Chemotherapie

Viele Patienten fürchten sich vor den Nebenwirkungen einer Chemotherapie: Übelkeit, Brechreiz, Haarausfall, schmerzhafte Erkrankungen der Magen- und Darmschleimhaut.
Die meisten dieser oft gravierenden Beschwerden können dank neu entwickelter, wirksamer Medikamente auf ein erträgliches Maß verringert werden.
Lassen Sie sich vom behandelnden Arzt/von der behandelnden Ärztin ausführlich über die Nebenwirkungen und mögliche Beeinträchtigung Ihrer Lebensqualität aufklären. Sie haben ein Recht darauf!

Psychotherapie, Entspannungsmethoden

In vielen Fällen hilft eine unterstützende psychotherapeutische Behandlung, die körperlichen Beschwerden (z. B. Erbrechen) und seelischen Belastungen (Angst und Depressionen) einer Krebsbehandlung zu lindern.
Es ist nicht so wichtig, welcher Therapierichtung ein Betreuer angehört, als dass er den Krebskranken kontinuierlich in einer vertrauensvollen Beziehung begleitet. Diese Funktion kann auch der Hausarzt übernehmen, weil er in den meisten Fällen auch Sterbende bis zu ihrem Ende begleitet.
Wichtig ist, dass Angehörige in die Information mit einbezogen werden. Auch Gespräche in Selbsthilfegruppen sind sinnvoll und können entlasten.
Mit Verhaltenstraining und Entspannungsmethoden können die Nebenwirkungen der Chemotherapie verringert werden.

Schmerzbehandlung

Viele Krebskranke leiden unter starken Schmerzen. Die Weltgesundheitsorganisation hat einen Stufenplan für die Schmerzbehandlung bei Krebs erstellt:

- Am Anfang stehen einfache Schmerzmittel wie ASS (Acetylsalicylsäure) und Paracetamol oder schmerzlindernde Mittel, wie sie gegen Rheuma eingesetzt werden, mit den Wirkstoffen Diclofenac und Indometacin.

- Helfen diese Mittel nicht mehr, werden zusätzlich Opioide wie Codein oder Tramadol verwendet. Beide Wirkstoffe können mit Antirheumatika erfolgreich kombiniert werden.
- Ist mit dieser Kombination keine Schmerzfreiheit mehr zu erreichen, muss auf stärkere Opiate wie Morphin übergegangen werden. Opiate können nicht nur als Injektionen und Infusionen verabreicht werden, sondern auch als Tropfen, Tabletten, Dragees und Zäpfchen. Das macht Krebskranke unabhängiger: Sie können sich selbst versorgen, wenn die Lebensumstände es erlauben.

Alle Schmerzmittel sollten so hoch dosiert werden, dass der Schmerz unterdrückt wird, und rechtzeitig gegeben werden, bevor er wieder auftritt. Leider verordnen Ärzte in Deutschland und in Österreich immer noch viel zu selten und zu wenig *Morphin*.
Dies liegt einerseits am komplizierten System der Verschreibung von Betäubungs- bzw. Suchtmittelrezepten und andererseits an der weitverbreiteten Annahme, die Patienten könnten süchtig werden. Doch das hat sich für Krebspatienten mit chronischen Schmerzen als unbegründet erwiesen. Zudem ist dies bei einer so schwerwiegenden Erkrankung kein Grund, dem Patienten das wirksamste Mittel vorzuenthalten.

Alternative und ergänzende Krebsbehandlungen

Das Gefühl der Aussichtslosigkeit und die oft sterile Atmosphäre der Krebsstationen führen vier von fünf Krebskranken zu »alternativen« Therapeuten.
Viele Patienten lassen sich gleichzeitig sowohl konventionell als auch »alternativ« behandeln, ohne die Therapeuten davon zu unterrichten. Alternative Verfahren werden häufig als begleitende Behandlung angeboten, die das Immunsystem stärken, die Lebensqualität erhöhen und die Nebenwirkungen der Strahlen- und Chemotherapie lindern sollen. Ob sie das tatsächlich tun, ist in vielen Fällen umstritten.
Gerade im Alternativbereich tummeln sich skrupellose Geschäftemacher, die die Verzweiflung von Patienten ausnützen und ihnen das Blaue vom Himmel herunter versprechen: »Sanfte Therapie ohne Risiko«, »ganzheitliche Sicht des Krankseins« und natürlich »ein Sieg über den Krebs«. Das alles gegen hohes Honorar.
Unkonventionelle Theorien erklären meist, Krebs habe psychische Ursachen und könne durch Lebensumstellung, durch Stärkung der Selbstheilungsprozesse und der »Immunabwehr« wirksam bekämpft

werden. Diese Erklärungen sind zwar falsch, wirken jedoch auf viele Laien sehr überzeugend und kommen dem Wunsch entgegen, selbst aktiv etwas gegen den Krebs tun zu können.
Leider gehen die Hoffnungen nur selten auf. Bis jetzt kann keine einzige der unkonventionellen Behandlungsmethoden Erfolgsraten wie etwa jene der konventionellen Behandlung bei Krebs im Kindesalter oder bei Hodenkrebs verbuchen.
Als notwendige Bedingung für jede Art von Therapie oder Medikament – egal ob konventionell oder alternativmedizinisch – muss gelten, dass der Nutzen nachgewiesen ist. Dieser Nachweis fehlt für »alternative« Methoden und Krebsmittel, denn für ihre gesetzliche Zulassung gelten in Deutschland Ausnahmebedingungen.
Eine wissenschaftliche Überprüfung von 85 »alternativen Krebsmitteln« hat Folgendes ergeben: Kein einziges konnte den unzweifelhaften Nachweis erbringen, das Tumorwachstum zu hemmen. Und keine einzige unkonventionelle Behandlungsmethode kann nachweislich das Leben verlängern.

Mistelpräparate

Mistelpräparate wurden von der anthroposophisch orientierten Medizin entwickelt. Zwei davon – *Iscador M* und *Iscador P* – führen die Liste der meistverwendeten Krebsmittel an.
Trotz jahrzehntelanger Verwendung gibt es bis jetzt aber keinen Nachweis, dass ihre Verwendung bei Krebskranken lebensverlängernd wirkt oder die Neigung zur Bildung von Metastasen herabsetzt.
Auch eine relativ neue deutsche Studie an über 10.000 Krebspatienten, die im Mai 2001 veröffentlicht wurde, erbrachte keinen Beleg dafür, dass Mistelextrakt besser wirkt als Placebo.
Weil die Gefahr besteht, dass durch die Anregung der Immunabwehr auch das Tumorwachstum angeregt wird, und wegen der möglichen *Nebenwirkungen* – entzündliche Reaktionen, Fieber, Schüttelfrost, Atemnot, lebensbedrohliche allergische Schockreaktionen – lehnen sowohl die American Cancer Society als auch die Schweizer Gesellschaft für Onkologie Mistelinjektionen ab.

Immunstärkende oder immunmodulierende Krebsmittel

Viele alternative Krebsmittel werden zur »Stärkung des Immunsystems« angeboten. Bei solchen Mitteln besteht die Gefahr, dass sie unter Umständen das Tumorwachstum anregen. Die Nebenwirkungen können beträchtlich sein.

Enzympräparate

Ein häufig verwendetes Krebsmittel ist das Enzympräparat *Wobe Mugos*. Die Schweizer Gesellschaft für Onkologie rät von diesem Mittel ab, weil es keinen nachgewiesenen Nutzen hat. In Deutschland wurde dieses Mittel im September 2005 aus dem Handel gezogen, in Österreich ist es nach wie vor erhältlich.

Auto-Vaccine

Umstritten sind auch Krebstherapien mit sogenannten Auto-Vaccinen. Dies sind »Impfungen«, die aus dem Blut von Patienten hergestellt werden. Seriöse Belege für eine Wirksamkeit fehlen. Diese Art der Behandlung ist sehr teuer.

Biologische Krebsabwehr

Manche Verfahren »zur biologischen Krebsabwehr« sind in ihrer Wirksamkeit zwar umstritten – z. B. die Sauerstoff-Mehrschritt-Therapie nach Ardenne, Homöopathie, Neuraltherapie zur »Ausschaltung von Störfeldern«, verschiedene Diäten mit Spurenelementen und Vitaminen, Erdstrahlabschirmung u. a. m. –, ihre Anwendung ist aber nur mit einem geringen Risiko verbunden, solange nicht die Anwendung einer nachweislich wirksamen Behandlung unterlassen wird.
Methoden wie die Totalkrebskur nach Breuss, Fiebertherapie, Ozontherapie, HOT (Hämatogene Oxydationstherapie), Thymustherapie (THX), IAT (Immuno-Augmentative Therapie) sind jedoch gefährlich. Die Ozontherapie hat bereits einige Dutzend Todesopfer gefordert.

19.1. Mittel zur Behandlung von Krebserkrankungen

Präparat	Wichtigste Nebenwirkungen	Empfehlung
Androcur/ Depot (D/Ö) Tabl., Depot-Injektionslösung Cyproteronacetat *Rezeptpflichtig*	Kopfschmerzen, Salz- und Wassereinlagerung, Übelkeit, Erbrechen, Thrombosen	**Therapeutisch zweckmäßig zur** Behandlung des fortgeschrittenen Prostatakarzinoms, wenn LH-Releasing-Hormon Analoga wie z. B. Buserelin (in *Profact*) nicht angewendet werden können. Zweckmäßig zur Verminderung von Nebenwirkungen am Anfang der Therapie mit LH-Releasing-Hormon Analoga. Hemmstoff der Wirkung männlicher Sexualhormone (Antiandrogen).
Aredia (D) Infusionslösungskonzentrat Pamidronsäure *Rezeptpflichtig*	Fieber, grippeähnliche Symptome, Blutschäden, Bluthochdruck, Magen-Darm-Störungen, Übelkeit und Erbrechen, Knochenschmerzen, allergische Hautreaktionen, gelegentlich schwere Allergien, Störungen der Nierenfunktion möglich	**Therapeutisch zweckmäßig zur** Behandlung von tumorbedingten Knochenauflösungen (Osteolyse) und Hypercalcämie (zu viel Kalzium im Blut). Enthält Biphosphonat (Pamidronsäure).
Arimidex (D/Ö) Filmtabl. Anastrozol *Rezeptpflichtig*	Hitzewallungen, Magen-Darm-Störungen, Abmagerung, Kopfschmerzen, Gelenkschmerzen, Hautausschlag, Haarausfall, Leberschäden, Osteoporose mit erhöhtem Risiko für Knochenbrüche	**Therapeutisch zweckmäßig** zur Behandlung des Mammakarzinoms bei Östrogenrezeptor-positiven Tumoren bei Frauen in der Menopause. Geeignet als Anschlusstherapie nach Tamoxifen (enthalten z. B. in *Tamoxifen Hexal*) bzw. bei unzureichender Wirkung. Hemmstoff (Aromatasehemmstoff) der Bildung weiblicher Sexualhormone (Östrogene).
Aromasin (D/Ö) Tabl. Exemestan *Rezeptpflichtig*	Hitzewallungen, Magen-Darm-Störungen, Abmagerung, Kopfschmerzen, Gelenkschmerzen, Hautausschlag, Haarausfall, Leberschäden, Osteoporose mit erhöhtem Risiko für Knochenbrüche	**Therapeutisch zweckmäßig** zur Behandlung des Mammakarzinoms bei Frauen in der Menopause. Geeignet nur bei Östrogenrezeptor-positiven Tumoren als Anschlusstherapie nach Tamoxifen (enthalten z. B. in *Tamoxifen Hexal*) bzw. bei unzureichender Wirkung. Hemmstoff (Aromatasehemmstoff) der Bildung weiblicher Sexualhormone (Östrogene).

Präparat	Wichtigste Nebenwirkungen	Empfehlung
Bondronat (D/Ö) Filmtabl., Kaps., Infusionslösungskonzentrat Ibandronsäure *Rezeptpflichtig*	Häufig Fieber, grippeähnliche Symptome, Knochenschmerzen, Muskelschmerzen, Magen-Darm-Störungen. Selten allergische Hauterscheinungen. Selten schwere Blutschäden	**Therapeutisch zweckmäßig zur** Behandlung von tumorbedingten Knochenauflösungen (Osteolyse) und Hypercalcämie (zu viel Kalzium im Blut). Enthält Biphosphonat (Ibandronsäure).
Bonefos/ pro Infusione (D/Ö) Filmtabl., Infusionslösungskonzentrat, nur D: Kaps. Clodronsäure *Rezeptpflichtig*	Häufig Magen-Darm-Störungen, Übelkeit und Erbrechen, Knochenschmerzen, selten allergische Hauterscheinungen, schwere Störungen der Nierenfunktion möglich. Selten schwere Blutschäden und schwere Allergien	**Therapeutisch zweckmäßig zur** Behandlung von tumorbedingten Knochenauflösungen (Osteolyse) und Hypercalcämie (zu viel Kalzium im Blut). Enthält Biphosphonat (Clodronsäure).
Bonviva (D/Ö) Filmtabl., Fertigspritze Ibandronsäure *Rezeptpflichtig*	Häufig Fieber, grippeähnliche Symptome, Knochenschmerzen, Muskelschmerzen, Magen-Darm-Störungen. Selten allergische Hauterscheinungen. Selten schwere Blutschäden	**Therapeutisch zweckmäßig zur** Behandlung von tumorbedingten Knochenauflösungen (Osteolyse) und Hypercalcämie (zu viel Kalzium im Blut). Enthält Biphosphonat (Ibandronsäure).
Casodex (D/Ö) Filmtabl. Bicalutamid *Rezeptpflichtig*	Übelkeit, Erbrechen, Vergrößerung der Brustdrüse, Leberschäden, Blutschäden, Hitzewallungen, Libidoverlust, Impotenz	**Nur zweckmäßig als** Zusatztherapie, wenn bei fortgeschrittenem Prostatakarzinom eine maximale Androgenblockade erreicht werden soll. Hemmstoff der Bildung von männlichen Sexualhormonen (Antiandrogen). Therapeutische Wirksamkeit nicht gesichert.
Clodron – 1 A Pharma (D Filmtabl. **Clodron Hexal/ PI** (D) Filmtabl., Konzentrat zur Herstellung einer Infusionslösung **Clodron beta** (D) Filmtabl. Clodronsäure *Rezeptpflichtig*	Häufig Magen-Darm-Störungen, Übelkeit und Erbrechen, Knochenschmerzen, selten allergische Hauterscheinungen, schwere Störungen der Nierenfunktion möglich. Selten schwere Blutschäden und schwere Allergien	**Therapeutisch zweckmäßig zur** Behandlung von tumorbedingten Knochenauflösungen (Osteolyse) und Hypercalcämie (zu viel Kalzium im Blut). Enthält Biphosphonat (Clodronsäure).

Präparat	Wichtigste Nebenwirkungen	Empfehlung
Cyproteronacetat-Gry (D) Tabl., Depot-Injektionslösung Cyproteronacetat *Rezeptpflichtig*	Kopfschmerzen, Salz- und Wassereinlagerung, Übelkeit, Erbrechen, Thrombosen	**Therapeutisch zweckmäßig zur** Behandlung des fortgeschrittenen Prostatakarzinoms, wenn LH-Releasing-Hormon Analoga wie z. B. Buserelin (in *Profact*) nicht angewendet werden können. Zweckmäßig zur Verminderung von Nebenwirkungen am Anfang der Therapie mit LH-Releasing-Hormon Analoga. Hemmstoff der Wirkung männlicher Sexualhormone (Antiandrogen).
Eligard (D/Ö) Pulver zur Herstellung einer Infusionslösung Leuprorelin *Rezeptpflichtig*	Libidoverlust, Impotenz, Hitzewallungen, Kreislaufstörungen, Schwellung der Brustdrüsen, Hautausschläge	**Nur zweckmäßig bei** fortgeschrittenem, hormonabhängigem Prostatakarzinom zur maximalen Androgenblockade. Mittel zur Hemmung der Sexualhormonbildung (LH-Releasing-Hormon Analogon).
Enantone-Gyn Monats-Depot (D/Ö) Retardmikrokapseln und Suspensionsmittel zur Injektion Leuprorelin *Rezeptpflichtig*	Libidoverlust, Depressionen, Kopfschmerzen, Depressionen, Übelkeit, Erbrechen, Kreislaufstörungen, Hitzewallungen, Stopp der Regelblutung, Schmierblutungen	**Therapeutisch zweckmäßig** zur Behandlung von Endometriose. Mittel zur Hemmung der Sexualhormonbildung (LH-Releasing-Hormon Analogon).
Enantone Monats-Depot (D/Ö) Retardmikrokapseln und Suspensionsmittel zur Injektion Leuprorelin *Rezeptpflichtig*	Hitzewallungen, Libidoverlust, Impotenz, Depressionen, Übelkeit, Erbrechen, Wassereinlagerung und Gewichtszunahme, Kreislaufstörungen, Schwellung der Brustdrüsen. Bei Kindern: Kopfschmerzen, Bauchschmerzen, Akne, starke Reaktionen an der Einstichstelle	**Therapeutisch zweckmäßig zur** Behandlung des hormonabhängigen Prostatakarzinoms. Bei Kindern zur Behandlung bestimmter Formen der Frühreife (Pubertas praecox). Mittel zur Hemmung der Sexualhormonbildung (LH-Releasing-Hormon Analogon).
Erypo/ FS (D/Ö) Fertigspritzen Epoetin alfa *Rezeptpflichtig*	Grippeähnliche Symptome mit Fieber, Schüttelfrost, Müdigkeit, Muskelschmerzen. Blutdruckanstieg, auch sehr schwere lebensbedrohliche Formen (hypertensive Krisen) möglich, erhöhte Thrombosegefahr	**Therapeutisch zweckmäßig zur** Behandlung bestimmter sehr schwerer Blutmangelzustände (Anämien) z. B. bei Nierenerkrankungen und bei Tumorerkrankungen.

Präparat	Wichtigste Nebenwirkungen	Empfehlung
Femara (D) Filmtabl. Letrozol *Rezeptpflichtig*	Hitzewallungen, Gelenkschmerzen, Müdigkeit, Kopfschmerzen, Magen-Darm-Störungen, Abmagerung, Hautausschlag, Haarausfall, Leberschäden, Osteoporose mit erhöhtem Risiko für Knochenbrüche	**Therapeutisch zweckmäßig** zur Behandlung des Mammakarzinoms bei Frauen in der Menopause. Geeignet nur bei Östrogenrezeptor-positiven Tumoren als Anschlusstherapie nach Tamoxifen (z. B. in *Tamoxifen Hexal*) bzw. bei unzureichender Wirkung. Hemmstoff (Aromatasehemmstoff) der Bildung weiblicher Sexualhormone (Östrogene).
Flutabene (Ö) **Fluta-cell** (D) **Fluta-Gry** (D) **Flutamid – 1 A Pharma** (D) **Flutamid AL** (D) **Flutamid-CT** (D) **Flutamid Kanoldt** (D) **Flutamid-ratiopharm** (D) **Flutamid Sandoz** (D) **Flutamid Stada** (D) **Flutamid Wörwag** (D) **Flutastad** (Ö) Tabletten *Wirkstoff:* Flutamid *Rezeptpflichtig*	Übelkeit, Erbrechen, Vergrößerung der Brustdrüse, Leberschäden, Blutschäden, Ödeme, Libidoverlust, Impotenz	**Nur zweckmäßig als** Zusatztherapie, wenn bei fortgeschrittenem Prostatakarzinom eine maximale Androgenblockade erreicht werden soll. Hemmstoff der Bildung von männlichen Sexualhormonen (Antiandrogen).
Helixor-A/ -M/ -P (D/Ö) Injektionslösung A: Tannenmistelextrakt M: Apfelbaummistelextrakt P: Kiefernmistelextrakt *Rezeptpflichtig (Ö)*	Fieber, Schmerzen an der Injektionsstelle, Aktivierung von Entzündungen (z. B. Tuberkulose), Lymphknotenschwellungen, allergische Reaktionen	**Wenig zweckmäßig** bei vom Hersteller angegebenen Anwendungsgebieten wie gutartigen und bösartigen Tumoren. Pflanzliches Mittel. Vertretbar wegen relativ geringer Schädlichkeit, wenn die Behandlung mit therapeutisch zweckmäßigen und notwendigen anderen Mitteln nicht verzögert oder unterlassen wird.
Iscador M/ -P/ -Qu (D/Ö) Injektionslösung M: Apfelbaummistelextrakt P: Kiefernmistelextrakt Qu: Eichenmistelextrakt *Rezeptpflichtig (Ö)*	Fieber, Schmerzen an der Injektionsstelle, Aktivierung von Entzündungen (z. B. Tuberkulose), Lymphknotenschwellungen, allergische Reaktionen	**Wenig zweckmäßig** bei vom Hersteller angegebenen Anwendungsgebieten wie gutartigen und bösartigen Tumoren. Pflanzliches Mittel. Vertretbar wegen relativ geringer Schädlichkeit, wenn die Behandlung mit therapeutisch zweckmäßigen und notwendigen anderen Mitteln nicht verzögert oder unterlassen wird.

Präparat	Wichtigste Nebenwirkungen	Empfehlung
Iscador M c. Arg. (D) Apfelbaummistelextrakt, Silbercarbonat **Iscador M c. Cu** (D) Apfelbaummistelextrakt, Malachit (kupferhaltiges Mineral) **Iscador M c. Hg** (D) Apfelbaummistelextrakt, Quecksilbersulfat **Iscador P c. Hg** (D) Kiefernmistelextrakt, Quecksilbersulfat Injektionslösung	Fieber, Schmerzen an der Injektionsstelle, Aktivierung von Entzündungen (z. B. Tuberkulose), Lymphknotenschwellungen, allergische Reaktionen	**Wenig zweckmäßig** bei vom Hersteller angegebenen Anwendungsgebieten wie gutartigen und bösartigen Tumoren. Pflanzliches Mittel. Vertretbar wegen relativ geringer Schädlichkeit, wenn die Behandlung mit therapeutisch zweckmäßigen und notwendigen anderen Mitteln nicht verzögert oder unterlassen wird.
Iscador Qu c. Arg. (D) Eichenmistelextrakt, Silbercarbonat **Iscador Qu c. Cu** (D) Eichenmistelextrakt, Malachit (kupferhaltiges Mineral) **Iscador Qu c. Hg** (D) Eichenmistelextrakt, Quecksilbersulfat **Iscador U c. Hg** (D) Ulmenmistelextrakt, Quecksilbersulfat Injektionslösung	Fieber, Schmerzen an der Injektionsstelle, Aktivierung von Entzündungen (z. B. Tuberkulose), Lymphknotenschwellungen, allergische Reaktionen	**Wenig zweckmäßig** bei vom Hersteller angegebenen Anwendungsgebieten wie gutartigen und bösartigen Tumoren. Pflanzliches Mittel. Vertretbar wegen relativ geringer Schädlichkeit, wenn die Behandlung mit therapeutisch zweckmäßigen und notwendigen anderen Mitteln nicht verzögert oder unterlassen wird.
Lektinol (D) Injektionslösung Mistelextrakt	Hohes Fieber, Schmerzen an der Injektionsstelle, Aktivierung von Entzündungen (z. B. Tuberkulose), Lymphknotenschwellungen, allergische Reaktionen	**Wenig zweckmäßig** bei dem vom Hersteller angegebenen Anwendungsgebiet (unterstützende Behandlung bei malignen Tumoren). Pflanzliches Mittel. Vertretbar wegen relativ geringer Schädlichkeit, wenn die Behandlung mit therapeutisch zweckmäßigen und notwendigen anderen Mitteln nicht verzögert oder unterlassen wird.
Neupogen (D/Ö) Fertigspritze, Durchstechflasche Filgrastim (r-met HUG-CSF) *Rezeptpflichtig*	Knochen- und Muskelschmerzen, Kopfschmerzen, Gefäßschäden, allergische Reaktionen, Lungenschäden, Schmerzen an der Einstichstelle	**Therapeutisch zweckmäßig zur** Beschleunigung der Bildung neuer weißer Blutzellen (Granulocyten) z. B. bei Chemotherapie von Krebserkrankungen.

Präparat	Wichtigste Nebenwirkungen	Empfehlung
Neulasta (D/Ö) Fertigspritze Pegfilgrastim *Rezeptpflichtig*	Knochen- und Muskelschmerzen, Kopfschmerzen, Gefäßschäden, allergische Reaktionen, Lungenschäden, Schmerzen an der Einstichstelle	**Therapeutisch zweckmäßig zur** Beschleunigung der Bildung neuer weißer Blutzellen (Granulocyten) z. B. bei Chemotherapie von Krebserkrankungen.
Ostac (D) Kaps., Filmtabl., Amp. Clodronsäure *Rezeptpflichtig*	Häufig Magen-Darm-Störungen, Übelkeit und Erbrechen, Knochenschmerzen, selten allergische Hauterscheinungen, schwere Störungen der Nierenfunktion möglich. Selten schwere Blutschäden und schwere Allergien	**Therapeutisch zweckmäßig zur** Behandlung von tumorbedingten Knochenauflösungen (Osteolyse) und Hypercalcämie (zu viel Kalzium im Blut). Enthält Biphosphonat (Clodronsäure).
Profact/ nasal/ Depot (D) Spray, Injektionslösung, Implantate Buserelin *Rezeptpflichtig*	Libidoverlust, Impotenz, Hitzewallungen, Kreislaufstörungen, Schwellung der Brustdrüsen, Hautausschläge	**Nur zweckmäßig** als Zusatztherapie, wenn bei fortgeschrittenem Prostatakarzinom eine maximale Androgenblockade erreicht werden soll. Mittel zur Hemmung der Sexualhormonbildung (LH-Releasing-Hormon Analogon).
Ribodronat (D) Infusionslösungskonzentrat Pamidronsäure *Rezeptpflichtig*	Fieber, grippeähnliche Symptome, Blutschäden, Bluthochdruck, Magen-Darm-Störungen, Übelkeit und Erbrechen, Knochenschmerzen, allergische Hautreaktionen, gelegentlich schwere Allergien, Störungen der Nierenfunktion möglich	**Therapeutisch zweckmäßig zur** Behandlung von tumorbedingten Knochenauflösungen (Osteolyse) und Hypercalcämie (zu viel Kalzium im Blut). Enthält Biphosphonat (Pamidronsäure).
Roferon A (D/Ö) Fertigspritze Interferon alfa-2a *Rezeptpflichtig*	Fieber, Schüttelfrost, Müdigkeit, Muskelschmerzen. Magen-Darm-Störungen (z. B. Übelkeit, Erbrechen, Blutungen und Wiederauftreten von Geschwüren). Störungen der Hirnfunktion (z. B. Verwirrtheit, Depressionen, Schlafstörungen, Anfälle). Schilddrüsenfunktionsstörungen, Herz-Kreislauf-Störungen (z. B. Herzrhythmusstörungen)	**Therapeutisch zweckmäßig bei** bestimmten Krebserkrankungen in Kombination mit anderen Wirkstoffen in erprobten Therapieschemata. Therapeutisch zweckmäßig zur Behandlung der chronischen Leberentzündung (Hepatitis).

Präparat	Wichtigste Nebenwirkungen	Empfehlung
Suprefact (Ö) Spray, Injektionslösung, Implantate Buserelin *Rezeptpflichtig*	Libidoverlust, Impotenz, Hitzewallungen, Kreislaufstörungen, Schwellung der Brustdrüsen, Hautausschläge	**Nur zweckmäßig** als Zusatztherapie, wenn bei fortgeschrittenem Prostatakarzinom eine maximale Androgenblockade erreicht werden soll. Mittel zur Hemmung der Sexualhormonbildung (LH-Releasing-Hormon Analogon).
Tamokadin (D) Tabl. **Tamox – 1 A Pharma** (D) Tabl. **Tamox-Gry** (D) Filmtabl. **Tamoxifen AbZ** (D) Tabl. **Tamoxifen AL** (D/Ö) Tabl. **Tamoxifen beta** (D) Filmtabl. **Tamoxifen cell pharm** (D) Tabl. **Tamoxifen-CT** (D) Tabl. **Tamoxifen Hexal** (D) Filmtabl. **Tamoxifen NC** (D) Tabl. **Tamoxifen-ratiopharm** (D) Tabl. **Tamoxistad** (D) Tabl. *Wirkstoff:* Tamoxifen *Rezeptpflichtig*	Übelkeit, Erbrechen, Störung der Bildung der Blutzellen, Wasserretention, vaginale Blutungen	**Therapeutisch zweckmäßig zur** Behandlung des Mammakarzinoms. Hemmstoff der weiblichen Sexualhormone (Antiöstrogen).
Tamox-Teva (D) Tabl. **Tamoxifen Arcana** (Ö) Tabl. **Tamoxifen beta** (D) Tabl. **Tamoxifen Ebewe** (Ö) Tabl. *Wirkstoff:* Tamoxifen *Rezeptpflichtig*	Übelkeit, Erbrechen, Störung der Bildung der Blutzellen, Wasserretention, vaginale Blutungen	**Therapeutisch zweckmäßig zur** Behandlung des Mammakarzinoms. Hemmstoff der weiblichen Sexualhormone (Antiöstrogen).
Trenantone (D/Ö) Injektionslösung mit Retardmikrokaps. Leuprorelin *Rezeptpflichtig*	Libidoverlust, Impotenz, Hitzewallungen, Kreislaufstörungen, Schwellung der Brustdrüsen, Hautausschläge	**Nur zweckmäßig** als Zusatztherapie, wenn bei fortgeschrittenem Prostatakarzinom eine maximale Androgenblockade erreicht werden soll. Mittel zur Hemmung der Sexualhormonbildung (LH-Releasing-Hormon Analogon).

Präparat	Wichtigste Nebenwirkungen	Empfehlung
Wobe-Mugos-Dragees (Ö) Drag. Proteasen (Trypsin), Papain, Pisum sativum, Lens esculenta, Thymusextrakt vom Kalb *Rezeptpflichtig*	Selten allergische Reaktionen. Blutgerinnungsstörungen möglich	**Wenig zweckmäßig** Therapeutische Wirksamkeit bei Krebserkrankungen zweifelhaft. Vertretbar wegen relativ geringer Schädlichkeit, wenn die Behandlung mit therapeutisch zweckmäßigen und notwendigen anderen Mitteln nicht verzögert oder unterlassen wird.
Zoladex 3,6/ 10,8 (D) Fertigspritze mit Implantat **Zoladex Depot** (Ö) Implantate Goserelin *Rezeptpflichtig*	Beim Mann: Libidoverlust, Impotenz, Kreislaufstörungen, Schwellung der Brustdrüsen. Bei der Frau: Libidoverlust, Depressionen, Kopfschmerzen, Kreislaufstörungen, Hitzewallungen, Stopp der Regelblutung, Schmierblutungen	**Nur zweckmäßig zur** Behandlung bei fortgeschrittenem Prostatakarzinom, wenn eine maximale Androgenblockade erreicht werden soll und bei Mammakarzinom (nur Zoladex 3,6). Mittel zur Hemmung der Sexualhormonbildung (LH-Releasing-Hormon Analogon).
Zometa (D) Konzentrat zur Herstellung einer Infusionslösung Zoledronsäure *Rezeptpflichtig*	Häufig grippeähnliche Symptome, Kopfschmerzen, Magen-Darm-Störungen, Übelkeit und Erbrechen, Knochenschmerzen, selten allergische Hauterscheinungen, schwere Störungen der Nierenfunktion möglich. Schwere Blutschäden (Blutarmut) und schwere Allergien	**Therapeutisch zweckmäßig zur** Behandlung von tumorbedingten Knochenauflösungen (Osteolyse) und Hypercalcämie (zu viel Kalzium im Blut). Enthält Biphosphonat (Zoledronsäure).

20. Kapitel: **Suchtmittel**

Suchtmittel sind ein wichtiger Teil unserer Kultur. Sie helfen, das Leben erträglicher oder vergnüglicher zu machen. Die meisten Menschen bewegen sich im Rahmen der Legalität und beschränken sich auf Alkohol oder Medikamente oder Nikotin. Eine beträchtliche Zahl von Konsumenten verwendet jedoch illegale Drogen wie Marihuana oder Haschisch oder Ecstasy oder auch Härteres wie Heroin oder Kokain.

Egal, ob es sich um legale oder illegale Drogen handelt: Alle sind auf die eine oder andere Weise verführerisch und verheißen Glücksgefühle wie High-Sein, Geil-Sein, Erfolg-Haben. Fast alle bergen aber auch das Risiko in sich, die Gesundheit zu schädigen, die einen mehr, die anderen weniger. Manche legalen Drogen haben ein größeres soziales und gesundheitliches Gefährdungspotenzial als manche illegalen.

Ob Energy-Drinks wie Red Bull (Reklamespruch: »Verleiht Flügel«) oder Flying Horse nicht ebenfalls Suchtqualitäten haben, ist bei manchen Fachleuten schon eine Streitfrage.

Auffallend ist die gegenseitige Verachtung der Süchtigen: Die Trinker spötteln über die Kiffer, die Kiffer machen Witze über die Alkis, und für Fixer gelten alle anderen sowieso als Spießer.

In diesem Kapitel soll es nicht um eine moralische Bewertung des Drogenkonsums gehen, sondern lediglich um präzise Informationen über Nutzen und Risiken. Die Abwägung, ob man Drogen nimmt und welche Drogen, trifft ohnedies jeder und jede für sich. Unbestritten ist natürlich, dass manche Menschen in Verhältnissen aufwachsen, wo sie kaum eine Wahl haben und schon von klein auf mit Suchtmitteln vertraut sind.

Im Folgenden werden nur die wichtigsten Suchtmittel beschrieben. Es gibt jedoch zahlreiche andere, vor allem im Bereich der sogenannten Designerdrogen (z. B. PCP, Angel Dust, China White, MPPP u. a.).

Alkohol

Alkohol ist in unseren Breitengraden das am häufigsten verwendete Suchtmittel. Die Zahl der behandlungsbedürftigen Alkoholiker in Deutschland wird auf drei Millionen geschätzt (in Österreich auf 250.000), Männer sind sechs- bis siebenmal häufiger davon betroffen als Frauen.

Wirkung

Alkoholgenuss ist allgemein akzeptiert, häufig sogar erwünscht. Alkohol versetzt uns in einen Zustand entspannter Euphorie. Regelmäßiger, aber mäßiger – nicht mehr als täglich ein Bier oder ein Glas Wein oder ein harter Drink – ist gesund für das Herz und erhöht im Vergleich zu Abstinenzlern die Lebenserwartung. Dies fanden Mediziner bei einer Langzeituntersuchung an 490.000 amerikanischen Testpersonen heraus.

Nebenwirkungen

Gleichgewichtsstörungen, Sprachstörungen, Konzentrationsstörungen, Aggressivität, zunehmende soziale Probleme, Persönlichkeitsveränderungen, Stimmungsschwankungen, Eifersucht, Halluzinationen, Depressionen.

Außerdem Magen-Darm-Beschwerden, Schlafstörungen, Zittrigkeit, Reizbarkeit, Nervenstörungen, Schädigung der Gehirnfunktion, Potenzverlust, Hautveränderungen, epileptische Anfälle, Bauchspeicheldrüsen- und Leberschäden.

Die Suchtgefahr ist sehr hoch. Von Alkohol kann man sowohl körperlich als auch psychisch abhängig werden. Starker und chronischer Alkoholkonsum birgt eine hohe Gefahr sozialschädigenden Verhaltens in sich (aggressives Verhalten, »Alkohol am Steuer«).

Bei Absetzen nach Dauerkonsum schwere Entzugserscheinungen.

Bei Frauen führt Alkoholmissbrauch doppelt so schnell zu Folgeschäden wie bei Männern. Das hat biologische Ursachen.

Behandlung

Egal ob zur Entwöhnung Pillen, Psychotherapie oder zwangsweise Abstinenz angewendet werden – die Erfolge sind mager, die Rückfallquote liegt bei 80 Prozent.

Zur Unterstützung der Alkoholentwöhnung nach erfolgtem körperlichen Entzug wird in Deutschland meist Acamprosat (enthalten in *Campral*), seltener Disulfiram (enthalten in *Antabus*) verwendet, in Österreich meist Acamprosat (enthalten in *Campral*).

Diese Mittel sollten nur im Rahmen eines umfassenden Behandlungskonzepts verwendet werden, das soziale und psychotherapeutische Maßnahmen umfasst.

Der Nutzen von *Antabus* ist umstritten. In kontrollierten Untersuchungen scheint es nicht wirksamer zu sein als ein Placebo (= Schein-

medikament ohne Wirkstoff), kann jedoch außer Müdigkeit sowie unangenehmem Mund- und Körpergeruch auch gravierende Nebenwirkungen wie Hepatitis, Sehnerventzündungen und periphere Neuropathie verursachen. Wer *Antabus* nimmt und Alkohol trinkt, muss mit lebensbedrohlichen Reaktionen rechnen.
Das Mittel Acamprosat (*Campral*) soll das Verlangen nach Alkohol dämpfen. Bis jetzt existieren noch zu wenig Erfahrungen damit, um eindeutige Empfehlungen abzugeben. Einige Untersuchungen deuten darauf hin, dass es möglicherweise zweckmäßig ist. Als *Nebenwirkungen* können Magen-Darm-Beschwerden, Übelkeit, Erbrechen, Impotenz, Missempfindungen und Hautausschläge auftreten.

Rauchen

Jeder weiß, dass Rauchen die Gesundheit schädigt. Dieses Wissen wirkt jedoch kaum abschreckend. Viele haben dabei ein schlechtes Gewissen. Aus Umfragen weiß man, dass etwa zwei Drittel aller Raucher aufhören wollen. Die Hälfte davon – also ein Drittel – hat das bereits einmal erfolglos versucht.
Gewohnheitsmäßiges Rauchen entsteht durch regelmäßige Koppelung an bestimmte Situationen und durch die unmittelbar einsetzende Wirkung von Nikotin in Gehirn und Körper.

Wirkung

Rauchen ist ein Vergnügen. Rauchen ist kommunikativ. Rauchen entspannt und verschafft das Gefühl von Leistungssteigerung. Rauchen bringt dem Staat viel Geld in Form von Steuern. Rauchen verkürzt die Lebenserwartung und erspart damit der Rentenversicherung Geld.

Nebenwirkungen

Rauchen stumpft Geschmacks- und Geruchsnerven ab. Tabakrauch hinterlässt einen typischen, anhaltenden Geruch in Räumen und an der Kleidung. Rauch belästigt Nichtraucher. Rauchen verursacht chronische Bronchitis, Magengeschwüre, Lungenkrebs, aber auch verschiedene Herzkrankheiten. Je höher die Zahl der Zigaretten, umso größer ist das Gesundheitsrisiko. Passivrauchen hat in etwas geringerem Ausmaß dieselben Auswirkungen.

Behandlung

Manche Raucher schaffen es, aufzuhören, ohne irgendwelche Hilfsmittel oder Programme oder Tricks anzuwenden.

Wem dazu die Kraft fehlt, der sollte ein Entwöhnungsprogramm anwenden. Häufig verwendete Programme sind:
- *Der 5-Tage-Plan* des Deutschen Vereins für Gesundheitspflege (DVG) oder
- *Nichtrauchen in 10 Wochen* der Bundeszentrale für gesundheitliche Aufklärung in Köln.

Die Erfolgsquote solcher Kurse liegt bei etwa 30 Prozent.

Die Chancen, erfolgreich aufzuhören, steigen durch Verwendung von Hilfsmitteln wie Nikotinpflastern, -kaugummi und Ähnlichem. Wichtig ist, dass man analysiert, in welchen Situationen man raucht. Dann kann man versuchen, diese Situationen zu vermeiden oder zu ändern. Wer aufhört zu rauchen, verringert sofort sein Gesundheitsrisiko. Erfolgt der Verzicht vor dem 35. Lebensjahr, hat er nahezu dieselbe Lebenserwartung wie ein Nichtraucher.
Als *Raucher-Entwöhnungsmittel* werden hauptsächlich *Nicotinell Kaugummis* und *Pflaster* sowie *Nicorette Kaugummis* verwendet. Die alleinige Verwendung solcher Hilfsmittel – ohne begleitende, verhaltenstherapeutische Maßnahmen – bringt meist keinen Erfolg.
Neue Studien haben ergeben, dass bei der Verwendung von Nikotin-haltigen Entwöhnungsmitteln kaum Nebenwirkungen zu erwarten sind. Bei Schwangeren besteht ein theoretisches Risiko, dass das Ungeborene geschädigt werden könnte, es gibt jedoch keine Erfahrungen damit.

Achtung: Die Empfehlung für Raucher, regelmäßig Vitamin-A-Präparate zu schlucken, um damit die gesundheitsschädigende Wirkung des Rauchens abzumildern, ist eine Irreführung! Diese »Behandlung« hat die gegenteilige Wirkung. Raucher, die Beta-Carotin-Kapseln schlucken, verkürzen ihre Lebenserwartung.

Vareniclin (*Champix*)

Der Nutzen dieses relativ neuen Wirkstoffs ist umstritten, weil im Durchschnitt nur einer von vier Rauchern ein Jahr lang aufhört. Sehr schlechte Verträglichkeit: Übelkeit, Erbrechen, Kopfschmerzen, abnorme Träume, Schlaflosigkeit, Bauchschmerzen, Mundtrockenheit, gesteigerter Appetit, Depressionen, Stimmungsschwankungen, Hörgeräusche, Augenschmerzen, Suizidgefährdung, Verhaltensauffälligkeiten. Wir raten ab von der Verwendung.

Bupropion (*Zyban*)

ist ein Aufputschmittel mit umstrittenem Nutzen und mit schwerwiegenden Nebenwirkungen. Eine Verwendung ist höchstens in Ausnahmefällen vertretbar.

Medikamente

Professor Jörg Remien von der Universität München stellte anhand von repräsentativen Daten des Bundesverbandes der Innungskrankenkassen fest, dass mindestens 1,4 Millionen Deutsche medikamentensüchtig sind. Besonders gefährdet sind die über 60-Jährigen.

Am häufigsten ist Medikamentensucht durch Schlaf- und Beruhigungsmittel vom Typ der Benzodiazepine verursacht. Aber auch Abführmitttel, Schnupfenmittel, Appetitzügler und viele Schmerzmittel können süchtig machen. Es handelt sich dabei um Kombinationspräparate, die unter anderem auch Coffein oder Codein enthalten:

Adolorin, Aspirin forte, Azur, Azur comp., Copyrkal, Dolomo TN, Dolviran N, Doppel Spalt compact, Duan, Eudorlin Schmerz, Gelonida, HA-Tabl N, Melabon K, Nedolon P, Neuralgin, Neuranidal, Novo Petrin, Octadon P, Optalidon N, Prontopyrin Plus, Quadronal Ass comp., Quadronal comp. gegen Kopfschmerzen, ratiopyrin, Saridon, Talvosilen, Thomapyrin, Titralgan, Titretta, Togal Kopfschmerzbrause, Vivimed mit Coffein.

Wirkung

Medikamentensucht ist sehr unauffällig und wird häufig erst dann als Problem gesehen, wenn jemand abrupt mit der Einnahme aufhört und massive Entzugserscheinungen auftreten.

Nebenwirkungen

Wer Beruhigungsmittel vom Typ der Benzodiazepine verwendet (z. B. *Generika mit dem Namen Nitrazepam + Firmenbezeichnung*), kann schon nach sechs Wochen abhängig sein. Beim Absetzen treten dann verstärkt genau jene Beschwerden auf, gegen die das Medikament ursprünglich eingenommen wurde – also Schlaflosigkeit oder Angstzustände.

Die logische Folge ist der neuerliche Griff zu diesem Medikament. Damit entsteht ein Teufelskreis, dem nur mit professioneller Hilfe zu entkommen ist.
Bei Dauereinnahme von Benzodiazepinen steigt die Unfallgefahr – sowohl im Straßenverkehr als auch zu Hause. Im schlimmsten Fall kann der ständige Gebrauch von Benzodiazepinen zu Verwahrlosung führen.
Bei Schmerzmitteln, die Codein oder Coffein enthalten, besteht die Gefahr, dass dies zu einem Dauergebrauch führt und die Schmerzen chronisch werden.
Lang dauernder Schmerzmittelgebrauch kann zu irreparablen Nierenschäden führen.
Der lang andauernde Gebrauch von Abführmitteln kann Nerven, Kreislauf und Nieren schwer schädigen und die Verdauung beeinträchtigen.
Dauergebrauch von Schnupfenmitteln kann die Nasenschleimhaut schädigen.

Behandlung

Süchtig machende Medikamente dürfen nur langsam und nur mit ärztlicher Betreuung abgesetzt werden. Unter Umständen ist sogar eine stationäre Behandlung mit psychotherapeutischer Begleitung notwendig.

Aufputschmittel (Amphetamine und Amphetaminabkömmlinge)

Diese Mittel (enthalten z. B. in *AN 1, Captagon, Ritalin, Tradon*) werden häufig missbräuchlich verwendet – zur Steigerung der Leistungsfähigkeit. In Drogenkreisen heißen solche Mittel »Speed«, »Anten«, »Pep Pills«, »Footballs«.
Sie wirken ähnlich wie das Hormon Adrenalin, das vom Körper in Gefahrensituationen ausgeschüttet wird, um die Kraftreserven aufzustacheln. Während des Zweiten Weltkriegs enthielt die Fliegerschokolade Amphetamin, um den Bomberpiloten Mut zu machen.

Wirkung

Schlaf- und Appetitlosigkeit, übersteigerter Antrieb.

Nebenwirkungen

Eine typische Wirkung von Aufputschmitteln sind Rededrang und aggressives Verhalten. Häufige Nebenwirkungen sind Schwitzen, Konzentrationsmangel, Herzrhythmusstörungen und Angina-Pectoris-Be-

schwerden. Manchmal treten auch Halluzinationen, Panikzustände, akute Herzinsuffizienz und schizophrene Psychosen auf.
Bei ständigem Gebrauch von »Speed« verträgt der Körper die Nahrung immer schlechter und wird sehr anfällig für Infektionen aller Art.

Behandlung

Ein Entzug von Aufputschmitteln sollte nur langsam und unter ärztlicher Begleitung durchgeführt werden, weil gravierende Nebenwirkungen auftreten können.

Kokain

Kokain wird aus den Blättern des Koka-Strauches gewonnen und war Ende des 19. Jahrhunderts als Mittel gegen Durchfall, Husten und Katarrh frei in Apotheken erhältlich. Heute gilt Kokain als Droge der »besseren Kreise« und trägt aufgrund seines Aussehens den Spitznamen »Schnee«. Es wird meist über die Nase eingesogen, seltener in Wasser aufgelöst und gespritzt. Am gefährlichsten ist das Rauchen von Kokain als Crack.
Kokain verursacht zwar keine körperliche, aber eine sehr starke psychische Abhängigkeit. Die angenehme Erinnerung an den letzten Genuss bewirkt eine Fortsetzung der Einnahme. Kokain bewirkt eine Weitstellung der Pupillen.

Wirkung

Kokain verursacht für etwa 20 bis 60 Minuten Antriebssteigerung, Erregungszustand, Euphorie und Enthemmung. Hunger und Mangelgefühle verschwinden, es überwiegt ein Zustand von Glück.

Nebenwirkungen

Rededrang, Selbstüberschätzung, Kribbelgefühle mit starkem Juckreiz, Angstzustände, schwere Depressionen, Verfolgungswahn. Wer Kokain mit anderen zusammen unter unsterilen Bedingungen spritzt, läuft Gefahr, sich mit HIV oder Hepatitis zu infizieren.
Nach Abklingen der Wirkung häufig Katerstimmung. Dies führt meist dazu, dass Kokain-Abhängige ihre Tagesration steigern.
Als Folge der Appetithemmung können Unterernährung und Mangelkrankheiten auftreten. Kokain verursacht relativ häufig Herzinfarkte, die allerdings meist ohne schwere Komplikationen verlaufen. Kokain-Abhängige neigen zu antisozialem Verhalten.

Beim Absetzen können Suizid- und Aggressionsneigungen, Delirien und Psychosen auftreten.
Nach langem Missbrauch Schäden an der Nasenschleimhaut, völliger körperlicher Verfall, Leberschäden, Herzschwäche, Atemstörungen.

Behandlung

Nur unter ärztlicher Aufsicht.

Crack

Crack ist eine kristallisierte Form von Kokain + Backpulver und wird üblicherweise mit Wasserpfeifen geraucht. *Wirkungen* und *Nebenwirkungen* sind wie bei Kokain. Alles passiert jedoch viel schneller, und die Wirkungsdauer ist kürzer. Es ist ein Fünf-Minuten-Rausch mit dem Gefühl der totalen Omnipotenz und noch stärkerer Enthemmung als Kokain. Sehr viel schnellere Suchtentwicklung als bei anderen Kokainzubereitungen.
Crack war bis vor kurzem eine sehr häufig verwendete Droge in Amerika, die zu einem massiven Ansteigen von Gewaltdelikten und zum sozialen Niedergang vieler Wohnviertel führte.

Cannabis (Haschisch, Marihuana)

Der Gebrauch von Cannabis ist weit verbreitet, vor allem in Intellektuellenkreisen. Das Hanfkraut wird oft als »Einstiegsdroge« angeschuldigt – in Fachkreisen ist dies jedoch umstritten. Mehrere große Untersuchungen – unter anderem eine im Auftrag der französischen Regierung oder eine im Auftrag der WHO – kamen zu dem Schluss, dass Cannabis eine relativ harmlose Droge ist, weit weniger gefährlich als etwa Alkohol.
Haschisch ist die Bezeichnung für das Harz oder das Öl der Cannabis-Pflanze, Marihuana für Blüten, Blätter und Samen. Spitznamen sind Shit, Kiff, Gras, Hasch, Lady Jane.
Cannabis wird meist geraucht, und zwar in Form von handgerollten, konisch geformten »Joints«. Es kann jedoch auch in Kuchen mitgebacken oder in Form von Tee getrunken werden.
Wer mehr als 0,5 bis 30 Gramm – je nach Bundesland ist die erlaubte Menge verschieden – Marihuana oder Haschisch besitzt, macht sich strafbar.

Wirkung

Übersteigerte Stimmung, auch halluzinogene Wirkung möglich. Cannabis macht nicht nur high, es wirkt auch gegen chronische Schmerzen, Übelkeit, Erbrechen, Schlaflosigkeit und Migräne. Es wird deshalb in manchen Ländern auch als begleitende Therapie bei Krebs- und AIDS-Patienten verwendet. In Österreich und Deutschland ist dies jedoch verboten.

Nebenwirkungen

Cannabis verursacht häufig läppisches Verhalten und manchmal einen raschen Wechsel von Stimmungen. Während des Rausches treten Konzentrations- und Aufmerksamkeitsstörungen, gerötete Augen und weite Pupillen auf sowie verlangsamter Gedankengang, herabgesetzte Kritikfähigkeit (erhöhte Unfallgefahr beim Autofahren). Cannabis-Rauchen erhöht das Lungenkrebsrisiko.

MDMA (Ecstasy, XTC, Fantasy, E)

Es handelt sich dabei um einen synthetisierten Wirkstoff der Muskatnuss, der Ende der siebziger Jahre in den USA als Hilfsmittel in psychotherapeutischen Gruppen verwendet und dann von der Jugendkultur als Partydroge entdeckt wurde. Die amerikanischen Behörden stellten es deshalb 1985 unter das Betäubungsmittelgesetz.
Seit einigen Jahren werden diese illegalen Designerdrogen bei uns meist während Musikveranstaltungen verwendet (Clubbings, Ravings, Partys). Etwa 500.000 Deutsche, vorwiegend Jugendliche, verwenden diese Droge. Sie gilt als LSD der neunziger Jahre, mit Amphetamin-ähnlicher Wirkung und halluzinogenen Eigenschaften.
MDMA wird in Form von Tabletten oder Kapseln verkauft. Es verursacht weite Pupillen und starken Durst. Die geschäftstüchtigen Hersteller mischen den Drogen häufig aufputschende Mittel bei (»speed«; es handelt sich dabei meist um die Wirkstoffe Coffein oder Ephedrin) – dies kann gefährlich für die Gesundheit sein. Oft ist in den als Ecstasy verkauften Tabletten auch nur Traubenzucker enthalten.
MDMA führt nicht zu körperlicher Abhängigkeit. Psychisch labile Personen können jedoch psychisch abhängig werden.

Wirkung

Gesteigerter Antrieb, gesteigertes Kommunikationsbedürfnis und euphorische Stimmungslage, Schlaf- und Appetitlosigkeit. MDMA verur-

sacht nicht selten ekstatische Glücks- und Liebesgefühle, hat aber keine aphrodisierende Wirkung.
In den USA wurden 1992 die psychischen Effekte von MDMA genauer untersucht. Versuchspersonen waren 20 Psychiater. Die meistgenannte positive Wirkung waren größere Offenheit sowie weniger Angst und Abwehr in zwischenmenschlichen Kontakten.

Nebenwirkungen

Redezwang, Selbstüberschätzung. Gefahr von Überhitzung und Herz-Kreislauf-Versagen, besonders bei Diabetikern. Bei Wochenend-Konsumenten ist die Gefahr von Persönlichkeitsveränderungen gering.
Bei Überdosierung können schwere Verwirrtheitszustände, bei Vielschluckern Selbstmordabsichten, Gehirnschäden und Muskelkrämpfe auftreten. Zahlreiche Todesfälle sind bekannt. Bei häufigem Gebrauch lässt die erwünschte Wirkung nach, die Gefahren nehmen jedoch zu.

Heroin

Heroin ist ein Opiat. Der Grundstoff sind die Fruchtkapseln des Schlafmohns. Noch Anfang des 20. Jahrhunderts wurde Heroin vom Pharmakonzern Bayer als legales Hustenmittel verkauft – mit dem Hinweis, dass es nicht suchterregend sei.
Heroin gehört zu den »harten« Drogen. Es kann injiziert, geraucht oder geschnupft werden. Die Wirkung eines »Schusses« hält etwa vier Stunden an. Dann treten bei Süchtigen quälende körperliche Entzugserscheinungen mit Zittern, Schmerzen und Krämpfen auf.
Heroinsüchtige sind meist durch die zahlreichen Einstichstellen an Armen und Beinen erkennbar. Wer unter Heroin »steht«, hat stark verengte Pupillen.

Wirkung

Euphorie, Aufhebung der Schmerzempfindung. Unmittelbar nach der Injektion kommt es zu einem »Flash« – einem Gefühl, das von Fixern als Orgasmus des gesamten Körpers und Geistes beschrieben wird.

Nebenwirkungen

Sehr schnelle psychische und körperliche Abhängigkeit. Gefahr von Hepatitis und HIV-Infektion, falls Spritzen von mehreren Personen verwendet werden. Bereits nach kurzer Zeit körperliche und soziale

Verwahrlosung, als Folge davon Blutvergiftungen und Geschwüre. Beschaffungskriminalität ist häufig.
Bei Überdosierung Tod durch Atemlähmung und Kreislaufschock.

Behandlung

Der Großteil der Heroinsüchtigen ist nicht bereit zu einer drogenfreien Therapie. Häufig wird per Gerichtsurteil ein stationär kontrollierter Entzug angeordnet. Eine Entwöhnung dauert mehrere Monate. Hohe Rückfallquote von mindestens 70 Prozent.
Die Ersatzdroge Methadon – ein Opiat – verhilft manchen Süchtigen unter ärztlicher Aufsicht wieder zu einem halbwegs normalen Leben. Es unterdrückt mindestens 24 Stunden lang zuverlässig die Erscheinungen des Entzugs, bietet aber keinen Ersatz für das Glücksgefühl von Heroin.
Viele Süchtige nehmen deshalb zusätzlich andere Drogen, meistens Kokain, aber auch Beruhigungs- oder Aufputschmittel. Ohne psychosoziale Unterstützung bleibt die Behandlung mit Methadon meist erfolglos.
In manchen Fällen wird auch Codein als Ersatz verwendet, weil es gesetzlich nicht so streng kontrolliert wird wie Methadon. Der Nachteil ist allerdings, dass es mehrmals täglich eingenommen werden muss.

LSD

Die Hippie-Droge mit stark halluzinogener Wirkung (»auf trip sein«) war in den sechziger und siebziger Jahren weitverbreitet und ist in letzter Zeit wieder häufiger in Gebrauch. LSD ist eine verbotene Droge. Sie verursacht keine körperliche Abhängigkeit. Psychisch labile Personen können jedoch psychisch abhängig werden. Bei dafür empfänglichen Personen können Psychosen ausgelöst werden.

Wirkung

Man wird in eine Traumwelt versetzt. Alle Sinneseindrücke werden um ein Vielfaches gesteigert. Empfindungen von Ort und Zeit werden verzerrt. Man »hört« Farben und »sieht« Geräusche. Die Stimmung ist wechselhaft. Phasen von glückhaften Rauschzuständen können mit Horrorerlebnissen abwechseln.

Nebenwirkungen

Es besteht die Gefahr von »bad trips« mit psychotischen Zuständen und Gewaltausbrüchen. Bei häufigem Gebrauch Desinteresse an der Umwelt mit Neigung zu asozialem Verhalten und Beschaffungskriminalität.
Noch Wochen und Monate nach der Einnahme von LSD sind sogenannte »flashbacks« möglich – plötzliches Auftreten von Erlebnissen und Stimmungen wie im Rausch. Gefahr von Erbgutschädigung.

Behandlung

Zu Behandlung eines »bad trips« werden Beruhigungsmittel vom Typ der Benzodiazepine verwendet. Die psychische Abhängigkeit kann mit Hilfe von Psychotherapie behandelt werden.

20.1. Mittel gegen Nikotin- und Alkoholabhängigkeit

Präparat	Wichtigste Nebenwirkungen	Empfehlung
Antabus (Ö) lösliche Tabl. **Antabus Dispergetten** (D) Tabl. Disulfiram *Rezeptpflichtig*	Müdigkeit, unangenehmer Mund- und Körpergeruch, Kopfschmerzen, Nervenschäden, Leberschäden, Magen-Darm-Störungen, Blutdruckabfall, allergische Hautreaktionen. Vorsicht: Bei vorgeschädigten Patienten kann ein Alkoholrückfall ein lebensgefährliches Acetaldehydsyndrom mit Atemdepressionen, Herz-Kreislauf-Kollaps, Herzrhythmusstörungen, Herzversagen und Krämpfen auslösen	**Wenig zweckmäßig** Vertretbar nur zur Behandlung von Alkoholismus, wenn der Patient medizinisch überwacht und auch psychotherapeutisch betreut wird.
Campral (D/Ö) Tabl. Acamprosat *Rezeptpflichtig*	Magen-Darm-Störungen, Störungen der Libido, Impotenz, Hautausschlag, Schlafstörungen, Verwirrtheit	**Möglicherweise zweckmäßig zur** unterstützenden Therapie zur Abstinenzerhaltung bei Alkoholabhängigkeit.

Präparat	Wichtigste Nebenwirkungen	Empfehlung
Champix (D/Ö) Filmtabl. Vareniclin *Rezeptpflichtig*	Übelkeit, Erbrechen, Kopfschmerzen, abnorme Träume, Schlaflosigkeit, Bauchschmerzen, Mundtrockenheit, gesteigerter Appetit, Depressionen, Stimmungsschwankungen, Hörgeräusche, Augenschmerzen, Bluthochdruck, Herzrhythmusstörungen, Suizidgefährdung, Verhaltensauffälligkeiten	**Abzuraten** Umstrittener Nutzen. Führt im Durchschnitt nur bei einem von vier Rauchern ein Jahr lang zur Entwöhnung. Sehr schlechte Verträglichkeit. Neues Medikament, noch unzureichend erprobt.
Nicorette (D/Ö) Pflaster, Kaugummi **Nicorette Microtab** (D/Ö) Sublingualtabl. **Nicorette-Inhalationen** (Ö) Kaps. zur Inhalation *Wirkstoff:* Nikotin	Pflasterallergien, Reizung von Schleimhäuten im Mund, Magen und Darm, Herzschmerzen bis zum Herzinfarkt, Kopfschmerzen	**Zweckmäßig nur, wenn** bei der Entwöhnungsbehandlung von Rauchern das Rauchen wirklich eingestellt wird, sonst lebensbedrohliche Nebenwirkungen möglich.
Nicotinell (D/Ö) 24-Stunden-Pflaster, Kaugummi, Lutschtabl. Nikotin	Pflasterallergien, Reizung von Schleimhäuten im Mund, Magen und Darm, Herzschmerzen bis zum Herzinfarkt, Kopfschmerzen	**Zweckmäßig nur, wenn** bei der Entwöhnungsbehandlung von Rauchern das Rauchen wirklich eingestellt wird, sonst lebensbedrohliche Nebenwirkungen möglich.
NiQuitin (D) Pflaster Nikotin	Pflasterallergien, Reizung von Schleimhäuten im Mund, Magen und Darm, Herzschmerzen bis zum Herzinfarkt, Kopfschmerzen	**Zweckmäßig nur, wenn** bei der Entwöhnungsbehandlung von Rauchern das Rauchen wirklich eingestellt wird, sonst lebensbedrohliche Nebenwirkungen möglich.
Zyban (D/Ö) Retardtabl. Bupropion *Rezeptpflichtig*	Häufig Fieber, trockener Mund, Magen-Darm-Störungen, Hautausschläge, Schwitzen, allergische Erscheinungen, bedrohliche Krampfanfälle. Gefährliche Wechselwirkungen mit anderen Medikamenten möglich	**Abzuraten** Vertretbar nur, wenn alle anderen Raucher-Entwöhnungsmethoden versagt haben und eine Zusatztherapie zur Motivationsverstärkung durchgeführt wird. Enthält ein amphetaminartiges Psychopharmakon (Antidepressivum).

21. Kapitel: **Medikamente während der Schwangerschaft und Stillzeit**

Das heranwachsende Kind im Mutterleib ist durch äußere Einflüsse wie Medikamente, illegale Drogen, Alkohol und Nikotin besonders gefährdet: Der Mutterkuchen (Plazenta) übt zwar eine Filterfunktion aus, aber das ist kein hundertprozentiger Schutz. Viele Medikamente gehen auf das Kind über und können es schädigen.

1.–2. Woche der Schwangerschaft

In den ersten zwei Wochen nach der Befruchtung gilt das Alles-oder-Nichts-Gesetz. Entweder können geschädigte Zellen vom Organismus ersetzt oder repariert werden, oder der Schaden ist so groß, dass die befruchtete Eizelle abgestoßen wird und mit der nächsten Regelblutung abgeht.

3.–12. Woche der Schwangerschaft

Von der 3. bis zur 12. Schwangerschaftswoche ist das Kind am meisten gefährdet. In dieser Zeit entstehen die inneren Organe, die Gliedmaßen und das Gesicht. Da sich viele Frauen erst im zweiten Monat nach Ausbleiben der Regelblutung auf eine mögliche Schwangerschaft untersuchen oder untersuchen lassen, kann es sein, dass in Unkenntnis Medikamente oder Drogen eingenommen wurden, die dem Kind schaden.

13. Woche – Ende der Schwangerschaft

Im zweiten und dritten Schwangerschaftsdrittel nimmt die Empfindlichkeit gegenüber Missbildungen ab. Die bereits angelegten Organe werden in ihren Funktionen weiter ausgebildet, verschiedene Gewebe differenziert.
Bestimmte Medikamente können in dieser Phase den Verlauf von Schwangerschaft und Geburt ungünstig beeinflussen (z. B. Blutungsgefahr während der Geburt durch Acetylsalicylsäure), Störungen von Organfunktionen (z. B. Nierenversagen beim Neugeborenen durch ACE-Hemmer) oder des Wachstums sowie Suchterkrankungen mit Entzugssymptomen beim Neugeborenen (z. B. Benzodiazepine, Opiate) verursachen.

Sie haben ein bedenkliches Medikament verwendet – was tun?

Wenden Sie sich an Ihren Arzt/Ihre Ärztin oder an eine spezialisierte Beratungsstelle:

In Deutschland zum Beispiel an die

Spandauer Damm 130
D-14050 Berlin
Tel. 0 30/303 08-111
Mo–Fr von 9.00–12.30 Uhr; 13.30–16.00 Uhr (außer an Feiertagen)
E-Mail: mail@embryotox.de

In Österreich zum Beispiel an die
Reproduktionstoxikologische Ambulanz der Unifrauenklinik Wien
Währinger Gürtel 18–20
A-1090 Wien
Tel. 01-404 00/29 96.

Die versehentliche Einnahme eines bedenklichen Medikaments rechtfertigt noch nicht den Abbruch einer Schwangerschaft.

5 wichtige Regeln in der Schwangerschaft

Kein Alkohol

Regelmäßiger Konsum von täglich mehr als 0,2 Litern Wein oder 0,5 Litern Bier während der Schwangerschaft kann bereits zu Wachstumsstörungen, Missbildungen des Gesichts und der Gliedmaßen sowie bleibenden Intelligenzschäden führen. Auch in der Stillzeit sollten Sie regelmäßigen oder exzessiven Alkoholkonsum meiden. Hin und wieder ein wenig Alkohol ist sowohl in der Schwangerschaft als auch in der Stillzeit unbedenklich.

Nicht rauchen

oder aufhören zu rauchen. Die oft geäußerte Empfehlung, sich auf fünf Zigaretten pro Tag zu beschränken, ist wissenschaftlich nicht begründbar. Durch Rauchen besteht das Risiko, dass der Mutterkuchen schlechter durchblutet wird. Das kann zu Mangelversorgung und -entwicklung des Säuglings, erhöhtem Risiko einer Früh- oder Fehlgeburt, zu niedrigem Geburtsgewicht oder in der Stillzeit zu plötzlichem Kindestod führen.

Keine Medikamente verwenden

– auch keine rezeptfreien und keine »harmlosen« Pflanzenmittel –, die nicht unbedingt notwendig sind oder von denen die Medizin nicht mit Sicherheit weiß, dass sie ungefährlich für das Kind sind. Wenn Sie vorhaben, ein Medikament zu nehmen, lesen Sie im Beipackzettel unter dem Stichwort »Schwangerschaft/Stillzeit« die Empfehlungen. Auch pflanzliche Mittel sind nicht unbedingt harmlos! Vor der Verwendung in der Apotheke fragen oder wenigstens nur in geringen Mengen verwenden und nicht regelmäßig.

Keine Drogen

Auch nicht hin und wieder, weil sie alle – ohne Ausnahme – ein Risiko für das Baby bedeuten!
Regelmäßiger oder häufiger Konsum von Haschisch/ Marihuana/ Cannabis führt zur Verlangsamung des kindlichen Herzschlags, zu erhöhter Säuglingssterblichkeit und Entwicklungsverzögerungen.
Regelmäßiger oder häufiger Konsum von Ecstasy/Amphetamin/Speed führt zu Durchblutungsstörungen und Entwicklungsverzögerungen des Kindes.
Regelmäßiger Konsum von Codein / Morphin / Heroin (Opiaten) verursacht ein erhöhtes Risiko von Fehl- oder Frühgeburten, erniedrigtes Geburtsgewicht, Entzugssyndrom beim Neugeborenen (Atemnot, Zittern, Krämpfe) und eine erhöhte Säuglingssterblichkeit.

Koffein (Bohnenkaffee, Schwarztee, Kakao, Cola)

Nicht mehr als täglich 600 mg Koffein einnehmen (= etwa 6 Tassen Bohnenkaffee oder etwa 10 Tassen schwarzer Tee oder etwa 3 Liter Cola oder etwa 2 Liter Energy Drinks). Wenn Sie regelmäßig mehr einnehmen, besteht ein erhöhtes Risiko, dass Ihr Kind eine Früh- oder Fehlgeburt wird oder ein zu niedriges Geburtsgewicht hat. Regelmäßiger, starker Koffeingenuss während der Stillzeit führt zur Übererregung des Säuglings.

Bedenkliche pflanzliche Medikamente

Die folgenden pflanzlichen Mittel in der Schwangerschaft nicht verwenden – zumindest nur wenig und nicht regelmäßig:

Aloe

Enthalten z. B. in *Artin, Kräuterlax A*. Aloe ist ein Abführmittel, das generell nicht mehr verwendet werden sollte. Es hat eine sehr drastische Wirkung und gilt wegen der schwerwiegenden Nebenwirkungen (Bauchschmerzen und -krämpfe, Hautausschläge, bei Überdosierung Koliken und Nierenentzündungen) als überholt. Außerdem gibt es keine ausreichenden Informationen über die Risiken für das Ungeborene. Kann möglicherweise Gebärmutterkrämpfe (Kontraktionen) verursachen.

Sennesblätter (= Sennae folium)

Enthalten z. B. in *Agiolax, Bad Heilbrunner Abführtee N, Bekunis, Depuran Dragees, Midro, Ramend*. Wird gegen Verstopfung verwendet. Es gibt keine ausreichenden Informationen über die Risiken für das Ungeborene. Kann möglicherweise Gebärmutterkrämpfe (Kontraktionen) verursachen.

Schwere Erkrankungen und Schwangerschaft

Eine Arzneimitteltherapie bei gravierenden Erkrankungen ist auch in der Schwangerschaft zwingend erforderlich, z. B. bei Zuckerkrankheit, Asthma, Bluthochdruck, Epilepsie, schweren Infektionen.
Bei Frauen mit bekannten chronischen Erkrankungen wie Zuckerkrankheit sollte idealerweise bereits bei Planung einer Schwangerschaft die medikamentöse Therapie auf Medikamente, die sich für Schwangere am besten eignen, umgestellt werden (z. B. von Tabletten gegen Zuckerkrankheit auf Insulin).
Auf keinen Fall darf eine für die Mutter unbedingt notwendige Behandlung wegen einer Schwangerschaft gänzlich abgesetzt werden, da auch unbehandelte krankhafte Zustände der Mutter beim Ungeborenen Schädigungen hervorrufen können: Bei zu hohen und stark schwankenden Blutzuckerspiegeln steigt das Missbildungsrisiko, ebenso bei häufigen epileptischen Anfällen während der Schwangerschaft; häufige Asthmaanfälle gefährden die Sauerstoffversorgung und führen möglicherweise zu Hirnschäden beim Kind.
Das Unterlassen einer Behandlung kann ein größeres Risiko bedeuten als die Behandlung mit Arzneimitteln.

Medikamente während der Stillzeit?

Stillen ist die beste Ernährung für den Säugling. Eine medikamentöse Therapie der Mutter sollte nicht unkritisch als Begründung für Nichtstillen oder Abstillen gelten, sofern unnötige Arzneimitteleinnahmen vermieden und in der Stillzeit erprobte Präparate verwendet werden.
Die meisten Medikamente erreichen in der Muttermilch Konzentrationen, die ungefährlich für das Kind sind. Bei wiederholter oder regelmäßiger Einnahme können beim Säugling jedoch Beschwerden auftreten.
In manchen Fällen kann eine Stillpause hilfreich sein (z. B. Medikamenteneinnahme unmittelbar nach der letzten abendlichen Stillmahlzeit), um so die höchsten Arzneimittelkonzentrationen zu umgehen.
Nur wenn so eine Beeinflussung des Säuglings nicht vermieden und die Medikamenteneinnahme durch die Mutter absolut unumgänglich ist, ist die Ernährung des Säuglings mit zubereiteter Nahrung günstiger.

Empfehlungen der Tabelle 21.1 nach:

Arzneimittel-Kursbuch 2007/2008; Austria Codex 2006/2007; Rote Liste 2007; Schaefer/Spielmann/Vetter: Arzneiverordnung in Schwangerschaft und Stillzeit, Urban & Fischer Verlag 2006

Hinweise zur Benutzung der Tabelle 21.1:

Die Tabelle enthält dieselbe Kapiteleinteilung und -nummerierung wie der Hauptteil der »Bitteren Pillen« und dient der groben Orientierung bei der Auswahl eines Medikaments für ein bestimmtes Anwendungsgebiet. Sie ersetzt keinesfalls ein beratendes ärztliches Gespräch.

Für alle Präparate geben wir in der rechten Spalte eine »Empfehlung« für die Verwendung in Schwangerschaft und Stillzeit ab. Diese lautet im Prinzip entweder »zweckmäßig« bzw. »Therapeutisch zweckmäßig« oder »Abzuraten«.

Die mittlere Spalte »Wirkstoff (Präparate)« enthält bei allen als »therapeutisch zweckmäßig« eingestuften Mitteln zusätzliche Informationen über die möglichen Risiken oder Einschränkungen, und zwar in Form von jeweils fünf + bzw. -.

Das erste + bzw. - steht für: erstes Drittel der Schwangerschaft.
Das zweite + bzw. - steht für: zweites Drittel der Schwangerschaft.
Das dritte + bzw. - steht für: drittes Drittel der Schwangerschaft.

Das vierte + bzw. - steht für die Geburtsphase.
Das fünfte + bzw. - steht für die Stillzeit.

+ bedeutet: Die Einnahme des Mittels ist in dieser Phase nach derzeitigem Wissensstand unbedenklich.
(+) bedeutet: In dieser Phase sind möglicherweise bestimmte Vorsichtsmaßregeln zu beachten.
- bedeutet: In dieser Phase sollte dieses Mittel nicht verwendet werden.

Ein Beispiel:

Kapitel	Wirkstoff/Präparate	Empfehlung
1. Schmerzen **1.1. Schmerz- und fiebersenkende Mittel**	Acetylsalicylsäure + + - - +	**Nur zweckmäßig** in Einzeldosen als schmerz- und fiebersenkendes Mittel im 1. und 2. Schwangerschaftsdrittel und in der Stillzeit, Paracetamol ist vorzuziehen.

+ + - - + bedeutet:

Die Einnahme von Acetylsalicylsäure ist in Einzeldosen als schmerz- und fiebersenkendes Mittel im ersten und zweiten Schwangerschaftsdrittel sowie in der Stillzeit unbedenklich, sollte jedoch im dritten Schwangerschaftsdrittel und in der Geburtsphase vermieden werden.

21.1. Arzneimittel während der Schwangerschaft und Stillzeit

Kapitel	Wirkstoff (Präparate)	Empfehlung
1. Schmerzen **1.1. Schmerz- und fiebersenkende Mittel**	Paracetamol (z. B. enthalten in *Ben-u-ron, Contac, Generika mit dem Namen Paracetamol + Firmenbezeichnung* und zahlreichen weiteren Medikamenten) + + + + +	**Therapeutisch zweckmäßig als** schmerz- und fiebersenkendes Mittel in Schwangerschaft und Stillzeit. Keine schädigenden Wirkungen auf das Ungeborene oder den Säugling bekannt, lange erprobtes Mittel.
	Acetylsalicylsäure (1000 bis 4000 mg/Tag) (z. B. enthalten in *Acesal, Aspirin, ASS-ratiopharm* und zahlreichen weiteren Medikamenten) + + - - +	**Nur zweckmäßig** in Einzeldosen als Schmerz- und fiebersenkendes Mittel im 1. und 2. Schwangerschaftsdrittel und in der Stillzeit. Paracetamol ist vorzuziehen.

Kapitel	Wirkstoff (Präparate)	Empfehlung
		Abzuraten ist von der hoch dosierten Einnahme von Acetylsalicylsäure (1000 bis 4000 mg pro Tag) im letzten Schwangerschaftsdrittel, da es zu einem vorzeitigen Verschluß des Botallischen Gangs (Blutgefäß beim Ungeborenen), zu Hirnblutungen bei Frühgeborenen und erhöhter Blutungsneigung bei der Geburt führen kann.
	Ibuprofen (z. B. enthalten in *Generika mit dem Namen Ibu oder Ibuprofen + Firmenbezeichnung*) + + - - +	**Nur zweckmäßig** als schmerz- und entzündungshemmendes Mittel bis zur 30. Schwangerschaftswoche. **Abzuraten** ist von der Einnahme ab der 30. Schwangerschaftwoche, da es zu einem vorzeitigen Verschluss des Botallischen Gangs (Blutgefäß beim Ungeborenen), zu Hirnblutungen bei Frühgeborenen und erhöhter Blutungsneigung bei der Geburt führen kann. Verwendung in der Stillzeit vertretbar.
	Metamizol (z. B. enthalten in *Analgin, Berlosin, Novalgin, Novaminsulfon-ratiopharm*) Propyphenazon (z. B. enthalten in *Adolorin, Novo Petrin, Optalidon N, Saridon*)	**Abzuraten** ist von der Einnahme von Präparaten, die Metamizol oder Propyphenazon enthalten, weil die Gefahr schwerer Nebenwirkungen besteht (Blutbildschädigung, Schock). In Schwangerschaft und Stillzeit sollte erst recht auf deren Einnahme verzichtet werden. Eine schädigende Wirkung auf das Ungeborene ist nicht nachgewiesen, eine versehentliche oder trotz Schwangerschaft erfolgte Einnahme erfordert daher keine weiteren Maßnahmen.
	Codein (z. B. enthalten in *Dolviran N, Gelonida* und weiteren Medikamenten) - (+) - - -	**Abzuraten** im 1. Drittel wegen des geringfügig erhöhten Risikos von Fehlbildungen wie Gaumen- und Lippenspalten. Im 3. Drittel, während der Geburt und Stillzeit sollte Codein

Kapitel	Wirkstoff (Präparate)	Empfehlung
		nicht verwendet werden, weil es beim Kind die Atmung verlangsamt. Bei länger dauernder Anwendung Suchtgefahr für Mutter und Kind.
1.2. Starke Schmerzmittel	Pethidin (z. B. enthalten in *Alodan*) - - - + -	**Nur zweckmäßig** in Einzeldosen während der Geburt und unter genauer Überwachung, da es zu Atmungsproblemen und Benommenheit beim Neugeborenen führen kann. **Abzuraten** bei Frühgeburten und als Dauertherapie.
	Tramadol (z. B. in *Amadol, Generika mit dem Namen Trama oder Tramadol + Firmenbezeichnung* und zahlreichen weiteren Medikamenten)	**Nur zweckmäßig** in Ausnahmefällen, wenn Paracetamol oder Ibuprofen nicht wirken oder nicht angewendet werden können. Nicht im 3. Drittel und während der Geburt anwenden.
	Morphin (enthalten z. B. in *Morphin Merck, Morphin-ratiopharm* und zahlreichen weiteren Medikamenten) (+) (+) (+) (+) (+)	**Therapeutisch zweckmäßig nur** nach strenger Abwägung von Nutzen und Risiken. Möglicherweise erhöhtes Risiko von Leistenbrüchen beim Kind. Bei regelmäßiger Anwendung in der Schwangerschaft Entzugssymptome beim Neugeborenen.
1.3. Kopfschmerz- und Migränemittel	Paracetamol (z. B. enthalten in *Ben-u-ron, Contac, Generika mit dem Namen Paracetamol + Firmenbezeichnung* und zahlreichen weiteren Medikamenten) + + + + +	**Therapeutisch zweckmäßig** als schmerz- und fiebersenkendes Mittel in Schwangerschaft und Stillzeit. Keine schädigenden Wirkungen auf das Ungeborene oder den Säugling bekannt. Lange erprobtes Mittel.
	Metoclopramid (z. B. enthalten in *Migränerton, Paspertin*) + + + + +	**Therapeutisch zweckmäßig** gegen Übelkeit und Erbrechen z. B. im Rahmen eines Migräneanfalls. Schädigende Wirkungen sind nicht bekannt.

Kapitel	Wirkstoff (Präparate)	Empfehlung
	Metoprolol (z. B. enthalten in *Beloc, Beloc Zok*) + + (+) + +	**Möglicherweise zweckmäßig** zur Vorbeugung von Migräneanfällen. Lange erprobtes Mittel. Möglicherweise vermindertes Geburtsgewicht. Wenn bis zur Geburt behandelt wird, kann die Herzfrequenz vermindert und zu niedrige Blutzuckerwerte vorhanden sein.
	Triptane: Almotriptan (z. B. enthalten in *Almogran*) Frovatriptan (z. B. enthalten in *Allegro*) Naratriptan (z. B. enthalten in *Antimigrin, Naramig*) Rizatriptan (z. B. enthalten in *Maxalt*) Sumatriptan (z. B. enthalten in *Generika mit dem Namen Sumatriptan + Firmenbezeichnung*) Zolmitriptan (z. B. enthalten in *Asco Top, Zomig*) (+) (+) (+) (+) (+)	**Möglicherweise zweckmäßig,** wenn andere Migränemittel nicht wirken. Bisher gibt es keine Belege für eine schädigende Wirkung auf das Kind. In der Stillzeit sollte, wenn überhaupt, am ehesten Sumatriptan verwendet werden.
1.4. Krampflösende Mittel	Butylscopolamin (z. B. enthalten in *Buscopan*) + + + + +	**Wenig zweckmäßig** als Filmtabletten oder Zäpfchen, weil der Wirkstoff in diesen Darreichungsformen nur unzuverlässig in den Körper aufgenommen wird. Keine fruchtschädigende Wirkung bekannt. Injektion kann Auswirkungen auf den Puls des Ungeborenen haben, daher sind Tabletten und Zäpfchen zu bevorzugen.
1.5. Mittel zur örtlichen Betäubung (Nervenblockade, Infiltration)	Procain (z. B. enthalten in *Novanaest purum, Procain Steigerwald*) und Lidocain (z. B. enthalten in *Generika mit dem Namen Lidocain + Firmenbezeichnung, Xyloneural*) + + + + +	**Therapeutisch zweckmäßig** zur örtlichen Betäubung und Infiltration bei Rheuma- und Muskelschmerzen (z. B. Ischias). Keine fruchtschädigende Wirkung bekannt.

Kapitel	Wirkstoff (Präparate)	Empfehlung
	Bupivacain (z. B. enthalten in *Carbostesin*) + + + + +	**Therapeutisch zweckmäßig** zur örtlichen Betäubung, Infiltration bei Rheuma- und Muskelschmerzen (z. B. Ischias) und zur Periduralanästhesie (»Kreuzstich«) während der Geburt. Keine fruchtschädigende Wirkung bekannt.
2. Psyche, Nervensystem **2.1. Schlafmittel**	**Benzodiazepine:** Brotizolam (z. B. enthalten in *Lendormin*) Lormetazepam (z. B. enthalten in *Noctamid*) Temazepam (z. B. enthalten in *Planum, Remestan, temazep*) (+) (+) (+) (+) -	**Möglicherweise zweckmäßig** als vereinzelte Einnahmen, wenn nichtmedikamentöse Behandlungen versagen. Dauertherapie kann Entzugssymptome beim Neugeborenen auslösen. Suchtgefahr für Mutter und Kind!
	Baldrianwurzelextrakt (z. B. enthalten in *Baldrian Dispert, Valdispert*) (+) + + + +	**Therapeutisch zweckmäßig** als leichtes Beruhigungs- und Einschlafmittel. Keine fruchtschädigende Wirkung bekannt.
	Diphenhydramin (z. B. enthalten in *Betadorm D, Dolestan, Dormutil N, Halbmond, Noctor, Sedopretten, Vivinox Sleep*) + + + + -	**Therapeutisch zweckmäßig** bei Ein- und Durchschlafstörungen. Keine fruchtschädigende Wirkung bekannt. Geht in die Muttermilch über, daher höchstens Einzelgaben in der Stillzeit.
	Zolpidem (z. B. enthalten in *Bikalm, Ivadal, Stilnox*) Zopiclon (z. B. enthalten in *Generika mit dem Namen Zopiclon + Firmenbezeichnung, Ximovan*)	**Abzuraten,** da es sich um relativ neue Mittel handelt und noch zu wenige Erfahrungen über die Anwendung am Menschen in der Schwangerschaft und Stillzeit vorliegen. Bis jetzt gibt es aber keine Hinweise auf eine fruchtschädigende Wirkung.
	Chloralhydrat (z. B. enthalten in *Chloraldurat*) - - - - -	**Abzuraten** während der Schwangerschaft und Stillzeit wegen potenzieller Risiken.

Kapitel	Wirkstoff (Präparate)	Empfehlung
2.2. Beruhigungsmittel (Tranquilizer)	**Benzodiazepine:** Alprazolam (enthalten z. B. in *Cassadan, Tafil*) Bromazepam (enthalten z. B. in *Generika mit dem Namen Bromazanil + Firmenbezeichnung*) Clobazam (enthalten z. B. in *Frisium*) Chlordiazepoxid (enthalten z. B. in *Radepur*) Clorazepat (enthalten z. B. in *Tranxilium*) Diazepam (enthalten z. B. in *Generika mit dem Namen Diazepam + Firmenbezeichnung*) Lorazepam (enthalten z. B. in *Lorazepam-neuraxpharm*) Oxazepam (enthalten z. B. in *Generika mit dem Namen Oxazepam + Firmenbezeichnung*) Nordazepam (enthalten z. B. in *Tranxilium N*) Prazepam (enthalten z. B. in *Demetrin*) (+) (+) (+) (+) (+)	**Möglicherweise zweckmäßig** als vereinzelte Einnahmen, wenn nichtmedikamentöse Behandlungen versagen. Im 1. Drittel wegen potenzieller Risiken besser nicht verwenden. Dauertherapie kann Entzugssymptome beim Neugeborenen auslösen. Suchtgefahr für Mutter und Kind!
	Baldrianwurzelextrakt (z. B. enthalten in *Baldrian Dispert, Valdispert*) (+) + + + +	**Therapeutisch zweckmäßig** als leichtes Beruhigungsmittel. Keine fruchtschädigende Wirkung bekannt.
2.3. Sonstige Psychopharmaka	siehe Tabelle 2.3.	**Abzuraten** Für die Anwendung der Präparate in Kapitel 2.3. gibt es in der Schwangerschaft und Stillzeit im Allgemeinen keine Notwendigkeit.

Kapitel	Wirkstoff (Präparate)	Empfehlung
2.4. Mittel gegen Depressionen	**Trizyklische Antidepressiva:** Amitriptylin (z. B. enthalten in *Generika mit dem Namen Amitriptylin + Firmenbezeichnung*) Clomipramin (z. B. enthalten in *Anafranil*) Doxepin (z. B. enthalten in *Generika mit dem Namen Diazepam + Firmenbezeichnung*) Imipramin (z. B. enthalten in *Tofranil*) Nortriptylin (z. B. enthalten in *Nortrilen*) + + + + (+)	**Therapeutisch zweckmäßig** zur Behandlung von schweren Depressionen. Keine fruchtschädigenden Wirkungen nachgewiesen, jedoch kann Entzugssymptomatik beim Neugeborenen auftreten – deshalb eventuell 2–3 Wochen vor der Geburt ausschleichend absetzen. Mit Ausnahme von Doxepin ist die Verwendung von trizyklischen Antidepressiva in der Stillzeit vertretbar.
	Serotonin-Wiederaufnahme-Hemmer (SSRI): Citalopram (z. B. *enthalten in Generika mit dem Namen Citalopram + Firmenbezeichnung*) Escitalopram (z. B. enthalten in *Cipralex*) Fluoxetin (z. B. enthalten in *Generika mit dem Namen Fluoxetin + Firmenbezeichnung*) Paroxetin (z. B. enthalten in *Seroxat*) Sertralin (z. B. enthalten in *Gladem*) + + (+) (+) +	**Therapeutisch zweckmäßig** Am besten untersucht und deshalb zu bevorzugen sind Mittel wie Citalopram und Sertralin. Wenn möglich kurz vor der Geburt Dosis verringern oder Medikament absetzen, weil das Risiko von Anpassungsstörungen und erhöhter Blutungsneigung besteht.
	Lithiumsalze (z. B. enthalten in *Hypnorex, Quilonum retard*)	**Abzuraten,** weil ein erhöhtes Risiko für Herzfehler und Frühgeburten besteht. Es kann jedoch in manchen Fällen sinnvoll sein, die Lithiumeinnahme zur Vorbeugung manischer Schübe oder bei schwersten Depressionen trotzdem in der Schwangerschaft fortzusetzen. Dabei sollten möglichst niedrige Blutspiegel beibehalten und das Mittel vor der Geburt abgesetzt werden.
	Johanniskraut (z. B. enthalten in *Esbericum, Felis*) (+) (+) (+) (+) (+)	**Nur zweckmäßig bei** leichten Verstimmungen. Wegen mangelnder Erfahrungen sollten diese Medikamente nicht leichtfertig eingenommen werden.

Kapitel	Wirkstoff (Präparate)	Empfehlung
2.5. Mittel gegen Psychosen (Neuroleptika)	**Neuroleptika** (alle Präparate, die in Kapitel 2.5. bewertet sind)	**Abzuraten,** da die Wirkstoffe das Ungeborene erreichen und Bewegungsstörungen, Apathie oder Entzugserscheinungen nach der Geburt verursachen können. Ein Missbildungsrisiko ist nicht bewiesen. In manchen Fällen kann es trotzdem sinnvoll sein, Neuroleptika in der Schwangerschaft zu verwenden – zu bevorzugen sind lange bewährte Mittel (z. B. enthalten in Dapotum, Levopromazin neuraxpharm, Lyogen, Melleril, Neurocil, Psyquil).
2.6. Mittel gegen Epilepsie	**Benzodiazepine:** Clonazepam (z. B. enthalten in *Rivotril*) Diazepam (z. B. enthalten in *Diazepam Desitin*) (+) + + (+) -	**Möglicherweise zweckmäßig** Es besteht generell ein erhöhtes Missbildungsrisiko bei Kindern epileptischer Mütter, das sowohl auf das Anfallsleiden als auch die Einnahme gängiger Medikamente gegen Epilepsie zurückzuführen ist. Das größte Risiko haben jedoch unbehandelte Epileptikerinnen mit häufigen Anfällen. Eine fruchtschädigende Wirkung von Benzodiazepinen konnte nicht bestätigt werden. Einnahme möglicherweise zweckmäßig. Dauertherapie kann Entzugserscheinungen beim Neugeborenen verursachen.
	Carbamazepin (z. B. enthalten in *Generika mit dem Namen Carbamazepin + Firmenbezeichnung*) Phenytoin (z. B. enthalten in *Phenhydan, Zentropil*) Primidon (z. B. enthalten in *Liskantin, Mylepsinum, Mysoline*) Valproinsäure (z. B. enthalten in *Generika mit dem Namen Valproinsäure + Firmenbezeichnung*)	**Möglicherweise zweckmäßig** Es besteht generell ein erhöhtes Missbildungsrisiko bei Kindern epileptischer Mütter, das sowohl auf das Anfallsleiden als auch die Medikamenteneinnahme zurückzuführen ist. Das größte Risiko haben Kinder unbehandelter Epileptikerinnen. Einnahme möglicherweise zweckmäßig bei schweren epileptischen Anfallsleiden in der Schwangerschaft. Einnahme von nur einem Medikament ist anzustreben.

Kapitel	Wirkstoff (Präparate)	Empfehlung
2.7. Mittel gegen die Parkinson'sche Krankheit	siehe Tabelle 2.7.	**Abzuraten** Für die Anwendung der Präparate, die in Kapitel 2.7. bewertet sind, gibt es in der Schwangerschaft und Stillzeit im Allgemeinen keine Notwendigkeit, sie sind daher zu vermeiden.
2.8. Muskellockernde Mittel	siehe Tabelle 2.8.	**Abzuraten** Für die Anwendung der Präparate, die in Tabelle 2.8. bewertet sind, gibt es in der Schwangerschaft und Stillzeit im Allgemeinen keine Notwendigkeit, sie sind daher zu vermeiden.
3. Gelenke **3.1. Mittel gegen Rheuma**	Ibuprofen (z. B. enthalten in *Generika mit dem Namen Ibuprofen + Firmenbezeichnung* und zahlreichen weiteren Medikamenten) + + - - + Diclofenac (z. B. enthalten in *Generika mit dem Namen Diclo oder Diclofenac + Firmenbezeichnung* und zahlreichen weiteren Medikamenten) + + - - (+)	**Therapeutisch zweckmäßig** Von den nichtsteroidalen Antirheumatika (NSAR) sollten während der Schwangerschaft und Stillzeit am besten Ibuprofen oder Diclofenac verwendet werden – und zwar nur bis zur 30. Schwangerschaftswoche. Von den Wirkstoffen Aceclofenac, Acemetacin, Indometacin, Ketoprofen, Meloxicam oder Naproxen ist eher abzuraten. In der Stillzeit ist Ibuprofen am geeignetsten, es tritt in geringsten Mengen in die Muttermilch über, Nebenwirkungen beim Säugling wurden nicht beobachtet. **Abzuraten** ab der 30. Schwangerschaftwoche und während der Geburt, da es zu einem vorzeitigen Verschluss des Botallischen Gangs (Blutgefäß beim Ungeborenen), zu Wehenhemmung und erhöhter Blutungsneigung führen kann. Medikament tritt in die Muttermilch über.
	Cox-2-Hemmer wie Celecoxib (z. B. *Celebrex*), Etoricoxib (z. B. *Arcoxia*), Parecoxib (z. B. *Dynostat*) - - - - -	**Abzuraten** während der Schwangerschaft und Stillzeit, wegen unzureichender Erfahrungen.

Kapitel	Wirkstoff (Präparate)	Empfehlung
3.2. Gichtmittel	Ibuprofen (z. B. enthalten in *Generika mit dem Namen Ibuprofen + Firmenbezeichnung* und zahlreichen weiteren Medikamenten) + + - - +	**Therapeutisch zweckmäßig** zur Behandlung von Schmerzen aufgrund entzündlicher oder rheumatischer Erkrankungen sowie eines (seltenen) akuten Gichtanfalls bis zur 30. Schwangerschaftswoche. Ibuprofen tritt in geringsten Mengen in die Muttermilch über, Nebenwirkungen beim Säugling wurden nicht beobachtet. **Abzuraten** im letzten Schwangerschaftsdrittel und während der Geburt, da es zu einem vorzeitigen Verschluss des Botallischen Gangs (Blutgefäß beim Ungeborenen), zu Wehenhemmung und erhöhter Blutungsneigung führen kann.
	Probenecid (enthalten z. B. in *Probenecid Weimer*) (+) (+) (+) (+) (+)	**Therapeutisch zweckmäßig** Probenecid gilt in der Schwangerschaft und Stillzeit als Mittel der Wahl zur Senkung der Harnsäure. Weil es so selten verwendet wird, ist es in der Tabelle von Kapitel 3.2. nicht enthalten
	Allopurinol (enthalten z. B. in *Allobeta, Allo Abz, Allo von ct*) (+) (+) (+) (+) -	**Therapeutisch zweckmäßig nur** in Ausnahmefällen, nach strenger Abwägung von Nutzen und Risiken.
3.3. Einreibemittel bei Muskel- und Gelenkschmerzen	**Nichtsteroidale Antirheumatika äußerlich** (NSAR äußerlich, z. B. enthalten in *Arthrex Cellugel, Diclac, Diclobene, Diclofenac Heumann, Diclofenac-ratiopharm, Dolgit, Elmetacin, Felden-top, Ibu-top, Indocid, Indo Top-ratiopharm, Profenid, Rheumon, Voltaren Emulgel*) + + (+) (+) +	**Möglicherweise zweckmäßig** als schmerz- und entzündungshemmende Mittel bei äußerlicher Anwendung. Langfristige und großflächige Anwendung insbesondere im letzten Drittel vermeiden, da sonst schädigende Wirkungen wie beim Schlucken dieser Wirkstoffe möglich (siehe Kapitel 3.1.).
	Salicylsäure äußerlich (z. B. enthalten in *Dolo-Arthrosenex, Phardol mono, Zuk Schmerzgel*) + + + + +	**Therapeutisch zweckmäßig** als entzündungshemmendes Mittel. Bei kleinflächiger äußerlicher Anwendung in Schwangerschaft und Stillzeit unbedenklich.

Kapitel	Wirkstoff (Präparate)	Empfehlung
	Kampfer äußerlich (z. B. enthalten in *Camphoderm, Klosterfrau Franzbranntwein*) + + + + +	**Wenig zweckmäßig** Erzeugt ein Wärmegefühl nach Einreiben in die Haut; schwach durchblutungsfördernd. Wirkstoff in Schwangerschaft und Stillzeit unbedenklich, keine fruchtschädigenden Wirkungen bekannt.
4. Grippe, Erkältung **4.1. Grippemittel**	Paracetamol (z. B. enthalten in *Generika mit dem Namen Paracetamol + Firmenbezeichnung* und zahlreichen weiteren Medikamenten) + + + + +	**Therapeutisch zweckmäßig** als schmerz- und fiebersenkendes Mittel in Schwangerschaft und Stillzeit. Keine schädigenden Wirkungen auf das Ungeborene oder den Säugling bekannt, lange erprobtes Mittel.
4.2. Hustenmittel	Acetylcystein (z. B. enthalten in *Generika mit dem Namen ACC oder NAC + Firmenbezeichnung*) Ambroxol (z. B. enthalten in *Generika mit dem Namen Ambroxol + Firmenbezeichnung*) Bromhexin (z. B. enthalten in *Generika mit dem Namen Bromhexin + Firmenbezeichnung*) + + + + +	**Therapeutisch zweckmäßig** als schleimverflüssigende Mittel. Diese können in Schwangerschaft und Stillzeit ohne Einschränkungen verwendet werden. Keine Hinweise auf fruchtschädigende Wirkungen.
	Codein bzw. Dihydrocodein (z. B. enthalten in *Generika mit dem Namen Codein + Firmenbezeichnung*) (+)(+)- - (+)	**Therapeutisch zweckmäßig** bei quälendem, trockenem Husten. Im 3. Drittel und während der Geburt sollte Codein nicht verwendet werden, weil es beim Kind die Atmung verlangsamt. Bei länger dauernder Anwendung Suchtgefahr für Mutter und Kind.
	Efeublätterextrakt (z. B. enthalten in *Hedelix, Prospan, Sinuc*) Thymianextrakt (z. B. enthalten in *Aspecton N, Bronchicum Kapseln, Bronchicum Thymian, Scottopect, Soledum-Hustensaft und -tropfen, Thymipin N, Tussamag N*) + + + + +	**Therapeutisch zweckmäßig** als schleimverflüssigende Mittel. Diese können in Schwangerschaft und Stillzeit ohne Bedenken angewendet werden, keine schädigenden Auswirkungen bekannt.

Kapitel	Wirkstoff (Präparate)	Empfehlung
4.3. Schnupfenmittel	Kochsalzlösung (z. B. enthalten in *Bepanthen Meerwasser, Emser-Nasensalbe und -Nasenspray, Rhinomer*) + + + + +	**Therapeutisch zweckmäßig** gegen Austrocknung der Nasenschleimhaut bei erkältungsbedingtem Schnupfen. Einsatz in Schwangerschaft und Stillzeit völlig unbedenklich.
	Kortisone (Glukokortikoide) als Nasensprays: Beclomethason (z. B. enthalten in *Beclorhinol aquosum*) Budesonid (z. B. enthalten in *Pulmicort, Rhinocort*) + + + + +	**Therapeutisch zweckmäßig nur** bei nachgewiesenem allergischen Schnupfen und wenn eine Behandlung mit kortisonhaltigen (glukokortikoidhaltigen) Präparaten unumgänglich ist. Die lokale Anwendung als Nasenspray in der Stillperiode ist vertretbar.
	Cromoglicinsäure (z. B. enthalten in *Cromohexal, Cromo-ratiopharm, Lomusol, Vividrin gegen Heuschnupfen*) + + + + +	**Therapeutisch zweckmäßig** zur vorbeugenden Behandlung eines nachgewiesenen allergischen Schnupfens. Keine fruchtschädigende Wirkung bekannt. Anwendung während der Stillzeit ist unbedenklich.
	Gefäßverengend wirkende Nasentropfen, -gele und -sprays (z. B. *Coldan, Ellatun N, Ellatun 1/2, Gelonasal, Imidin N, Nasan, Nasengel, -tropfen, Generika mit dem Namen Nasenspray + Firmenbezeichnung, Nasic, Nasivin, Olynth, Otriven, Otrivin, Rhinospray bei Schnupfen, Schnupfen endrine, Snup, Stas*)	**Therapeutisch zweckmäßig** nur zur kurzfristigen Anwendung (etwa 1 Woche). Bei üblicher Dosierung keine Schädigung zu erwarten.
4.4. Einreibe- und Inhalationsmittel	**Mit ätherischen Ölen** (Eukalyptus, Kampfer, Kiefernnadelöl, Menthol) **Zur äußerlichen Anwendung bzw. zur Inhalation** (z. B. *Babix, Bronchoforton, Eucabal, PeCe, Piniment, Pinimenthol, Pulmotin, Sanopinwern, Scottopect, Transpulmin, Wick Vapo Rub*)	**Abzuraten** Therapeutischer Nutzen äußerst zweifelhaft, allenfalls ist eine schleimlösende Wirkung in den Bronchien möglich, die jedoch mit zweckmäßigeren Mitteln (siehe Kapitel 4.2.) zu erzielen ist. Die Anwendung ist daher – insbesondere in Schwangerschaft und Stillzeit – nicht zweckmäßig. Eine versehentliche oder trotzdem erfolgte Anwendung ist jedoch unbedenklich.

Kapitel	Wirkstoff (Präparate)	Empfehlung
4.5. Mittel gegen Halsschmerzen und Beschwerden in Mund und Rachen	**Desinfektionsmittel** (z. B. enthalten in *Chlorhexamed, Dobendan, Dolo-, Dobendan, Dorithricin, Frubienzym, Hexoral, Lemocin, Mundisal, Neo Angin, Tantum Verde, Tonsillol, Wick Sulagil*)	**Abzuraten** Die meisten der in Kapitel 4.5. bewerteten Präparate für dieses Anwendungsgebiet, die verschiedene Desinfektionsmittel, zum Teil in Kombination mit Antibiotika, enthalten, sind in ihrem therapeutischen Nutzen äußerst zweifelhaft und deren Anwendung – besonders in Schwangerschaft und Stillzeit – nicht zweckmäßig. Eine versehentliche oder trotzdem erfolgte Anwendung ist jedoch unbedenklich und erfordert keine weiteren Maßnahmen.
	Polyvidon-Jod (z. B. enthalten in *Betaisodona Mund-Antiseptikum*)	**Abzuraten** ist von der Anwendung zur lokalen Desinfektion von Haut und Schleimhäuten (z. B. regelmäßige Mundspülungen) in Schwangerschaft und Stillzeit, da das im Präparat enthaltene Jod auf das Kind übertreten kann und Funktionsstörungen der kindlichen Schilddrüse verursachen kann.
5.1. Bronchitis, Asthma	**Betasympathomimetika zur Inhalation:** Fenoterol (z. B. enthalten in *Berodual, Berotec, Ditec*) Salbutamol (z. B. enthalten in *Generika mit dem Namen Salbutamol + Firmenbezeichnung*) Terbutalin (z. B. enthalten in *Aerodur Turbohaler, Bricanyl, Generika mit dem Namen Terbutalin + Firmenbezeichnung*) + + (+) (+) +	**Therapeutisch zweckmäßig** zur Inhalation bei Asthma. Ältere und lange erprobte Präparate sind vorzuziehen. Im letzten Schwangerschaftsdrittel und während der Geburt ist die wehenhemmende Wirkung dieser Arzneimittel zu berücksichtigen. Bei Inhalation ist der Übergang des Mittels in die Muttermilch äußerst gering.
	Kortisone (Glukokortikoide) zur Inhalation: *Atmadisc, Budecort, Generika mit dem Namen Budesonid + Firmenbezeichnung, Budiair, Flixotide, Flutide, Junik, Miflonide, Pulmicort, Ventolair* + + + + +	**Therapeutisch zweckmäßig** zur Inhalation, in schweren Fällen auch als Medikament zum Schlucken bei Asthma. Es konnte keine fruchtschädigende Wirkung nachgewiesen werden. Die Inhalation in der Stillzeit ist vertretbar.

Kapitel	Wirkstoff (Präparate)	Empfehlung
	Theophyllin (z. B. enthalten in *Generika mit dem Namen Theophyllin + Firmenbezeichnung*) + + + + (+)	**Therapeutisch zweckmäßig** zur oralen Einnahme bei Asthma, wenn andere bronchienerweiternde Mittel zur Inhalation nicht ausreichen oder zur Infusion beim akuten Asthmaanfall. Es wurden keine fruchtschädigenden Wirkungen nachgewiesen. Anwendung in der Stillzeit in mäßiger Dosierung vertretbar. Falls beim Säugling Unruhe oder Herzrasen auftreten, sollte abgestellt werden.
	Cromoglicin (z. B. enthalten in *Cromohexal, DNCG Stada, Intal*) und Nedocromil (enthalten z. B. in *Tilade*) + + + + +	**Therapeutisch zweckmäßig** zur vorbeugenden Anwendung bei Asthma. Es ist keine fruchtschädigende Wirkung bekannt. Die Substanz geht nur in geringsten Mengen in die Muttermilch über, sodass Stillen während des Anwendungszeitraums unbedenklich ist.
6. Allergien	**Antihistaminika:** Cetirizin (enthalten z. B. in *Generika mit dem Namen Cetirizin + Firmenbezeichnung*) Clemastin (z. B. enthalten in *Tavegil*) Dimetinden (z. B. enthalten in *Fenistil*) Loratadin (enthalten z. B. in *Generika mit dem Namen Loratidin + Firmenbezeichnung*) Mizolastin (enthalten z. B. in *Zolim*) Pheniramin (z. B. enthalten in *Avil*)	**Möglicherweise zweckmäßig** zur Behandlung leichter bis mittelschwerer allergischer Erscheinungen (Juckreiz, Schleimhautschwellung, Heuschnupfen). Schwache und unzuverlässige Wirkung bei oraler Einnahme. Cetirizin sollte wegen mangelnder Erfahrungen während der Schwangerschaft und Stillzeit nicht verwendet werden. Loratadin und Mizolastin wegen mangelnder Erfahrungen nicht im 1. Drittel und in der Stillzeit. Die Verwendung der lange erprobten Mittel Clemastin, Dimetinden und Pheniramin ist in der Schwangerschaft vertretbar. Keine fruchtschädigende Wirkung bekannt. Die Wirkstoffe gehen in die Muttermilch über, auf Symptome wie Unruhe oder Benommenheit beim Säugling sollte geachtet werden.

Kapitel	Wirkstoff (Präparate)	Empfehlung
7. Entzündungen und Immunreaktionen **7.1. Kortisone und Immunsuppressiva**	**Kortisone (Glukokortikoide) zum Schlucken oder Injektion:** Prednisolon (z. B. enthalten in *Aprednislon, Decortin H, Generika mit dem Namen Prednisolon + Firmenbezeichnung* und zahlreichen weiteren Medikamenten) Prednison (z. B. enthalten in *Decortin, Rectodelt*) Methylprednisolon (z. B. enthalten in *Solu-Medrol, Urbason*) Dexamethason (z. B. enthalten in *Dexabene, Generika mit dem Namen Terbutalin + Firmenbezeichnung* und zahlreichen weiteren Medikamenten) + + + + (+)	**Therapeutisch zweckmäßig** bei oraler Einnahme und Injektion nur bei schwerem Asthma und Autoimmunerkrankungen, wenn alle anderen Behandlungsansätze versagt haben. Keine fruchtschädigende Wirkung bei Anwendung in der Schwangerschaft nachgewiesen. Bei langfristiger hoch dosierter Behandlung Wachstumsverzögerung und Nebennierenrindenschwäche beim Fetus bzw. Neugeborenen möglich. **Therapeutisch zweckmäßig** zur Förderung der Lungenreifung beim Ungeborenen, wenn eine Frühgeburt droht. Das Stillen unter einer regelmäßigen Einnahme von Glukokortikoiden bis zu einer Tagesdosis von 80 mg ist vertretbar, ebenso unter gelegentlichen hohen Einzelgaben.
7.2. Immunmodulatoren	Interferon (z. B. enthalten in *Avonex, Betaferon* und weiteren Medikamenten)	**Möglicherweise zweckmäßig,** wenn eine Behandlung in der Schwangerschaft notwendig ist und es keine andere Möglichkeit gibt. Risiken für das Kind müssen mit dem behandelnden Arzt/der behandelnden Ärztin besprochen werden. Die Verwendung in der Stillzeit ist unbedenklich.
8. Haut und Haar **8.1. Mittel gegen entzündliche und/oder allergische Hauterkrankungen**	**Kortisone (Glukokortikoide) zum Auftragen auf die Haut** (z. B. enthalten in *Advantan, Alfason* und zahlreichen weiteren Medikamenten) + + + + +	**Therapeutisch zweckmäßig** zur kurzfristigen Anwendung auf kleiner Behandlungsfläche auch in der Schwangerschaft und Stillzeit. Bei langfristiger und großflächiger Anwendung kann der Wirkstoff auf das Ungeborene bzw. den Säugling übergehen und dieselben Auswirkungen haben wie bei oraler Einnahme (siehe Kapitel 7.).

Kapitel	Wirkstoff (Präparate)	Empfehlung
	Bufexamac zum Auftragen auf die Haut (z. B. enthalten in *Bufexamac-ratiopharm, Duradermal, Parfenac*) + + + + +	**Möglicherweise zweckmäßig** bei leichten entzündlichen Hauterkrankungen. Wegen zu geringer klinischer Erfahrungen soll die Anwendung in Schwangerschaft und Stillzeit kurzfristig und kleinflächig bleiben. Ein Übergang des Wirkstoffs auf das Kind ist bei äußerlicher Anwendung nicht zu erwarten.
	Antihistaminika zum Auftragen auf die Haut (z. B. enthalten in *Dermodrin, Fenistil, Histaxin, Soventol, Systral, Tavegil*)	**Abzuraten** Zweifelhafter therapeutischer Nutzen. Die Anwendung ist daher – insbesondere in Schwangerschaft und Stillzeit – nicht zweckmäßig. Eine versehentliche oder trotzdem erfolgte Anwendung ist unbedenklich und erfordert keine weiteren Maßnahmen.
8.2. Mittel gegen Kopfschuppen **8.3. Mittel gegen Hühneraugen und Warzen**	**Salicylsäurelösungen zum Auftragen auf die Haut** (z. B. enthalten in *Lygal Kopfsalbe N, Clabin N, Duofilm, Guttaplast, Hansaplast Hornhautpflaster*) + + + + +	**Therapeutisch zweckmäßig** zum Ablösen von Schuppen und zum Erweichen von Hornmaterial (Warzen, Hühneraugen). Bei kleinflächiger äußerlicher Anwendung in Schwangerschaft und Stillzeit unbedenklich. Nicht im Brustbereich anwenden.
8.4. Aknemittel	Benzoylperoxid zum Auftragen auf die Haut (z. B. enthalten in *Aknefugoxid, Benzaknen, Cordes BPO, PanOxyl, Sanoxit*) + + + + +	**Therapeutisch zweckmäßig** zur Behandlung von Akne, falls dies in der Schwangerschaft und Stillzeit überhaupt nötig ist. Bei äußerlicher Anwendung unbedenklich.
	Vitamin A hochdosiert (über 25.000 IE pro Tag) **und synthetische Abkömmlinge des Vitamin A** Retinoide (z. B. enthalten in *Aknenormin, Isotret Hexal, Isotretinoin Isis, Isotrex Gel, Isotrexinoin Gel*)	**Abzuraten** Sowohl Einnahme als auch äußerliche Anwendung sind in der Schwangerschaft unbedingt zu vermeiden, da die Wirkstoffe ausgeprägte Missbildungen beim Ungeborenen verursachen. Von deren Anwendung wird sogar bei allen gebärfähigen Frauen abgeraten, da bis zu zwei Jahre nach Absetzen der Mittel Missbildungsgefahr weiterbesteht.

Kapitel	Wirkstoff (Präparate)	Empfehlung
	Sexualhormone und deren Hemmstoffe (z. B. enthalten in *Bella Hexal 35, Cyproderm, Diane 35, Juliette*)	**Abzuraten** Einnahme in der Schwangerschaft unbedingt vermeiden. Ein Missbildungspotenzial ist nicht bewiesen, es könnten jedoch unerwünschte Hormonwirkungen am Ungeborenen auftreten. Eine versehentliche oder trotzdem erfolgte Einnahme erfordert engmaschige Ultraschallkontrollen.
	Doxycyclin (z. B. in *Doxyderma*) und Minocyclin (z. B. in *Generika mit dem Namen Minocyclin + Firmenbezeichnung*)	**Abzuraten** Einnahme nach der 16. Schwangerschaftswoche und in der Stillzeit unbedingt vermeiden! Erhöhtes Missbildungsrisiko (Zahndefekte, Knochenwachstumsstörungen).
8.5. Mittel zur Wundbehandlung und gegen Hautinfektionen	**Alkohol äußerlich** (z. B. enthalten in Alkohol 70 Prozent, Isopropylalkohol 70 Prozent) + + + + +	**Therapeutisch zweckmäßig** zur Desinfektion der Haut, in Schwangerschaft und Stillzeit bei äußerlicher Anwendung unbedenklich.
	Mittel gegen Herpes bzw. Fieberblasen Aciclovir zur äußerlichen Anwendung (Salben, Cremes) (z. B. enthalten in *Generika mit dem Namen Acic oder Aciclovir + Firmenbezeichnung, Zovirax*) + + + + +	**Therapeutisch zweckmäßig** zur äußerlichen Behandlung von Herpesinfektionen der Haut bzw. Schleimhaut. Kurzfristige und kleinflächige Anwendung in Schwangerschaft und Stillzeit vertretbar, da nur geringste Mengen aufgenommen werden.
	Antibiotika zur äußerlichen Anwendung (Salben, Cremes, Gaze) (z. B. enthalten in *Baneocin, Flammazine, Fucidine, Ichthoseptal, Leukase/-N, Nebacetin, Refobacin, Tyrosur*)	**Abzuraten** Zweifelhafter therapeutischer Nutzen. Ihre Anwendung ist daher – insbesondere in Schwangerschaft und Stillzeit – nicht zweckmäßig. Eine versehentliche oder trotzdem erfolgte Anwendung ist jedoch unbedenklich und erfordert keine weiteren Maßnahmen. Vertretbar ist lediglich die Verwendung von Fucidine und Tyrosur.

Kapitel	Wirkstoff (Präparate)	Empfehlung
	Polyvidon-Jod zur äußerlichen Anwendung (Lösungen, z. B. enthalten in *Betaisodona, Braunovidon, Frekacid, Mercuchrom Jod, Polysept, PVP-Jod*)	**Abzuraten** von der längerfristigen oder großflächigen Anwendung in Schwangerschaft und Stillzeit, da das im Präparat enthaltene Jod auf das Ungeborene bzw. den Säugling übertreten kann und Funktionsstörungen der kindlichen Schilddrüse verursachen kann. Kleinflächige und kurzfristige Anwendung (wenige Tage) ist vertretbar.
8.6. Pilzmittel zur äußerlichen Anwendung (Salben, Cremes)	Nystatin (z. B. enthalten in *Candio-Hermal, Lederlind, Multilind Heilsalbe mit Nystatin, Mycostatin, Mykoderm Salbe, Mykundex, Nystaderm, Nystatin*) Clotrimazol (z. B. enthalten in *Generika mit dem Namen Clotrimazol + Firmenbezeichnung*) Bifonazol (z. B. enthalten in *Mycospor*) Miconazol (z. B. enthalten in *Daktarin, Infectosoor, Micotar, Mycoderm*) + + + + +	**Therapeutisch zweckmäßig** bei bestimmten, nachgewiesenen Pilzinfektionen. Diese Wirkstoffe gehen bei äußerlicher Anwendung praktisch nicht in den Blutkreislauf über. Eine schädigende Wirkung auf das Ungeborene oder den Säugling ist bei Anwendung in Schwangerschaft und Stillzeit nicht bekannt.
	Pilzmittel zum Einnehmen (Tabletten, z. B. *Fungata, Generika mit dem Namen Fluconazol oder Itraconazol + Firmenbezeichnung, Lamisil, Sempera, Sporanox*)	**Abzuraten** außer bei bedrohlichen Infektionen (nicht bei Nagelpilz verwenden!). In Tierversuchen wurden Missbildungen beobachtet, für die Anwendung am Menschen in der Schwangerschaft liegen nur wenige Erfahrungen vor.
8.7. Mittel gegen Krätzmilben und Läuse	Pyrethrumextrakt (z. B. in *Goldgeist forte*) + + + + +	**Therapeutisch zweckmäßig** Die kurzfristige und kleinflächige Anwendung gegen Läuse ist vertretbar.
	Crotamiton (z. B. in *Eraxil*) + + + + +	**Therapeutisch zweckmäßig** Die kurzfristige und kleinflächige Anwendung gegen Krätze ist vertretbar.

Kapitel	Wirkstoff (Präparate)	Empfehlung
8.8. Sonstige Hautmittel	**Insektenabschreckende Mittel mit Diethyltoluamid zum Auftragen auf die Haut** (z. B. enthalten in *Autan*)	**Abzuraten** ist von der ausgiebigen großflächigen Anwendung von insektenabschreckenden Mitteln auf der Haut, da ein Zusammenhang mit aufgetretenen Missbildungen nicht auszuschließen ist.
9. Augen, Ohren	siehe Tabellen 9.1. und 9.2.	**Therapeutisch zweckmäßig** sind Augen- oder Ohrenmittel, die lange erprobte Antibiotika oder Kortisone (Glukokortikoide) enthalten, sowie lange erprobte Mittel gegen den Grünen Star.
	Naphazolin (z. B. in *Coldan, Coldistan, Ophtagutt Agepha, Proculin*) Phenylephrin als Augentropfen (z. B. enthalten in *Visadron*) Tetryzolin (z. B. enthalten in *Berberil N, Berberil EDO, Ophtalmin N, Ophtalmin sine, Yxin*) Tramazolin (z. B. in *Biciron*)	**Abzuraten** da diese Mittel in den Kreislauf übertreten und wegen ihrer gefäßverengenden Wirkung zu einer verminderten Blut- und Sauerstoffversorgung des Ungeborenen führen können.
	Tränenersatzmittel (siehe Tabelle 9.2.) + + + + +	**Therapeutisch zweckmäßig.** Es gibt keine Hinweise auf Risiken in der Schwangerschaft und Stillzeit.
10. Infektionen 10.1.1. und 10.1.2. Penicilline	z. B. *Arcasin, Baycllin* und alle weiteren therapeutisch zweckmäßigen Medikamente der Tabelle 10.1.1. sowie *Amoclav, Amoxi* und alle weiteren therapeutisch zweckmäßigen Medikamente der Tabelle 10.1.2. + + + + +	**Therapeutisch zweckmäßig** Penicilline können in der gesamten Schwangerschaft und Stillzeit bei entsprechender Notwendigkeit ohne Bedenken eingesetzt werden. Der Wirkstoff geht auf das Kind über, es wurden aber keine schädigenden Wirkungen beobachtet.
10.1.3. Cephalosporine	z. B. *Biocef, Cec* und alle weiteren therapeutisch zweckmäßigen Medikamente der Tabelle 10.1.3. + + + + +	**Therapeutisch zweckmäßig** Cephalosporine können in der gesamten Schwangerschaft und Stillzeit bei entsprechender Notwendigkeit ohne Bedenken eingesetzt werden. Der Wirkstoff geht auf das Ungeborene über, es wurden aber keine fruchtschädigenden Wirkungen beobachtet.

Kapitel	Wirkstoff (Präparate)	Empfehlung
10.1.4. Trimethoprim-Sulfonamid-Kombinationen	z. B. *Cotrim – 1 A Pharma* und alle weiteren therapeutisch zweckmäßigen Medikamente der Tabelle 10.1.4. (+) (+) - - +	**Therapeutisch zweckmäßig, wenn** besser verträgliche und risikoärmere Antibiotika nicht eingesetzt werden können. Ein erhöhtes Fehlbildungsrisiko ist theoretisch möglich, jedoch bisher nicht nachgewiesen. Bei hoch dosierter Gabe zusätzlich Folsäure einnehmen. Nicht im letzten Schwangerschaftsdrittel anwenden wegen erhöhten Risikos einer verstärkten Neugeborenengelbsucht. Stillen während der Behandlung ist vertretbar.
10.1.5. Tetrazykline	z. B. *Doxy* und alle weiteren therapeutisch zweckmäßigen Medikamente der Tabelle 10.1.5.	**Abzuraten** Einnahme nach der 16. Schwangerschaftswoche und in der Stillzeit unbedingt vermeiden! Davor können sie bei unbedingter Behandlungsnotwendigkeit und mangelnden Alternativen verwendet werden. Erhöhtes Missbildungsrisiko (Zahndefekte, Knochenwachstumsstörungen).
10.1.6. Makrolide	Erythromycin (z. B. enthalten in *Generika mit dem Namen Erythromycin + Firmenbezeichnung*) + + + + +	**Therapeutisch zweckmäßig,** wenn Penicilline nicht verwendet werden können (z. B. wegen Allergie) oder bei Toxoplasmose in der Schwangerschaft. Keine fruchtschädigenden Wirkungen nachgewiesen. Stillen ist vertretbar.
	Clindamycin (z. B. enthalten in *Generika mit dem Namen Clindamycin + Firmenbezeichnung*) Clarithromycin (z. B. enthalten in *Generika mit dem Namen Clarithromycin + Firmenbezeichnung*) Roxythromycin (z. B. enthalten in *Generika mit dem Namen Roxithromycin + Firmenbezeichnung*) Azithromycin (z. B. enthalten in *Azithromycin – 1 A Pharma*)	**Therapeutisch zweckmäßig,** wenn Penicilline nicht verwendet werden können (z. B. wegen Allergie) oder bei Toxoplasmose in der Schwangerschaft Keine fruchtschädigenden Wirkungen nachgewiesen. Stillen ist vertretbar.

Kapitel	Wirkstoff (Präparate)	Empfehlung
10.1.7. Gyrasehemmer	z. B. Actimax, *Avalox, Ciprobay* und alle weiteren therapeutisch zweckmäßigen Medikamente der Tabelle 10.1.7.	**Abzuraten** Eine Verwendung in der Schwangerschaft ist nur in Ausnahmefällen vertretbar, wenn andere besser erprobte Mittel nicht zur Verfügung stehen. Nicht in der Stillzeit verwenden.
10.1.8. Aminoglykoside und Metronidazol	Aminoglykoside (z. B. enthalten in *Generika mit dem Namen Gentamicin + Firmenbezeichnung, Gernebcin, Refobacin, Tobrasix*)	**Abzuraten** von der Anwendung in Schwangerschaft und Stillzeit, da Gehörschäden bei den Kindern auftreten können. Eine Verwendung ist nur in Notfällen vertretbar.
	Metronidazol (z. B. enthalten in *Anaerobex, Clont, Metronidazol-ratiopharm*)	**Therapeutisch zweckmäßig** in der Schwangerschaft, wenn es keine andere Behandlungsmöglichkeit gibt. Während der Stillzeit ist eine einmalige Dosis vertretbar – am besten abends nach der letzten Stillmahlzeit.
10.2. Tuberkulosemittel	siehe Tabelle 10.2.	**Therapeutisch zweckmäßig nur** in seltenen Fällen. Verschreibung sollte ausschließlich von spezialisierten Fachabteilungen erfolgen.
10.3. Virusmittel	siehe Tabelle 10.3.	**Therapeutisch zweckmäßig nur** bei lebensbedrohlichen Zuständen (Blutvergiftung durch Viren, HIV-Infektion). Verschreibung sollte ausschließlich von spezialisierten Fachabteilungen erfolgen.
10.4.1. Impfstoffe **10.4.2. Immunglobuline**	siehe Tabellen 10.4.1. und 10.4.2.	**Routine-Impfungen** sollten vor der Schwangerschaft durchgeführt werden. Bei keinem gängigen Impfstoff sind fruchtschädigende Eigenschaften bekannt. Dennoch sollten Impfungen, insbesondere im ersten Drittel, nur in dringenden Fällen (Tollwut, Tetanus) durchgeführt werden. **Abzuraten** ist von Rötelnimpfungen kurz vor und während der Schwangerschaft. Das Risiko eines Röteln-Missbildungssyndroms nach einer trotz-

Kapitel	Wirkstoff (Präparate)	Empfehlung
		dem erfolgten Impfung ist jedoch um ein Vielfaches geringer als durch eine Rötelnerkrankung der Mutter während der Schwangerschaft.
10.4.3. Sonstige Mittel zur Stärkung der Immunabwehr	siehe Tabelle 10.4.3.	**Abzuraten** Die meisten der in Kapitel 10.4.3. bewerteten Präparate sind in ihrem therapeutischen Nutzen zweifelhaft, und es liegen keine ausreichenden Erfahrungen über die Anwendung in der Schwangerschaft und Stillzeit vor.
10.5. Malariamittel	Chloroquin (z. B. enthalten in *Resochin*) + + + + +	**Therapeutisch zweckmäßig** in allen Stadien der Schwangerschaft und Stillzeit. Keine fruchtschädigende Wirkung nachgewiesen.
	Proguanil (z. B. enthalten in *Paludrine*) + + + + +	**Therapeutisch zweckmäßig** insbesondere in Kombination mit Chloroquin in Regionen mit Erregern, die gegen Chloroquin allein resistent sind. Kann in allen Stadien der Schwangerschaft und Stillzeit eingesetzt werden. Keine fruchtschädigende Wirkung bekannt.
	Mefloquin (z. B. enthalten in *Lariam*)	**Abzuraten** während der Schwangerschaft und Stillzeit. In Ausnahmefällen, wenn andere Medikamente nicht wirken oder nicht angewendet werden können, ist die Verwendung vertretbar.
11. Erkrankungen der Harnwege **11.1. Antibiotika und Chemotherapeutika gegen Harnwegsinfektionen**	Tees und pflanzliche Mittel, siehe Tabelle 11.1. + + + + +	**Möglicherweise zweckmäßig** Verwendung vertretbar. Keine Risiken in Schwangerschaft und Stillzeit bekannt.

Kapitel	Wirkstoff (Präparate)	Empfehlung
	Ciprofloxacin (z. B. enthalten in *Generika mit dem Namen Cipro oder Ciprofloxacin + Firmenbezeichnung*) Fosfomycin (z. B. enthalten in *Monuril*) Ofloxazin (z. B. enthalten in *Generika mit dem Namen Ofloxacin + Firmenbezeichnung*)	**Abzuraten** weil es keine ausreichenden Daten zur Einschätzung des Risikos gibt. In der Schwangerschaft nur vertretbar in Notfällen, wenn andere Medikamente nicht wirken oder nicht angewendet werden können. In der Stillzeit nicht verwenden!
11.2. Sonstige Harnwegsmittel	Methionin (z. B. enthalten in *Acimethin*)	**Therapeutisch zweckmäßig** Keine Risiken in Schwangerschaft und Stillzeit bekannt.
	Kalium-Natriumhydrogencitrat (z. B. enthalten in *Uralyt-U*)	**Therapeutisch zweckmäßig** Keine Risiken in Schwangerschaft und Stillzeit bekannt.
12. Herz, Kreislauf 12.1. Mittel gegen Bluthochdruck	**Betablocker** (z. B. enthalten in *Generika mit dem Namen Atenolol, Bisoprolol, Carvedilol, Metoprolol + Firmenbezeichnung* und zahlreichen weiteren Medikamenten der Tabelle 12.1.) + + (+) (+) (+)	**Therapeutisch zweckmäßig** Keine fruchtschädigende Wirkung bekannt. Bei Einnahme eines Betablockers bis zur Geburt können beim Neugeborenen zu langsamer Puls, niedriger Blutdruck, niederer Blutzucker und Atmungsprobleme auftreten. Dasselbe gilt für gestillte Säuglinge.
	Dihydralazin (z. B. enthalten in *Nepresol*) + + + + +	**Therapeutisch zweckmäßig** zur Behandlung von akuten Hochdruckkrisen.
	ACE-Hemmer (z. B. enthalten in *Accupro, Accuzide, Acecomb* und zahlreichen weiteren Medikamenten der Tabelle 12.1.)	**Abzuraten** in der gesamten Schwangerschaft. Eine fruchtschädigende Wirkung in der Frühschwangerschaft ist nicht bekannt. In der späteren Schwangerschaft kann es zu niedrigem Blutdruck und Nierenversagen beim Neugeborenen und Fruchtwassermangel kommen. Die Einnahme von lange bewährten ACE-Hemmern (= Wirkstoffe Captopril, Enalapril) während der Stillzeit ist unter genauer Beobachtung des Säuglings vertretbar.

Kapitel	Wirkstoff (Präparate)	Empfehlung
	Kalzium-Antagonisten (z. B. enthalten in *Generika mit dem Namen Nifedipin + Firmenbezeichnung* und zahlreichen weiteren Medikamenten der Tabelle 12.1.) - (+) (+) (+) (+)	**Therapeutisch zweckmäßig** im 2. und 3. Drittel und in der Stillzeit, wenn andere Mittel nicht angewendet werden können. Im 1. Drittel können Risiken nicht ausgeschlossen werden. Deshalb besser nicht verwenden.
	Angiotensin-II-Antagonisten (= Sartane, enthalten z. B. in *Aprovel, Atacand, Blopress* und zahlreichen weiteren Medikamenten der Tabelle 12.1.)	**Abzuraten** während der Schwangerschaft und Stillzeit, wegen mangelnder Erfahrungen. Potenziell schädigend für das Kind.
12.2. Harntreibende Mittel (Diuretika)	siehe Tabelle 12.2.	**Abzuraten** Solche Mittel sollten nur in Ausnahmefällen bei Herz- oder Nierenversagen angewendet werden Eine versehentliche oder trotzdem erfolgte Einnahme ist relativ unbedenklich. Keine fruchtschädigende Wirkung bekannt.
12.3. Mittel gegen Angina Pectoris	**Nitrate** Mononitrat, Dinitrat, Nitroglycerin, Glyceroltrinitrat (z. B. enthalten in *Cedocard, Conpin, Corangin* und zahlreichen weiteren Medikamenten der Tabelle 12.3.) + + + + -	**Therapeutisch zweckmäßig** zur Langzeitbehandlung oder für akuten Anfall. Eine schädigende Wirkung auf das Ungeborene ist bisher nicht beobachtet worden. Die vorliegenden Daten über das Stillen unter der Behandlung sind noch unzureichend.
12.4. Durchblutungsfördernde Mittel	Pentoxifyllin (z. B. enthalten in *Generika mit dem Namen Pento oder Pentoxifyllin + Firmenbezeichnung*) Naftidrofuryl (z. B. enthalten in *Dusodril, Generika mit dem Namen Nafti + Firmenbezeichnung*)	**Abzuraten** Diese Präparate sind in ihrem therapeutischen Nutzen äußerst zweifelhaft und eine Anwendung insbesondere in Schwangerschaft und Stillzeit nicht zweckmäßig.
	Ginkgo-biloba-Extrakte (z. B. enthalten in *Generika mit dem Namen Nafti + Firmenbezeichnung* und zahlreichen weiteren Medikamenten der Tabelle 12.4.)	**Abzuraten** Eine versehentliche oder trotzdem erfolgte Einnahme ist jedoch unbedenklich.

Kapitel	Wirkstoff (Präparate)	Empfehlung
12.5. Mittel gegen Herzschwäche	**Digitalisglykoside** (z. B. enthalten in *Beta-Acetyldigoxin-ratiopharm, Digimerck, Digitoxin AWD, Digostada, Digotab, Lanatilin, Lanitop, Novodigal*) + + + + +	**Therapeutisch zweckmäßig** Häufigere Blutspiegelkontrollen sind wegen des veränderten Stoffwechsels in der Schwangerschaft anzuraten. Keine nachteiligen Wirkungen auf das Ungeborene bekannt, Stillen während der Behandlung ist vertretbar.
	ACE-Hemmer (z. B. enthalten in *ACE-Hemmer-ratiopharm, Acenorm/-Cor, Generika mit dem Namen Capto oder Captopril oder Enalapril oder Lisinopril + Firmenbezeichnung* und zahlreichen weiteren Medikamenten der Tabelle 12.5.1.)	**Abzuraten** Eine fruchtschädigende Wirkung in der Frühschwangerschaft ist nicht bekannt. In der späteren Schwangerschaft kann es zu Blutniederdruck und Nierenversagen beim Neugeborenen und Fruchtwassermangel kommen. Die Einnahme von lange bewährten ACE-Hemmern (= Wirkstoffe Captopril, Enalapril) während der Stillzeit ist unter genauer Beobachtung des Säuglings vertretbar.
12.6. Mittel gegen Herzrhythmusstörungen	**Betablocker** (z. B. enthalten *Generika mit dem Namen Atenolol, Metoprolol, Sotalol + Firmenbezeichnung* und zahlreichen weiteren Medikamenten der Tabelle 12.6.) + + (+) (+) (+)	**Therapeutisch zweckmäßig** Keine fruchtschädigende Wirkung bekannt. Bei Einnahme eines Betablockers bis zur Geburt können beim Neugeborenen zu langsamer Puls, niederer Blutdruck, niederer Blutzucker und Atmungsprobleme auftreten. Dasselbe gilt für gestillte Säuglinge.
	Digitalisglykoside (z. B. enthalten in *Beta-Acetyldigoxin-ratiopharm, Digimerck, Digitoxin AWD, Digostada* und weiteren Medikamenten der Tabelle 12.6.) + + + + +	**Therapeutisch zweckmäßig** Häufigere Blutspiegelkontrollen sind wegen des veränderten Stoffwechsels in der Schwangerschaft anzuraten. Es sind keine nachteiligen Wirkungen auf das Ungeborene bekannt, Stillen während der Behandlung ist vertretbar.
	Propafenon (z. B. enthalten in *Generika mit dem Namen Propafenon + Firmenbezeichnung* und zahlreichen weiteren Medikamenten der Tabelle 12.6.) + + + + -	**Therapeutisch zweckmäßig** Bisher sind keine nachteiligen Wirkungen auf das Ungeborene bekannt. Hinsichtlich Stillzeit liegen zu wenige Daten vor.

Kapitel	Wirkstoff (Präparate)	Empfehlung
	Amiodaron (z. B. enthalten in *Generika mit dem Namen Amiodoron + Firmenbezeichnung* und zahlreichen weiteren Medikamenten der Tabelle 12.6.)	**Abzuraten** in Schwangerschaft und Stillzeit, da beim Ungeborenen bzw. Säugling Herzrhythmusstörungen und Schilddrüsenfunktionsstörungen auftreten können.
12.7. Mittel gegen Fettstoffwechselstörungen	siehe Tabelle 12.7.1.	**Abzuraten** in Schwangerschaft und Stillzeit, da die Unbedenklichkeit dieser Mittel nicht erwiesen ist. Eine eventuelle lebensverlängernde Wirkung von Mitteln zur Senkung der Blutfette wird durch eine mehrmonatige Behandlungspause nicht beeinträchtigt.
12.8. Mittel gegen niedrigen Blutdruck	Dihydroergotamin zur oralen Einnahme (z. B. enthalten in *Dihydergot*) Etilefrin zur oralen Einnahme (z. B. enthalten in *Effortil, Etilefrin AL, Thomasin*)	**Abzuraten** Niedriger Blutdruck in der Schwangerschaft muss nicht behandelt werden.
12.9. Mittel gegen Venenerkrankungen	siehe Tabelle 12.9.1.	**Abzuraten** Die meisten der in Kapitel 12.9. bewerteten Präparate sind in ihrem therapeutischen Nutzen äußerst zweifelhaft und deren Anwendung daher in Schwangerschaft und Stillzeit nicht zweckmäßig.
12.10. Mittel zur Beeinflussung der Blutgerinnung	Heparin niedermolekular (zur Injektion unter die Haut) (z. B. enthalten in *Clexane, Clivarin, Fragmin, Fraxiparin, Fraxodi, Innohep, Lovenox, Mono-Embolex*) + + + (+) +	**Therapeutisch zweckmäßig** zur Thrombosevorbeugung in der Schwangerschaft und Stillzeit. Heparin gelangt nicht durch den Mutterkuchen und auch nicht in die Muttermilch
	Acetylsalicylsäure niedrig dosiert (50–150 mg/Tag) (z. B. enthalten in *Acesal, Aspirin N, Generika mit dem Namen ASS + Firmenbezeichnung, Godamed, Herz ASS, Miniasal, Thrombo-Ass*) + + + + +	**Therapeutisch zweckmäßig** zur Thrombosevorbeugung. Die niedrig dosierte (»low dose«) Behandlung ist im Gegensatz zur Einnahme als Schmerzmittel in hoher Dosierung (siehe Kap 1.1.) in allen Stadien der Schwangerschaft und Stillzeit unbedenklich.

Kapitel	Wirkstoff (Präparate)	Empfehlung
	Cumarine (z. B. enthalten in *Falithrom, Marcoumar*)	**Abzuraten** in der gesamten Schwangerschaft und Stillzeit. Schon bei Planung einer Schwangerschaft sollte auf Heparin oder niedrig dosierte Acetylsalicylsäure umgestellt werden, da Cumarine bei Einnahme nach der 6. Schwangerschaftswoche ausgeprägte Missbildungen beim Embryo verursachen können bzw. das Blutungsrisiko erhöhen. Eine Verwendung ist nur in Ausnahmefällen vertretbar.
	Clopidogrel (z. B. enthalten in *Iscover, Plavix*)	**Abzuraten** in der Schwangerschaft und Stillzeit wegen mangelnder Erfahrungen.
13. Magen, Darm, Verdauung **13.1. Mittel gegen Magen- Darm-Geschwüre, Gastritis und Sodbrennen**	**Magnesium- und Aluminiumverbindungen** (= Magaldrat z. B. enthalten in *Alucol, Gelusil Liquid, Maalox, Maaloxan, Magaldrat, Marax, Riopan, Simagel, Talcid, Talidat*) Sucralfat (z. B. enthalten in *Ulcogant*) + + + + +	**Therapeutisch zweckmäßig** in allen Stadien der Schwangerschaft und Stillzeit. Keine nachteilige Wirkung auf den Säugling bekannt. Magaldrat gelangt im Vergleich zu anderen säurebindenden Mitteln weniger, Sucralfat praktisch gar nicht in den Blutkreislauf.
	H2-Antagonisten: Cimetidin (z. B. enthalten in *Cimetag, Neutromed*) Famotidin (z. B. enthalten in *Generika mit dem Namen Famotidin + Firmenbezeichnung*) Ranitidin (z. B. enthalten in *Generika mit dem Namen Ranitidin + Firmenbezeichnung, Ulsal, Zantac*) (+) (+) (+) (+) -	**Therapeutisch zweckmäßig** In der Schwangerschaft nur bei dringender Behandlungsnotwendigkeit verwenden. Keine fruchtschädigende Wirkung bekannt, Arzneistoff erreicht das Ungeborene.

Kapitel	Wirkstoff (Präparate)	Empfehlung
	Protonenpumpenhemmer: Esomeprazol (enthalten z. B. in *Nexium*) Lansoprazol (enthalten z. B. in *Agopton, Generika mit dem Namen Lansoprazol + Firmenbezeichnung*) Omeprazol (enthalten z. B. in *Antra Mups, Gastrazid, Losec, Generika mit dem Namen Omep oder Omeprazol + Firmenbezeichnung*) Pantoprazol (enthalten z. B. in *Pantoloc, Pantozol, Rifun, Zacpac*) Rabeprazol (enthalten z. B. in *Pariet*) (+) (+) (+) (+) (+)	**Therapeutisch zweckmäßig** während der Schwangerschaft und Stillzeit nur nach strenger Abwägung von Nutzen und Risiken, wegen mangelnder Erfahrungen. Der Wirkstoff Omeprazol ist am besten untersucht und gilt deshalb als Mittel der 1. Wahl.
13.2. Abführmittel	**Quell- und Füllstoffe** (z. B. Leinsamen, Weizenkleie) + + + + +	**Therapeutisch zweckmäßig** in allen Stadien der Schwangerschaft und Stillzeit. Keine nachteiligen Wirkungen auf das Ungeborene oder den Säugling bekannt.
	Lactulose (z. B. enthalten in *Bifiteral, Generika mit dem Namen Lactulose + Firmenbezeichnung* und zahlreichen weiteren Medikamenten der Tabelle 13.2.) Glycerol (z. B. enthalten in *Babylax, Glycilax, Milax*) + + + + +	**Therapeutisch zweckmäßig** in allen Stadien der Schwangerschaft und Stillzeit. Keine nachteiligen Wirkungen auf das Ungeborene oder den Säugling bekannt.
	Bisacodyl (z. B. enthalten in *Bekunis Bisacodyl, Dulcolax, Laxans-ratiopharm* und weiteren Medikamenten der Tabelle 13.2.) Natriumpicosulfat (z. B. enthalten in *Guttalax, Laxoberal*) + + + + -	**Therapeutisch zweckmäßig** zur kurzfristigen Anwendung in allen Stadien der Schwangerschaft, wenn Füllstoffe und Lactulose nicht ausreichend wirksam sind. Keine nachteiligen Wirkungen auf das Ungeborene bekannt. Nicht in der Stillzeit anwenden.

Kapitel	Wirkstoff (Präparate)	Empfehlung
	Pflanzliche Abführmittel wie Sennesblätter und -früchte, Faulbaumrinde, Aloe, Rizinusöl (z. B. enthalten in *Abführtee St. Severin/ Bombastus, Agiolax, Alasenn, Artin, Bad Heilbrunner Abführtee N, Bekunis, Eucarbon, H&S Sennesblättertee, Kräuterlax A, Laxalpin, Midro, Neda, Ramend*)	**Abzuraten** ist von der Anwendung als Abführmittel in der Schwangerschaft, da Sennesblätter und -früchte, Faulbaumrinde und Aloe Darmreizstoffe enthalten und eine wehenauslösende Wirkung nicht ausgeschlossen werden kann. Die Anwendung von Rizinusöl in Einzelgaben zur »natürlichen« Geburtseinleitung bei Terminüberschreitung ist vertretbar.
	Paraffinöl (z. B. enthalten in *Obstinol M*)	**Abzuraten** wegen gefährlicher Nebenwirkungen. Das Mittel hemmt die Aufnahme fettlöslicher Vitamine in den Blutkreislauf und kann die Entwicklung des Ungeborenen beeinträchtigen.
13.3. Mittel gegen Durchfall	Loperamid (z. B. enthalten in *Imodium,Lopedium, Generika mit dem Namen Loperamid + Firmenbezeichnung und weiteren Medikamenten*) (+) + + + +	**Therapeutisch zweckmäßig** Kann in Schwangerschaft und Stillzeit kurzfristig angewendet werden, wenn Diät und Flüssigkeitszufuhr nicht ausreichend sind.
	Elektrolyt-Fertigpräparate (z. B. *Elotrans, Normolyt, Oralpädon*)	**Therapeutisch zweckmäßig** und unbedenklich, um den Flüssigkeits- und Elektrolytverlust auszugleichen.
13.4. Mittel gegen Übelkeit, Schwindel, Erbrechen und Reisekrankheiten	Dimenhydrinat (z. B. enthalten in *Reisegold, Reisetabletten-ratiopharm/ Stada, Superpep, Travel-Gum, Vertigo-Vomex, Vertirosan, Vomacur, Vomex A*) + + - + +	**Möglicherweise zweckmäßig** Anwendung in den ersten beiden Schwangerschaftsdritteln und in der Stillzeit akzeptabel, im letzten Drittel wegen möglicher Wehenauslösung vermeiden. Keine fruchtschädigende Wirkung bekannt.
	Domperidon (z. B. enthalten in *Motilium, Generika mit dem Namen Domperidon + Firmenbezeichnung*) - - - - -	**Abzuraten** wegen mangelnder Erfahrungen in der Schwangerschaft und Stillzeit.

Kapitel	Wirkstoff (Präparate)	Empfehlung
	Metoclopramid (z. B. enthalten in *Gastronerton, Gastrosil, Generika mit dem Namen MCP + Firmenbezeichnung, Paspertin*) + + + + +	**Therapeutisch zweckmäßig** bei Übelkeit und Erbrechen in der Schwangerschaft und Stillzeit, wenn der Wirkstoff Meclozin nicht verwendet werden kann.
	Meclozin (z. B. enthalten in *Postadoxin*) + + + + +	**Therapeutisch zweckmäßig** Dieser Wirkstoff gilt als bestes Mittel bei Übelkeit und Erbrechen in der Schwangerschaft und Stillzeit.
13.5. Mittel gegen sonstige Magen-Darm-Beschwerden	Dimeticon und Simeticon (z. B. enthalten in *Espumisan, Imogas, Lefax, Lefaxin, SAB simplex*) + + + + +	**Möglicherweise zweckmäßig** Mittel gelangt praktisch nicht in den Blutkreislauf. Einsatz in Schwangerschaft und Stillzeit unbedenklich. Therapeutischer Nutzen des Mittels zweifelhaft.
	Kümmel, Pfefferminz, Anis, Fenchel (z. B. enthalten in *Enteroplant, H&S Fenchel Tee, -Magen- Darm-Tee mild, -Pfefferminztee, Sidroga-Fencheltee/ -Pfefferminztee*) + + + + +	**Therapeutisch zweckmäßig,** wenn subjektiv Linderung bei Blähungen verspürt wird. In allen Stadien der Schwangerschaft und Stillzeit unbedenklich.
13.6. Lebermittel, Gallenmittel	siehe Tabellen 13.6.1. und 13.6.2.	**Abzuraten** Die meisten Präparate in Kapitel 13.6. sind in ihrem therapeutischen Nutzen äußerst zweifelhaft, deren Anwendung daher nicht zweckmäßig und insbesondere in Schwangerschaft und Stillzeit zu vermeiden.
13.7. Schlankheitsmittel	siehe Tabelle 13.7.	**Abzuraten** Einnahme in der Schwangerschaft und Stillzeit unbedingt vermeiden, ebenso wie andere Maßnahmen zur Gewichtsreduktion (Diäten). Schädigende Wirkungen auf das Ungeborene oder den Säugling sind möglich.

Kapitel	Wirkstoff (Präparate)	Empfehlung
13.8. Mittel gegen Hämorrhoiden	**Kombinationspräparate zur äußerlichen Anwendung** (Salben, Zäpfchen) **mit örtlichen Betäubungsmitteln, Kortison (Glukokortikoiden) und/oder Desinfektionsmitteln:** (z. B. *Dolo Posterine N, Haemo-Exhirud Bufexamac, Lido-Posterine*) + + + + +	**Möglicherweise zweckmäßig** Zum Teil zweifelhafte therapeutische Wirksamkeit – nichtmedikamentösen Therapien sollte zunächst der Vorzug gegeben werden. Bei Anwendung in Schwangerschaft und Stillzeit sind keine nachteiligen Wirkungen auf das Ungeborene oder den Säugling zu erwarten.
13.9. Wurmmittel	Mebendazol (z. B. enthalten in *Pantelmin, Vermox*) (+) + + + +	**Therapeutisch zweckmäßig** Verwendung bei behandlungsbedürftigen Wurmerkrankungen in Schwangerschaft und Stillzeit vertretbar.
	Pyrantel (z. B. enthalten in *Combantrin, Helmex*)	**Abzuraten** wegen mangelnder Erfahrungen in der Schwangerschaft. Bei Verwendung während der Stillzeit Stillpause einlegen.
14. Mangelerscheinungen 14.1. Multivitaminpräparate	siehe Tabelle 14.1.	Eine unkritische und »vorbeugende« Einnahme von Multivitaminpräparaten durch gesunde Schwangere ist von zweifelhaftem therapeutischen Nutzen, da im Allgemeinen die Vitaminzufuhr durch die Nahrung ausreicht. Bei einem (seltenen) Vitaminmangel ist die gezielte Einnahme des betreffenden Vitamins sinnvoller. Präparate, die mehr als 5000 IE Vitamin A pro Tagesdosis oder mehr als 500 IE Vitamin D pro Tagesdosis enthalten, sind in der Schwangerschaft unbedingt zu vermeiden, da hohe Dosen dieser Vitamine Schädigungen bzw. Missbildungen des Ungeborenen verursachen können.
14.2. Vitamin-A- und D-Präparate	**Vitamin-A-Präparate** (z. B. *Arcavit A/E, Avitol, Oleovit A*)	**Abzuraten** ist von der Einnahme von mehr als 5.000 IE Vitamin A pro Tag, da Vitamin A in hohen Dosen (über 25.000 IE pro Tag) Missbildungen

Kapitel	Wirkstoff (Präparate)	Empfehlung
		beim Ungeborenen verursacht. Im Allgemeinen ist die Vitaminversorgung der Schwangeren durch die Nahrung gewährleistet.
	Vitamin-D-Präparate (z. B. *Bondiol, Dedrei, Oleovit D3, Ospur D3, Rocaltrol, Vigantoletten, Vitamin D3*)	**Abzuraten** ist von der Einnahme von mehr als 500 IE Vitamin D pro Tag, da Schädigungen des Ungeborenen durch zu hohen Kalziumspiegel die Folge sein können. Im Allgemeinen ist die Vitaminversorgung der Schwangeren durch die Nahrung gewährleistet.
14.3. Vitamin-B-Präparate **14.4. Vitamin-C-Präparate** **14.5. Vitamin-E-Präparate**	siehe Tabelle 14.3. bis 14.5.	**Abzuraten** Die Einnahme dieser Vitaminpräparate ist in der Schwangerschaft bei ausgewogener Ernährung im Allgemeinen überflüssig.
14.6. Mineralstoffe	Kalzium (z. B. enthalten in *Generika mit dem Namen Calcium + Firmenbezeichnung*) + + + + +	**Therapeutisch zweckmäßig** bei Kalziummangel oder erhöhtem Kalziumbedarf. In der Schwangerschaft wird die zusätzliche Einnahme von 500 mg Kalzium pro Tag empfohlen (entspricht ca. 1 Liter Milch).
14.7. Mittel gegen Osteoporose	siehe Tabelle 14.7.	**Abzuraten** Diese Medikamente werden normalerweise erst in den Wechseljahren (Klimakterium) verwendet.
14.8. Mittel gegen Blutarmut	Eisen (II) zum Schlucken (z. B. enthalten in *Eisendragees-ratiopharm, Ferretab, Ferrlecit 2, Ferro Sanol, Lösferron, Vitaferro*) + + + + +	**Therapeutisch zweckmäßig,** wenn ein Eisenmangel nachgewiesen wurde. Auch in der Schwangerschaft soll Eisen nicht »vorbeugend«, sondern erst ab einem Hämoglobin-Wert unter 10 Prozent eingenommen werden.
	Folsäure (z. B. enthalten in *Folcur, Folsan, Folsäure -biosyn* und zahlreichen weiteren Medikamenten der Tabelle 14.8.) + + + + +	**Therapeutisch zweckmäßig** bei nachgewiesenem Folsäuremangel sowie bei Planung einer Schwangerschaft und in der Frühschwangerschaft zur Verhütung von Neuralrohrdefekten.

Kapitel	Wirkstoff (Präparate)	Empfehlung
15. Mittel gegen das Altern	siehe Tabelle 15.1.	**Abzuraten** Für die Anwendung gibt es in der Schwangerschaft und Stillzeit keine Notwendigkeit – sie sind daher zu vermeiden.
16. Zuckerkrankheit **16.1. Tabletten gegen Zuckerkrankheit**	(alle in Kapitel 16.1. bewerteten Präparate)	**Abzuraten** in der Schwangerschaft und Stillzeit. Lediglich Insulin ist für diesen Anwendungsbereich zweckmäßig. Eine fruchtschädigende Wirkung dieser Arzneistoffe ist nicht nachgewiesen, jedoch können häufige Blutzuckerschwankungen, wie sie unter Tabletteneinnahme häufiger vorkommen als unter Insulin, das Ungeborene schädigen.
16.2. Insuline	(alle in Kapitel 16.2. als therapeutisch zweckmäßig bewerteten Insuline) + + + + +	**Therapeutisch zweckmäßig,** egal ob die Zuckerkrankheit schon vor der Schwangerschaft bestand oder erst währenddessen neu auftrat. Keine nachteiligen Wirkungen von Insulin auf das Ungeborene oder den Säugling bekannt.
17. Schilddrüse	Jod (z. B. enthalten in *Jodetten, Jodid Hexal/-ratiopharm*) + + + + +	**Therapeutisch zweckmäßig,** wenn der in der Schwangerschaft erhöhte Jodbedarf (0,3 mg pro Tag) nicht mit der Nahrung (Jodsalz, Seefisch) abgedeckt werden kann.
	L-Thyroxin (= Levothyroxin, enthalten z. B. in *Berlthyrox, Eferox, Euthyrox, Generika mit dem Namen L Thyroxin + Firmenbezeichnung*) + + + + +	**Therapeutisch zweckmäßig** zur Behandlung einer Schilddrüsenunterfunktion. Keine nachteiligen Wirkungen auf das Ungeborene oder den Säugling bekannt.

Kapitel	Wirkstoff (Präparate)	Empfehlung
	Thyreostatika: Carbimazol (z. B. enthalten in *Carbimazol Henning/ Hexal*) (+) (+) (+) (+) (+) Thiamazol (z. B. enthalten in *Favistan, Methizol SD 5, Generika mit dem Namen Thiamazol + Firmenbezeichnung*) (+) (+) (+) (+) (+)	**Therapeutisch zweckmäßig** bei Schilddrüsenüberfunktion in der Schwangerschaft und Stillzeit. Weiterbehandlung in der Schwangerschaft mit der niedrigstmöglichen Dosis sinnvoll, da unbehandelte Überfunktion schädigende Wirkungen auf das Ungeborene haben kann. Keine fruchtschädigende Wirkung der Arzneistoffe nachgewiesen. Bei sorgfältiger ärztliche Kontrolle ist eine Verwendung in niedriger Dosierung vertretbar.
18. Sexualorgane und -hormone **18.1.1. Empfängnisverhütungsmittel zur örtlichen Anwendung**	Nonoxinol 9 (z. B. enthalten in *A-Gen 53, Ortho-Gel, Patentex Gel, Patentex oval*)	Bei einer Schwangerschaft, die trotz Anwendung eines Nonoxinol-haltigen Empfängnisverhütungsmittels eingetreten ist, sind durch das Mittel keine schädigenden Wirkungen auf das Ungeborene zu erwarten.
18.1.2. »Die Pille«	siehe Tabelle 18.1.2.	**Abzuraten** Wer eine Schwangerschaft plant, sollte mindestens drei Monate vorher keine »Pille« mehr verwenden. In der Stillzeit sollte man als Verhütungsmittel nicht die »Pille« verwenden, weil die Inhaltsstoffe in die Muttermilch übertreten können. Eine versehentliche Einnahme in der Frühschwangerschaft gilt als unbedenklich.
18.2. Mittel gegen Zyklusstörungen	siehe Tabelle 18.2.	Für hormonhaltige Mittel gegen Zyklusstörungen gelten dieselben Vorsichtsmaßnahmen wie bei der »Pille«.
18.3. Mittel gegen Wechseljahresbeschwerden	siehe Tabelle 18.3.	Es gibt während der Schwangerschaft kein Anwendungsgebiet für Präparate, die weibliche Geschlechtshormone (Östrogene und Gestagene) enthalten. Deren Einnahme ist zu vermeiden. Ebenso ist von der Einnahme in der Stillzeit abzuraten.

Kapitel	Wirkstoff (Präparate)	Empfehlung
18.7. Mittel gegen Entzündungen und Infektionen der Sexualorgane	**Pilzmittel zur äußerlichen Anwendung als Scheidenzäpfchen und Creme/Salbe:** Nystatin (z. B. enthalten in *Biofanal*) Clotrimazol (z. B. enthalten in *Antifungol, Canesten, Canifug, Generika mit dem Namen Clotrimazol + Firmenbezeichnung, Fungizid-ratiopharm, Kade-Fungin, Mykofungin, Mykohaug*) + + + + +	**Therapeutisch zweckmäßig** Die beiden lange erprobten Wirkstoffe gehen bei äußerlicher Anwendung praktisch nicht in den Blutkreislauf über. Eine schädigende Wirkung auf das Ungeborene oder den Säugling wurde bei Anwendung in Schwangerschaft und Stillzeit nicht beobachtet.
	Metronidazol zum Schlucken (z. B. enthalten in *Clont, Generika mit dem Namen Metronidazol + Firmenbezeichnung*) (+) (+) (+) (+) (+)	**Therapeutisch zweckmäßig** in der Schwangerschaft, wenn es keine andere Behandlungsmöglichkeit gibt. Das einmalige Schlucken des Medikaments ist gegenüber einer längeren lokalen Behandlung mit Scheidenzäpfchen zu bevorzugen. Keine fruchtschädigende Wirkung beim Menschen bekannt. Auch während der Stillzeit ist eine einmalige Dosis vertretbar – am besten abends nach der letzten Stillmahlzeit.
	Estriol (z. B. enthalten in *Estriol Ovolum Jenapharm, Estriolsalbe, Gynoflor, Oekolp forte, Ortho Gynest, Ovestin*) und Estradiol (z. B. enthalten in *Linoladiol N, Linoladiol Estradiol Emulsion*)	**Abzuraten** während der Schwangerschaft. Wenn solche Mittel versehentlich in der Frühschwangerschaft verwendet werden, besteht jedoch kein Grund, die Schwangerschaft abzubrechen. Die Verwendung während der Stillzeit ist vertretbar, es kann jedoch zu einer Verringerung der Milchproduktion kommen (bis zu 40 %).
18.8. Androgene und Anabolika	(alle in Kapitel 18.8. bewerteten Präparate)	**Abzuraten** in der Schwangerschaft und Stillzeit. Risiko von Hormonwirkungen (Vermännlichung) auf das Ungeborene bzw. den Säugling.
19. Krebs	siehe Tabelle 19.1.	Die Behandlung mit solchen Medikamenten ist ausschließlich spezialisierten Fachabteilungen vorbehalten.

Kapitel	Wirkstoff (Präparate)	Empfehlung
20. Suchtmittel	**Alkohol**	**Abzuraten** Regelmäßiger Konsum von ca. 15 g Alkohol pro Tag (weniger als 0,2 l Wein oder weniger als 0,5 l Bier) kann bereits zur Schädigung des Kindes führen (Wachstumsstörungen, Missbildungen des Gesichts und der Gliedmaßen bis zu bleibenden Intelligenzdefekten). Auch in der Stillzeit ist regelmäßiger oder exzessiver Alkoholkonsum zu vermeiden. Gelegentlicher geringer Alkoholgenuss ist sowohl in Schwangerschaft als auch Stillzeit unbedenklich.
	Coffein (z. B. enthalten in Bohnenkaffee, Schwarztee, Kakao, Cola-Getränken)	Die regelmäßige Zufuhr großer Coffeinmengen (mehr als 600 mg pro Tag, entsprechend etwa 6 Tassen Bohnenkaffee oder mehr) kann zu erniedrigtem Geburtsgewicht und erhöhtem Risiko einer Fehl- oder Frühgeburt führen. In der Stillzeit Übererregbarkeit des Säuglings möglich.
	Rauchen (Nikotin)	**Abzuraten** während der gesamten Schwangerschaft und Stillzeit – Gefahr von schlechterer Durchblutung des Mutterkuchens, Mangelversorgung und -entwicklung des Kindes, niedrigerem Geburtsgewicht und erhöhtem Risiko einer Fehl- oder Frühgeburt oder eines »plötzlichen Kindstods«. Die häufig geäußerte Empfehlung, 5 Zigaretten pro Tag seien vertretbar, ist wissenschaftlich nicht haltbar.
	Marihuana/Haschisch/ Cannabis	**Abzuraten** Häufiger oder regelmäßiger Konsum führt zur Verlangsamung des kindlichen Herzschlags, erhöhter Säuglingssterblichkeit und Entwicklungsverzögerung.

Kapitel	Wirkstoff (Präparate)	Empfehlung
	Amphetamine/Ecstasy/Speed	**Abzuraten** Der Konsum in der Schwangerschaft und Stillzeit kann zu Durchblutungsstörungen, Entwicklungsverzögerung des Kindes, Übererregung und späteren Lernschwierigkeiten des Kindes führen.
	Opiate (Heroin, Codein, Morphine)	**Abzuraten** Bei regelmäßigem Konsum/Sucht tritt beim Neugeborenen ein Entzugssyndrom mit Atemnot, Zittern, Erregbarkeit, Krämpfen auf. Erniedrigtes Geburtsgewicht, erhöhtes Risiko für Fehl- oder Frühgeburt, erhöhte Säuglingssterblichkeit.

22. Kapitel: **Naturheilkunde und Alternativmedizin**

Heutzutage ist es nicht mehr so sehr der Teufel, den die Menschen fürchten, sondern die Erderwärmung, die Globalisierung, die Gentechnologie oder generell alles Neue. Diese kollektiven Ängste, die sich besonders im deutschen Sprachraum auszubreiten scheinen, sichern Scharlatanen, selbst ernannten Zukunftspropheten und Geistheilern regen Zulauf.
Viele Menschen richten ihr Leben nach dem Mondkalender ein, trinken den eigenen Urin, glauben an fliegende Untertassen und schwören auf Medizinkonzepte exotischer Kulturen.
Das ist sicher auch Ausdruck der Unzufriedenheit mit der Hightech-Medizin, mit der Arroganz und Unfähigkeit mancher Vertreter der ärztlichen Zunft und der mangelnden Zuwendung, die viele Patienten im Medizinbetrieb erfahren.
Nach wie vor vertraut jedoch ein Großteil der Patienten auf konventionelle Medikamente. Arzneimittel der Naturheilkunde und Alternativmedizin werden allerdings oft zusätzlich eingenommen, nach dem Motto: Doppelt genäht hält besser.
Bezogen auf die Gesamtzahl aller verkauften Medikamenten-Packungen in Deutschland – rund 1.5 Millionen im Jahr 2006 – lässt sich Folgendes sagen:
Der Anteil der Naturheilmittel und alternativen Arzneimittel (inklusive der homöopathischen Medikamente) am Gesamtmarkt beträgt nur etwa 20 Prozent. Diese Mittel verkaufen sich gut bei Beschwerden, bei denen Placebo-Effekte eine große Rolle spielen.
Kaum von Bedeutung sind Naturheilmittel und alternative Arzneimittel bei der Behandlung ernsthafter Krankheiten oder Beschwerden wie Schmerzen, Diabetes, Epilepsie, schwere Infektionen. Auch zur Empfängnisverhütung oder Impfung werden fast ausnahmslos konventionelle Arzneimittel verwendet.

Placebo-Effekte

Was sich als *Naturheilkunde* oder *Alternativmedizin* bezeichnet, ist oft nur ein neues Mäntelchen für eine altbekannte Sache. Früher nannte man es »Kneippen« oder »Hausmittel« – das klingt muffig und veraltet.

»Natur pur«, »Arzneimittel aus der Apotheke Gottes« oder »sanfte Medizin« – das lässt sich wesentlich besser verkaufen. Unterstützt wird die Vermarktung meist durch Erfahrungsberichte einzelner Patienten. Die Wirksamkeit oder der Nutzen eines Mittels lässt sich damit allerdings nicht begründen.
Denn ob die Heilung im Einzelfall tatsächlich auf die Wirkung des verwendeten Mittels zurückzuführen ist oder auf andere Ursachen – z. B. den Placebo-Effekt oder die Tatsache, dass viele Beschwerden und Krankheiten von allein wieder verschwinden –, kann auch der beste Arzt oder der beste Heilpraktiker nicht feststellen. Dazu bedarf es vergleichender Untersuchungen an ganzen Gruppen von Patienten.

Nutzen und Risiken

Genauso wie bei den synthetisch hergestellten Mitteln geht es letztlich auch bei den Naturheilmitteln und alternativen Medikamenten um eine Bewertung von Nutzen und Risiko.
Auch Naturheilmittel können beträchtliche Nebenwirkungen haben. Manche von ihnen galten jahrzehntelang als harmlos und sind nun heftig umstritten oder wurden sogar verboten. Zum Beispiel das Pflanzenmittel Kava-Kava, das tödliche Leberschäden verursachen kann. Manche Risiken liegen eben nicht offen auf dem Tisch, sondern können nur durch systematische Untersuchungen und Kontrollen festgestellt werden. Das gilt sowohl für synthetisch hergestellte Mittel als auch für Naturheilmittel.
Zweifellos ist der Einsatz mancher Hausmittel oder Naturheilmittel vor allem bei harmlosen Erkrankungen oft sinnvoller als jener von synthetisch hergestellten Arzneimitteln. Im Einzelnen wird in den entsprechenden Buchkapiteln darauf eingegangen.

Sinnvolle Naturheilverfahren

Die Kneipptherapie enthält alle wesentlichen, sinnvollen Naturheilverfahren, die den Organismus kräftigen und die Selbstheilungskräfte anregen: die Anwendung von warmem und kaltem Wasser, Bewegung, Pflanzenmittel, vernünftige Ernährung und Entspannung.
Die physikalische Therapie hat die Behandlungsmöglichkeiten durch Elektrotherapie, Ultraschall, Lichtwellen und Massagen erweitert, die Chirotherapie um verschiedene Muskelmanipulationen und Mobilisierungstechniken.

Alternativmedizin (biologische Medizin, alternative Heilkunde, Komplementärmedizin)

Alternativmedizin ist die Bezeichnung für eine Reihe sehr unterschiedlicher medizinischer Konzepte und Behandlungsweisen, die meist eines verbindet: die Gegnerschaft zur wissenschaftlich begründeten Medizin und die Ablehnung von etablierten Standards zur Überprüfung von Wirksamkeit und Nebenwirkungen von Therapien und Medikamenten.

Eine beliebte alternativmedizinische Methode ist die Akupunktur. In einer großen Studie wurde deren Wirksamkeit bei Migränepatienten untersucht: Eine Gruppe von Patienten erhielt eine klassische Akupunktur unter Beachtung der Meridianpunkte, eine zweite Gruppe wurde an Punkten gestochen, die nicht auf Meridianen lagen.

Das Ergebnis: in beiden Gruppen eine etwa gleich gute Wirkung.

Das bedeutet: Das theoretische Akupunktur-Konzept mit Meridianen ist überflüssiger Schnickschnack. Wichtig ist nur, dass gestochen wird – egal wo. Es ist der Placebo-Effekt, der wirksam ist.

Die Stiftung Warentest ließ die derzeit gängigen alternativmedizinischen Verfahren auf ihren Nutzen und ihre Risiken überprüfen (Krista Federspiel und Vera Herbst, Die Andere Medizin, herausgegeben von der Stiftung Warentest, Ausgabe 2005).

Als sehr umstritten in Bezug auf einen Nutzen gelten:

Angewandte Kinesiologie, Aromatherapie, Autologe Arzneitherapie, Ayurveda, Bach-Blütentherapie, Baunscheidverfahren Biochemie nach Schüssler, Bioresonanztherapie und verwandte Verfahren, Blutwäsche, Chelattherapie, Darmentgiftung, Eigenblutinjektionen, Eigenurinbehandlung, Elektroakupunktur nach Voll und verwandte Verfahren, Enzymtherapie, Fiebertherapie, Fußreflexzonenmassagen, Hildegard-Medizin, HOT, Hydrocolontherapie, Krebsdiäten, konservative Magnetbehandlung, Nosoden, Organotherapie, Orthomolekulare Medizin, Ozontherapie, Sauerstoffbehandlungen, Softlaserbehandlung, Spagyrik, Symbioselenkung, Traditionelle chinesische Medizin (TCM).

Manche dieser Behandlungsmethoden bergen erhebliche Risiken für Patienten. Wer sich auf alternativmedizinische Diagnoseverfahren verlässt – z. B. die Irisdiagnostik –, muss damit rechnen, eine falsche Diagnose zu erhalten und damit auch falsch behandelt zu werden.

Erfahrungen mit Naturheilmitteln

Naturheilmittel sind Arzneimittel pflanzlichen, tierischen und anorganischen Ursprungs. *Phytotherapeutika* bestehen aus Stoffen und Zubereitungen von Stoffen, die Pflanzen, Pflanzenteile und Pflanzenbestandteile in bearbeitetem oder unbearbeitetem Zustand enthalten.

Für die Zulassung von *Naturheilmitteln* werden vom Gesetzgeber nicht dieselben strengen Beweise gefordert, wie sie für synthetisch hergestellte Mittel gelten. Für Naturheilmittel sind meist keine Wirksamkeitsnachweise notwendig und die Dokumentationen über Risiken und Nebenwirkungen sind häufig sehr mangelhaft.

Auch die wissenschaftliche Medizin, die sogenannte »Schulmedizin«, setzt Naturheilmittel in manchen Bereichen als wesentlichen Bestandteil ihrer »rationalen« Arzneimittelbehandlung ein. Klassische Beispiele sind z. B. die Wirkstoffe Morphin zur Linderung sehr schwerer Schmerzen, Digitalisglykoside als Mittel gegen Herzschwäche (z. B. enthalten im Medikament *Digimerck*) oder Penicillin.

Hauptsächlich werden Naturheilmittel aber bei Störungen des »Allgemeinbefindens« angewendet. Aus Pflanzen oder Pflanzenteilen werden Tees, Tinkturen, Abkochungen und andere Zubereitungen hergestellt und bei bestimmten Krankheitsbereichen mit Erfolg eingesetzt – etwa Baldrian bei Unruhe, Kamille bei entzündlichen Erkrankungen des Magen-Darm-Kanals, Tees aus Thymiankraut oder Spitzwegerichkraut bei Husten und Holunderblüten als schweißtreibendes Mittel bei Erkältungskrankheiten.

Soweit es sich – wie bei den angeführten Beispielen – um die Umsetzung von altem, seit langem erprobten Erfahrungswissen handelt, ist die Verwendung von Naturheilmitteln zweifellos angebracht.

Solche Naturheilmittel sind in der Apotheke auch in speziellen Zubereitungen erhältlich, deren Qualität kontrolliert wird. Das Deutsche wie auch das Österreichische Arznei-Buch (DAB bzw. ÖAB) enthalten dazu genaue Bestimmungen. In der Apotheke sollte gefragt werden, ob die verkauften Mittel den Anforderungen des Arzneibuches entsprechen.

Natur in Pillenform

In manchen Fällen werden Pflanzenmittel anhand von »*Leitsubstanzen*« standardisiert. Die Leitsubstanz ist der Inhaltsstoff, der für das untersuchte Naturheilmittel charakteristisch ist. Er muss in ausreichender Menge enthalten und analytisch leicht bestimmbar sein. Der

Umweg über das Messen von Leitsubstanzen soll gewährleisten, dass eine bestimmte Naturheilmittel-Zubereitung *in gleichbleibender Qualität* angeboten werden kann.
Wie wichtig das ist, zeigt sich daran, dass bestimmte Pflanzenmengen bei weitem nicht immer dieselbe Wirkstoffmenge beinhalten. So wurde in Sennesfrüchten ein Sennosidgehalt von 1,3 bis 6 Prozent festgestellt, der Gehalt an ätherischem Öl schwankte in Pfefferminze zwischen 0,4 und 3,8 Prozent.
Diese großen Unterschiede treten nicht nur bei wild wachsenden Pflanzen, sondern auch bei einem systematischen Anbau auf. Sie sind auf genetische Unterschiede, unterschiedliche Bodenbeschaffenheit, Klima, Lichtverhältnisse, Düngung und Schädlingsbefall zurückzuführen. Auch die Wahl des Erntezeitpunktes wie auch die Behandlung nach der Ernte (Waschen, Trocknen, Zerkleinern, Lagern) haben einen entscheidenden Einfluss.

Gefälschte Naturheilmittel

Manche Hersteller von »*Naturheilmitteln*« scheuen nicht davor zurück, der »*Natur*« auf die Sprünge zu helfen, indem sie heimlich synthetische Wirkstoffe beimischen.
Riskant sind vor allem importierte Arzneimittel der chinesischen Medizin. Wiederholt wurden in Kontrolluntersuchungen Blei, Kadmium und Quecksilber, aber auch der als Appetithemmer verwendete Wirkstoff Sibutramin oder das Aufputschmittel Methylphenidat festgestellt.
In der Fachliteratur gibt es mehrere Berichte über akutes Nierenversagen durch die Verwendung von traditionellen chinesischen Kräutern.

Unterschätzte und verschwiegene Nebenwirkungen

Die Werbung der Hersteller hat dazu geführt, dass heute viele Menschen glauben, Naturheilmittel seien selbstverständlich sanft und harmlos. Das ist ein unter Umständen gefährlicher Irrtum!

Zwei Beispiele:

- Das Einreiben von mentholhaltigen Extrakten um Mund und Nase kann bei Säuglingen und Kleinkindern zu Atemstillstand führen.
- Pflanzenmittel wie Arnika, die bei Hautproblemen verwendet werden, verursachen häufig allergische Reaktionen.

Kriterien für die Beurteilung von Naturheilmitteln

Die Empfehlung für die einzelnen Naturheilmittel findet sich in den Kapiteln über die jeweiligen Krankheitsbereiche, in denen die Hersteller dem Mittel heilende Wirkungen zuschreiben.
Die Kriterien für die Beurteilung ergeben sich aus den in diesem Kapitel dargestellten Zusammenhängen.

Als Naturheilmittel

werden von uns Präparate ausgezeichnet, wenn sie folgende Eigenschaften aufweisen:
- Es dürfen nur pflanzliche Inhaltsstoffe enthalten sein.
- Es sind keine nennenswerten Nebenwirkungen zu erwarten.
- Die therapeutische Wirksamkeit ist zwar nicht zweifelsfrei nachgewiesen, es gibt jedoch ein relativ gesichertes Erfahrungswissen, dass die Anwendung sinnvoll sein kann, wenn der Patient dadurch eine positive Wirkung verspürt.
- Es wird vom Hersteller kein Anwendungsgebiet genannt, bei dem nach dem heutigen Stand der Medizin ein therapeutisch wirksames Medikament zwingend vorgeschrieben ist.

Achtung: Die Bezeichnung *Naturheilmittel* erhalten in »*Bittere Pillen*« nur jene Präparate, die von uns positiv bewertet werden. Eine große Zahl von Präparaten, die ebenfalls die Bezeichnung *Naturheilmittel* in Anspruch nehmen, von uns jedoch als »wenig zweckmäßig« oder gar »abzuraten« eingestuft werden, sind in »*Bittere Pillen*« meist nicht eigens als *Naturheilmittel* ausgewiesen.

Als wenig zweckmäßig

werden Naturheilmittel dann eingestuft, wenn sie eine Kombination pflanzlicher, tierischer oder anorganischer Inhaltsstoffe mit unterschiedlichen Wirkspektren enthalten oder in Verbindung mit homöopathischen Potenzen angeboten werden.

Abgeraten

wird von Naturheilmitteln immer dann, wenn sie eine Kombination von pflanzlichen, tierischen oder anorganischen und künstlich hergestellten Wirkstoffen enthalten. Abgeraten wird auch, wenn die Erkenntnisse über Nebenwirkungen von Naturheilmitteln so schwerwiegend sind, dass sie nach einer Abwägung des Nutzen-Risiko-Verhältnisses als nicht mehr vertretbar erscheinen.

23. Kapitel: **Homöopathie und Anthroposophie**

Homöopathie und Anthroposophie verzeichnen immer noch Zuwächse. Mehr als zwei Drittel aller niedergelassenen Ärzte in Deutschland verschreiben zumindest gelegentlich homöopathische Mittel.
Was sowohl die Homöopathie als auch die Anthroposophie so anziehend für viele Patienten macht, ist der Ruf, »sanft« und »risikolos« zu sein und Medikamente zu verwenden, die keine oder nur geringfügige Nebenwirkungen haben.
Häufig lassen sich Patienten gleichzeitig von unterschiedlichen Medizinsystemen behandeln und schlucken sowohl konventionelle als auch homöopathische bzw. anthroposophische Medikamente.
Anthroposophische Medizin wird von vielen Menschen gleichgesetzt mit Homöopathie, weil beide Medizinsysteme Arzneimittel verwenden, die stark verdünnt sind. Bei der Anthroposophie handelt es sich jedoch um ein von der Homöopathie vollkommen verschiedenes medizinisches und weltanschauliches Konzept.
Wie viele Packungen homöopathischer oder anthroposophischer Heilmittel tatsächlich verkauft werden, weiß man nicht, weil dieser Markt teilweise im Verborgenen blüht und viele Apotheker und Kleinfirmen solche Arzneimittel selbst herstellen.
Außer Ärzten verordnen oder verteilen auch Heilpraktiker (12.000 in Deutschland), Hebammen und andere in der medizinischen Versorgung Tätige homöopathische Mittel.
Der Anteil der in Apotheken verkauften homöopathischen Mittel ist im Vergleich zu herkömmlichen Medikamenten gering und liegt bei weniger als 1 Prozent des Gesamtmarktes. Im Jahr 2003 waren es 14 Millionen Packungen, 2006 deutlich mehr: 16,5 Millionen.

Wie funktioniert Homöopathie?

Die Homöopathie geht davon aus, dass jedem Menschen eine ganz bestimmte, eigene »Lebenskraft« innewohnt. Krankheit entsteht dann, wenn die »Lebenskraft« durch äußere Faktoren wie Bakterien, Viren oder Umwelteinflüsse gestört wird.
Gesund wird man nicht durch Behandlung einzelner Symptome oder Organe, sondern dadurch, dass die »verstimmte Lebenskraft« durch eine homöopathische Arznei wieder »reguliert« wird.

Die Schwierigkeit liegt darin, die richtige Arznei herauszufinden. Seriöse Homöopathen gehen dabei nach folgenden Prinzipien vor:
Zunächst wird eine genaue Diagnose gestellt. Dies geschieht unter Zuhilfenahme aller verfügbaren technischen und physikalischen Hilfsmittel, also EEG, EKG, Röntgen, Laboruntersuchungen usw.
Erst nach einer exakten Diagnose, betont der Ehrenvorsitzende des Deutschen Zentralvereins homöopathischer Ärzte, Dr. Karl-Heinz Gebhardt, kann ein Homöopath entscheiden, welche Behandlungsweise infrage kommt: z. B. eine ursächliche Behandlung (mit anderen Worten: eine schulmedizinische Therapie), eine Operation oder eben die Homöopathie.
Die wichtigsten ärztlichen Vertreter der Homöopathie sehen diese Lehre damit keineswegs als eine, die allumfassend in jedem Fall angewendet werden soll. Das gilt nicht für Heilpraktiker, die entsprechend ihrer Orientierung entscheiden.
Fällt die Entscheidung zugunsten einer homöopathischen Behandlung, »so beginnt die eigentliche Arbeit erst«, schreibt Dr. Gebhardt. Und zwar mit einer genauen Befragung der oder des Kranken. Dieses erste Gespräch dauert normalerweise etwa 45 bis 60 Minuten.
Aus der Fülle der Symptome ergeben sich Grundzüge von Verhalten und Charakter des Patienten. In Kombination mit den Krankheitssymptomen wird das angeblich passende Medikament bestimmt, das die »Lebenskraft« wiederherstellen soll.

Die Wahl des richtigen Medikaments

Hömopathen halten sich bei der Medikamentenauswahl an bestimmte Regeln, die auf Dr. Samuel Hahnemann (1755–1843), den Begründer der Homöopathie, zurückgehen. Dieser probierte an sich und einer Gruppe von Ärzten die Wirkung bestimmter Pflanzen, Mineralien und tierische Produkte aus. Er stellte fest, dass diese Stoffe bei gesunden Menschen Anzeichen (Symptome) hervorrufen, die oft den Anzeichen von Krankheiten gleichen.
Damit begründete er einen der zentralen Lehrsätze der Homöopathie: »Ähnliches wird mit Ähnlichem geheilt« (Similia similibus curantur).
Bei der Behandlung der Bronchitis bedeutet dies zum Beispiel, dass die Symptome dieser Erkrankung nicht mit einem geeigneten Wirkstoff *unterdrückt*, sondern *verstärkt* werden. Auf diese Weise soll die Selbstheilungskraft des Körpers angeregt und die »Lebenskraft« wiederhergestellt werden.

Kontrollen und vergleichende Versuche in den letzten Jahren haben allerdings ergeben, dass Zweifel an den angegebenen Wirkungen der verschiedenen Substanzen angebracht sind. So hat z. B. die Wiederholung des berühmten Chinarinden-Versuchs, mit dem Hahnemann das Behandlungsprinzip der Ähnlichkeit (= Simile-Prinzip) begründete, ein negatives Ergebnis gebracht.

Anwendungsgebiete der Homöopathie

Die Homöopathie nimmt für sich in Anspruch, verschiedenste Krankheiten erfolgreich behandeln zu können. Es handelt sich vor allem um Befindlichkeitsstörungen, chronische Funktionsstörungen, entzündliche und degenerative Prozesse sämtlicher Gewebe, Allergien und Abwehrschwäche.
Bei manchen Infektionskrankheiten wie etwa Gehirnhautentzündung, Diphtherie und Tuberkulose sind laut »Deutscher Homöopathie-Union« konventionelle medizinische Behandlungsmethoden vorzuziehen.

Wer ist ein Homöopath?

In Deutschland genügt Ärzten schon die Absolvierung eines drei Monate dauernden Kurses, um sich – behördlich dazu berechtigt – in der Praxis als homöopathisch kompetent ausweisen zu dürfen.
In Österreich gibt es ein ärztliches Diplom für Homöopathie, das die Ärztekammer Mitgliedern verleiht, die eine Ausbildung bei einer der zwei homöopathischen Fachgesellschaften nachweisen können.
Homöopathisch tätig sind auch viele Nicht-Ärzte – z. B. Heilpraktiker, Hebammen, Krankenpflegepersonal. In der Praxis reduziert sich Homöopathie allerdings häufig auf das Kaufen einer homöopathischen Arznei in der Apotheke (»Geben Sie mir bitte etwas Homöopathisches!«) beziehungsweise das Weitergeben homöopathischer Arzneien (»Diese Kügelchen haben mir geholfen, die kann ich sehr empfehlen!«). Mit klassischer Homöopathie im Sinne Hahnemanns hat das nichts zu tun.

Achtung: Die Homöopathie gibt es inzwischen nicht mehr. Allein in Deutschland existieren mehr als ein Dutzend verschiedene homöopathische Schulen, die sich teilweise heftig bekämpfen. Dementsprechend gibt es auch unterschiedliche Auffassungen darüber, was in der Praxis eine richtige homöopathische Behandlung ist.

Welches Mittel?

Voraussetzung einer erfolgreichen homöopathischen Behandlung ist, dass das Krankheitsbild »in seiner Individualität« genau bestimmt und die Arznei mit dem passenden »Arzneibild« ausgewählt wird. Wegen dieser speziellen Zuordnungen ist es Herstellern homöopathischer Mittel sowohl in Deutschland als auch in Österreich gesetzlich untersagt, in den Beipacktexten Angaben über die Anwendungsgebiete der Mittel zu machen.

Die Arzneistoffe

Zur Herstellung homöopathischer Mittel werden pflanzliche, tierische und mineralische Stoffe, aber auch Produkte der chemischen Industrie verwendet.
Die homöopathischen Mittel sind als Pulver, Tabletten, Flüssigkeiten (Dilutionen, Injektionslösungen, Verdünnungen, Verschüttelungen), Zäpfchen und als Globuli (Streukügelchen) erhältlich. Es gibt auch homöopathische Salben zum Auftragen oder Einreiben auf der Haut.

Das Potenzieren

Samuel Hahnemann stellte fest, dass in starker Dosis verabreichte Arzneien häufig zunächst zu einer Verschlechterung der Krankheit führen können, und nannte das »Erstverschlimmerung«.
Um diesen unerwünschten Effekt zu vermeiden, verdünnte Hahnemann die Arzneidosis. D1 entspricht einer Verdünnung im Verhältnis 1:10, D2 von 1:100 usw. Bis D6 spricht man von Tiefpotenzen, bis D12 von mittleren Potenzen, darüber von Hochpotenzen.
Ab etwa D23 sind von einer Substanz nur mehr einzelne oder gar keine Moleküle zu finden.
Homöopathen sind davon überzeugt, dass durch das Schütteln bzw. Verreiben besondere, verborgene medizinische Kräfte frei werden. Deshalb wird das Verdünnen als »Dynamisieren« oder als »Potenzieren« bezeichnet. Welche »Kräfte« das allerdings sein sollen, ist ungeklärt.
Homöopathische Arzneimittel mit rezeptpflichtigen Inhaltsstoffen müssen bis D3 wie andere Arzneimittel auch Nutzen und Risiken belegen und brauchen eine Zulassung vom Bundesinstitut für Arzneimittel und Medizinprodukte.
Ab D4 müssen homöopathische Mittel nur noch registriert werden. Anstelle eines Beipackzettels tragen sie den Aufdruck:

»Registriertes homöopathisches Arzneimittel, daher ohne Angabe einer therapeutischen Indikation.«

Der Heilungsvorgang

Ein allgemeiner Grundsatz in der Homöopathie lautet, dass nach Eintritt der Besserung im Befinden des Kranken das homöopathische Mittel abzusetzen ist. Homöopathen sind überzeugt, dass beim Heilungsvorgang die zuletzt aufgetretenen Krankheitszeichen normalerweise zuerst und die ältesten erst zum Schluss verschwinden.

Der Regel von Hering zufolge, einem Schüler Hahnemanns, beginnt die Heilung bei den lebenswichtigen Organen und schreitet dann bis zur Haut fort (von innen nach außen, von den seelischen über die emotionellen zu den körperlichen Zentren).

Homöopathische Mischpräparate?

Homöopathische Lehrbücher nehmen dazu eindeutig Stellung: »Das Zusammenmischen zweier oder gar mehrerer Arzneistoffe ist unbedingt verwerflich und stets als eine Verletzung des Wesens der Homöopathie zu betrachten … Der Gebrauch von sogenannten Komplexmitteln, in denen bis 20 und noch mehr Mittel gemischt sind, entspricht nicht den homöopathischen Anschauungen und gefährdet das Ansehen der Homöopathie.«

In Wirklichkeit werden in Deutschland und Österreich hauptsächlich Mischpräparate (Komplexmittel) verwendet – z. B. *Euphorbium, Meditonsin H, Monopax, Toxi Loges, Traumeel S, Vertigoheel* und viele andere.

Nebenwirkungen von homöopathischen Arzneimitteln

Die Gefahr von Nebenwirkungen – etwa Allergien – besteht bei Homöopathika bis zu einer Verdünnung von etwa D8.

Gefährlich kann es auch dann werden, wenn etwa Krankheiten wie Scharlach oder Malaria mit homöopathischen Mitteln behandelt werden.

Empfehlungen zu homöopathischen Mitteln

Ein Präparat wird von uns als *homöopathisches Mittel* eingestuft, wenn es

– nur Inhaltsstoffe in homöopathischer Verdünnung enthält und

– vom Hersteller kein Anwendungsgebiet genannt wird, bei dem nach dem heutigen Stand der Medizin ein therapeutisch wirksames Medikament zwingend vorgeschrieben ist.

Falls das Mittel nicht nur Inhaltsstoffe in homöopathischen Potenzen, sondern auch andere *pflanzliche* oder sogar künstlich hergestellte (chemisch synthetisierte) Wirkstoffe enthält, wird es als *wenig zweckmäßig* bzw. als *abzuraten* eingestuft.

Kritik an der Homöopathie

Auffällig ist, dass die Erfolge der Homöopathie bei jenen Erkrankungen am größten sind, bei denen Placebo-Effekte bei rund der Hälfte der Patienten nachgewiesen sind (z. B. bei Schlaflosigkeit, Verstopfung, Angina Pectoris). In anderen Krankheitsgebieten – wie z. B. Infektionen und Leukämien –, bei denen wirksame Arzneimittel zur Verfügung stehen, haben homöopathische Methoden bisher nichts bewirkt.

Eine schweizerisch-britische Arbeitsgruppe untersuchte im Jahr 2005 alle wichtigen Studien zu den Wirkungen der Homöopathie. Das Ergebnis: Es gibt keinen Nachweis, dass homöopathische Arzneimittel mehr bewirken als Placebos (Scheinmedikamente).

Dieses ernüchternde Ergebnis führte dazu, dass in England, wo die Homöopathie bis dahin einen hohen Ruf genoß, die finanzielle Unterstützung homöopathisch ausgerichteter Kliniken stark reduziert wurde.

Vorzüge der Homöopathie

Auch die schärfsten Kritiker erkennen an, dass ein Arzt, der die Homöopathie seriös betreibt, sich ausführlicher mit dem Patienten und dessen Lebensumständen beschäftigt als ein durchschnittlicher Schulmediziner.

Die eingehende Betreuung eines Patienten ist in vielen Fällen schon der entscheidende Schritt zur Besserung, aber in den meisten Arztpraxen, wo die 3-Minuten-Medizin dominiert, alles andere als selbstverständlich.

Positiv wird im Regelfall auch gewertet, dass homöopathische Mittel, wenn sie schon nicht verlässlich helfen, so doch auch nicht schaden können. Es ist wohl kein Zufall, dass homöopathische Mittel hauptsächlich von Kinderärzten und in der Geburtshilfe verwendet werden.

Anthroposophie

Wie eng die Auswahl und der Einsatz von Heilmitteln mit der Lebenseinstellung verknüpft sind, wird bei den Anthroposophen deutlich, die sich häufig, wenn auch keineswegs ausschließlich, homöopathischer Mittel bedienen.
Die konventionelle Medizin ist bei Anthroposophen nicht verpönt, sondern gilt als die Basis therapeutischen Handelns. Die Anthroposophen sind Anhänger einer von Rudolf Steiner zu Anfang dieses Jahrhunderts begründeten, allumfassenden Weltanschauungslehre, die sich ziemlich wolkig anhört.
Da ist z. B. vom »Ätherleib« und vom »Astralleib« die Rede. Anthroposophen finden ihre Arzneimittel, so wie die Homöopathen, durch ein »inneres Durchschauen der in der Natur wirkenden Kräfte«.
Nach Auffassung der Anthroposophen werden durch eine Behandlung keine biochemisch-stofflichen Vorgänge im Menschen beeinflusst, sondern wie in der Homöopathie innere Kräfte und Prozesse.
In der anthroposophischen Medizin werden auch Tiere oder Teile von Tieren zu Heilmitteln verarbeitet, etwa Ameisen, Bienen, Maulwurfsfelle, Analdrüsen des Stinktieres und anderes. Bei der Herstellung sollen übersinnliche Kräfte und kosmisch-irdische Rhythmen einbezogen werden.

Krebsbehandlung in der anthroposophischen Medizin

Am Beispiel des anthroposophischen Krebsmittels *Iscador* wird der Gegensatz zur Schulmedizin besonders deutlich. Während die herkömmlichen Behandlungsarten auf dem Grundsatz aufbauen, dass Krebs eine zelluläre Erkrankung ist, begreifen die Anthroposophen die bösartige Geschwulst als eine Erkrankung des Gesamtorganismus. Folgerichtig werden Krebskranke umfassend persönlich betreut. Unter anderem erhalten sie den Mistelextrakt *Iscador* – für den es keinen überzeugenden Nachweis gibt, dass er lebensverlängernd wirkt oder Krebs heilen kann.
Sowohl die American Cancer Society als auch die Schweizer Gesellschaft für Onkologie lehnen Mistelinjektionen ab – weil die Gefahr besteht, dass durch die Anregung der Immunabwehr auch das Tumorwachstum angeregt wird. Und auch wegen möglicher *Nebenwirkungen* wie entzündliche Reaktionen, Fieber, Schüttelfrost, Atemnot, lebensbedrohliche allergische Schockreaktionen.

Hauptsächlich verwendete Fachliteratur

Arzneimittelkommission der Deutschen Ärzteschaft (Hrsg.), Arzneiverordnungen, 21. Aufl., Köln 2005

Arzneimittel-Kursbuch, 15. Ausgabe, 2007/08, Berlin 2007

Arzneiverordnungs-Report 2006, Hrsg. Schwabe, U. und Paffrath, D., Berlin, Heidelberg, New York 2007

Austria Codex Fachinformation 2006/2007, Österreichische Apotheker Verlags-Gesellschaft, Wien 2006

Federspiel, K. und Herbst, V., Die Andere Medizin, Nutzen und Risiken sanfter Heilmethoden, Stiftung Warentest, Berlin 2005

Zeitschriften und Internet-Datenbanken

ABDA-Datenbank der Deutschen Apotheker mbH, Eschborn (http://www.pharmazie.com)

arznei-telegramm, Berlin (www.arznei-telegramm.de)

British Medical Journal (www.bmj.com)

ClinicalPharmacology (http://www.clinicalpharmacology.com/)

Der Arzneimittelbrief, Berlin (www.arzneimittelbrief.de)

Deutsches Ärzteblatt (http://www.aerzteblatt.de/v4/home.asp)

Drug and Therapeutics Bulletin, London (http://www.dtb.org.uk/)

Fachinformationen Online – Service von Rote Liste Service GmbH (http://www.fachinfo.de/index_html)Frankfurt/Main

Journal of the American Medical Association (http://jama.ama-assn.org/)

Münchner Medizinische Wochenschrift (www.mmw.de)

New England Journal of Medicine (http://content.nejm.org/)

The Lancet (http://www.thelancet.com/)

Worst Pills (http://www.worstpills.org/) – Public Citizen´s Health Research Group, New York

Abkürzungsverzeichnis

(D)	Dieses Medikament ist in Deutschland erhältlich.
(Ö)	Dieses Medikament ist in Österreich erhältlich.
(D/Ö)	Dieses Medikament ist in Deutschland und Österreich erhältlich.

Amp.	Ampullen
Depotamp.	Depotampullen
Doppelamp.	Doppelampullen
Drag.	Dragees
Filmdrag.	Filmdragees
Filmtabl.	Filmtabletten
Forteamp.	Forteampullen
Fortedrag.	Fortedragees
Fortekaps.	Fortekapseln
Fortetabl.	Fortetabletten
Halstabl.	Halstabletten
Juniortabl.	Juniortabletten
Kaps.	Kapseln
Kindertabl.	Kindertabletten
Kristallsusp.	Kristallsuspension
Lutschtabl.	Lutschtabletten
Manteldrag.	Manteldragees
Manteltabl.	Manteltabletten
Mitekaps.	Mitekapseln
Mitetabl.	Mitetabletten
Mono-Amp.	Mono-Ampullen
Retarddrag.	Retarddragees
Retardkaps.	Retardkapseln
Retardtabl.	Retardtabletten
Saft konzentr.	Saft konzentriert
Susp.	Suspension
Tabl.	Tabletten
Tabs	Tabletten zum Auflösen
Trockenamp.	Trockenampullen
TS	Trockensaft

Medikamenten- und Wirkstoffregister, Stichwortverzeichnis

Die Autoren

HANS WEISS, Dr. phil., 1950 in Hittisau/Westösterreich geboren. Studium von Psychologie, Philosophie und Medizinsoziologie in Innsbruck, Wien, Cambridge und London.

Freier Journalist und Buchautor in Wien. Mehr als ein Dutzend Buchveröffentlichungen mit einer Gesamtauflage von fünf Millionen und zahlreichen Übersetzungen, als Autor oder Co-Autor, z. B. *Gesunde Geschäfte – Die Praktiken der Pharma-Industrie* (1981, 1982); *Kursbuch Gesundheit* (1990, Neuausgaben 1996, 2001); *Kriminelle Geschichten – Ermittlungen über die Justiz* (1987); *Kulissen des Abschieds, Roman* (1999, Ullstein-Verlag, Berlin); *Schwarzbuch Markenfirmen – Die Machenschaften der Weltkonzerne* (2001, 2003, 2006 Deuticke-Verlag, Wien); *3 x täglich.– kritische Gebrauchsinformationen zu 11.000 Arzneimitteln* (2003). *Asoziale Marktwirtschaft – Insider aus Politik und Wirtschaft enthüllen, wie die Konzerne den Staat ausplündern* (2004, Kiepenheuer & Witsch, Köln); *"Mein Vater, der Krieg und ich"* (2005, Kiepenheuer & Witsch, Köln)

Alleinverantwortlicher Autor der *Bittere Pillen-Ausgaben 1999–2001, 2002–2004 und 2005–2007.*

Fernsehpreis der österreichischen Volksbildung für den ORF-Dokumentarfilm »Irre Welt – Psychiatrie 81« (1982); Bruno-Kreisky-Anerkennungspreis für das politische Buch »Asoziale Marktwirtschaft« (2005).

Website: www.markenfirmen.com

HANS-PETER MARTIN, Dr. jur., Jg. 1957, geboren in Bregenz/Österreich. Stipendiat nach Kalifornien. Studium der Rechts- und Politikwissenschaften in Wien. Ab 1986 Redakteur beim deutschen Nachrichtenmagazin *»Der Spiegel«*, bis 1999 u. a. als Korrespondent in Südamerika, Prag und Wien, tätig. Seit Juli 1999 parteifreies Mitglied des Europäischen Parlaments, Mitglied des Budgetkontroll-Komittes und Koordinator. Wiedergewählt im Juni 2004.

Veröffentlichungen: *Nachtschicht* (1979), *Gesunde Geschäfte* (Mitautor; 1981), *Kursbuch Gesundheit* (Mitautor; 1990, Neuausgabe 2001), *Die Globalisierungsfalle – Der Angriff auf Demokratie und Wohlstand* (gemeinsam mit Harald Schumann, 1996. Übersetzungen in 28 Sprachen), *Der Kanzler wohnt im Swimmingpool* (Mitautor; Hrsg. von Doris Schröder- Köpf, Ingke Brodersen; 2001); *Wollen täten's schon dürfen* (Herausgeber, 2003, Deuticke-Verlag, Wien).

Mitarbeiter des BBC World Service, weltweite Vortragsreisen, TV-Dokumentationen, Dr. Karl-Renner-Preis für Publizistik (1980), Bruno-Kreisky-Preis für das politische Buch (1997), Co-Mitglied des Club of Rome, Gründer der Europäischen Transparenz-Initiative (*www.eti.info*).

KURT LANGBEIN ist seit 1992 nicht mehr an Neuausgaben der *»Bitteren Pillen«* beteiligt und wird nur aus urheberrechtlichen Gründen namentlich genannt.